REABILITAÇÃO HOSPITALAR

Manual do Hospital Sírio-Libanês

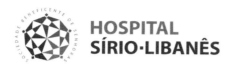

REABILITAÇÃO HOSPITALAR

Manual do Hospital Sírio-Libanês

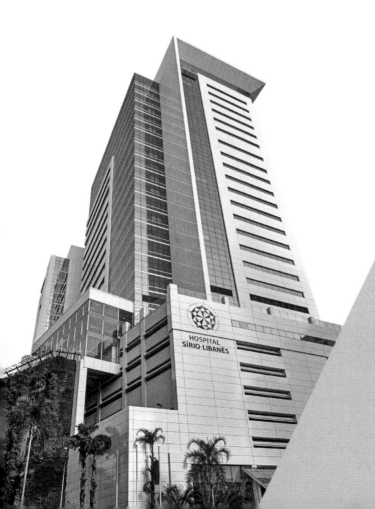

editores
Christina May Moran de Brito
Isabel Chateaubriand D. de Salles
Wellington P. dos Santos Yamaguti
Linamara Rizzo Battistella

© Editora Manole Ltda., 2020, por meio de contrato com o Instituto Sírio-Libanês de Ensino e Pesquisa (IEP).

Logotipo © Hospital Sírio-Libanês

Editora gestora: Sônia Midori Fujiyoshi
Editora: Patrícia Alves Santana

Capa: Departamento de arte da Editora Manole
Foto da capa e abertura de seções: Chico Audi
Projeto gráfico: Anna Yue
Ilustrações: Ricardo Gomes Barbosa, Luargraf Serviços Gráficos
Editoração eletrônica: Ricardo Gomes Barbosa

CIP-BRASIL. CATALOGAÇÃO NA PUBLICAÇÃO
SINDICATO NACIONAL DOS EDITORES DE LIVROS, RJ

R22

Reabilitação hospitalar : manual do Hospital Sírio-Libanês / editores Christina May Moran de Brito ... [et al.]. - 1. ed. - Barueri [SP] : Manole, 2020.

: il.

Inclui bibliografia e índice
ISBN 9788520463604

1. Hospital Sírio-Libanês. 2. Medicina de reabilitação - Manuais, guias, etc. I. Brito, Christina May Moran de.

20-63155

CDD: 615.8
CDU: 615.8

Meri Gleice Rodrigues de Souza - Bibliotecária - CRB-7/6439

Todos os direitos reservados.
Nenhuma parte deste livro poderá ser reproduzida, por qualquer processo, sem a permissão expressa dos editores.
É proibida a reprodução por xerox.

A Editora Manole é filiada à ABDR – Associação Brasileira de Direitos Reprográficos.

Edição brasileira – 2020

Editora Manole Ltda.
Av. Ceci, 672 – Tamboré
06460-120 – Barueri – SP – Brasil
Tel.: (11) 4196-6000
www.manole.com.br
http://atendimento.manole.com.br

Impresso no Brasil | *Printed in Brazil*

Editores

Christina May Moran de Brito
Livre-docente em Medicina Física e Reabilitação pela Faculdade de Medicina da Universidade de São Paulo (FMUSP). Fisiatra. Coordenadora Médica do Serviço de Reabilitação do Hospital Sírio--Libanês e do Instituto do Câncer do Estado de São Paulo da FMUSP.

Isabel Chateaubriand Diniz de Salles
Doutoranda em Ciências da Saúde pelo Instituto Sírio-Libanês de Ensino e Pesquisa. Fisiatra. Coordenadora Médica do Serviço de Reabilitação do Hospital Sírio-Libanês.

Wellington Pereira dos Santos Yamaguti
Doutor em Ciências pela Faculdade de Medicina da Universidade de São Paulo. Gerente Assistencial do Serviço de Reabilitação do Hospital Sírio-Libanês.

Linamara Rizzo Battistella
Professora Titular de Fisiatria da Faculdade de Medicina da Universidade de São Paulo (FMUSP). Presidente do Conselho Diretor do Instituto de Medicina Física e Reabilitação do Hospital das Clínicas da FMUSP.

A Medicina é uma área do conhecimento em constante evolução. Os protocolos de segurança devem ser seguidos, porém novas pesquisas e testes clínicos podem merecer análises e revisões. Alterações em tratamentos medicamentosos ou decorrentes de procedimentos tornam-se necessárias e adequadas. Os leitores são aconselhados a conferir as informações sobre produtos fornecidas pelo fabricante de cada medicamento a ser administrado, verificando a dose recomendada, o modo e a duração da administração, bem como as contraindicações e os efeitos adversos. É responsabilidade do médico, com base na sua experiência e no conhecimento do paciente, determinar as dosagens e o melhor tratamento aplicável a cada situação. Os autores e os editores eximem-se da responsabilidade por quaisquer erros ou omissões ou por quaisquer consequências decorrentes da aplicação das informações presentes nesta obra.

Foram feitos todos os esforços para se conseguir a cessão dos direitos autorais das imagens aqui reproduzidas e a citação de suas fontes. Caso algum autor sinta-se prejudicado, favor entrar em contato com a editora.

Autores

Adriana Meira da Costa
Especialização em Fisioterapia em Pneumologia pela Universidade Federal de São Paulo. Especialização em Fisioterapia Respiratória pelo Hospital Ana Costa de Santos. Fisioterapeuta do Hospital Sírio-Libanês.

Alexandre Fogaça Cristante
Livre-docente pelo Departamento de Ortopedia e Traumatologia do Hospital das Clínicas da Faculdade de Medicina da Universidade de São Paulo (HCFMUSP). Professor Associado da FMUSP. Chefe do Grupo de Coluna e Trauma Raquimedular do Instituto de Ortopedia e Traumatologia do HCFMUSP. Coordenador do Núcleo de Coluna do Hospital Sírio-Libanês.

Aline Alvarenga Castro
Pós-graduação em Fisioterapia Motora Ambulatorial e Hospitalar aplicada à Ortopedia pela Universidade Federal de São Paulo. Pós-graduação em Unidade de Terapia Intensiva pelo Hospital do Servidor Público Estadual. Fisioterapeuta do Hospital Sírio-Libanês.

Aline Carleto Terrazzas
Mestra em Ciências da Saúde pelo Instituto Sírio-Libanês de Ensino e Pesquisa. Fisioterapeuta do Hospital Sírio-Libanês.

Aline Rossetti Mirisola
Especialização em Medicina Física e Reabilitação e Acupuntura. Fisiatra do Instituto de Reabilitação Lucy Montoro.

Amanda Gonzales Rodrigues
Cardiologista pela Sociedade Brasileira de Cardiologia. Médica do Centro de Cardiologia do Exercício do Hospital Sírio-Libanês e da Unidade de Reabilitação Cardiovascular e Fisiologia do Exercício do Instituto do Coração do Hospital das Clínicas da Faculdade de Medicina da Universidade de São Paulo.

Amarilis Falconi
Residência Multiprofissional em Promoção da Saúde e Cuidado na Atenção Hospitalar em Saúde do Adulto e do Idoso do Hospital Universitário da Universidade de São Paulo. Fisioterapeuta do Hospital Sírio-Libanês.

Ana Alice Amaral de Oliveira
Residência Médica pelo Hospital das Clínicas da Faculdade de Medicina da Universidade de São Paulo (HCFMUSP). Titulada pela Associação Brasileira de Medicina Física e Reabilitação. Médica Assistente da Rede de Reabilitação Lucy Montoro do Instituto de Medicina Física e Reabilitação do HCFMUSP. Médica da Equipe de Fisiatria do Hospital Sírio-Libanês.

Ana Laura Contim Ferratto
Residência Médica pelo Hospital das Clínicas da Faculdade de Medicina da Universidade de São Paulo. Especialista Titulada pela Associação Brasileira de Medicina Física e Reabilitação. Médica da Equipe de Fisiatria do Hospital Sírio-Libanês.

Ana Lígia Vasconcellos Maida
Aperfeiçoamento em Insuficiência Respiratória pelo Hospital Sírio-Libanês. Coordenadora da Fisioterapia do Hospital Sírio-Libanês.

Ana Paula da Silva Ragazzo
Especialista em Fisioterapia em Unidade de Terapia Intensiva do Adulto pela Universidade Estadual de Campinas. Aperfeiçoamento em Cuidados Paliativos pelo Instituto Sírio-Libanês de Ensino e Pesquisa. Fisioterapeuta do Hospital Sírio-Libanês.

André Luís Pereira de Albuquerque
Pós-doutorado pela University of Liverpool (UK). Responsável pelo Laboratório Função Pulmonar do Hospital Sírio-Libanês. Orientador da Pós-graduação do Hospital Sírio-Libanês e da Pneumologia do Instituto do Coração do Hospital das Clínicas da Faculdade de Medicina da Universidade de São Paulo.

Andrea Sano Kubo
Especialista em Medicina Física e Reabilitação e Acupuntura. Médica Assistente do Instituto de Reabilitação Lucy Montoro.

Arnaldo José Hernandez
Livre-docente e Professor Associado da Faculdade de Medicina da Universidade de São Paulo (FMUSP). Diretor do Serviço de Medicina do Esporte do Instituto de Ortopedia e Traumatologia do Hospital das Clínicas da FMUSP. Coordenador do Núcleo de Medicina do Esporte do Hospital Sírio-Libanês.

Áurea Helena de Almeida Arneiro Maia
Especialista em Fisioterapia em Neurologia pela Faculdade de Medicina da Universidade de São Paulo. Especialista em Fisioterapia Pneumofun-

cional pelo Conselho Federal de Fisioterapia e Terapia Ocupacional. Fisioterapeuta do Hospital Sírio-Libanês.

Beatriz Cardoso de Mello Tucunduva Margarido
Residência de Clínica Médica e Geriatria pelo Hospital das Clínicas da Faculdade de Medicina da Universidade de São Paulo. Especialização em Cuidados Paliativos pelo Instituto Sírio-Libanês de Ensino e Pesquisa.

Caio Santos Checchia
Doutorando pela Faculdade de Ciências Médicas da Santa Casa de São Paulo. Ortopedista Especialista do Núcleo de Ombro e Cotovelo do Hospital Sírio-Libanês. Membro do Grupo de Ombro e Cotovelo da Faculdade de Ciências Médicas da Santa Casa de São Paulo, Pavilhão Fernandinho Simonsen.

Camila Porto Brito
Especialista em Fisioterapia Cardiorrespiratória pelo Instituto Dante Pazzanese de Cardiologia. Mestranda em Ciências da Saúde pelo Instituto Sírio-Libanês de Ensino e Pesquisa. Fisioterapeuta do Hospital Sírio-Libanês.

Caroline Gabrelian Franco da Silva
Aprimoramento em Fisioterapia em Doenças e Transplante de Fígado pelo Hospital das Clínicas da Faculdade de Medicina da Universidade de São Paulo. Fisioterapeuta do Hospital Sírio-Libanês. Preceptora da Residência de Fisioterapia do Instituto Sírio-Libanês de Ensino e Pesquisa.

Caroline Paulon
Terapeuta Ocupacional Especialista em Reabilitação de Membro Superior pelo Instituto de Ortopedia e Traumatologia do Hospital das Clínicas da Faculdade de Medicina da Universidade de São Paulo. Terapeuta Ocupacional do Hospital Sírio-Libanês.

Cassia Fabiane de Barros Delpino
Mestra em Ciência da Saúde pelo Instituto Sírio-Libanês de Ensino e Pesquisa. Especialista em Fisiote-

rapia pela Universidade Federal de São Paulo. Fisioterapeuta do Hospital Sírio-Libanês.

César Abreu Akiho

Residência Médica em Medicina Física e Reabilitação pela Faculdade de Medicina da Universidade de São Paulo. Especialista em Medicina Física e Reabilitação pela Associação Brasileira de Medicina Física e Reabilitação/Associação Médica Brasileira. Médico Fisiatra do Corpo Clínico do Hospital Sírio-Libanês.

Christina May Moran de Brito

Livre-docente em Medicina Física e Reabilitação pela Faculdade de Medicina da Universidade de São Paulo (FMUSP). Fisiatra. Coordenadora Médica do Serviço de Reabilitação do Hospital Sírio-Libanês e do Instituto do Câncer do Estado de São Paulo da FMUSP.

Claudemir Braga Amador

Preceptor da Residência Multiprofissional no Cuidado ao Paciente Crítico do Instituto Sírio-Libanês de Ensino e Pesquisa. Especialista em Fisioterapia Respiratória pela Universidade Federal de São Paulo. Fisioterapeuta do Hospital Sírio-Libanês.

Cláudia de Almeida

Especialista em Reabilitação do Assoalho Pélvico. Especialista em Fisioterapia Respiratória pela Universidade Federal de São Paulo. Especialista em Fisioterapia Pélvica pela Faculdade Inspirar. Fisioterapeuta do Hospital Sírio-Libanês.

Cláudia Seiko Kondo

Especialização em Gestão da Atenção à Saúde pelo Instituto Sírio-Libanês de Ensino e Pesquisa. Mestre em Reabilitação pela Universidade Federal de São Paulo. Aprimoramento em Fisioterapia em Terapia Intensiva pelo Hospital das Clínicas da Faculdade de Medicina da Universidade de São Paulo. Coordenadora da Fisioterapia do Hospital Sírio-Libanês.

Clécio Pereira Barbieri

Pediatra pela Sociedade Brasileira de Pediatria. Título de Medicina Intensiva Pediátrica pela Associação

de Medicina Intensiva Brasileira. Médico da Unidade de Terapia Intensiva do Hospital Sírio-Libanês.

Cristiane Soares Henrique

Especialista em Motricidade Oral/Disfagia pelo Centro de Especialização em Fonoaudiologia Clínica. Fonoaudióloga do Hospital Sírio-Libanês.

Daniel Rubio de Souza

Residência Médica em Medicina Física e Reabilitação e Clínica Médica pelo Hospital das Clínicas da Faculdade de Medicina da Universidade de São Paulo (HCFMUSP). Especialista em Medicina Física e Reabilitação pela Associação Brasileira de Medicina Física e Reabilitação. Médico Fisiatra do Instituto de Ortopedia e Traumatologia e do Instituto de Medicina de Reabilitação do HCFMUSP.

Daniela Achette

Mestra em Ciências da Saúde pela Faculdade de Ciências Médicas da Santa Casa de São Paulo. Coordenadora da Unidade de Psicologia Hospitalar do Hospital Sírio-Libanês.

Daniela Costa Benetti

Curso de Pós-graduação em Fisioterapia Cardiorrespiratória pela Universidade da Cidade de São Paulo. Curso de Avaliação e Tratamento Neuroevolutivo de pacientes com Disfunções Neurológicas – Conceito Bobath. Fisioterapeuta do Hospital Sírio-Libanês.

Denise de Souza Rolim

Mestra em Pediatria pela Faculdade de Medicina da Universidade de São Paulo. Tutora do Programa de Residência Multiprofissional de Cuidado à Criança e ao Adolescente do Instituto Sírio-Libanês de Ensino e Pesquisa. Fisioterapeuta do Hospital Sírio-Libanês.

Diego Britto Ribeiro

Mestrado em Ciências da Saúde pelo Instituto Sírio-Libanês de Ensino e Pesquisa (IEP/HSL). Especialização em Fisioterapia Respiratória pela Universidade Federal de São Paulo. Preceptor do Programa de Residência Multiprofissional no Cuidado ao

Paciente Crítico do IEP/HSL. Orientador do Curso de Especialização Multiprofissional em Oncologia do IEP/HSL. Fisioterapeuta do Hospital Sírio-Libanês. Fisioterapeuta do Hospital A.C. Camargo.

Edgard de Novaes França Bisneto
Doutor em Ortopedia e Traumatologia pelo Hospital das Clínicas da Faculdade de Medicina da Universidade de São Paulo (HCFMUSP). Assistente do Grupo de Mão e Microcirurgia Reconstrutiva do Instituto de Ortopedia e Traumatologia do HCFMUSP. Membro do Núcleo de Medicina Avançada de Mão do Hospital Sírio-Libanês.

Edy Floriano da Silva
Pós-graduação em Gestão da Atenção à Saúde pelo Instituto Sírio-Libanês de Ensino e Pesquisa. Líder Assistencial das Unidades de Internação e Unidade de Cuidados Semi-Intensivos do Hospital Sírio-Libanês.

Elaine Cristina de Campos
Especialista em Fisioterapia Respiratória pela Universidade Federal de São Paulo. Preceptora da Residência Multiprofissional do Instituto Sírio-Libanês de Ensino e Pesquisa. Mestra em Ciências da Reabilitação pela Universidade Nove de Julho. Doutoranda em Ciências Médicas pela Faculdade de Medicina da Universidade de São Paulo. Fisioterapeuta do Hospital Sírio-Libanês.

Eliana Vieira Moderno
Mestra em Ciências da Reabilitação pela Universidade de São Paulo. Fisioterapeuta do Desenvolvimento do Serviço de Reabilitação do Hospital Sírio-Libanês.

Eloisa Sanches Pereira do Nascimento
Mestra em Ciências da Reabilitação pela Universidade Nove de Julho. Fisioterapeuta do Hospital Sírio-Libanês.

Erickson Borges Santos
Especialista em Fisioterapia Cardiorrespiratória pelo Instituto de Cardiologia do Hospital das Clínicas da Faculdade de Medicina da Universidade de São Paulo (HCFMUSP). Formação em Osteo-

patia pelo Instituto Docusse de Osteopatia. Mestre em Ciências (Reabilitação) pela FMUSP. Doutorando em Ciências (Oncologia) pela FMUSP. Fisioterapeuta do Hospital Sírio-Libanês.

Fernanda Dias Guirado
Doutora em Ciências da Reabilitação pela Universidade Nove de Julho. Fisioterapeuta do Hospital Sírio-Libanês.

Fernanda Martins
Especialista em Medicina Física e Reabilitação pela Faculdade de Medicina da Universidade de São Paulo e pela Associação Médica Brasileira. Médica da Equipe de Fisiatria do Hospital Sírio-Libanês.

Fernando Campos Rodrigues
Preceptor do Programa de Residência Multiprofissional do Cuidado ao Paciente Crítico do Instituto Sírio-Libanês de Ensino e Pesquisa. Especialização em Fisioterapia Respiratória pela Universidade de São Paulo. Fisioterapeuta do Hospital Sírio-Libanês.

Fernando Ganem
Doutor em Ciências (Cardiologia) pela Faculdade de Medicina da Universidade de São Paulo. Título de Especialista em Cardiologia pela Sociedade Brasileira de Cardiologia e em Terapia Intensiva pela Associação de Medicina Intensiva Brasileira. Especialização em Gestão de Atenção à Saúde pelo Instituto Sírio-Libanês de Ensino e Pesquisa (IEP/HSL). Diretor de Governança Clínica do Hospital Sírio-Libanês. Coordenador do Programa de Residência de Clínica Médica do Hospital Sírio-Libanês. Docente do IEP/HSL.

Fernando de Quadros Ribeiro
Especialista Titulado pela Sociedade Brasileira de Medicina Física e Reabilitação. Médico Assistente do Instituto de Reabilitação Lucy Montoro.

Flávia Vanessa Áurea Politi Cardoso
Especialista em Fisioterapia Cardiorrespiratória pelo Hospital do Coração. Especialista em Educação em Processos Educacionais em Saúde pelo Institu-

to Sírio-Libanês de Ensino e Pesquisa (IEP/HSL). Tutora do Programa de Residência Multiprofissional de Cuidado ao Paciente Oncológico do IEP/HSL. Fisioterapeuta do Hospital Sírio-Libanês.

Gabriela Calicchio
Especialista em Cardiologia pelo Instituto Dante Pazzanese de Cardiologia. Preceptora da Residência do Paciente Crítico do Instituto Sírio-Libanês de Ensino e Pesquisa. Fisioterapeuta do Hospital Sírio-Libanês.

Gabriela Marcon Manfrim
Mestra em Fisiopatologia Experimental pela Faculdade de Medicina da Universidade de São Paulo (FMUSP). Especialização em Cuidados ao Paciente com Dor pelo Instituto Sírio-Libanês de Ensino e Pesquisa. Especialização em Clínica Médica pela Universidade Federal de São Paulo.

Gisele Carvalho de Araújo
Pós-graduação na área de Neurolinguística em Fonoaudiologia pelo Hospital das Clínicas da Faculdade de Medicina da Universidade de São Paulo. Fonoaudióloga do Hospital Sírio-Libanês e Sócia-Diretora da Empresa REAB Fonoaudiologia.

Heloise Nacarato Santos Colombari
Especialista em Motricidade Oral/Disfagia pelo Centro de Especialização em Fonoaudiologia Clínica. Especialista em Linguagem pela Coordenadoria Geral de Especialização, Aperfeiçoamento e Extensão da Pontifícia Universidade Católica de São Paulo. Fonoaudióloga do Hospital Sírio-Libanês.

Hudson Correa
Especialização em Fisioterapia Cardiorrespiratória pelo Instituto do Coração do Hospital das Clínicas da Faculdade de Medicina da Universidade de São Paulo (HCFMUSP). Pós-graduação em Fisioterapia em Unidade de Terapia Intensiva pelo Centro Universitário Adventista de São Paulo. Fisioterapeuta do Hospital Sírio-Libanês. Fisioterapeuta do Instituto de Ortopedia e Traumatologia (IOT) do HCFMUSP. Supervisor de Estágio do Curso de Aprimoramento e Especialização em Músculo Esquelético do IOT-HCFMUSP.

Igor Gutierrez Moraes
Especialista em Fisioterapia Respiratória pela Santa Casa de São Paulo. Mestre em Ciências da Saúde pelo Instituto Sírio-Libanês de Ensino e Pesquisa (IEP/HSL). Doutorando em Ciências da Saúde pelo IEP/HSL. Coordenador da Fisioterapia do Hospital Sírio-Libanês.

Isabel Chateaubriand Diniz de Salles
Doutoranda em Ciências da Saúde pelo Instituto Sírio-Libanês de Ensino e Pesquisa. Fisiatra. Coordenadora Médica do Serviço de Reabilitação Hospital Sírio-Libanês.

Itiro Suzuki
Mestrado pela Faculdade de Medicina da Universidade de São Paulo (FMUSP). Coordenador do Núcleo de Quadril do Hospital Sírio-Libanês. Membro do Grupo de Quadril e da Equipe Multidisciplinar de Ortopedia Geriátrica do Instituto de Ortopedia e Traumatologia do Hospital das Clínicas da FMUSP.

José Alberto Aguilar Cortez
Doutor em Educação Física pela Universidade de São Paulo. Diretor da Fitcor Aptidão Física e Saúde. Coordenador da Equipe de Profissionais de Educação Física do Centro de Reabilitação do Hospital Sírio-Libanês.

Julia Assis Cardoso de Sá
Residência Médica em Medicina Física e Reabilitação pela Faculdade de Medicina da Universidade de São Paulo. Titulada em Medicina Física e Reabilitação pela Associação Brasileira de Medicina Física e Reabilitação. Gerente Médica do Serviço de Reabilitação da Unidade Mogi Mirim da Rede de Reabilitação Lucy Montoro.

Julia Schmidt Maso
Especialista em Psicologia Hospitalar pela Faculdade de Ciências Médicas da Santa Casa de São Paulo. Mestra em Psicologia Clínica pela Pontifícia

Universidade Católica de São Paulo. Psicóloga Hospitalar do Hospital Sírio-Libanês.

Juliana dos Santos Batista
Especialização em Psicologia Hospitalar pelo Hospital das Clínicas da Faculdade de Medicina da Universidade de São Paulo. Aperfeiçoamento em Cuidados Paliativos de Adultos pelo Instituto Sírio-Libanês de Ensino e Pesquisa. Aprimoramento em Luto pelo Instituto Quatro Estações. Psicóloga Hospitalar do Hospital Sírio-Libanês. Sócia fundadora da Curae – Cuidados e Serviços em Psicologia.

Juliana Luri Noda Suzuki
Mestranda no Programa de Pós-graduação Ensino em Ciências da Saúde pelo Centro de Desenvolvimento do Ensino Superior em Saúde da Universidade Federal de São Paulo. Fisioterapeuta do Hospital Sírio-Libanês. Tutora da Residência Multiprofissional de Cuidado ao Paciente Crítico do Instituto Sírio-Libanês de Ensino e Pesquisa.

Juliana Morelli Lopes Gonçalves João
Residência Multiprofissional em Cuidado ao Paciente Oncológico pelo Instituto Sírio-Libanês de Ensino e Pesquisa. Especialização em Geriatria e Gerontologia pelo Hospital Alemão Oswaldo Cruz. Mestranda em Ciências Médicas, Processos Inflamatórios e Alérgicos, pela Faculdade de Medicina da Universidade de São Paulo. Fisioterapeuta do Hospital Sírio-Libanês.

Karen Fraga Moreira Guerrini
Médica Fisiatra Especialista pela Associação Brasileira de Medicina Física e Reabilitação. Médica Fisiatra Assistente do Setor de Internação da Unidade Vila Mariana – Instituto de Medicina Física e Reabilitação do Hospital das Clínicas da Faculdade de Medicina da Universidade de São Paulo – Rede de Reabilitação Lucy Montoro.

Karen Yumi Mota Kimoto Chueire
Mestra em Ciências da Saúde pelo Instituto Sírio-Libanês de Ensino e Pesquisa. Especialista em Fisioterapia em Pneumologia pela Universidade Federal de São Paulo. Especialista em Fisioterapia Respiratória pela Santa Casa de São Paulo. Preceptora da Residência Multiprofissional no Cuidado ao Paciente Crítico do Instituto Sírio-Libanês de Ensino e Pesquisa. Fisioterapeuta do Hospital Sírio-Libanês.

Katia Lina Miyahara
Fisiatra com MBA Executivo em Saúde pela Fundação Getulio Vargas. Diretora do Corpo Clínico do Instituto de Medicina Física e Reabilitação do Hospital das Clínicas da Faculdade de Medicina da Universidade de São Paulo. Diretora Médica da Unidade Morumbi do Instituto de Reabilitação Lucy Montoro.

Kelly Cristina Albanezi Nucci
Especialista em Fisioterapia aplicada à Ortopedia e Traumatologia pela Faculdade de Medicina de Ribeirão Preto da Universidade de São Paulo. Fisioterapeuta do Hospital Sírio-Libanês.

Leandro Heidy Yoshioka
Fisiatra. Especialista pela Associação Brasileira de Medicina Física e Reabilitação. Médico Fisiatra Assistente do Setor de Internação da Unidade Vila Mariana – Instituto de Medicina Física e Reabilitação do Hospital das Clínicas da Faculdade de Medicina da Universidade de São Paulo – Rede de Reabilitação Lucy Montoro.

Leandro Teixeira Saraiva
Especialista em Fisioterapia Hospitalar pela Santa Casa de São Paulo. Aprimoramento em Fisioterapia Cardiorrespiratória pelo Instituto do Coração do Hospital das Clínicas da Faculdade de Medicina da Universidade de São Paulo. Especialista em Terapia Intensiva pela Associação Brasileira de Fisioterapia Cardiorrespiratória e Fisioterapia em Terapia Intensiva. Fisioterapeuta do Hospital Sírio-Libanês.

Liliana Lourenço Jorge
Doutorado em Radiologia pela Faculdade de Medicina da Universidade de São Paulo. Médica Fisiatra do Hospital Israelita Albert Einstein e do Instituto de Reabilitação Lucy Montoro.

Linamara Rizzo Battistella
Professora Titular de Fisiatria da Faculdade de Medicina da Universidade de São Paulo (FMUSP). Presidente do Conselho Diretor do Instituto de Medicina Física e Reabilitação do Hospital das Clínicas da FMUSP.

Lívia Souza De Conti
Especialista em Fisioterapia Cardiorrespiratória pela Santa Casa de São Paulo. Especializanda em Quiropraxia pelo Centro de Tratamento da Coluna Vertebral e pelo Instituto Livta. Fisioterapeuta do Hospital Sírio-Libanês.

Lorena de Toledo Montesanti
Especialista em Tecnologia Assistiva pela Faculdade de Ciências Médicas de Minas Gerais. Terapeuta Ocupacional do Hospital Sírio-Libanês.

Luana Adriano de Medeiros
Especialista em Tratamento e Reabilitação em Deficiência Física pela Associação de Assistência à Criança Deficiente. Formação no Conceito Bobath Adulto e Pediátrico. Fisioterapeuta do Hospital Sírio-Libanês.

Luana Carolina Bonetti
Especialista em Cuidado ao Paciente Crítico pelo Instituto Sírio-Libanês de Ensino e Pesquisa. Fisioterapeuta do Hospital Sírio-Libanês.

Luanye Karla Silva
Especialista em Saúde do Idoso pela Universidade Federal de São Paulo. Nutricionista do Hospital Sírio-Libanês.

Luciana Alexandre
Especialista em Reabilitação Neurológica pelo Hospital Israelita Albert Einstein. Especialista em Cuidados ao Paciente com Dor pelo Instituto Sírio-Libanês de Ensino e Pesquisa. Fisioterapeuta do Hospital Sírio-Libanês.

Luciana Midori Inuzuka Nakaharada
Mestra em Neurologia pela Faculdade de Medicina de Ribeirão Preto da Universidade de São Paulo. Neuropediatra e Neurofisiologista do Hospital Sírio-Libanês, Hospital Municipal Infantil Menino Jesus.

Luciana Paiva Farias
Mestra em Ciências pela Faculdade de Medicina da Universidade de São Paulo. Fonoaudióloga do Hospital Sírio-Libanês. Sócia-diretora da empresa REAB Fonoaudiologia.

Luzimar Martins Machado
Especialista em Fisioterapia Respiratória pela Universidade Federal de São Paulo. Fisioterapeuta do Hospital Sírio-Libanês.

Makiko Tsujimoto
Especialista em Exercícios Resistidos na Saúde, na Doença e no Idoso pela Universidade de São Paulo. Especialista em Cuidados ao Paciente com Dor pelo Instituto Sírio-Libanês de Ensino e Pesquisa. Fisioterapeuta do Hospital Sírio-Libanês.

Maria Ayako Sakuraba Medeiros
Especialista em Lesões no Esporte pela Universidade Federal de São Paulo. Especialista em Gestão de Qualidade em Saúde e Segurança do Paciente pelo Instituto Sírio-Libanês de Ensino e Pesquisa. Fisioterapeuta Especialista do Hospital Sírio-Libanês.

Maria das Graças Saturnino de Lima
Psicóloga. Mestra em Psicologia Clínica pelo Instituto de Psicologia da Universidade de São Paulo. Especialista em Psicologia Hospitalar pela Santa Casa de São Paulo.

Maria Lucia Costacurta Guarita
Título de Especialista pela Associação Médica Brasileira em Fisiatria, com Especialização em Dor e Acupuntura. Médica Assistente da Fisiatria do Instituto do Câncer do Estado de São Paulo e do Hospital Sírio-Libanês.

Maria Rita de Souza Lima
Especialização em Fisiologia do Exercício e Treinamento Resistido na Saúde, na Doença e no Envelhecimento pela Faculdade de Medicina da Uni-

versidade de São Paulo. Especialização em Experiência do Paciente e Cuidado Centrado na Pessoa pelo Instituto Sírio-Libanês de Ensino e Pesquisa. Líder Assistencial do Centro de Reabilitação no Hospital Sírio-Libanês.

Mariane Tateishi

Médica Especialista em Medicina Física e Reabilitação pela Faculdade de Medicina da Universidade de São Paulo (FMUSP) e titulada pela Associação Brasileira de Medicina Física e Reabilitação. Pós-graduação em Administração Hospitalar e de Sistemas de Saúde pela Fundação Getulio Vargas. Médica Fisiatra Assistente da Clínica de Amputados e Membro da Diretoria de Corpo Clínico do Instituto de Medicina Física e Reabilitação do Hospital das Clínicas da FMUSP – Rede de Reabilitação Lucy Montoro. Médica Fisiatra da Equipe de Acompanhamento da Saúde e Check-up do Hospital Sírio-Libanês.

Mario Chueire de Andrade Junior

Mestre em Ciências da Saúde pela Universidade Federal de São Paulo. Fisioterapeuta Especialista em Geriatria e Sarcopenia do Hospital Sírio-Libanês.

Marilse Reiko Hata

Especialista em Fisioterapia Cardiopulmonar pelo Instituto do Coração do Hospital das Clínicas da Faculdade de Medicina da Universidade de São Paulo. Especialização em Gestão de Residência em Saúde pelo Instituto Sírio-Libanês de Ensino e Pesquisa. Líder Assistencial da Unidade de Terapia Intensiva do Hospital Sírio-Libanês. Coordenadora da Residência Multiprofissional de Cuidado à Criança e ao Adolescente do Instituto Sírio-Libanês de Ensino e Pesquisa.

Mary Hiromi Kubo Amino

Curso de Facilitação Neuromuscular Proprioceptiva Kabat pela Faculdade de Medicina da Universidade de São Paulo. Curso de Reeducação Postural Global pelo Instituto Philippe Souchard. Fisioterapeuta e Integrante do Comitê de Quedas do Hospital Sírio-Libanês.

Mirian Akemi Onoue

Especialista em Fisioterapia Cardiorrespiratória pelo Hospital das Clínicas da Faculdade de Medicina da Universidade de São Paulo. Fisioterapeuta do Hospital Sírio-Libanês. Tutora da Residência Multiprofissional de Cuidado ao Paciente Crítico do Instituto Sírio-Libanês de Ensino e Pesquisa.

Natalia Araujo Mazzini

Mestra em Ciências pela Escola de Educação Física e Esporte da Universidade de São Paulo. Profissional de Educação Física do Hospital Sírio-Libanês e da Fitcor Aptidão Física e Saúde.

Patricia Alves de Oliveira

Médica Cardiologista. Assistente da Unidade de Cardiologia do Exercício do Hospital Sírio-Libanês e da Unidade de Reabilitação Cardíaca e Fisiologia do Exercício do Instituto do Coração do Hospital das Clínicas da Faculdade de Medicina da Universidade de São Paulo.

Patrícia Simone Lopes de Souza

Mestranda do Programa de Ensino em Ciências da Saúde pela Universidade Federal de São Paulo. Fisioterapeuta e Representante da Fisioterapia no Time de Cuidados aos Pacientes com Acidente Vascular Cerebral do Hospital Sírio-Libanês.

Paula da Silva Kioroglo Reine

Mestranda pelo Instituto Sírio-Libanês de Ensino e Pesquisa. Especialização em Psicologia Hospitalar pela Faculdade de Ciências Médicas da Santa Casa de São Paulo. Psico-oncologista pela Sociedade Brasileira de Psico-oncologia. Psicóloga Hospitalar do Hospital Sírio-Libanês.

Rafaela Barticiotti Murarole de Almeida

Especialização em Fisioterapia Respiratória pela Faculdade de Ciências Médicas da Santa Casa de São Paulo. Aperfeiçoamento em Fisioterapia Respiratória pelo Departamento Cirúrgico da Faculdade de Ciências Médicas da Santa Casa de São Paulo. Fisioterapeuta do Hospital Sírio-Libanês.

Renata Cristina Verri Bezerra Carramenha
Aprimoramento em Terapia Ocupacional na Reabilitação Física na Associação de Assistência à Criança Deficiente. Terapeuta Ocupacional do Hospital Sírio-Libanês.

Renata Fabiane Lemes Lage
Especialista em Disfagia pelo Centro de Especialização em Fonoaudiologia Clínica. Fonoaudióloga do Hospital Sírio-Libanês.

Renata Rego Lins Fumis
Doutorado pelo Hospital A.C. Camargo Cancer Center. Pós-doutorado pela Faculdade de Medicina do ABC e Pós-doutorado pelo Instituto Sírio-Libanês de Ensino e Pesquisa. Pesquisadora das Unidades Críticas do Hospital Sírio-Libanês.

Renata Romano Sorroche Oliveira Lourenço
Especialista em Fisioterapia em Terapia Intensiva pelo Hospital das Clínicas da Faculdade de Medicina da Universidade de São Paulo. Fisioterapeuta do Hospital Sírio-Libanês.

Renato Fraga Righetti
Doutor em Ciências pela Faculdade de Medicina da Universidade de São Paulo. Fisioterapeuta Especialista em Pesquisa do Hospital Sírio-Libanês.

Ricardo Amboni
Especialização em Prevenção Cardiológica Primária e Secundária pelo Instituto do Coração do Hospital das Clínicas da Faculdade de Medicina da Universidade de São Paulo. Profissional de Educação Física do Hospital Sírio-Libanês e da Fitcor Aptidão Física e Saúde.

Roberta Melo Calvoso Paulon
Mestra em Ciências pela Fundação Oswaldo Cruz. Doutora em Oncologia pela Faculdade de Medicina da Universidade de São Paulo. Fonoaudióloga do Hospital Sírio-Libanês.

Roger Schmidt Brock
Doutor em Medicina pela Faculdade de Medicina da Universidade de São Paulo (FMUSP). Coordenador do Grupo de Patologias da Coluna e Medula Espinhal do Hospital das Clínicas da FMUSP. Coordenador do Núcleo de Coluna do Hospital Sírio-Libanês. Médico Neurocirurgião da equipe DFVNeuro.

Rosely Glazer Hernandes
Especialização em Psicologia Hospitalar pela Faculdade de Medicina da Universidade de São Paulo. Especialização em Dependência Química pela Universidade Federal de São Paulo. Psicóloga Hospitalar do Hospital Sírio-Libanês.

Rosimeire Marcos Felisberto
Mestra em Ciências da Saúde pelo Instituto Sírio-Libanês de Ensino e Pesquisa. Fisioterapeuta do Hospital Sírio-Libanês.

Samantha Torres Grams
Mestra em Ciências do Movimento Humano pelo Instituto Sírio-Libanês de Ensino e Pesquisa. Doutoranda em Ciências da Saúde pelo Instituto Sírio-Libanês de Ensino e Pesquisa. Fisioterapeuta do Hospital Sírio-Libanês.

Sandra Regina Schewinsky
Doutora em Psicologia Social pela Pontifícia Universidade Católica de São Paulo. Mestra em Psicologia pela Universidade São Marcos. Especialista em Psicologia Hospitalar pelo Conselho Federal de Psicologia. Neuropsicóloga do Hospital Sírio-Libanês.

Sergio Luiz Checchia
Professor Doutor em Ortopedia pela Faculdade de Ciências Médicas da Santa Casa de São Paulo. Editor Chefe da Revista Brasileira de Ortopedia. Ortopedista do Corpo Clínico do Hospital Sírio-Libanês.

Solange A. Martins Xavier da Silveira
Fisioterapeuta Especialista em Fisioterapia Ortopédica pela Universidade Cidade de São Paulo e Esportiva pela Universidade Federal de São Paulo. Tutora no Curso de Especialização e Cuidados ao Paciente com Dor Instituto Sírio-Libanês de Ensino e Pesquisa. Fisioterapeuta Especialista do Hospital Sírio-Libanês.

Tabata Maruyama dos Santos

Mestra em Ciências Médicas pela Faculdade de Medicina da Universidade de São Paulo. Fisioterapeuta do Hospital Sírio-Libanês.

Thais Midori Komatsu Tokuno

Aprimoramento em Terapia Ocupacional em Reabilitação Física pela Divisão de Medicina de Reabilitação do Hospital das Clínicas da Faculdade de Medicina da Universidade de São Paulo (HCFMUSP). Especialização em Terapia de Mão pelo Instituto de Ortopedia e Traumatologia do HCFMUSP. Terapeuta Ocupacional do do Hospital Sírio-Libanês.

Tiago Lazzaretti Fernandes

Pesquisador do Instituto Sírio-Libanês de Ensino e Pesquisa. Assistente do Grupo de Medicina do Esporte do Hospital das Clínicas da Faculdade de Medicina da Universidade de São Paulo (HCFMUSP). Professor Colaborador da FMUSP. Pós-doutorado pela Universidade de São Paulo com *fellowship* em Harvard. Doutorado pela FMUSP com *research fellow* em Harvard. Mestre pela FMUSP. Médico Ortopedista do Corpo Clínico e Coordenador Científico do Núcleo de Medicina do Esporte do Hospital Sírio-Libanês.

Tuanny Teixeira Pinheiro

Mestra em Ciências pela Universidade Federal de São Paulo. Fisioterapeuta do Hospital Sírio-Libanês. Fisioterapeuta do Hospital São Paulo. Preceptora da Residência Multiprofissional da Universidade Federal de São Paulo.

Wellington Pereira dos Santos Yamaguti

Doutor em Ciências pela Faculdade de Medicina da Universidade de São Paulo. Gerente Assistencial do Serviço de Reabilitação do Hospital Sírio-Libanês.

Wesla Neves da Silva Costa

Especialista em Fisioterapia em Urgência e Emergência pela Residência Multiprofissional da Universidade Federal de São Paulo. Especialista em Fisioterapia em Terapia Intensiva no Adulto pela Associação Brasileira de Fisioterapia Cardiorrespiratória e Fisioterapia em Terapia Intensiva. Fisioterapeuta do Hospital Sírio-Libanês.

Sumário

Prefácio XXI
Christina May Moran de Brito

SEÇÃO I – GESTÃO EM REABILITAÇÃO HOSPITALAR

Apresentação das Seções I e II 2
Wellington Pereira dos Santos Yamaguti

1 Modelo assistencial de reabilitação hospitalar. 4
Christina May Moran de Brito, Wellington Pereira dos Santos Yamaguti, Isabel Chateaubriand Diniz de Salles, Linamara Rizzo Battistella

2 Indicadores de qualidade em reabilitação hospitalar 12
Christina May Moran de Brito, Julia Assis Cardoso do Sá, Cláudia Seiko Kondo, Maria Rita de Souza Lima, Wellington Pereira dos Santos Yamaguti

3 Modelos e estratégias de treinamento e desenvolvimento em serviço 27
Denise de Souza Rolim, Eliana Vieira Moderno, Flávia Vanessa Áurea Politi Cardoso, Juliana Luri Noda Suzuki, Mirian Akemi Onoue, Wellington Pereira dos Santos Yamaguti

SEÇÃO II – REABILITAÇÃO DO PACIENTE CRÍTICO

4 Cuidados de reabilitação em pacientes em ventilação mecânica invasiva e não invasiva 40
Leandro Teixeira Saraiva, Igor Gutierrez Moraes, Wellington Pereira dos Santos Yamaguti

5 Estratégias de desmame da ventilação mecânica 50
Leandro Teixeira Saraiva, Karen Yumi Mota Kimoto Chueire, Eliana Vieira Moderno, Marilse Reiko Hata

6 Reabilitação precoce na unidade de terapia intensiva 61
Mirian Akemi Onoue, Wellington Pereira dos Santos Yamaguti

7 Prevenção de tromboembolismo venoso. 74
Marilse Reiko Hata, Elaine Cristina de Campos, Ana Lígia Vasconcellos Maida

8 Estratégias para o cuidado de pacientes em vulnerabilidade comunicativa 81
Luciana Paiva Farias, Thais Midori Komatsu Tokuno, Gisele Carvalho de Araújo, Roberta Melo Calvoso Paulon, Juliana dos Santos Batista, Christina May Moran de Brito

9 Estimulação multissensorial ao paciente com alteração do nível de consciência. 96
Lorena de Toledo Montesanti, Thais Midori Komatsu Tokuno, Luciana Paiva Farias, Gisele Carvalho de Araújo, Mario Chueire de Andrade Junior, Isabel Chateaubriand Diniz de Salles

10 Reabilitação do paciente acometido por acidente vascular encefálico (fase hospitalar) 106
Isabel Chateaubriand Diniz de Salles, Patrícia Simone Lopes de Souza, Rafaela Barticiotti Murarole de Almeida, Lorena de Toledo Montesanti, Sandra Regina Schewinsky, Christina May Moran de Brito

11 Reabilitação pós-lesão medular (fase aguda e subaguda inicial) 118
Daniela Costa Benetti, Luciana Alexandre, Thais Midori Komatsu Tokuno, Isabel Chateaubriand Diniz de Salles

12 Reabilitação do paciente com insuficiência cardíaca descompensada 130
Amanda Gonzales Rodrigues, Luana Carolina Bonetti, Igor Gutierrez Moraes, Ricardo Amboni, Juliana dos Santos Batista, José Alberto Aguilar Cortez, Christina May Moran de Brito

13 Reabilitação do paciente com doença pulmonar obstrutiva crônica descompensada 142
Fernanda Dias Guirado, Erickson Borges Santos, Eloisa Sanches Pereira do Nascimento, Roberta Melo Calvoso Paulon, Thais Midori Komatsu Tokuno, Wellington Pereira dos Santos Yamaguti, André Luís Pereira de Albuquerque, Christina May Moran de Brito

14 Reabilitação pós-cirurgia cardíaca .. 153
Patricia Alves de Oliveira

15 Reabilitação pós-infarto agudo do miocárdio 160
Gabriela Calicchio, Natalia Araujo Mazzini, José Alberto Aguilar Cortez, Fernando Ganem, Christina May Moran de Brito

16 Suporte à equipe de cuidado 170
Julia Schmidt Maso, Rosely Glazer Hernandes, Renata Rego Lins Fumis

SEÇÃO III – REABILITAÇÃO DO PACIENTE NÃO CRÍTICO

Apresentação da Seção III 182
Isabel Chateaubriand Diniz de Salles

17 Avaliação funcional do paciente internado 183
Diego Britto Ribeiro, Cassia Fabiane de Barros Delpino, Rosimeire Marcos Felisberto, Aline Carleto Terrazzas, Wellington Pereira dos Santos Yamaguti, Christina May Moran de Brito

18 Intervenções de reabilitação para analgesia 194
Solange Martins Xavier da Silveira, Gabriela Marcon Manfrim, César Abreu Akiho, Christina May Moran de Brito

19 Reabilitação no pós-operatório de artroplastia de quadril 210
Hudson Correa, Itiro Suzuki, Lívia Souza De Conti, Isabel Chateaubriand Diniz de Salles

20 Reabilitação no pós-operatório de artroplastia de joelho 222
Aline Alvarenga Castro, Tiago Lazzaretti Fernandes, Kelly Cristina Albanezi Nucci, Maria Lucia Costacurta Guarita, Arnaldo José Hernandez

21 Reabilitação no pós-operatório de cirurgias de coluna 231
Alexandre Fogaça Cristante, Roger Schmidt Brock, Ana Alice Amaral de Oliveira, Maria Ayako Sakuraba Medeiros, César Abreu Akiho, Christina May Moran de Brito

22 Reabilitação no pós-operatório de cirurgias do ombro 249
Caio Santos Checchia, Hudson Correa, Makiko Tsujimoto, Caroline Paulon, Sergio Luiz Checchia

23 Reabilitação no pós-operatório de cirurgia da mão 268
Edgard de Novaes França Bisneto, Caroline Paulon, Maria Lucia Costacurta Guarita

24 Reabilitação no pós-operatório de cirurgia abdominal alta 286
Ana Paula da Silva Ragazzo, Adriana Meira da Costa, Renata Romano S. O. Lourenço, Claudemir Braga Amador, Fernando Campos Rodrigues, Erickson Borges Santos

25 Particularidades da reabilitação do paciente com câncer 296
Cassia Fabiane de Barros Delpino, Tabata Maruyama dos Santos, Renato Fraga Righetti, Maria Lucia Costacurta Guarita, Paula da Silva Kioroglo Reine, Roberta Melo Calvoso Paulon, Christina May Moran de Brito

26 Intervenções de reabilitação para espasticidade 312
Fernanda Martins, César Abreu Akiho, Amarilis Falconi, Rafaela Barticiotti Murarole de Almeida, Isabel Chateaubriand Diniz de Salles

27 Cuidados de reabilitação para o paciente com disfagia 326
Cristiane Soares Henrique, Heloise Nacarato Santos Colombari, Christina May Moran de Brito

28 Particularidades da reabilitação do paciente idoso 334
Mario Chueire de Andrade Junior, Caroline Gabrelian Franco da Silva, Cláudia de Almeida, Lorena de Toledo Montesanti, Christina May Moran de Brito

SUMÁRIO XIX

29 Particularidades da reabilitação do
paciente pediátrico 357
Áurea Helena de Almeida Arneiro Maia,
Clécio Pereira Barbieri, Denise de Souza
Rolim, Maria das Graças Saturnino de Lima,
Luana Adriano de Medeiros, Luciana Midori
Inuzuka Nakaharada, Renata Fabiane Lemes
Lage, Thais Midori Komatsu Tokuno,
Fernanda Martins

30 Particularidades da reabilitação do
paciente com traqueostomia. 372
Luzimar Martins Machado, Tuanny Teixeira
Pinheiro, Cristiane Soares Henrique,
Luciana Paiva Farias

31 Cuidados de reabilitação no paciente
com sarcopenia 392
Samantha Torres Grams, Wesla Neves da
Silva Costa, Luanye Karla Silva, Isabel
Chateaubriand Diniz de Salles

32 Particularidades da
reabilitação do paciente com
doença renal crônica 402
Camila Porto Brito, Igor Gutierrez Moraes,
Wellington Pereira dos Santos Yamaguti,
Christina May Moran de Brito

33 Particularidades da reabilitação do
paciente em cuidados paliativos . . . 409
Ana Paula da Silva Ragazzo, Daniela
Achette, Roberta Melo Calvoso Paulon,
Beatriz Cardoso de Mello Tucunduva
Margarido, Isabel Chateaubriand Diniz de
Salles

34 Medidas para prevenção
de quedas 421
Juliana Morelli Lopes Gonçalves João,
Mario Chueire de Andrade Junior, Mary
Hiromi Kubo Amino, Renata Cristina Verri
Carramenha, Edy Floriano da Silva

35 Estratégia para rastreamento de
risco psíquico no hospital geral 431
Daniela Achette, Paula da Silva Kioroglo
Reine, Rosely Glazer Hernandes

36 Acessibilidade domiciliar e tecnologia
assistiva 440
Lorena de Toledo Montesanti, Thais Midori
Komatsu Tokuno, Renata Cristina Verri
Bezerra Carramenha

37 Lidando com traumas, perdas e
expectativas ao longo do processo de
reabilitação 449
Julia Schmidt Maso, Rosely Glazer
Hernandes, Sandra Regina Schewinsky,
Daniela Achette

SEÇÃO IV – REABILITAÇÃO DO PACIENTE EM
REGIME DE INTERNAÇÃO
PÓS-ALTA DO HOSPITAL GERAL

Apresentação da Seção IV 458
Linamara Rizzo Battistella

38 Reabilitação pós-acidente
vascular encefálico (fases subaguda
e crônica) 459
Liliana Lourenço Jorge, Isabel
Chateaubriand Diniz de Salles, Christina
May Moran de Brito

39 Reabilitação pós-traumatismo
cranioencefálico. 476
Ana Alice Amaral de Oliveira, Ana Laura
Contim Ferratto, Christina May Moran de
Brito

40 Reabilitação pós-lesão medular (fases
subaguda e crônica). 485
Aline Rossetti Mirisola, Andrea Sano Kubo,
Daniel Rubio de Souza, Fernando de
Quadros Ribeiro, Katia Lina Miyahara,
Christina May Moran de Brito

41 Tratamento de reabilitação
pós-amputação em regime
de internação hospitalar 498
Karen Fraga Moreira Guerrini, Mariane
Tateishi, Leandro Heidy Yoshioka, Christina
May Moran de Brito

Índice remissivo 509

Prefácio

Este Manual visa nortear a atuação da equipe multidisciplinar de reabilitação em hospitais gerais. A atuação de cada uma das áreas, suas interfaces e ações, independentes e conjuntas, por um mesmo propósito. Atuação esta que deve ser oportuna. O olhar integral e biopsicossocial e o cuidado integrado. Cuidado com olhar ampliado, não só para a sobrevida, mas também para o estado de saúde como um todo. E a funcionalidade como um grande marcador. Mereceria ser o sexto sinal vital, assim como a dor se tornou o quinto. E ela, a funcionalidade, é o grande foco da reabilitação, mas não só. Reabilitar é recuperar todo o possível; adaptar o que não for ou enquanto não for; educar e dar suporte para a nova realidade que se apresenta; e ter atenção para a prevenção de complicações secundárias e ocorrência de novos eventos. Sendo assim, a lógica da prevenção, do tratamento e da reabilitação como fases sequenciais é apenas didática e organizacional. Na prática, as intervenções dos três âmbitos coabitam. Qualquer cuidado à saúde deve ter atenção a todas essas questões, ainda que poderá ter seu foco estreitado e direcionado em determinados momentos. Ainda assim, deve ser cultivado o olhar para o todo. E há muitos olhares nos hospitais gerais: de médicos, enfermeiros, técnicos de enfermagem e nutricionistas, que constituem a equipe mínima. O paciente e seus acompanhantes. Se

há a demanda de reabilitação, fisioterapia, pelo menos. São também frequentes (e subestimadas) as demandas de suporte psicológico e de fonoterapia. Além de farmacêuticos, assistentes sociais, entre outros. E, se as demandas de reabilitação constituírem o fulcro do cuidado, fisiatras e terapeutas ocupacionais fazem toda a diferença, além de fornecedores de boa referência para confecção de órteses, próteses, meios auxiliares de locomoção e tecnologia assistiva. E não são necessários equipamentos muito onerosos para as demandas mais frequentes. O fundamental é ter profissionais com boa formação e adequado treinamento.

Tendo em vista a nossa realidade nacional, em que o modelo assistencial de reabilitação é predominantemente ambulatorial, deve-se construir, também, uma realidade que fortaleça a instituição mais precoce e oportuna de medidas de reabilitação nas fases aguda e subaguda, que farão diferença, não apenas no prognóstico específico de reabilitação, mas em todo o estado de saúde. Assim como se diz que "tempo é cérebro", nos cuidados ao paciente que sofreu acidente vascular encefálico, podemos dizer que "tempo é função", no caso de pacientes hospitalizados. Essa crescente percepção trouxe a onda da mobilização precoce do paciente crítico, sobretudo na última década, em nosso e em muitos outros países. Não apenas os profissionais da área da reabilitação insistindo na importância da mobilização precoce dos pacientes (há muito mais tempo), mas toda a equipe de cuidado assimilando a sua importância e a segurança de sua realização. Outro fator que constituiu grande lastro para a ampliação das intervenções de reabilitação nos hospitais gerais foi a longevidade. A menor reserva funcional da população mais idosa, e tão prevalente no universo hospitalar, clama por medidas para frear o seu avanço e impacto. Outra variável de peso foi o pronunciamento da Organização Mundial da Saúde sobre a relevância da reabilitação no cuidado a pacientes hospitalizados e seu alto grau de recomendação do relatório *Rehabilitation 2030: a Call for Action*. As evidências científicas são vastas quanto a seus efeitos benéficos, sua pertinência e segurança, além de seu alto grau de recomendação. Não proporcionar passa a se constituir um cuidado manco. E precisamos reabilitar também essa realidade, ainda tão frequente. Contribuir para isso foi o que nos moveu. E auxiliar nossos pacientes a atingirem os seus objetivos, de acordo com os seus potenciais, é o que nos mobiliza como equipe. Assim, dizemos, por aqui: #*todosporumpropositocomum*. Que este Manual possa, também, auxiliá-lo no seu.

Christina May Moran de Brito

Seção I

Gestão em Reabilitação Hospitalar

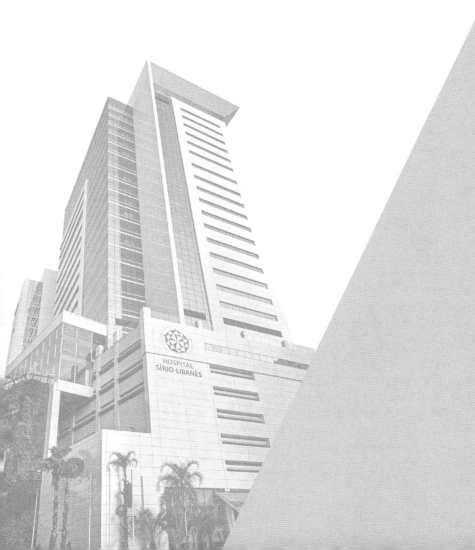

Em 1921, era fundada a Sociedade Beneficente de Senhoras Hospital Sírio-Libanês. As décadas subsequentes marcariam uma fase de estruturação dos primeiros alicerces com a construção do Bloco A, na cidade de São Paulo. No entanto, na década de 1940, ocorre o adiamento da abertura do hospital, após ocupação do prédio pela Escola Preparatória de Cadetes. Somente nos anos de 1950, o prédio é devolvido à Sociedade Beneficente de Senhoras e, em 1965, a instituição vive a inauguração do Pronto--Socorro Pediátrico e o lançamento da "Pedra Fundamental" do Blobo B. O hospital iniciava uma era de expansão e crescimento de suas estruturas. E, em 1971, ocorre um marco histórico na instituição, digno de nota e que tanto reflete os valores de pioneirismo – a abertura do Bloco B com a inauguração da Unidade de Terapia Intensiva (a primeira do Brasil!). De lá para cá, foram décadas de evolução e transformações, acompanhadas e pautadas nas melhores evidências científicas e que determinaram uma experiência acumulada de 48 anos no cuidado a pacientes críticos. Ao olharmos para a evolução desse cuidado, o que podemos destacar como grandes modificações vivenciadas ao longo dessa jornada? Atualmente, seguimos *bundles* de intervenções interdisciplinares e que direcionam os diferentes profissionais a trilhar caminhos que agregam valor em saúde: com análise de pertinência; visando ao melhor desfecho clínico possível (incluindo desfechos funcionais); focado no fortalecimento do cuidado centrado na pessoa e na experiência humanizada; e com uso racional de recursos, eliminando os desperdícios. E todos esses processos vivenciados dentro de um valor institucional que nos faz ser reconhecidos fora dos muros do hospital: o calor humano!

Especificamente, no âmbito dos cuidados intensivos, os nossos pacientes estão envolvidos em um contexto que privilegia o tão conhecido *bundle ABCDEF*, amplamente descrito na literatura científica atual. Um pacote de intervenções com foco na avaliação e no manejo adequados dos sintomas de dor; com protocolos de triagem para o despertar diário, privilegiando a respiração espontânea; a otimização das estratégias de sedação (quando necessária); incluindo estratégias de prevenção e tratamento do *delirium*; e com a ativação e engajamento dos familiares e acompanhantes, que, para além do objetivo de oferecer um cuidado humanizado, tem-se a premissa de torná-los aliados na garantia de uma assistência com elevados padrões de qualidade e segurança. Mas não poderíamos deixar de destacar a letra "E" desse *bundle*: *early exercise* – exercício precoce! Continuamente, os nossos pacientes têm vivenciado um cuidado que não deixa de fora a busca por prevenção e minimização de incapacidades e disfunções decorrentes dos processos de adoecimento e do tempo de internação. E é um pouco dessa experiência que pretendemos compartilhar nas Seções I e II deste Manual, com o desejo genuíno de que essas práticas possam contribuir para o desenvolvimento da reabilitação nos diferentes serviços de saúde.

A Seção I inicia trazendo a apresentação do nosso modelo assistencial de reabilitação hospitalar, cujos alicerces estão fortalecidos pelos direcionadores teóricos de transdisciplinaridade, cuidado centrado na pessoa e saúde baseada em evidências. Esta seção também pretende compartilhar um pouco da nossa experiência com a gestão de indicadores de processos e resultados de reabilitação. E, por fim, a descrição do nosso modelo de treinamento e desenvolvimento corporativo e modelo de educação formal – uma história que teve início no ano de 2010, com a criação do cargo de fisioterapeuta de desenvolvimento e a organização dos Programas de Residência Multiprofissionais.

Na Seção II, temos a oportunidade de compartilhar nossa experiência técnico-científica em temas relevantes, como reabilitação precoce de pacientes críticos, suporte ventilatório invasivo e não invasivo, além das estratégias de desmame da ventilação mecânica. Também são destaques a abordagem preventiva de tromboembolismo venoso e as diretrizes específicas para a reabilitação de condições como lesão encefálica, insuficiência cardíaca e doença pulmonar obstrutiva crônica descompensada, pós-infarto agudo do miocárdio e pós-operatório de cirurgia cardíaca. E, ainda na Seção II, algumas particularidades com foco na estimulação multissensorial do paciente com alteração de consciência, comunicação de pacientes vulneráveis e suporte à equipe de cuidado também são abordados.

E toda essa experiência é fruto do trabalho árduo de muitas pessoas que nos antecederam e de pessoas que permanecem firmes na consolidação do propósito de reabilitar, e esse modelo, certamente, irá perpetuar com a renovação necessária e advinda de novos talentos. Em nosso serviço, temos um projeto vigente que muito nos alegra: o *"This is me!"*, uma ação idealizada para celebrar os profissionais da reabilitação, com a oportunidade de reforçar o propósito de reconhecer individualmente e celebrar as jornadas que cada um de nós construiu e trilhou até aqui. O produto intelectual compilado neste Manual é reflexo de um trabalho coletivo, mas construído com base em múltiplas individualidades. É resultado de um trabalho realizado por pessoas que fazem a assistência e o cuidado acontecer todos os dias. E, ao lermos os capítulos, podemos enxergar um pouco de cada um e de toda a nossa equipe: *This is us!* E nós esperamos que estes conteúdos auxiliem a você, leitor, na sua jornada.

Wellington Pereira dos Santos Yamaguti

CAPÍTULO 1

Modelo assistencial de reabilitação hospitalar

Christina May Moran de Brito
Wellington Pereira dos Santos Yamaguti
Isabel Chateaubriand Diniz de Salles
Linamara Rizzo Battistella

INTRODUÇÃO

Como o nome sugere, a reabilitação tem em seu cerne a recuperação do indivíduo no máximo de seu potencial. Paralelamente ao estímulo para a recuperação, a adaptação, enquanto ou quando não for possível recuperar; o suporte diante da realidade que se apresenta; e a prevenção de complicações e novos eventos. Sendo assim, o cuidado envolve medidas terapêuticas, adaptativas, preventivas e de suporte. Tem seu olhar voltado tanto à doença como à deficiência, bem como às capacidades e potencialidades. Deve considerar o indivíduo em sua integralidade, o que inclui seu contexto e toda a sua rede de suporte. Ou seja, deve se basear no modelo biopsicossocial.

A reabilitação deve ser disponibilizada ao longo de toda a linha do cuidado, na medida das necessidades de cada paciente. Sendo assim, deve-se ter esse olhar para a identificação das demandas que comumente necessitam de cuidados de reabilitação ao longo de toda a jornada de cuidado ao paciente.

O dimensionamento da equipe de reabilitação no cuidado a pacientes internados em um hospital geral dependerá da complexidade e das necessidades de cada paciente, podendo envolver fisiatras, fisioterapeutas, fonoaudiólogos,

psicólogos (incluindo neuropsicólogos) e terapeutas ocupacionais, entre outros profissionais. A equipe atuará de forma conjunta e complementar aos demais profissionais envolvidos no cuidado, como demais especialidades médicas, enfermeiros, nutricionistas, farmacêuticos (que dão apoio à conciliação medicamentosa, p. ex.) e assistentes sociais.

No ambiente de internação hospitalar, há unidades específicas voltadas a pacientes críticos, semicríticos e não críticos. As unidades críticas são destinadas ao atendimento de pacientes graves com necessidades de suporte avançado de vida. As unidades semicríticas destinam-se ao atendimento de pacientes moderadamente graves, clínicos e cirúrgicos, que não necessitam de suporte avançado de vida, mas de cuidados frequentes de fisioterapia, muitas vezes fonoterapia e algumas vezes terapia ocupacional e cuidados fisiátricos específicos.

Ao nos referirmos ao ambiente hospitalar como cenário, consideramos os níveis secundário e terciário de atenção à saúde. Nas Seções II e III deste Manual, abordaremos os cuidados assistenciais em hospitais gerais e, na Seção IV, a internação em hospitais de reabilitação.

Historicamente, no ambiente hospitalar, a fisioterapia é a área da reabilitação que atua há mais tempo nesse contexto e, assim, foi no Hospital Sírio-Libanês. O hospital deu início às suas atividades assistenciais em 1965, disponibilizou assistência em UTI em 1971 (sendo pioneira no Brasil) e a fisioterapia iniciou a sua atuação em 1987; foi a primeira área da reabilitação a ter sua atuação regulamentada como necessária nesse nível de atenção, sobretudo no caso dos pacientes críticos. Posteriormente, iniciou-se a atuação de psicólogos, fonoaudiólogos, fisiatras e terapeutas ocupacionais (nessa ordem) no hospital. O serviço de reabilitação do Hospital Sírio-Libanês teve início em 2005, com a inauguração do centro de reabilitação e a integração das referidas especialidades da área, sob a coordenação da fisiatria. Atualmente, além da coordenação médica fisiátrica, há uma gerência assistencial multiprofissional de reabilitação, uma vez que a área da reabilitação foi integrada às demais áreas assistenciais multiprofissionais na diretoria assistencial do hospital.

Nas unidades de internação, críticas e não críticas, o cuidado tem início com a identificação da necessidade pela equipe assistencial e prescrição médica. A sinalização dessa necessidade pode ser realizada por qualquer membro da equipe de cuidado, bem como pelo próprio paciente e/ou familiar. Nas unidades críticas há cobertura assistencial contínua de fisioterapia, nos períodos diurnos e noturnos, e todos os pacientes são avaliados quanto às necessidades de reabilitação e submetidos a cuidados fisioterapêuticos sempre que houver indicação; nas unidades não críticas, a cobertura é diurna. E, em ambos os contextos, crítico e não crítico, há cobertura de atendimento fisiátrico, fonoaudiológico, psicológico e de terapia ocupacional, no período diurno.

No âmbito hospitalar nacional, segundo a Associação Nacional dos Hospitais Privados (ANAHP), as principais causas de internação, em 2016 e 2018[1], estão dispostas na Tabela 1. Em 2018, o número total de internações foi de 1.674.181.

O tempo médio de permanência, por faixa etária em dias, em 2018, segundo a ANAHP,[1] consta na Tabela 2.

E a distribuição etária de pacientes submetidos à internação, segundo a ANAHP,[1] em 2017 e 2018, consta na Tabela 3.

O Hospital Sírio-Libanês não apresenta maternidade e é referência, em especial, nas áreas

TABELA 1 Principais diagnósticos referidos nas saídas hospitalares, segundo dados da Associação Nacional dos Hospitais Privados (ANAHP), em 2016 e 2018[1]

Distribuição anual das saídas hospitalares segundo diagnóstico principal agrupado por capítulo da CID	2016	2018
Geniturinário	11,87%	10,57%
Digestivo	10,57%	9,84%
Gravidez	10,30%	9,30%
Respiratório	7,26%	8,96%
Neoplasias	13,34%	8,80%

TABELA 2 Tempo médio de permanência, por faixa etária, em dias, segundo dados da Associação Nacional dos Hospitais Privados (ANAHP), em 2018[1]

Faixa etária (anos)	Tempo médio de permanência (dias)
0-14	4,06
15-29	2,65
30-44	2,55
45-59	3,45
60-74	4,83
Acima de 75	8,31

TABELA 3   Distribuição etária de pacientes submetidos à internação, segundo dados da Associação Nacional dos Hospitais Privados (ANAHP)[1], em 2017 e 2018

Faixa etária (anos)	Saídas hospitalares em 2017	Saídas hospitalares em 2018
0-14	14,60%	14,01%
15-29	12,70%	13,55%
30-44	26,30%	25,20%
45-59	17,60%	16,69%
60-74	16,80%	15,52%
Acima de 75	12,10%	10,96%

da cardiologia e na oncologia. Sendo assim, os dados referentes às internações hospitalares nesta instituição apresentam influência dessas suas particularidades.

Segundo dados do Serviço de Arquivamento Médico (SAME) de 2019, até o mês de outubro, os principais diagnósticos que motivaram a internação constam na Tabela 4.

A distribuição etária de pacientes submetidos à internação, segundo dados do SAME do Hospital Sírio-Libanês, consta na Figura 1.

E a média do tempo de permanência, de janeiro a outubro de 2019, dos pacientes internados no Hospital Sírio-Libanês variou de 3,6-4,7 dias, segundo dados do SAME do hospital. Cabe mencionar, no entanto, que os pacientes com perfil clínico e etário que usualmente necessitam de maior volume de intervenções de reabilitação, habitualmente, permanecem mais tempo internados.

BASES PARA A PRÁTICA ASSISTENCIAL (ORGANIZAÇÃO DOS SERVIÇOS)

Identificação das necessidades

Doenças e lesões, ou mesmo a necessidade de uma internação prolongada, levam, muitas vezes, a deficiências e limitações que resultam

TABELA 4   Principais diagnósticos referidos nas saídas hospitalares, segundo dados do Serviço de Arquivo Médico e Estatística (SAME) do Hospital Sírio-Libanês

Distribuição anual das saídas hospitalares segundo diagnóstico principal agrupado por capítulo da CID do Hospital Sírio-Libanês (Unidade Bela Vista)	Saídas de janeiro a outubro de 2019	Porcentagem do total de saídas de janeiro a outubro de 2019
Neoplasias	4.173	16,78%
Digestivo	2.855	11,48%
Geniturinário	2.678	10,77%
Osteomuscular	2.585	10,39%
Circulatório	2.397	9,64%
Respiratório	2.289	9,20%
Lesões	1.830	7,36%
Moléstias infecciosas	1.056	4,25%
Fatores (que influenciam o estado de saúde)	1.000	4,02%
Demais diagnósticos	4.012	16,13%
Total	24.875	100%

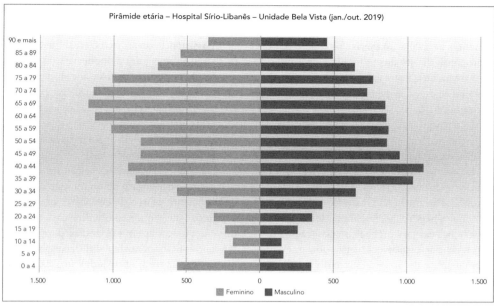

FIGURA 1 Pirâmide etária dos pacientes submetidos a internação hospitalar, das saídas hospitalares de janeiro a outubro de 2019, segundo dados do Serviço de Arquivo Médico e Estatística (SAME) do Hospital Sírio-Libanês.

em incapacidades, sendo esses os focos de atuação da reabilitação hospitalar.

Constituem necessidades frequentes de cuidado:

- pacientes críticos: suporte ventilatório (medidas terapêuticas e prevenção de complicações), mobilização precoce (como medida preventiva, bem como intervenções específicas, no caso de déficits instalados) e estimulação sensorial (para pacientes com rebaixamento de nível de consciência, coma, estado de consciência mínima ou estado vegetativo), indicação de órteses e tecnologia assistiva, como instituição de estratégias focadas na vulnerabilidade comunicativa;
- pacientes críticos e não críticos: avaliação e estimulação funcional, cinesioterapia respiratória (com e/ou sem ventilação não invasiva) e motora, condicionamento cardiopulmonar, analgesia, prevenção de tromboembolismo venoso (TEV) e de complicações pulmonares. procedimentos médicos fisiátricos para analgesia (infiltrações e bloqueios anestésicos) e para espasticidade (bloqueios neuromusculares). Prescrição de órteses, próteses e meios auxiliares de locomoção, bem como orientação para sua utilização. Confecção de órteses de membros superiores, feitas sob medida pela terapia ocupacional. Avaliação e cuidados a pacientes com disfagia e barreiras de comunicação. Indicação de tecnologia assistiva. Avaliação e orientação quanto à acessibilidade domiciliar, bem como prevenção de quedas e autonomia com segurança, conforme o potencial de cada paciente.

A necessidade pode ser identificada pela equipe envolvida no cuidado ou pelo próprio paciente ou familiar, e deverá ter o aval do médico responsável, bem como prescrição médica, conforme já mencionado.

Como forma de auxiliar a identificação precoce das necessidades, são disponibilizadas ferramentas de avaliação de risco e estabelecidos protocolos, diante das demandas de cuidado mais frequentes. Entre as avaliações de risco, há a avaliação de risco para desenvolvimento de fraqueza muscular, risco de quedas, disfagia e de risco psíquico. Cada uma dessas escalas de avaliação de risco será apresentada nos capítulos das respectivas temáticas.

Entre os protocolos, cabe destacar o protocolo de cuidado ao paciente com acidente vascular cerebral (AVC) do hospital. Nesse protocolo, pela relevância das intervenções e prescrições em fase precoce menos frequentes, optou-se por estabelecer que todo paciente com suspeita de disfagia e envolvimento de membro superior seria avaliado pela fonoaudiologia e pela terapia ocupacional, respectivamente, como parte do protocolo institucional. Um estudo recente reforça a importância da intervenção precoce da fonoaudiologia e seu impacto para pacientes com acidente vascular encefálico[2].

A mesma lógica foi empregada quanto à aplicação da escala de risco psíquico e à avaliação inicial da equipe de psicologia hospitalar. Nesse caso, a todos os pacientes do hospital.

Avaliação e plano terapêutico

A assistência do serviço de reabilitação volta-se não apenas para a doença e suas causas, mas também para os efeitos e as consequências da doença na vida do indivíduo. Visa possibilitar que o paciente atinja o máximo de seu potencial funcional, psicossocial e vocacional e, assim, retome da melhor forma possível sua rotina familiar e profissional.

Com base na avaliação de cada uma das áreas pertinentes, é feito um plano terapêutico para cada paciente, com base em objetivos a serem atingidos. Ainda que existam diretrizes de atendimento, baseadas em evidências, para a assistência das demandas de reabilitação mais frequentes – a serem abordadas nos capítulos subsequentes deste Manual –, o plano terapêutico é customizado a cada paciente, e este (e/ou seu responsável) é envolvido nesse planejamento.

Segundo a Classificação Internacional de Funcionalidade, Incapacidade e Saúde (CIF), da família das classificações da OMS, a funcionalidade humana deve ser considerada em 3 níveis: estruturas e funções; atividades e participações; e a interferência do ambiente como possíveis barreiras ou facilitadores (conforme a Figura 2)[3-7].

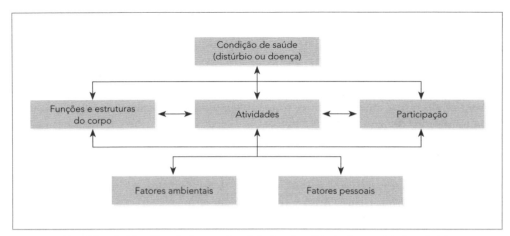

FIGURA 2 Domínios da Classificação Internacional de Funcionalidade, Incapacidade e Saúde.
Fonte: adaptado de OMS, 2004.

Os profissionais da equipe multiprofissional devem atuar de forma sinérgica e tratar do paciente de maneira global, considerando esse modelo biopsicossocial proposto pela CIF. Pela identificação de suas necessidades, traçar objetivos, planejar e promover seu cuidado, que, muitas vezes, envolve educação e suporte a familiares e cuidadores. A solicitação de avaliação e intervenção terapêutica da equipe multiprofissional de reabilitação é feita pelo médico responsável pelo paciente e registrada em prontuário, bem como todo o cuidado prestado pela equipe multiprofissional de reabilitação. A orientação sobre a continuidade de cuidados é dada não apenas na ocasião da alta hospitalar, mas ao longo de toda a internação, conforme aplicável.

O planejamento do cuidado nas unidades críticas e semicríticas é discutido e definido diariamente durante a passagem de plantão multiprofissional. Nas demais unidades, os profissionais do serviço de reabilitação discutem e compartilham diretamente com o médico sobre os achados da avaliação e plano de cuidado a ser adotado. O médico e o enfermeiro responsáveis integram as informações com o restante da equipe.

A equipe multiprofissional do serviço de reabilitação pode ser acionada localmente, no caso de profissionais que são fixos em algumas unidades (fisioterapeutas), ou por ramais e celulares, conforme consta na Planilha de Acionamento Multiprofissional disponível na intranet do hospital, que contém também os prazos de avaliação de cada área.

Intervenções

O atendimento fisiátrico ao paciente internado é voltado à avaliação e ao planejamento do tratamento de reabilitação intra-hospitalar, bem como à aplicação de intervenções como acupuntura (para auxiliar o tratamento da dor, em adjuvância às demais intervenções de reabilitação – no caso de indicação de acupuntura para outras demandas, é acionada a equipe de cuidados integrativos); bloqueios neuromusculares, com aplicação de toxina botulínica e fenol (visando ao melhor controle de espasticidade e distonia); indicação e prescrição de órteses, próteses, meios auxiliares de locomoção e/ou tecnologia assistiva (adaptações para otimizar a independência funcional). Foi estabelecido o prazo máximo de 24 horas, a partir do acionamento, para a ocorrência dessa avaliação.

A equipe de fisioterapia dispõe de fisioterapeutas alocados nas unidades críticas (UTI) e semicríticas, com cobertura diária e integral (24 horas). As unidades de internação restantes contam com fisioterapeutas no período das 7-19 horas, diariamente. Caso haja necessidade de atendimento fora desse horário, há cobertura pelo profissional da unidade semi-intensiva.

A equipe de fisioterapia é capacitada ao atendimento de reabilitação respiratória e motora em seus diversos graus de complexidade e urgência. Nas unidades especializadas, como nas unidades cardiológicas e oncológicas, há ainda profissionais especializados nessas áreas. O mesmo quanto à pediatria, havendo unidades críticas e não críticas. Há ainda profissionais de referência para diferentes áreas e demandas específicas, como cuidados paliativos, dor, dermatofuncional em linfologia e angiologia, reabilitação do assoalho pélvico, sarcopenia e geriatria.

As equipes de fonoaudiologia e terapia ocupacional, assim como a psicologia hospitalar e a neuropsicologia, realizam a cobertura das solicitações de atendimento nas diversas unidades de internação. Os focos assistenciais da equipe de fonoaudiologia são os distúrbios de deglutição e comunicação. Há equipes ambulatoriais especializadas do centro de otorrinolaringologia para atendimento dos distúrbios da audição. A equipe de terapia ocupacional tem seu foco nos distúrbios de funcionalidade mais acentuados, com grande impacto nas atividades cotidianas, na função dos membros superiores (realiza a confecção de órteses sob medida, quando indicado) e na orientação para a promoção da acessibilidade domiciliar, bem como na autonomia com segurança e prevenção de quedas.

Além do atendimento nas unidades de internação, a terapia ocupacional, quando indicado, realiza a avaliação da acessibilidade do domicílio do paciente. Essa avaliação pode ser realizada *in loco*, no domicílio (idealmente), ou pode ser realizada com base em informações e imagens fornecidas pelo paciente e/ou seus familiares.

A equipe de psicologia hospitalar constitui um serviço à parte do serviço de reabilitação, integrando também a diretoria assistencial, e oferece apoio psicológico aos pacientes, seus familiares e também à equipe de cuidados. Há ainda a disponibilidade de avaliação e terapia neuropsicológica, quando indicada.

Cada uma das áreas apresenta avaliações padronizadas, que são realizadas em prontuário eletrônico. O prazo para a ocorrência da avaliação de cada uma dessas áreas, a partir do acionamento, é de 24 horas para a fonoaudiologia e psicologia e de 72 horas para a terapia ocupacional.

Os atendimentos são realizados nas unidades de internação, e a estrutura do centro de reabilitação é disponibilizada em caso de necessidade de alguma *expertise* ou equipamento não disponível nas unidades de internação. A vasta maioria de pacientes que frequentam o centro de reabilitação (Figuras 3 e 4) do hospital é formada por pacientes externos, ambulatoriais (cerca de 95% deles).

Com exceção das equipes de fisioterapia e da equipe de profissionais de educação física do centro de reabilitação, que atuam apenas neste local, as demais áreas (fisiatria, fonoaudiologia e terapia ocupacional, bem como psicologia e neuropsicologia) atuam tanto no centro de reabilitação como nas unidades de internação.

CONSIDERAÇÕES FINAIS

Os cuidados precoces de reabilitação constituem um componente de grande relevância para o melhor desfecho clínico possível, bem como para a prevenção de complicações associadas a internações hospitalares, sobretudo as mais prolongadas. Com a melhora da assistência à saúde, a longevidade e a redução da taxa de mortalidade hospitalar, além do foco na sobrevida, deve se dar maior luz ao estado de saúde como um todo, com atenção à funcionalidade e à participação social. E essas intervenções devem ser oportunas, uma vez que a latência para seu início, muitas vezes, prolonga o tempo de recuperação e pode, inclusive, comprometê-la.

Mundo afora, ainda se observa necessidade de melhorar o acesso oportuno à reabilitação, e sua relevância já está bem documentada[8-12]. O relatório da OMS, quanto ao avanço necessário na assistência de reabilitação (*Rehabilitation 2030 – a call for action*), chama a atenção para a importância da reabilitação hospitalar (com base em metanálise realizada, coloca-a no mais alto nível de recomendação)[9-10].

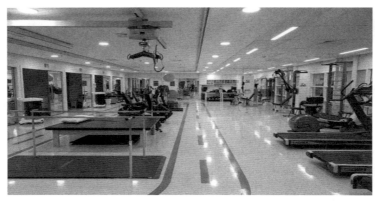

FIGURA 3 Ginásio terapêutico do Centro de Reabilitação do Hospital Sírio--Libanês.

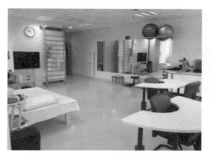 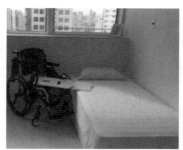 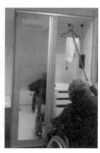

FIGURA 4 Espaços de atendimento da terapia ocupacional, no Centro de Reabilitação do Hospital Sírio-Libanês.

REFERÊNCIAS BIBLIOGRÁFICAS

1. Observatório 2019 da Associação Nacional de Hospitais Privados (ANAHP). 11ª ed.
2. Krajczy E, Krajczy M, Luniewski J, Bogacz K, Szczegielniak J. Assessment of the effects of dysphagia therapy in patients in the early post-stroke period: a randomised controlled trial. Neurol Neurochir Pol. 2019;53(6):428-34.
3. Battistella LR, Brito CMM. Classificação Internacional de Funcionalidade (CIF). Acta Fisiátrica. 2002;9(2):98-101.
4. Organização Mundial da Saúde. Classificação Internacional de Funcionalidade, Incapacidade e Saúde (tradução em português); 2004.
5. Farias N, Buchalla C. A Classificação Internacional de Funcionalidade, Incapacidade e Saúde da Organização Mundial da Saúde: conceitos, usos e perspectivas. Rev Bras Epidemiol. 2005;8(2):187-93.
6. Castaneda L, Bergmann A, Bahia L. A Classificação Internacional de Funcionalidade, Incapacidade e Saúde: uma revisão sistemática de estudos observacionais. Rev Bras Epidemiol. 2014;437-51.
7. Paschoal LN, de Souza PN, Buchalla CM, de Brito CMM, Battistella LR. Identification of relevant categories for inpatient physical therapy care using the International Classification of Functioning, Disability and Health: a Brazilian survey. Braz J Phys Ther. 2019;23(3):212-20.
8. Ward A, Gutenbrunner C, Giustini A, Delarque A, Fialka-Moser V, Kiekens C, et al. A position paper on physical & rehabilitation medicine programmes in post-acute settings. Union of European Medical Specialists Section of Physical & Rehabilitation Medicine (in conjunction with the European Society of Physical & Rehabilitation Medicine). J Rehabil Med. 2012 Apr;44(4):289-98.
9. World Health Organization (WHO). Rehabilitation 2030: a call for action. Meeting report. Feb.6-7 2017. Available: https://www.who.int/disabilities/care/Rehab2030MeetingReport_plain_text_version.pdf.
10. Gimigliano F, Negrini S. The World Health Organization. Rehabilitation 2030: a call for action. Eur J Phys Rehabil Med. 2017 Apr;53(2):155-68.
11. Hofmann UN, Paolinelli GC, Castro LA. Referral to rehabilitation services of patients discharged from a general hospital with a potentially disabling condition. Rev Med Chil. 2017 Dec;145(12):1541-50.
12. Hendlmeier I, Bickel H, Hebler-Kaufmann JB, Schäufele M. Care challenges in older general hospital patients: impact of cognitive impairment and other patient-related factors. Z Gerontol Geriatr. 2019;52(Suppl.4):212-21.

CAPÍTULO 2

Indicadores de qualidade em reabilitação hospitalar

Christina May Moran de Brito
Julia Assis Cardoso do Sá
Cláudia Seiko Kondo
Maria Rita de Souza Lima
Wellington Pereira dos Santos Yamaguti

INTRODUÇÃO

Na saúde, a qualidade é definida como um conjunto de atributos que inclui um nível de excelência profissional, o uso eficiente de recursos, um mínimo de risco ao usuário e alto grau de satisfação por parte dos clientes, considerando essencialmente os valores sociais existentes[1]. Os indicadores de qualidade são ferramentas que servem para mapear os processos e seu desempenho dentro de uma organização. Buscam mensurar a satisfação do cliente, a qualidade do serviço prestado, bem como sua eficiência, efetividade e eficácia.

Os indicadores de qualidade são avaliados de acordo com os objetivos organizacionais e são importantes norteadores no momento de realizar um planejamento estratégico. Dessa forma, os indicadores prestam-se também para:

- direcionar a equipe e a liderança nas tomadas de decisão;
- possibilitar a comparação com dados de outras instituições;
- servir de apoio à elaboração de estratégias de gestão e auxiliar no acompanhamento dos resultados dos processos rumo às metas de melhoria estabelecidas[2,3].

BASES PARA A PRÁTICA CLÍNICA

Programas de acreditação garantem qualidade?

A acreditação é geralmente um programa voluntário, proporcionado por uma organização não governamental, no qual avaliadores externos treinados avaliam a conformidade de uma organização de saúde e a comparam com padrões de desempenho preestabelecidos[4].

Em 1917 foram introduzidos os primeiros padrões de qualidade para hospitais e outras instalações nos Estados Unidos da América (EUA), por meio de uma diretriz conhecida como "Padrões Mínimos para Hospitais", desenvolvida pelo Colégio Americano de Cirurgiões. Mas foi em 1951 que a acreditação ganhou notoriedade naquele país, com a formação da Joint Commission on Accreditation of Healthcare Organizations (JCAHO)[5].

Na década de 1990, os programas de acreditação já haviam atingido o mundo todo.

Várias evidências apontam que os programas de acreditação melhoram as estruturas e os processos de atendimento prestados pelos serviços de saúde, assim como melhoram os desfechos clínicos em diversas condições clínicas. Portanto, deveriam ser incentivados como ferramenta importante para melhorar a qualidade dos serviços de saúde[5]. O Hospital Sírio-Libanês obteve acreditação pela Joint Commission International em 2007 e a sustenta até esta data.

Um dos maiores desafios para a implementação de programas de acreditação é mudar a cultura dos profissionais de saúde sobre os benefícios e o impacto positivo do papel que eles geram na qualidade dos serviços de saúde[6].

A Commission on Accreditation of Rehabilitation Facilities (CARF) é uma agência de acreditação de serviços de saúde voltada à reabilitação. Trata-se de uma instituição privada sem fins lucrativos, reconhecida mundialmente pelos altos níveis de exigência de qualidade relacionados à estrutura, aos processos e resultados em reabilitação. Seus padrões constituem uma boa e ampla base de referência para a melhoria de serviços da área.

No Brasil, no momento do fechamento deste Manual, no início de 2020, dez serviços possuíam o selo de acreditação da CARF. A primeira instituição a receber esse selo, em 2014, foi a Rede Lucy Montoro, criada em 2008 pelo Governo do Estado de São Paulo. As 5 unidades da capital paulista foram reacreditadas em 2017, pelo tempo máximo de 3 anos. Logo em seguida à acreditação das Unidades da Rede Lucy Montoro, também no final de 2014, o Centro de Reabilitação do Hospital Sírio-Libanês foi acreditado. Foi o primeiro serviço privado brasileiro a ser acreditado, tendo sido reacreditado em 2017 por mais 3 anos (nesta segunda avaliação, recebeu ainda a acreditação adicional específica para seu programa de reabilitação voltado a pacientes que sofreram acidente vascular encefálico). Também no final de 2014, o Centro de Reabilitação do Instituto do Câncer do Estado de São Paulo da Faculdade de Medicina da Universidade de São Paulo (FMUSP) foi acreditado, tendo sido o primeiro serviço fora dos Estados Unidos da América (EUA) a obter a certificação específica voltada à reabilitação de pacientes oncológicos; também foi reacreditado em 2017.

Uma das 19 unidades da Rede Lucy Montoro espalhadas estrategicamente pelo Estado de São Paulo, e que também recebeu, no início de 2019, o selo de acreditação pela CARF, foi o Serviço de Reabilitação Lucy Montoro de Mogi Mirim (SRLM-MM), inaugurado em 2012. Em 2019, o SRLM-MM também recebeu o selo de acreditação máximo, por 3 anos. O SRLM-MM é administrado pelo Instituto de Responsabilidade Social Sírio-Libanês (IRSSL) desde o início de suas atividades, em 2012.

De acordo com relatos dos serviços que receberam a acreditação pela CARF, passar por um programa de acreditação e consultoria internacional gerou um impacto positivo na eficiência e qualidade dos serviços, principalmente nos quesitos relacionados à organização, segurança, satisfação do paciente, desenvolvimento, engajamento, ampliação e fortalecimento da rede de contatos no universo da reabilitação.

Como medir resultados na reabilitação?

O valor da reabilitação, assim como das demais intervenções em saúde, está nos resultados. Em saúde, utiliza-se atualmente a seguinte equação[7]:

Valor = pertinência (da intervenção) × (resultado (desfecho clínico + satisfação)/desperdício (de recursos)

Para serem gerenciáveis, os resultados devem ser mensuráveis[8].

Segundo o Manual da Academia Americana de Medicina Física e Reabilitação de 2014, a saúde está se transformando de um modelo de pagamento por serviço em um sistema de pagamento por desempenho, o que se torna um desafio para os profissionais de saúde[8]. Além de avaliar a saúde biopsicossocial, os profissionais da reabilitação avaliam e mensuram a saúde funcional dos pacientes – o desfecho clínico central da área da reabilitação. Mas os benefícios de um tratamento de reabilitação não são identificados de modo tão simples e pontual. Portanto, como identificar e quantificar os resultados dos tratamentos? Mais ainda, como descrever com precisão os benefícios recebidos com o plano de tratamento?

Uma solução encontrada pelos pesquisadores americanos fazer os resultados de cuidados multidisciplinares serem demonstrados combinando informações coletadas pelos profissionais de saúde com relatos de pacientes, servindo, dessa forma, como evidência de melhor avaliação da percepção dos pacientes[8]. Essa nova forma de mensurar resultados no setor da reabilitação é chamada de *precision case management* (PCM). Trata-se de uma alternativa que permite que o paciente e os profissionais de saúde trabalhem juntos visando melhorar os resultados de desempenho assistencial.

O modelo adotado, que concilia informações mais técnicas coletadas pelos profissionais de saúde com relatos dos pacientes, permite quantificar o quanto a doença crônica e a incapacidade afetam o estado de saúde de um indivíduo. Atualmente, muitos serviços, inclusive brasileiros, preconizam e valorizam o tratamento baseado no cuidado centrado no paciente e em suas expectativas e necessidades. Segundo Nelson et al.[9], os resultados que se baseiam nos relatos dos pacientes diminuem a lacuna entre estes e os profissionais sobre a realidade clínica e ajuda a adaptar o tratamento, de acordo com as reais necessidades e expectativas do paciente.

Tanto no serviço de reabilitação do Hospital Sírio-Libanês como no SRLM-MM são adotadas medidas que captam a percepção e as expectativas dos pacientes diante do plano de tratamento. Durante a avaliação dos profissionais, são questionadas essas expectativas e os objetivos do paciente dentro do contexto da reabilitação. Nas reuniões de equipe periódicas do centro de reabilitação é discutida a evolução dos objetivos terapêuticos traçados e o que cada paciente desejou alcançar em cada área ao longo do plano de tratamento. Nas unidades de internação do Hospital Sírio-Libanês, essa discussão relativa à evolução das metas de cuidado entre a equipe se dá no denominado *pit stop*. Nesses momentos, os objetivos são alinhados e discutidos com a equipe assistencial e podem ser rediscutidos e modificados à medida que for necessário. Sempre com o consentimento do paciente e familiar, quando for o caso.

O alcance das metas estabelecidas no programa de reabilitação para cada paciente, e que podem determinar a qualidade de vida diária, dependem de características pessoais, que incluem a cronicidade ou recorrência da doença, a personalidade, fatores ambientais e traços latentes. Estes últimos consistem em características pessoais ocultas, positivas ou negativas, e que podem variar em intensidade, frequentemente impondo limitações às habilidades funcionais[9].

Nos EUA, segundo os *guidelines* internacionais de mensuração de resultados na medicina física e reabilitação, a medição de desfechos em reabilitação é feita no atendimento de pacientes em fase pós-aguda tanto no nível organizacional quanto no do provedor[10].

Quanto à avaliação da funcionalidade, há inúmeras escalas disponíveis. Versaremos, aqui, sobre as mais utilizadas, considerando o âmbito da reabilitação hospitalar e reabilitação em fase subaguda.

A escala da medida de independência funcional (MIF) é a mais estudada e validada medida de desfecho em reabilitação usada em serviços de reabilitação de pacientes internados. Desenvolvida em 1987 pela Uniform Data System for Medical Rehabilitation (UDSMR) para abordar as limitações do índice de Barthel, foi endossada pela Academia Americana de Medicina Física e Reabilitação e pelo Congresso Americano de Medicina de Reabilitação[11].

Trata-se de uma medida global que avalia 18 itens, sendo 13 tarefas motoras e 5 cognitivas, em uma escala ordinal de 1 (dependente) a 7 (independente), com pontuações que podem variar de 18 (mais baixa) a 126 (mais alta). A MIF também ajuda a estimar a participação do cuidador nas atividades diárias do paciente[11].

Outra escala em uso crescente é a Classificação Internacional de Funcionalidade, Incapacidade e Saúde (CIF), que cobre o modelo biopsicossocial do processo da incapacitação. Trata-se de uma escala mundialmente desenvolvida pela OMS visando complementar as demais classificações existentes, permitindo avaliar o estado de saúde como um todo e constituindo um instrumento importante para a avaliação das condições de vida e para a promoção de políticas de inclusão social no mundo inteiro[12].

A CIF permite a análise e a interação dos seguintes domínios: função e estrutura do corpo (deficiências) com atividades (limitações) e participação (restrição), levando em consideração o contexto dos fatores pessoais e ambientais e das condições de saúde do indivíduo[12-14].

No SRLM-MM, assim como nas outras unidades da Rede Lucy Montoro, a escala da MIF é a ferramenta mais utilizada para o paciente adulto, permitindo a mensuração do desfecho clínico no programa de reabilitação. No serviço de reabilitação do Hospital Sírio-Libanês, a CIF começou a ser também utilizada, pelo maior alcance proporcionado para a mensuração dos resultados clínicos, em virtude do fato de suas características englobarem o modelo biopsicossocial. Desde então, um trabalho conjunto tem sido desenvolvido para que a CIF passe a ser utilizada pelo SRLM-MM e demais unidades da rede.

O serviço de reabilitação do Hospital Sírio-Libanês, conforme mencionado no capítulo anterior, é composto pela reabilitação voltada aos pacientes internados (nas unidades críticas e não críticas) e pela reabilitação voltada aos pacientes ambulatoriais (no centro de reabilitação). Ainda que o centro de reabilitação se volte sobretudo aos pacientes ambulatoriais (95% de seu volume de atendimento), os pacientes internados também são atendidos no centro de reabilitação, caso necessitem de algum recurso que não seja disponibilizado nas unidades de internação.

Durante 2019, foram atendidos, no centro de reabilitação 83 pacientes internados (lembrando que representam apenas cerca de 5%, no máximo, do total de pacientes). O agendamento é feito conforme solicitação do fisiatra. Os objetivos são alinhados com a equipe de fisioterapia da unidade onde o paciente está internado. Os critérios para o atendimento desses pacientes no centro de reabilitação são a estabilidade hemodinâmica e condições cognitivas para realização da sessão. Não são atendidos pacientes em isolamento respiratório ou por

clostridium difficile. Pacientes em isolamento de contato são atendidos em horários de menor fluxo e seguem as precauções conforme orientação da Comissão de Controle de Infecção Hospitalar do hospital. Trinta e um por cento do total dos pacientes que foram atendidos no centro de reabilitação enquanto internados deram continuidade ao tratamento ambulatorial no centro após a alta hospitalar. A seguir se apresenta o perfil dos pacientes internados atendidos no centro de reabilitação ao longo do ano de 2019 (Figura 1 e Tabelas 1 e 2).

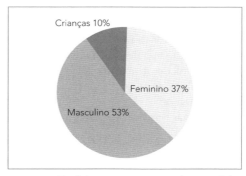

FIGURA 1 Total de pacientes internados atendidos no centro de reabilitação em 2019 conforme o gênero e faixa etária (Total n = 83).

TABELA 1 Perfil dos pacientes por grupo diagnóstico (adultos)

Grupo diagnóstico		N° de pacientes	Média de idade
Neurológicos Total: 29	Neuro outros	14	71
	AVE	10	73
	LM	5	57
Oncológicos		17	57
Osteomioarticular		7	61
Afecções dolorosas		7	59
Cardiológicos		5	80
Clínicos		5	87
Pneumológicos		4	81
Amputados		1	72
Total geral		75	

AVE: acidente vascular encefálico; LM: lesão medular.

TABELA 2 Perfil dos pacientes por grupo diagnóstico (crianças)

PEDIATRIA		
GRUPO DIAGNÓSTICO	Nº de pacientes	Média de idade
Neurológicos	5	7
Afecções dolorosas e osteomioarticulares	2	8
Cardiopatia congênita	1	8
Total geral	8	

Em todo serviço de reabilitação, utilizamos como indicador clínico (desfecho clínico) o atingimento dos objetivos traçados no planejamento terapêutico de reabilitação. E, como base do estabelecimento desses objetivos, partimos das necessidades de cada paciente, com foco primordial em sua funcionalidade, considerando seu potencial.

Tanto nas unidades de internação críticas como nas não críticas e no centro de reabilitação, os objetivos são traçados com base nessas premissas e acompanhados ao longo de sua evolução. Considerando o histórico dos objetivos traçados, as maiores demandas de reabilitação e os desfechos clínicos usuais, construímos, recentemente, uma base a ser utilizada como referência para a elaboração de nossos indicadores clínicos, com a adoção da CIF, para a padronização dos descritores utilizados, de sua quantificação e pela possibilidade de compartilhamento internacional e *benchmarking*. A elaboração também se baseou em estudo desenvolvido na instituição, com foco na atuação nas unidades de internação, críticas e não críticas[14]. Com base no estudo, na literatura científica disponível, no perfil de pacientes atendidos em hospitais gerais e em centros de reabilitação e na *expertise* de profissionais de nossas equipes, construímos essa relação de desfechos relevantes a serem considerados, conforme a apresentação e as necessidades de cada paciente. As tabelas a seguir apresentam a relação nuclear de itens da CIF proposta a ser utilizada nas unidades de internação (proposta inicial, ainda em consideração construída com membros das diferentes unidades). Relação de itens da CIF voltada a pacientes críticos (Tabela 3) e pacientes não críticos (Tabela 4).

TABELA 3 Desfecho clínico da reabilitação com base na Classificação Internacional de Funcionalidade, Incapacidade e Saúde (CIF) para pacientes em unidades críticas

FISIOTERAPIA EM UNIDADES CRÍTICAS		
Possíveis objetivos terapêuticos e seus itens correspondentes na CIF		Possíveis objetivos terapêuticos e seus quantificadores pelo racional da CIF
Funções do corpo		
Sensorial e dor		
b260	Função proprioceptiva	Funções sensoriais que permitem sentir a posição relativa das partes do corpo Ombro ( ) / Cotovelo ( ) / Punho ( ) / Polegar ( ) / Quadril ( ) /Joelho ( ) /Tornozelo ( ) / Hálux ( ) 0: Nenhuma resposta correta (ausência de sensação); 1: 3/4 das respostas são corretas, mas há diferença considerável com o lado não afetado; 2: Todas as respostas são corretas Pontuação total: 16 0: 16 pontos − nenhuma def.; 1: 12 a 15 pontos − def. leve; 2: 8 a 14 pontos − def. moderada; 3: 4 a 7 pontos − def. grave; 4: 1 a 3 pontos − def. completa
b265	Função tátil	Funções sensoriais que permitem sentir superfícies dos objetos, sua textura ou qualidade Membro superior ( ) / Palma da mão ( ) Coxa ( ) / Sola do pé ( )

(continua)

CAPÍTULO 2 INDICADORES DE QUALIDADE EM REABILITAÇÃO HOSPITALAR 17

TABELA 3 Desfecho clínico da reabilitação com base na Classificação Internacional de Funcionalidade, Incapacidade e Saúde (CIF) para pacientes em unidades críticas *(continuação)*

FISIOTERAPIA EM UNIDADES CRÍTICAS		
Possíveis objetivos terapêuticos e seus itens correspondentes na CIF	**Possíveis objetivos terapêuticos e seus quantificadores pelo racional da CIF**	
	0: Anestesia / 1: Hipoestesia/disestesia / 2: Normal Pontuação total: 8 pontos 0: 8 pontos – nenhuma def.; 1: 6 a 7 pontos – def. leve; 2: 4 a 5 pontos – def. moderada; 3: 2 a 3 pontos – def. grave; 4: 0 a 1 pontos – def. completa	
b280 Sensação de dor	0 – sem dor; 1 – dor abaixo do nível de conforto; 2 – dor no nível de conforto; 3 – dor acima do nível de conforto; 4 – dor extrema (insuportável); 9 – não aplicável	
Cardiovascular e respiratório		
b440 Funções respiratórias	0 – normal; 1 – leve (requer FT mas não suporte); 2 – requer suporte na menor parte do tempo; 3 – na maior parte do tempo; 4 – todo o tempo	
b445 Funções dos músculos respiratórios	Ventilometria/manovacuometria 0 – sem alteração; 1 – deficiência leve; 2 – deficiência moderada; 3 – deficiência acentuada; 4 – deficiência completa	
b455 Funções de tolerância a exercícios	Escala de Borg modificada (ao caminhar por um corredor de 30 metros) 0 – sem cansaço; 1 – cansaço leve; 2 – cansaço moderado; 3 – cansaço acentuado; 4 – cansaço máximo (não consegue realizar)	
Neuromuscular		
b710 Funções relacionadas à mobilidade das articulações	0 – não há restrição de mobilidade da articulação; 1 – restrição de até 1/3 da ADM; 2 – restrição de 1/3 a 1/2 da ADM; 3 – restrição superior a 50% da ADM; 4 – restrição total da ADM	
b730 Funções relacionadas à força muscular	MRC para força global 0 – 58 a 60 (sem alter. signif.); 1 – 48 a 57 (perda leve); 2 – 31 a 47 (perda moderada); 3 – 4 a 30 (perda acentuada); 4 – 0 a 3 (perda máxima)	Grau de força em segmentos-alvo de tratamento 0 – FM G5 (sem alter.); 1 – FM G4 (perda leve); 2 – FM G3 (perda moderada); 3 – FM G2 (perda acentuada); 4 – FM G0 a 1 (perda máxima)
b735 Funções relacionadas ao tônus muscular	Escala de Ashworth modificada (para hipertonia elástica/espasticidade) 0 – sem aumento de tônus; 1 – aumento do tônus no final do arco de movimento ou até em menos da metade do arco; 2 – aumento em mais da metade; 3 – difícil mobilização e redução; 4 – membro rígido, sem possibilidade de mobilização/redução	
b760 Funções relacionadas ao controle dos movimentos voluntários/coordenação	0 – sem alterações; 1 – alteração leve (sem ou leve prejuízo funcional); 2 – alteração moderada (com moderado prejuízo funcional); 3 – alteração acentuada (com acentuado prejuízo funcional); 4 – total prejuízo funcional	
b770 Funções relacionadas ao padrão da marcha	0 – sem alterações; 1 – alteração leve (leve claudicação ou necessidade de uso de bengala); 2 – alteração moderada (déficit moderado ou necessidade de uso de andador); 3 – alteração acentuada (marcha com auxílio de terceiros ou marcha terapêutica); 4 – não é capaz de deambular	

ADM: amplitude de movimento; MRC: Medical Research Council; FT: fisioterapia; FM: força motora; G: grau.

(continua)

TABELA 3   Desfecho clínico da reabilitação com base na Classificação Internacional de Funcionalidade, Incapacidade e Saúde (CIF) para pacientes em unidades críticas *(continuação)*

FISIOTERAPIA EM UNIDADES CRÍTICAS	
Possíveis objetivos terapêuticos e seus itens correspondentes na CIF	**Possíveis objetivos terapêuticos e seus quantificadores pelo racional da CIF**
Estruturas do corpo	
Sistema cardiovascular	
s410 Estrutura do sistema cardiovascular (prevenção de tromboembolismo venoso)	0 – sem TEV; 1 – acometimento leve (TEV pequeno vaso, sem manifestação clínica); 2 – acometimento moderado (TEV veia distal de maior calibre, com manifestação clínica); 3 – acometimento acentuado (TEV veia proximal de grande calibre, com manifestação clínica); 4 – acometimento total (TEV que evoluiu para TEP)
Sistema respiratório	
s430 Estrutura do sistema respiratório (acometimento pulmonar)	0 – sem alterações; 1 – acometimento leve (redução da expansibilidade ou atelectasia); 2 – alteração moderada (acometimento moderado – com necessidade de exercícios com VNI); 3 – alteração acentuada (acometimento acentuado, com maior necessidade de VNI); 4 – acometimento total (com necessidade de substituição – VM)
Atividades e participação	
Mobilidade	
d410 Mudar a posição básica do corpo	0 – sem alterações; 1 – dificuldade leve ou necessidade de supervisão; 2 – dificuldade moderada (necessita de auxílio de uma pessoa); 3 – dificuldade acentuada (necessita de auxílio de duas pessoas); 4 – acometimento total (não consegue auxiliar)
d415 Manter a posição do corpo	Escala de mobilidade (ICU Mobility Scale – IMS)
d420 Transferir a própria posição	0 – sem alterações; 1 – dificuldade leve ou necessidade de supervisão; 2 – dificuldade moderada (necessita de auxílio de uma pessoa); 3 – dificuldade acentuada (necessita de auxílio de duas pessoas); 4 – acometimento total (realiza apenas com transfer)
d445 Uso da mão e do braço	0 – sem alterações; 1 – alteração leve (sem ou leve prejuízo do uso); 2 – alteração moderada (com moderado prejuízo do uso); 3 – alteração acentuada (com acentuado prejuízo do uso); 4 – total prejuízo (não faz uso nenhum)
d450 Andar	0 – sem alterações; 1 – alteração leve (leve claudicação ou necessidade de uso de bengala); 2 – alteração moderada (déficit moderado ou necessidade de uso de andador); 3 – alteração acentuada (marcha com auxílio de terceiros ou marcha terapêutica); 4 – não é capaz de deambular
d465 Deslocar-se utilizando algum tipo de equipamento (pessoas dependentes de cadeiras de rodas)	0 – toca e manobra a cadeira de forma independente; 1 – dificuldade leve (necessita de auxílio para maiores distâncias); 2 – dificuldade moderada (necessita de auxílio perto da metade do tempo); 3 – dificuldade acentuada (necessita de auxílio mais da metade do tempo); 4 – dependência total

TEV: tromboembolismo venoso; VNI: ventilação não invasiva; ICU: *intensive care unit*.

CAPÍTULO 2 INDICADORES DE QUALIDADE EM REABILITAÇÃO HOSPITALAR 19

TABELA 4 Desfecho clínico de reabilitação com base na Classificação Internacional de Funcionalidade, Incapacidade e Saúde (CIF) para pacientes internados em unidades não críticas

FISIOTERAPIA EM UNIDADES NÃO CRÍTICAS	
Possíveis objetivos terapêuticos e seus itens correspondentes na CIF	Possíveis objetivos terapêuticos e seus quantificadores pelo racional da CIF
Funções do corpo	
Sensorial e dor	
b260 Função proprioceptiva	Funções sensoriais que permitem sentir a posição relativa das partes do corpo Ombro ( ) / Cotovelo ( ) / Punho ( ) / Polegar ( ) / Quadril ( ) /Joelho ( ) / Tornozelo ( ) / Hálux ( ) 0: Nenhuma resposta correta (ausência de sensação) 1: ¾ das respostas são corretas, mas há diferença considerável com o lado não afetado 2: Todas as respostas são corretas Pontuação total: 16 0: 16 pontos – nenhuma def.; 1: 12 a 15 pontos – def. leve; 2: 8 a 14 pontos – def. moderada; 3: 4 a 7 pontos – def. grave; 4: 1 a 3 pontos – def. completa
b265 Função tátil	Funções sensoriais que permitem sentir superfícies dos objetos, sua textura ou qualidade Membro superior ( ) / Palma da mão ( ) Coxa ( ) / Sola do pé ( ) 0: Anestesia / 1: Hipoestesia/disestesia / 2: Normal Pontuação total: 8 pontos 0: 8 pontos – nenhuma def.; 1: 6 a 7 pontos – def. leve; 2: 5 a 4 pontos – def. moderada; 3: 2 a 3 pontos – def. grave; 4: 0 a 1 pontos – def. completa
b280 Sensação de dor	0 – sem dor; 1 – dor abaixo do nível de conforto; 2 – dor no nível de conforto; 3 – dor acima do nível de conforto; 4 – dor extrema (insuportável)
Cardiovascular e respiratório	
b440 Funções respiratórias	0 – normal; 1 – leve (requer FT mas não suporte); 2 – requer suporte menor na parte do tempo; 3 – na maior parte do tempo; 4 – todo o tempo
b445 Funções dos músculos respiratórios	Ventilometria/manovacuometria 0 – sem alteração; 1 – deficiência leve; 2 – deficiência moderada; 3 – deficiência acentuada; 4 – deficiência completa
b455 Funções de tolerância a exercícios	Escala de Borg modificada (ao caminhar por um corredor de 30 metros) 0 – sem cansaço; 1 – cansaço leve; 2 – cansaço moderado; 3 – cansaço acentuado; 4 – cansaço máximo (não consegue realizar)
Neuromuscular	
b147 Funções psicomotoras (p. ex., iniciativa; lentificação ou aceleração do movimento)	0 – sem alterações; 1 – alteração leve (sem ou leve prejuízo funcional); 2 – alteração moderada (com moderado prejuízo funcional); 3 – alteração acentuada (com acentuado prejuízo funcional); 4 – total prejuízo funcional

(continua)

TABELA 4 Desfecho clínico de reabilitação com base na Classificação Internacional de Funcionalidade, Incapacidade e Saúde (CIF) para pacientes internados em unidades não críticas *(continuação)*

FISIOTERAPIA EM UNIDADES NÃO CRÍTICAS		
Possíveis objetivos terapêuticos e seus itens correspondentes na CIF	**Possíveis objetivos terapêuticos e seus quantificadores pelo racional da CIF**	
b176 Funções mentais para sequência de movimentos complexos (praxias)	0 – sem alterações; 1 – alteração leve (sem ou leve prejuízo funcional); 2 – alteração moderada (com moderado prejuízo funcional); 3 – alteração acentuada (com acentuado prejuízo funcional); 4 – total prejuízo funcional	
b710 Funções relacionadas à mobilidade das articulações	0 – não há restrição de mobilidade da articulação; 1 – restrição de até 1/3 da ADM; 2 – restrição de 1/3 a 1/2 da ADM; 3 – restrição superior a 50% da ADM; 4 – restrição total da ADM	
b730 Funções relacionadas à força muscular	MRC para força global 0 – 58 a 60 (sem alter. signif.); 1 – 48 a 57 (perda leve); 2 – 31 a 47 (perda moderada); 3 – 4 a 30 (perda acentuada); 4 – 0 a 3 (perda máxima)	Grau de força em segmentos-alvo de tratamento 0 – FM G5 (sem alter.); FM G4 (perda leve); 2 – FM G3 (perda moderada); 3 – FM G2 (perda acentuada); 4 – FM G0 a 1 (perda máxima)
b735 Funções relacionadas ao tônus muscular	Escala de Ashworth modificada (para hipertonia elástica/ espasticidade) 0 – sem aumento de tônus; 1 – aumento do tônus no final do arco de movimento ou até em menos da metade do arco; 2 – aumento em mais da metade; 3 – difícil mobilização e redução; 4 – membro rígido, sem possibilidade de mobilização/redução	
b760 Funções relacionadas ao controle dos movimentos voluntários/coordenação	0 – sem alterações; 1 – alteração leve (sem ou leve prejuízo funcional); 2 – alteração moderada (com moderado prejuízo funcional); 3 – alteração acentuada (com acentuado prejuízo funcional); 4 – total prejuízo funcional	
b770 Funções relacionadas ao padrão da marcha	0 – sem alterações; 1 – alteração leve (leve claudicação ou necessidade de uso de bengala); 2 – alteração moderada (déficit moderado ou necessidade de uso de andador); 3 – alteração acentuada (marcha com auxílio de terceiros ou marcha terapêutica); 4 – não é capaz de deambular	
Estruturas do corpo		
Sistema cardiovascular		
s410 Estrutura do sistema cardiovascular (prevenção de tromboembolismo venoso)	0 – sem TEV; 1 – acometimento leve (TEV pequeno vaso, sem manifestação clínica); 2 – acometimento moderado (TEV veia distal de maior calibre, com manifestação clínica); 3 – acometimento acentuado (TEV veia proximal de grande calibre, com manifestação clínica); 4 – acometimento total (TEV que evoluiu para TEP)	
Sistema respiratório		
s430 Estrutura do sistema respiratório (acometimento pulmonar)	0 – sem alterações; 1 – acometimento leve (redução da expansibilidade ou atelectasia); 2 – alteração moderada (acometimento moderado – com necessidade de exercícios com VNI); 3 – alteração acentuada (acometimento acentuado, com maior necessidade de VNI); 4 – acometimento total (com necessidade de substituição – VM)	

ADM: amplitude de movimento; MRC: Medical Research Council; FM: força motora; G: grau; TEV: troboembolismo venoso; VNI: ventilação não invasiva.

(continua)

CAPÍTULO 2 INDICADORES DE QUALIDADE EM REABILITAÇÃO HOSPITALAR 21

TABELA 4 Desfecho clínico de reabilitação com base na Classificação Internacional de Funcionalidade, Incapacidade e Saúde (CIF) para pacientes internados em unidades não críticas *(continuação)*

FISIOTERAPIA EM UNIDADES NÃO CRÍTICAS	
Possíveis objetivos terapêuticos e seus itens correspondentes na CIF	Possíveis objetivos terapêuticos e seus quantificadores pelo racional da CIF
Atividades e participação	
Mobilidade	
d410 Mudar a posição básica do corpo	0 – sem alterações; 1 – dificuldade leve ou necessidade de supervisão; 2 – dificuldade moderada (necessita de auxílio de uma pessoa); 3 – dificuldade acentuada (necessita de auxílio de duas pessoas); 4 – acometimento total (não consegue auxiliar)
d415 Manter a posição do corpo	Escala de mobilidade (ICU Mobility Scale – IMS)
d420 Transferir a própria posição	0 – sem alterações; 1 – dificuldade leve ou necessidade de supervisão; 2 – dificuldade moderada (necessita de auxílio de uma pessoa); 3 – dificuldade acentuada (necessita de auxílio de duas pessoas); 4 – acometimento total (realiza apenas com transfer)
d445 Uso da mão e do braço	0 – sem alterações; 1 – alteração leve (sem ou leve prejuízo do uso); 2 – alteração moderada (com moderado prejuízo do uso); 3 – alteração acentuada (com acentuado prejuízo do uso); 4 – total prejuízo (não faz uso nenhum)
d450 Andar	0 – sem alterações; 1 – alteração leve (leve claudicação ou necessidade de uso de bengala); 2 – alteração moderada (déficit moderado ou necessidade de uso de andador); 3 – alteração acentuada (marcha com auxílio de terceiros ou marcha terapêutica); 4 – não é capaz de deambular
d465 Deslocar-se utilizando algum tipo de equipamento (pessoas dependentes de cadeiras de rodas)	0 – toca e manobra a cadeira de forma independente; 1 – dificuldade leve (necessita de auxílio para maiores distâncias); 2 – dificuldade moderada (necessita de auxílio perto da metade do tempo); 3 – dificuldade acentuada (necessita de auxílio mais da metade do tempo); 4 – dependência total
Cuidado pessoal	
d520 Cuidado das partes do corpo	0 – sem alterações; 1 – dificuldade leve ou necessidade de supervisão; 2 – dificuldade moderada (necessita de auxílio de uma pessoa para menor parte do cuidado); 3 – dificuldade acentuada (necessita de auxílio de uma pessoa para maior parte do cuidado); 4 – acometimento total (requer auxílio para todo cuidado)
d540 Vestir-se	0 – sem alterações; 1 – dificuldade leve ou necessidade de supervisão; 2 – dificuldade moderada (necessita de auxílio de uma pessoa para menor parte da atividade); 3 – dificuldade acentuada (necessita de auxílio de uma pessoa para maior parte da atividade); 4 – acometimento total (requer auxílio para toda atividade)
d550 Comer	0 – sem alterações; 1 – dificuldade leve ou necessidade de supervisão; 2 – dificuldade moderada (necessita de auxílio de uma pessoa para menor parte da atividade); 3 – dificuldade acentuada (necessita de auxílio de uma pessoa para maior parte da atividade); 4 – acometimento total (requer auxílio para toda atividade)

ICU: *intensive care unit.*

(continua)

TABELA 4 Desfecho clínico de reabilitação com base na Classificação Internacional de Funcionalidade, Incapacidade e Saúde (CIF) para pacientes internados em unidades não críticas *(continuação)*

FISIOTERAPIA EM UNIDADES NÃO CRÍTICAS		
Possíveis objetivos terapêuticos e seus itens correspondentes na CIF	Possíveis objetivos terapêuticos e seus quantificadores pelo racional da CIF	
d560 Beber	0 – sem alterações; 1 – dificuldade leve ou necessidade de supervisão; 2 – dificuldade moderada (necessita de auxílio de uma pessoa para menor parte da atividade); 3 – dificuldade acentuada (necessita de auxílio de uma pessoa para maior parte da atividade); 4 – acometimento total (realiza auxílio para toda a atividade)	
Fatores e ambiente		
Apoio e relacionamento		
e310 Família imediata	Facilitadora 0 – não apoia/facilita; +1 – apoia/facilita pouco; +2 – apoia/facilita moderadamente; +3 – apoia/facilita significativamente; +4 – apoia/facilita totalmente	Barreira 0 – não constitui barreira; -1 – constitui uma discreta barreira; -2 – constitui uma barreira moderada; -3 – constitui uma barreira significativa; -4 – constitui uma barreira total
e320 Amigos	Facilitador(es) 0 – não apoia/facilita; +1 – apoia/facilita pouco; +2 – apoia/facilita moderadamente; +3 – apoia/facilita significativamente; +4 – apoia/facilita totalmente	Barreira 0 – não constitui barreira; -1 – constitui uma discreta barreira; -2 – constitui uma barreira moderada; -3 – constitui uma barreira significativa; -4 – constitui uma barreira total
e320 Prestadores de cuidados pessoais e assistentes pessoais (cuidadores profissionais)	Facilitador(es) 0 – não apoia/facilita; +1 – apoia/facilita pouco; +2 – apoia/facilita moderadamente; +3 – apoia/facilita significativamente; +4 – apoia/facilita totalmente	Barreira 0 – não constitui barreira; -1 – constitui uma discreta barreira; -2 – constitui uma barreira moderada; -3 – constitui uma barreira significativa; -4 – constitui uma barreira total

O Hospital Sírio-Libanês tem ainda uma parceria com a International Consortium for Health Outcomes Measurement (ICHOM), que apresenta escalas determinadas para acompanhamento de alguns diagnósticos como: acidente vascular encefálico, insuficiência cardíaca congestiva e pós-operatório de câncer de mama e de próstata, e alguns pós-operatórios ortopédicos. No caso desses diagnósticos, o rol específico de indicadores do consórcio é acrescentado. Os pacientes são também monitorados pós-alta hospitalar. Os pacientes do centro de reabilitação do Hospital Sírio-Libanês também apresentam acompanhamento pós-alta (Tabela 5).

O perfil de pacientes atendidos pelo serviço de reabilitação do Hospital Sírio-Libanês segue o perfil característico de pacientes do hospital geral, com o diagnóstico principal que motivou a internação sendo, sobretudo: afecções pulmonares; cardiovasculares; neurológicas; oncológicas e pós-operatórios ortopédicos.

O acionamento da equipe de reabilitação está atrelado à prescrição médica, seja da fisioterapia, da fonoaudiologia, da terapia ocupacional e/ou da interconsulta médica fisiátrica, além da psicologia e da neuropsicologia. E a necessidade também pode ser identificada e sinalizada por toda a equipe envolvida no cuidado, bem como pelos pacientes e seus familiares. Nas unidades críticas, todos os pacientes são submetidos a cuidados fisioterapêuticos.

Nas unidades de terapia intensiva (UTI)de adultos, a mobilização precoce do paciente criticamente enfermo é uma prática reconhecida e relevante para minimizar perda de massa muscular e da funcionalidade desses pacientes. Como indicador para monitorar essa prática, mensu-ramos a prevalência de verticalização dos pacientes internados nas UTI em datas predefinidas pelas auditorias de prontuários. Esse indicador é coletado juntamente com o Hospital Moinhos de Vento, seguindo a metodologia de estudo de prevalência de um ponto (corte de 24 horas), com a finalidade de estabelecer *benchmarking* entre as instituições. É considerado verticalização o paciente ser mobilizado para fora do leito (p. ex.: sedestação à beira-leito, sedestação em poltrona sem considerar o dispositivo cama-poltrona, ortostatismo ativo ou via prancha ortostática, marcha estacionária ou deambulação). A meta inicialmente era de 26%, e em junho de 2019 foi recalculada para > 40%, após o acompanhamento dos resultados anteriores, que superavam em mais de 50% a meta previamente estipulada. O dado vem de um corte transversal e necessita ser confrontado com a complexidade dos pacientes internados na ocasião da coleta.

TABELA 5 Dados referentes ao contato feito com 64 (83,1%) dos 77 pacientes que receberam alta do centro de reabilitação, de janeiro a novembro de 2019 (30 dias após a alta)

Questões relacionadas ao centro de reabilitação	N = 64	
	N	%
Após a alta no centro de reabilitação, em relação aos ganhos que obteve no tratamento de reabilitação:		
Melhorou esses ganhos, n (%)	42	65,6
Manteve esses ganhos, n (%)	20	31,3
Piorou esses ganhos, n (%)	1	1,6
Não sabe ou não quis responder, n (%)	1	1,6
Recebeu alguma orientação e/ou encaminhamento quando teve alta do centro de reabilitação?		
Sim, n (%)	58	87,5
Não, n (%)	8	12,5
Se sim: Seguiu as orientações recebidas?		
Sim, n (%)	54	84,4
Não, por falta de tempo, n (%)	2	3,1
Durante o seu atendimento, foi envolvido nas decisões de seu cuidado e recebeu informações sobre o tratamento e sua doença?		
Sim, n (%)	62	96,9
Não, n (%)	1	1,6
Não sabe ou não quis responder, n (%)	1	1,6

A mobilização precoce também é a base racional para o protocolo de aceleração de recuperação de pacientes cirúrgicos e, para o monitoramento desses casos, avaliamos a taxa de saída precoce do leito dos pacientes no pós-operatório das cirurgias abdominal alta aberta e cardíacas. Esses indicadores têm o objetivo de assegurar a avaliação dos pacientes quanto a sua saída precoce do leito até o primeiro pós-operatório. Os casos em que os pacientes não saíram do leito até o primeiro pós-operatório são acompanhados e estão justificados pelas condições clínicas, como instabilidade hemodinâmica. As metas calculadas conforme esses monitoramentos são de 80% em cirurgia cardíaca e de 73% em cirurgia abdominal alta aberta.

Indicadores adicionais

Tanto no serviço de reabilitação do Hospital Sírio-Libanês quanto na Unidade de Mogi Mirim da Rede Lucy Montoro são monitorados indicadores técnicos e administrativos. O Institute of Medicine (IOM) desenvolveu uma das mais influentes iniciativas de desenvolvimento de medidas para garantir a qualidade na saúde, tanto no setor público como no privado, incluindo seis objetivos essenciais: segurança, eficácia, cuidado centrado no paciente, oportuno, eficiente e equitativo[10]. Com base nessas premissas e na realidade do cuidado de reabilitação, todo o conjunto de indicadores deve cobrir esses 6 pilares para o adequado gerenciamento do serviço:

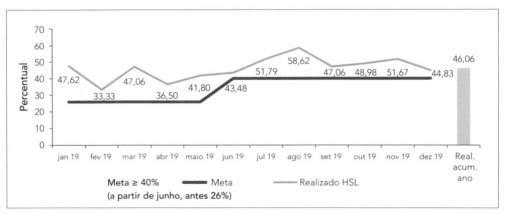

FIGURA 2   Prevalência de verticalização de pacientes internados em unidades de terapia intensiva adulto, Hospital Sírio-Libanês (2019).

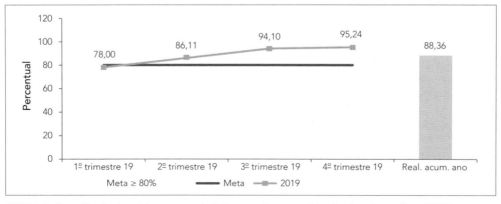

FIGURA 3   Prevalência de saída precoce do leito em pós-operatório de cirurgia cardíaca (2019).

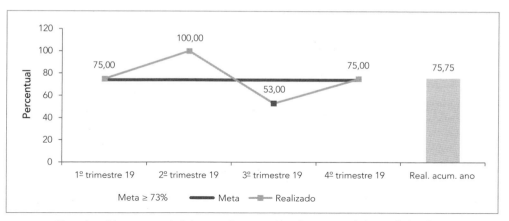

FIGURA 4   Taxa de saída precoce do leito no pós-operatório de cirurgia abdominal alta aberta (2019).

- acesso (fontes de encaminhamento; fluxo de entrada de pacientes; seu perfil; taxa de elegibilidade; tempo para intervenção/tempo de espera);
- eficiência (resultados/desfechos clínicos; adesão a protocolos estabelecidos);
- eficácia (resultado no tempo);
- satisfação (incluindo satisfação com resultados, recursos, comunicação/tratamento, duração e orientações);
- segurança (monitorização de ocorrências e eventos adversos, bem como quase eventos/quase erros);
- sustentabilidade (produtividade; uso racional de recursos).

Mais além, a tecnologia da informação exerce um papel relevante para possibilitar a construção e organização dos dados e sua monitorização. Ter apenas um registro eletrônico não é suficiente: são necessárias funcionalidades específicas para proporcionar melhorias significativas[10].

CONSIDERAÇÕES FINAIS

A mensuração do resultado precisa se tornar parte da prática e não um ônus administrativo adicional. Deve ter significância e não ser simplesmente operacionalizada. Desde que a mensuração dos resultados no setor da saúde se tornou universal, é fundamental que os profissionais de saúde compreendam e incorporem os resultados e as melhores práticas baseadas em evidências nas avaliações e no atendimento ao paciente. Dessa forma, poderá atuar de forma mais embasada na promoção do contínuo aumento do valor de suas intervenções na área da saúde.

REFERÊNCIAS BIBLIOGRÁFICAS

1. Donabedian A. The role of outcomes in quality assessment and assurance. QRB Qual Rev Bul. 1992;18(11):356-60.
2. Manual de Acompanhamento dos Processos Assistenciais: Orientações Gerais. Rede de Reabilitação Lucy Montoro; 2013.
3. Manual de Gestão de Indicadores da Sociedade Beneficente de Senhoras Hospital Sírio-Libanês; 2019.
4. Shaw CD. Toolkit for accreditation programs. The International Society for Quality in Health Care. Australia; 2004.
5. Alkhenizan A, Shaw C. Impact of accreditation on the quality of healthcare services: a systematic review of the literature. Ann Saudi Med. 2011;31(4):407-16.
6. Stoelwinder J. A study of doctor's views on how hospital accreditation can assist them provide quality and safe care to consumers. Department of Epidemiology and Preventive Medicine. Australia: Monash University; 2004.

7. Duffy PL. Real value: a strategy for interventional cardiologists to lead health care reform. Catheter Cardiovasc Interv. 2014;84(2):188-91.

8. Carl V. Granger, Lynne M, Adamczyk. Achieving pay-for-performance in outpatient practice through measurement of functional health outcomes. American Academy of Physical Medicine and Rehabilitation. Practice guidelines. 2015. Available: https://now.aapmr.org/achieving-pay-for-performance-in--outpatient-practice-through-measurement-of-functional-health-outcomes/ (acesso 9 ago. 2019).

9. Nelson EC, Eftimovska E, Lind C, Hager A, Wasson JH, Lindblad S. Patient reported outcome measures in practice. BMJ. 2015;350:g7818.

10. Miciano A, Berbrayer D, Ram AS. Measurement outcomes. 2016. American Academy of Physical Medicine and Rehabilitation. Practice guidelines. Available: https://now.aapmr.org/measurement-of--outcomes/ (acesso 26 ago. 2019).

11. Grover P, Holt D. Outcome measurement in rehabilitation. 2017. American Academy of Physical Medicine and Rehabilitation. Practice guidelines. Available: https://now.aapmr.org/outcome-measurement-in-rehabilitation/ (aesso 9 ago. 2019).

12. Farias N, Buchalla CM. A Classificação Internacional de Funcionalidade, Incapacidade e Saúde da Organização Mundial da Saúde: conceitos, usos e perspectivas. Rev Bras Epidemiol. 2005;8(2):187-93.

13. Battistella LR, Brito CMM de. International Classification of Functioning Disability and Health (ICF). Acta Fisiátrica [Internet]. 2002;9(2).

14. Paschoal LN, de Souza PN, Buchalla CM, de Brito CMM, Battistella LR. Identification of relevant categories for inpatient physical therapy care using the International Classification of Functioning, Disability and Health: a Brazilian survey. Braz J Phys Ther. 2019;23(3):212-20.

CAPÍTULO 3

Modelos e estratégias de treinamento e desenvolvimento em serviço

Denise de Souza Rolim
Eliana Vieira Moderno
Flavia Vanessa Áurea Politi Cardoso
Juliana Luri Noda
Mirian Akemi Onoue
Wellington Pereira dos Santos Yamaguti

INTRODUÇÃO

O serviço de reabilitação do Hospital Sírio-Libanês (HSL) está amplamente envolvido em ações educativas direcionadas a públicos-alvo específicos, como na admissão de novos colaboradores na Instituição, nas atividades de educação continuada e permanente para os colaboradores, no ensino voltado aos programas de residência multiprofissional em saúde e no apoio aos processos de orientação aos pacientes e familiares durante a internação.

Diante da diversidade educacional, a Instituição tem o cuidado de desenvolver propostas e estratégias direcionadas a contemplar o objetivo inicial e atingir as metas estabelecidas. O serviço reconhece que, ao educar adultos, as experiências prévias, a autonomia nas escolhas e a motivação constante tornam-se características inerentes a esse aprendiz.

As transformações no processo de ensino-aprendizagem, as exigências do mercado de trabalho e o surgimento dos "nativos digitais" explicam a escolha do modelo educacional híbrido nessa Instituição. O hibridismo não deve ser visto como divisão, e sim como alternativa para contemplar interesses diversos, entendendo que estratégias presenciais e atividades viabilizadas pela tecnologia são escolhidas de acordo com a intencionalidade, o público-alvo e a temática[1].

Na modalidade educação a distância, colaboradores e residentes utilizam as plataformas e recursos digitais como mediação didático-pedagógica no processo ensino-aprendizagem. Essa prática permite que o colaborador ou residente aprenda no seu ritmo, o que fortalece os profissionais na assistência à saúde e potencializa seu processo formativo, aproximando-os das necessidades do mercado de trabalho[2,3].

O serviço de reabilitação apoia o colaborador nas ações de educação continuada e permanente desde o treinamento admissional e realiza cursos de capacitação periódicos visando fornecer suporte às demandas do serviço. Compromete-se também com a formação junto aos programas de residências multiprofissionais, definidas como modalidades de pós-graduação *lato sensu*. A proposta de educação em serviço se destina às categorias profissionais que integram a área da saúde, exceto a médica não institucional, em um programa de cooperação intersetorial que visa à inserção de qualificados profissionais da saúde no mercado de trabalho[2].

A equipe de reabilitação tem ainda papel essencial na educação voltada às orientações e ao preparo para a alta hospitalar de pacientes, acompanhantes e familiares. Esse processo se insere no conceito de educação em saúde presente na Declaração de Ottawa, sobre promoção em saúde, segundo a qual o profissional tem função como educador, buscando o envolvimento, a participação social e a emancipação dos indivíduos[4].

Nesse contexto, as ações educativas objetivam a construção de um saber sobre o processo saúde-doença-cuidado que capacite os indivíduos a decidir quais as estratégias mais apropriadas para promover, manter e recuperar sua saúde. A equipe de reabilitação preconiza fortalecer pacientes e sua rede de apoio para uma aprendizagem que vise controlar e agir sobre os próprios determinantes de saúde[5].

No Hospital Sírio-Libanês (HSL), a educação é um processo permanente de formação e transformação, por meio de propostas de intervenção que conduzem a uma trajetória de construção e desconstrução de conceitos para promover a reconstrução do conhecimento. Trata-se de um processo dinâmico, no qual a produção do saber ocorre a partir do acesso à informação, da vivência da vida prática, seja em espaços formais ou informais.

PROGRAMA DE TREINAMENTO ADMISSIONAL DO SERVIÇO DE REABILITAÇÃO DO HOSPITAL SÍRIO-LIBANÊS

O programa de treinamento admissional do fisioterapeuta/fonoaudiólogo/terapeuta ocupacional do serviço de reabilitação é composto por 2 dias de *integração institucional*, em que os profissionais conhecem a história do HSL, sua missão, visão e valores, seus direitos e deveres, benefícios, bem como outras orientações necessárias ao ingresso na Instituição; 1 dia de *integração multiprofissional*, em que vivenciam a importância do trabalho em equipe, do cuidado focado e centrado no paciente e da importância do protagonismo profissional para seu próprio desenvolvimento. Posteriormente, o colaborador passa por uma *fase pré-assistencial*, conduzida por um profissional da educação continuada, no caso da fisioterapia, e por um profissional sênior, no caso da fonoaudiologia e da terapia ocupacional, que visa promover o alinhamento teórico prévio das práticas assistenciais adotadas pelo HSL, assim como dos processos administrativos, antes de o treinando iniciar suas atividades profissionais em campo.

A partir desse momento, os profissionais são encaminhados para suas áreas específicas, onde passam por um programa de treinamento admissional focado na avaliação e no desenvolvimento da prática assistencial, chamado *fase assistencial*, inicialmente *sob supervisão direta* de um preceptor, pleno ou sênior, e posteriormente sob *supervisão indireta*, quando o treinando assume integralmente as atividades assistenciais. Essa etapa deverá acontecer até a *efetivação do novo colaborador* (término dos 90 dias de experiência). Os preceptores são submetidos a um programa de capacitação e desenvolvimento.

Durante o período do programa admissional, há treinamentos multiprofissionais e teórico-complementares específicos para a atuação assistencial. A Figura 1 apresenta o fluxograma do programa de treinamento admissional do serviço de reabilitação.

PROGRAMA DE TREINAMENTO E DESENVOLVIMENTO DO SERVIÇO DE REABILITAÇÃO DO HOSPITAL SÍRIO-LIBANÊS

O programa de treinamento e desenvolvimento do fisioterapeuta/fonoaudiólogo/terapeuta ocupacional do serviço de reabilitação é composto por profissionais do desenvolvimento das áreas de fisioterapia, enfermagem, nutrição, farmácia e biomedicina. As necessidades de treinamento e desenvolvimento são levantadas por intermédio de espaços de escuta junto aos colaboradores e de demandas institucionais, provenientes da ocorrência de eventos adversos, da atualização de processos, de novas certificações, da necessidade de planos de melhoria para pesquisas de engajamento, entre outras possibilidades. O profissional do desenvolvimento do serviço de reabilitação é responsável pela equipe da fisioterapia e apoia tanto o profissional sênior da fonoaudiologia como o da terapia

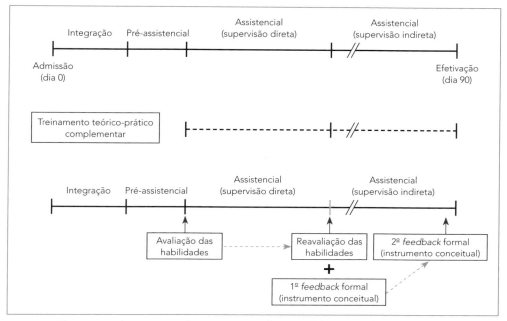

FIGURA 1   Fluxograma do programa de treinamento admissional do serviço de reabilitação.

ocupacional. Esses profissionais podem realizar treinamentos de diversas categorias, como os do período admissional, cursos internos ou externos, presenciais ou a distância, de curta duração, cursos de caráter perene, como os das trilhas de aprendizagem, sejam multiprofissionais ou no próprio núcleo de trabalho, entre outros. Todos os profissionais realizam avaliação de conhecimento anualmente e avaliação de habilidades, conforme a necessidade. Há um processo institucionalizado de avaliação de competências ocupacionais, feito anualmente pelos gestores, com realização de *feedbacks* efetivos para o desenvolvimento dos profissionais.

ESTRATÉGIAS DE ENSINO--APRENDIZAGEM

Estes são alguns exemplos de estratégias educacionais utilizadas no serviço de reabilitação do HSL:

- aquelas com foco predominantemente na aquisição de conhecimento por parte do aprendiz (aprendizagem baseada em problemas – *problem based learning/PBL*; aprendizagem baseada em equipes – *team based learning/TBL*);
- reuniões científicas;
- grupos de estudos de melhores práticas (Gempa);
- aprendizagem autodirigida (AAD);
- narrativas;
- aquelas com foco na aquisição de habilidades práticas (simulação realística; *hands on*; *role play*; *job rotation* e oficinas de trabalho);
- as voltadas ao desenvolvimento de competências atitudinais (*soft skills*; viagem; portfólio e reflexão da prática; *feedback* e *feedforward*).

Problem based learning (PBL): aprendizagem baseada em problemas

A aprendizagem baseada em problemas (ABP) é uma estratégia pedagógica e didática que emprega um método de aprendizado centrado no aluno/profissional, colocando o problema como elemento motivador do estudo e integrador do conhecimento[6]. Caracteriza-se por buscar a integração de saberes com atitudes pautadas na reflexão sobre a prática, contribuindo para o desenvolvimento de competências. Os problemas trabalhados podem partir da identificação do aluno com a elaboração de uma narrativa ou podem partir do facilitador/docente, por meio da elaboração de uma situação-problema que deve aproximar-se da vivência prática, podendo atingir eixos transversais e interdisciplinares.

No serviço de reabilitação do HSL, as sessões são realizadas em pequenos grupos (de 8 a 10 discentes) e o professor atua como facilitador do processo de ensino-aprendizagem, assumindo o papel de mediador das discussões do grupo, buscando a resolução dos objetivos das situações e possibilitando novas habilidades e atitudes entre os alunos[7,8]. Durante a aplicação dessa estratégia educacional, o tutor/facilitador segue alguns passos importantes:

- apresentação do problema e leitura pelo grupo;
- sessão de *brainstorming* (chuva de ideias) para análise do problema, com base nos conhecimentos prévios dos alunos;
- identificação de necessidades de aprendizagem;
- desenvolvimento de hipóteses explicativas do problema abordado;
- definição de objetivos/questões de aprendizagem;
- estudo individual e busca de informações na literatura;
- compartilhamento dos resultados do estudo individual e aplicação na compreensão do problema de forma coletiva.

Por último, o tutor e o grupo realizam uma avaliação do processo de ensino-aprendizagem[9].

Narrativas

Também muito usadas na Instituição, as narrativas são relatos de experiências do estudante e servem como disparadores para as discussões. Elas são processadas da mesma maneira que as situações-problema. A construção de novos conhecimentos com base nas narrativas é um momento muito rico para o aluno, no qual ele consegue, ao elaborar a redação da narrativa, refletir sobre suas vivências, o que lhe permite reconstruir sua própria trajetória e dar novos significados a ela. Esse processo provoca mudanças na forma como ele se vê e como enxerga os outros também[10].

Team based learning (TBL): aprendizagem baseada em equipes

A aprendizagem baseada em equipes (TBL) é uma estratégia de ensino-aprendizagem centrada no estudante, que propõe uma aprendizagem ativa e que pode ser usada com grande número de estudantes divididos em pequenos grupos. Esse método possibilita a interação e o trabalho em equipe, desenvolve habilidades de trabalho colaborativo por meio de estratégias como o gerenciamento de grupos de aprendizagem, tarefas de preparação e aplicação de conceitos, *feedback* constante e avaliação entre os pares[11]. No HSL, essa estratégia educacional é amplamente utilizada.

Reuniões científicas/grupos de estudos de melhores práticas assistenciais

As reuniões científicas/grupos de estudos de melhores práticas assistenciais (Gempa) são atividades educacionais periódicas, realizadas na forma de encontros entre os profissionais da saúde. Esses encontros adotam estratégias educacionais inovadoras teóricas e práticas, voltadas para a aprendizagem significativa com preceitos de formação e educação de adultos cujo principal objetivo é manter a atualização sobre informações clínicas, pesquisas, inovações e produção científica nas diversas áreas. O envolvimento de toda a equipe na troca de informações e experiências é estimulado. Essas reuniões podem ser acompanhadas presencialmente ou a distância.

Aprendizagem autodirigida (AAD)

A aprendizagem autodirigida (AAD) é uma estratégia educacional por meio da qual o próprio indivíduo identifica suas necessidades de aprendizagem e cria métodos para construir seu conhecimento, podendo ou não solicitar o apoio do facilitador/docente. O aprendiz conta com toda a infraestrutura e recursos disponibilizados pela Instituição para realizar as buscas e, assim, personalizar seus estudos e criar programas de aprendizagem individuais, tais como bibliotecas com acesso a diversas bases de dados, plataforma virtual, redes sociais, intranet, *podcasts* e cursos a distância.

Simulação realística

A simulação realística pode ser definida como a estratégia de substituir experiências reais por meio de situações e/ou dispositivos físicos (equipamentos) ou virtuais (*softwares*), sendo empregada especialmente com o objetivo de capacitar profissionais[12].

O esquema ilustrativo de Kneebone RL[13] demonstra uma síntese entre a simulação e a prática clínica, por meio de um processo interativo contínuo em que habilidades e competências podem ser desenvolvidas e reforçadas considerando dado contexto da vida profissional diária. Para que a estratégia possa ser explorada maximamente, as atividades de simulação devem caminhar lado a lado com a prática clínica, devendo estar fortemente relacionadas[13].

No HSL, essa estratégia tem sido utilizada principalmente no processo de formação de residentes, potencializando a aprendizagem a partir de algumas características que a distinguem: a possibilidade de desenvolver desempenhos que em situações reais trariam riscos relevantes, de focar em algum aspecto educacional específico desejável e de se repetir o processo conforme a demanda do público em processo de capacitação e formação. Essa estratégia também oferece a oportunidade do *feedback* ao estudante ou colaborador em um contexto de controle dos aspectos envolvidos, visando ao ajuste dos desempenhos de cada educando[12].

Role-play

O *role-play* ou jogo de papéis (ou a encenação) é uma técnica segundo a qual os participantes são envolvidos em uma situação previamente determinada e assumem papéis diferentes ou não dos vividos em seu cotidiano, tomando decisões e prevendo consequências. Os participantes conseguem, dessa forma, lançar

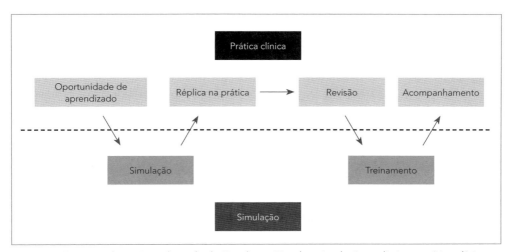

FIGURA 2   Esquema ilustrativo adaptado de Kneebone RL sobre simulação realística e prática clínica.

mão de conhecimentos já adquiridos e colocá-los em prática em outros contextos. Essa técnica também favorece o desenvolvimento da empatia, pois o participante acaba por olhar além de seus pressupostos e expectativas imediatas, podendo, assim, realizar uma reflexão mais profunda sobre determinada situação[14].

Essa estratégia de ensino é especialmente importante para o desenvolvimento do autoconhecimento, a humanização da assistência, o aprimoramento da comunicação e outras habilidades de interação social, bem como com a articulação da teoria com situações reais de cuidado[15]. É importante a discussão sobre o ambiente seguro da aprendizagem, deixando claro que nada do que é realizado durante aquele momento de aprendizado será exposto, e que nenhum dos envolvidos será "julgado" pelos colegas ou pelo facilitador. A estratégia envolve três momentos distintos: o planejamento da atividade, a ação e o *debriefing*. Este último é considerado a parte mais importante da simulação, pois nesse momento é permitido analisar criticamente todo o processo de planejamento e as relações estabelecidas na cena e refletir sobre as informações e opiniões expostas pelo grupo.

Oficinas de trabalho

As oficinas de trabalho são exemplos de atividades que constroem conhecimentos com ênfase na ação, sem perder de vista a base teórica. É uma oportunidade de vivenciar situações concretas e significativas baseadas no sentir-pensar-agir. Como disparador inicial podem ser utilizadas diversas estratégias, como trechos de filmes, músicas, reportagens, artigos, fotos, jogos educativos ou a dramatização de determinada situação. Na sequência, os participantes são convidados a discutir em duplas, em trios ou em pequenos grupos sobre o disparador apresentado, apresentando suas reflexões juntamente com conhecimentos prévios sobre a temática proposta. Em seguida, há uma exposição dialogada das ideias discutidas nos pequenos grupos, quando ocorre nova discussão crítico-reflexiva, nesse momento com o grupo todo. A estratégia favorece a postura crítica e proativa dos participantes[16,17].

Hands on

Uma forma potente de aprendizagem em ensino-serviço é o que chamamos de *hands on*, que proporciona oportunidades para interagir com o objeto de estudo, manipulá-lo, testá-lo e assim conhecê-lo mais e melhor. Essa ferramenta de aprendizagem oferece um ambiente dinâmico, versátil e interativo, estimulando a autonomia e favorecendo a autoconfiança. Nessa estratégia, são organizadas atividades práticas nas quais os residentes e/ou colaboradores podem vivenciar e aprender novas técnicas, conhecer e manipular novos equipamentos ou qualquer outro assunto em relação ao qual o grupo sinta necessidade de aprimorar suas habilidades ou adquirir novas[18].

Rodízio de tarefas (*job rotation*)

Estratégia que traz o cenário real de trabalho e, portanto, elementos potentes para o ensino, uma vez que o aprendiz passa a ter a oportunidade de se aprofundar nos desafios de aprendizagem, relacionando perguntas (*gaps* de aprendizagem) com resoluções de problemas (estruturação do aprendizado), em um contexto no qual a vivência prática potencializa a fixação de um conteúdo e desempenho necessário no dia a dia.

O rodízio de tarefas tem sido reconhecido nas organizações como mais uma estratégia para o desenvolvimento de pessoas e traz a premissa de fortalecer o aprendizado por meio da convivência interpessoal, da experimentação da realidade e do desenvolvimento de conhecimentos e habilidades técnicas pertinentes ao setor. Essa estratégia traz como fundamento uma visão ampliada, considerando que o colaborador, em vez de se fixar em atividades, desempenhos e funções mais restritas a um setor específico, pode passar por diversas áreas de atuação e integrar o aprendizado de forma sistêmica. A finalidade é sempre ampliar o repertório com base nas experiências e conhecimentos desenvolvidos na própria instituição, formando um profissional mais completo, que passa a desempenhar suas funções de forma mais efetiva.

Soft skills (case "A jornada do herói")

Tem sido muito comum a discussão, no âmbito da educação e do desenvolvimento de pessoas, sobre o fato de um profissional ser considerado "competente" quando possui conhecimento (Conhecimento), sabe aplicar e desempenhar tarefas (Habilidades), mas, sobretudo, quando existe a aplicação efetiva de uma prática que é incorporada no dia a dia de trabalho (Atitude). Com base nessa premissa, a área de Desenvolvimento e Treinamento do serviço de reabilitação desenvolveu no ano de 2017 um programa que visa trabalhar os conceitos de: 1) empatia; 2) propósito e valor; e 3) protagonismo. Reconhecido como "A jornada do herói", o programa incluía estratégias baseadas no conceito de treinamento temático, *storytelling* e *workshop* vivencial. Ou seja, a partir de um ambiente acolhedor, muitas vezes envolvido por música ao vivo, com a utilização de metáforas temáticas e a participação de convidados especiais (parceiros de trabalho, pacientes que estiveram sob cuidados dos profissionais envolvidos e seus familiares), aliados à vivência prática sobre os conceitos, essa estratégia teria a possibilidade de despertar nos participantes (para além de "conhecer" e "saber o que fazer") o desejo genuíno e a atitude de querer transformar a prática e o ambiente de trabalho.

O programa foi estruturado em 3 encontros presenciais, denominados como episódios da trilogia "A jornada do herói": episódio I ("A jornada do paciente"); episódio II ("Muito prazer! Eu sou ..."); e episódio III ("Eu e a minha jornada").

No episódio I o foco esteve no trabalho com os conceitos de "empatia e compaixão" com base

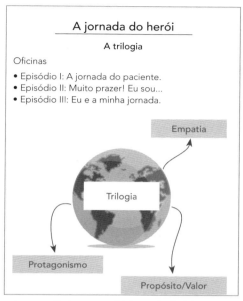

FIGURA 3 Treinamento "A jornada do herói", seus episódios e respectivos focos.

no entendimento de que os pacientes trilham verdadeiras jornadas (e podem ser vistos como "heróis" de uma batalha, segundo o conceito de Joseph Campbell[19]). Os profissionais da saúde, ao compreenderem tal conceito, tornam-se verdadeiros "aliados" nessa jornada. Para além de se sentirem sensibilizados com as diferentes jornadas que os pacientes trilham (empatia), os profissionais devem ter atitudes renovadas diariamente para que o cuidado seja pleno e verdadeiramente faça diferença na trajetória (compaixão). No episódio II, o objetivo foi reconectar os participantes com os propósitos profissionais individuais. Um resgate dos motivos pelos quais um dia o profissional decidiu seguir a carreira da saúde. Como principal estratégia, foram convidados familiares e ex-pacientes que estiveram sob os cuidados de profissionais do HSL e que trilharam uma jornada de cura e reabilitação, para que trouxessem suas experiências utilizando estratégias de *storytelling* e *photo voice*. Ninguém melhor que os pacientes para apoiar os profissionais envolvidos e reforçar os conceitos de "propósito" e "valor". Por fim, o episódio III teve como grande finalidade desenvolver o conceito de "protagonismo" no seguinte contexto: ao ser compreendida toda a jornada que os pacientes e os profissionais da saúde trilham juntos, há necessidade desses profissionais efetivamente fazerem a diferença no dia a dia. De serem protagonistas de sua própria história. Ou seja, o que eu quero fazer hoje e que não depende de mais ninguém? A busca pela diferença no dia a dia. Como diz Aser Cortines: "Todos os dias vivemos uma Jornada... nossas escolhas, desafios e relacionamentos estão pautados por um objetivo, e a maneira como você traça para chegar nesta meta é o que é a Jornada do Herói, tudo o que vivemos até o final de um ciclo".

Reflexão da prática (profissional e docente)

Os preceptores participam de sessões reflexivas em que trazem acontecimentos do cotidiano do trabalho e têm a oportunidade de refletir sobre sua prática profissional, por meio do olhar para si mesmos e do diálogo com outros profissionais, portadores de outros saberes e vivências. Dessa forma, forma-se uma rede de colaboração que contribui para a resolução de problemas. Todo esse trabalho é mediado por um docente-facilitador, que promove o espaço reflexivo por meio da escuta e de perguntas instigantes, o que possibilita aos preceptores não só refletir criticamente sobre a realidade como também agir sobre ela. Essa prática, que considera os conceitos de reflexão crítica e de colaboração, bem descrita por vários autores[20-22], é muito aplicada nos programas de residência. As práticas reflexivas envolvem três conceitos distintos, que mobilizam a reflexão na ação, a reflexão sobre a ação e a reflexão sobre a reflexão na ação[23,24].

Portfólio

O portfólio é uma estratégia educacional que vem se apresentando como um instrumento de avaliação recente e coerente com as propostas de avaliação formativa, uma vez que atende aos princípios que se interligam em uma nova compreensão da relação entre o aprender e o ensinar. Como recurso de formação, é capaz de se integrar a outras estratégias reflexivas, como o trabalho com casos e as narrativas. Na simbiose entre a qualidade e a riqueza dos conteúdos e no rigor dos processos reflexivos partilhados, a esperança de aprendizagem significativa e o consequente desenvolvimento acontecem[25,26]. A construção do portfólio pelo residente e o encontro de portfólio com seu tutor são práticas institucionalizadas nos programas de residência do hospital.

Viagem educacional

A viagem educacional é uma potente estratégia cuja finalidade é fortalecer a aprendizagem, tendo uma produção artística como disparador – por exemplo, filmes, documentários, dramatização, produções musicais, dança, poesia, entre outras opções. Nessa ação educativa, as imagens são o instrumento de aproximação com a realidade, permitindo integrar a racionalidade e os sentimentos e estimulando a reflexão com finalidade pedagógica[27].

A viagem educacional inicia-se em um grupo grande, destinado à exposição dos participantes à vivência; depois, em grupos pequenos, parte-se para o compartilhamento de emoções, sentimentos e percepções mobilizados pela atividade. O facilitador direciona as discussões, devendo respeitar as interpretações dos participantes e entender que estas são originadas dos esquemas construídos por experiências prévias. Ao ser inserida em um currículo baseado na competência, a viagem intensifica a construção da identidade ética e profissional do sujeito[28,29].

Avaliação (feedback e feedforward)

O processo formativo e avaliativo de colaboradores e residentes no serviço de reabilitação está atrelado às estratégias educacionais de feedback e feedforward. Presente constantemente na prática educativa, o feedback consiste em oferecer informações ao educando acerca de seu

CAPÍTULO 3 MODELOS E ESTRATÉGIAS DE TREINAMENTO E DESENVOLVIMENTO EM SERVIÇO

desempenho, conduta ou ação executada, visando orientar, reorientar e estimular ações de melhoria. A partir desse diálogo, educando e educador alinham necessidades e expectativas com o objetivo de alcançar a meta final[30]. O *feedback* se torna uma ferramenta essencial para o crescimento do profissional, mas para tanto precisa ser descritivo, específico, compatível com as necessidades, dirigido, solicitado, oportuno e esclarecido.

Diferente do *feedback*, que analisa as possibilidades de melhoria em face da análise de fatos ocorridos previamente, o *feedforward* consiste em olhar a oportunidade futura para o perfil de cada colaborador. De acordo com o conhecimento do perfil de competências individual, é possível antecipar as ações necessárias para o desenvolvimento e o aprimoramento profissional[31].

CONSIDERAÇÕES FINAIS

Com base nas informações apresentadas, podemos concluir que o serviço de reabilitação do HSL tem compromisso com processos educacionais de diferentes naturezas, como em formação, educação em saúde, educação permanente e continuada, de forma a atender às necessidades da sociedade em um mundo de profundas transformações. Por meio de um modelo híbrido educacional e empregando diferentes estratégias, possibilita o desenvolvimento tanto dos profissionais (colaboradores/residentes) como dos pacientes e de seus familiares.

REFERÊNCIAS BIBLIOGRÁFICAS

1. Abreu ZHL, Machado AF. Educação híbrida no ensino superior: possibilidades e tendências. In: Martins ML, Macedo I (eds.). Livro de atas do III Congresso Internacional sobre Culturas: Interfaces da Lusofonia. Braga: CECS; 2019. p.615-25.
2. Brasil. Decreto n. 5.622 de 19 de dezembro de 2005.
3. Di Lêu MFA, González D. A influência do ensino híbrido no processo de aprendizagem dos estudantes num curso de fisioterapia em uma instituição de ensino superior da cidade do Recife-PE. Revista Científica UAA. 2019;4(1).
4. Vieira FS, Portela NLC, Sousa GC, Costa ES, Oliveira DEP, Neiva MJL. Interrelationship of health

QUADRO 1 Exemplo de oficina de trabalho da capacitação de preceptores fisioterapeutas

Item	Atividade	Descrição	Recursos
		CAPACITAÇÃO DE PRECEPTORES FISIOTERAPEUTAS OFICINA: PERFIL DO PRECEPTOR	
1	Acolhimento	Boas-vindas, abertura da atividade e apresentação dos objetivos da capacitação.	▪ Música de recepção ▪ *Datashow*
2	Vídeo *La Luna*	▪ Apresentação do vídeo *La Luna*. ▪ Identificação dos desempenhos gerais do preceptor, socialização dos produtos e agrupamento por núcleos de sentido.	▪ *Datashow* ▪ Tarjetas ▪ Canetas
3	Painel: *Perfil do preceptor*	▪ Identificação, por parte dos preceptores, dos desempenhos do educador e do educando. ▪ Construção do painel. ▪ Discussão coletiva, mediada pelo facilitador, explorando as similaridades, complementaridades ou diferenças.	▪ Painel ▪ Cartas: desempenhos do preceptor
4	Plano de desenvolvimento individual	▪ Construção do plano de desenvolvimento. ▪ Escolha individual de desempenhos a desenvolver no papel da preceptoria. ▪ Pacto para retomada dos deslocamentos dos desempenhos ao final da capacitação.	▪ Papéis ▪ Canetas

Fonte: HSL, 2018.

education actions in the context of the family health strategy: nurses' perceptions. Rev Fundam Care Online. 2017 Oct/Dec;9(4):1139-44.

5. Maciel MED. Educação em saúde: conceitos e propósitos. Cogitare Enferm. 2009;14(4):773-6.

6. Mitre SM, Siqueira-Batista R, Girardi-de-Mendonça JM, Morais-Pinto NM, Meirelles Pinto-Porto C, et al. Metodologias ativas de ensino-aprendizagem na formação profissional em saúde: debates atuais. Cien Saude Colet. 2008;13(Suppl2):2133-44.

7. Cezar PHN, Guimaraes FT, Gomes AP, Rôças G, Siqueira-Batista R. Transição paradigmática na educação médica: um olhar construtivista dirigido à aprendizagem baseada em problemas. Rev Bras Educ Med. 2010;34(2):298-303.

8. Sobral FR, Campos CJG. Utilização de metodologia ativa no ensino e assistência de enfermagem na produção nacional: revisão integrativa. Rev Esc Enferm USP. 2012;46(1):20818.PMid:22441286.

9. Roman C, Ellwanger J, Becker GC, Silveira AD, Machado CLB, Manfroi WC. Metodologias ativas de ensino-aprendizagem no processo de ensino em saúde no Brasil: uma revisão narrativa [Active teaching-learning methodologies in the teaching health process in Brazil: a narrative review]. Clin Biomed Res. 2017;37(4):349-57.

10. Albuquerque VS, Moreira COF, Tanji S, Martins AV. A narrativa como uma estratégia de construção do conhecimento na formação superior em saúde. Educar em Revista. 2010; Curitiba, n. especial 2. p.191-206.

11. Bolella VR, Senger MH, Tourinho FSV, Amaral E. Aprendizagem baseada em equipes: da teoria à prática. Medicina (Ribeirão Preto. Online). 2014;47(3):293-300.

12. Oliveira BLCA, Lima SF, Rodrigues LS, Junior GAP. Team-based learning como forma de aprendizagem colaborativa e sala de aula invertida com centralidade nos estudantes no processo ensino-aprendizagem. Revista Brasileira de Educação Médica. 2018;42(4):86-95.

13. Kneebone RL, Scott W, Darzi A, Horrocks M. Simulation and clinical practice: strengthening the relationship. First published: 01 October 2004. https://doi.org/10.1111/j.1365-2929.2004.01959.x.

14. Francischetti I, Corrêa ACL, Vieira CM, Lazarini CA, Rolin LMG, Soares MOM. Role-playing: estratégia inovadora na capacitação docente para o processo tutorial. Comunicação Saúde Educação. 2011 Oct/Dec;15(39):1207-18.

15. Sebold LF, Boell JEW, Fermo VC, Girondi JBR, Santos JLG. Role-playing: estratégia de ensino que pro-
picia reflexões sobre o cuidado de enfermagem. Rev Bras Enferm [Internet]. 2018;71(Suppl6):2706-12.

16. Nascimento MS, Santos FPA, Rodrigues VP, Nery VAS. Oficinas pedagógicas: construindo estratégias para a ação docente – relato de experiência. Rev Saude Com. 2007;3(1):85-95.

17. Paviani NMS, Fontana NM. Oficinas pedagógicas: relato de uma experiência. Conjectura. 2009 May/Ago;14(2).

18. Ramar K, De Moraes AG, Selim B, Holets S, Oeckler R. Effectiveness of hands-on tutoring and guided self-directed learning versus self-directed learning alone to educate critical care fellows on mechanical ventilation: a pilot project. Med Educ Online. 2016 Sep 29;21:32727.

19. Campbell J. The Hero's Journey: Joseph Campbell on his life and work. 3rd ed. Phil Cousineau, ed. Novato, California: New World Library; 2003. p.186-7.

20. Magalhães MCC. A formação do professor como um profissional crítico. São Paulo: Mercado das Letras; 2004.

21. Magalhães MCC. A pesquisa colaborativa em linguística aplicada. In: Fidago SS, Shimoura AS (orgs.). Pesquisa crítica de colaboração: um percurso na formação docente. São Paulo: Doctor; 2007.

22. Pimenta SG, Ghedin E. Professor reflexivo no Brasil: gênese e crítica de um conceito. São Paulo: Cortez; 2005.

23. Schön DA. Educando o profissional reflexivo: um novo design para o ensino e a aprendizagem. Trad. Robert Cataldo Costa. Porto Alegre: Artmed; 2000.

24. Szundy PTC. A construção do conhecimento no jogo e sobre o jogo: ensino-aprendizagem de LE e formação reflexiva [Tese]. São Paulo, Pontifícia Universidade Católica de São Paulo; 2005.

25. Sá-Chaves I. A construção de conhecimento pela análise reflexiva da práxis. Lisboa: Fundação Gulbenkian/Fundação para a Ciência e Tecnologia; 2002.

26. Sá-Chaves I. Portfolios reflexivos: uma estratégia de formação e de supervisão. 2ª ed. Universidade de Aveiro: Centro de Investigação em Didáctica e Tecnologia na Formação de Formadores; 2004.

27. Mattos MP. Viagem educacional e oficinas temáticas como ferramentas de formação construtivista em psicofarmacologia clínica. Reciis – Rev Eletron Comun Inf Inov Saude. 2018; Rio de Janeiro, 12(4).

28. Mourthé Junior CA, Lima VV, Padilha RQ. Integrating emotions and rationalities for the development of competence in active learning methodologies. Interface. 2018; Botucatu, 22(65): 577-88.

29. Lima VV, Padilha RQ. Reflexões e inovações na educação de profissionais de saúde. Rio de Janeiro: Atheneu; 2018.

30. Ullmann JI, Fumagalli LAW. O feedback como processo de aprendizagem organizacional. Rev FAE. 2018 Jan/Jun; Curitiba, v. 21, n. 1. p.137-55.

31. Souza RAR, Tadeucci MSR. A importância do feedback pela percepção de líderes e liderados. São Paulo: Universidade do Vale do Paraíba; 2011.

Seção II

Reabilitação do
Paciente Crítico

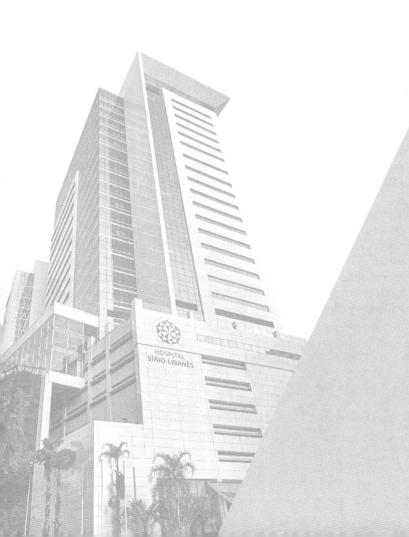

CAPÍTULO 4

Cuidados de reabilitação em pacientes em ventilação mecânica invasiva e não invasiva

Leandro Teixeira Saraiva
Igor Gutierrez Moraes
Wellington Pereira dos Santos Yamaguti

VENTILAÇÃO MECÂNICA INVASIVA

A ventilação mecânica invasiva (VMI) é uma ferramenta fundamental na sobrevida de uma parte dos pacientes que passam por internação em unidade de terapia intensiva (UTI). No entanto, sua utilização está associada a complicações diversas, principalmente para os pacientes que a utilizam por longos períodos e que, de certa forma, têm suas possibilidades de mobilidade ativa limitadas ou, em alguns casos, até contraindicadas.

Neste capítulo, serão discutidas as principais evidências sobre as condutas de reabilitação precoce (RP) que podem ser empregadas a esta população, com a finalidade de minimizar o impacto negativo sofrido pelo aparelho locomotor, frequentemente observado diante do uso de suporte ventilatório artificial, e como esse processo de reabilitação pode ser auxiliado pelo uso de suporte ventilatório não invasivo.

As recomendações seguem os referenciais apresentados pelas principais diretrizes descritas pelas renomadas entidades American Thoracic Society (ATS) e American College of Chest Physicians (ACCP) para pacientes críticos, publicadas em 2017[1].

Protocolos de reabilitação precoce no paciente com ventilação mecânica invasiva

A utilização de rotinas padronizadas por meio de protocolos e diretrizes assistenciais tem sido descrita como uma estratégia a ser considerada para pacientes que estejam a mais de 24 horas submetidos à VMI.

Seu conteúdo deve contemplar estratégias de mobilização precoce instituídas em vigência de estabilização da fase crítica da doença, em comum acordo com a equipe multiprofissional envolvida no cuidado, bem como com a equipe médica responsável pelo paciente.

Estudos de viabilidade e segurança da RP na UTI têm se tornado cada vez mais proeminentes na literatura ao longo das últimas décadas e, conceitualmente, defendem três pontos principais:

- o repouso no leito na fase crítica exerce impacto negativo sobre a musculatura esquelética e sobre os sistemas cardiovascular, respiratório e imunológico, retardando a recuperação do doente crítico[2];
- complicações relacionadas ao imobilismo (úlceras por pressão, tromboembolismo venoso etc.) são comuns em pacientes de UTI[3];

- a fraqueza muscular adquirida é comum entre os sobreviventes da UTI, mesmo após a alta e pode permanecer e exercer impacto na funcionalidade normal dos pacientes por meses a anos[4].

Tendo em vista essa situação e sua complexidade sobre a evolução do doente crítico, a equipe de fisioterapia deve realizar constante avaliação buscando identificar o momento ótimo para a instituição dos programas de reabilitação ainda na fase de UTI, visto que esta é apontada como a fase em que ocorre maior perda de massa muscular, especialmente nos pacientes com mais de uma disfunção orgânica[5], além de ser esta a fase na qual tais condutas parecem exercer resposta mais favorável sobre a redução do declínio funcional, quando comparado a seu início tardio na fase pós-alta da UTI[6].

Dentre os pacientes que necessitam de VMI prolongada, até 60% podem apresentar fraqueza muscular adquirida, o que pode acarretar maior tempo de internação na UTI e hospitalar[7]. Desta forma, o início das condutas de reabilitação com estratégias de mobilização deve ser precoce, dentro de até 72 horas do início da VMI, sendo esta considerada conduta viável, segura e que pode resultar em benefícios funcionais significativos[8].

O que se sabe sobre reabilitação precoce na unidade de terapia intensiva

Muito se fala sobre a maneira ideal para mobilizar os pacientes na UTI, sobretudo aqueles em uso de VMI, e ainda há muita controvérsia a respeito do que realmente pode modificar desfechos como força muscular, funcionalidade e mortalidade.

As práticas tradicionais, geralmente, não são pautadas em evidências científicas de alta qualidade, permanecendo muitas vezes apenas sob opinião de especialistas, o que dificulta a avaliação quanto a sua eficiência, dada a dificuldade de manter a reprodutibilidade entre profissionais[7].

Em levantamento literário amplo, pode-se constatar que a mobilização, quando indicada, demonstra melhores efeitos se realizada de forma ativa, com a participação do paciente segundo suas condições motoras, uma vez que a não há evidência forte o suficiente para justificar a realização de mobilização passiva. Esta conduta tem apenas demonstrado resultados em alguns estudos comparativos que atribuíram a ela efeito sobre o perfil inflamatório dos pacientes e prevenção da degradação de proteínas nos indivíduos com diagnóstico de sepse severa e choque séptico, em relação aos pacientes que permaneceram em total repouso[9].

Apesar do crescente número de estudos demonstrando os benefícios da RP nos pacientes em VMI, sua adesão na UTI ainda não é tida como rotina padrão, alcançando uma marca de apenas 24% de realização dentre este perfil de pacientes, contra 60% dos pacientes não ventilados artificialmente[10].

Pacientes em uso de tubo orotraqueal (TOT) são ainda menos mobilizados quando comparados aos pacientes em uso de cânulas de traqueostomia (TQ), 7% e 58%, respectivamente[11]. As barreiras apontadas para que não se realize a mobilização são: contraindicação médica, instabilidade cardiovascular, sedação intensa, agitação e fraqueza muscular, apesar de os estudos de viabilidade e segurança já demonstrarem bom nível de evidência a respeito do tema em diversos perfis de pacientes[12].

Tais barreiras podem representar a razão pela qual se posterga o início da reabilitação, perpetuando a cultura de que o paciente em ventilação artificial não tem "condições clínicas" para ser submetido a exercícios de forma ativa, já que apenas 4% dos pacientes com VMI por TOT têm a mobilização iniciada entre o 4º e 10º dias após a entubação, seguidos por 28% dos pacientes portadores de TQ entre o 11º e 20º dia de ventilação[11].

Uma barreira fundamental para a realização da RP é a preocupação com a segurança do paciente. Eventos adversos podem incluir o deslocamento de linhas vasculares, sondas nasogástrica, cateteres urinários e, especialmente, da via aérea artificial, levando à hipóxia com risco de morte. No entanto, dados sugerem que a RP por si só não implica risco aumentado para os pacientes, desde que seja realizada por pessoal adequadamente treinado[7].

Informações como estas demonstram que a cultura de RP, por mais que seja discutida, não tem sido empregada de forma frequente na prática clínica, visto a demora para sua indicação e baixa adesão nas populações que mais se beneficiariam de medidas para prevenção de fraqueza muscular adquirida na internação.

Avaliação da mobilidade

A literatura tem descrito instrumentos de avaliação para pacientes internados na UTI, com a finalidade de facilitar a mensuração do desempenho funcional destes. Nesse contexto, a *ICU Mobility Scale* (IMS – Tabela 1) tem sua validade reconhecida na discriminação dos graus de mobilidade dos pacientes em ambiente hospitalar[13].

TABELA 1 *ICU Mobility Scale* (IMS)[13]

	Classificação	Definição
0	No leito (deitado)	Mobilização passiva pela equipe
1	Sentado no leito (exercícios no leito)	Qualquer atividade no leito, incluindo rolar, ponte, exercícios assistidos, cicloergômetro sem sair do leito
2	Transferência passiva para cadeira	Uso de dispositivos de transferência, sem ortostatismo
3	Sedestação à beira do leito	Algum controle de tronco e sedestação com ou sem auxílio da equipe
4	Ortostatismo	Descarga de peso sobre os pés com ou sem auxílio de equipe, dispositivos de transferência ou prancha ortostática
5	Transferência do leito para a cadeira	Troca de passos até a cadeira

(continua)

TABELA 1 *ICU Mobility Scale* (IMS)[13]
(continuação)

	Classificação	Definição
6	Marcha estacionária	Elevação mínima de 2 vezes para cada pé, com ou sem auxílio
7	Deambulação com 2 ou mais pessoas	Distancia-se pelo menos 5 metros da cama
8	Deambulação com 1 pessoa	Distancia-se pelo menos 5 metros da cama
9	Deambulação com dispositivo de marcha	Distancia-se pelo menos 5 metros da cama; aplica-se a paciente cadeirante com capacidade de mobilizar a cadeira
10	Deambulação sem dispositivo de marcha	Distancia-se pelo menos 5 metros da cama/mobiliza a cadeira sem dispositivos de marcha

Em uma coorte de 161 pacientes em 35 UTI europeias, nas quais a avaliação da funcionalidade foi feita pela IMS, dentre os 7% dos pacientes com TOT que foram mobilizados, o maior nível funcional atingido foi 6, correspondente a marcha estacionária, sem sair de perto do leito, o que demonstra alto grau de participação do paciente para a realização da tarefa, apesar de suas barreiras relacionadas ao suporte ventilatório, sem relação com eventos adversos significativos[11].

Idealização de um plano de reabilitação precoce efetivo e seguro

Mobilização ativa é definida como qualquer atividade na qual há participação do paciente, utilizando sua própria musculatura e coordenação. O paciente pode necessitar de auxílio da equipe, porém, está sempre participando ativamente das atividades[7].

O nível de mobilidade deve ser determinado segundo a força do próprio paciente, sua resistência, além de avaliação dos critérios de segurança que vão assegurar a adequada indicação da terapia[2].

Tal rotina de reabilitação deve conter técnicas e recursos como estimulação elétrica neuromuscular, exercícios ativos assistidos no leito, treinamento funcional, treinamento com cicloergômetro e, quando possível, ortostatismo assistido/ativo, a depender da força muscular e do nível de funcionalidade de cada indivíduo[7].

Na rotina de reabilitação aplicada aos pacientes de UTI no Hospital Sírio-Libanês, um plano de treinamento sugerido pela Diretriz de Reabilitação Precoce direciona a escolha das atividades que podem ser utilizadas pelo fisioterapeuta, segundo níveis de funcionalidade predefinidos com base na avaliação à beira do leito, partindo do maior nível de suporte, progredindo para suporte parcial ou mínimo conforme o paciente adquire maior independência funcional e maior grau de força muscular periférica pela escala *Medical Research Council* (MRC), conforme exemplo demonstrado na Figura 1.

A prática diária da reabilitação por parte de uma equipe multiprofissional pode ser auxiliada por sistemas de triagem e sinalização acerca do risco em potencial que cada conduta pode ocasionar ao paciente.

Estudos têm demonstrado que a implantação de recomendações e sinalizadores para mobilização podem maximizar sua prática de forma precoce com o paciente em uso de VMI, enquanto minimiza os riscos de eventos adversos, o que pode melhorar a funcionalidade e, possivelmente, reduzir o tempo de internação na UTI e hospitalar[15].

Um exemplo de sistema recomendado por um consenso de *experts* na área de RP é o composto por semáforos coloridos (Tabela 2), no qual o vermelho indica a necessidade de cautela com relação aos potenciais riscos

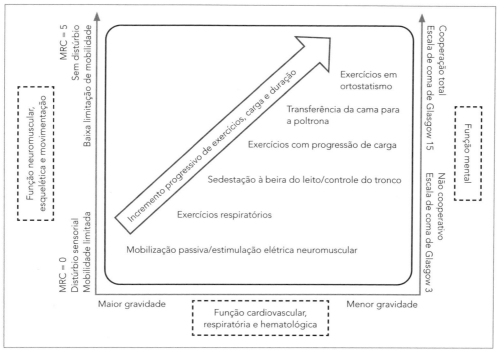

FIGURA 1 Critérios clínicos para configuração de um programa de reabilitação precoce do paciente crítico.
MRC: Medical Research Council.
Fonte: adaptado de Chiarici et al., 2019[14].

para eventos adversos, amarelo indica que a RP pode ser viável, porém, somente após discussão entre a equipe multiprofissional, e verde sinaliza quando o paciente pode ser mobilizado com segurança ou baixo risco para eventos adversos.

TABELA 2 Sistema de faróis sinalizadores para RP

●	Baixo risco para eventos adversos. Proceder conforme o protocolo institucional
▲	Potencial risco e maior chance de eventos adversos, porém, menores que os benefícios da mobilização. Se mobilizar, que seja de forma gradual e cautelosa
⬡	Risco potencialmente significativo ou eventos adversos com consequências. Mobilização ativa não deve ocorrer, a menos que haja autorização médica, de enfermeiro e fisioterapeuta seniores

Fonte: adaptado de Hodgson et al., 2014[15].

Critérios clínicos para a realização da RP do paciente em VMI

A Tabela 3 apresenta um conjunto de critérios de avaliação que devem ser considerados antes do início da sessão de mobilização ativa com os pacientes mecanicamente ventilados, classificados segundo o sistema de faróis proposto por Hodgson em 2014.

É importante ressaltar que nenhum escore de avaliação deve ser utilizado como único parâmetro para determinar se o paciente está ou não em condições para realização de qualquer procedimento. A avaliação à beira do leito e a discussão do caso com equipe multiprofissional sempre será o fator principal para aumentar a segurança no momento da realização dos exercícios.

Cabe ao profissional da reabilitação a responsabilidade de tornar o ambiente apropriado para a sessão, estabelecer comunicação efetiva com todos os profissionais envolvidos nas tarefas, separar e testar previamente os aparatos necessários para a terapia e deixar o paciente e seus familiares/cuidadores esclarecidos a respeito dos objetivos a serem atingidos com tais recursos e técnicas, visando a aumentar a adesão deles e garantir que a sessão seja bem-sucedida.

TABELA 3 Parâmetros respiratórios e sua avaliação segundo o sistema de faróis[15]

Parâmetros respiratórios de segurança	Exercícios no leito	Exercícios fora do leito
Entubação		
Endotraqueal	●	●
Traqueostomia	●	●
Fração inspirada de oxigênio		
≤ 0,6	●	●
≥ 0,6	▲	▲
Saturação periférica de oxigênio		
≤ 90%	▲	⬡
≥ 90%	●	●
Frequência respiratória		
≤ 30 ipm	●	●
≥ 30 ipm	▲	▲
PEEP		
≤ 10 cmH$_2$O	●	●
≥ 10 cmH$_2$O	▲	▲
Assincronia paciente-ventilador	▲	▲
Terapias de resgate		
Óxido nítrico	▲	▲
Posição prona	⬡	⬡
Prostaciclina	▲	▲

A reavaliação constante por parte da equipe de reabilitação deve verificar e nortear se o paciente encontra-se em condições de prosseguir dentro do programa terapêutico iniciado, sendo possível adequar o programa diante da melhora do quadro clínico ou interrompê-lo/contraindicá-lo, caso haja riscos relacionados à evolução da doença de base.

A Tabela 4 apresenta critérios de exclusão propostos por um grande estudo de *quality improvement* publicado em 2013 com o objetivo de comparar e contrastar o processo de implementação de um programa de RP em três diferentes centros médico/universitários e avaliar seu impacto em desfechos clínicos dos pacientes de UTI[16].

TABELA 4 Critérios de exclusão da participação do programa de RP

Doses crescentes de vasopressores para estabilidade hemodinâmica (PAM > 60 mmHg)
FiO_2 > 0,8 e/ou PEEP >12 ou piora respiratória
Uso de bloqueador neuromuscular
Vigência de evento neurológico agudo (AVC; HIC; hemorragia)
Fraturas instáveis
Prognóstico reservado ou medidas proporcionais de cuidado
Cirurgias abdominais com risco de deiscência
Sangramentos ativos
Recomendação médica de repouso no leito

AVC: acidente vascular cerebral; HIC: hipertensão intracraniana; PAM: pressão arterial média; FIO_2: fração inspirada de oxigênio; PEEP: *positive end-expiratory pressure*.
Fonte: adaptada de Engel et al., 2013[16].

No referido estudo, constatou-se que a instituição do programa resultou em redução do tempo de permanência na UTI e hospitalar das três instituições, menor incidência de *delirium* e necessidade de sedativos, o que representa indiretamente o benefício associado de redução de custos para o sistema de saúde[16].

Incremento da pressão de suporte ventilatório na ventilação mecânica invasiva durante o exercício

A ATS sugere que um treinamento de alta intensidade é capaz de gerar potenciais benefícios fisiológicos aos pacientes inseridos em um programa de reabilitação, além de respostas positivas do treinamento sobre o sistema cardiovascular e a capacidade de exercício de pacientes, por exemplo, pneumopatas crônicos. No entanto, nem sempre é possível submeter o paciente com VMI a tais programas de exercícios, em razão de quadros de disfunção pulmonar e muscular importantes[17].

Nesse contexto, estratégias como o incremento do nível da pressão de suporte (PS) ventilatório têm sido propostas como recurso de minimização do esforço ventilatório do paciente durante a reabilitação física.

Um estudo realizado com pacientes com VMI já em processo de desmame, porém, ainda sem indicação de extubação, propôs a realização de 3 testes de tolerância ao esforço com 3 ajustes de níveis de PS em uma sequência aleatória por 3 dias consecutivos.

Os níveis de PS foram descritos como: PS basal (utilizada pelo paciente ao início do estudo), PS basal + 2 cmH_2O e PS basal + 4 cmH_2O, e demais parâmetros como PEEP e FiO_2 não foram modificados.

O cicloergômetro de membros superiores (MMSS) foi utilizado para o teste de resistência, com uma resistência fixa de 10 watts; o teste de esforço foi limitado quando apresentava pontuação > 5 na escala de Borg ou quando havia alterações significativas dos sinais vitais com relação a seus valores basais.

Os principais resultados foram a maior tolerância ao esforço quando os pacientes foram ventilados com PS + 4 cmH_2O comparado ao demais níveis (146,3 ± 139,9 segundos *vs.* 108,5 ± 85,9 segundos *vs.* 72,8 ± 43,9 segundos, p = 0,038), além da melhora da resistência ter sido observada em 60% dos pacientes com PS + 2 cmH_2O e 93% dos pacientes com PS + 4 cmH_2O, sem relatos de efeitos adversos durante a avaliação[18].

Os autores defendem que o incremento da PS foi o fator responsável pela redução da sobrecarga muscular respiratória e pela minimização do impacto da fadiga respiratória com aumento da tolerância ao exercício. Além disso, sugerem que os pacientes que apresentavam fraqueza muscular respiratória (pressão inspiratória máxima > -30 cmH_2O) podem ter sido os maiores beneficiários do incremento de volume corrente observado quando utilizada PS adicional ao basal.

Mediante tal evidência, considera-se o uso de incremento de PS uma estratégia a ser avaliada e indicada de forma individualizada, levando em consideração as condições cardiopulmonares basais do paciente e possíveis impeditivos para tal conduta.

Reabilitação precoce e sua influência no processo de desmame da ventilação mecânica

Os efeitos da RP têm sido estudados não apenas sobre a fraqueza muscular adquirida na UTI, mas também sobre o desmame da VMI prolongada. Os resultados ainda são controversos, visto os dados observados em duas revisões sistemáticas, uma delas com 17 estudos, totalizando 1.501 pacientes que foram mobilizados e não apresentaram redução no tempo do desmame ventilatório. No entanto, 6 estudos com um total de 745 pacientes submetidos a RP apresentaram maior número de dias sem necessidade de VMI, o que pode demonstrar efeito positivo para tal população após a extubação[19].

Tais achados divergem de outra revisão, também de 2019, que constava de 5 estudos que avaliaram o tempo sem necessidade de VMI nos pacientes submetidos a RP; esses estudos encontraram uma média de 21,94 ± 4,29 dias contra 21,14 ± 4,98 dias dentre os pacientes do grupo controle, valores muito semelhantes. No entanto, os autores destacam ter havido moderada heterogeneidade entre os pacientes de ambos os grupos, o que pode ter influenciado no resultado não favorável à prática da RP[20].

USO DA VENTILAÇÃO NÃO INVASIVA COMO ESTRATÉGIA DE OTIMIZAÇÃO DA REABILITAÇÃO DO DOENTE CRÍTICO

A estratégia de utilização adjuvante da ventilação não invasiva (VNI) durante o exercício tem sido amplamente empregada em diversos perfis de pacientes, tanto no ambiente ambulatorial quanto durante a internação hospitalar com o objetivo de diminuir o trabalho respiratório decorrente do esforço físico e aumentar a tolerância ao exercício.

Tais efeitos sobre o desempenho físico estão relacionados ao aumento da oxigenação na microcirculação da musculatura periférica, à melhora do fluxo sanguíneo local e, dessa forma, a ocorrência de redução da fadiga de músculos periféricos durante o exercício[21], além da melhora da força muscular pela escala MRC, com valores superiores quando comparada aos pacientes de grupo-controle, o que indica a melhora da força muscular, sem uma heterogeneidade significativa entre os estudos[20].

Dentre os grupos de pacientes em situação de internação em UTI, os pacientes com insuficiência cardíaca (IC) descompensada são um bom exemplo de paciente com baixa reserva cardiopulmonar, redução significativa da tolerância aos esforços e limitação funcional decorrente não só da internação, mas também da fisiopatologia de sua doença de base.

Estudo recente utilizando a VNI durante o exercício em pacientes com IC descompensada em caráter hospitalar avaliou 13 pacientes com IC avançada. Na situação "controle", foi utilizada VNI no modo CPAP de 4 cmH_2O, e na situação "intervenção", foi utilizada a modalidade *bi-level* com uma pressão inspiratória (IPAP – *inspiratory positive airway pressure*) suficiente para gerar um volume corrente de 6 a 8 mL/kg e uma pressão expiratória (EPAP – *expiratory positive airway pressure*) de 10 cmH_2O, medidas estas instituídas com o objetivo de minimizar as complicações secundárias ao reestabelecimento da homeostase.

Os resultados desse estudo demonstraram um aumento significativo no tempo de resistência durante o teste de carga constante realizado com cicloergômetro de membros inferiores (MMII), com melhor resposta nos pacientes mais graves pertencentes à classe funcional III da New York Heart Association (NYHA)[22].

A partir dos resultados desse estudo, é possível sugerir as seguintes indicações e contraindicações para a determinação de um programa de RP com suporte de VNI, mostradas na Tabela 5.

TABELA 5 Indicações e contraindicações para programa de RP com suporte de ventilação não invasiva

Indicações	Contraindicações
Portadores de IC classe funcional II ou III da NYHA	Angina instável
	IAM ou cirurgia cardíaca ≤ 1 ano
Sem déficit cognitivo ou motor	FA ou BAV 3° grau
	Vômito
Doses baixas de drogas vasoativas (dobutamina ≤ 9 mcg/kg/min)	Instabilidade cardiorrespiratória

IC: insuficiência cardíaca; BAV: bloqueio atrioventricular; FA: fibrilação atrial; IAM: infarto agudo do miocárdio.

Parametrização e ajustes da ventilação não invasiva

A VNI pode ser ajustada na modalidade *Bi-level* com um IPAP suficiente para gerar um volume corrente de 6 a 8 mL/kg e um EPAP de 10 cmH$_2$O. A fração inspirada de oxigênio (FiO$_2$) pode ser ajustada para manter uma saturação periférica de oxigênio (SpO$_2$) ≥ 90%.

Titulação da carga de treinamento

Existem diversas estratégias para estimular a realização da atividade física durante a internação. O exercício com cicloergômetro é uma estratégia que permite trabalhar com o paciente monitorado e sem a necessidade de deslocamento para outro local pensando em sua segurança. A titulação da carga de treinamento pode ser realizada conforme descrito na Tabela 6.

TABELA 6 Titulação da carga de treinamento

| Aquecimento: 3 minutos sem carga |
| Carga inicial: 10 watts |
| Incremento: 25 watts a cada minuto |

(continua)

TABELA 6 Titulação da carga de treinamento
(continuação)

| Velocidade: 60 rotações por minuto |

| 3 minutos de aquecimento com carga livre | 10 watts | 25 watts | 25 watts |

Exercício progressivo

Monitoração: FC, SpO$_2$, pressão arterial e Borg a cada minuto

Incremento da carga: até que o paciente relate um desconforto respiratório compatível com 13-15 pontos na escala de Borg e/ou não mantenha as rotações.
A carga de treinamento considerada será a anterior à interrupção.

FC: frequência cardíaca; SpO$_2$: saturação periférica de oxigênio.

Treinamento

Utilizando a carga titulada anteriormente, o treinamento físico com cicloergômetro pode ser contínuo ou intervalado. Durante o período de treinamento, devem ser utilizados critérios de interrupção do teste, como: 70% da frequência cardíaca máxima, pressão arterial sistólica superior a 180 mmHg, queda de 20% na pressão arterial sistólica ou diastólica, SpO$_2$ ≤ 88%, Borg superior a 13 a 15 pontos ou caso o paciente não mantenha 60 rotações por minuto. O período de treinamento deve aumentar progressivamente de acordo com a tolerância do paciente, respeitando sempre os critérios de interrupção para sua segurança.

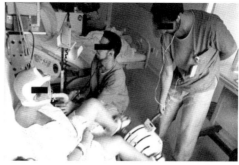

FIGURA 2 VNI durante o período de treinamento com cicloergômetro.
Fonte: foto extraída de Moraes et al., 2017[22].

CONSIDERAÇÕES FINAIS

A reabilitação precoce aplicada ao paciente de UTI, em especial aos que fazem uso de ventilação artificial, tem demonstrado ser de suma importância no contexto de recuperação funcional, com o objetivo de limitar o impacto negativo da internação sobre a evolução a médio e longo prazos dos pacientes hospitalizados.

Sua prática ainda requer muita atenção por parte da equipe de reabilitação, tanto na avaliação dos pacientes elegíveis para o tratamento quanto na reavaliação constante dos ganhos e necessidades de modificação de estratégias e recursos, uma vez que se trata de um perfil de pacientes, por vezes, de comportamento dinâmico e que exige extrema segurança no seu manuseio.

Recomenda-se a instituição de rotinas de avaliação de forma sistematizada e com ferramentas que auxiliem na determinação da funcionalidade e força, assim como das barreiras para a realização da RP, possibilitando viabilizar um cenário favorável a esta para que ela aconteça. Sempre que houver limitação por parte das comorbidades do paciente, considerar as estratégias de incremento de suporte ventilatório, seja como paciente entubado ou após a extubação pelo recurso da VNI para otimização dos exercícios.

REFERÊNCIAS BIBLIOGRÁFICAS

1. Girard TD, Alhazzani W, Kress JP, Ouellette DR, Schmidt GA, Truwit JD, et al. An Official American Thoracic Society/American College of Chest Physicians Clinical Practice Guideline: Liberation from Mechanical Ventilation in Critically Ill Adults Rehabilitation Protocols, Ventilator Liberation Protocols, and Cuff Leak Tests. Am J Respir Crit Care Med. 2017;195(Iss 1):120-33.
2. Parry SM, Puthucheary ZA. The impact of extended bed rest on the musculoskeletal system in the critical care environment. Extrem Physiol Med. 2015;4:16.
3. Winkelman C. Bed rest in health and critical illness: a body systems approach. AACN Adv Crit Care. 2009;20:254-66.
4. Needham DM. Mobilizing patients in the intensive care unit: improving neuromuscular weakness and physical function. JAMA. 2008;300:1685-90.
5. Puthucheary ZA, Rawal J, McPhail M, Connolly B, Ratnayake G, Chan P, et al. Acute skeletal muscle wasting in critical illness. JAMA. 2013;310:1591-600.
6. Denehy L, Skinner EH, Edbrooke L, Haines K, Warrillow S, Hawthorne G, et al. Exercise rehabilitation for patients with critical illness: a randomized controlled trial with 12 months of follow-up. Crit Care. 2013.17(4):156.
7. Hodgson CL, Berney S, Harrold M, Saxena M, Bellomo R. Clinical review: early patient mobilization in the ICU. Critical Care. 2013;17:207.
8. Barbas CSV, Ísola AM, Farias AMC. Diretrizes brasileiras de ventilação mecânica. AMIB, 2013. Disponível em: https://edisciplinas.usp.br/pluginfile. php/237544/mod_resource/content/1/Consenso%20 VM%202013.pdf. Acessado em: 1/10/2019.
9. Kayambu G, Boots RJ, Paratz JD. Early rehabilitation in sepsis: a prospective randomised controlled trial investigating functional and physiological outcomes The i-PERFORM Trial (Protocol Article). BMC Anesthesiol. 2011;11:21.
10. Jolley SE, Moss M, Needham DM, Caldwell E, Morris PE, Miller RR, et al. Point prevalence study of mobilization practices for acute respiratory failure patients in the united states. Crit Care Med. 2017;45(2):205-15.
11. Sibilla A, Nydahl P, Greco N, Mungo G, Ott N, Unger I, et al. Mobilization of mechanically ventilated patients in Switzerland. J Intensive Care Med. 2020;35(1):55-62.
12. Nydahl P, Sricharoenchai T, Chandra S, Kundt FS, Huang M, Fischill M, et al. Safety of patient mobilization and rehabilitation in the intensive care unit. Systematic review with meta-analysis. Ann Am Thorac Soc. 2017;14(5):766-77.
13. Tipping CJ, Bailey MJ, Bellomo R, Berney S, Buhr H, Denehy L, et al. The ICU Mobility Scale has construct and predictive validity and is responsive. A multicenter observational study. Ann Am Thorac Soc. 2016;13:(6):887-93.
14. Chiarici A, Andrenelli E, Serpilli O, Andreolini M, Tedesco S, Pomponio G, et al. An early tailored approach is the key to effective rehabilitation in the intensive care unit. Arch Phys Med Rehabil. 2019;100(8):1506-14.
15. Hodgson C, Stiller K, Needham DM, Tipping CJ, Harrold M, Baldwin CE, et al. Expert consensus and recommendations on safety criteria for active

mobilization of mechanically ventilated critically ill adults. Crit Care. 2014;18:658.

16. Engel HJ, Needham DM, Morris PE, Gropper MA. ICU early mobilization: from recommendation to implementation at three medical centers. Crit Care Med. 2013;9(Suppl 1):69-80.

17. Nici L, Donner C, Wouters E, Zuwallack R, Ambrosino N, Bourbeau J, et al. American Thoracic Society/ European Respiratory Society statement on pulmonary rehabilitation. Am J Respir Crit Care Med. 2006;173:1390-413.

18. Chen Y, Lin H, Hsiao H, Huang C, Kao K, Li L, et al. Effects of an additional pressure support level on exercise duration in patients on prolonged mechanical ventilation. J Form Med Ass. 2015;114:1204-10.

19. Zhang L, Hu W, Liu J, Wu J, Deng Y, Chen X, et al. Early mobilization of critically ill patients in the intensive care unit: a systematic review and meta-analysis. Plos One. 2019;14:10.

20. Zang K, Chen B, Wang M, Chen D, Hui L, Guo S, et al. The effect of early mobilization in critically ill patients: a meta-analysis. Nurs Crit Care. 2019;1-8.

21. Da Silva VZ, Lima A, Cipriano GB, Da Silva ML, Campos FV, Arena R, et al. Noninvasive ventilation improves the cardiovascular response and fatigability during resistance exercise in patients with heart failure. J Cardiopulm Rehabil Prev. 2013;33:378-84.

22. Moraes IG, Kimoto KY, Brandmüller MV, Grams ST, Yamaguti WP. Adjunctive use of noninvasive ventilation during exercise in patients with decompensated heart failure. Am J Cardiol. 2017;119:423-27.

CAPITULO 5

Estratégias de desmame da ventilação mecânica

Leandro Teixeira Saraiva
Karen Yumi Mota Kimoto Chueire
Eliana Vieira Moderno
Marilse Reiko Hata

INTRODUÇÃO

Descontinuar a ventilação mecânica invasiva (VMI) continua a ser uma etapa desafiadora na unidade de terapia intensiva (UTI) em razão de uma séries de fatores que podem variar a depender do cenário em questão, tanto do ponto de vista estrutural do serviço de saúde (disponibilidade de recursos e tecnologias) como por parte da equipe envolvida no cuidado (*expertise*, montante de profissionais envolvidos no cuidado) ou por fatores relacionados ao próprio paciente (comorbidades, evolução clínica e expectativa de prognóstico).

Tamanha complexidade tem motivado, até os dias atuais, a realização de pesquisas no sentido de melhorar o direcionamento na escolha de condutas que possam facilitar a identificação dos pacientes aptos a serem desmamados, melhorar o nível de identificação de índices preditivos de sucesso no desmame e reduzir a falha na extubação, seja por meios que otimizem o processo de redução dos parâmetros da VMI ou por medidas de suporte ventilatórios pós-extubação, como a ventilação não invasiva (VNI) e/ou a cânula nasal de alto fluxo (CNAF).

No capítulo em questão, revisaremos alguns pontos já conhecidos e conceituados na literatura para atingir tais objetivos versados, bem como apresentaremos opções sugeridas nas bases de dados como promissoras na evolução

do paciente crítico em suporte ventilatório, realizando um contraponto com a experiência do serviço de fisioterapia na UTI do Hospital Sírio-Libanês durante o desmame da VMI.

BASES PARA A PRÁTICA CLÍNICA

Teste de ventilação espontânea

O teste de ventilação espontânea (TVE), método de interrupção da ventilação mecânica (VM), é aplicado sempre que o paciente já recebe um suporte ventilatório mínimo. O teste mostra dados que possam informar sobre as possibilidades de interromper o suporte ventilatório mecânico. O TVE é utilizado por ser considerado de fácil manejo e seguro, estando entre os mais eficientes para o desmame.

O tempo durante o qual o paciente é submetido à ventilação tem relação direta com complicações tais como lesão pulmonar induzida pela ventilação, pneumonia associada ao ventilador, maior necessidade de prescrição de sedativos, maior probabilidade de quadro de *delirium*, complicações hemodinâmicas e barreiras para mobilização precoce do paciente crítico. Consequentemente, ocasiona maior morbidade e mortalidade, além de incrementar os custos hospitalares[1].

De acordo com estudos[2], o tempo comprometido com o desmame do suporte ventilatório pode chegar a 40% do tempo total de VM. Em pacientes de subgrupos compostos por portadores de doença pulmonar crônica, estima-se o comprometimento de até 60% do tempo total de desmame da ventilação. São conhecidos os estudos que evidenciam como medidas efetivas para reduzir o tempo de VM rotinas para sedação e analgesia e protocolos guiados pela equipe multiprofissional (enfermeiros e fisioterapeutas)[3].

Alguns estudos contemplam uma sugestão de como realizar um TVE. Um estudo publicado por Steban et al.[4] demonstra a comparação entre 4 maneiras de aplicar esse teste (de até 2 horas): ventilação mandatória intermitente sincronizada (SIMV reduzida paulatinamente), ventilação com suporte pressórico (PSV gradativamente diminuída), múltiplos testes de tubo T e um único teste diário de tubo T. A média de tempo em ventilação no grupo SIMV foi de 5 dias *vs*. 4 dias para a pressão de suporte (PS), e de 3 dias nos dois grupos submetidos ao tubo T, tendo o estudo mostrado que o desmame foi mais rápido com esses pacientes, seguido pelo PSV e, finalmente, o SIMV, além de também apresentar que realizar o teste uma vez ao dia foi tão eficaz quanto repeti-lo várias vezes no decorrer do plantão.

Estudos randomizados e controlados demonstram que o emprego de protocolos para a prática de desmame pode contribuir para reduzir o tempo de VM em até 2 dias, incluindo queda de complicações relacionadas à VM e custos hospitalares[5].

A utilização de *screening* diário é essencial para titular, de forma ativa, pacientes que apresentem melhora do quadro clínico da insuficiência respiratória e que estejam aptos a assumir a respiração espontânea. A sugestão é que os pacientes que preenchem alguns critérios (apresentados na Tabela 1) sejam elencados e submetidos ao TVE utilizando métodos validados: tubo T, CPAP de 5 cmH$_2$O ou pressão de suporte de 7 cmH$_2$O, por 30-120 minutos, ao menos 1 vez ao dia[1,6].

Os pacientes que não apresentarem sinais de intolerância depois do teste poderão seguir em processo de extubação, com base em traba-

lhos randomizados e controlados nos quais norteamos o protocolo utilizado na instituição (fluxograma para desmame de VM).

TABELA 1   Critérios para teste de ventilação espontânea

Critérios para avaliar a reversão da insuficiência respiratória e liberação para teste de tubo T	
Parâmetros	**Critérios**
Oxigenação	PaO$_2$/FiO$_2$ > 150 com PEEP ≤ 8 cmH$_2$O
Ventilação	FR/VT (L) < 100 com CPAP: 5 cmH$_2$O ou OS: 8 PEEP: 5 cmH$_2$O
Nível de consciência	Glasgow ≥ 12/RASS 1
Estabilidade hemodinâmica	PA sistólica de 90 mmHG, mesmo com baixas doses de drogas vasoativas, inexistência de arritmias ou angina instável

CPAP: pressão positiva contínua nas vias aéreas: FiO$_2$: fração inspirada de oxigênio; FR: frequência respiratória; PEEP: pressão positiva expiratória final positiva; PaO$_2$: pressão parcial de oxigênio arterial; PS: pressão de suporte; VT: volume corrente; PA: pressão arterial.

O estudo de Yang e Tobin[7] traz a evidência de que a relação da frequência respiratória pelo volume corrente (FR/VT), quando ≥ 105, indica valor preditivo de falha no TVE. Paralelamente, avaliamos os critérios para designar a falência do teste, conforme a Tabela 2.

TABELA 2   Critérios de falência do teste de ventilação espontânea

Critérios para a falência do teste de ventilação espontânea	
FR	> 35 rpm
SpO$_2$ (%)	< 90
FC	20% em relação ao basal
FR/VT	> 105
PAS	> 180 ou < 90 mmHg
Sinais de aumento do trabalho respiratório	Sudorese, uso de musculatura acessória e ansiedade
Alteração do nível de consciência	Sonolência ou agitação

PAS: pressão arterial sistólica; rpm: respirações por minuto; SpO$_2$: Saturação periférica de oxigênio.

Em nosso serviço, praticamos o protocolo (Figura 1) com a participação do fisioterapeuta, que realiza busca ativa por pacientes que possam ser incluídos nos TVE.

Os pacientes que apresentam quadro compatível com a reversão da insuficiência respiratória são ventilados com PEEP de 5 cmH$_2$O, PS de 5 e FiO$_2$ de 40% por 5 minutos; se não apresentarem sinais de intolerância, segue-se com o teste do tubo T por 30 minutos. Após o teste do tubo T, preconiza-se um resultado que garanta conforto (FR/VC < 100; VC: 5 mL/kg e FR < 35 rpm). De acordo com esses dados, prossegue-se com a extubação. Pacientes com falha prévia no teste do tubo T são submetidos ao teste com titulação de PEEP de 5-7 cmH$_2$O associado a PS de 5-8 cmH$_2$O por 120 minutos.

No Hospital Sírio-Libanês, o *round* multidisciplinar é implementado diariamente, nos plantões da manhã, tarde e noite. Já é fortemente relatado na literatura que a prática do *round* leva à detecção precoce de possíveis demandas tanto do paciente como de familiares. Assim, na instituição se obtém uma tratativa antecipada dessas demandas promovendo maior aderência ao tratamento, fortalecimento de protocolos institucionais como o do desmame e redução do tempo de internação hospitalar[8].

O teste de permeabilidade das vias aéreas – *leak test*

Trabalhos sugerem que o teste de permeabilidade das vias aéreas, também citado como *leak test*, seja realizado antes da retirada do tubo, com o objetivo de evitar o estridor pós-extubação, tolerando-se a perda de pelo menos 10% do volume corrente inspirado, como fator associado a bom prognóstico com relação à ausência de estreitamento das vias aéreas[9].

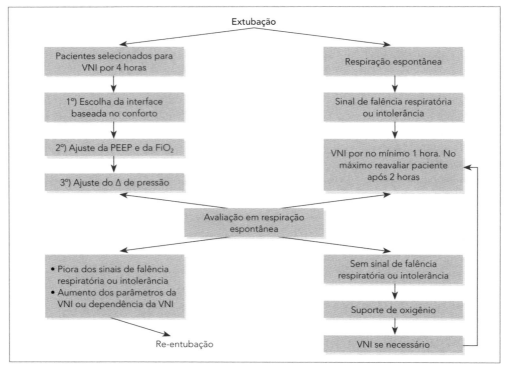

FIGURA 1 Ventilação não invasiva (VNI) após a extubação.
PEEP: pressão positiva expiratória final; FiO$_2$: fração inspirada de oxigênio.

Quanto aos pacientes mantidos em VM por mais de 7 dias ou com antecedente de doença pulmonar obstrutiva crônica (DPOC) que falharam em tentativas de desmame prévias, optamos por instalar a VNI na sequência da extubação, conforme descrito ainda neste capítulo.

Em levantamento interno realizado pela Epimed Monitor ICU Database®, um registro nacional baseado na nuvem, para pacientes adultos internados em UTI do Brasil, cujo objetivo é a melhora da qualidade da assistência, de janeiro a setembro de 2019, na UTI do Hospital Sírio-Libanês, observamos que, dentre os 1809 pacientes egressos, 12,5% foram submetidos à VM, sendo que 52% tiveram uma média de 1-3 dias de duração. Isso mostra que a aplicação do protocolo de avaliação para respiração espontânea tem sido efetivo na redução do tempo de ventilação artificial, indo ao encontro de dados da literatura.

Desse modo, vivenciamos baixa taxa do tempo de VM, evitando complicações já citadas anteriormente, proporcionamos uma média de tempo de internação de 3-4 dias e consequentemente colaboramos para a contenção dos custos com a internação hospitalar.

VENTILAÇÃO NÃO INVASIVA NO PROCESSO DE DESMAME VENTILATÓRIO

A VNI pode ser útil tanto para evitar a entubação como para auxiliar o desmame da VM. As primeiras evidências da aplicação da VNI como técnica de desmame referem-se a seu uso em pacientes com extubação acidental ou insuficiência respiratória pós-extubação.

Entretanto estudos recentes recomendam que o uso protetor da VNI apresente melhores resultados quando comparados com a oxigenoterapia padrão, assim que utilizada imediatamente após a extubação em pacientes selecionados para evitar a ocorrência de insuficiência respiratória pós-extubação a fim de impedir a necessidade de re-entubação e consequentemente reduzir os níveis de mortalidade[10,11].

A aplicação do protocolo de desmame nas UTI do Hospital Sírio-Libanês cria uma rotina de verificação diária do momento de extubação, que leva a equipe multidisciplinar a questionamentos cotidianos sobre a permanência do paciente entubado (Figura 1).

Nesse processo, a VNI é incluída na rotina assistencial com a finalidade de evitar desfechos indesejáveis, como a falência respiratória pós-extubação, a re-entubação por extubação precoce e o aumento na mortalidade. Essa técnica é instituída em pacientes considerados de risco, como os que foram re-entubados, os que falham em tentativa de desmame prévio e os pacientes ventilados mecanicamente por período superior a 5 dias.

A presença de insuficiência cardíaca congestiva (ICC) e a de DPOC agudizada são incluídas nessa seleção por apresentarem alto risco de re-entubação e se beneficiarem do uso da VNI com base nos bons resultados de estudos anteriores[12]. Assim, independentemente de ser a causa inicial de EOT, caso os pacientes apresentem um desses diagnósticos no prontuário eles são selecionados para utilizar VNI após a extubação.

Nos casos selecionados, todo o cuidado é adotado em relação à escolha do equipamento, interface e fixação para que se tenha uma boa adaptação, sem vazamentos, da VNI imediatamente após a extubação, evitando o risco de promover lesão cutânea. Posteriormente, os parâmetros ventilatórios são ajustados, conforme sugerido em estudos prévios, sendo a pressão positiva expiratória final (PEEP) selecionada com um valor de até 10 cmH$_2$O e a fração inspirada de oxigênio (FiO$_2$) ajustada para obter uma oxigenação adequada e saturação periférica de oxigênio (SaO$_2$) semelhante à anterior à extubação. O nível de pressão inspiratória acima da PEEP é ajustado visando ao conforto e a um volume corrente $\geq$ 5 mL/kg de peso ideal, observando o vazamento de ar[13,14].

A duração inicial da VNI é de 4 horas consecutivas. Após esse período, o paciente é avaliado sem suporte não invasivo, com o uso de oxigenoterapia convencional para determinar se o suporte ainda é necessário. Terminado esse período, o uso da VNI fica a critério da equipe de fisioterapia e médica, com a retomada de seu uso realizada caso o paciente apresente sinais de falência ou intolerância em respiração espontânea após seu uso ou mesmo se houver necessidade de aumento de parâmetros da VNI ou dependência, permanecendo mais no mínimo 1 hora e após 2 horas no máximo, quando sua eficácia é reavaliada para nova tomada de decisão. Caso o paciente permaneça 48 horas sem suporte ventilatório não invasivo e sem sinais de intolerância, o término da terapêutica é estabelecido[13].

De acordo com a base de dados do sistema Epimed, que gerencia informações clínicas e a aderência às melhores práticas assistenciais, no ano de 2019, dos 16.546 pacientes internados nas UTI do Hospital Sírio-Libanês, 2.599 fizeram uso da VNI, o que representa uma taxa de uso de 15,71% desse dispositivo, com uma baixa taxa de falha de 2,31%, que pode estar associada e referenciar a boa execução do protocolo estabelecido.

Terapia de alto fluxo no processo de desmame

Em situações para as quais haja indicação, entretanto existam fatores de complicação como aerofagia e baixa aceitação pelo paciente, o uso da VNI torna-se autolimitado. Diante desse fator, o cateter nasal de alto fluxo (CNAF) surge como técnica emergente de oxigenação, com numerosas vantagens fisiológicas e clínicas.

Apesar de ser considerado uma terapia recente, desde 2017 o CNAF é utilizado na rotina das UTI do Hospital Sírio-Libanês. Dados do sistema Epimed mostram uma curva ascendente em sua taxa de uso, atingindo em 2019 um valor de 7,45% dos pacientes que foram ventilados mecanicamente, contemplando inclusive o uso nos processos de desmame.

Esse aumento nas taxas de uso pode ser naturalmente associado à facilidade de aplicação,

tolerância e conforto relatada pelo paciente pela diminuição na sensação de dispneia, que pode ser explicada pelo alto fluxo inspiratório em comparação à oxigenoterapia convencional ou à VNI[15].

A terapia com CNAF fornece uma fração inspirada de oxigênio controlada com entrega contínua de fluxo médio máximo de 60 L/min com aquecimento e umidificação ideais que reduzem o espaço morto anatômico, associado à diminuição da resistência das vias aéreas, ao aumento da complacência pulmonar, à melhora da higiene brônquica e à manutenção de certo nível de pressão positiva ao final da expiração (cerca de 3-6 cmH$_2$O), efeitos estes que se traduzem clinicamente em diminuição do trabalho respiratório, com melhora da ventilação alveolar, além de alívio da hipoxemia[15-18].

Estudos recentes sugerem a aplicação do CNAF primariamente para casos de insuficiência respiratória hipoxêmica, após a extubação de pacientes clínicos e cirúrgicos, quando o uso da VNI é contraindicado ou quando não há adaptação a seu uso[15,16].

De forma geral, o CNAF também pode ser utilizado como alternativa segura em casos de insuficiência respiratória hipoxêmica e para evitar a entubação em pacientes críticos, em comparação com a oxigenoterapia convencional e a VNI[18,19].

Em pacientes com insuficiência respiratória hipoxêmica pós-extubação, o uso do CNAF se associa com diminuição na taxa de re-entubação, particularmente quando comparado à oxigenoterapia convencional[20].

Já nos pacientes de alto risco e nos submetidos a cirurgia cardiotorácica, o CNAF, quando comparado à VNI, não foi inferior, com taxa similar de sucesso terapêutico para prevenir re-entubação, assim como para tratar insuficiência respiratória aguda pós-extubação, com a taxa de mortalidade na UTI similar nos dois grupos[19].

Entretanto, um ensaio clínico randomizado multicêntrico publicado em 2019 analisou uma nova estratégia combinando o CNAF com a VNI imediatamente após a extubação, verificando que as terapias combinadas poderiam reduzir ainda mais a taxa de reintubação, porém sem diferenças nas taxas de mortalidade em pacientes sob VM, com alto risco de falha na extubação em comparação com o CNAF sozinho[14].

No serviço do Hospital Sírio-Libanês, a aplicação do CNAF é indicada após avaliação e instituída em situações nas quais o paciente possui PaO_2 < 60 mmHg ou SaO_2 < 90% em ar ambiente, sendo recomendado o uso da menor oferta de oxigênio necessário para atingir a SaO_2 de 90-94% para os pacientes em geral, e entre 88-92% para os pacientes com risco de insuficiência respiratória hipercápnica – respeitando as situações de contraindicação do uso, como presença de fístula do trato respiratório, respiração oral, obstrução de vias aéreas superiores e epistaxe (Figura 2).

Seu sistema é composto por uma cânula nasal e circuito específico (Optiflow, Fisher and Paykel Healthcare) com base de aquecimento (Figura 3), que pode ser conectado a ventilador mecânico microprocessado que possua modo terapia de oxigênio presente ou a fluxômetros de 0-30 L (oxigênio e/ou ar comprimido), com um fluxo que pode variar de 2-50 L/min em adultos.

Nesse dispositivo o fluxo é inicialmente estabelecido em 30 L/min, ajustado conforme o conforto do paciente, com possibilidade de aumento de até 50 L/min caso não se observe melhoria do padrão respiratório. A temperatura é ajustada para 37 °C, e a FiO_2 é ajustada regularmente para SaO_2 > 90%. Caso a FiO_2 atinja 0,4 com SaO_2 > 90%, considerar o desmame para terapia de baixo fluxo; caso não haja melhora do desconforto e SaO_2, considerar a utilização da VNI (Figura 4).

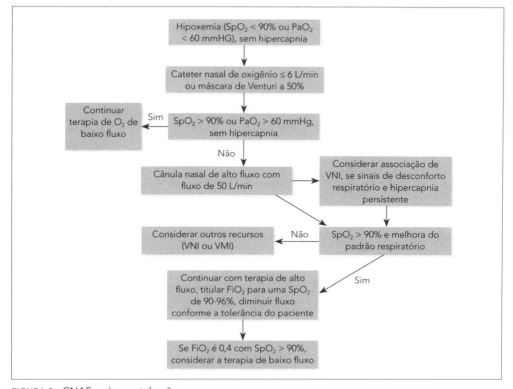

FIGURA 2 CNAF após a extubação.
SpO_2: saturação de oxigênio; PaO_2: pressão parcial de oxigênio; VNI: ventilação não invasiva; VMI: ventilação mecânica invasiva; FiO_2: fração inspirada de oxigênio.

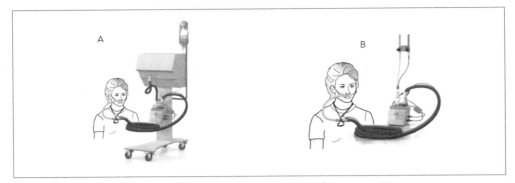

FIGURA 3   Sistema Optiflow® no ventilador mecânico (A) e com fluxômetros (B).
Fonte: Fisher & Paykel Healthcare Limited, 2019.

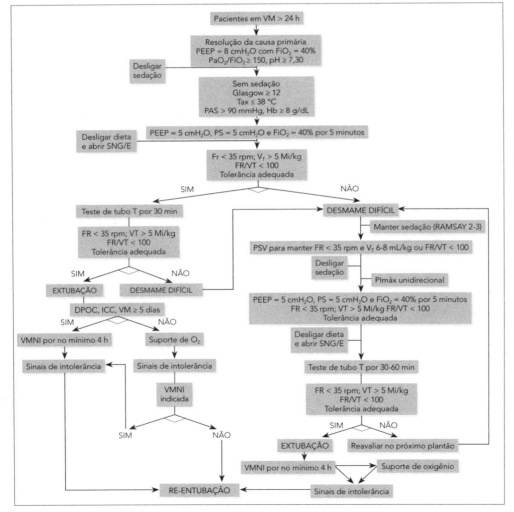

FIGURA 4   Teste de ventilação espontânea e triagem para extubação.

Dessa forma, quando comparada à oxigenoterapia convencional e em situações nas quais a VNI é contraindicada ou não tolerada, o uso do CNAF pode ser uma alternativa segura para o controle de casos[20].

DESMAME VENTILATÓRIO COM MODALIDADES AUTOMATIZADAS E SERVOCONTROLADAS

O processo de desmame da VM, que envolve a transição da ventilação artificial para a espontânea, tem sido estudado ao longo de anos com o objetivo de tornar essa etapa o mais efetiva e segura possível. A exemplo disso, a utilização de estratégias específicas como modalidades automatizadas e servocontroladas de ventilação tem sido apontada como um potencial facilitador para a redução do tempo na identificação dos candidatos à extubação[21].

Uma modalidade automatizada de ventilação consiste em um sistema que modifica seu funcionamento de acordo com especificações pré-ajustadas pelo operador e em resposta a mudanças observadas no perfil ventilatório do paciente, bem como nas modalidades servocontroladas, que se baseiam na interação entre o paciente e a máquina como em um conceito *feedback*, a fim de manter total controle sobre a qualidade ventilatória de maneira dinâmica e constante[22].

O surgimento de tais modalidades já conta com mais de duas décadas nos aparelhos de ventilação, porém sua utilização tem sido alvo de questionamentos por parte de muitos profissionais na terapia intensiva, seja pelo desconhecimento acerca de como funcionam ou pelas estratégias de *marketing* cada vez mais intensas das empresas fabricantes desses aparelhos para sua aquisição pelos centros de saúde[23]. A Tabela 3 apresenta algumas das modalidades descritas pela literatura[24].

TABELA 3 Principais modalidades automatizadas e servocontroladas de ventilação mecânica

Nome	Fabricante	Funcionamento
Smartcare/PS	Dräger Medical, Alemanha	Variação da PS pela monitorização da FR, VC, $ETCO_2$. TER de 1 h sob respiração espontânea
Adaptative Support Ventilation (ASV)	Hamilton Medical, Suíça	Análise respiração a respiração para variação da PI e FR mandatória e manutenção de um Vmin mínimo predefinido. Mudança automática para PS com base na FR e VC prévios
Automode	Siemens, Suécia	Alteração entre um modo controlado e o espontâneo pela identificação de esforço inspiratório do paciente em 2 respirações consecutivas
Proportional Assist Ventilation (PAV)	The University of Manitoba, Canadá	Ajuste da pressão das vias aéreas de acordo com a medida de complacência e resistência ao longo dos ciclos ventilatórios, a fim de manter % de suporte ajustado pelo operador
Mandatory Minute Ventilation (MMV)	Dräger Medical, Alemanha	Ajuste da FR mandatória baseado no apresentado pelo paciente e com alvo de Vmin determinado pelo operador
Proportional Pressure Support (PPS)	Dräger Medical, Alemanha	A PS é ajustada de acordo com mudanças na resistência das vias aéreas e complacência pulmonar. Algoritmo baseado na modalidade PAV
Neurally Adjusted Ventilatory Assist (NAVA)	Maquet, Suécia	Suporte ventilatório baseado na atividade elétrica do diafragma, mensurado por uma sonda esofágica
Intellivent-ASV®	Hamilton Medical, Suíça	Extensão do ASV que usa o $ETCO_2$ e o da oxigenação para autoajuste da PEEP e FiO_2

Fonte: adaptado de Rose, 2015[24].

A comparação por meio de ensaios clínicos controlados e randomizados tem sido uma estratégia utilizada na busca por níveis de evidência a respeito do impacto de tais tecnologias sobre variáveis clínicas relevantes, na evolução dos pacientes em VM e contrapondo a prática usual de cada serviço com as novas modalidades automatizadas.

Apesar do uso crescente, de acordo com a literatura seu nível de evidência ainda é considerado entre moderado e baixo, conforme demonstrado na Tabela 4[21].

Assincronias no processo de desmame da ventilação mecânica

As assincronias paciente-ventilador, que geralmente têm papel fundamental na falha do desmame ventilatório, são causa de efeitos indesejáveis como aumento da dispneia, piora da troca gasosa e aumento do trabalho respiratório, além de associação com lesão muscular diafragmática, aumento do tempo de VM e da mortalidade dos pacientes que utilizam ventilação invasiva[25,26].

Nesse contexto, em recente comparação entre modalidades automatizadas e convencionais de ventilação espontânea, foi demonstrada a redução do índice de assincronias (proporção de eventos assincrônicos em relação a todos os ciclos respiratórios) e número total de eventos por hora, incidência de esforços perdidos, que se mostrou significativamente menor nos pacientes ventilados com automatização dos níveis de PSV[27].

Tal resultado foi atribuído ao coeficiente de variabilidade da PS permitido pela modalidade utilizada, que parece ter respondido às mudanças de demanda ventilatória do paciente. Isso não foi observado na modalidade convencional, em que tal ajuste é responsabilidade do operador, e nem sempre tão imediatamente quanto necessário.

A tomada de decisão sobre automatizar ou não a ventilação dos pacientes pode ser norteada analisando as características que envolvem a população envolvida em cada situação. Presume-se, por exemplo, que o paciente está hemodinamicamente estável, com adequada troca gasosa e baixa fração inspirada de oxigênio (FiO_2), que esteja sob adequado nível de sedação (que permita *drive* ventilatório), compensação da doença de base, não possua *drive* respiratório instável ou padrão de respiração espontânea irregular, que haja ausência de febre ou distúrbios acidobásico[24].

A Tabela 5 apresenta quatro questionamentos que podem ajudar a direcionar a tomada de decisão quanto ao uso ou não de modalidades automatizadas de desmame.

TABELA 4   Impacto da automatização do desmame nos principais desfechos clínicos[21]

Variável tempo	Duração média	Duração estimada	Participantes	Qualidade da evidência
	Controle	Intervenção		
Desmame no paciente clínico	13 dias	↓ 4,78 dias	38 (1 estudo)	Moderada
Desmame no paciente cirúrgico	3-11 dias	↓ 1,85 dia	457 (6 estudos)	Baixa
1° TER com sucesso	Até 6 dias	↓ 1,72 dia	175 (2 estudos)	Moderada
Tempo total de VM	3-17 dias	↓ 1,68 dia	521 (7 estudos)	Baixa
Permanência na UTI	10-20 dias	↓ 1,26 dia	162 (2 estudos)	Moderada
Sucesso na EOT	Até 10 dias	↓ 0,99 dia	516 (7 estudos)	Baixa

EOT: entubação orotraqueal; VM: ventilação mecânica; UTI: unidade de terapia intensiva.
Fonte: adaptado da revisão sistemática de Burns et al. para Cochrane em 2014.

TABELA 5 Questões de auxílio na decisão entre automatização ou ajuste manual do desmame[23]

A automatização do desmame é superior ao ajuste manual? Tudo pode depender de:
1. Qual população de pacientes irá utilizar?
2. Quem são os profissionais envolvidos no cuidado?
3. Quão bom é o manejo de sua equipe com: • Protocolos de desmame? • Alterações de mecânica ventilatória e de trocas gasosas? • Alterações de variáveis não respiratórias?
4. Seu aparelho é bem calibrado e tem sensor confiável?

A segurança na escolha pode depender do nível das respostas obtidas pelo avaliador. Quando as condições são adequadas e a unidade possui carências como o número de profissionais envolvidos no cuidado, esse recurso pode oferecer alguma vantagem; no entanto, os sistemas automatizados parecem não ser superiores a um ambiente bem ajustado, com bons recursos e pessoal treinado na vigilância ventilatória dos doentes, particularmente aqueles que efetivamente possuem protocolos predefinidos e já comprovadamente qualificados[23].

CONSIDERAÇÕES FINAIS

Retirar o paciente da VM não consiste em tarefa fácil, porém a utilização das estratégias propostas na literatura, associada ao conhecimento das facilidades/limitações de cada serviço e à *expertise* técnico-científica dos profissionais da UTI, certamente está atrelada à maior probabilidade de sucesso nessa etapa tão importante na evolução do paciente crítico.

Os fisioterapeutas do Hospital Sírio-Libanês têm-se movimentado no sentido de aprimorar a assistência prestada ao paciente crítico em VM, acreditando que a discussão de caso em caráter de equipe multiprofissional e médica também pode exercer papel fundamental durante o processo de desmame. Pontos de vista diversos

acerca do mesmo paciente e da mesma situação podem ser importantes no direcionamento das tomadas de decisão quanto a, por exemplo, continuar as terapêuticas selecionadas ou considerar sua modificação/interrupção, garantindo assim que apenas os melhores resultados possíveis sejam alcançados em benefício da promoção de saúde ao paciente de UTI.

REFERÊNCIAS BIBLIOGRÁFICAS

1. Esteban A, Anzueto A, Frutos F, et al. Grupo de estudos internacionais de ventilação mecânica: características e desfechos em pacientes adultos em ventilação mecânica: um estudo internacional de 28 dias. JAMA. 2002;287:345-55.
2. Esteban A, Alia I, Ibañez J, Benito S, Tobin MJ. Modes of mechanical ventilation and weaning: a national survey of Spanish hospitals. The Spanish Lung Failure Collaborative Group. Chest. 1994;106:1188-93.
3. Macintyre NR, et al. Evidence-based guidelines for weaning and discontinuing ventilatory support: a collective task force facilitated by the American College of Chest Physicians. Chest 2001;120(Supp):375-95 S.
4. Esteban A, Frutos F, Tobin MJ, Gil A, Gordo F, Vallverdú I, et al. Effect of spontaneous breathing trial duration on outcome of attemps to discontinue mechanical ventilation: Spanish Lung Failure Collaborative Group. Am J Tespir Crit Care Med. 1999;159:512-8.
5. Ely EW, Baker AM, Dunagan DP, et al. Effect on the duración of mechanical ventilation of identifying patients capable of breathing spontaneously. N Engl Med. 1996;335:1864-9.
6. Esteban A, Alia, Gordo F, et al. Extubation outcome after spontaneous breathing trials with T-tube or pressure support ventilation. The Spanish Lung Failure collaborative Group. Am J Resp Crit Care Med. 1997;156:459-65.
7. Yang KL, Tobin MJ. A prospective study of indexes predicting the outcome of trials of mechanical ventilation. N England J. Med. 1991;324:1447.
8. Gruenberg DA, Shelton W, Rose SL, Rutter AE, Socaris S, McGee G. Am J Crit Care. 2006;15:502-9.
9. Miller RL, Cole RP. Association between reduced cuff leak volume and post-extubacion stridor. Chest. 1996;110(4):1035-40.
10. Nava S, Gregoretti C, Fanfulla F, et al. Noninvasive ventilation to prevent respiratory failure after extu-

bation in high-risk patients. Crit Care Med. 2005;33(11):2465-70.

11. Agarwal R, Aggarwal A N, Gupta D, Jindal SK. Role of noninvasive positive-pressure ventilation in postextubation respiratory failure: a meta-analysis. Respiratory Care. 2007;52(11):1472-79.

12. Thille AW, Boissier F, Ben-Ghezala H, et al. Easily identified at-risk patients for extubation failure may benefit from noninvasive ventilation: a prospective before-after study. Crit Care. 2016;20(1):48.

13. Nery P, Pastore L, Carvalho CRR, Schettino G. Shortening ventilatory support with a protocol based on daily extubation screening and noninvasive ventilation in selected patients. Clinics. 2011;66(5):759-66.

14. Thille AW, Muller G, Gacouin A, et al. Effect of postextubation high-flow nasal oxygen with noninvasive ventilation vs high-flow nasal oxygen alone on reintubation among patients at high risk of extubation failure: a randomized clinical trial. JAMA. 2019;322(15):1465-75.

15. Schwabbauer N, Berg B, Blumenstock G, Haap M, Hetzel J, Riessen R. Nasal high-flow oxygen therapy in patients with hypoxic respiratory failure: effect on functional and subjective respiratory parameters compared to conventional oxygen therapy and non-invasive ventilation (NIV). BMC Anesthesiol. 2014;14:66.

16. Nishimura M. High-flow nasal cannula oxygen therapy in adults: physiological benefits, indication, clinical benefits, and adverse effects. Respir Care. 2016;61(4):529-41.

17. Stéphan F, Barrucand B, Petit P, Rézaiguia-Delclaux S, Médard A, Delannoy B, et al. High-flow nasal oxygen vs noninvasive positive airway pressure in hypoxemic patients after cardiothoracic surgery: a randomized clinical trial. JAMA. 2015;313(23):2331-9.

18. Frat JP, Thille AW, Mercat A, Girault C, Ragot S, Perbet S, et al. High-flow oxygen through nasal cannula in acute hypoxemic respiratory failure. N Engl J Med. 2015;372(23):2185-96.

19. Hernández G, Vaquero C, Colinas L, Cuena R, González P, Canabal A, et al. Effect of postextubation high-flow nasal cannula vs noninvasive ventilation on reintubation and postextubation respiratory failure in highrisk patients: a randomized clinical trial. JAMA. 2016;316(15):1565-74.

20. Mauri T, Grasselli G, Jaber S. Respiratory support after extubation: noninvasive ventilation or high-flow nasal cannula, as appropriate. Ann Intensive Care. 2017;7(1):52.

21. Burns KEA, Lellouche F, Nisenbaum R, Lessard MR, Friedrich JO. Automated weaning and SBT systems versus nonautomated weaning strategies for weaning time in invasively ventilated critically ill adults. Cochrane Database of Syst. Rev. 2014; issue 9;

22. Branson RD. Automation of mechanical ventilation. Crit Care Clin. 2018;34(3):383-94.

23. Holets SR, Marini J. Is automated weaning superior to manual spontaneous breathing trials? Resp Care. 2016;6(6):749-60.

24. Rose L. Strategies for weaning from mechanical ventilation: a state of art review. 2015. Intensive Crit Care Nurs. 2015;31:189-95.

25. Blanch L, Villagra A, Sales B, Montanya J, Lucangelo U, Luján M, et al. Asynchronies during mechanical ventilation are associated with mortality. Intensive Care Med. 2015;41(4):633-41.

26. Gilstrap D, MacIntyre N. Patient-ventilator interactions: implications for clinical management. Am J Respir Crit Care Med. 2013;188(9):1058-68.

27. Grieco DL, Bitondo MM, Bermeo HA, Italiano S, Idone FA, Moccaldo A. Patient-ventilator interaction with conventional and automated management of pressure support during difficult weaning from mechanical ventilation. J Crit Care. 2018;48.

CAPÍTULO 6

Reabilitação precoce na unidade de terapia intensiva

Mirian Akemi Onoue
Wellington Pereira dos Santos Yamaguti

INTRODUÇÃO

Durante muito tempo, os profissionais inseridos nas unidades de terapia intensiva (UTI) tiveram como principal objetivo tratar os pacientes críticos focando sobretudo na sua sobrevivência. Os avanços tecnológicos e científicos, associados à introdução de uma equipe interdisciplinar integrada no cuidado, contribuíram significativamente para a redução da mortalidade desses pacientes[1,2]. Diante desse novo cenário, observou-se interessante aumento no conhecimento das disfunções adquiridas durante o período prolongado de imobilização no leito. Estudos têm demonstrado que as complicações comumente observadas nesses indivíduos incluem fraqueza muscular generalizada, descondicionamento físico, sintomas de dispneia, depressão, ansiedade e reduzida qualidade de vida[3,4]. Algumas evidências sugerem que essas disfunções adquiridas durante a internação na UTI podem iniciar-se com 72 horas da admissão[5] e persistir até 5 anos após a alta hospitalar[6,7]. Diante dessas constatações, o padrão de excelência para a abordagem assistencial de pacientes críticos deve pautar-se na garantia de uma sobrevivência com a menor perda funcional possível, utilizando-se de estratégias terapêuticas potencialmente benéficas na prevenção e na recuperação funcional precoce desses pacientes[8,9].

Diversas estratégias terapêuticas têm sido sugeridas para a reabilitação de pacientes críticos com início das intervenções imediatamente após a estabilização clínica. As intervenções comumente utilizadas compreendem técnicas de mobilidade progressiva e treinamento funcional[10], ortostatismo e deambulação assistida[11], estimulação elétrica neuromuscular[12] e treinamento com cicloergômetro[13]. O uso racional desses recursos em um ambiente com cuidados de alta complexidade torna-se uma questão fundamental para a prática clínica efetiva, considerando o tempo dispendido, os equipamentos necessários e os recursos humanos disponíveis[14]. Além dessas questões práticas, a adequada seleção da técnica terapêutica para otimizar os benefícios esperados e minimizar o risco de eventos adversos deve ser previamente definida de maneira clara. Sendo assim, a estruturação de diretrizes assistenciais com propostas de fluxogramas para a adequada seleção de pacientes e recursos tecnológicos parece ser um caminho a ser seguido para garantir uma reabilitação funcional com a máxima efetividade e eficiência[15].

BASES PARA A PRÁTICA CLÍNICA

A sarcopenia e o paciente crítico

Alguns fatores de risco têm sido descritos como fortes determinantes para a gênese de fraqueza muscular adquirida na UTI, como: presença de disfunção múltipla de órgãos, inflamação sistêmica, resistência à insulina, uso de drogas como corticosteroides e bloqueadores neuromusculares, sedação e analgesia prolongadas e imobilismo no leito[16]. O mecanismo básico nesse processo de desenvolvimento de sarcopenia compreende o desequilíbrio nos processos de síntese e degradação de proteínas, ou seja, na presença desses fatores de risco, ocorre aumento da atividade catabólica e redução de atividade anabólica (processo comumente descrito como resistência anabólica), determinando alterações na estrutura e na arquitetura muscular, identificadas clinicamente pela redução significativa da massa muscular. Sabe-se também que a inflamação sistêmica e o estresse oxidativo potencializam o processo de degradação de proteínas. Investigação mais detalhada da microestrutura, por biópsia muscular, tem demonstrado que um período de 7 dias em ventilação mecânica (VM) é suficiente para a ocorrência predominante de atrofia muscular seletiva de fibras do tipo II[17]. A esperada consequência da alteração estrutural e morfológica do músculo esquelético (periférico e/ou respiratório) é a instalação de um quadro progressivo de perda da função muscular, identificada pela diminuição de força muscular. O ciclo se fecha com a compreensão de que a disfunção muscular, em diferentes graus de acometimento, determinará um quadro de inatividade e redução das atividades funcionais desempenhadas pelo paciente (Figura 1).

IMPACTO FUNCIONAL DO IMOBILISMO

O impacto do imobilismo prolongado na funcionalidade de pacientes hospitalizados tem sido amplamente estudado na literatura. Um estudo brasileiro investigou os efeitos de uma hospitalização de curto prazo (até 5 dias) em pacientes não restritos ao leito. Os resultados demonstraram uma redução significativa da força muscular periférica, respiratória e da capacidade funcional no 5º dia de internação em relação à data da admissão hospitalar, sugerindo que períodos curtos de hospitalização já podem trazer impacto funcional mesmo em pacientes considerados independentes funcionalmente[18].

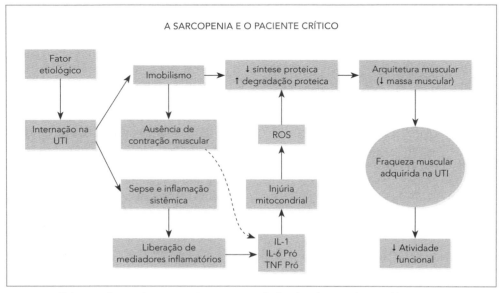

FIGURA 1 Fisiopatogênese da sarcopenia e repercussão funcional no paciente crítico.
UTI: unidade de terapia intensiva; IL: interleucina; TNF: fator de necrose tumoral; ROS: espécie reativa de oxigênio.

Em pacientes com doenças crônicas exacerbadas, a atividade física de vida diária também tem sido monitorada durante e após o período de hospitalização. Em um estudo observacional conduzido em pacientes com doença pulmonar obstrutiva crônica (DPOC) exacerbada, foi demonstrada uma marcada redução do tempo diário gasto em atividades como ortostatismo e deambulação, tanto no 2º como no 7º dia de hospitalização. Mesmo após 1 mês da alta hospitalar, a inatividade física permanecia reduzida nesses pacientes quando comparados à média estabelecida em pacientes com DPOC estável. Isso reforça que a inatividade física deve ser fortemente combatida durante os períodos de exacerbação de doenças crônicas que requerem internação hospitalar[19].

Em pacientes graves agudamente acometidos, as alterações funcionais parecem caminhar no mesmo sentido, com impactos ainda maiores e repercussões em longo prazo. Um estudo de coorte prospectivo acompanhou pacientes sobreviventes da síndrome do desconforto respiratório agudo (SDRA) por um período de 5 anos. Parâmetros de função física, mental e qualidade de vida foram mensurados anualmente e mostraram apresentar uma curva de melhora significativa no 1º ano pós-alta hospitalar, no entanto, atingindo um platô após esse período sem alcançar a média de normalidade para capacidade funcional (teste de caminhada de 6 minutos) e qualidade de vida (Short Form – SF-36) nos anos subsequentes. Sintomas de ansiedade e depressão foram observados em mais de 50% dos pacientes, e a síndrome do estresse pós-traumático ocorreu em 27% dos familiares no mesmo período. Após 1 ano de acompanhamento, apenas 48% dos pacientes haviam retornado às atividades de trabalho, enquanto os custos com cuidados de saúde nesse mesmo período ultrapassaram valores de 22 mil dólares canadenses[7]. Essas observações evidenciam o grande impacto do imobilismo em domínios físicos e mentais de pacientes críticos, abrangendo inclusive os seus familiares e trazendo repercussões socioeconômicas relevantes.

EFICÁCIA DA REABILITAÇÃO PRECOCE NO PACIENTE CRÍTICO

Diante desse contexto clínico, algumas evidências científicas passaram a ser publicadas, principalmente a partir do ano 2000, investigando os benefícios de programas de mobilidade progressiva na prevenção e no tratamento da disfunção muscular e funcionalidade global de pacientes críticos. Uma revisão sistemática recente objetivou avaliar os relatos da literatura relacionados à reabilitação precoce com ênfase em desfechos funcionais e na segurança do paciente. Um total de 15 estudos preencheu os critérios de inclusão e foram analisados: 9 séries de casos ou opinião de especialistas, 1 estudo observacional do tipo caso-controle, 4 estudos de coorte prospectivo e 1 ensaio clínico aleatorizado e controlado[20]. Desses estudos, 10 investigaram questões de aplicabilidade e segurança, 10 abordaram desfechos funcionais e 5 foram alocados em ambas as categorias. Embora o número de publicações de qualidade ainda seja pequeno, a literatura disponível sugere que um programa de mobilização precoce pode ser aplicável, seguro e com benefícios funcionais relevantes para o paciente crítico.

O principal ensaio clínico aleatorizado e controlado disponível na literatura sobre essa temática é um estudo conduzido por Schweickert et al.[21], no qual os autores tiveram como objetivo avaliar a eficácia da combinação de um protocolo de interrupção diária da sedação associada à mobilização precoce de pacientes críticos ainda em ventilação mecânica (VM). Nesse estudo, foram aleatorizados 104 pacientes para compor o grupo de intervenção (mobilização precoce) ou grupo controle (tratamento padrão). A variável primária foi a frequência de pacientes que retornavam ao status de independência funcional na alta hospitalar, definida pela capacidade do indivíduo realizar 6 atividades de vida diária (banho, vestir-se, alimentação, arrumar-se, transferência do leito para poltrona e utilização do banheiro), além da habilidade de deambular independentemente. Os dias livres de VM ao longo de 28 dias de internação foi considerado desfecho secundário. Os resultados desse ensaio clínico demonstraram que o *status* de independência funcional ocorreu em 59% dos pacientes do grupo intervenção na alta hospitalar, comparado a 35% no grupo controle (diferença com significância estatística). Esses resultados também estiveram associados com menor tempo de *delirium* e maior número de dias livres da VM.

ESTRATÉGIAS TERAPÊUTICAS ESPECÍFICAS PARA COMBATER IMOBILISMO E SARCOPENIA

Tendo em vista a inquestionável necessidade de se instituir práticas de mobilização precoce do paciente crítico na rotina assistencial, o uso de dispositivos e tecnologias comumente utilizados na reabilitação de paciente ambulatoriais surge como potencial estratégia a ser incorporada também em UTI. Os principais recursos tecnológicos investigados nos estudos clínicos envolvendo esses pacientes têm sido a estimulação elétrica neuromuscular (EENM), o treinamento com cicloergômetro e o uso de dispositivos de assistência para o ortostatismo (prancha ortostática e *stand in table*), além de deambulação funcional com métodos de suspensão corporal e andadores especializados[22].

O primeiro ensaio clínico aleatorizado e controlado investigando a eficácia da EENM em pacientes sob VM em UTI foi conduzido por um grupo italiano[23], no qual foi demonstrado que a associação da EENM (quadríceps e glúteo máximo) com exercícios ativos livres foi superior no ganho de força muscular e na redução dos dias necessários para a transferência do paciente do leito para a poltrona, quando comparado ao grupo controle que realizou exercícios ativos isoladamente. No entanto, a amostra desse estudo foi composta por pacientes confinados ao leito há pelo menos 30 dias e, portanto, a estratégia foi instituída em caráter tardio e com objetivos terapêuticos.

No ano de 2009, foi publicado outro ensaio clínico investigando os efeitos da EENM insti-tuída de forma precoce (nas primeiras 48 horas da admissão do paciente na UTI) com o objetivo de prevenir a perda de massa muscular em 7 dias de observação[12]. Esse estudo evidenciou uma redução na perda de massa muscular (reto femoral e vasto medial) avaliada por ultrassonografia, sugerindo que o uso precoce da EENM pode minimizar o impacto do imobilismo sobre o sistema muscular esquelético periférico e, consequentemente, na funcionalidade global.

Outro estudo do mesmo grupo demonstrou ainda que a EENM utilizada de forma precoce pode diminuir a incidência de polineuromiopatia, o tempo de desmame da VM e o tempo de internação na UTI[24]. Ainda existe uma controvérsia quanto ao uso da EENM em pacientes sépticos sob VM, uma vez que as evidências ainda não são consensuais e não sustentam os benefícios nessa população específica[25,26]. Algumas revisões sistemáticas e metanálises recentes já estão disponíveis na literatura abordando a eficácia da EENM em pacientes críticos[27,28].

Outra modalidade de treinamento que tem sido aplicada de forma precoce é a utilização de exercício de membros inferiores e/ou superiores com cicloergômetro (Pires--Neto, 2013). Em um estudo aleatorizado e controlado, foi demonstrada a eficácia de um programa de exercícios diários com cicloergômetro à beira do leito (iniciados no 5º dia após estabilização clínica de pacientes críticos) no aumento da força muscular de quadríceps, da qualidade de vida e da capacidade funcional avaliada pelo teste de caminha de 6 minutos na alta hospitalar[13]. A utilização de suporte ventilatório durante o exercício com cicloergômetro tem sido descrita como uma modalidade adjuvante no aumento da tolerância ao exercício de pacientes críticos, visando a reduzir o trabalho ventilatório e melhorar o desempenho cardíaco e muscular periférico. Em pacientes sob ventilação mecânica invasiva (VMI) prolongada, foi recentemente demonstrado que a adição de uma pressão de suporte de 4 cmH_2O, comparado com os parâmetros ventilatórios basais, aumentou significativamente o tempo de duração do exercício de membros superiores em cicloergômetro portátil[29].

Os efeitos da ventilação não invasiva (VNI) na tolerância ao exercício também foram investigados em um ensaio clínico aleatorizado do tipo cruzado em pacientes críticos com insuficiência cardíaca descompensada[30]. Nesse estudo, a utilização de VNI na modalidade *bilevel* promoveu melhor desempenho no teste de resistência com carga constante realizado com cicloergômetro de membros inferiores, quando comparada à situação placebo realizada com CPAP (*Continuous Positive Airway Pressure*) mínimo de 4 cmH_2O.

Por fim, o uso de dispositivos de assistência para o ortostatismo (prancha ortostática e *stand in table*) e deambulação funcional com métodos de suspensão corporal e andadores especializados também tem sido recomendado na reabilitação de pacientes internados em UTI. Curiosamente, a proposta de dispositivos para a assistência da marcha em pacientes ainda em uso de VMI foi sugerida já na década de 1970[31,32]. No entanto, essa estratégia passou a ganhar maior força e aplicação efetiva nas rotinas assistenciais somente nos últimos 10 anos[22,33]. Embora a qualidade dos estudos envolvendo essas modalidades seja ainda fraca, necessitando de estudos aleatorizados e controlados, existem evidências a partir de estudos observacionais mostrando que um programa de reabilitação precoce incluindo a utilização desses dispositivos é aplicável e seguro, podendo trazer benefícios funcionais e acelerar a retirada de pacientes críticos do leito[11,34].

EXPERIÊNCIA COM REABILITAÇÃO PRECOCE NO HOSPITAL SÍRIO-LIBANÊS: ESTABELECENDO CRITÉRIOS PARA O INÍCIO DA REABILITAÇÃO PRECOCE

Embora a literatura científica evidencie os benefícios clínicos e funcionais da reabilitação precoce, muitas intervenções não são rotineira-mente utilizadas na prática clínica. Alguns fatores têm sido relatados como determinantes para o insucesso na implementação de diretrizes e protocolos, como: falta de uniformidade no desenvolvimento de procedimentos e processos, barreiras culturais para a prática da reabilitação precoce, escassez de recursos materiais e humanos e falta de estratégias de treinamentos e educação permanente das equipes multidisciplinares[20,35,36]. O paradoxo entre o conhecimento e a prática é descrito na literatura como o fenômeno de deficiência da aplicação e transferência do conhecimento científico[37], e uma força-tarefa tem sido amplamente estimulada em direção à promoção de avanços na aplicabilidade clínica de paradigmas científicos, por meio da implementação de diretrizes e modelos assistenciais[15].

Nesse contexto, em 2010, foi estruturado e implementado um modelo de assistência pelo Serviço de Reabilitação do Hospital Sírio-Libanês, com o objetivo de prevenir e tratar as complicações decorrentes do imobilismo de pacientes críticos. A construção da diretriz baseou-se nas diretrizes da European Respiratory Society (ERS) e da European Society of Intensive Care Medicine (ESICM)[8]. A diretriz de reabilitação precoce da instituição preconiza a identificação inicial dos fatores de risco para o desenvolvimento de fraqueza muscular e sistematiza uma proposta de modelo assistencial estruturado no conceito de mobilidade progressiva, que prevê a organização das intervenções em planos de treinamento[38]. O programa deve iniciar-se o mais precocemente possível mediante preenchimento de critérios de estabilidade clínica (Figura 2).

UTILIZAÇÃO DE CONDUTAS PADRONIZADAS (DIRETRIZES ASSISTENCIAIS) PARA A REABILITAÇÃO PRECOCE

O fisioterapeuta deve comunicar a equipe multidisciplinar a respeito do início do programa, e o paciente e os familiares devem ser orientados

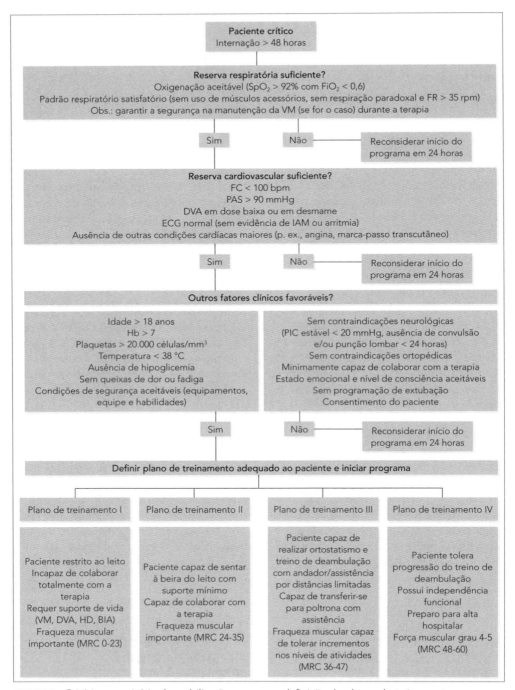

FIGURA 2 Critérios para início da reabilitação precoce e definição de planos de treinamento.
SpO_2: saturação periférica de oxigênio; FiO_2: fração inspirada de oxigênio; FR: frequência respiratória; VM: ventilação mecânica; FC: frequência cardíaca; PAS: pressão arterial sistólica; ECG: eletrocardiograma; IAM: infarto agudo do miocárdio; Hb: hemoglobina; PIC: pressão intracraniana; DVA: drogas vasoativas; HD: hemodiálise; BIA: balão intra-aórtico; MRC: *medical research council*.

sobre os objetivos terapêuticos, riscos, benefícios esperados e estratégias terapêuticas selecionadas (recursos, periodicidade e frequência). A definição do plano de treinamento deve basear-se na força muscular e no nível de mobilidade de cada indivíduo[39] (Figura 2). Uma vez definido o plano adequado para cada paciente, as intervenções devem ser aplicadas conforme descrição nas tabelas a seguir.

Na Tabela 1, estão descritas as recomendações de um plano de treinamento para pacientes restritos ao leito, sedados e incapazes de colaborar com a terapia. Frequentemente, esses pacientes necessitam de suporte de vida com utilização de recursos como ventilação mecânica, droga vasoativa, hemodiálise, balão intra-aórtico, entre outros.

TABELA 1 Plano de treinamento I

Treino de mobilização no leito	Realizar mobilização de decúbitos laterais
Treino de transferências	Realizar transferência para poltrona com assistência total (aumentar o tempo progressivamente)
Treino de ortostatismo/ deambulação	Considerar ortostatismo assistido com prancha ortostática
Treinamento muscular periférico	Exercícios assistidos e/ou ativos livres + alongamentos + EENM nos casos com tempo > 3 dias no mesmo plano de treinamento
Duração	60 minutos
Frequência	1 vez/dia

EENM: estimulação elétrica neuromuscular.

Na Tabela 2, estão apresentadas as recomendações de um plano de treinamento para pacientes que toleram a sedestação assistida à beira do leito.

TABELA 2 Plano de treinamento II

Treino de mobilização no leito	Mobilizar de supino para sedestação à beira do leito (treino de controle de tronco e sedestação com suporte)

(continua)

TABELA 2 Plano de treinamento II *(continuação)*

Treino de transferências	Realizar transferência para poltrona com assistência da equipe (aumentar o tempo progressivamente)
Treino de ortostatismo/ deambulação	Considerar ortostatismo assistido com prancha ortostática
Treinamento muscular periférico	Exercícios assistidos e/ou ativos livres + alongamentos + EENM nos casos com tempo > 3 dias no mesmo plano de treinamento
Duração	60 minutos
Frequência	1 vez/dia

EENM: estimulação elétrica neuromuscular.

Na Tabela 3, estão descritas as recomendações de um plano de treinamento para pacientes que são capazes de realizar o ortostatismo e a troca de passos.

TABELA 3 Plano de treinamento III

Treino de mobilização no leito	Manter plano II + mobilização de supino para sedestação à beira do leito (treino de controle de tronco e sedestação sem suporte)
Treino de transferências	Realizar transferência para poltrona com assistência da equipe (aumentar o tempo progressivamente) e treinar ortostatismo ativo
Treino de ortostatismo/ deambulação	Realizar treino de deambulação com assistência do fisioterapeuta por distâncias limitadas e com foco no aumento gradual da distância
Treinamento muscular periférico	Exercícios com halteres e caneleiras + alongamentos + cicloergômetro nos casos com previsão de internação > 7 dias
Duração	60 minutos
Frequência	1 vez/dia

Por fim, as recomendações de um plano de treinamento para pacientes capazes de realizar a deambulação com progressão da distância (independentes funcionalmente) estão descritas na Tabela 4.

TABELA 4 Plano de treinamento IV

Treino de mobilização no leito	Treinar independência funcional + treinar familiares quanto à necessidade de órteses e auxiliares de marcha
Treino de transferências	Realizar transferências com mínima assistência
Treino de ortostatismo/ deambulação	Realizar deambulação com mínima assistência + treino de descida e subida de lances de escada
Treinamento muscular periférico	Exercícios resistidos com progressão da carga + cicloergômetro nos casos com previsão de internação > 7 dias
Duração	60 minutos
Frequência	1 vez/dia

ESTIMULAÇÃO ELÉTRICA NEUROMUSCULAR

Os objetivos específicos desejados com a utilização da EENM são: preservar e/ou aumentar massa muscular, preservar e/ou aumentar força e resistência muscular, minimizar a polineuromiopatia do paciente crítico, melhorar a microcirculação periférica e promover subsídio para o treinamento funcional. O programa de reabilitação precoce da instituição preconiza a utilização da EENM em pacientes classificados nos planos de treinamento I e II que não apresentem evolução para o plano subsequente em até 72 horas[25,40]. As principais contraindicações para utilização da EENM são: paciente sem prognóstico para ortostatismo ou deambulação funcional, gravidez, IMC > 35 kg/m², morte cerebral, PIC > 20 mmHg, convulsão e/ou punção lombar nas últimas 24 horas, doença neuromuscular preexistente, epilepsia sem controle, obstáculos técnicos (fraturas ósseas, queimaduras, lesões de pele ou edema muito volumoso), em uso de bloqueador neuromuscular, prognóstico reservado em virtude de malignidade e insuficiência vascular periférica de membros inferio-

res e/ou diabetes melito (DM) com alteração da sensibilidade[12,24,25].

O posicionamento recomendado do paciente para utilização da EENM para membros inferiores (vasto lateral e medial) é em decúbito dorsal com quadril e joelho em flexão (entre 30 e 60°)[41]. O mapeamento da área motora do músculo deve compreender a avaliação da melhor resposta motora (não necessariamente será a região do ponto motor), avaliação do grau de desequilíbrio do grupo muscular e registro da área motora com caneta para facilitar futuras colocações dos eletrodos. O mapeamento deve ser refeito de acordo com a resposta motora ao longo do tratamento. Deve ser realizada assepsia da área estimulada com álcool. Se a região em que serão colocados os eletrodos apresentar pelos em excesso, o paciente deve ser orientado a realizar tricotomia, para não interferir na condutibilidade da corrente elétrica. A parametrização utilizada em nossa Instituição compreende: frequência de 20 Hz (treinamento de resistência) ou 50 Hz (treinamento de força); pulso de 300 a 400 ms; ciclo com tempo *on* de 5 segundos e tempo *off* de 10 segundos. A intensidade deve ser ajustada na máxima intensidade capaz de produzir uma contração muscular tetânica dentro da tolerância do paciente. Em pacientes sedados ou pouco colaborativos, recomenda-se ajustar a intensidade em 50% acima da corrente limiar (menor corrente de estimulação capaz de gerar uma contração muscular visível) e observar frequência cardíaca (FC) (alteração e adaptação) e *fácies* de dor[25].

A estimulação deve iniciar-se sem carga (apenas o peso do membro estimulado) durante o tempo máximo tolerável pelo paciente sem sinais de fadiga muscular, identificada a partir da observação da redução de 50% da amplitude de movimento gerada no início da estimulação. Caso o paciente apresente fadiga muscular, o fisioterapeuta deve anotar o tempo de estimulação realizada e incrementá-lo nas terapias subsequentes, tendo como alvo uma estimulação de 30 minutos para cada membro. A terapia de estimulação elétrica deve ser realizada 1 vez/dia, até que o paciente evolua para o plano de treinamento III.

A utilização de carga (caneleiras) deve ser iniciada quando o paciente for capaz de realizar estimulação elétrica livre por pelo menos 30 minutos, iniciando com uso de carga progressiva de 0,5 a 1 kg. A presença de sinais de fadiga muscular com o uso das caneleiras determina a interrupção da estimulação. As terapias subsequentes devem utilizar essa mesma carga, objetivando o aumento do tempo de estimulação até atingir 30 minutos. Nesse momento, uma nova carga pode ser introduzida, e o músculo deve ser recondicionado da mesma forma descrita anteriormente. A carga deve ser incrementada progressivamente até que o paciente consiga realizar 30 minutos de estimulação com carga correspondente a 80% da força limiar funcional de seu quadríceps (contração suficiente para permitir a realização de ortostatismo ativo). Nessas condições, as técnicas convencionais de fortalecimento (exercícios resistidos) podem substituir a EENM. A carga máxima para cada membro pode ser calculada pela seguinte fórmula:

Carga máxima para cada membro durante a estimulação = 0,8 × (peso/4)

TREINAMENTO COM CICLOERGÔMETRO

Os objetivos específicos desejáveis com o treinamento com cicloergômetro são: preservar ou melhorar amplitude de movimento articular, o trofismo e a força muscular, promover maior funcionalidade e promover treinamento cardiovascular. Os pacientes elegíveis para o treinamento com cicloergômetro, em nossa Instituição, são aqueles classificados para plano de treinamento III e IV com previsão de internação prolongada > 7 dias. Os critérios de exclusão para treinamento com cicloergômetro são: condições que impeçam o movimento de pedalar (trauma e/ou cirurgia em membros inferiores, pelve ou

coluna lombar, úlcera de pressão ou cavidade abdominal aberta) e distúrbio de coagulação (INR > 1,5 ou plaquetas < 20.000).

O posicionamento recomendado para o treinamento com cicloergômetro é em decúbito dorsal elevado, semissentado no leito ou sentado em poltrona. A frequência de treinamento com cicloergômetro é de 1 vez/dia até a alta hospitalar. Recomenda-se iniciar o exercício sem carga durante o tempo máximo tolerável sem sinais de intolerância – percepção de esforço individual entre 4 e 6 pontos na escala de Borg modificada (50 a 80% do VO$_2$ máximo)[42,43]; FC > 70% da máxima predita para a idade; queda da FC > 20%; pressão sistólica > 180 mmHg; queda > 20% pressão sistólica ou diastólica; saturação periférica de oxigênio (SpO$_2$) < 90%; e sinais ou sintomas clínicos de sobrecarga cardiorrespiratória. Caso o paciente apresente um ou mais desses sinais, o treinamento deve ser interrompido e o fisioterapeuta deve anotar o tempo de exercício realizado e incrementá-lo nas terapias subsequentes, tendo como alvo um tempo de 20 minutos de exercício[13].

Quando o paciente for capaz de realizar o exercício com carga livre por pelo menos 20 minutos, pode ser iniciado o incremento progressivo da carga conforme o equipamento disponível. A presença de sinais de intolerância determina a interrupção do exercício. As terapias subsequentes devem utilizar essa mesma carga objetivando o aumento do tempo de estimulação até atingir 20 minutos. Nesse momento, uma nova carga pode ser introduzida, e o paciente deve ser recondicionado da mesma forma descrita anteriormente. A carga deve ser incrementada progressivamente até que o paciente consiga realizar 20 minutos de exercício com carga máxima disponibilizada pelo equipamento.

DISPOSITIVOS PARA A MOBILIDADE PROGRESSIVA ASSISTIDA

O uso da prancha ortostática está indicado em diversas condições que cursam com incapacidade funcional para o ortostatismo. As principais indicações para uso da prancha ortostática são: pacientes neurológicos, pacientes com tempo de internação prolongado e imobilismo, desmame difícil da VM e pacientes com disautonomia (hipotensão postural). Os principais efeitos fisiológicos durante o ortostatismo passivo são: estimulação vestibular via aferências sensoriais, melhora do tônus muscular e trofismo pela descarga de peso e coaptação articular, melhora do alongamento da cadeia muscular posterior (auxilia na prevenção de retrações e deformidades), estimulação cardiovascular pela ação simpática reflexa sobre a resposta cardiovascular durante o ortostatismo, aumento da ventilação pulmonar, melhora da relação ventilação/perfusão (V/Q) e estimulação gastrintestinal. Pode também facilitar a realização de exercícios com os membros superiores, além de treino de tronco e equilíbrio.

Para iniciar o treinamento de ortostatismo assistido com prancha ortostática, o fisioterapeuta deve discutir com o médico responsável para início do procedimento. Inicialmente, devem-se monitorar os seguintes parâmetros: pressão arterial, frequência cardíaca, padrão respiratório e SpO_2. O aumento da inclinação deve ser gradativo. Sugere-se aumentar a inclinação em 25° a cada 3 minutos até atingir a inclinação máxima de 75 a 90°. A cada 25°, recomenda-se realizar a medida de parâmetros hemodinâmicos. Uma vez atingida a inclinação máxima, o paciente deve ser mantido nesta posição por até 20 minutos. Em qualquer etapa do procedimento, deve-se avaliar o paciente e interrompê-lo caso ele apresente algum sinal de intolerância ao treinamento. Os principais sinais e sintomas de intolerância são: síncope, disreflexia autonômica, FC > 160 bpm ou aumento de 30 bpm do valor basal, bradicardia (FC < 60 bmp), arritmias, hipotensão (pressão arterial média – PAM < 60 mmHg), SpO_2 < 90%, aumento do desconforto respiratório, ansiedade e/ou agitação psicomotora, dor e fadiga[33] (Figura 3). As principais contraindicações para treinamento de ortostatismo assistido com prancha ortostática são: instabilidade hemodinâmica, arritmias, fase aguda de doença cardiovascular e condição musculoesquelética que impeça a manutenção de ortostatismo passivo/assistido, sinais de sangramento ativo, hipertensão intracraniana e agitação psicomotora.

A mesa ortostática (*stand in table*) também pode ser utilizada para treinamento de mobilidade assistida. Além dos efeitos fisiológicos descritos com a utilização da prancha ortostática, é possível trabalhar a funcionalidade de membros superiores, estimular a propriocepção e estimular o controle de tronco e cervical com assistência do fisioterapeuta. O posicionamento

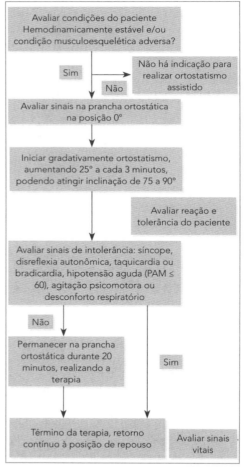

FIGURA 3 Recomendações para utilização da prancha ortostática em paciente crítico.
PAM: pressão arterial média

do paciente na mesa ortostática facilita a utilização de EENM para fortalecimento de diversos grupos musculares (p. ex., estabilizadores de escápula, extensores de cotovelo e punho, extensores de tronco, quadril e joelhos). É desejável que o paciente tenha controle cervical, mínimo controle de tronco e seja capaz de colaborar com a terapia. O fisioterapeuta deve discutir a conduta com o médico responsável para o planejamento do procedimento. Deve-se planejar auxílio de uma ou mais pessoas para o procedimento, e o equipamento deve ser posicionado em frente ao paciente. Inicialmente, deve-se transferir o paciente para posição sentada, à beira do leito ou cadeira; ajustar a altura da mesa e das fixações de joelho e quadril de acordo com as necessidades do paciente. Em seguida, elevar o paciente da posição sentada para ortostatismo com apoio bilateral até atingir a extensão total do quadril. A fixação da faixa de quadril deve ser feita permitindo alguma flexão de tronco sobre a mesa. O ortostatismo deve ser interrompido se o paciente apresentar quaisquer sinais de intolerância, como síncope, disreflexia autonômica, taquicardia ou bradicardia, hipotensão postural, agitação psicomotora ou desconforto respiratório.

CONSIDERAÇÕES FINAIS

Embora o conhecimento do impacto do imobilismo sobre os sistemas cardiopulmonares e musculoesqueléticos tenha um precedente histórico bastante consolidado, somente nos últimos anos houve uma atenção mais redobrada sobre esse tópico no manejo de pacientes críticos. A incorporação de estratégias de reabilitação precoce com foco na instituição de protocolos de mobilidade progressiva e exercício, passou a fazer parte dos pacotes de intervenção de uma UTI, buscando a mesma relevância que se tem dado às questões envolvendo o adequado manejo da sedação e analgesia, otimização do desmame da ventilação mecânica invasiva e controle do *delirium*. Um crescimento emergente das evidências científicas tem trazido susten-

tação para que essa prática torne-se cada vez mais efetiva nos serviços de medicina intensiva.

REFERÊNCIAS BIBLIOGRÁFICAS

1. Milberg JA, Davis DR, Steinberg KP, Hudson LD. Improved survival of patients with acute respiratory distress syndrome (ARDS): 1983-1993. JAMA. 1995;273(4):306-9.
2. Martin GS, Mannino DM, Eaton S, Moss M. The epidemiology of sepsis in the United States from 1979 through 2000. N Engl J Med. 2003;348(16):1546-54.
3. Ali NA, O'Brien JM Jr., Hoffmann SP, Phillips G, Garland A, Finley JC, et al. Acquired weakness, handgrip strength, and mortality in critically ill patients. Am J Respir Crit Care Med. 2008;178(3):261-8.
4. Stevens RD, Hart N, de Jonghe B, Sharshar T. Weakness in the ICU: a call to action. Crit Care. 2009;13(6):1002.
5. Gruther W, Benesch T, Zorn C, Paternostro-Sluga T, Quittan M, Fialka-Moser V, et al. Muscle wasting in intensive care patients: ultrasound observation of the M. quadriceps femoris muscle layer. J Rehabil Med. 2008;40(3):185-9.
6. Poulsen JB, Møller K, Kehlet H, Perner A. Long-term physical outcome in patients with septic shock. Acta Anaesthesiol Scand. 2009;53(6):724-30.
7. Herridge MS, Tansey CM, Matté A, Tomlinson G, Diaz-Granados N, Cooper A, et al. Functional disability 5 years after acute respiratory distress syndrome. N Engl J Med. 2011;364(14):1293-304.
8. Gosselink R, Bott J, Johnson M, Dean E, Nava S, Norrenberg M, et al. Physiotherapy for adult patients with critical illness: recommendations of the European Respiratory Society and European Society of Intensive Care Medicine Task Force on Physiotherapy for Critically Ill Patients. Intensive Care Med. 2008;34(7):1188-99.
9. Needham DM. Mobilizing patients in the intensive care unit: improving neuromuscular weakness and physical function. JAMA. 2008;300(14):1685-90.
10. Perme C, Chandrashekar R. Early mobility and walking program for patients in intensive care units: creating a standard of care. Am J Crit Care. 2009;18(3):212-21.
11. Bourdin G, Barbier J, Burle JF, Durante G, Passant S, Vincent B, et al. The feasibility of early physical activity in intensive care unit patients: a prospective observational one-center study. Respir Care. 2010;55(4):400-7.

12. Gerovasili V, Stefanidis K, Vitzilaios K, Karatzanos E, Politis P, Koroneos A, et al. Electrical muscle stimulation preserves the muscle mass of critically ill patients: a randomized study. Crit Care. 2009;13(5):R161.

13. Burtin C, Clerckx B, Robbeets C, Ferdinande P, Langer D, Troosters T, et al. Early exercise in critically ill patients enhances short-term functional recovery. Crit Care Med. 2009;37(9):2499-505.

14. Harrold ME, Salisbury LG, Webb SA, Allison GT; Australia and Scotland ICU Physiotherapy Collaboration. Early mobilisation in intensive care units in Australia and Scotland: a prospective, observational cohort study examining mobilisation practises and barriers. Crit Care. 2015;19:336.

15. Deutschman CS, Ahrens T, Cairns CB, Sessler CN, Parsons PE; Critical Care Societies Collaborative/ USCIITG Task Force on Critical Care Research. Multisociety task force for critical care research: key issues and recommendations. Am J Respir Crit Care Med. 2012;185(1):96-102.

16. Schefold JC, Bierbrauer J, Weber-Carstens S. Intensive care unit-acquired weakness (ICUAW) and muscle wasting in critically ill patients with severe sepsis and septic shock. J Cachexia Sarcopenia Muscle. 2010;1(2):147-57.

17. Puthucheary Z, Montgomery H, Moxham J, Harridge S, Hart N. Structure to function: muscle failure in critically ill patients. J Physiol. 2010;588(Pt 23):4641-8.

18. Suesada MM, Martins MA, Carvalho CR. Effect of short-term hospitalization on functional capacity in patients not restricted to bed. Am J Phys Med Rehabil. 2007;86(6):455-62.

19. Pitta F, Troosters T, Probst VS, Spruit MA, Decramer M, Gosselink R. Physical activity and hospitalization for exacerbation of COPD. Chest. 2006;129(3):536-44.

20. Adler J, Malone D. Early mobilization in the intensive care unit: a systematic review. Cardiopulm Phys Ther J. 2012;23(1):5-13.

21. Schweickert WD, Pohlman MC, Pohlman AS, Nigos C, Pawlik AJ, Esbrook CL, et al. Early physical and occupational therapy in mechanically ventilated, critically ill patients: a randomised controlled trial. Lancet. 2009;373(9678):1874-82.

22. Needham DM, Truong AD, Fan E. Technology to enhance physical rehabilitation of critically ill patients. Crit Care Med. 2009;37(10 Suppl):S436-41.

23. Zanotti E, Felicetti G, Maini M, Fracchia C. Peripheral muscle strength training in bed-bound patients with COPD receiving mechanical ventilation: effect of electrical stimulation. Chest. 2003;124(1):292-6.

24. Routsi C, Gerovasili V, Vasileiadis I, Karatzanos E, Pitsolis T, Tripodaki E, et al. Electrical muscle stimulation prevents critical illness polyneuromyopathy: a randomized parallel intervention trial. Crit Care. 2010;14(2):R74.

25. Poulsen JB, Møller K, Jensen CV, Weisdorf S, Kehlet H, Perner A. Effect of transcutaneous electrical muscle stimulation on muscle volume in patients with septic shock. Crit Care Med. 2011;39(3):456-61.

26. Rodriguez PO, Setten M, Maskin LP, Bonelli I, Vidomlansky SR, Attie S, et al. Muscle weakness in septic patients requiring mechanical ventilation: protective effect of transcutaneous neuromuscular electrical stimulation. J Crit Care. 2012;27(3):319. e1-8.

27. Burke D, Gorman E, Stokes D, Lennon O. An evaluation of neuromuscular electrical stimulation in critical care using the ICF framework: a systematic review and meta-analysis. Clin Respir J. 2016;10(4):407-20.

28. Wageck B, Nunes GS, Silva FL, Damasceno MC, Noronha M. Application and effects of neuromuscular electrical stimulation in critically ill patients: systematic review. Med Intensiva. 2014;38(7):444-54.

29. Chen YH, Lin HL, Hsiao HF, Huang CT, Kao KC, Li LF, et al. Effects of an additional pressure support level on exercise duration in patients on prolonged mechanical ventilation. J Formos Med Assoc. 2015;114(12):1204-10.

30. Moraes I, Kimoto K, Fernandes M, Grams S, Yamaguti W. The effects of noninvasive positive pressure ventilation on exercise tolerance in hospitalized patients with decompensated heart failure: a randomised cross-over trial. Eur Respir J. 2015;46 (suppl 59):OA480.

31. Ross G. A method for augmenting ventilation during ambulation. Phys Ther. 1972;52(5):519-20.

32. Burns JR, Jones FL. Letter: Early ambulation of patients requiring ventilator assistance. Chest. 1975;68(4):608.

33. Chang AT, Boots R, Hodges PW, Paratz J. Standing with assistance of a tilt table in intensive care: a survey of Australian physiotherapy practice. Aust J Physiother. 2004;50(1):51-4.

34. Chang AT, Boots RJ, Hodges PW, Thomas PJ, Paratz JD. Standing with the assistance of a tilt table improves minute ventilation in chronic critically ill patients. Arch Phys Med Rehabil. 2004;85(12):1972-6.

35. Leditschke IA, Green M, Irvine J, Bissett B, Mitchell IA. What are the barriers to mobilizing intensive care patients? Cardiopulm Phys Ther J. 2012;23(1):26-9.

36. Thomsen GE, Snow GL, Rodriguez L, Hopkins RO. Patients with respiratory failure increase ambulation after transfer to an intensive care unit where early activity is a priority. Crit Care Med. 2008;36(4):1119-24.

37. Balas MC, Burke WJ, Gannon D, Cohen MZ, Colburn L, Bevil C, et al. Implementing the awakening and breathing coordination, delirium monitoring/management, and early exercise/mobility bundle into everyday care: opportunities, challenges, and lessons learned for implementing the ICU Pain, Agitation, and Delirium Guidelines. Crit Care Med. 2013;41(9 Suppl1):S116-27.

38. Murakami FM, Yamaguti WP, Onoue MA, Mendes JM, Pedrosa RS, Maida AL, et al. Functional evolution of critically ill patients undergoing an early rehabilitation protocol. Rev Bras Ter Intensiva. 2015;27(2):161-9.

39. Kasotakis G, Schmidt U, Perry D, Grosse-Sundrup M, Benjamin J, Ryan C, et al. The surgical intensive care unit optimal mobility score predicts mortality and length of stay. Crit Care Med. 2012;40(4):1122-8.

40. Gruther W, Kainberger F, Fialka-Moser V, Paternostro-Sluga T, Quittan M, Spiss C, et al. Effects of neuromuscular electrical stimulation on muscle layer thickness of knee extensor muscles in intensive care unit patients: a pilot study. J Rehabil Med. 2010;42(6):593-7.

41. Hoy MG, Zajac FE, Gordon ME. A musculoskeletal model of the human lower extremity: the effect of muscle, tendon, and moment arm on the moment-angle relationship of musculotendon actuators at the hip, knee, and ankle. J Biomech. 1990;23(2):157-69.

42. Horowitz MB, Littenberg B, Mahler DA. Dyspnea ratings for prescribing exercise intensity in patients with COPD. Chest. 1996;109(5):1169-75.

43. Torkington M, MacRae M, Isles C. Uptake of and adherence to exercise during hospital haemodialysis. Physiotherapy. 2006;92:83-7.

44. Burtin C, Clerckx B, Robbeets C, Ferdinande P, Langer D, Troosters T, et al. Very early passive cycling exercise in mechanically ventilated critically ill patients: physiological and safety aspects – a case series. PLoS One. 2013;8(9):e74182.

CAPITULO 7

Prevenção de tromboembolismo venoso

Marilse Reiko Hata
Elaine Cristina de Campos
Ana Lígia Vasconcellos Maida

INTRODUÇÃO

O tromboembolismo venoso (TEV) é uma doença potencialmente evitável que inclui trombose venosa profunda (TVP) e embolia pulmonar (EP) e pode resultar em complicações, como síndrome pós-trombótica, hipertensão pulmonar, trombose recorrente ou morte. Na TVP, um coágulo sanguíneo, geralmente, se forma nas veias profundas da panturrilha, coxa ou pelve, podendo ou não causar sintomas como edema, vermelhidão e/ou dor[1].

Em alguns indivíduos, os coágulos se resolvem espontaneamente, no entanto, existe o risco de parte ou todo o coágulo se romper e migrar para os pulmões, resultando em embolia pulmonar e causando sintomas respiratórios, insuficiência cardíaca ou óbito. Qualquer indivíduo pode desenvolver TEV, e muitos fatores de risco foram identificados para sua fisiopatogenia[2]. A hospitalização é um fator de risco importante, independentemente de sua causa, em razão do tempo de permanência no leito e da diminuição de mobilidade, associados também a casos nos quais ocorra desidratação e lesão vascular por cirurgia ou trauma[3].

Cerca de 50 a 75% das pessoas internadas têm pelo menos outro fator de risco para TEV, enquanto 40% têm 3 ou mais[3,4]. Os pacientes hospitalizados com comorbidades associadas têm maior probabilidade de desenvolver TEV durante ou logo após a internação em comparação com pacientes em geral[1]. Os estudos comunitários de incidência e modelagem de estatísticas de cuidados de saúde mostraram que até 75% de todos os TEV em pacientes clínicos e cirúrgicos resultam de hospitalização, e até a metade não é diagnosticada até dias, semanas, ou em alguns casos, até 3 meses após a alta hospitalar[5,6].

Estima-se que o TEV seja uma das principais causas evitáveis de morte em ambiente intra-hospitalar[7]; em quase 25% dos pacientes diagnosticados, ocorre morte súbita ao primeiro sinal clínico de EP[1].

O uso apropriado dos métodos de prevenção de TEV é classificado como a principal intervenção para melhorar a segurança do paciente. Atualmente, esta é a única abordagem suscetível de reduzir as mortes por EP e a carga de doenças por TEV. De fato, as estatísticas internacionais sugerem que uma abordagem nacional pode reduzir a taxa de incidência de TEV, verificando-se as admissões relacionadas a este diagnóstico e mortalidade em pacientes hospitalizados[8,9].

BASES PARA A PRÁTICA CLÍNICA

Os ensaios clínicos randomizados mostram métodos de prevenção de TEV que, em geral, são descritos como avaliação de risco seguida de início apropriado de métodos farmacológicos e/ou mecânicos, os quais reduzem o desenvolvimento de TEV sintomático em 55 a 70% em uma ampla gama de pacientes clínicos ou cirúrgicos. Sabe-se que esses métodos diferem no equilíbrio de eficácia e segurança, dependendo da saúde do paciente, da associação de comorbidades e de sua condição cirúrgica ou clínica[8-10].

O método de prevenção escolhido precisa refletir equilíbrio, segurança terapêutica e respeito aos desejos do paciente. No entanto, apesar da disponibilidade de diretrizes internacionais de boas práticas baseadas em evidências para a prevenção de TEV, dados internacionais sugerem que uma proporção significativa de pacientes em risco de TEV não recebe atendimento conforme recomendado nas diretrizes atuais.

Essa lacuna entre as recomendações das diretrizes e a prática levou a várias chamadas à ação para aumentar a conscientização sobre o risco do TEV adquirido no hospital. Há uma necessidade urgente de desenvolver e implementar políticas abrangentes de serviço para orientar os médicos na identificação sistemática de pacientes com risco e na provisão de prevenção adequada de TEV, para reduzir o ônus dessa condição e o risco de complicações durante o período de internação hospitalar, após a alta e no retorno do paciente às suas atividades funcionais.

Esse padrão/protocolo de atendimento clínico visa a apoiar os médicos e os serviços de saúde a implementar a prestação de cuidados de alta qualidade para prevenir o TEV, garantindo que os pacientes que se apresentam ao hospital com fatores de risco para o desenvolvimento de TEV recebam informações e tratamento e/ou diagnóstico adequado, e que sejam orientados posteriormente quando à prevenção do desenvolvimento de TEV em ambiente de autocuidado. As condições de risco protocoladas pelo Hospital Sírio-Libanês

(HSL) estão listadas e descritas sumariamente na Tabela 1.

TABELA 1   Condições de risco adicionais para desenvolvimento de TEV[11]

Idade ≥ 55 anos: preenchimento automático do sistema
Obesidade (IMC ≥ 30 kg/m²): preenchimento automático do sistema
Aborto recorrente (3 ou mais perdas gestacionais antes das 20 semanas ou feto com peso inferior a 500 g)
Acidente vascular cerebral isquêmico ou hemorrágico
Uso de anticoncepcional hormonal
Câncer: neoplasia atual/ativa. Obs.: histórico de câncer no passado, tratado e curado, não deve ser considerado
Cateter venoso central: cateteres centrais por acesso central ou periférico (PICC) ou cateteres centrais de longa permanência (p. ex., *porth-a-cath*)
Doença inflamatória intestinal: doença de Crohn, retocolite ulcerativa
DPOC, enfisema
Doença reumatológica ativa: lúpus eritematoso sistêmico, artrite reumatoide em atividade, espondilite anquilosante, esclerodermia etc.
Infarto agudo do miocárdio atual: atenção à possibilidade do paciente estar sob anticoagulação
Infecção: ativa, de caráter sistêmico
Insuficiência arterial periférica
Insuficiência cardíaca classe funcional III ou IV: paciente portador de insuficiência cardíaca com sintoma de dispneia aos esforços habituais (III), como caminhar no plano, e aos esforços mínimos (tomar banho, vestir-se, escovar os dentes) ou mesmo ao repouso
Insuficiência respiratória aguda
Internação em unidade de terapia intensiva
Paresia (fraqueza) ou paralisia de membros inferiores: aguda. Lembrar de que perdas crônicas de mobilidade, por exemplo, em pacientes paraplégicos, não são consideradas imobilismo para efeitos de risco de desenvolvimento de TEV, desde que esses pacientes não tenham evento agudo de risco
Puerpério (até 6 semanas)

(continua)

TABELA 1 Condições de risco adicionais para desenvolvimento de TEV[11] *(continuação)*

Quimioterapia atual
Reposição hormonal
Síndrome nefrótica: anasarca, associada a perda importante de proteínas na urina. Nesse caso, trata-se de um diagnóstico clínico, cujo relato deve constar em prontuário e ser comunicado à equipe assistencial. Lembrar sempre de questionar esta possibilidade quando vir um paciente anasarcado e/ou com insuficiência renal
Tabagismo atual
Trauma: politrauma
TEV prévio: tromboses venosas profundas e tromboembolismo pulmonar
Trombofilias (e antecedente familiar de trombose)
Varizes/insuficiência venosa periférica

DPOC: doença pulmonar obstrutiva crônica; IMC: índice de massa corpórea.

Importante acrescentar que a prevalência de condições médicas de risco para trombose venosa ou arterial aumenta gradualmente com a idade. Portanto, pacientes idosos são mais propensos a necessitar de terapia de anticoagulação em algum momento, seja em curto ou longo prazo[12].

As indicações mais frequentemente encontradas para anticoagulação nesta categoria de pacientes são fibrilação atrial (FA) – com uma prevalência de aproximadamente 10% em pacientes com mais de 80 anos de idade –, e prevenção e tratamento de TEV. De fato, a incidência de TVP e EP aumenta quase exponencialmente com a idade, e a maioria de todos os eventos de TEV ocorre em pacientes com mais de 70 anos de idade[13].

Embora a prevalência de condições médicas que apresentam risco tromboembólico seja maior em pacientes mais idosos do que em pacientes mais jovens, as indicações reais de anticoagulação são basicamente as mesmas em todas as faixas etárias e não há diretrizes especificamente voltadas para os idosos[14].

Quatro principais situações clínicas justificam a introdução da terapia anticoagulante: profilaxia e tratamento para TEV, FA e doença cardíaca valvular. No entanto, quando se estratifica o risco de tromboembolismo nesses diferentes contextos clínicos, a idade avançada costuma ser independentemente associada a um risco maior[12,14].

DIRETRIZES DE PRÁTICA CLÍNICA PELO MUNDO

Conforme o estudo recente de Johnston et al.[15], a proporção de diretrizes de alta, moderada e baixa qualidade que relatam recomendações de interesse varia entre os cenários clínicos. Especificamente, mais da metade (63%) dos trabalhos de diretrizes de prática clínica (DPC) que relatam recomendações sobre o uso de heparina de baixo peso molecular (HBPM) ou fondaparinux (FDP) para a prevenção de TEV em pacientes submetidos à cirurgia não ortopédica foram considerados de alta qualidade geral.

Em comparação, nenhuma DPC de alta qualidade relatou recomendações para o uso de HBPM ou FDP no tratamento de TEV em pacientes incapazes de tolerar varfarina ou nos quais esta é contraindicada. Finalmente, pouco menos da metade das DPC que relatam recomendações sobre o tratamento de TEV agudo e sintomático em pacientes com câncer (41%) foram considerados de qualidade geral moderada[15].

Não houve correlação aparente entre a qualidade da evidência subjacente às recomendações sobre o uso de HBPM ou FDP no tratamento ou prevenção de TEV e a qualidade das DPC que os relatam. Por exemplo, embora nenhuma recomendação para o tratamento de TEV em pacientes sem câncer tenha sido baseada no nível de evidência D (opinião/consenso de especialistas, sem nenhuma evidência relevante disponível; recomendações baseadas apenas na opinião de especialistas e/ou atividades do painel de consenso), DPC de alta qualidade relataram a maior proporção de recomendações de nível C (série de casos baixos/limitados; estudos de coorte de baixa qualidade; revisão sistemática de estudos de controle de casos; outro tipo de estudo experimental) para essa indicação[15].

Para o tratamento do TEV em pacientes com câncer, todas as recomendações relatadas por DPC de baixa qualidade foram baseadas no nível de evidência A (metanálises de múltiplos ensaios bem projetados e controlados; pelo menos uma revisão sistemática de ensaios clínicos randomizados; pelo menos um estudo controlado randomizado bem conduzido) ou B (revisão sistemática moderada de estudos de coorte; pelo menos um estudo de coorte bem conduzido; pelo menos um estudo controlado randomizado de qualidade inferior). Em comparação, todas as recomendações para a profilaxia pós-operatória do TEV em pacientes submetidos a cirurgia de quadril ou joelho no nível de evidência A foram relatados por DPC de qualidade moderada. Além disso, todas as recomendações de relatórios de DPC de alta qualidade para esta indicação foram baseadas no nível de evidência C[15].

TEMAS EMERGENTES

O tema mais prolífico foi o uso de HBPM ou FDP para tratar ou prevenir a TEV no contexto clínico de câncer. Enquanto duas indicações foram focadas especificamente em pacientes com malignidade, mais de dois terços (70%) das recomendações para a prevenção de TEV em pacientes cirúrgicos não ortopédicos foram focadas em cirurgia de câncer. Uma recomendação adicional para o tratamento de TEV em pacientes com falha na varfarina também se concentrou em pacientes com câncer[15].

Outro tema frequentemente observado foi o uso de HBPM ou FDP para a prevenção de TEV em pacientes submetidos a cirurgias abdominais e/ou pélvicas. Com relação às recomendações para pacientes submetidos à cirurgia ortopédica, as cirurgias envolvendo o quadril (p. ex., cirurgia de substituição total do quadril e fratura de quadril) foram as mais discutidas. Temas adicionais incluíram um foco em pacientes de alto risco/situações clínicas, duração recomendada da anticoagulação (p. ex., anticoagulado por 3 a 6 meses), bem como a importância de considerar a

função renal, a idade e o peso dos pacientes ao tomar decisões sobre quais anticoagulantes usar[15].

PRESCRIÇÃO/FARMACOTERAPIA E FATORES DE RISCO – MONITORAMENTO DA ADESÃO ÀS RECOMENDAÇÕES DO PROTOCOLO DE PROFILAXIA QUÍMICA

Guerriero et al.[16], em recente estudo, avaliaram o papel preditivo de idade, sexo, número e tipo de cotratamentos para o novo anticoagulante oral de ação direta (DOAC) *versus* a prescrição do AVK (antagonistas da vitamina K, varfarina) em pacientes idosos que não receberam os medicamentos antes mencionados. Os dados coletados em 2014 nas bases de dados administrativas da unidade de saúde local de Caserta (região da Campânia, Itália) foram selecionados para identificar novos usuários de anticoagulantes orais com 75 anos de idade ou mais e cujas prescrições perfaziam 90 dias de tratamento.

Foram relevantes para o estudo dados como idade, sexo e número e tipo de medicações concomitantes no momento da primeira dispensação. Foram utilizadas análises de regressão logística multivariada para avaliar o papel dos preditores mencionados para a iniciação de DOAC, ao contrário da varfarina. Dos 967 indivíduos, 490 (50,7%) receberam um DOAC e 477 (49,3%) receberam AVK[16].

A idade ≥ 75 anos foi associada com menor chance de iniciação de DOAC; da mesma forma, a medicação concomitante múltipla foi negativamente associada à iniciação de DOAC comparada à AVK. A exposição prévia a drogas inibidoras da agregação plaquetária foi associada ao início de DOAC. Os autores concluíram que idade avançada e múltiplas medicações foram negativamente associadas à iniciação do DOAC[16].

Xian et al.[17] analisaram sobreviventes de acidente vascular cerebral (AVC) isquêmico com FA que receberam alta dos hospitais. Um método de ponderação de sobreposição de escore de propensão foi usado para comparar DOAC e AVK. Os desfechos primários foram eventos cardiovasculares adversos maiores (MACE) e tempo em casa. Este resultado centrado no paciente reflete o desejo de "estar vivo em casa, sem AVC recorrente, ou ser hospitalizado por complicações".

Dentre os 11.662 sobreviventes de AVC (idade mediana de 80 anos), 4.041 (34,7%) receberam alta com medicação em DOAC (dabigatrana, rivaroxabana ou apixabana) e 7.621 com AVK. Com exceção do NIHSS (*The National Institutes of Health Stroke Scale*, escala para avaliação de comprometimento neurológico), a demografia basal, a história médica e as características clínicas foram semelhantes entre as duas coortes[17].

Comparado com a AVK, os pacientes que receberam alta durante o uso de DOAC tinham menor probabilidade de apresentar MACE e tinham mais dias em casa durante o 1º ano após a alta. Além disso, houve menos mortes, reinternações por todas as causas, reinternações cardiovasculares, AVC hemorrágicos e hospitalizações por sangramento em pacientes tratados com DOAC, embora não haja diferenças significativas em sangramento fatal, readmissão isquêmica por AVC, embolia sistêmica, pneumonia ou sepse (dois resultados negativos em controles) entre as duas coortes. Os autores concluíram que, nos sobreviventes de AVC isquêmico com FA, os DOAC foram associados a melhores resultados clínicos em longo prazo em comparação com a AVK[17].

O estudo de Howerton et al.[18] foi conduzido para avaliar o uso dos DOAC prescritos para pacientes idosos em um ambiente ambulatorial, avaliando especificamente as recomendações de dosagem aprovadas pela *Food and Drug Administration* (FDA-EUA). O estudo foi conduzido no Centro Médico da Universidade de Pittsburgh (UPMC), UPMC Senior Care Institute e UPMC Benedum Geriatric Center. Os sujeitos incluídos tinham 65 anos de idade ou mais e tinham um DOAC em seus medicamentos de uso comum.O objetivo principal do estudo era avaliar a adequação da dosagem de DOAC com base nas recomendações rotuladas pela FDA. Dos 232 pacientes incluídos na análise, 42,7% tiveram dosagem inconsistente com as recomendações da FDA rotuladas (47,3% apixabana, 35,8% rivaroxabana e 31,6% dabigatrana). Nenhum paciente recebeu prescrição de edoxabana. A maioria (72,7%) recebeu doses menores que as recomendadas pela FDA. De todos os pacientes, o parâmetro mais frequente (54,5%) para dosagem inadequada foi o de pacientes que preenchiam apenas 1 dos 3 critérios de redução de dose quando prescritos em dose reduzida de apixabana. Os prescritores geriatra e não pediatra tiveram taxas similares de prescrever DOAC com doses inconsistentes com as recomendações rotuladas pela FDA. Os autores concluíram que os resultados sugerem que os DOAC utilizados em pacientes geriátricos ambulatoriais são frequentemente dosados de modo inconsistente com as recomendações de dosagem aprovadas pela FDA. Terminam informando que mais pesquisas são necessárias com relação aos desfechos clínicos em pacientes idosos que recebem DOAC e naqueles com ajustes de dose inconsistentes com as recomendações rotuladas pela FDA[18].

No entendimento de Poli et al.[19], os DOAC demonstraram eficácia e segurança semelhantes em relação à AVK em pacientes com FA. No entanto, a proporção de pacientes com idade ≥ 85 anos inscritos em ensaios clínicos foi baixa, e a aplicabilidade de seus resultados a pacientes muito idosos ainda é incerta. Os autores realizaram um estudo de coorte prospectivo em pacientes com FA, com idade de ≥ 85 anos, inscritos no Levantamento de Registros de Pacientes e tratados com AVK ou DOAC, com o objetivo de avaliar mortalidade, sangramento e taxas trombóticas durante um longo período e acompanhamento a curto prazo. Foram incluídos 1.124 pacientes que iniciaram anticoagulação com pelo menos 85 anos de idade, com AVK (58,7%) ou DOAC (41,3%). Pacientes em DOAC mostraram maior taxa de eventos trombóticos durante o tratamento, e a taxa de mortalidade foi mais elevada em pacientes em AVK. Isso confirma a segurança e a eficácia do tratamento anticoagulante em pacientes com FA muito idosos, com menores taxas de mortalidade em pacientes tratados com DOAC, com risco de sangramento similar e maior risco de eventos trombóticos cerebrais em pacientes em uso de DOAC[19].

CONSIDERAÇÕES FINAIS

Com base em referências citadas ao longo do texto, a Instituição implementou um protocolo que foi elaborado por uma equipe multiprofissional (médico, enfermeiro, fisioterapeuta, nutricionista e farmacêutico) e validado junto ao corpo clínico. Salienta-se a relevância dos seguintes pontos: avaliação inicial, reavaliação diária, sinalização em prontuário eletrônico, orientação ao paciente sobre os riscos para TEV, reconciliação medicamentosa, orientação nutricional, registro de tempo de uso da profilaxia mecânica, percurso de caminhada diária e acompanhamento de adesão à profilaxia estendida após a alta.

Protocolos para prevenção de TEV desempenham um papel importante ao permitir que os pacientes tenham acesso aos tratamentos/medicamentos necessários; no entanto, tais protocolos precisam estar em constante mudança e ser atualizados à medida que novas evidências surgem. O maior risco relacionado seria com a prevenção por meio de profilaxia química (prescrição médica), que já demonstrou ocorrências em pacientes idosos, também um dos principais grupos de risco.

Existem vários fatores de risco relacionados ao desenvolvimento de TEV. Um modelo de avaliação de risco individual é necessário e útil para estratificar ainda mais o risco e recomendar a profilaxia apropriada. A tromboprofilaxia eficaz reduz o risco de TEV e melhora o prognóstico do paciente, devendo ser parte obrigatória da avaliação e do direcionamento de cuidados, tanto no período de internação hospitalar quanto no processo de educação do paciente durante o período de desospitalização.

REFERÊNCIAS BIBLIOGRÁFICAS

1. Heit JA, Spencer FA, White RH. The epidemiology of venous thromboembolism. Journal of Thrombosis and Thrombolysis. 2016;41(1):3-14.
2. Anderson Jr. FA, Spencer FA. Risk factors for venous thromboembolism. Circulation. 2003;107(23_suppl_1):I-9.
3. Li H, Jiang G, Bölükbas S, Chen C, Chen H, Chen K, et al. The Society for Translational Medicine: the assessment and prevention of venous thromboembolism after lung cancer surgery. Journal of Thoracic Disease. 2018;10(5):3039.
4. Kucher N, Tapson VF, Goldhaber SZ, DVT FREE Steering Committee. Risk factors associated with symptomatic pulmonary embolism in a large cohort of deep vein thrombosis patients. Thrombosis and Haemostasis. 2005;93(3):494-8.
5. Cohen AT, Agnelli G, Anderson FA, Arcelus JI, Bergqvist D, Brecht JG, et al. Venous thromboembolism (VTE) in Europe. Thrombosis and Haemostasis. 2007;98(10):756-64.
6. Spencer FA, Lessard D, Emery C, Reed G, Goldberg RJ. Venous thromboembolism in the outpatient setting. Archives of internal medicine. 2007;167(14):1471-5.
7. Wendelboe AM, McCumber M, Hylek EM, Buller H, Weitz JI, Raskob G, et al. Global public awareness of venous thromboembolism. Journal of Thrombosis and Haemostasis. 2015;13(8):1365-71.
8. Shekelle PG, Wachter RM, Pronovost PJ, Schoelles K, McDonald KM, Dy SM, et al. Making health care safer II: an updated critical analysis of the evidence for patient safety practices. Evidence report/technology assessment. 2013;(211):1-945.
9. Beckman MG, Abe K, Barnes K, Bartman B, Brady PJ, Hooper WC. Strategies and partnerships toward prevention of Healthcare-Associated Venous Thromboembolism. Journal of Hospital Medicine. 2016;11(Suppl 2):S5.
10. Stansby G, Donald I. Reducing the risk of hospital-acquired deep vein thrombosis or pulmonary embolism in medical inpatients. Clinical Medicine. 2019;19(2):100-3.
11. Hospital Sírio-Libanês Protocolo TEV: Tromboembolismo Venoso Documentação Operacional HSL--PROT-CORP-006/REV.09.
12. Robert-Ebadi H, Righini M. Anticoagulation in the elderly. Pharmaceuticals. 2010;3(12):3543-69.

13. Manning WJ, Singer DE, Lip GY, Kasner SE, Knight BP. Atrial fibrillation: anticoagulant therapy to prevent thromboembolism. UpToDate. Acessado em: 6/2/20.

14. Arahata M, Asakura H. Antithrombotic therapies for elderly patients: handling problems originating from their comorbidities. Clinical Interventions in Aging. 2018;13:1675.

15. Johnston A, Hsieh SC, Carrier M, Kelly SE, Bai Z, Skidmore B, et al. A systematic review of clinical practice guidelines on the use of low molecular weight heparin and fondaparinux for the treatment and prevention of venous thromboembolism: implications for research and policy decision-making. PloS One. 2018;13(11):e0207410.

16. Guerriero F, Orlando V, Monetti VM, Colaccio FM, Sessa M, Scavone C, et al. Predictors of new oral anticoagulant drug initiation as opposed to warfarin in elderly adults: a retrospective observational study in Southern Italy. Therapeutics and Clinical Risk Management. 2018;14:1907.

17. Xian Y, Xu H, O'Brien EC, Shah S, Thomas L, Pencina MJ, et al. Clinical effectiveness of direct oral anticoagulants vs warfarin in older patients with atrial fibrillation and ischemic stroke: findings from the Patient-Centered Research Into Outcomes Stroke Patients Prefer and Effectiveness Research (PROSPER) Study. JAMA Neurology. 2019.

18. Howerton MA, Suhrie EM, Gennari AS, Jones N, Ruby CM. Evaluation of direct oral anticoagulant dosing and monitoring in two geriatric outpatient clinics. The Senior Care Pharmacist. 2019;34(3):192-205.

19. Poli D, Antonucci E, Ageno W, Bertu L, Migliaccio L, Martinese L, et al. Oral anticoagulation in very elderly patients with atrial fibrillation: Results from the prospective multicenter START2-REGISTER study. PloS One. 2019;14(5):e0216831.

CAPÍTULO 8

Estratégias para o cuidado de pacientes em vulnerabilidade comunicativa

Luciana Paiva Farias
Thais Midori Komatsu Tokuno
Gisele Carvalho de Araújo
Roberta Melo Calvoso Paulon
Juliana dos Santos Batista
Christina May Moran de Brito

INTRODUÇÃO

O termo comunicação vulnerável pode ser definido como qualquer falha que ocorra no processo de comunicação entre o paciente e seu interlocutor, levando à desautorização ou privação do indivíduo em participar ativamente de sua recuperação desde a admissão até a alta hospitalar[1]. No ambiente hospitalar, os pacientes podem estar em situação de vulnerabilidade comunicativa por diversos fatores, como presença de traqueostomia, de entubação orotraqueal (EOT) ou da ventilação mecânica, presença de alterações linguístico-cognitivas advindas de neuropatologias adquiridas agudas, crônicas ou degenerativas progressivas, fraqueza neuromuscular[2], doença cardiovascular ou pulmonar, por agravamento das condições clínicas[3] ou mesmo por redução da acuidade e/ou processamento visual, distúrbios auditivos, edentulismo, diferenças linguísticas, diferenças culturais, baixo nível de escolaridade, com inabilidade do paciente para compreender as terminologias médicas e exclusão dele nos diálogos entre equipe assistencial, médico, familiares e/ou cuidadores.

A comunicação com pacientes hospitalizados é essencial para melhorar a qualidade e a segurança dos cuidados de saúde. A falta ou a falha dessa função pode levar o paciente a apresentar altos níveis de frustração, estresse, ansiedade e depressão, podendo contribuir para o aumento dos eventos sentinela, erros médicos e longos períodos de internação, além de complicar a assistência prestada ao indivíduo, assim como sua recuperação e qualidade de vida[4]. Atualmente, as instituições hospitalares estão dando início ao desenvolvimento de protocolos e/ou diretrizes assistenciais para avaliação e acompanhamento de pacientes vulneráveis do ponto de vista da comunicação, tendo como foco a comunicação suplementar e alternativa (CSA).

A CSA é uma área da atuação clínica que visa compensar (temporária ou permanentemente) dificuldades de indivíduos com distúrbios graves de expressão, isto é, com prejuízos de fala, linguagem e escrita[5], sendo suplementar quando o indivíduo utiliza outro meio de comunicação para complementar ou compensar deficiências que a fala apresenta e alternativa quando o indivíduo utiliza outro meio para se comunicar em vez da fala. Uma área de atuação de caráter interdisciplinar, a CSA é também considerada um ramo da tecnologia assistiva que compreende um grupo integrado de componentes, incluindo símbolos, recursos, técnicas e estratégias utilizados pelo usuário para o processo de comunicação. Essa área do conhecimento possibilita o envolvimento dos usuários, dos familiares e de muitos profissionais, como terapeutas ocupacionais, fonoaudiólogos, fisioterapeutas, psicólogos, enfermeiros, assistentes sociais, médicos, protéticos, engenheiros, arquitetos etc.[6].

BASES PARA A PRÁTICA CLÍNICA

Assistência aos pacientes em vulnerabilidade comunicativa

Os principais objetivos no atendimento aos pacientes em condição de vulnerabilidade comunicativa são:

- Fornecer à equipe assistencial e aos familiares informações, esclarecimentos, suporte e indicações específicas quanto à melhor forma de estabelecer comunicação com o paciente nas diferentes fases de do cuidado.
- Identificar e elaborar planos de ação em face das barreiras existentes, de oportunidade e de acesso, ao uso da comunicação pelo paciente.
- Capacitar a equipe assistencial e os familiares quanto ao uso de estratégias facilitadoras para a comunicação.
- Indicar, selecionar e implementar dispositivos eletrônicos ou não eletrônicos para favorecer a interação e/ou comunicação do paciente com os interlocutores.
- Indicar, selecionar e implementar recursos de CSA aos pacientes privados da comunicação oral, quando possível.

O programa de assistência interdisciplinar é indicado para pacientes em vulnerabilidade comunicativa, minimamente estáveis do ponto de vista cardiorrespiratório, que preencham os critérios clínicos de inclusão. Pacientes com rebaixamento do nível de consciência induzido ou por efeito de medicamento sedativo não são elegíveis para iniciar o trabalho de comunicação, incluindo estratégias, dispositivos e/ou recursos de CSA.

Para a avaliação, recomenda-se a realização de entrevistas abertas ou semiestruturadas, avaliações padronizadas, além da utilização de protocolos para identificação do risco de ocorrência da vulnerabilidade comunicativa. Como já mencionado, o trabalho interdisciplinar é necessário e imprescindível para o cuidado adequado do paciente. A avaliação global realizada, inicialmente, deve direcionar o trabalho pela identificação das necessidades de comunicação desse paciente, norteando o acionamento dos profissionais específicos para a avaliação e intervenções voltadas a eliminar barreiras físicas, funcionais, ambientais e pessoais apresentadas em cada caso.

Alguns autores[7] propuseram uma doutrina básica contendo 6 passos para o engajamento bem-sucedido do trabalho com CSA com o paciente à beira do leito:

1. Oferecer segurança ao paciente, pois, no ambiente hospitalar, ele está sempre na defensiva à espera de um profissional que "invadirá" seu espaço e que, possivelmente, realizará um procedimento indesejado.

2. Levar ferramentas e materiais desde a primeira visita, para que o paciente e o acompanhante possam melhor conhecê-los e compreendê-los.

3. Abrir espaço para o exercício da autonomia, pois o paciente necessita se sentir no controle de algumas situações no ambiente hospitalar.

4. Direcionar a atenção ao paciente e depois a seu comportamento, sempre buscando incluir o paciente em todas as conversas.

5. Compreender o que significa estar hospitalizado para aquele paciente. A hospitalização é uma experiência sobretudo emocional, uma vez que muitos pacientes entram em contato com sentimentos de solidão, isolamento, separação, ansiedade, tristeza etc. Valorizar sua personalidade é essencial e a chave para uma recuperação bem-sucedida e a implementação de estratégias de comunicação.

6. Apesar de uma ameaça potencial à vida, devemos estar prontos para gerar ânimo e encorajar os pacientes. Familiares e pacientes em fase terminal buscam conforto e muitas vezes desejam ser ouvidos.

Os recursos de CSA utilizados podem ser de baixa, média ou alta tecnologia, incluindo desde o uso de gestos indicativos, representativos e simbólicos pelo paciente em tentativas de diálogo; expressões orofaciais, emissão gráfica (desenho e escrita), objetos concretos; pranchas com alfabeto, palavras, frases, pictogramas, fotografias; vocalizadores e até sistemas computadorizados.

É comum membros diferentes da equipe interdisciplinar validarem respostas diferentes como sinais de "sim" e "não", particularmente quando se trata de pacientes com grandes incapacidades associadas. Enquanto uns solicitam o piscar de olhos, outros solicitam o aperto de mão para a mesma resposta afirmativa ou negativa, por exemplo. Educação e orientação – à família e à equipe – devem ser contínuas e atualizadas conforme a mudança do quadro clínico e/ou funcional do paciente.

No Quadro 1, listamos algumas orientações gerais que podem ser disseminadas entre a família e equipe, como forma de boas práticas relacionadas à comunicação de pacientes em situação de vulnerabilidade.

QUADRO 1 Orientações gerais à equipe multidisciplinar

- O ambiente importa! Antes de iniciar o diálogo, certifique-se de que o local esteja iluminado e com o menor ruído externo possível (alarmes de equipamentos, volume da televisão, vozes de terceiros, etc.).
- Ao dialogar com o paciente, sempre que possível, posicione-se dentro do seu campo visual.
- Verifique se o paciente faz uso de recursos como óculos ou aparelhos auditivos. Em caso afirmativo, incentive o seu uso ou os deixe disponíveis em local acessível.
- Ao dirigir uma pergunta ao paciente, ofereça tempo suficiente para sua resposta que seja compatível com as limitações apresentadas.
- Para pacientes conscientes com grandes incapacidades motoras e privados da comunicação oral (p. ex., em uso de cânula de traqueostomia ou que apresentem diagnóstico de lesão medular alta, síndrome de Guillain-Barré, esclerose lateral amiotrófica ou

(continua)

QUADRO 1 Orientações gerais à equipe multidisciplinar *(continuação)*

fraqueza muscular adquirida na unidade de terapia intensiva), considerar o uso de recursos adaptados de chamada (campainha de chamada adaptada).
- Reserve um *kit* básico de comunicação na sua unidade de serviço, como prancheta, folha de papel, canetas, cartões com símbolos relacionados ao contexto hospitalar, etc.
- Sempre que possível, solicite a avaliação de um fonoaudiólogo especialista em linguagem/ comunicação e/ou terapeuta ocupacional o quanto antes, para evitar eventos sentinelas relacionados à comunicação não efetiva, lembrando que a atuação dos dois especialistas é complementar e não substituível.

O programa deverá ser iniciado o mais precocemente possível, devendo o paciente e seus familiares receber informações e ser orientados quanto aos objetivos terapêuticos, riscos e benefícios esperados e estratégias terapêuticas selecionadas.

Existe uma proposta de intervenção que pode ocorrer em três fases distintas, considerando as necessidades comunicativas, a indicação de possíveis ferramentas e estratégias e as mudanças no estado clínico de cada paciente[7-9], conforme consta na Figura 1.

Além do estado de alerta do paciente, podemos agrupar indivíduos privados da comunicação oral, candidatos ao uso de alguns dispositivos e estratégias em CSA, considerando os seguintes critérios: fonoarticulação, quadro motor e a técnica de acesso ao recurso apresentada pelo paciente[10].

- Grupo 1: habilidade articulatória (orofacial) e motora global preservadas. Proposta: monitorar a comunicação e fornecer informações quanto às possibilidades de ampliar a função comunicativa.
- Grupo 2: habilidade articulatória (orofacial) comprometida, função manual e mobilidade global preservadas. Proposta: suplementação alfabética, escrita (podendo ser portátil), seleção direta aos recursos de baixa e alta tecnologia e dispositivos de chamada (Figuras 2 a 7).

Fase 1: saindo da sedação	Fase 2: melhora do estado de alerta	Fase 3: acesso amplo e diverso à comunicação
Paciente saindo dos efeitos da sedação, apresentando oscilação no estado de vigília e alerta.	Contempla todas as estratégias da fase 1.	Contempla todas as opções das fases 1 e 2.
Sistema de chamada para acionar a equipe, familiares e/ou cuidadores, podendo ser campainhas ou dispositivos simples com vocalizador.	Inclui símbolos ou textos para comunicar à equipe e aos familiares (uso de forma independente ou com auxílio).	O paciente deseja ter acesso à comunicação ampla e diversa para apoiar trocas dialógicas com diferentes interlocutores no contexto hospitalar.
Utilização dos símbolos: "Sim"; "Não" e "Eu não sei" para responder a perguntas simples relativas a saúde, conforto e necessidades pessoais.	Inclui informações básicas relacionadas ao estado clínico, necessidades pessoais, conforto, sentimentos, mensagens que reflitam a personalidade, humor e não relacionadas ao contexto hospitalar.	Tem condições de participar ativamente do seu autocuidado e de conversas que demandam maior conteúdo do ponto de vista linguístico.
	Prancha alfabética ou com palavras simples, pictogramas ou fotografias, sequências no teclado do computador (como QWERTY), aparelho de voz com mensagem digital ou sintetizada, amplificador de voz, etc.	O indivíduo pode ter acesso a internet, e-mail, arquivos de música e vídeo, telefone e outras mídias sociais.

FIGURA 1   Propostas de intervenção nas diferentes fases.

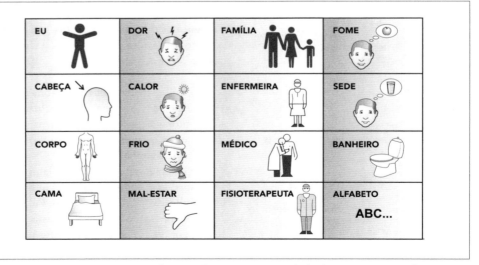

FIGURA 2   Prancha com pictogramas direcionadas para as necessidades básicas, corpo/conforto.

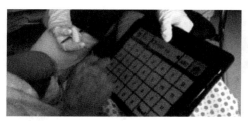

FIGURA 3 Aplicativo com vocalizador SonoFlex Tobii® para tablets.

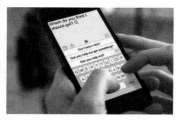

FIGURA 4 Preditor de palavras com vocalizador Proloquo4Text®.

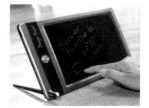

FIGURA 5 Quadros para escrita.

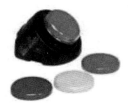

FIGURA 6 Comunicadores simples Go Talk®.

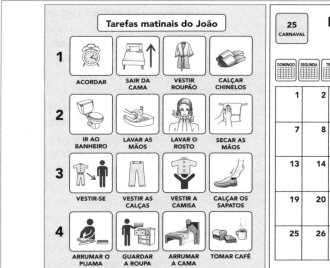

FIGURA 7 Símbolos do *Boardmaker com Speaking Dynamically Pro* (*Tobii DynaVox®*).

- Grupo 3: habilidade articulatória (orofacial) comprometida, função manual preservada e mobilidade de outras estruturas comprometidas. Proposta: similar ao Grupo 2, exceto pelo fato de que os recursos de CSA podem ser montados e transportados em uma cadeira de rodas ou andador. O acesso à CSA e à outra tecnologia assistiva necessita estar integrado.

- Grupo 4: habilidade articulatória (orofacial) e função manual comprometidas; mobilidade presente de alguma outra estrutura do corpo. Proposta: acesso alternativo, como magcionador (Figura 8), e ponteira ou varredura ocular, sensores que captem o movimento de alguma parte do corpo, não necessariamente portáteis. O acesso à CSA e à outra tecnologia assistiva necessita estar integrado.

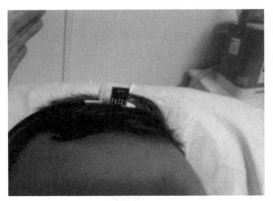 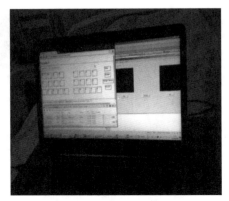

FIGURA 8 Magcionador customizado integrado ao sistema computadorizado de comunicação alternativa. (Por varredura auditiva alfabética e movimentação cervical, o paciente seleciona os grafemas para escrita no computador.)[10]

- Grupo 5: todas as funções motoras comprometidas. Proposta: acesso indireto (similar ao Grupo 5). O acesso à CSA e à outra tecnologia assistiva necessita estar integrado.

A frequência de atendimentos a cada paciente é baseada nas necessidades individuais e acordada com a equipe médica/terapêutica e os familiares, conforme as condições clínicas, o grau de tolerância à fadiga e os objetivos propostos para o momento. Conforme a necessidade, atendimentos conjuntos das equipes (fonoaudiologia, terapia ocupacional, fisioterapia, psicologia e engenharia) podem ser programados para fins de avaliação, planejamento e intervenção.

CRITÉRIOS PARA ACIONAMENTO DAS EQUIPES

A interlocução entre as áreas de fonoaudiologia, terapia ocupacional, psicologia, enfermagem e engenharia é essencial no cuidado ao paciente vulnerável. O fluxograma a seguir (Figura 9) é proposto para o atendimento de pacientes em situação de vulnerabilidade comunicativa, podendo ser aplicado desde as UTI até as unidades de internação, com a contribuição de cada área[11,12].

Sob a ótica da fonoaudiologia

O acionamento da equipe de fonoaudiologia se faz pela identificação de um paciente que esteja acordado, porém impossibilitado de se comunicar. Nesse contexto, é de responsabilidade do fonoaudiólogo:

- realizar a avaliação de habilidades linguístico--cognitivas, práxicas e motoras da fala e da funcionalidade comunicativa do paciente;
- identificar e elaborar planos de ação diante das barreiras de linguagem e de comunicação entre o paciente e seus principais interlocutores (familiares, cuidadores e equipe).
- fornecer à equipe assistencial e aos familiares informações, esclarecimentos, suporte e indicações específicas de estratégias facilitadoras para a comunicação ou indicação e a seleção de dispositivos eletrônicos e/ou de recursos de CSA para favorecer a interação e/ou comunicação do paciente com os interlocutores.

As ferramentas simples para favorecer a comunicação com o paciente incluem papel, caneta, quadro branco, etc.; já as estratégias comunicativas contemplam desde o uso de gestos manuais e/ou corporais indicativos, representa-

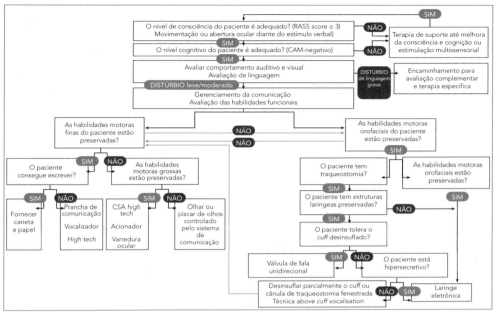

FIGURA 9 Fluxograma proposto para o atendimento de pacientes em situação de vulnerabilidade comunicativa do Hospital Sírio-Libanês de São Paulo.
RASS: *Richmond Agitation Sedation Scale*; CAM-ICU: método de avaliação de *delirium* para a UTI; CSA: comunicação suplementar e alternativa; *high tech*: alta tecnologia.

tivos e simbólicos, expressões orofaciais, emissão gráfica (desenho e escrita) e os recursos, que podem ser de baixa, média ou alta tecnologia, incluindo objetos concretos, pranchas com alfabeto, palavras, frases, pictogramas, fotografias, vocalizadores e até sistemas computadorizados. O sucesso e a eficácia dessa intervenção está na combinação dos recursos não tecnológicos (elementos linguísticos, paralinguísticos e extralinguísticos) com os dispositivos que otimizem a voz/fala (laringe eletrônica e válvula de fala) associados aos recursos de CSA de baixa tecnologia e/ou de alta tecnologia, uma vez que as situações comunicativas variam de acordo com o interlocutor, a extensão e a intenção da mensagem, ambiente e contexto. A indicação de recursos de alta tecnologia (sistemas computadorizados) pode incluir diferentes símbolos, modos e opções de acesso (velocidade, pausa/interrupções e filtragem), opções de saída de voz, formulação de mensagem, preditor de palavras, armazenamento, recuperação e interconectividade, sendo importante a interlocução entre as áreas de fonoaudiologia e terapia ocupacional nesse momento[9].

No que diz respeito à atuação na área da linguagem, é necessário que o fonoaudiólogo adquira conhecimentos sobre o uso de dispositivos que interferem na fala/comunicação oral, por exemplo, cânulas de traqueostomia, ventilação mecânica invasiva e não invasiva e válvula de fala, para que a indicação e a prática em CSA sejam fundamentadas. A válvula fonatória (Figura 10) é um dispositivo indicado para restabelecer a pressão subglótica em pacientes que utilizam cânula de traqueostomia e que apresentam condições de permanecer com o *cuff* desinsuflado. Além de proporcionar melhora na biomecânica da deglutição, a válvula de fala permite o redirecionamento do fluxo aéreo para as vias aéreas superiores, favorecendo a fonação e a comunicação oral, quando possível ao paciente[13]. Dessa forma, fica claro que nem todos os pacientes com cânula de traqueostomia ou mesmo dependentes da ventilação mecânica (VM) são candidatos ao uso de recursos de CSA, pois o fonoaudiólogo deve avaliar os critérios necessários para adaptar a válvula de fala. Em situações de treinamento e/ou de emergência comunicativa, há alternativas terapêuticas indicadas pelo fonoaudiólogo, por exemplo, a técnica *above cuff vocalisation* (Figura 11), para pacientes potencialmente falantes mas que necessitam permanecer com o *cuff* insuflado da cânula de traqueostomia (em função da dependência em relação à VM). Tal técnica consiste na introdução de 3-5 litros de oxigênio no conector de aspirador *supra-cuff* (presente em alguns tipos de cânula de traqueostomia) por no máximo 10 minutos, durante a qual haverá direcionamento de pequeno fluxo aéreo para a região glótica podendo favorecer a produção de um sussurro audível; ou a depender das condições laríngeas e articulatórias do pacientes, a produção de voz ou fala[14]. Nesse contexto, a indicação de um recurso de CSA (temporário ou permanente) para pacientes com cânula de traqueostomia dependentes ou não de VM se aplica às seguintes condições: quando os indivíduos não preenchem os critérios para a adaptação da válvula fonatória por 24 horas; quando, mesmo sob a adaptação desse dispositivo, a comunicação oral não seja suficiente para as trocas dialógicas; ou mesmo quando não for possível a aquisição da válvula.

Pacientes acometidos por câncer de cabeça e pescoço também podem apresentar prejuízo significativo no que tange a sua comunicação oral, necessitando de ferramentas que os auxiliem no processo de garantir uma comunicação oral eficaz. Nesse cenário, quando submetidos a cirurgia de retirada total da laringe, podem se beneficiar de alguns recursos que viabilizem a síntese de sua voz, ainda que não fisiológica e sem garantir suas características peculiares.

Geralmente, tem-se, como primeira opção para reabilitação vocal para pacientes submetidos à laringectomia total, a voz esofágica, por se tratar de técnica isenta de custo e sem necessidade de oclusão do orifício do traqueostoma para fonação. Essa é uma voz, entretanto, considerada de aprendizagem um pouco difícil; então, quando o paciente não obtém êxito nessa

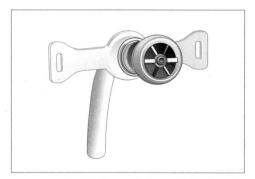

FIGURA 10 Válvula fonatória Passy-Muir adaptada à cânula de traqueostomia com o *cuff* desinsuflado.
Fonte: https://www.passy-muir.com.

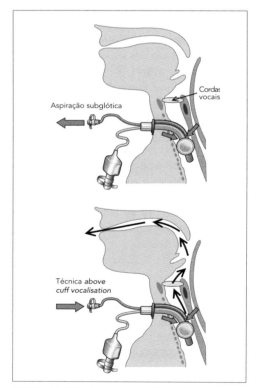

FIGURA 11 Técnica *Above cuff vocalisation*.
Fonte: McGrath et al., 2016[15].

técnica, tem-se a opção de reabilitação com prótese traqueoesofágica ou laringe eletrônica[15].

A produção da voz através da prótese traqueoesofágica (Figura 12) é a que mais se assemelha à voz laríngea, sendo considerada padrão ouro na reabilitação vocal após laringectomias totais[16]. Para a indicação e posterior implantação da prótese traqueoesofágica (Figura 13) é necessário considerar alguns aspectos, como a existência ou não de estenose traqueal, a habilidade manual do indivíduo para manutenção da prótese e oclusão do traqueostomia, motivação em relação à comunicação, ausência de doenças mentais, o diâmetro do traqueostomia, a compreensão da anatomia e do modo de funcionamento da prótese, além da possibilidade de aquisição da voz traqueoesofágica[17].

A laringe eletrônica (Figura 14) é um amplificador movido a bateria ou a pilha que emite uma vibração sonora. Esta é transmitida ao ressonador buconasofaríngeo, que, junto com os órgãos articulatórios, possibilita ao paciente se comunicar. Existem algumas limitações no que tange à qualidade da voz emitida, em termos de frequência, intensidade e modulação, pois a produção vocal é metálica, estridente e monótona. Mesmo diante dos aspectos negativos, comparados ao uso da prótese traqueoesofágica, trata-se de uma excelente alternativa para utilização no pós-operatório imediato, proporcionando segurança emocional nessa fase, maior independência e fácil aprendizado com o mínimo esforço. Necessita do uso de uma das mãos e de área cervical flexível para a propagação do som em direção ao trato vocal e apresenta um ruído eletrônico que pode mascarar a fala, comprometendo a diferenciação entre os sons surdos e os sonoros[17].

É importante ressaltar que o trabalho com CSA, em sua essência, está ancorado em algum pressuposto teórico de linguagem, de modo que é importante ao fonoaudiólogo conhecer as diferentes concepções dessa função para fundamentar sua prática clínica. O pressuposto teórico de linguagem que circula em algumas instituições hospitalares dialoga com o modelo restritamente biológico e quantificável, que tem

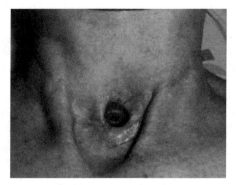

FIGURA 13 Posicionamento da prótese traqueoesofágica no estoma.
Fonte: Kim et al., 2011[16].

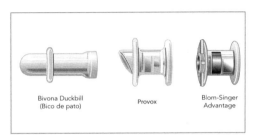

FIGURA 12 Modelos de próteses traqueoesofágicas.
Fonte: https://www.otorrinoweb.com/en/temas-faringe-laringe/146-t663/3005-663o04-fistula-traqueoesofagica-con-colocacion-de-protesis-fonatoria.html.

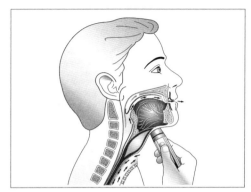

FIGURA 14 Laringe eletrônica.
Fonte: material de aula "Tumores de Laringe", Prof. Dr. Lucio A. Castagno – ORL. Universidade Católica de Pelotas. Available: https://slideplayer.com.br/slide/338205/.

reconhecida importância quando valoriza os achados clínicos observáveis e objetivos, a queixa, o diagnóstico, a patologia, a aplicação de técnicas e o tratamento específico, independentemente do que o sujeito traz. Pensar a comunicação humana e a comunicação alternativa nessa concepção é considerar um trabalho marcado por treino de habilidades, melhora do uso do recurso para garantir maior eficácia comunicativa e desenvolvimento de estratégias de ensino-aprendizagem. Esse pode ser um caminho, mas não o único, pois há outras faces do trabalho que se inscrevem em dimensões do funcionamento da linguagem, tais como os modos de significar de cada paciente, que remontam a sua história de vida, as estratégias utilizadas pelo paciente e por seus diferentes interlocutores para lidar com as situações de comunicação, a construção discursiva e da produção de sentido, que não são passíveis de treinamento, pois acontecem em ato e mudam a cada processo de enunciação[18], assim como os fatores psicossociais e ambientais, a motivação e os papéis sociais que determinam o uso da linguagem e são fundamentais na interação humana[19].

Um modelo relacional se torna razoável nesse contexto[20], para articular essas duas concepções, de modo que propõe ao fonoaudiólogo esclarecer as questões mais objetivas, de natureza orgânica, e ao mesmo tempo contextualizar esses achados com os conhecimentos a respeito da história interacional do paciente. Por esse ponto de vista, não basta ao fonoaudiólogo colher a informação, por si só, à beira do leito, ou aplicar determinada técnica terapêutica. É necessária a escuta dada pelo profissional a todos os dados trazidos, sejam eles verbais ou não verbais, e a articulação que pode ser estabelecida entre eles, visando não só à doença, mas ao sujeito que manifesta os sintomas relatados. Nesse modelo, a escuta de todos os envolvidos no processo é fundamental, sejam eles os familiares, o(s) cuidador(es) e/ou a própria equipe interdisciplinar[9].

Sob a ótica da terapia ocupacional

O acionamento da equipe de terapia ocupacional é indicado nos casos em que há necessidade de avaliação funcional do paciente para guiar a escolha do sistema de comunicação suplementar ou alternativa mais apropriado para o momento, considerando as incapacidades e potencialidades apresentadas pelo paciente conforme consta no Quadro 2. Além de auxiliar na escolha, o terapeuta ocupacional avalia e intervém, conjuntamente com a equipe de fonoaudiologia, em questões relacionadas ao acesso a esse recurso e seu treino de uso. Também realiza avaliação para eventual indicação de outros recursos de tecnologia assistiva (para maiores informações sobre tecnologia assistiva, v. o Capítulo "Acessibilidade domiciliar e tecnologia assistiva").

QUADRO 2 **Exemplos de necessidade de acionamento da equipe de terapia ocupacional no contexto de pacientes em vulnerabilidade comunicativa**

- Necessidade de avaliação funcional de membros superiores com enfoque em alcance e manipulação de recursos suplementares e/ou alternativos à comunicação oral. Exemplos:
  a) paciente com potencial de escrita, mas com déficit de coordenação motora fina;
  b) paciente com indicação de prancha alfabética de baixa tecnologia, mas sem condições motoras de fazer o apontamento manual por acesso direto.
- Necessidade de avaliação funcional da visão, por meio de avaliação do comportamento, para melhor definição do campo visual, tamanho de fonte/figura para oferta de prancha de comunicação.
- Necessidade de avaliação postural sentado, visando otimizar controle axial, contato visual com interlocutor e liberação funcional dos membros superiores para função (apontamento ou acesso a algum dispositivo). Inclui avaliação e prescrição de cadeira de rodas sob medida com recursos de adequação postural, quando necessários.
- Avaliação, indicação e treino de recursos de tecnologia assistiva (recursos ou adaptações para otimizar funcionalidade) como acionadores e *mouses* adaptados, *software* e *hardware* para acesso ao computador, ponteiras para acesso direto ao recurso.

Nesse contexto, a avaliação da terapia ocupacional engloba aspectos relacionados a componentes de desempenho sensório-motores e cognitivos implicados na função de comunicação verbal ou não verbal[21], complementando a avaliação realizada pela equipe de fonoaudiologia. A avaliação se baseia no contexto de vida e biografia do sujeito, no sentido do resgate de atividades significativas.

Fatores contextuais como ambiente físico, social e atitudinal e sua influência na função comunicativa também são considerados durante a avaliação e intervenção terapêutica ocupacional, em consonância com o modelo da Classificação Internacional de Funcionalidade (CIF), proposto pela Organização Mundial da Saúde (OMS)[22].

Sob a ótica da psicologia

A voz é uma das principais formas de comunicação do ser humano, que se comunica não apenas pelo significado da palavra dita, mas pela forma como ela é pronunciada. A voz carrega o papel de transmitir as mensagens verbais, bem como as necessidades e emoções do sujeito. Nesse sentido, é importante considerar que aquilo que muitas vezes é necessário para o paciente comunicar passa pelo sofrimento advindo do adoecimento do corpo e/ou da hospitalização.

O anúncio de uma doença, seja aguda ou crônica, lança o paciente a um estado de maior vulnerabilidade, no qual é preciso lidar com a imprevisibilidade, as alterações e marcas corpóreas, a ruptura com a rotina e tudo aquilo que lhe transmitia segurança, as interferências no processo de autonomia, a ansiedade perante o desconhecido, angústia, medo da morte e o processo de luto desencadeado por possíveis perdas diversas. Dessa forma, adoecer e ser submetido a diferentes tratamentos em uma internação hospitalar já é bastante dispendioso, e o comprometimento da forma habitual de expressão do paciente poderá intensificar o sofrimento de forma significativa.

Vale salientar a importância do olhar integrado da equipe em situações de vulnerabilidade comunicativa, uma vez que o paciente e sua família poderão indicar o sofrimento emocional durante a abordagem de outros profissionais, o que amplia a possibilidade de encaminhamento para avaliação especializada. Em alguns casos, a barreira na comunicação poderá ocasionar um ambiente de cuidado menos agregador, no qual se evidencia a exclusão da autonomia do sujeito, que, por não conseguir verbalizar ou expressar-se com facilidade para a equipe de saúde e a família, vai sendo inserido em um emaranhado de "suposições" do outro.

Situações nas quais o paciente, apesar de sua condição cognitiva favorável, encontra-se impossibilitado de expressar-se podem ser bastante nocivas, principalmente quando família e equipe, na tentativa de ajudar, adotam uma postura de apalavrar as necessidades do paciente, sem o devido cuidado de investigação. Assim, o trabalho em conjunto com a equipe assistencial (com destaque para a atuação da fonoaudiologia e da terapia ocupacional, no contexto das limitações funcionais) é imprescindível para auxiliar a rede de suporte na busca mais efetiva da palavra do paciente, não apenas a dita pelo som, mas a que contempla o seu desejo.

A equipe de psicologia poderá ser acionada (pela equipe de saúde, pelo próprio paciente ou sua família) em situações onde se identifique sofrimento emocional associado à condição geral do paciente doente e hospitalizado e estratégias de enfrentamento deficitárias para lidar com o momento de crise. Pensando na demanda específica da comunicação, o acionamento acontecerá em situações onde o sofrimento emocional se mostre atravessado ou intensificado pela vulnerabilidade na comunicação.

Além da assistência ao paciente, o psicólogo também atuará junto à família, que poderá apresentar dificuldades no manejo com o paciente quando a comunicação estiver comprometida, e com a equipe de saúde, auxiliando na compreensão sobre a condição psicológica do paciente e família, bem como construindo junto com a equipe novas estratégias de intervenção onde se preconize a singularidade do paciente, o respeito a seu desejo e a sua autonomia.

Questões norteadoras para o raciocínio clínico interdisciplinar no cuidado ao paciente em vulnerabilidade comunicativa

- O paciente apresenta intenção de se comunicar ou de responder? De que forma isso ocorre?
- Como e por quem são interpretadas as expressões do paciente?
- Há indícios de sofrimento emocional ou de enfrentamento deficitário do paciente associado à condição da vulnerabilidade?
- Há indícios de dificuldades por parte da família no manejo com o paciente vulnerável?
- O ambiente de cuidado para o paciente em vulnerabilidade comunicativa é agregador?
- O paciente tem habilidades linguísticas e cognitivas para usar o recurso proposto?
  - Se a resposta for sim: manter a proposta e avançar em conteúdos de conversa mais elaborados.
  - Se a resposta for não: rever o sistema, orientar equipe, familiares e principais interlocutores.
- O paciente possui controle postural satisfatório durante a comunicação com interlocutor?
  - Se a resposta for sim: checar se as orientações de ergonomia e conservação de energia são cabíveis.
  - Se a resposta for não: discutir com a equipe de fisioterapia a possibilidade de estratégias para otimizar o controle axial. Avaliar e prescrever mobiliário ou sistema de adequação postural em cadeira de rodas.
- Para pacientes gravemente comprometidos do ponto de vista motor, qual sua potencialidade e viabilidade de acesso ao sistema de comunicação suplementar e/ou alternativa com menor gasto energético? Considerar recursos disponíveis no mercado: acionamento por rastreamento ocular, por sopro, por movimentos de cabeça, uso de ponteiras com a boca ou queixo (mentoneiras), por pressão.
- Qual a disponibilidade financeira do paciente para adquirir e manter um sistema de comunicação alternativa?
- Família e equipe estão orientadas e engajam o paciente em situações de comunicação? Ou o paciente só se comunica durante intervenções com as terapeutas?

CONSIDERAÇÕES FINAIS

Diversos trabalhos com a temática da comunicação efetiva têm sido publicados, principalmente no contexto de UTI e com ênfase em estratégias de comunicação entre equipe e família. Reconhece-se a importância da comunicação no cuidado centrado no paciente e seu impacto em questões como tomada de decisões compartilhadas e prevenção de eventos adversos no cuidado em saúde[23].

A importância da comunicação com pacientes em situação de vulnerabilidade comunicativa no contexto hospitalar tem sido amplamente disseminada por órgãos internacionais de acreditação, com foco na segurança e na qualidade do cuidado prestado[23].

Nesse sentido, ainda que preemente, o trabalho multidisciplinar com pacientes em situação de vulnerabilidade comunicativa é um desafio diário na prática clínica, sobretudo com indivíduos que apresentam alto grau de dependência funcional e muitas incapacidades associadas. Demanda, além de formação continuada e *expertise* dos profissionais envolvidos, atualização sobre produtos e serviços disponíveis no mercado e questões de ordem operacional, como tempo para a elaboração de materiais personalizados e pertinentes à história de vida daquele paciente e cuidados com a seleção e higienização dos materiais utilizados, em concordância com as normas de prevenção e controle de infecção hospitalar da instituição.

A falta de conhecimento em relação ao processo de avaliação, identificação de ferramentas, estratégias apropriadas e a implementação adequada do recurso de CSA ainda é considerada uma barreira significativa na assistência ao paciente, mesmo porque treinamentos e informações sobre esses recursos não costumam estar disponíveis para os enfermeiros e técnicos de enfermagem, que compõem a "linha de frente" no cuidado ao internado em condição crítica.

É importante que todos os profissionais que trabalhem com pacientes em vulnerabilidade comunicativa se conscientizem sobre a importância do trabalho individualizado e ajustado, garantindo, assim, autonomia, valorização e inclusão da pessoa hospitalizada. Considerando a grande demanda de pacientes nessa condição, faz-se necessário aumentar o número de profissionais que atuem na área da CSA para assistir os pacientes em cuidados intensivos; formar e capacitar profissionais que oferecerão serviços de CSA para pacientes vulneráveis e desenvolver projetos para que a instituição possa incluir em seu orçamento a aquisição de ferramentas, além do uso de estratégias de CSA, que deverão estar disponíveis imediatamente para avaliação e intervenção[9]. Atualmente existe uma crescente preocupação nacional e internacional quanto ao impacto da "comunicação vulnerável" no tratamento de pacientes. Esse impacto é reconhecido e descrito pela American Association of Critical Care Nurses, Society for Critical Care Medicine, National Institute of Health e The Joint Commission[1,7,24].

Mais além, ainda que seja consensual a relevância do tema e de suas práticas, as publicações científicas também são escassas. Uma busca na base de dados *PubMed* (biblioteca pública de artigos internacionais da área de ciências biológicas, sediada nos EUA) com os descritores *Communication Aids for Disabled in Hospitals* resultou em apenas 36 artigos na ocasião da pesquisa para a elaboração deste conteúdo. Foi, também, ampliada a busca com uso de descritores adicionais. Uma revisão sistemática nessa

temática[24], publicada em 2014, selecionou 18 artigos, e concluiu que os hospitais devem investir, sobretudo, em 5 frentes:

1. Desenvolver serviços, sistemas e políticas para dar suporte e promover a comunicação efetiva em face da vulnerabilidade.
2. Investir tempo suficiente para essa comunicação efetiva.
3. Garantir acesso adequado aos diferentes instrumentos de comunicação.
4. Promover maior participação de pacientes, familiares e cuidadores, nesse contexto.
5. Investir na capacitação da equipe assistencial quanto à competência voltada para comunicação mais efetiva diante da vulnerabilidade.

Trata-se de uma necessidade muito presente e crescente, perante as tendências epidemiológicas, mas ainda frequentemente negligenciada no âmbito do atendimento hospitalar geral[21]. Entre os desafios da atualidade, não raramente o paciente e seu cuidador (muitas vezes idoso ou com alguma deficiência) encontram-se em vulnerabilidade.

Cabe também mencionar as diretrizes nacionais presentes na Lei Brasileira de Inclusão[25] quanto aos cuidados para a promoção da acessibilidade e redução de possíveis barreiras. Das 6 categorias que dizem respeito a possíveis barreiras para a acessibilidade (barreiras urbanísticas, arquitetônicas, de transporte, de comunicação e informação, atitudinais e tecnológicas), as temáticas abordadas neste capítulo auxiliam na redução de questões de três delas.

A comunicação com pacientes hospitalizados é essencial para melhorar a qualidade e a segurança dos cuidados de saúde, e o serviço de reabilitação do Hospital Sírio-Libanês possui uma equipe especializada e alinhada com as recomendações internacionais voltadas ao cuidado desdes pacientes que se encontram em vulnerabilidade comunicativa.

REFERÊNCIAS BIBLIOGRÁFICAS

1. The Joint Commission, Advancing Effective Communication, Cultural Competence, and Patient and Family Centered Care: a roadmap for hospitals (2010). Available: http://www.jointcommission.org/assets/1/6/ARoadmapforHospitalsfinalversion727.pdf (acesso 10 jun. 2019).

2. Radtke JV, Baumann BM, Garrett KL, Happ MB. Listening to the voiceless patient: case reports in assisted communication in the intensive care unit. Journal of Palliative Medicine. 2011:14(6):791-5.

3. Costello JM, Patak L, Pritchard J. Communication vulnerable patients in the pediatric ICU: enhancing care through augmentative and alternative communication. Journal of Pediatric Rehabilitation. 2010;3(4):289-301.

4. Patak L, Wilson-Stronks A, Costello J, Kleinpell RM, Henneman EA, Person C, Happ MB. Improving patient-provider communication: a call to action. Journal of Nursing Administration. 2009;39(9):372-6.

5. American Speech-Language-Hearing Association – ASHA, Oxfordshire (1991). Available: http://www.asha.org (acesso 28 jun. 2019).

6. American Speech-Language-Hearing Association – ASHA. Definition of language. 1983;25:44.

7. Bersh RCR, Pelosi MB. Portal para ajudas técnicas. Tecnologia Assistiva: recursos de acessibilidade ao computador. Brasília: MEC/SEESP (2007). Available: http://www.educadores.diaadia.pr.gov.br/arquivos/File/pdf/tecnologia_assistiva.pdf (acesso 8 ago. 2019).

8. Costello JM, Santiago R. AAC Assessment and intervention in the intensive care/acute care settings: from referral through continuum of care. ISAAC Bienal Conference, Lisboa, Portugal; 2014.

9. Santiago R, Costello JM. Comunicação alternativa e ampliada na UTI/primeiros cuidados: abordagem da vulnerabilidade comunicativa e aprimoramento do cuidado. In: Chun RYS, Reily L, Moreira EC. Comunicação alternativa: ocupando territórios. São Carlos: Marquezine & Manzini/ABPEE; 2015. p. 157-69.

10. Farias LP. A comunicação vulnerável do paciente na unidade de terapia intensiva e a comunicação suplementar e alternativa. In: Chun RYS, Reily L, Moreira EC. Comunicação alternativa: ocupando territórios. São Carlos: Marquezine & Manzini/ABPEE; 2015. p. 171-94.

11. Zagari PPP, Paulon RMC, Farias LP. Rehabilitation after tracheostomy. In: Farias TP (org.). Tracheos-tomy: a surgical guide. New York: Springer; 2017; p. 401-31.

12. Williams ML. An algorithm for selecting a communication technique with intubated patients. Dimens Crit Care Nurs. 1992;11(4):222-33.

13. Hoorn TS, Elbers PW, Girbes AR, Tuinman PR. Communicating with conscious and mechanically ventilated critically ill patients: a systematic review. Crit Care. 2016;20(1):333.

14. Rodrigues KA, Ghion G, Gonçalves MIR. Válvula de fala passy-muir. In: Furkim AM, Rodrigues KA. Disfagias nas unidades de terapia intensiva. São Paulo: Roca. c. 18, 2104, p.201-16.

15. McGrath BA, Lynch J, Wilson M, Nicholson L, Wallace S. Above cuff vocalisation: a novel technique for communication in the ventilator-dependent tracheostomy patient. Journal of the Intensive Care Society. 2016;17:19-26.

16. Kim JDU, Andrade NMM, Brescia MDG, Sugueno LA, Simões CA, Dedivitis RA, Kulcsar MAV. Nova técnica de confecção de fístula traqueoesofágica secundária e locação de prótese fonatória em pacientes submetidos a laringectomia total. Rev Bras Cir Cabeça Pescoço. 2011 Jul/Set;40(3):120-4.

17. Healton JM, Parker AJ. In vitro comparison of the Groningen high resistance, Groningen low resistance and the Provox speaking valves. J Laryngol Otol. 1994;108:32-4.

18. Lennie TA, Christiman SK, Jadack RA. Educational needs and altered eating habits following a total laryngectomy. Oncol Nursing Forum. 2001;28:667-74.

19. Duarte EN. Linguagem e comunicação suplementar e alternativa na clínica fonoaudiológica [Dissertação]. São Paulo, Pontifícia Universidade Católica de São Paulo; 2005.

20. Mansur LL, Radanovic M. Neolinguística: princípios para a prática clínica. São Paulo: Edições Inteligentes; 2004.

21. Spinelli M. Distúrbios no desenvolvimento da linguagem. In: Assunpção Junior F. Psiquiatria da infância e da adolescência. São Paulo: Santos; 1994.

22. Manzinia MG, Assisa CP, Martinez CMS. Contribuições da terapia ocupacional na área da comunicação suplementar e/ou alternativa: análise de periódicos da terapia ocupacional. Cad Ter Ocup UFSCar. 2013;21(1):59-73, São Carlos. http://dx.doi.org/10.4322/cto.2013.010.

23. OMS. CIF. Classificação Internacional de Funcionalidade, Incapacidade e Saúde. São Paulo: Edusp; 2015.

24. Scheunemann LP, McDevitt M, Carson SS, Hanson LC. Randomized, controlled trials of interventions to improve communication in intensive care. Chest. 2011;139(3):543-54.

25. Hemsley B, Balandin S. A metasynthesis of patient-provider communication in hospital for patients with severe communication disabilities: informing new translational research. Augmentative and Alternative Communication. 2014;30(4):329-43.

26. Lei Brasileira de Inclusão da Pessoa com Deficiência, Estatuto da Pessoa com Deficiência (Lei n. 13.146/2015).

CAPÍTULO 9

Estimulação multissensorial ao paciente com alteração do nível de consciência

Lorena de Toledo Montesanti
Thais Midori Komatsu Tokuno
Luciana Paiva Farias
Gisele Carvalho de Araújo
Mario Chueire de Andrade Junior
Isabel Chateaubriand Diniz de Salles

INTRODUÇÃO

No momento presente, há uma série de diferentes propostas e estratégias de reabilitação para indivíduos com alterações do nível de consciência, estabelecidos na prática clínica e apoiados por opiniões de especialistas. No entanto, o nível de evidência sobre essas intervenções ainda é fraco e as recomendações são limitadas. Este capítulo, portanto, tem como objetivo propor um modelo de estimulação multissensorial que envolve a implementação de boas práticas, o uso de dados para identificar oportunidades de melhoria, a medição de resultados e a criação de um ciclo de melhoria contínua no cuidado[1].

Contextualizando o modelo de doença cardiovascular, pela alta prevalência, e selecionando os pacientes sobreviventes de uma parada cardíaca, há evidências de que taxas de sobrevivência pré-hospitalares para parada cardíaca variam de 2 a 33%, e 80% dos sobreviventes de parada cardíaca entram em coma após manobras de ressuscitação cardíaca, com uma porcentagem de 10 a 30% desses pacientes com recuperação neurológica significativa[2].

O tratamento do paciente comatoso envolve um longo e doloroso processo, bastante desafiador para famílias e cuidadores, sem contar os dilemas médicos, éticos e econômicos que inevitavelmente surgem ao longo do caminho.

A equipe de cuidados, portanto, deve manter boa conexão com os familiares e cuidadores para acolher, informar sobre a situação atual e validar objetivos do tratamento (sempre no entendimento do que é relevante no contexto deste paciente) e, sobretudo, usar as melhores técnicas de comunicação para disseminar informações claras, compreensíveis e abrangentes para o entendimento sobre a chance de recuperação deste paciente[2].

Todos os profissionais envolvidos no cuidado devem estar cientes de que diferentes pessoas podem ter distintas percepções do que seja um resultado aceitável ou inaceitável de recuperação[2].

Quando se tem uma visão de que a morte é o pior desfecho (pelo menos em uma fase inicial de enfrentamento) e de que a permanência do estado vegetativo ou de consciência mínima ou ainda de que sequelas neurológicas que não permitam a independência sejam resultados desfavoráveis aos pacientes, não se pode ter certeza de que as famílias ou os tomadores de decisão concordariam com isso, sendo que comumente as pessoas não estão preparadas para refletir sobre esse assunto, especialmente sob pressão e com o grau elevado de sofrimento que essa situação impõe.

Avançando nessa discussão, o médico e a equipe, sem apoio em consensos na reabilitação no paciente comatoso, oferece o diagnóstico e as possibilidades terapêuticas do momento presente, segundo o complexo quadro que se apresenta, havendo necessidades básicas como manter via aérea pérvia e ventilação adequada, estabilidade hemodinâmica e todas as medidas necessárias para minimizar danos adicionais ao encéfalo e a outros órgãos vitais. As reais chances de recuperação, no entendimento de autonomia, independência futura e qualidade de vida para o paciente comatoso, são incertas nessa fase. Qualquer tomada de decisão em situação incerta envolve riscos. Portanto, há que se compartilhar decisões e metas do cuidado entre a equipe e com familiares e cuidadores para que o processo de cuidado seja coeso e o menos turbulento possível.

BASES PARA A PRÁTICA CLÍNICA

Conceitos

Ao se conceituar o grau de alteração do nível de consciência, o objetivo é ter um parâmetro clínico evolutivo e prognóstico. A avaliação deve ser feita de forma seriada e seguindo critérios semelhantes entre os examinadores para efeito comparativo[3].

Consciência é definida como a capacidade do indivíduo de reconhecer a si mesmo e aos estímulos do ambiente. As alterações da consciência podem se dar no nível de estado de alerta ou no conteúdo da consciência, que engloba as funções mentais e cognitivas do indivíduo[3].

Coma é o estado de inconsciência de si mesmo e do ambiente, mesmo após estímulos de diversas modalidades e intensidades, em que o paciente permanece de olhos fechados. Este estado pode ainda ser definido como estado clínico, no qual os pacientes têm capacidade de resposta reduzida (ou não respondem) ao estímulo externo e têm alteração do estado de alerta ou são incapazes de despertar[4].

A formação reticular ascendente (sistema ativador reticular ascendente) é uma rede de neurônios que se origina na ponte e no mesencéfalo, considerada essencial para induzir e manter o estado de alerta. Esses neurônios se projetam para estruturas no diencéfalo, incluindo o tálamo e o hipotálamo, e, a partir daí, para o córtex cerebral. Alterações no estado de alerta podem ser produzidas por lesões focais no tronco cerebral superior, danificando diretamente a formação reticular, mas também a partir de dano bilateral e difuso aos hemisférios cerebrais[4].

As condições que mais comumente resultam em coma e se apresentam em um pronto-socorro decorrem de traumatismo craniencefálico, doença cerebrovascular, intoxicações, infecções, convulsões (estado de mal epiléptico) e graves alterações metabólicas. O mecanismo de coma em etiologias tóxicas, metabólicas e infecciosas e hipotermia é menos compreendido, mas, de uma forma simplificada, essas condições prejudicam o fornecimento de oxigênio, o que altera o metabolismo encefálico ou interfere na excitabilidade neuronal e/ou na função sináptica[4].

Estados intermediários de alteração da consciência podem ser classificados em[3,5,6]:

- sonolência ou letargia: estado de diminuição do nível de consciência em que o paciente consegue ser acordado com estímulos brandos;
- estupor: estado de sonolência mais profunda em que o indivíduo precisa receber estímulos vigorosos e repetidos para despertar;
- estado vegetativo persistente ou coma vigil: estado que pode emergir em pacientes que sofreram lesões graves ao sistema nervoso central (SNC), pós-coma, em que há um retorno do estado de alerta, mas o paciente permanece incapaz de reagir ou interagir aos estímulos ambientais. Há retorno do padrão de sono-vigília e manutenção das funções vegetativas, mas com ausência de funções cognitivas;
- estado de consciência mínima (EMC): há recuperação de algumas funções cognitivas, como a habilidade de seguir comandos simples, presença de gestos ou respostas tipo "sim" ou "não" ou verbalização ininteligível ainda com frequência assistemática. Consideran-

do a recuperação discreta de alguns sinais da consciência mínima relacionados à linguagem, o estado emergente se caracteriza pela presença de respostas consistentes e precisas de "sim" e "não" em situações dialógicas.

A morte encefálica ocorre quando o dano encefálico é tão extenso que não há potencial para recuperação estrutural e funcional do encéfalo, portanto, sem possibilidade de se manter a homeostase interna (funções cardiovasculares, respiratórias, gastrintestinais e controle da temperatura corpórea). O que separa o estado de coma do diagnóstico de morte encefálica é a irreversibilidade deste último, com repercussões sistêmicas sobre a homeostase de órgãos vitais, com base em danos permanentes estruturais focais ou difusos no encéfalo.

PROGRAMA DE ESTIMULAÇÃO MULTISSENSORIAL

Avaliação

O programa de estimulação multissensorial (PEM), também descrito na literatura como "estimulação multimodal" ou "regulação multissensorial", constitui uma abordagem multidisciplinar cujo objetivo é colaborar para o aumento do nível de consciência por meio da oferta de estímulos sensoriais.

Parte-se do pressuposto de que um ambiente enriquecido facilita a recuperação neuronal por meio de processos plásticos do cérebro e previne a privação sensorial no paciente com alteração no nível de consciência[7]. A hipótese é que a oferta de estímulos significativos pode promover o aumento da atividade cortical e, consequentemente, a responsividade do indivíduo diante dos estímulos externos.

No serviço de Reabilitação do Hospital Sírio-Libanês, a identificação das preferências sensoriais do paciente é realizada pelo terapeuta ocupacional[7]. Um questionário semiestruturado é apresentado à família, aos cuidadores ou às pessoas próximas ao paciente, contendo itens a serem preenchidos sobre rotina prévia, religião ou espiritualidade, atividades de lazer, estudo e trabalho, além de preferências (leitura, músicas, filmes e seriados, esporte, viagens, paladar e olfato) do paciente. A escuta ativa é oferecida à família, a qual comumente se encontra em situação de fragilidade; e orientações claras sobre os objetivos e as limitações do programa de estimulação multissensorial são apresentadas. As percepções da família sobre eventuais respostas do paciente também são consideradas e, posteriormente, comparadas com as observações do terapeuta.

A avaliação do paciente também é conduzida à beira do leito, por meio da oferta de estímulos e observação cuidadosa de eventuais respostas. Ainda que existam recomendações para uso de avaliações padronizadas[8], na prática clínica, o processo de avaliação, estimulação e discussão em equipe é contínuo e segue longitudinalmente durante o período de internação hospitalar.

Orientações iniciais são fornecidas à família e aos profissionais da equipe multidisciplinar, reforçadas no decorrer do acompanhamento:

- nas fases agudas pós-lesão e em unidades críticas ou semicríticas, limitar o número de visitas simultâneas;
- manter ambiente calmo e organizado, com menor quantidade de ruído possível;
- quando houver, priorizar momentos de maior alerta do paciente para a oferta de estímulos;
- respeitar o sono e momentos de descanso, pois são igualmente reabilitadores;
- antecipar verbalmente os procedimentos (de cuidados pessoais ou de enfermagem), assim como todas as propostas de avaliação e/ou intervenção aos quais o paciente será submetido, independentemente da incerteza quanto ao grau de compreensão ou processamento linguístico-cognitivo da mensagem apresentada por ele. Incentivar que a equipe também o faça;
- o relato verbal sobre os eventos ocorridos ou os comandos verbais apresentados

durante o PEM devem respeitar uma cadência e buscar oportunidades para troca de turno comunicativo;

- estimular diálogo que favoreça orientação temporoespacial e, sempre que possível, alocar o paciente em quartos com janelas para melhor regulação do ciclo circadiano;
- evitar longos períodos com a televisão ligada ou música para evitar o fenômeno de habituação, quando o sistema nervoso deixa de responder a estímulos inócuos que são oferecidos de forma repetida;
- manter fotos de pessoas significativas e objetos pessoais no quarto, principalmente nos casos de abertura ocular espontânea;
- quando oferecer algum estímulo visual, priorizar posturas mais verticalizadas, como sentado em poltrona ou cabeceira elevada do leito;
- se o paciente utilizar óculos ou aparelhos auditivos, incentivar tal uso, ainda que nenhuma resposta localizada seja observada.

Intervenção

Em princípio, a estimulação pode ser ofertada em todas as vias sensoriais do paciente – auditiva, visual, gustativa, tátil, olfativa, proprioceptiva/vestibular –, dependendo das suas condições clínicas. O que determina a escolha dos estímulos é uma avaliação baseada na biografia, no histórico e no repertório sensorial do paciente, optando-se, preferencialmente, por estímulos significativos e com conteúdo afetivo, o que torna este protocolo individualizado e singular.

A seguir, são apresentados alguns conceitos, materiais e estratégias que podem ser utilizadas no PEM[7].

Visão

É um sentido que possibilita diferenciar formas, cores e rostos por meio de imagens, localizar objetos em diferentes distâncias e também atuar na orientação do corpo em relação ao espaço e ao ambiente. A visão também atua no desenvolvimento, no aprendizado, no controle e na correção motora. Na ausência da abertura ocular, o terapeuta pode abrir passivamente os olhos do paciente para avaliar eventual comportamento visual (fixação, seguimento e alternância) e oferta dos estímulos, além de excluir lesões que possam estar impedindo a abertura palpebral. Idealmente, o paciente deve estar com o decúbito elevado, já que a verticalização permite maior experiência visual com o meio.

Os materiais e as estratégias utilizadas são fotografias significativas (familiares, amigos, viagens), calendários, figuras, objetos religiosos, relógios, televisão, revistas, símbolo do time de futebol, livros, pinturas, espelho e objetos de cunho pessoal. A forma de apresentação do estímulo visual é estática ou dinâmica, variando distância, campo visual, luminosidade, velocidade, cores e figura/fundo[9].

Tato

A pele, maior órgão do corpo, é dotada de milhares de terminações nervosas (receptores táteis) que levam a informação daquilo com que se entra em contato para o cérebro; deste modo, para evitar a privação sensorial, a variedade de objetos de diferentes tamanhos, texturas, temperaturas, formas e pesos é uma fonte importante de informação sensorial. Assim como a variação de pressão (fraca, média e forte) e velocidade (lenta, média e rápida) durante a sua aplicação, os receptores táteis também estão localizados na mucosa oral e na região periodontal[10].

Os materiais e as estratégias utilizadas são objetos familiares, algodão, esponjas, vibradores, grãos, rolos de texturas diversas, massagem (se fizer parte das preferências pré-mórbidas do paciente). Para as estimulações intraorais realizadas com o fonoaudiólogo, podem ser utilizados diferentes utensílios (colher pequena ou média, copo), texturas (gaze, algodão, escova de dente, esponja) e temperaturas (gelada, morna). Vale ressaltar que utensílios de silicone e esponjas são os materiais preferencialmente indicados para pacientes que apresentam reflexo de mordida ou travamento mandibular.

Audição

A acuidade auditiva é a capacidade física dos órgãos sensoriais (ouvidos) de receber informações (ouvir).

Processamento auditivo é a capacidade do cérebro de processar as informações que os ouvidos recebem.

A depender da lesão, pacientes com traumatismo craniencefálico podem apresentar perda adquirida da acuidade auditiva por lesão ou fratura associada da cóclea (órgão sensitivo da audição), portanto, este diagnóstico é importante para o direcionamento apropriado da estimulação auditiva. Já o processamento auditivo é a habilidade que será estimulada diretamente durante a aplicação do PEM.

Os materiais e as estratégias utilizadas são: identificar experiências ou preferências prévias auditivas verbais do paciente por meio de perguntas endereçadas aos familiares, como ambientes barulhentos ou tranquilos (shopping, ginásio), músicas, programas de TV, principais vozes dos interlocutores no dia a dia (pai, mãe, irmão etc.). Podem também ser utilizados estímulos sonoros (não verbais), como tom puro, instrumentais e ambientais, para estimular a atenção auditiva e a localização sonora.

Todos os estímulos auditivos podem variar quanto a intensidade (leve, média, forte), duração (curta, média ou longa) e localização (direita, esquerda, frente e atrás) durante a sua aplicação; contudo, o terapeuta precisa considerar que estímulos auditivos contínuos em forte intensidade podem causar desconforto ou perda auditiva temporária ou permanente, devendo ser utilizados com cautela e por curta duração[10].

Paladar

As papilas gustativas podem detectar 5 sabores: doce, salgado, azedo, amargo e umami. O sentido gustativo permite saber o que se está comendo, mesmo que não se veja previamente[11].

Os materiais e as estratégias aplicadas são: apresentar estímulos gustativos variados (doce, salgado, azedo, amargo e umami) com mínimo volume e que façam parte do repertório prévio de preferências alimentares do paciente. É importante considerar que a estimulação gustativa também pode variar quanto a temperatura, consistência e viscosidade, o que requer do profissional fonoaudiólogo conhecimentos específicos relacionados à biomecânica da deglutição (disfagia), já que a hipersalivação pode ser uma das primeiras respostas apresentadas pelo paciente. Nesse contexto, o manejo da saliva e das secreções em região oral e faringolaríngea é necessário, tendo em vista a prevenção do risco de broncoaspiração. O mesmo cuidado se aplica ao paciente usuário de cânula de traqueostomia, o qual deve ser submetido à estimulação gustativa somente se possível, com o fonoaudiólogo especialista na área da disfagia. Já nesse contexto, o especialista pode avaliar a possibilidade de adaptar uma válvula fonatória unidirecional para potencializar o *input* gustativo, olfatório e proprioceptivo, como respiração (expiração), tosse e deglutição.

Olfato

O olfato e o paladar apresentam, respectivamente, receptores químicos na cavidade nasal e oral, atuando conjuntamente. O *input* olfatório depende do estado anatômico e funcional do epitélio nasal e da passagem de fluxo aéreo pela cavidade nasal para que os impulsos se propaguem para o sistema límbico e demais áreas corticais superiores. Este sentido assume uma íntima relação com as habilidades de memória e atenção[11-13].

Os materiais e as estratégias aplicadas são: apresentar diferentes odores que façam parte do repertório de preferências do paciente (canela, limão, chocolate, rosa, banana, abacaxi, sabonete, cebola, entre outros). É importante ressaltar que pacientes usuários de cânula de traqueostomia podem apresentar redução ou ausência da sensibilidade olfatória e/ou gustativa, sendo pertinente a indicação criteriosa de válvula fonatória pelo especialista com o objetivo de potencializar tais vias.

Propriocepção

A informação sensorial ocorre por meio de receptores em músculos, articulações, ligamentos e tendões. Esse sentido permite saber onde e como o corpo está sem precisar olhar (referido como consciência corporal), envolve forte resistência aos músculos e articulações e auxilia no processamento da informação tátil e do movimento (vestibular).

Os materiais e as estratégias utilizadas são: relatar ao paciente o que está ocorrendo com os seus músculos, articulações, ligamentos e/ou tendões durante as estimulações táteis, gustativas e vestibulares. Por exemplo: relatar sobre a posição dos articuladores orofaciais durante a estimulação tátil pode contribuir para os desafios da produção da voz, fala ou deglutição.

Os sensores internos do organismo (interoceptores), os quais informam sobre as condições fisiológicas do corpo relacionadas a dor, desconforto, sede, fome, necessidade de usar o banheiro, fadiga, falta de ar e sensações subjetivas das emoções, são os primeiros temas abordados nas tentativas de interação com o paciente. Um exemplo prático é endereçar uma pergunta simples ao paciente sobre alguma de suas necessidades básicas fisiológicas e dar-lhe a oportunidade de responder, mesmo que necessite de alguns segundos, visando a observar se ocorre alguma contração ou movimento muscular intencional[10].

Verticalização

A abordagem da estimulação sensorial baseia-se no pressuposto de que a estimulação intensiva de todos os sentidos intensifica a reinervação sináptica e estimula o sistema de ativação reticular. A posição vertical influencia o estado de excitação e alerta, e a extensão da duração da verticalidade aumenta potencialmente a excitação com a prontidão e a capacidade de resposta do paciente[14]. Sendo assim, o ortostatismo pode, de fato, ativar o mecanismo proprioceptivo, tátil e as vias vestibulares, favorecendo, assim, a melhora do nível de consciência[15].

As vias vestibulares funcionam como um sensor de gravidade, sendo uma das ferramentas mais importantes do sistema nervoso no controle da postura. Ele é, ao mesmo tempo, um sistema sensorial e motor constituído por três componentes: um sensorial periférico, um processador central e um mecanismo de resposta motora. Na sua função de sistema sensorial, o sistema vestibular fornece ao sistema nervoso central (SNC) informações sobre a posição e o movimento da cabeça e a direção da gravidade. O SNC usa informações combinadas com as fornecidas por outros sistemas sensoriais, para construir uma imagem da posição, do movimento do corpo todo e do ambiente que o cerca. Além de fornecer informações sensoriais, o sistema vestibular também contribui diretamente para o controle motor utilizando as vias motoras descendentes, que recebem informações vestibulares e de outros tipos, para controlar as posições estáticas da cabeça e do corpo e para coordenar os movimentos posturais[16]. Em ação conjunta com o sistema auditivo, o sistema vestibular processa sensações de movimento e de som (informação auditiva), atuando também na manutenção da atenção auditiva, na localização sonora e no contato face a face durante a comunicação[17]. Já a integração do sistema tátil com os sistemas vestibular e proprioceptivo permite o melhor preparo dos articuladores orofaciais para a função futura de fala[18].

Outros benefícios da verticalização podem ser verificados por meio da melhora da circulação sanguínea, ventilação pulmonar e metabolismo muscular, levando a melhora do condicionamento físico e redução das alterações autonômicas, redução da dependência do uso do ventilador mecânico nos pacientes que necessitam do seu uso e redução do risco de complicações (p. ex., síndrome do imobilismo, infecções, úlceras por pressão, osteoporose, trombose venosa profunda)[19]. Todos esses ganhos são somados à melhora de excitação, comunicação funcional e perfil psicológico do paciente, que são submetidos a reabilitação sensorial associada a verticalização[20].

Os materiais e as estratégias aplicadas são uma mesa ortostática para mobilização durante a verticalização, o que pode melhorar a excitação e a consciência do paciente. Os resultados positivos podem ser percebidos, em média, após 3 semanas de tratamento com sessões realizadas de 3 a 4 vezes/semana, com duração entre 20 e 30 minutos cada sessão. Os graus de elevação são atingidos progressivamente, atentando-se para alterações fisiológicas e hemodinâmicas[15]. Um problema comum é a ocorrência de síncopes em virtude da disfunção simpática central e da ausência da bomba venosa resultante dos músculos da perna paralisados. É necessário reforçar a resposta cardiovascular e estabilizar a circulação sanguínea para o sucesso da terapia. Ainda é importante observar a ocorrência do aumento da espasticidade muscular, pois pacientes em coma grave podem ter alto risco para esta condição, entretanto, a fisioterapia frequente pode ter um efeito positivo na redução da espasticidade destes pacientes[14].

Quando começar

O acionamento da equipe multidisciplinar para iniciar o PEM não é muito claro na literatura. O PEM pode ser iniciado a partir de 72 horas após a lesão cerebral, justificando que iniciar tal estimulação precocemente pode auxiliar na sobrevida do paciente, na qualidade de vida e no prognóstico global no longo prazo[21].

Outros autores concordam com o tempo de início para o PEM, mas reforçam que critérios de inclusão devem ser levados em consideração, como estabilidade hemodinâmica, pontuação na escala de coma de Glasgow (ECG) menor que 10 e pressão intracraniana menor que 15 mmHg por 24 horas[22,23].

Em nosso serviço, os critérios de elegibilidade para inclusão do PEM são:

- estabilidade hemodinâmica e respiratória;
- ausência de drogas para fins de sedação;
- até 6 meses de lesão encefálica;

- escala de coma de Glasgow (ECG) menor que 9;
- temperatura corporal até 37,5 °C;
- participação de um acompanhante/familiar durante o processo educativo.

Os pacientes com aumento da pressão intracraniana, múltiplas fraturas, sinais de sangramento ativo, taquicardia (superior a 160 bpm), braquicardia (inferior a 60 bpm), disreflexia autonômica e desconforto respiratório podem ser incluídos no programa, porém as estratégias de estimulação proprioceptiva e vestibular podem ser contraindicadas se houver risco de comprometimento de sua estabilidade ou segurança.

Pacientes jovens, que não preenchem os critérios de elegibilidade estabelecidos, entram no PEM em caráter experimental por 4 semanas; na ausência de evolução, o seguimento é feito por meio da educação à família, enfatizando o monitoramento e o gerenciamento do PEM, uma vez/semana.

Como fazer

O terapeuta deve estar atento a 3 controles: a frequência do atendimento, a intensidade da apresentação dos estímulos e a forma como são apresentados:

- frequência: em geral, o paciente é submetido ao PEM 3 vezes/semana com supervisão direta do terapeuta;
- intensidade: as sessões de terapia duram, em média, 40 minutos, sendo que o tempo real de estímulo varia conforme a tolerância e a resposta do paciente. Dentro do atendimento, contabiliza-se o tempo para ajustes no posicionamento do paciente visando à melhor organização global para receber os estímulos e para dar orientações à família para continuidade do cuidado. O objetivo é que a família ou cuidadores possam reproduzir as estimulações em outros momentos do dia, de acordo com o nível de alerta e rotina do paciente;

- como ofertar: após a seleção criteriosa do arsenal que apoiará a oferta dos estímulos, o terapeuta deve conduzir o atendimento num ambiente organizado e silencioso para não haver competitividade de estímulos, ofertando-os um de cada vez (modalidade unimodal) e aguardando tempo suficiente para uma possível resposta do paciente. Alguns autores propõem que um comando verbal ou uma pergunta simples deva ser apresentada a cada 5 segundos na frequência de 4 vezes, aguardando uma resposta (motora ou fisiológica) de até 20 segundos.

Esta resposta, quando houver, pode ocorrer de forma generalizada ou localizada, com os sinais mais diversos como alteração da frequência cardíaca ou da frequência respiratória, piscar dos olhos, aumento do tônus, mudança no padrão respiratório, entre outros. Portanto, o observador deve se atentar sistematicamente às mudanças fisiológicas e também aos movimentos corporais e faciais, à visão, à comunicação e a reações do paciente frente ao ambiente, considerando que pode ser desafiador para o terapeuta discernir entre comportamentos ou movimentos automáticos/reflexos e eventuais tentativas de resposta voluntária pelo paciente. Nesse sentido, o alinhamento em equipe é essencial, assim como a observação em outras situações.

Considerando que não existe um padrão de resposta para os pacientes, cabe ao terapeuta a arte de observar e registrar de forma sistemática os comportamentos apresentados, para que, pela medição de resultados, seja criado um ciclo de melhoria contínua no cuidado.

Apesar da necessidade de se repetir os estímulos para buscar um padrão de respostas, a variação ao longo do programa também é fundamental para que o paciente não entre em habituação, isto é, a diminuição ou a ausência de respostas diante de um estímulo repetitivo.

O registro das observações em prontuário é essencial para o acompanhamento longitudinal do paciente. São feitas anotações relacionadas a presença/ausência de resposta do paciente; dados quantitativos, como latência de tempo para resposta e número de vezes que paciente reproduziu determinado comportamento em "X" tempo, além de informações qualitativas, como característica da resposta, se generalizada (p. ex., aumento de tônus, alteração na frequência cardíaca ou respiratória) ou localizada (p. ex., abertura ocular, direcionamento da face para a origem da fonte sonora) e o tipo de estímulo que eliciou cada resposta.

CONSIDERAÇÕES FINAIS

No limite, o que se espera é que o PEM possa colaborar para o despertar do paciente. Frequentemente, os achados e as observações da equipe multidisciplinar (enfermagem e reabilitação) auxiliam a equipe médica no diagnóstico mais assertivo sobre o estado de consciência do paciente – se estado vegetativo ou de consciência mínima – e, assim, colaboram para melhor direcionamento prognóstico e planejamento de cuidados.

Na prática, o programa é, fundamentalmente, uma ação educativa, na qual a família e os cuidadores do paciente são orientados sobre a forma mais adequada de oferecer estímulos. A família, com frequência, sente-se acolhida quando o cuidado humanizado é dirigido para o paciente e quando as suas respostas, generalizadas ou não, são validadas e contextualizadas no ambiente terapêutico.

Há forte evidência na literatura de que a estimulação multimodal/multissensorial melhora o alerta e otimiza desfechos clínicos em pacientes com alteração do nível de consciência por lesões de origem traumática, conforme revisão sistemática publicada em 2016[24]. Mesmo assim, há ainda muito a avançar em pesquisas envolvendo protocolos de estimulação multissensorial em pacientes com alterações do nível de consciência, sobretudo em questões de rigor metodológico, número de amostra e comparação de resultados.

Nesse sentido, a discussão clara com as famílias sobre objetivos e limitações do programa se faz necessária, ainda que possivelmente dolorida, para alinhar expectativas, planejar estratégias que possam diminuir a sobrecarga física e emocional da família e dos cuidadores ao longo do tempo e, sobretudo, por um racional econômico, principalmente nos casos crônicos e em que não há perspectiva de recuperação funcional.

REFERÊNCIAS BIBLIOGRÁFICAS

1. Klingshirn H, Grill E, Bender A, Strobl R, Mittrach R, Braitmayer K, et al. Quality of evidence of rehabilitation interventions in long-term care for people with severe disorders of consciousness after brain injury: a systematic review. J Rehabil Med. 2015, 18;47(7):577-85.
2. Booth CM, Boone RH, Tomlinson G, Detsky AS. Is this patient dead, vegetative, or severely neurologically impaired? Assessing outcome for comatose survivors of cardiac arrest. JAMA. 2004;291(7):870-9.
3. Andrade AF de, Carvalho RC, Amorim RLO de, Paiva, WS, Figueiredo EG, Teixeira MJ. Coma e outros estados de consciência. Rev Med (São Paulo). 2007;86(3):123-31.
4. Young GB. Stupor and coma in adults. Uptodate. Jul 18, 2018.
5. Giacino JT, Ashwal S, Childs N, Cranford R, Jennett B, Katz DI, et al. The minimally conscious state: definition and diagnostic criteria. Neurology. 2002;58:349-53.
6. Aubinet C, Panda R, Larroque S, Cassol H, Bahri M, Carrière, M, et al. Reappearance of command-following is associated with the recovery of language and internal-awareness networks: a longitudinal multiple-case report. Frontiers in Systems Neuroscience. 2019;13:10.3389/fnsys.2019.00008.
7. Cheng L, Cortese D, Monti MM, Wang F, Riganello F, Arcuri F, et al. Do sensory stimulation programs have an impact on consciousness recovery? Front Neurol. 2018;9:826.
8. Giacino JT, Katz DI, Schiff ND, Whyte J, Ashman EJ, Ashwal S, et al. Practice guideline update recommendations summary: disorders of consciousness. Neurology. 2018;91(10):450-0.
9. Di H, Nie Y, Hu X, Tong Yong, Heine L, Wannez S, et al. Assessment of visual fixation in vegetative and minimally conscious states. BMC Neurol. 2014;14:147.
10. Ebert, C. Sensory for the SLP. ISHA Convention. Published 2019 April 4. Disponível em: www.islha. org/resources/Documents/Ebert,%20Cari%20%20 Handout%20Sensory%20for%20the%20SLP%20 ISHA%202019.pdf.
11. Tortora GJ, Grabowski SR. Corpo humano: fundamentos de anatomia e fisiologia. 6. ed. Porto Alegre: Artmed; 2005.
12. Pellegrini G, Veleiro RVB, Gomes ICD. A percepção do gosto salgado em indivíduos com e sem obstrução nasal. Rev CEFAC. 2005;7(3):311-7.
13. Keller A. Attention and olfactory consciousness. Front Psychol. 2011;2:380.
14. Krewer C, Luther M, Koenig E, Müller F. Tilt table therapies for patients with severe disorders of consciousness: a randomized, controlled trial. PLoS One. 2015;10(12):e0143180.
15. Frazzitta G, Zivi I, Valsecchi R, Bonini S, Maffia S, Molatore K, et al. Effectiveness of a very early stepping verticalization protocol in severe acquired brain injured patients: a randomized pilot study in ICU. PLoS One. 2016;11(7):e0158030.
16. Horak BF, Shupert CL. Função do sistema vestibular no controle postural. In: Herdman SJ. Reabilitação vestibular. Barueri: Manole; 2002. p.25-51.
17. Kranowitz CS. The out-of-sync child has fun: activities for kids with sensory processing disorder. New York: Penguin; 2003.
18. Kashman N, Mora J. The sensory connection: an OT and SLP team approach sensory and communication to work. Arlington: Future Horizons; 2005.
19. Seel RT, Douglas J, Dennison AC, Heaner S, Farris K, Rogers C. Specialized early treatment for persons with disorders of consciousness: program components and outcomes. Archives of Physical Medicine and Rehabilitation. 2013;94(10):1908-23.
20. Klein K, Mulkey M, Bena JF, Albert NM. Clinical and psychological effects of early mobilization in patients treated in a neurologic ICU: a comparative study. Crit Care Med. 2015;43(4):865-73.
21. Gerber CS. Understanding and managing coma stimulation: are we doing everything we can? Crit Care Nurs Q. 2005;28(2):94-108; quiz 109-10.
22. Davis AE, Whitte JJ. Innovative sensory input for the comatose brain-injured patient. Crit Car Nurs Clin North Am. 1995;7:351-61.

23. Sosnowski C, Usttik M. Early intervention: coma stimulation in the intensive care unit. J Neurosc Nurs. 2003;26:336-41.

24. Padilla R, Domina A. Effectiveness of sensory stimulation to improve arousal and alertness of people in a coma or persistent vegetative state after traumatic brain injury: a systematic review. American Journal of Occupational Therapy. 2016;70:7003180030.

25. Helwick LD. Stimulation programs for coma patients. Crit Care Nurse. 1994;14(4):47-52.

CAPÍTULO 10

Reabilitação do paciente acometido por acidente vascular encefálico (fase hospitalar)

Isabel Chateaubriand Diniz de Salles
Patrícia Simone Lopes de Souza
Rafaela Barticiotti Murarole de Almeida
Lorena de Toledo Montesanti
Sandra Regina Schewinsky
Christina May Moran de Brito

INTRODUÇÃO

O acidente vascular encefálico (AVE) é causa frequente de óbito e disfunção em todo o mundo. Estudos evidenciam aumento na sobrevida como indicador de melhora na prevenção primária e no atendimento hospitalar desses pacientes[1]. O AVE afeta cerca de 800.000 indivíduos anualmente, nos Estados Unidos da América (EUA), com muitos sobreviventes apresentando incapacidades relacionadas a locomoção, independência, autocuidado e à realização de atividades de vida diária (AVD). Mais de dois terços dos sobreviventes do AVE recebem cuidados de reabilitação após hospitalização nos EUA. Apesar da maior especificidade e agilidade relacionadas ao atendimento do AVE, apenas a minoria dos pacientes com AVE agudo recebe terapia trombolítica, e muitos deles permanecem com déficits funcionais residuais. A reabilitação precoce e efetiva constitui cuidado essencial para pacientes que sofreram um AVE[2].

Mesmo com cuidados intensivos avançados, estima-se que menos de 1 em 3 pacientes se recupere totalmente após um AVE[3], enquanto a maioria dos pacientes que sobrevivem à fase aguda apresenta um déficit neurológico significativo, que gera incapacidade[4]. A reabilitação surge nesse cenário com o objetivo de promover a recuperação funcional e o máximo de independência nessa população. Certos aspectos relacionados à reabilitação do AVE já estão bem estabelecidos na prática clínica e constituem um padrão de atendimento com alto nível de evidência, enquanto persistem lacunas para as quais ensaios clínicos menores, com menor qualidade metodológica, fornecem os únicos dados disponíveis. Diretrizes práticas baseiam-se, portanto, em uma mistura de evidências e consensos apoiados na prática clínica.

Como o AVE é fundamentalmente uma condição crônica, dividiremos sua reabilitação em fases e trataremos as fases aguda e subaguda inicial neste capítulo, referente à reabilitação hospitalar. Abordaremos a fase subaguda tardia e crônica no capítulo pertinente à reabilitação em regime de internação ou ambulatorial, na Seção IV deste Manual, na tentativa de abranger todo o curso da reabilitação. O fim da reabilitação como processo formal, que envolve diversos tipos de terapias regulares e um acompanhamento mais intensivo, não deve e nem pode significar o fim do processo de ganhos, ao entendermos que as dificuldades e necessidades persistirão em muitos domínios, não necessariamente diretamente relacionados ao AVE, por exemplo: a apatia, que se manifesta em mais de 50% dos sobreviventes em até 1 ano após o AVE; a fadiga, sintoma comum e debilitante nessa população; os níveis baixos de atividade física e a sintomatologia depressiva particularmente alta nessa população, entre outras afecções. Importante ainda lembrar que as deficiências e incapacidades serão mais ou menos relevantes ao considerarmos variáveis de prognóstico independentes da reabilitação, como a gravidade inicial do AVE, o atendimento prestado na fase aguda e a faixa etária do paciente, incluindo suas comorbidades. A condição cognitiva, o nível funcional após o AVE e, em menor grau, a condição de continência urinária também se relacionam a fatores prognósticos pós-AVE.

A reabilitação é um processo proativo, centrado no indivíduo e orientado por objetivos que devem ser estabelecidos pela equipe, validados com o paciente e reavaliados no decorrer das intervenções. A principal meta do programa de reabilitação é melhorar a função ou prevenir sua deterioração, promovendo o maior nível de independência possível[1]. O programa de reabilitação não se limita à recuperação física, mas deve ser mais abrangente ao focar na reintegração da pessoa à comunidade, dentro de suas potencialidades[4]. Os déficits cognitivos podem comprometer as atividades ocupacionais e sociais e representar um declínio adicional em relação à funcionalidade.

O aspecto central da reabilitação é a prestação de um programa coordenado por uma equipe especializada de profissionais da saúde. A equipe de reabilitação deve fornecer avaliação individual, orientações relacionadas à prevenção secundária, plano de tratamento com objetivos mensuráveis, reavaliações periódicas e acompanhamento pós-alta[4,6].

A variedade de oferta relacionada a serviços de reabilitação em AVE é ampla e altamente heterogênea, variando desde o local onde é realizada. Hospitais, como o Sírio-Libanês, contam com equipe multiprofissional capacitada nesse tipo de atendimento, incluindo um centro de reabilitação com programas específicos para a reabilitação do AVE (acreditado pela CARF International – Commission on Accreditation of Rehabilitation Facilities); outras instituições apresentam programas com diferentes tempos de duração, intensidade e modalidades distintas,

com objetivos e desfechos por vezes não tão claros relacionados à reabilitação.

Nos EUA, a organização dos serviços de reabilitação direcionada ao paciente com AVE mudou consideravelmente ao longo do tempo, em resposta a várias forças, incluindo a integração dos sistemas de atendimento hospitalar e ambulatorial, e também como resposta a fontes pagadoras, com a crescente necessidade de entregar algo conhecido como "valor em saúde", ou seja, maior qualidade, efetividade, segurança e pertinência (processo centrado no paciente) dos serviços prestados, com a menor taxa de desperdícios relacionados a esse processo, como mencionado no Capítulo "Indicadores de qualidade em reabilitação hospitalar".

Intervenções efetivas de reabilitação, iniciadas logo após o AVE, podem melhorar o processo de recuperação e minimizar as incapacidades funcionais. Melhores resultados funcionais também contribuem para a satisfação do paciente e a redução de custos com cuidados em longo prazo[7].

Em todos os passos da reabilitação, a questão da educação contínua do profissional que assiste o paciente deve ser realizada, bem como o estímulo à maior participação ativa de pacientes e cuidadores na resolução de problemas e, portanto, na reabilitação.

Especificamente falando sobre reabilitação do AVE, fase hospitalar, teremos a primeira consideração, relacionada à estabilização clínica do paciente e aos tratamentos pertinentes ao quadro agudo, seguidas por medidas de prevenção secundária (importância do rigoroso tratamento da hipertensão, diabetes, dislipidemia, arritmias cardíacas, controle do peso, cessação do tabagismo e promoção de atividade física).

Já se sabe que, tão logo é alcançada a fase de estabilização clínica, há vantagens em começar o quanto antes as intervenções de reabilitação. Ainda que a reabilitação possa não ser iniciada durante a internação, pelas mais variadas justificativas, todos os pacientes que sofreram AVE devem ser submetidos a uma avaliação formal, durante sua internação, relacionada às múltiplas necessidades de reabilitação, antes da alta, a fim de assegurar a continuidade dos cuidados em fase posterior, visando ao atingimento do máximo do potencial de recuperação.

Boa parte dos hospitais de alta complexidade e que têm uma linha de cuidados ao tratamento do AVE, como o Hospital Sírio-Libanês, tem capacidade de atendimento por equipe multidisciplinar em caráter intensivo, sob a coordenação de um médico especialista em reabilitação, o fisiatra. Tal reabilitação, em caráter intensivo, deve ser preferencialmente direcionada a pacientes para os quais se espera melhora funcional significativa em um período curto de tempo, com probabilidade de se ter a continuidade dos cuidados em local da comunidade, seja em regime ambulatorial, dominante, ou hospitalar (em vez de o paciente ser transferido para instituição de longa permanência). É recomendável (classe I, evidência A) que pacientes com AVE candidatos à reabilitação pós-aguda recebam assistência organizada, coordenada e multiprofissional de reabilitação. Há fortes evidências de que o cuidado organizado e multiprofissional de reabilitação reduz as taxas de mortalidade e a probabilidade de institucionalização do paciente, bem como diminui incapacidades em longo prazo e melhora a recuperação ao aumentar a independência nas atividades de vida diária[2].

A terapia de reabilitação hospitalar é intensiva quando compreende ao menos 3 horas de terapia/dia, de acordo com as necessidades de cada paciente, ao menos 5 vezes por semana. Reuniões para discussão de caso entre os profissionais envolvidos no atendimento do paciente são necessárias e devem ser periódicas para avaliação crítica das intervenções e possíveis readequações, uma vez que cabe à equipe identificar se há evolução compatível com os objetivos previamente traçados. Validar os objetivos do tratamento com pacientes e familiares/cuidadores também é fundamental e faz parte do processo de transição da fase hospitalar para casa. Se o paciente não apresentar melhora do quadro funcional, as intervenções deverão ser revistas e o plano de tratamento, reformulado e revalidado com o paciente ou seus familiares e cuidadores[8].

BASES PARA A PRÁTICA CLÍNICA

A avaliação do impacto funcional do AVE pode ser medida utilizando-se uma escala de avaliação funcional como o índice de Barthel. Esse é um instrumento de avaliação que quantifica o nível de ajuda necessário para uma pessoa desempenhar atividades de vida diária, focando na questão motora. Foi desenvolvido em 1965, nos EUA, com objetivo de avaliar pacientes com disfunções neurológicas e/ou musculoesqueléticas durante a internação hospitalar. O índice é composto por 10 domínios que abrangem locomoção, continência e alimentação, e pode variar de 0-100 pontos – sendo o primeiro valor referente à completa dependência e o segundo, à independência completa. O índice de Barthel apresenta vantagens quando comparado a outras escalas funcionais tendo em vista a praticidade de aplicação e por ser utilizado por qualquer membro da equipe de saúde[9].

A medida de independência funcional (MIF) é um instrumento de avaliação que quantifica o nível de ajuda necessário para uma pessoa desempenhar atividades de vida diária, motoras e cognitivas. Foi desenvolvida na América do Norte, na década de 1980, para avaliar pacientes com diferentes etiologias no período da internação hospitalar[10]. Existem 18 domínios avaliados pela MIF que são categorizados em atividades de autocuidado, transferências, locomoção, controle esfincteriano, comunicação e cognição social (memória, interação social e resolução de problemas). Para cada atividade avaliada pode ser atribuída uma pontuação entre 1 (dependência total) e 7 (independência completa), determinando uma faixa de variação do escore total compreendida entre 18-126 pontos. A MIF permite que a equipe de reabilitação visualize o grau de dependência do paciente, auxiliando no estabelecimento de objetivos funcionais e na monitorização da resposta ao tratamento. Esse instrumento deve ser aplicado por equipe previamente treinada. No Hospital Sírio-Libanês, tal instrumento é utilizado somente no centro de reabilitação, sendo o índice de Barthel usado no restante do hospital, até para monitorização pós-alta, pela equipe do desfecho clínico, por ser a escala recomendada pelo International Consortium for Health Outcomes Measurement (ICHOM).

Mais além, considerando o modelo biopsicossocial e as necessidades de cada paciente, uma alternativa ao uso de instrumentos fechados (com a necessidade de aplicação de itens que podem não constituir alvo de terapêutica) é a utilização da Classificação Internacional de Funcionalidade, Incapacidade e Saúde (CIF). A CIF apresenta todos os itens dos instrumentos citados e itens adicionais de interesse relativos à participação social, bem como potenciais barreiras e facilitadores. Por se tratar de uma classificação bastante ampla, foram construídos *Core Sets* (seleção de domínios) para alguns grupos diagnósticos, como é o caso do AVE[11].

O programa de reabilitação

No Hospital Sírio-Libanês, o profissional de reabilitação que primeiro avalia o paciente com diagnóstico de AVE agudo é o fisioterapeuta, que está presente 24h/dia e 7 dias na semana, nas unidades críticas e semicríticas. O fisioterapeuta deverá realizar a avaliação inicial, nessa etapa, com ênfase na questão respiratória, em até 2 horas da admissão do paciente, com os objetivos de:

1. Garantir a oxigenação tecidual com $SpO_2 >$ 95% conforme protocolo institucional de diagnóstico e tratamento do paciente com AVC isquêmico agudo.
2. Promover ou facilitar a higiene brônquica.
3. Promover a ventilação pulmonar adequada (seja pelo ajuste de ventilação mecânica invasiva ou não invasiva, quando indicado pelo estado clínico do paciente, em concordância com a equipe médica). Após a estabilização respiratória será iniciado o desmame do suporte ventilatório e/ou da oxigenoterapia.

No Hospital Sírio-Libanês, desde a admissão e durante toda a internação, os pacientes que sofreram AVE são rotineiramente avaliados pela equipe de enfermagem quanto aos sinais de dor e risco para o desenvolvimento de úlceras de pressão, trombose venosa e condições de maior vulnerabilidade emocional, o que chamamos de risco psíquico. O fisioterapeuta e o fonoaudiólogo também avaliam 100% dos pacientes que sofreram AVE em nosso hospital, rastreando as mais diversas questões relacionadas a disfunções, listadas adiante (Tabela 1). A avaliação do médico fisiatra, do terapeuta ocupacional e do neuropsicólogo é feita sob demanda, conforme a necessidade e o plano terapêutico.

Pacientes que não se encontram clinicamente estáveis ou que estão sedados têm assistência de fisioterapia (respiratória e motora) com caráter preventivo, para manutenção de higiene brônquica e prevenção de deformidades articulares. Deve ser sempre sugerida a avaliação do médico fisiatra, para acompanhamento na internação e continuidade do cuidado pós-alta.

Pacientes com alteração do nível de consciência que não estejam sedados e mantenham a estabilidade clínica, porém com nível atencional ou empenho insuficientes para realização das terapias de reabilitação, são selecionados para o programa de estimulação multissensorial (descrito no respectivo capítulo deste Manual). Por sua vez, os pacientes com nível atencional e empenho suficientes para a realização das terapias de reabilitação são selecionados para o programa de reabilitação com foco funcional. A escolha do programa deve ser compartilhada pelos profissionais da equipe de reabilitação e equipe médica responsável. Qualquer paciente pode ter sua alocação modificada entre os programas durante o processo de reabilitação, de acordo com sua evolução, condição clínica ou o surgimento de complicações ao longo do tempo.

Avaliação das necessidades de reabilitação no paciente internado por AVE e intervenções

Pontos importantes e seus níveis de evidência[2]:

1. Recomenda-se que a reabilitação precoce de pacientes internados que sofreram AVE seja realizada em ambientes organizados, com equipe multidisciplinar treinada em AVE (I A).
2. Recomenda-se que os sobreviventes de AVE recebam terapias de reabilitação em intensidade proporcional a sua tolerância e com base na perspectiva do benefício antecipado (I B).
3. Mobilização intensa, muito precoce, dentro de 24 horas de início do AVE pode reduzir as chances de um resultado de reabilitação favorável nos 3 meses subsequentes e não é recomendada (III A).

Como já foi dito, há fortes evidências de que o atendimento organizado e multiprofissional ao AVE reduz as taxas de mortalidade e a probabilidade de institucionalização do paciente, como também promove maior recuperação e aumenta a independência nas AVD. Embora pequenos ensaios clínicos randomizados tenham estudado intervenções na fase aguda de reabilitação pós-AVE, os maiores estudos, com melhor metodologia científica, focaram na fase de recuperação crônica. O tempo e a intensidade da reabilitação aguda também são questões importantes nos resultados funcionais pós-AVE, mas permanecem controversos. No geral, uma metanálise de 2009 relacionada à reabilitação pós-acidente vascular encefálico não encontrou evidência para apoiar ou refutar a mobilização muito precoce em comparação com os cuidados convencionais. No estudo randomizado recentemente concluído chamado *AVERT (A Very Early Rehabilitation Trial)*, sobre eficácia e segurança relacionada à mobilização em alta dose e muito precoce – em até 24 horas pós AVE –, tal protocolo associou-se à menor probabilidade de um resultado favorável após 3 meses do AVE[12]. Em estudo com 222 indivíduos, Chan e colaboradores relataram que, em indivíduos cujos cuidados incluíam a reabilitação mais intensiva, como paciente internado, os escores funcionais eram consistentemente mais altos que os desempenhados por pacientes em atendimento ambulatorial[13].

Outro estudo de coorte retrospectivo de 360 indivíduos demonstrou que pacientes que receberam mais de 3 horas de terapias ao dia obtiveram ganhos significativamente mais expressivos do que aqueles que recebiam menor volume de terapias[14].

Cuidados a serem observados[2]:

A. *Prevenção de úlceras de pressão e contraturas – deformidades articulares*
- durante a internação e nas sessões de reabilitação, avaliações regulares da pele são recomendadas (escalas objetivas de risco para úlcera de pressão – escala de Braden): recomenda-se minimizar o atrito da pele e fornecer superfícies adequadas (assentos, cadeira de rodas), a fim de evitar umidade excessiva e para manter a nutrição, higienização e hidratação da pele;
- posicionamento do ombro hemiplégico na maior rotação externa possível que não cause dor, enquanto o paciente estiver sentado ou na cama por 30 minutos diariamente;
- órteses de posicionamento de punho e dedos confeccionadas sob medida em material termomoldável podem ser recomendadas, bem como o uso de talas extensoras para reduzir contraturas em flexão de cotovelo e órteses suropodálicas para prevenção de contratura em flexão plantar e varismo dos tornozelos.

B. *Prevenção de trombose venosa profunda e tromboembolismo pulmonar*
No Hospital Sírio-Libanês, tal cuidado faz parte de uma diretriz institucional e, basicamente, relaciona-se ao uso de profilaxia química medicamentosa, com heparina subcutânea, e profilaxia mecânica, com o uso de dispositivos para compressão pneumática intermitente e meias elásticas, além do estímulo à movimentação.

C. *Tratamento do intestino e bexiga neurogênicos*
Avaliação do histórico pré-AVE da função urinária e intestinal, bem como da situação pre-

sente do paciente. O uso da sondagem vesical de alívio ou cateterismo intermitente e a remoção da sonda de Foley são recomendados, bem como o estímulo ao esvaziamento vesical, seguido pela sondagem de alívio para mensuração do volume urinário residual e, em fase posterior, o treinamento muscular do assoalho pélvico (após a alta hospitalar). Avaliar hábito intestinal pregresso e orientar cuidados devidos para o melhor funcionamento intestinal.

D. *Avaliação, prevenção e tratamento de dor no ombro hemiplégico*

A queixa de dor, no ombro hemiplégico, é sintoma usual, com incidência de 1-22% no primeiro ano pós-AVE e prevalência de 4-84%. Tendo isso em vista, é importante a educação do paciente e da família para prevenção do sintoma, com manutenção da amplitude de movimento e correto posicionamento dessa articulação.

Quanto às estratégias de intervenção da reabilitação:

- bloqueio neuromuscular com toxina botulínica e/ou fenol para reduzir a hipertonia dos rotadores internos e adutores do ombro, quando houver espasticidade;
- uso de analgésicos, infiltrações anestésicas – bloqueio do nervo supraescapular – e medicações para neuromodulação (nos casos de dor neuropática) também podem ser usadas;
- orientações sobre posicionamento em rotação externa e minimização da ação da gravidade sobre o membro, especialmente hipotônico, além da prescrição do uso de suportes de ombro e espaldeiras com tração em neoprene ou faixas, devem ser consideradas;
- uso de eletroestimulação funcional (FES) para recrutamento da musculatura estabilizadora de ombro;
- acupuntura e uso de meios físicos como adjuvantes para o tratamento para dor no ombro hemiplégico também podem ser tentados;

- bandagem elástica na pele para promover estabilidade glenoumeral ou relaxamento dos rotadores internos.

E. *Dor de origem central após o AVE*

Os critérios de diagnóstico incluem o fato de a dor ter iniciado após o AVE e ser localizada em uma área do corpo correspondente à lesão no sistema nervoso central (SNC). A dor central está classicamente associada à disfunção talâmica (síndrome de Dejerine-Roussy), mas pode resultar de uma lesão em qualquer lugar ao longo dos tratos espinotalâmico e talamocortical. A dor é geralmente descrita como queimação, facada ou formigamento e geralmente inclui alodínea ao toque, estímulo com frio ou movimento. A incidência de dor central pós-AVE é estimada em 7-8%, e normalmente começa dias após o AVE, com a maioria dos pacientes se tornando sintomática no primeiro mês do evento. Há evidências limitadas sobre a eficácia dos tratamentos propostos para a dor pós-AVE central. A farmacoterapia combinada com exercícios terapêuticos e apoio psicossocial é uma abordagem recomendável.

F. *Prevenção de quedas*

Até 70% dos indivíduos acometidos por um AVE sofrerão ao menos uma queda (ou mais de uma) durante os primeiros 6 meses após o evento. Além da fraqueza muscular, há questões mais específicas como ataxia, desequilíbrio e incoordenação, alterações do planejamento motor, alterações perceptuais e visuais, não esquecendo que boa parte dessa população será de idosos, mais propensos a quedas. A perda da densidade mineral óssea associada ao AVE pode contribuir para maior ocorrência de fraturas secundárias a quedas. A perda óssea afeta, sobretudo, o lado hemiplégico. E as quedas também costumam ocorrer para o lado acometido. A queda não traz somente consequências físicas, mas psicológicas e sociais. Estudos indicam que 30-80% dos indivíduos com AVE relatam ter medo relacionado à queda, portanto com impacto desfavorável à mobilidade, redução dos níveis de atividade física, acarretando uma cascata que pode resultar em maior risco de quedas, perda de independência, isolamento social e depressão. Recomenda-se que indivíduos com AVE participem de programas de exercícios específicos para equilíbrio, além de pacientes e seus cuidadores receberem orientações práticas e formais para evitar quedas no dia a dia (modificações no domicílio, uso de auxiliares de marcha se for o caso, orientações sobre calçados). Para demais intervenções sobre prevenção de quedas e facilitação da transição de alta para o domicílio (tecnologia assistiva e acessibilidade), consultar o capítulo específico deste Manual.

G. *Convulsões*

O diagnóstico de convulsão após o AVE pode ser classificado como precoce (começando nos primeiros dias após o evento: entre 2-23% dos casos) ou tardio. É provável que uma convulsão ocorra nas primeiras 24 horas após o AVE, sendo parcial no início com uma tendência a generalizar-se secundariamente. A convulsão pós-AVE é mais prevalente em eventos hemorrágicos e em lesões que envolvam o córtex cerebral. Uma minoria de tais pacientes terá recorrência de convulsões, e o *status* epilético é incomum. Estimativas da incidência de convulsão tardia após o AVE são ainda mais variáveis, oscilando entre 3-67%. Qualquer paciente que desenvolva uma convulsão deve ser investigado e tratado, no entanto a profilaxia medicamentosa para convulsões em pacientes com acidente vascular isquêmico ou hemorrágico não é recomendada (evidências sugerem que muitos dos medicamentos usados para tratar convulsões, incluindo fenitoína e benzodiazepínicos, atenuem mecanismos de plasticidade neural que contribuem para a recuperação após o AVE).

H. *Depressão pós-AVE, incluindo alterações comportamentais*

Depressão e ansiedade são comuns após o AVE e estão associadas a aumento da mortalidade e piores desfechos funcionais. Há evidências de que a probabilidade de depressão aumente com a severidade do AVE. A prevalência da depressão foi relatada em até 33% dos sobreviventes

de AVE. Preditores de depressão pós-AVE incluem histórico pregresso de depressão, incapacidade grave, comprometimento cognitivo, AVE prévio, histórico familiar positivo de transtorno psiquiátrico e sexo feminino. Recomenda-se a administração de um questionário estruturado para a busca ativa de depressão pós-AVE, bem como a educação de pacientes e acompanhantes sobre o tema, além de falar sobre o impacto da lesão sobre a vida do paciente e seus familiares. Pacientes com diagnóstico de depressão devem ter tratamento medicamentoso, na ausência de contraindicações, e suporte terapêutico.

I. *Osteoporose e sarcopenia pós-AVE*

Há perda de massa óssea e de tecido muscular (sarcopenia) após o AVE, sendo as alterações no lado parético mais relevantes – ainda que possam ocorrer declínios bilateralmente. O declínio da massa óssea, associado aos déficits físicos resultantes do AVE, aumenta ainda mais o risco de quedas e fraturas. Recomenda-se que indivíduos que tenham sofrido AVE sejam avaliados para suplementação de cálcio e vitamina D, bem como que se rastreie a osteoporose, especialmente em mulheres. É indicada atividade física para minimizar a osteoporose e a sarcopenia pós-AVE[15]. Também são indicadas as medidas farmacológicas para osteoporose, com uso de antirreabsortivos ósseos .

Os cuidados referentes à disfagia são tratados no respectivo capítulo deste Manual.

Descrição dos componentes do programa de reabilitação para pacientes com AVE atendidos no Hospital Sírio-Libanês

A avaliação pelos profissionais da equipe de reabilitação ocorre conforme a prescrição da equipe médica responsável e de acordo com a demanda de cada caso. Os objetivos terapêuticos são atribuídos de acordo com a disfunção observada na avaliação, e as intervenções de reabilitação devem iniciar-se (Tabela 1).

TABELA 1 Possibilidades terapêuticas para a reabilitação de pacientes com AVE clinicamente estáveis (internados e ambulatoriais) e suas referências

Disfunções	Possibilidades terapêuticas	Profissionais envolvidos
Alterações do tônus muscular	■ Plataforma vibratória[4,18,19] ■ *Tapping* ■ Bandagens terapêuticas ■ Alongamento[4,6] ■ Estimulação elétrica neuromuscular[4,6,16,17] ■ Coaptação articular ■ Cinesioterapia (descarga de peso, *placing*) ■ Posicionamento[6]	■ Fisioterapeuta ■ Terapeuta ocupacional ■ Fonoaudiólogo
	■ Bloqueio periférico[2,4,6] ■ Tratamento farmacológico[6]	Fisiatra
	Prescrição e confecção de órteses[4,6,35]	■ Terapeuta ocupacional ■ Médico fisiatra
Encurtamentos e deformidades	■ Alongamentos ■ Posicionamento ■ Prescrição e confecção de órteses[35]	■ Fisioterapeuta ■ Terapeuta ocupacional ■ Fisiatra
Subluxação de ombro[16,17,20-23]	■ Posicionamento[4,6] ■ Descarga de peso e coaptação articular ■ *Tapping* ■ Bandagens terapêuticas[6,21] ■ Estimulação elétrica neuromuscular[4,6,14,15,21] ■ Prescrição e confecção de órteses[4,6,33] ■ Orientação para transferências[4,6]	■ Fisioterapeuta ■ Terapeuta ocupacional ■ Fisiatra ■ Enfermagem – orientação para a enfermagem quanto às transferências e ao posicionamento
Síndrome ombro-mão[24]	■ Banho de contraste/turbilhão ■ Posicionamento ■ Massagem retrógrada ■ Drenagem linfática manual ■ Enfaixamento ■ Cinesioterapia	■ Terapeuta ocupacional ■ Fisioterapeuta
Disfagia*	Terapia fonoaudiológica	Fonoaudiólogo
Alterações de comunicação	■ Terapia fonoaudiológica ■ Comunicação suplementar e/ou alternativa[25]	■ Fonoaudiólogo ■ Terapeuta ocupacional
Hemiparesia seletiva com uso assimétrico do membro	Terapia por contenção induzida[2,6,26,27]	■ Terapeuta ocupacional ■ Fisioterapeuta
Alteração de coordenação e parametrização[28]	■ Treino de alcance, preensão e manipulação ■ Repetição com variação e prática do movimento funcional ■ Movimentos alternados rápidos ■ Treino de regulação do tempo ■ Treino do controle de força	■ Fisioterapeuta ■ Terapeuta ocupacional
Fraqueza e desequilíbrio muscular	■ Exercícios com resistência progressiva[4,6] ■ Estimulação elétrica neuromuscular[4,16,17] ■ Treino de controle motor (segmentar, treino de transferências e ajustes posturais)[29] ■ Treino de ortostatismo e marcha (com uso de dispositivos auxiliares, se necessário)[6,30-32] ■ Posicionamento	■ Fisioterapeuta ■ Terapeuta ocupacional
	■ Prescrição de cadeira de rodas e/ou adequação postural ■ Orientação para prevenção de quedas ■ Avaliação da acessibilidade domiciliar (segurança) ■ Prescrição de treino de tecnologia assistiva	Terapeuta ocupacional

(continua)

TABELA 1 Possibilidades terapêuticas para a reabilitação de pacientes com AVE clinicamente estáveis (internados e ambulatoriais) e suas referências *(continuação)*

Disfunções	Possibilidades terapêuticas	Profissionais envolvidos
Alteração na mobilidade	■ Treino de trocas posturais ■ Treino de transferências[29] ■ Prescrição e treino de meios auxiliares para marcha[6] ■ Prescrição de cadeira de rodas e adequação postural	■ Fisioterapeuta ■ Terapeuta ocupacional
Descondicionamento físico	Treinamento aeróbico[2,4]	Fisioterapeuta
Comprometimento respiratório[33,34]	■ Suporte ventilatório[33,34] ■ Cuidados com via aérea artificial[33] ■ Desmame da ventilação mecânica, conforme protocolo institucional ■ Protocolo de extubação, conforme protocolo institucional ■ Higiene brônquica[33,34] ■ Oxigenoterapia[33,34]	■ Fisioterapeuta ■ Enfermagem
Alterações circulatórias	■ Posicionamento[4] ■ Exercícios metabólicos ■ Uso de dispositivos mecânicos (meias elásticas, compressor plantar e botas pneumáticas) ■ Uso de meias elásticas[4]	■ Fisioterapeuta ■ Enfermagem
Dor	■ Eletrotermoterapia ■ Liberação miofascial ■ Bandagem terapêutica ■ Mobilização passiva ■ Posicionamento[4,6] ■ Prescrição e confecção de órteses[35] ■ Orientação para transferências[4,6] ■ Medicamentos, infiltrações ■ Acupuntura ■ Orientação quanto à proteção articular e à conservação de energia	■ Fisioterapeuta ■ Terapeuta ocupacional ■ Enfermagem ■ Fisiatra
Ataxia[36]	■ Exercícios em cadeia fechada com progressão para cadeia aberta ■ Treino de ritmo, parametrização e coordenação ■ Fornecimento de referências	■ Fisioterapeuta ■ Terapeuta ocupacional ■ Fonoaudiólogo
Comprometimento do equilíbrio[37-39]	■ Treino de reações posturais ■ Treino em superfícies instáveis ■ Treino de múltiplas tarefas	Fisioterapeuta
Heminegligência[22,40,41]	■ Adaptação ambiental ■ Conscientização corporal/simetria ■ Atividades bimanuais ■ Estimulação sensório-motora ■ Tratamento com foco em adaptação funcional[6]	■ Fisioterapeuta ■ Terapeuta ocupacional
Síndrome de Pusher[24]	■ Conscientização corporal/simetria ■ Estimulação sensório-motora ■ Fornecimento de referências	■ Fisioterapeuta ■ Terapeuta ocupacional
Alteração de sensibilidade superficial, profunda e discriminativa[42]	■ Plataforma vibratória ■ Estimulação sensório-motora ■ Treino proprioceptivo	■ Fisioterapeuta ■ Terapeuta ocupacional ■ Fonoaudiólogo

(continua)

CAPÍTULO 10 REABILITAÇÃO DO PACIENTE ACOMETIDO POR ACIDENTE VASCULAR ENCEFÁLICO (FASE HOSPITALAR) 115

TABELA 1 Possibilidades terapêuticas para a reabilitação de pacientes com AVE clinicamente estáveis (internados e ambulatoriais) e suas referências *(continuação)*

Disfunções	Possibilidades terapêuticas	Profissionais envolvidos
Dependência nas atividades de vida diária, e instrumentais: trabalho e lazer[43-45]	■ Treino das atividades de vida diária ■ Prescrição e treino de produtos de apoio ■ Adequação ambiental/acessibilidade	■ Terapeuta ocupacional
Barreiras arquitetônicas[46-48]	■ Avaliação e adequação ambiental/acessibilidade ■ Prescrição de ajudas técnicas	Terapeuta ocupacional
Apraxias e comprometimento do funcionamento executivo[49-51]	■ Treino de planejamento, sequenciamento e execução de atos motores ■ Fragmentação dos movimentos ■ Uso de pistas para realização das tarefas ■ Reabilitação cognitiva[50-53]	■ Fisioterapeuta ■ Terapeuta ocupacional ■ Neuropsicólogo ■ Fonoaudiólogo
Alterações cognitivas[2,50-53]	■ Reabilitação cognitiva[2,50-53] ■ Recursos compensatórios	■ Terapeuta ocupacional ■ Neuropsicólogo ■ Fonoaudiólogo
Alterações emocionais	Atendimento psicológico	Psicólogo

* Os cuidados referentes à disfagia são tratados no respectivo capítulo deste Manual.

CONSIDERAÇÕES FINAIS

O acompanhamento horizontal do paciente é realizado por meio de reuniões sistematizadas entre pares, equipe médica e paciente/familiares. Cada intervenção é revista e readequada de acordo com a mudança do *status* funcional ou ainda sob demanda do paciente e seus familiares, uma vez que o pilar do cuidado é centrado no paciente, que deve ser considerado em todas as fases da reabilitação. O cuidado de reabilitação deve ter início nos hospitais gerais, com adequado encaminhamento para a continuidade do cuidado, na dependência da apresentação clínica e necessidades do paciente. Na Seção IV deste Manual há um capítulo adicional sobre os cuidados nas fases subsequentes.

REFERÊNCIAS BIBLIOGRÁFICAS

1. Cabral NL, Gonçalves AR, Longo AL, et al. Trends in stroke incidence, mortality and case fatality rates in Joinville, Brazil: 1995-2006. J Neurol Neurosurg Psychiatry. 2009 Jul;80(7):749-54.
2. Winstein CJ, Stein J, Arena R, Bates B, Cherney LR, Cramer SC, et al. on behalf of the American Heart Association Stroke Council, Council on Cardiovascular and Stroke Nursing, Council on Clinical Car-

diology, and Council on Quality of Care and Outcomes Research. Guidelines for Adult Stroke Rehabilitation and Recovery: a guideline for healthcare professionals from the American Heart Association/American Stroke Association. Stroke. 2016 Jun;47(6):e98-e169.

3. Quinn TJ, Paolucci S, Sunnerhagen KS, et al. Evidence-based stroke rehabilitation: an expanded guidance document from the European stroke organization (ESO) guidelines for management of ischaemic stroke and transient ischaemic attack 2008. J Rehabil Med. 2009 Feb;41(2):99-111.
4. European Stroke Organisation (ESO) Executive Committee; ESO Writing Committee. Guidelines for management of ischaemic stroke and transient ischaemic attack 2008. Cerebrovasc Dis. 2008;25 (5):457-507. Epub 2008 May 6.
5. Clinical Guidelines for Stroke Rehabilitation and Recovery. National Stroke Foundation. 2005. Approved by Australian Government and National Health and Medical Research Council. Available: http://www.strokefoundation.com.au/component/option,com_docman/task,doc_view/gid,58/ (acesso 3 fev. 2020).
6. Johnston MV, Wood K, Stason WB, Beatty P. Rehabilitative placement of poststroke patients: reliability of the clinical practice guideline of the Agency for Health Care Policy and Research. Arch Phys Med Rehabil. 2000 May;81(5):539-48.

7. Duncan PW, Zorowitz R, Bates B, et al. Management of adult stroke rehabilitation care: a clinical practice guideline. Stroke. 2005 Sep;36(9):e100-43.
8. Teassell R, Foley N. Managing the stroke rehabilitation triage process: the evidence-based review of stroke rehabilitation (EBRSR). Última revisão em setembro de 2008. Available: http://www.ebrsr.com/uploads/Module-4_-triage.pdf.
9. Mahoney FI, Barthel D. Functional evaluation: The Barthel Index. Maryland State Medical Journal 1965;14:56-61.
10. Riberto M, Miyazaki MH, Jucá SSH, Sakamoto H, Pinto PPN, Battistella LR. Validação da versão brasileira da Medida de Independência Funcional. Acta Fisiatr. 2004;11(2):72-6.
11. ICF core set for stroke. ICF Research Branch [S.d.]. Available: https://www.icf-research-branch.org/icf-core-sets-projects2/cardiovascular-and-respiratory-conditions/icf-core-set-for-stroke (acesso 21 jan. 2020).
12. Langhorne P, Bernhardt J, et al. A very early rehabilitation trial after stroke (AVERT): a phase III, multicentre, randomised controlled trial. Health Technol. 2017;21(54). Available: https://doi.org/10.3310/hta21540 (acesso 7 ago. 2019).
13. Chan L, Sandel ME, Jette AM, Appelman J, Brandt DE, Cheng P, et al. Does postacute care site matter? A longitudinal study assessing functional recovery after a stroke. Arch Phys Med Rehabil. 2013;94:622-9.
14. Wang H, Camicia M, Terdiman J, Mannava MK, Sidney S, Sandel ME. Daily treatment time and functional gains of stroke patients during inpatient rehabilitation. PMR. 2013;5:122-8.
15. de Brito CM, Garcia AC, Takayama L, Fregni F, Battistella LR, Pereira RM. Bone loss in chronic hemiplegia: a longitudinal cohort study. J Clin Densitom. 2013;16(2):160-7.
16. Smania N, et al. Rehabilitation procedures in the management of spasticity. Eur J Phys Rehabil Med. 2010 Sep;46(3):423-38.
17. Popovic MB, et al. Clinical evaluation of functional electrical therapy in acute hemiplegic subjects. J Rehabil Res Dev. 2003 Sep-Oct;40(5):443-53.
18. Ness LL, Field-Fote EC. Effect of whole-body vibration on quadriceps spasticity in individuals with spastic hypertonia due to spinal cord injury. Restor Neurol Neurosci. 2009;27(6):621-31.
19. Van Nes IJ, et al. Long-term effects of 6-week whole-body vibration on balance recovery and activities of daily living in the postacute phase of stroke: a randomized, controlled trial. Stroke. 2006 Sep;37(9):2331-5.

20. Bobath B. Adult hemiplegia evaluation and treatment. 3rd ed. Oxford-London: Heinemann Medical Books; 1990.
21. Gillen G. Cerebrovascular accident. In: Pedretti LW. Occupational therapy: practice skills for physical dysfunction. 5th ed. St. Louis: Mosby; 2001. p.643-70.
22. Bhakta BB. Management of spasticity in stroke. Br Med Bull. 2000;56(2):476-85.
23. Faghri PD, et al. The effects of functional electrical stimulation on shoulder subluxation, arm function recovery, and shoulder pain in hemiplegic stroke patients. Arch Phys Med Rehabil. 1994 Jan;75(1):73-9.
24. Davies P. Passos a seguir: um manual para o tratamento da hemiplegia no adulto. São Paulo: Manole; 1996.
25. Pelosi MB. Comunicação alternativa e suplementar. In: Cavalcanti A, Galvão C. Terapia Ocupacional: fundamentação e prática. Rio de Janeiro: Guanabara Koogan; 2007.
26. Hakkennes S, Keating JL. Constraint-induced movement therapy following stroke: a systematic review of randomised controlled trials. Aust J Physiother. 2005;51(4):221-31.
27. Taub E, Uswatte G, Pidikiti R. Constraint-induced movement therapy: a new family of techniques with broad application to physical rehabilitation – a clinical review. J Rehabil Res Dev. 1999 Jul;36(3):237-51.
28. Shumway-Cook AS, Woollacott MH. Restrições do controle motor: um resumo geral dos comprometimentos neurológicos. In: Shumway-Cook AS, Woollacott MH. Controle motor: teoria e aplicações práticas. São Paulo: Manole; 2003.
29. Saeys W, et al. Randomized controlled trial of truncal exercises early after stroke to improve balance and mobility. Neurorehabil Neural Repair. 2011 Aug 15.
30. Belda-Lois JM, et al. Rehabilitation of gait after stroke: a review towards a top-down approach. J Neuroeng Rehabil. 2011 Dec 13;8:66.
31. Sousa CO, et al. Gait training with partial body weight support during overground walking for individuals with chronic stroke: a pilot study. J Neuroeng Rehabil. 2011 Aug 24;8:48.
32. Lindquist AR, et al. Gait training combining partial body weight support, a treadmill, and functional electrical stimulation: effects on poststroke gait. Phys Ther. 2007; 87(9):1144-54.
33. Jerre G. Fisioterapia no paciente sob ventilação mecânica. In: III Consenso Brasileiro de Ventilação Mecânica. J Bras Pneumol. 2007;33(Supl2):S42-S150.

34. Knobel E. terapia intensiva, pneumologia e fisioterapia respiratória. São Paulo: Atheneu; 2004.

35. Rodrigues AVN, Cavalcanti A, Galvão C. Órteses e próteses. In: Terapia ocupacional: fundamentação e prática. Rio de Janeiro: Guanabara Koogan; 2007.

36. Melnick ME, Oremland B. Disfunção do movimento associada a problemas cerebelares. In: Umphred DA. Fisioterapia neurológica. 4ª ed. Barueri: Manole; 2004. p.757-65.

37. Mendonça AC, Rossi AG, Flores FT, Teixeira CS. Alterações do equilíbrio em indivíduos ex-usuários de álcool e drogas ilícitas. Acta ORL. 2006;24(4):255-8.

38. Ganança MM, Caovilla HH. Desequilíbrio e reequilíbrio. In: Ganança MM. Vertigem tem cura? São Paulo: Lemos; 1998. p.13-9.

39. Bittar RSM. Como a posturografia dinâmica computadorizada pode nos ajudar nos casos de tontura. Arq Int Otorrinolaringol/Intl Arch Otorhinolaryngol. 2007;11(3):330-3.

40. Marshall RS. Rehabilitation approaches to hemineglect. Neurologist. 2009;15(4):185-92.

41. Arene NU, Hillis AE. Rehabilitation of unilateral spatial neglect and neuroimaging. Eura Medicophys. 2007;43(2):255-69.

42. Albuquerque SH. Acidente vascular encefálico. In: Terapia ocupacional na reabilitação física. São Paulo: Roca; 2003.

43. Crus DMC. Terapia ocupacional na reabilitação pós--acidente vascular encefálico: atividades de vida diária e interdisciplinaridade. São Paulo: Santos; 2011.

44. Rockville MD. Assistive technology self study. In: American Occupational Therapy Association (AOTA). 1996.

45. Cook AM. Assistive technologies: principles and pratice. 2nd ed. St. Louis: Mosby; 2002.

46. Cambiaghi S. Desenho universal: métodos e técnicas para arquitetos urbanistas. São Paulo: Senac; 2007.

47. Norma Brasileira de Acessibilidade a edificações, mobiliários, espaço e equipamentos urbanos – ABNT NBR 9050. 2ª ed. 2004.

48. Ribeiro MA. Design universal. In: Cavalcanti A, Galvão C. Terapia ocupacional: fundamentação e prática. Rio de Janeiro: Guanabara Koogan; 2007.

49. Roger G. Neuropsicologia. São Paulo: Santos; 2002.

50. Cicerone KD, et al. Evidence-based cognitive rehabilitation: updated review of the literature from 1998 through 2002. Arch Phys Med Rehabil. 2005 Aug;86(8):1681-92.

51. Cappa, et al. EFNS guidelines on cognitive rehabilitation: report of an EFNS task force. Eur J Neurol. 2005 Sep;12(9):665-80.

52. Grieve J. Neuropsicologia para terapeutas ocupacionais: cognição no desempenho funcional. São Paulo: Santos; 2004.

53. das Nair R, Cogger H, Worthington E, Lincoln NB. Cognitive rehabilitation for memory deficits after stroke. Cochrane Database of Systematic Reviews. 2016; issue 9. Art. No.: CD002293.

CAPÍTULO 11

Reabilitação pós-lesão medular (fase aguda e subaguda inicial)

Daniela Costa Benetti
Luciana Alexandre
Thais Midori Komatsu Tokuno
Isabel Chateaubriand Diniz de Salles

INTRODUÇÃO

A lesão medular (LM) aguda é um evento traumático que resulta em distúrbios da função sensorial, motora ou autonômica, afetando o paciente nos domínios físico, psicológico, de autonomia e bem-estar social. A LM aguda consiste em uma fase primária e uma fase secundária[1]. O impacto traumático inicial na medula espinhal, na forma de fratura ou luxação, causa micro-hemorragias nas substâncias branca e cinza, danos axonais e destruição da membrana celular, caracterizando a fase primária da lesão[2]. Após a lesão primária, uma cascata de eventos fisiopatológicos resultará em desbalanço da homeostase neuronal, apoptose e maior destruição tecidual.

A LM tornou-se epidêmica na sociedade moderna. Apesar dos avanços no entendimento da fisiopatologia, rápido reconhecimento e tratamento precoces, tal condição continua caracterizada como um evento devastador, relacio-

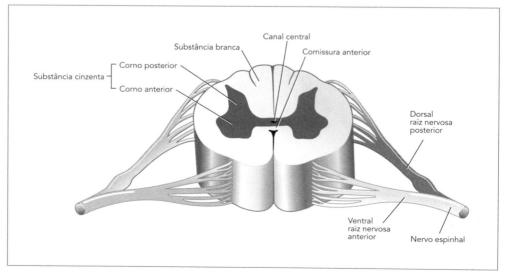

FIGURA 1   Estrutura da medula espinhal.

nada não infrequentemente a incapacidades permanentes. Com um pico de incidência em adultos jovens, a lesão medular traumática continua sendo um problema biopsicossocial oneroso para a sociedade; as despesas médicas diretas acumuladas ao longo da vida de um paciente variam de 500 mil a 2 milhões de dólares nos EUA[3,4]. O manejo da LM aguda requer cuidados significativos de saúde, além de encargos financeiros substanciais aos pacientes, suas famílias e à comunidade. Esses custos são associados às necessidades de cuidados agudos complexos no curto prazo, juntamente com todo o gerenciamento de complicações no longo prazo.

De acordo com Krueger et al., o ônus associado à LM no Canadá para os cuidados relacionados ao tempo de vida de um paraplégico incompleto é de 1,47 milhão de dólares canadenses (Can$) e de Can$ 3,03 milhões para um paciente com tetraplegia completa[5].

Sekhon e Fehlings relataram uma incidência global de LM aguda de 14-40 por milhão[6]. Nos Estados Unidos, a incidência de lesão medular traumática em 2010 foi de aproximadamente 40 eventos por milhão de pessoas por ano, ou aproximadamente 12.400 novos eventos anualmente, com prevalência de aproximadamente 250 mil pacientes sequelados pela lesão medular naquele país, em julho de 2005. Números semelhantes são relatados no Canadá. As causas de lesão medular nos Estados Unidos da América são[4]:

- acidentes com veículos automotores: 48%;
- quedas: 16%;
- violência (especialmente ferimentos por arma de fogo): 12%;
- acidentes esportivos: 10%;
- outros: 14%.

As estatísticas diferem um pouco em outros países. No Canadá e na Europa ocidental, a lesão medular traumática decorrente de violência é rara, enquanto nos países em desenvolvimento ela é mais comum[7,8].

No Brasil, os ferimentos por arma de fogo lideram a estatística de incidência de lesão medular traumática, seguidos por acidentes automobilísticos e quedas[9].

Fatores de risco para lesão medular traumática foram identificados. Antes do ano 2000, a vítima mais frequente era o jovem do sexo masculino, com idade média de 22 anos. Desde então, a idade média aumentou, nos EUA, para 37 anos em 2010[7], presumivelmente como um reflexo do envelhecimento da população. Os homens continuam a representar 77-80% dos casos[7,8]. O álcool desempenha um papel em pelo menos 25% dos eventos de lesão medular. A prévia doença da coluna vertebral pode tornar alguns pacientes mais suscetíveis à lesão medular[10], entre elas:

- espondilose cervical;
- instabilidade atlantoaxial;
- condições congênitas, por exemplo, a medula presa, que é um disrafismo caracterizado pela aderência, principalmente na região lombar ou sacral, da medula espinal, suscetível a lesões por microimpactos;
- osteoporose;
- artropatias espinhais, incluindo espondilite anquilosante ou artrite reumatoide.

A maioria das lesões na medula espinhal associa-se a lesões na coluna vertebral:

- fratura de uma ou mais vértebras;
- luxação em uma ou mais articulações;
- lesões ligamentares;
- herniação grave do disco intervertebral.

A magnitude do evento traumático tem implicações na estabilidade da coluna vertebral e relaciona-se à lesão medular, que possivelmente associa-se a flexão exagerada, rotação, extensão e/ou compressão da coluna vertebral. A maioria das lesões vertebrais em adultos envolve fratura e luxação[11]. Os mecanismos que envolvem a lesão na medula espinhal a caracterizam em primária e secundária. A lesão primária refere-se ao efeito imediato do trauma, que inclui forças de compressão, contusão e lesão por cisalhamento na medula espinhal. Na ausência de transecção do cordão ou hemorragia franca (ambos relativamente raros em lesões não penetrantes), a medula espinhal pode parecer normal imediatamente após o trauma.

Um mecanismo secundário e progressivo de lesão medular geralmente segue começando em minutos e evoluindo várias horas após a lesão. Os processos que propagam esse fenômeno são complexos e incompletamente compreendidos. Possíveis mecanismos incluem isquemia, hipóxia, inflamação, edema, excitotoxicidade, distúrbios da homeostase iônica e apoptose[12]. O fenômeno da lesão secundária às vezes se manifesta clinicamente por deterioração neurológica nas primeiras 8-12 horas em pacientes que apresentam, inicialmente, uma síndrome incompleta.

Como resultado desses processos secundários, o edema da medula espinhal se desenvolve poucas horas após a lesão, torna-se máximo entre o terceiro e o sexto dia e começa a diminuir após o nono dia. Isso é, gradualmente, substituído por uma necrose hemorrágica central[13].

Dada a complexidade do cuidado e os altos custos associados, há necessidade premente de identificar métodos eficazes para reduzir a incidência dessas lesões, além da magnitude das deficiências e incapacidades associadas.

BASES PARA A PRÁTICA CLÍNICA

Um paciente com lesão medular pode apresentar lesões encefálicas e sistêmicas associadas (p. ex., hemotórax, fraturas de extremidades, lesão intra-abdominal), portanto a avaliação inicial e o manejo de pacientes devem ser cuidadosamente realizados. Aproximadamente metade dos traumatismos medulares envolve a região cervical, causando tetraparesia ou tetraplegia[14,15].

Paralisia transitória e choque medular: imediatamente após uma lesão medular, ocorre perda fisiológica de todas as funções da medula espinhal caudal ao nível da lesão, com paralisia flácida, anestesia, ausência de controle esfincteriano vesical e intestinal e perda da atividade reflexa, além de alterações autonômicas (podendo ocorrer bradicardia e hipotensão, na dependência do nível de lesão)[16]. Esse estado fisiológico alterado pode durar de dias a semanas e é chamado de choque medular. Acredita-se que a perda de função pode ser causada pela perda de potássio nas células lesionadas da medula e seu acúmulo no espaço extracelular, causando transmissão axonal reduzida. À medida que os níveis de potássio se normalizam nos espaços intracelular e extracelular, esse choque medular desaparece. A seu término, ocorre o retorno dos reflexos profundos e aparecimento dos demais sinais de liberação piramidal. As manifestações clínicas podem normalizar-se, mas geralmente são substituídas por uma paresia/plegia espástica, que reflete lesão morfológica mais grave da medula espinhal.

Após a fase de choque medular, a gravidade das síndromes medulares é classificada usando a escala da American Spinal Injury Association Impairment Scale (AIS):

- *A – completa:* ausência de sensibilidade e motricidade abaixo da lesão;
- *B – incompleta sensitiva:* presença de algum grau de sensibilidade abaixo do nível da lesão e ausência de motricidade voluntária;
- *C – incompleta motora:* controle voluntário de alguns músculos abaixo do nível de lesão, no entanto a maioria com força < 3;
- *D – incompleta motora:* controle voluntário preservado abaixo do nível da lesão em alguns músculos sendo a maior parte com força ≥ 3;
- *E – normal:* sensibilidade dolorosa e ao toque presente, movimentos voluntários presentes com força muscular preservada.

Lesão medular completa: em uma lesão medular completa (AIS A), haverá uma zona rostral de níveis sensoriais poupados (p. ex., os dermátomos C5 e superiores, poupados em uma fratura-luxação C5-6), sensação reduzida no dermátomo imediatamente caudal e nenhuma sensação nos níveis abaixo, incluindo segmentos sacrais, S4-S5. Da mesma forma, haverá redução da força muscular no nível imediatamente abaixo da lesão, seguido de paralisia completa em miótomos mais caudais. No estágio agudo, os reflexos estão ausentes, não há resposta à estimulação plantar e o tônus muscular é flácido. Um homem com uma lesão medular completa pode ter priapismo. O reflexo bulbocavernoso geralmente está ausente. Retenção urinária e distensão da bexiga ocorrem.

Lesão incompleta: nas lesões incompletas (AIS graus B a D), podem existir diferentes graus de função motora nos músculos controlados pelos níveis da medula espinhal caudais à lesão. A sensação também é parcialmente preservada nos dermátomos abaixo da área da lesão. Geralmente a sensação é preservada em maior extensão que a função motora, porque os tratos sensoriais estão localizados em áreas mais periféricas e menos vulneráveis. O reflexo bulbocavernoso e a sensação anal estão frequentemente presentes.

A incidência relativa de lesão medular incompleta *vs.* completa da medula espinhal aumentou nos últimos 50 anos. Essa tendência foi atribuída à melhoria dos sistemas iniciais de atendimento e recuperação, que enfatizam a importância da imobilização após a lesão.

Síndromes clínicas:

1. síndrome do cordão central ou síndrome medular central: é caracterizada pelo comprometimento motor desproporcionalmente maior nas extremidades inferiores, disfunção da bexiga e um grau variável de perda sensorial abaixo do nível da lesão, após trauma relativamente leve, no cenário de uma espondilose cervical (alterações degenerativas que ocorrem no disco vertebral, nas articulações apofisárias, uncovertebrais e nos corpos vertebrais que podem resultar em estreitamento do forame neural, causando radiculopatia ou mesmo mielopatia)[17,18];

2. síndrome medular anterior/ventral ou da artéria espinhal anterior: as lesões que afetam os dois terços anteriores da medula espinhal, poupando as colunas dorsais, geralmente refletem lesões de tratos corticoespinais (fraqueza e alterações reflexas), espinotalâmicos (perda bilateral de dor e sensação de temperatura) e os tratos autônomos descendentes para os centros sacrais relacionados ao controle da bexiga (incontinência urinária);

3. síndrome do cordão dorsal (posterior): envolvimento bilateral das colunas dorsais, do trato corticoespinal e do trato autônomo central descendente para os centros de controle da bexiga no cordão sacral. Os sintomas incluem ataxia da marcha e parestesias. A disfunção do trato corticoespinal produz fraqueza, que, se aguda, é acompanhada por flacidez muscular e hiporreflexia e, se crônica, por hipertonia muscular e hiper-reflexia. Incontinência urinária pode estar presente;

4. síndrome de Brown-Sequard: síndrome de hemissecção lateral que envolve a coluna dorsal, o trato corticoespinal e o trato espinotalâmico, unilateralmente. Isso produz fraqueza, perda de vibração e propriocepção ipsilateral à lesão e perda de dor e temperatura no lado oposto. O envolvimento unilateral das fibras autonômicas descendentes não produz sintomas de bexiga neurogênica;

5. síndrome do cone medular: as lesões no nível vertebral L2 frequentemente afetam o cone medular. Há disfunção esfincteriana precoce e proeminente, com paralisia flácida da bexiga e do reto, impotência e anestesia em sela (S3-S5). A fraqueza muscular das pernas pode ser leve se a lesão for muito restrita e poupar a medula lombar e as raízes nervosas sacrais e lombares adjacentes;

6. síndrome da cauda equina: a síndrome é causada pela perda de funções de 2 ou mais das 18 raízes nervosas que constituem a cauda equina. Os déficits afetam com frequência as duas pernas, mas geralmente são assimétricos. Os sintomas incluem: dor lombar acompanhada de dor que irradia para uma

ou ambas as pernas; fraqueza da flexão plantar dos tornozelos; paralisia da bexiga e do esfíncter retal, que reflete o envolvimento das raízes nervosas S3-S5. A perda sensorial ocorre na distribuição dos dermátomos das raízes nervosas afetadas;

7. síndrome motora pura: uma síndrome motora pura produz fraqueza sem perda sensorial ou envolvimento da bexiga. Isso pode envolver os neurônios motores superiores, produzindo hiper-reflexia e respostas em extensão plantar, ou com o envolvimento dos neurônios motores inferiores, bilateralmente, produzindo atrofia, hiporreflexia e fasciculações musculares.

Intervenções terapêuticas e preventivas iniciais

Momento da descompressão cirúrgica

Caso haja compressão extrínseca da medula, que represente uma forma reversível de lesão secundária, há indicação para descompressão cirúrgica. O Grupo de Estudo sobre Trauma Medular identificou as primeiras 24 horas como a janela de tempo mais promissora, durante a qual a descompressão pode propiciar neuroproteção[19].

Infelizmente, até o momento não existem diretrizes cirúrgicas que explorem rigorosamente os méritos da descompressão cirúrgica

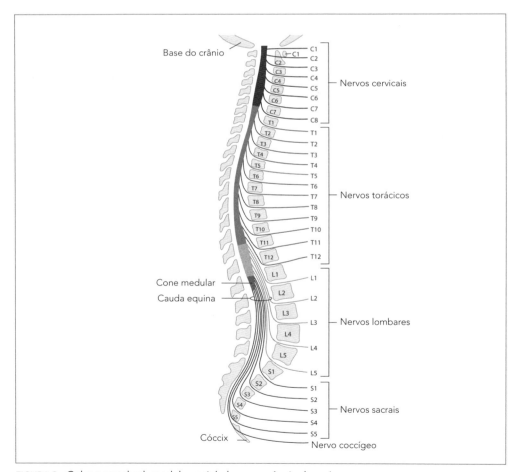

FIGURA 2   Coluna vertebral, medula espinhal e emergência das raízes nervosas.

CAPÍTULO 11 REABILITAÇÃO PÓS-LESÃO MEDULAR (FASE AGUDA E SUBAGUDA INICIAL) 123

precoce e tardia da LM, em relação ao limiar de 24 horas. Há ainda a recomendação para descompressão de urgência em pacientes com LM com quadro neurológico em deterioração[20].

Uso do succinato sódico de metilprednisolona

Estudos pré-clínicos iniciais demonstraram que os glicocorticoides podem ter efeitos benéficos profundos na medula espinhal lesada. Especificamente, essa medicação pode impedir a perda de proteínas do neurofilamento da medula espinhal, facilitar a excitabilidade neuronal, melhorar o fluxo sanguíneo, melhorar a atividade Na/K ATPase e preservar a estrutura medular, minimizando a peroxidação de lipídeos e prevenindo a isquemia tecidual induzida pela lesão primária[21].

Em uma diretriz publicada em 2002, um painel de especialistas da Associação Americana de Neurocirurgiões (AANS) concordou que havia evidência insuficiente relacionada ao uso desse corticoide no contexto da lesão medular traumática[22]. Ainda assim, o painel recomendou seu uso por 24 ou 48 horas, como opção para o tratamento desses pacientes, lembrando que esse uso deve ser realizado com o conhecimento de que as evidências sugerem maiores efeitos colaterais prejudiciais do que qualquer outro benefício clínico. Em 2013, a AANS propôs diferentes recomendações para o uso do succinato sódico de metilprednisolona[23]: recomendação de nível I contra esse tratamento, com base nas seguintes razões: (1) o medicamento não é aprovado pela Food and Drug Administration (FDA) para essa aplicação, (2) não existe classe I ou II de evidência apoiando o benefício clínico dessa medicação, e (3) existem evidências de classes I, II e III de que altas doses de esteroides são associadas a efeitos colaterais prejudiciais, incluindo a morte.

Profilaxia de trombose venosa profunda e tromboembolismo pulmonar

Pacientes com lesão medular aguda têm risco aumentado de doença venosa profunda em razão de disfunção neurológica, imobilismo, lesão endotelial e hipercoagulabilidade[24]. Uma diretriz norte americana recomenda: (1) o uso precoce de dispositivos de compressão mecânica; (2) o uso de heparina de baixo peso molecular; (3) compressão pneumática intermitente; (4) não administrar anticoagulação em pacientes com sangramento intracraniano, hematoma medular e hemotórax até o sangramento ter estabilizado; e (5) filtros de veia cava em pacientes com sangramento ativo, sem perspectiva de resolução antes de 72 horas[25].

Outra diretriz, criada pela AANS, propõe estratégias semelhantes e acrescenta que o tempo dessa profilaxia deve durar 3 meses.

Intervenções de reabilitação

A reabilitação inicia quando o paciente está estável e visa à prevenção de complicações secundárias e, especialmente, ao ganho de função por meio de fortalecimento de grupos musculares remanescentes e pelo uso de recursos adaptativos e/ou compensatórios.

Os objetivos gerais da reabilitação incluem: (1) aumentar a independência do paciente em atividades da vida diária, como tomar banho, comer, vestir-se, arrumar-se e locomover-se em cadeira de rodas ou com o uso de outros auxiliares de marcha; (2) facilitar a adaptação do paciente a sua nova condição de vida com relação ao trabalho, sexualidade, atividades de lazer e questões relacionadas à acessibilidade; e (3) para dar suporte à retomada ou engajamento do paciente em atividades significativas, colaborando para sua inclusão social.

A reabilitação de indivíduos com LM pode ser dividida em três fases: aguda, subaguda e crônica. Neste capítulo tratamos da fase aguda e subaguda do tratamento, ou seja, das estratégias de reabilitação, que têm foco na prevenção de complicações secundárias e ganho funcional. Este Manual apresenta em outro capítulo a reabilitação da continuidade da fase subaguda e da fase crônica.

Admissão do paciente com lesão medular na fase aguda

Durante a internação, os pacientes devem rotineiramente ser avaliados pela equipe multiprofissional quanto aos sinais de dor, controle esfincteriano, risco de lesões por pressão e risco nutricional.

Entre as técnicas terapêuticas a serem consideradas na fase aguda dos pacientes com LM, o profissional fisioterapeuta poderá dispor de procedimentos fundamentados na utilização de manobras de higiene brônquica, reexpansão pulmonar, treinamento muscular respiratório, indicação de cintas abdominais, utilização de recursos cinesioterapêuticos e eletroterapêuticos, além de participar do cuidado específico aos pacientes em ventilação mecânica. Esses recursos deverão ser utilizados com a finalidade de permitir a normalização da relação ventilação/perfusão, restabelecer a expansibilidade pulmonar e aprimorar a mobilidade diafragmática, permitindo assim a continuidade segura do paciente no programa de reabilitação[26].

Na fase aguda, o terapeuta ocupacional atua na confecção de órteses de membros superiores, para evitar encurtamentos e deformidades, além da indicação de assentos/colchões que visem à melhor distribuição pressórica e à prevenção de lesões de pele. Em pacientes traqueostomizados e impedidos de comunicação oral, o trabalho conjunto com a fonoaudiologia pode ser realizado para otimizar a comunicação funcional (ver capítulo sobre comunicação alternativa).

Reabilitação na fase de choque medular

É observada nessa fase a paralisia flácida abaixo do nível da lesão, assim como ausência do controle de esfíncteres (bexiga e intestino). O retorno do reflexo bulbocavernoso indica o término do choque medular, permitindo então a determinação do nível neurológico causada pelo trauma.

Reabilitação pós-choque medular

Esta fase consiste, inicialmente, na determinação do nível neurológico causado pelo trauma e os objetivos terapêuticos a serem seguidos a partir deste momento. Essas avaliações são realizadas por avaliações específicas, como:

- avaliação da American Spinal Injury Association Impairment Scale (AIS), previamente aplicada pelo fisiatra;

TABELA 1 Atribuições da equipe de reabilitação na fase de choque medular

	Tetraplegia	Paraplegia
Fisiatria	Avaliação e acompanhamento clínico e funcional, ajuste medicamentoso e coordenação das intervenções de reabilitação	
Fisioterapia	Assistência de fisioterapia respiratória e suporte de ventilação mecânica, quando necessário	
	A assistência de fisioterapia motora será implantada em caráter preventivo, para manutenção da amplitude de movimento e prevenção de deformidades	
Terapia ocupacional	Prescrição de assento/colchão para prevenção de lesões por pressão	
	Confecção de órtese para membros superiores	
Psicologia	Atenção ao paciente na compreensão e no ajustamento psicológico ao adoecimento	
	Atenção e orientação à família sobre o impacto do adoecimento no sistema familiar	
Fonoaudiologia	Se traqueostomia: avaliação de desmame em conjunto com a fisioterapia e os médicos responsáveis	

- aplicação dos instrumentos de avaliação específicos de cada especialidade (fisioterapia, terapia ocupacional, psicologia e fonoaudiologia);
- determinação das metas funcionais.

As intervenções serão realizadas de acordo com o grau e o nível de lesão, conforme demanda do paciente e liberação médica, visando sempre à otimização do potencial funcional residual de cada paciente (Tabela 2).

Durante o programa de reabilitação, cabe à equipe analisar se o paciente está progredindo de acordo com os objetivos do tratamento preestabelecidos e se alterações associadas estão interferindo no processo de reabilitação necessitando de reavaliação periódica e discussão de toda a equipe.

TABELA 2   Possíveis intervenções terapêuticas e profissionais envolvidos no atendimento das disfunções presentes

Disfunções	Possíveis intervenções	Profissionais envolvidos
Risco para lesões por pressão	▪ Posicionamento correto[27] ▪ Prescrição de assento/colchão[27] ▪ Treino de mudança de decúbito/mobilidade no leito[27] ▪ Manobras de alívio de pressão Na sedestação: *push up* (paraplegia) e inclinação do tronco para todas as direções (tetraplegia)[28]	Fisioterapeutas Enfermeiros Terapeutas ocupacionais
Lesões por pressão	▪ Limpeza da pele[27] ▪ Curativos[27] ▪ Mudanças de decúbito para evitar hiperpressão local[27]	Enfermeiros
Disfunção respiratória	▪ Manter parâmetros ventilatórios adequados[3,26] ▪ Cuidados específicos ao paciente com via aérea artificial (*cuff*, posicionamento da cânula orotraqueal, aspiração, decúbito adequado)[26] ▪ Desmame da ventilação mecânica[26] ▪ Oxigenoterapia[26] ▪ Avaliação da indicação de faixa abdominal[29] ▪ Treinamento muscular respiratório[29] ▪ Ventilação não invasiva (para suporte ventilatório e/ou reexpansão pulmonar)[26] ▪ Manobras de higiene brônquica[29] ▪ Drenagem postural[27] ▪ Tosse assistida[29] ▪ Reexpansão pulmonar (incentivadores inspiratórios e/ou pressão positiva)[27] ▪ Adaptação de válvula fonatória[30]	Médicos Fisioterapeutas Fisioterapeutas Fonoaudiólogos
Mobilidade reduzida	Prescrição de cadeiras de rodas e/ou adequação postural[28]	Fisiatras Terapeutas ocupacionais
Desequilíbrio muscular e fraqueza Reeducação física Restrição de amplitude de movimento	▪ Posicionamento correto[31] ▪ Mobilização passiva e alongamentos[31] ▪ Ortostatismo (prancha ortostática e *stand in table*)[32] ▪ Reeducação muscular: condicionamento físico – resistência e fortalecimento muscular (atividades aeróbicas e anaeróbicas, eletroestimulação neuromuscular)[29] ▪ Treino de controle muscular[30] ▪ Treino de *balance* (sedestação: controle de tronco; ortostatismo: estratégias motoras e sensoriais e reação de proteção)[29] ▪ Treino de trocas posturais[32] ▪ Treino de transferências[32]	Fisioterapeutas Terapeutas ocupacionais

(continua)

TABELA 2 Possíveis intervenções terapêuticas e profissionais envolvidos no atendimento das disfunções presentes *(continuação)*

Disfunções	Possíveis intervenções	Profissionais envolvidos
Hipertonia e dor	■ Indicação de órteses[28] ■ Confecção de órteses	Fisiatras Fisioterapeutas Terapeutas ocupacionais
	■ Bloqueios periféricos (analgésicos e para espasticidade – neuromusculares). ■ Inativação de pontos-gatilho ■ Medicações	Fisiatras
	■ Cinesioterapia[29] ■ Mobilização e dissociação de cinturas[29] ■ Alongamento passivo[29] ■ Eletroterapia[29]	Fisioterapeutas Terapeutas ocupacionais
	■ Treino de propulsão da cadeira de rodas e manejo de cadeira de rodas motorizada[28]	Terapeutas ocupacionais Fisioterapeutas
Déficit na locomoção	■ Treino de marcha (barras paralelas, andadores, muletas, bengala, órteses, sob suspensão, solo, esteira)[28] ■ Indicação de meios auxiliares para marcha[28] ■ Indicação de órteses para membros inferiores[28]	Fisioterapeutas
Barreiras arquitetônicas	Avaliação e adequação ambiental com foco em acessibilidade[28]	Fisiatras Terapeutas ocupacionais
Alteração funcional de membros superiores	■ Fortalecimento da musculatura remanescente e treinamento funcional[28] ■ Indicação e confecção de órteses[28] ■ Bandagem terapêutica	Terapeutas ocupacionais
Dependências nas atividades de vida diária	■ Treino e vivência das atividades de vida diária[28] ■ Tecnologia assistiva[28]	Terapeutas ocupacionais
Disfunção esfincteriana	Treino e orientação quanto ao cateterismo vesical intermitente[33]	Enfermeiros
Demanda emocional/comportamental	■ Avaliações específicas ■ Atendimento psicológico ao paciente e ao cuidador[28]	Psicólogos
Osteopenia e osteoporose	■ Medicações e suplementos[20] ■ Orientação nutricional[20] ■ Ortostatismo[32] ■ Cinesioterapia[29] ■ Treino locomotor com suporte parcial de peso[29]	Médicos Nutricionistas Fisioterapeutas
Alteração de voz	Exercícios ativos para mobilidade e adequação da qualidade vocal[30]	Fonoaudiólogos
Disfagia	■ Exercícios ativos para tonicidade, mobilidade e sensibilidade de musculatura orofacial e laríngea[30] ■ Manipulação facial[30] ■ Estimulação tátil-térmico-gustativa intraoral[30] ■ Bandagens terapêuticas[30] ■ Estimulação elétrica neuromuscular[30]	Fonoaudiólogos

TABELA 3 Fatores que podem interferir negativamente no processo de reabilitação

Grau de espasticidade e automatismos medulares
Deformidades articulares
Ossificações heterotópicas
Dor central e/ou osteomioarticular
Hipotensão postural
Fatores emocionais e/ou comportamentais
Siringomielia
Disreflexia autonômica/disautonomia persistente
Úlceras por pressão
Tromboembolismo venoso
Paciente sem rede de suporte social/familiar
Falta de acessibilidade domiciliar e comunitária

Uma vez que o programa esteja progredindo de acordo com os objetivos do tratamento, a proposta deverá ser mantida e o plano de educação para a alta hospitalar deverá ser reforçado. Considerar o encaminhamento do paciente para o centro de reabilitação do hospital ou de outro local, visando a recursos tecnológicos e ambientais adicionais com o objetivo de potencializar a reabilitação em face da avaliação do médico fisiatra e em concordância com a equipe médica responsável. O mesmo modelo deverá ser considerado em casos de pacientes externos (não internados), incluindo a avaliação inicial do médico fisiatra para o ingresso do paciente no centro de reabilitação, no caso de nosso hospital.

Os critérios desejáveis de encaminhamento para o centro de reabilitação no Hospital Sírio-Libanês são:

- ausência de isolamento respiratório (há rotinas específicas no caso de precaução de contato);
- estabilidade clínica, sem necessidade de monitorização contínua de sinais vitais;
- possibilidade de pausa na infusão de dieta enteral/parenteral, assim como das medicações endovenosas durante o período de transporte e reabilitação.

Educação para alta hospitalar

Este programa deverá iniciar-se no primeiro dia de internação do paciente, conforme protocolo institucional, e deverá ser reforçado no momento da alta, quando serão avaliados:

- demandas funcionais pelo uso da avaliação pela medida de independência funcional (MIF). O escore dessa avaliação permitirá a identificação de demandas passíveis de resolução visando à alta hospitalar com o máximo de independência possível. Utiliza-se também a Classificação Internacional de Funcionalidade, Incapacidade e Saúde (CIF) para uma avaliação complementar mais abrangente e específica, com base nos objetivos a serem atingidos considerando o *Core set* da CIF voltado à avaliação e ao acompanhamento de pacientes com lesão medular;
- necessidade de continuidade do programa de reabilitação e identificação de seu caráter (aprimoramento funcional ou manutenção), bem como equipamentos necessários para o tratamento e duração/frequência das terapias;
- identificar os equipamentos de mobilidade e órteses que serão necessários para uso domiciliar e comunitário (p. ex., cadeira de rodas), bem como a prescrição destes;
- ambientes de preferência do paciente para identificar barreiras arquitetônicas e propor soluções;
- necessidade de suporte familiar.

CONSIDERAÇÕES FINAIS

Trata-se de uma condição de instalação muito frequentemente abrupta, que demanda uma multiplicidade de intervenções especializadas desde o início do quadro. O adequado cuidado precoce contribui para a recuperação e para a prevenção de complicações de grande impacto e para a redução do sofrimento de pacientes e familiares. Na Seção IV deste Manual há um capítulo adicional sobre a continuidade do cuidado nas fases subaguda e crônica. O conhecimento dos cuidados nessa outra fase também é muito relevante para os profissionais que atuam no contexto da fase aguda, a fim de que possam orientar o paciente e seus familiares quanto ao horizonte do cuidado.

REFERÊNCIAS BIBLIOGRÁFICAS

1. Fehlings MG, Tetreault LA, Wilson JR, Kwon BK, Burns AS, Martin AR, et al. A clinical practice guideline for the management of acute spinal cord injury: introduction, rationale, and scope. Global Spine Journal. 2017;7(3S):84S-94S.
2. Wilson J, Fehlings M. Emerging approaches to the surgical management of acute traumatic spinal cord injury. Neurotherapeutics. 2011;8:194-7.
3. Sekhon LH, Fehlings MG. Epidemiology, demographics, and pathophysiology of acute spinal cord injury. Spine (Phila Pa 1976). 2001;26:S2.
4. The National Spinal Cord Injury Statistical Center. Available: http://www.spinalcord.uab.edu/show.asp?durki=21446 (acesso 11 fev 2020).
5. Krueger H, Noonan VK, Trenaman LM, Joshi P, Rivers CS. The economic burden of traumatic spinal cord injury in Canada. Chronic Dis Inj Can. 2013;33:113-22.
6. Ackery A, Tator C, Krassioukov A. A global perspective on spinal cord injury epidemiology. J Neurotrauma. 2004;21:1355.
7. Schwartz G, Fehlings MG. Secondary injury mechanisms of spinal cord trauma: a novel therapeutic approach for the management of secondary pathophysiology with the sodium channel blocker riluzole. Prog Brain Res. 2002;137:177-90.
8. Tator CH, Fehlings MG. Review of the secondary injury theory of acute spinal cord trauma with emphasis on vascular mechanisms. J Neurosurg. 1991;75:15-26.
9. Hansebout RR, Kachur E, Aminoff MJ, Moreira ME, Wilterdink JL. Up to date: acute spinal cord injury. Available: https://www.uptodate.com/contents/acute-traumatic-spinal-cord-injury (acesso 11 fev 2020).
10. Dimar J, Glassman S, Raque G, Zhang YP, Shields CB. The influence of spinal canal narrowing and timing of decompression on neurologic recovery after spinal cord contusion in a rat model. Spine (Phila Pa 1976). 1999;24:1623-33.
11. Witiw CD, Fehlings MG. Acute spinal cord injury. J Spinal Disord Tech. 2015;28:202-10.

12. Fehlings MG, Vaccaro A, Wilson JR, et al. Early versus delayed decompression for traumatic cervical spinal cord injury: results of the Surgical Timing in Acute Spinal Cord Injury Study (STASCIS). PLoS One. 2012;7:e32037.
13. Bracken MB, Shepard MJ, Collins WF, et al. A randomized, controlled trial of methylprednisolone or naloxone in the treatment of acute spinal-cord injury: results of the Second National Acute Spinal Cord Injury Study. N Engl J Med. 1990;322:1405-11.
14. Wilson J, Fehlings M. Emerging approaches to the surgical management of acute traumatic spinal cord injury. Neurotherapeutics. 2011;8:194-7.
15. Singh A, Tetreault L, Kalsi-Ryan S, Nouri A, Fehlings MG. Global prevalence and incidence of traumatic spinal cord 92S Global Spine Journal 7(3S) injury. Clin Epidemiol. 2014;6:309-31.
16. Hurlbert RJ, Hadley MN, Walters BC, et al. Pharmacological therapy for acute spinal cord injury. Neurosurgery. 2013;72(suppl.2):93-105.
17. Matsumoto T, Tamaki T, Kawakami M, Yoshida M, Ando M, Yamada H. Early complications of high-dose methylprednisolone sodium succinate treatment in the follow-up of acute cervical spinal cord injury. Spine (Phila Pa 1976). 2001;26:426-30.
18. Pharmacological therapy after acute cervical spinal cord injury. Neurosurgery. 2002;50(3 suppl):S63-S72.
19. Ambrozaitis KV, Kontautas E, Spakauskas B, Vaitkaitis D. [Pathophysiology of acute spinal cord injury]. Medicina (Kaunas). 2006;42:255.
20. Myers ER, Wilson SE. Biomechanics of osteoporosis and vertebral fracture. Spine (Phila Pa 1976). 1997;22:25S.
21. Tator CH. Update on the pathophysiology and pathology of acute spinal cord injury. Brain Pathol. 1995;5:407.
22. Ishida Y, Tominaga T. Predictors of neurologic recovery in acute central cervical cord injury with only upper extremity impairment. Spine (Phila Pa 1976). 2002;27:1652.
23. Ditunno JF, Little JW, Tessler A, Burns AS. Spinal shock revisited: a four-phase model. Spinal Cord. 2004;42:383.
24. Nanković V, Snur I, Nanković S, et al. [Spinal shock. Diagnosis and therapy. Problems and dilemmas]. Lijec Vjesn. 1995;117 Suppl 2:30.
25. Cervical spine immobilization before admission to the hospital. Neurosurgery. 2002;50:S7.
26. Macedo FS, Paz CCSC, da Rocha AF, Miosso CJ, de Carvalho HB, Mateus SRM. Novas perspectivas

de fisioterapia respiratória em lesão medular: uma revisão sistemática. Acta Paul Enferm. 2017;30(5):554-64.

27. Teixeira E, Sauron FN, Santos LSB, de Oliveira MC. Terapia ocupacional na reabilitação física. AACD/Roca; 2003.

28. Brasil. Ministério da Saúde. Secretaria de Atenção à Saúde. Departamento de Ações Programáticas Estratégicas. Diretrizes de Atenção à Pessoa com Lesão Medular/Ministério da Saúde, Secretaria de Atenção à Saúde, Departamento de Ações Programáticas Estratégicas e Departamento de Atenção Especializada. 2ª ed. Brasília: Ministério da Saúde; 2015.

29. Figliolia CS, Tsukimoto GR, Moreira MCS, Takami MP, Ferraz S, Barbosa SBB, et al. Associação Brasileira de Medicina Física e Reabilitação. Projeto Diretrizes. Lesão Medular: Reabilitação; 2012.

30. McAfee PC, Cappuccino A, Cunningham BW, Devine JG, Phillips FM, Regan JJ, et al. Lower incidence of dysphagia with cervical arthroplasty compared with ACDF in a prospective randomized clinical trial. J Spinal Disord Tech. 2010 Feb;23(1):1-8.

31. Tancredo JR, Maria RM, de Azevedo ERFBM, Alonso KC, Varoto R, Cliquet Junior A, et al. Análise clínica da espasticidade em indivíduos com lesão medular. Acta Ortop Bras. 2013;21(6):310-4.

32. Lam T, Noonan VK, Eng JJ. SCIRE Research Team. A systematic review of functional ambulation outcome measures in spinal cord injury. Spinal Cord. 2008 Apr;46(4):246-54.

33. Assis GM, Faro ACM. Autocateterismo vesical intermitente na lesão medular. Rev Esc Enferm USP. 2011;45(1):289-93.

CAPÍTULO 12

Reabilitação do paciente com insuficiência cardíaca descompensada

Amanda Gonzales Rodrigues
Luana Carolina Bonetti
Igor Gutierrez Moraes
Ricardo Amboni
Juliana dos Santos Batista
José Alberto Aguilar Cortez
Christina May Moran de Brito

INTRODUÇÃO

A insuficiência cardíaca (IC) descompensada é uma das principais causas de internação no Brasil, e quase 50% dos pacientes internados por descompensação reinternam num prazo de 90 dias, com taxas de mortalidade hospitalar de 12,6%, segundo dados do Brazilian Registry of Acute Heart Failure (BREATHE)[1]. Assim, é essencial definir estratégias que visam a reduzir as taxas de reinternação e melhorar a qualidade de vida do paciente com IC.

A intolerância ao exercício, com fadiga e dispneia é característica-chave da síndrome da IC. No passado, acreditava-se que pacientes com IC descompensada, em fase hospitalar, deveriam ficar restritos ao leito, para evitar complicações. No entanto, diversos estudos têm mostrado que o exercício físico tem papel importante no tratamento da IC, sendo capaz de melhorar a capacidade funcional, a qualidade de vida e o prognóstico desses pacientes, sobretudo pela redução de internações. Uma revisão incluiu 33 estudos com 4.740 pacientes com IC e mostrou uma redução de 39% nas taxas de reinternação hospitalar por IC e uma tendência de redução da mortalidade com o treinamento físico[2].

A reabilitação cardíaca (RC) como estratégia que envolve equipe multidisciplinar, baseada na educação, controle dos fatores de risco e exercícios e programa de treinamento supervisionado, é parte integrante do tratamento dos pacientes com IC, com recomendação classe I – nível de evidência A, pelas principais diretrizes nacionais e internacionais[3,4].

Apesar dos evidentes benefícios dos programas de reabilitação cardíaca, as taxas de encaminhamento são muito baixas, variando em torno de 20% em todo o mundo[5,6]. A falta de familiaridade dos médicos com os programas, a falta de comunicação entre as equipes e os custos são as maiores causas para as baixas taxas de encaminhamento. Pacientes que recebem orientações quanto às medidas de modificações do estilo de vida, promovendo o autocuidado, ainda durante a internação, aderem mais ao tratamento a longo prazo, o que é fundamental na IC.

Neste capítulo, será abordado o papel do programa de RC para pacientes com IC descompensada, portanto, durante a internação hospitalar.

REABILITAÇÃO CARDÍACA

A RC é tradicionalmente dividida em 3 fases: fase I, realizada durante a internação hospitalar; fase II, iniciada imediatamente após a alta hospitalar; e fase III, de manutenção[7]. Essa definição auxilia a equipe na programação dos exercícios, na necessidade de supervisão médica e na monitoração. O programa pode ser realizado em um centro de reabilitação ou mesmo com supervisão a distância, mas deve ser iniciado o mais precocemente possível. Embora a RC seja contraindicada em pacientes com IC descompensada durante a internação hospitalar, o programa de exercícios é capaz de prevenir, principalmente, a redução da capacidade funcional. Um estudo publicado por Groehs et al. mostrou que a eletroestimulação neuromuscular (FES – *functional electrical stimulation*), realizada em pacientes com IC descompensada e internados em unidade de terapia intensiva (UTI), melhorou de maneira significativa a capacidade funcional e o fluxo sanguíneo periférico e reduziu a atividade simpática nervosa, importante variável prognóstica na IC[8].

AVALIAÇÃO DO PACIENTE

O programa de exercício deve ser individualizado e baseado na avaliação clínica e funcional do paciente com IC.

A anamnese deve considerar a classe funcional pela classificação da New York Heart Association (NYHA), os antecedentes pessoais e familiares, os fatores de risco, os hábitos de vida e as medicações em uso. O exame clínico é fundamental para detectar sinais de descompensação da IC ou outras contraindicações para os exercícios, incluindo limitações locomotoras e cognitivas.

São sugeridos exames adicionais, como análise da função ventricular, e exames laboratoriais antes de se iniciar um programa de exercícios, como proposto pela Tabela 1[7]. No entanto, a avaliação da capacidade funcional nos pacientes com IC descompensada torna-se limitada.

O teste cardiopulmonar do exercício (TCPE), com avaliação do pico de consumo de oxigênio (VO_2 pico), é o método mais objetivo de avaliação da capacidade funcional e seu uso já está bem estabelecido na IC. Associado a outras variáveis, o teste mostra boa sensibilidade e especificidade para avaliação prognóstica e estratificação de risco nesses pacientes, no entanto, seu uso torna-se limitado em pacientes com IC descompensada. Como alternativa ao TCPE, o teste da caminhada de 6 minutos (TC6M) também pode ser utilizado para avaliar a capacidade funcional, em níveis submáximos, em indivíduos com diferentes níveis de condicionamento físico[9] e pode ser acompanhado de uma avaliação subjetiva do cansaço, utilizando a escala de percepção de esforço modificada de Borg[10]. No entanto, em pacientes com IC, muitas vezes, essa avaliação não reflete a realidade, visto que 19,5% dos pacientes com IC crônica apresentam sarcopenia, com redução da massa e da força muscular esquelética[11] e consequente aparecimento de sintomas de fadiga.

TABELA 1   Avaliação do pacientes nas diferentes fases da reabilitação cardíaca

Exames	Fase I (intra-hospitalar)	Fase II (centro de reabilitação)	Fase III (programa externo)
Exame clínico	Sim	Sim	Sim
Laboratorial (glicemia, HbA1C, lipídios, hemograma, função renal)	Sim	Sim	Sim
BNP	Não	Na IC	Na IC
Eletrocardiograma de repouso	Sim	Sim	Sim
Ecocardiograma	Sim	Sim	Sim
Teste ergoespirométrico	Não	Na IC	Na IC (anualmente)

BNP: peptídio natriurético tipo B; HbA1C: hemoglobina glicada A1C; IC: insuficiência cardíaca.

Fonte: adaptado de Abreu et al., 2018[7].

PRESCRIÇÃO DE TREINAMENTO

O paciente com IC descompensada frequentemente está sob o uso de inotrópicos em doses significativas, com necessidade de monitoração rigorosa[12]. Como alternativa ao TC6M, um teste de exercício progressivo submáximo (TEPS) pode ser utilizado para realizar a prescrição de treinamento físico nos pacientes nestas condições[13]. Para tal, recomenda-se utilizar um cicloergômetro portátil que permita titular a carga em watts, por meio de um protocolo padronizado de incremento de carga a cada minuto. Inicialmente, os pacientes devem realizar um aquecimento pedalando por 3 minutos, sem carga. Imediatamente depois, inicia-se o TEPS, sendo aplicada uma carga de 10 watts, aumentada a cada minuto com 25 watts, mantendo-se uma velocidade de 60 rotações por minuto (rpm). A cada minuto, monitoram-se frequência cardíaca (FC), saturação de pulso de oxigênio (SpO$_2$), pressão arterial média (PAM) e sensação de dispneia por meio da escala de Borg[14]. A carga deve ser aumentada até que o paciente relate um desconforto respiratório de 13 a 15 pontos na escala de Borg[15].

O protocolo para a titulação da carga deve ser interrompido caso os pacientes apresentem uma resposta fisiológica anormal, como:

- FC de 70% da FC máxima (220 – idade);
- queda de 20% da FC basal;
- pressão arterial sistólica (PAS) > 180 mmHg, queda de 20% da PAS e/ou da pressão arterial diastólica (PAD);
- SpO$_2$ < 88%;
- sinais e sintomas clínicos de sobrecarga cardiorrespiratória (dispneia intensa, fadiga excessiva, dores ou angina);
- presença de arritmias e sintomas de isquemia miocárdica[16].

A carga titulada para o treinamento será a anterior à interrupção do teste.

TOLERÂNCIA AO EXERCÍCIO

O uso da ventilação não invasiva (VNI) tem sido associado ao exercício físico e utilizado como uma estratégia adjuvante para o aumento da tolerância ao exercício em programas de reabilitação com pacientes portadores de doenças pulmonares crônicas[17]. Em pacientes hospitalizados, a mobilização precoce por meio de cicloergômetro tem sido implementada em pacientes críticos com o aumento da capacidade de exercício e da força muscular após a alta hospitalar[16]. Nos portadores de IC descompensada, a VNI durante o exercício físico demonstrou aumentar a tolerância ao exercício, principalmente nos pacientes com maior fraqueza muscular respiratória, muscular periférica e com classe funcional III de acordo com a NYHA[13]. Para isso, foi utilizada a modalidade *bi-level*, com pressão positiva inspiratória nas vias aéreas (IPAP) suficiente para gerar um volume corrente de 6 a 8 mL/kg, pressão positiva expiratória nas vias aéreas (EPAP) de 10 cmH$_2$O e a concentração de oxigênio previamente utilizada durante o repouso.

SITUAÇÕES ESPECIAIS

Dispositivos de assistência circulatória mecânica

Durante os períodos de descompensação, os pacientes com IC descompensada podem cursar com choque cardiogênico e necessidade de dispositivos de assistência circulatória mecânica (DACM)[18]. Nesse contexto, a abordagem fisioterapêutica dos pacientes com DACM deve minimizar a perda funcional, utilizando-se estratégias terapêuticas benéficas e seguras na prevenção e na recuperação funcional precoce[19].

Os DACM são propulsores sanguíneos que substituem o trabalho mecânico ventricular esquerdo, direito ou de ambos os ventrículos, objetivando garantir o débito cardíaco (DC) necessário[18]. São classificados de acordo com sua durabilidade (curta ou longa permanência), modo de implante (paracorpóreo ou totalmente implantável), mecanismo propulsor (fluxo pulsátil ou contínuo, com bomba axial ou centrífuga), tipo de assistência oferecida (ventricular esquerda, ventricular direita ou biventricular) e finalidade[18].

Dispositivos temporários

Os DACM balão intra-aórtico (BIA), Impella®, TandemHeart® e a oxigenação por membrana extracorpórea (*extracorporal membrane oxygenation* – ECMO) serão classificados como nível I no plano terapêutico.

Balão intra-aórtico (BIA)

- Composição: balão acoplado a um cateter conectado ao console de controle externo;
- mecanismo: pneumático, de contrapulsação aórtica. Na diástole ventricular, ocorre o enchimento do balão e o aumento da pressão diastólica na raiz da aorta e da pressão de perfusão nos óstios coronários. Na sístole ventricular, ocorre seu esvaziamento, diminuição da pressão na raiz da aorta e da pós-carga do ventrículo esquerdo (VE), aumentando, assim, o DC na ordem de 15%;
- via de acesso: percutânea;
- técnica de inserção: consiste em punção da artéria femoral e direcionamento à aorta torácica descendente, distal à origem da artéria subclávia esquerda. Existem técnicas alternativas, como o acesso direto via esternotomia ou percutâneo (artérias subclávias ou axilares);
- suporte hemodinâmico: 0,5 L/min[18].

Impella®

- Composição: cateter conectado ao console de controle externo;
- mecanismo: fluxo microaxial contínuo. A bomba direciona o sangue do VE para a aorta;
- via de acesso: percutânea;
- técnica de inserção: via transfemoral, subclávia ou axilar por fluoroscopia, ou via

cirúrgica na aorta. É realizada a canulação da artéria femoral e a passagem retrógrada do dispositivo pela valva aórtica no VE. O cateter é posicionado na altura da valva aórtica em região transvalvar;
- suporte hemodinâmico: 2,5 a 5 L/min. O tempo de permanência com o dispositivo é de 5 a 7 dias[18].

TandemHeart®

- Composição: cânula transeptal, bomba centrífuga, cânula arterial femoral e console de controle externo;
- mecanismo: centrífugo. Bombeia o sangue do átrio esquerdo (AE) por meio da cânula inserida via transeptal;
- via de acesso: percutânea;
- técnica de inserção: consiste em um *inflow* em AE via veia femoral e punção com transfixação no septo interatrial, e *outflow* em artéria femoral (AF);
- suporte hemodinâmico: 4 L/min. O tempo de permanência com o dispositivo é de até 30 dias[18].

Oxigenação por membrana extracorpórea (ECMO)

Dispositivo que oferece suporte cardiopulmonar parcial ou total para pacientes com choque cardiogênico e/ou insuficiência respiratória aguda. Existem dois modos de sistema possíveis na ECMO: venoarterial e venovenoso[18].

- Composição: membrana de oxigenação, bomba, cânulas, misturador de ar e oxigênio, aquecedor, filtro e bomba centrífuga de fluxo contínuo;
- mecanismo: centrífugo. O sistema venoarterial oferece suporte respiratório e circulatório. Pode ser central (por toracotomia) ou periférico (cateterização de artérias femorais, axilares ou carótida direita). O sistema venovenoso oferece apenas suporte respiratório;
- via de acesso: pode ser realizada por punção via percutânea ou dissecação cirúrgica, via toracotomia;

técnica de inserção: a técnica percutânea consiste em um *inflow* em átrio direito (AD) via veia femoral ou jugular, e *outflow* em aorta descendente via AF. Também pode ser via toracotomia, com *inflow* em AD e *outflow* em artéria pulmonar (AP), assistência à direita ou aorta ascendente, com assistência biventricular;

suporte hemodinâmico: 4,5 L/min. Em geral, pode permanecer de 1 até 30 dias, porém, é desejável que não ultrapasse 1 semana[18].

A Tabela 2 mostra as particularidades no atendimento fisioterapêutico do paciente submetido ao uso de BIA, Impella®, TandemHeart® e ECMO.

Bombas circulatórias paracorpóreas

São dispositivos externos implantados cirurgicamente que promovem suporte hemodinâmico em indivíduos com choque cardiogênico refratário, com alto risco de mortalidade. Esse suporte pode ser uni ou biventricular. Todos são implantados via esternotomia[18].

Os DACM CentriMag® e EXCOR® são classificados como nível II no plano terapêutico.

CentriMag®

Composição: bomba centrífuga de fluxo contínuo, duas cânulas, motor magnético e controlador externo;

mecanismo: centrífugo, utiliza levitação magnética para realizar a rotação;

técnica de inserção: canulação simples e direta, sem necessidade de circulação extracorpórea. Para a assistência do lado direito do coração, a canulação é feita por *inflow* em AD e *outflow* em tronco da AP. Para a

TABELA 2   Particularidades no atendimento fisioterapêutico do paciente submetido ao uso de BIA, Impella®, TandemHeart® e ECMO

Decúbito	Deve-se manter o decúbito limitado a 10°
Restrição da amplitude de movimentos	**BIA, Impella®, TandemHeart®** Artéria femoral: MI da inserção restrito. Não deve ser flexionado
	ECMO Artéria/veia femorais ou cavas: MI da inserção restrito, tronco restrito Artéria axilar: membro superior (MS) da inserção restrito. Não deve ser flexionado Artéria carótida e veia jugular direita: não devem ser realizados movimentos em MMSS e movimentos cervicais
Possibilidade de condutas – Indicação	**Membro restrito:** ■ Isométricos ■ Metabólicos ■ FES, se houver a possibilidade de ajuste do disparo do dispositivo BIA para pressão
	Demais membros: ■ Ativos livres ■ Ativos resistidos: halteres, caneleiras e bastão
Cuidados e observações	A mobilização deve ser realizada em consenso com as equipes multidisciplinar e médica responsáveis. ■ Não realizar a flexão do membro puncionado ■ Não elevar o decúbito acima de 10°
	Para realizar a mobilização no leito: ■ A equipe multidisciplinar deve estar em consenso ■ O auxílio de dois ou mais integrantes da equipe é necessário em mudanças de decúbito ■ O fisioterapeuta deve verificar a segurança do ambiente e do leito ■ Verificar possível tração de cânulas e conexões ■ Os integrantes devem garantir a segurança do paciente e do dispositivo durante a mobilização

BIA: balão intra-aórtico; ECMO: oxigenação por membrana extracorpórea; FES: estimulação elétrica funcional; MMSS: membros superiores; MMII: membros inferiores.

assistência do lado esquerdo, a canulação do *inflow* é feita em AE ou VE à aorta ascendente;

- suporte hemodinâmico: até 8 a 10 L/min. O tempo para permanência do dispositivo é de até 30 dias[18].

EXCOR®

- Composição: bomba de fluxo pulsátil, com baterias acopladas a um sistema de transporte;
- mecanismo: pneumático paracorpóreo, com fluxo pulsátil;
- técnica de inserção: o EXCOR® necessita de cânulas específicas para o seu implante. Como o coração, as bombas de sangue do EXCOR® possuem válvulas que asseguram que o sangue flua em apenas uma direção;
- suporte hemodinâmico: até 8 L/min. Esse dispositivo pode permanecer implantado por meses, como suporte hemodinâmico em pacientes com choque cardiogênico[18].

A Tabela 3 traz as particularidades no atendimento fisioterapêutico no paciente submetido ao uso de CentriMag® ou EXCOR®.

Dispositivos de longa permanência

Os dispositivos HeartMate II e III®, INCOR® e HeartWare® são classificados como nível III no plano terapêutico.

Todos os dispositivos possuem uma cânula de entrada que direciona o sangue do VE para a bomba que propulsiona o sangue, uma cânula de saída que direciona o sangue da bomba para a aorta, um cabo de energia *driveline*, normalmente implantado no subcutâneo que conecta a bomba com o meio externo, levando informações para o controle e conectando as baterias ao dispositivo.

Todos são implantados via esternotomia.

HeartMate II ou III®

- Mecanismo: fluxo axial e contínuo;
- técnica de inserção: implantado em loja peritoneal. A cânula de entrada é colocada no

apêndice ventricular, e a bomba é implantada intra ou extraperitonealmente. A cânula de saída está ligada a um enxerto de dácron, com anastomose à aorta ascendente;

- suporte hemodinâmico: a bomba é projetada para girar a uma velocidade de 6.000 a 15.000 rpm e para fornecer um fluxo de até 10 L/min[18].

INCOR®

- Mecanismo: fluxo laminar e contínuo, simulando condições fisiológicas, com uma pulsatilidade induzida;
- técnica de inserção: suas cânulas de entrada e saída são no VE e aorta ascendente, respectivamente. O *driveline* liga a bomba ao controlador externo;
- suporte hemodinâmico: até 8 L/min[18].

Heart Ware®

- Mecanismo: fluxo centrífugo e contínuo com suspensão hidromagnética;
- técnica de inserção: a cânula de entrada é posicionada em região apical ventricular esquerda, integrada à bomba, facilitando o direcionamento do fluxo de sangue do VE para a bomba e, assim, otimizando-o. A cânula de saída é inserida na aorta ascendente por anastomose;
- suporte hemodinâmico: até 8 L/min[19].

A Tabela 4 traz as particularidades no atendimento fisioterapêutico no paciente submetido ao uso HeartMate II®, INCOR® e HeartWare®.

Marca-passo, ressincronizador cardíaco e cardiodesfibrilador

A terapia de ressincronização cardíaca (TRC) é um grande avanço no tratamento de pacientes com IC que se traduziu em redução de hospitalizações e de mortalidade, sobretudo quando associada ao implante de cardiodesfibrilador[20]. Estudo mostrou que a TRC também está associada à melhora da qualidade de vida e da tolerância ao esforço nesses pacientes[21].

TABELA 3 Particularidades no atendimento fisioterapêutico do paciente submetido ao uso de CentriMag® ou EXCOR®

Decúbito	Não há limitação de decúbito
Restrição da amplitude de movimentos	Restrições decorrentes da esternotomia Não realizar: ■ Flexão de ombros acima de 90° ■ Abdução dos MMSS ■ Descarga de peso nos MMSS ■ Movimentos assimétricos de MMSS ■ Exercícios com carga nos MMSS ■ Flexão e extensão de tronco
Possibilidade de condutas fisioterapêuticas	**MMSS:** ■ Ativos (respeitando restrições de esternotomia)
	MMII: ■ Ativos livres ■ Resistidos: caneleiras ■ Cicloergômetro ■ Sedestação à beira do leito ■ Sedestação em poltrona ■ Ortostatismo
Cuidados e observações	A mobilização deve ser realizada em consenso com a equipe multidisciplinar e médica responsável
	Não realizar exercícios que ofereçam risco de tração das cânulas
	Para realizar sedestação à beira do leito: ■ A equipe multidisciplinar deve estar em consenso ■ Contatar auxílio de três ou mais integrantes da equipe ■ O fisioterapeuta deve verificar a segurança do ambiente e do leito ■ Verificar possível tração de cânulas e conexões ■ Os integrantes devem garantir a segurança do paciente e do dispositivo, durante a transferência, e auxiliar em pontos-chave (tronco e MMII)
	Para realizar sedestação em poltrona, via aérea: ■ A equipe multidisciplinar deve estar em consenso ■ Contatar auxílio de três ou mais integrantes da equipe ■ O fisioterapeuta deve verificar a segurança do ambiente e da poltrona ■ Verificar possível tração de cânulas e conexões ■ Os integrantes devem garantir a segurança do paciente e do dispositivo durante a transferência ■ Cada integrante ficará responsável por monitorar os componentes do dispositivo durante a transferência ■ A transferência via aérea pode ser realizada com auxílio de um lençol ou apenas com o próprio corpo do paciente

MMSS: membros superiores; MMII: membros inferiores.

O treinamento físico após a TRC mostrou ser uma estratégia importante na melhora da capacidade funcional. Um estudo avaliou pacientes submetidos à TRC após 3 e 6 meses. Após a randomização, o grupo submetido à TRC associada ao exercício mostrou melhora significativa nas medidas hemodinâmicas, capacidade funcional avaliada pelo pico de consumo de oxigênio (VO_2 pico) e fração de ejeção, em comparação com o grupo-controle[22].

Pacientes em uso de ressincronizador cardíaco e/ou cardiodesfibrilador implantável também devem ser avaliados por meio de teste funcional (teste ergométrico ou TCPE) antes do início da TRC, sempre que possível, a fim de se obter a capacidade funcional e as frequências cardíacas para a correta prescrição dos exercícios, ressaltando que o modo de programação do marca-passo e as frequências cardíacas antitaquicárdicas (frequência de disparo do cardiodesfibrilador) devem ser de conhecimento do médico que realiza o exame.

CAPÍTULO 12 REABILITAÇÃO DO PACIENTE COM INSUFICIÊNCIA CARDÍACA DESCOMPENSADA 137

TABELA 4 Particularidades no atendimento fisioterapêutico do paciente submetido ao uso de HeartMate II®, INCOR® e HeartWare®

Decúbito	Não há limitação de decúbito
Restrição de amplitude de movimentos	Restrições decorrentes da esternotomia
	Não realizar: ■ Flexão de ombros acima de 90° ■ Abdução dos MMSS ■ Descarga de peso nos MMSS ■ Movimentos assimétricos de MMSS ■ Exercícios com carga nos MMSS ■ Flexão e extensão demasiadas de tronco
Possibilidade de condutas fisioterapêuticas	**MMSS** ■ Ativos (respeitando restrições da esternotomia)
	MMII ■ Ativos livres ■ Resistidos: caneleiras ■ Cicloergômetro ■ *Step* ■ Sedestação à beira do leito ■ Sedestação em poltrona ■ Ortostatismo ■ Deambulação
Cuidados e observações	A mobilização deve ser realizada em consenso com as equipes multidisciplinar e médica responsáveis
	Atenção com o fluxo do dispositivo; a sonoridade que ele emite deve ser uniforme e contínua
	Para deambulação: ■ A equipe multidisciplinar deve estar em consenso ■ Se necessário, contatar o auxílio de mais um ou dois integrantes da equipe ■ O fisioterapeuta deve verificar a segurança do ambiente ■ Verificar possível tração de conexões e *driveline* ■ Preparar dispositivo (acoplar baterias) ■ Preparar bolsa para acomodar dispositivo

MMSS: membros superiores; MMII: membros inferiores.

Durante as sessões de treinamento, os pacientes devem ser monitorados quanto à pressão arterial, frequência cardíaca e eletrocardiograma.

CONTRAINDICAÇÕES

Constituem possíveis contraindicações para a TRC:

■ instabilidade hemodinâmica;
■ hemoglobina < 7 g/dL;
■ INR > 3;
■ temperatura > 38 °C;

■ reserva cardiovascular e/ou ventilatória insuficiente, com saturação periférica de oxigênio (SpO_2) < 90%, fração inspirada de oxigênio (FiO_2) > 0,6, uso de músculos acessórios da ventilação, presença de respiração paradoxal, frequência respiratória (FR) > 35;
■ plaquetas < 20.000 células/mm^3;
■ presença de sintomas limitantes de dor ou fadiga;
■ pressão intracraniana (PIC) instável > 20 mmHg;
■ episódios de convulsão e/ou punção lombar nas últimas 24 horas;
■ pacientes com programação de extubação no dia.

Em consenso com a equipe multidisciplinar, os pacientes devem ser incluídos nos atendimentos diários, imediatamente após reversão dos critérios de exclusão[23].

ASPECTOS EMOCIONAIS

Sabe-se que o coração, para além de sua função anatômica, é portador de representações simbólicas significativas para o ser humano. O órgão em questão é atrelado a ideias como fonte da vida e local das emoções e dos sentimentos. Neste sentido, pensar nas doenças cardíacas, principalmente a IC, envolve refletir sobre os descompassos entre os aspectos físicos e emocionais presentes nesta clínica. Tal insuficiência extrapola o órgão coração isoladamente e pode abarcar a representação de um dos órgãos mais culturalmente investidos de significados.

Por se tratar de uma doença crônica, a IC possibilita impactos emocionais já bem conhecidos na literatura, uma vez que cabe ao paciente a complexa tarefa de lidar com a irreversibilidade e a progressão da doença, o que está diretamente relacionado às limitações e à influência na qualidade de vida[24-28].

Alguns cuidados como modificação de dieta, restrição hídrica e de sódio, restrição de bebidas alcoólicas, uso de diuréticos, alteração na vida sexual, entre outros, podem acarretar importante sofrimento ao paciente e também à família e/ou cuidadores principais, por possíveis dificuldades no manejo da nova rotina necessária. Os cuidados exigidos podem gerar diminuição do convívio social e familiar, perda de autoestima, luto pela perda de funcionalidade e temor frente a questões relacionadas à terminalidade, o que pode estar ligado ao desenvolvimento de sintomas ansiosos e depressivos.

A depressão aparece com maior prevalência em pacientes acometidos por IC em diversos estudos[24,25], sendo associada com maior mortalidade e morbidade[29]. A IC afeta principalmente a população idosa, sendo que estes já vivenciam um período marcado por diversas perdas concomitantes ao adoecimento, a saber: aposentadoria, perdas de amigos e familiares da mesma faixa etária, perda do corpo jovem e hígido, perda da autonomia e disposição.

Além dos importantes impactos no paciente, a depressão também pode estar presente em cuidadores familiares[30], o que reforça a importância de se estender os cuidados também a familiares e/ou cuidadores no diagnóstico da IC e no processo de reabilitação.

As semelhanças de sintomas depressivos com sintomas encontrados em diferentes doenças crônicas podem favorecer o subdiagnóstico e o subtratamento do transtorno depressivo[30], o que aumenta os desafios na clínica de saúde mental e IC. As internações hospitalares marcam a evolução da doença e a necessidade de otimização de ações terapêuticas que proporcionem controle de sintomas. Desse modo, na hospitalização, pode haver oportunidade para avaliar a condição psicológica do paciente e seus recursos de enfrentamento para manejar as questões sobre adoecimento e tratamento.

A avaliação psicológica deve contemplar a identificação dos seguintes aspectos: compreensão da doença e sua evolução, compreensão e expectativas sobre o tratamento necessário, rede de suporte social e familiar, percepção sobre a qualidade de vida, adesão ao tratamento e condição psíquica geral, que abarca a identificação de sintomas ansiosos e depressivos, recursos de enfrentamento e potencialidades do paciente para vivenciar situações de crise. Neste sentido, é imprescindível lembrar que o controle de sintomas extrapola a esfera física e deve considerar os aspectos psíquicos, sociais e espirituais, que também podem estar desajustados e precisando de cuidado.

Desse modo, torna-se impossível pensar na possibilidade e na eficácia da RC sem considerar a condição emocional do paciente no cuidado e descobrir novas rotas e alternativas para a qualidade de vida de forma integral. A avaliação e o tratamento psicológico auxiliarão paciente, família e equipe a compreender as influências do estado emocional no tratamento, lembrando que o adoecimento crônico é marcado por diversas perdas, que precisam ser elaboradas.

PROGRAMA DE TREINAMENTO E CONSIDERAÇÕES FINAIS

Conforme já mencionado, o treinamento com o objetivo de melhora dos sintomas e do quadro de IC é amplamente recomendado em estudos e consensos[3,4]. Até mesmo o exercício realizado com supervisão a distância apresenta efeitos muito próximos aos supervisionados de maneira presencial[31].

O dimensionamento da equipe e a prescrição do treinamento serão definidos com base nas necessidades identificadas na avaliação médica, podendo incluir, além do seguimento médico: programa de exercícios supervisionados pelo fisioterapeuta (nas fases I a III) ou profissional de educação física (nas fases II e III), dependendo do quadro clínico e das demandas do cuidado, além da possível necessidade de seguimento nutricional e psicológico.

Uma vez compensada a IC, o exercício aeróbio deve ser realizado por, no mínimo, 30 minutos, 5 vezes/semana[32], o que converge com os 150 minutos semanais orientados pelas diretrizes internacionais vigentes para a promoção da saúde como um todo[33].

É recomendado iniciar com 40 a 50% do VO_2 de pico, aumentando progressivamente até 70 a 80%, com base na percepção subjetiva de esforço de 10 a 14 na escala de percepção de esforço de Borg[34]. Para o treinamento de fortalecimento muscular, recomenda-se realizá-lo 2 a 3 vezes/semana, envolvendo ao menos 6 grandes grupos musculares, realizando-se de 2 a 3 séries de 10 a 12 repetições[32].

Estudos demonstraram que sessões de exercícios compostas por exercícios aeróbios e exercícios de fortalecimento (o dito treinamento combinado) apresentam resultados superiores, ou ao menos similares, ao treinamento com apenas uma modalidade, portanto, tem sido preferencialmente adotados[35-37].

Aos efeitos clínicos e funcionais benéficos advindos de sua regularidade somam-se os efeitos psicológicos, com melhora do humor, da autoestima e da qualidade de vida[38-39]. Um estudo evidenciou que os pacientes com IC apresentam boa adesão a programas de exercício físico quando há um programa de transição (supervisionado para o não supervisionado) e também quando o paciente tem um seguimento misto, ou seja, sessões supervisionadas intercaladas com sessões não supervisionadas[39].

Além dos referidos benefícios, há ainda a já mencionada redução da taxa de reinternação hospitalar. Sendo assim, há altos níveis de evidência e grau de recomendação, bem como conhecimento suficiente para a sua aplicação aos pacientes hospitalizados com a devida segurança e com diretrizes para a continuidade do cuidado pós-alta hospitalar.

REFERÊNCIAS BIBLIOGRÁFICAS

1. Albuquerque DC, Neto JD, Bacal F. I Brazilian Registry of Heart Failure – Clinical aspects, care quality and hospitalization outcomes. Arq Bras Cardiol. 2015;104(6):433-42.

2. Sagar VA, Davies EJ, Briscoe S. Exercise-based rehabilitation for heart failure: systematic review and meta-analysis. Open Heart. 2015;2(1).

3. Ponikowski P, Voors AA, Anker SD, Bueno H, Cleland JG, Coats AJ, et al. 2016 ESC Guidelines for the diagnosis and treatment of acute and chronic heart failure: The Task Force for the diagnosis and treatment of acute and chronic heart failure of the European Society of Cardiology (ESC). Developed with the special contribution of the Heart Failure Association (HFA) of the ESC. Eur J Heart Fail. 2016;18(8):891-975.

4. Rohde LE, Montera MW, Bocchi EA, Clausell N, Denilson CA, Rass S, et al. Diretriz Brasileira de Insuficiência Cardíaca Crônica e Aguda. Arq Bras Cardiol. 2018;111(3):436-539.

5. Arena R, Williams M, Forman DE, Cahalin LP, Coke L, Myers J, et al. Increasing referral and participation rates to outpatient cardiac rehabilitation: the valuable role of healthcare professionals in the inpatient and home health settings: a science advisory from the American Heart Association. Circulation. 2012;125:1321-9.

6. Balady GJ, Ades PA, Bittner VA, Franklin BA, Gordon NF, Thomas RJ, et al. Referral, enrollment, and delivery of cardiac rehabilitation/secondary prevention programs at clinical centers and beyond: a presiden-

tial advisory from the American Heart Association. Circulation. 2011;124:2951-60.

7. Abreu A, Mendes M, Dores H, Silveira C, Fontes P, Teixeira M, et al.. Mandatory criteria for cardiac rehabilitation programs: 2018 guidelines from the Portuguese Society of Cardiology. Rev Port Cardiol. 2018;37(5):363-73.

8. Groehs RV, Antunes-Correa LM, Nobre TS, Alves MJNN, Rondon MUPB, Barreto ACP, et al. Muscle electrical stimulation improves neurovascular control and exercise tolerance in hospitalised advanced heart failure patients. European Journal of Preventive Cardiology. 2016;23(15):1599-608.

9. Dourado VZ. Equações de referência para o teste de caminhada de seis minutos em indivíduos saudáveis. Arq Bras Cardiol. 2011;96(6):128-38.

10. Cavalcante TMC, Diccini S, Barbosa DA, Bittencourt ARC. Uso da escala modificada de Borg na crise asmática. Acta Paul Enferm. 2008;21(3):466-3.

11. Fulster S, Tacke M, Sandek A, Ebner N, Tschope C, Doehner W, et al. Muscle wasting in patients with chronic heart failure: results from the studies investigating co-morbidities aggravating heart failure (SICA-HF). Eur Heart J. 2013;34(7):512-9.

12. Maskin CS, Forman R, Sonnenblick EH, Frishman, Lemtel TH. Failure of dobutamine capacity despite hemodynamic improvement in severe chronic heart failure. Am J Cardiol. 1983;30(3):841-52.

13. Moraes IG, Kimoto KM, Fernandes MB, Grams ST, Yamaguti WP. Adjunctive use of noninvasive ventilation during exercise in patients with decompensated heart failure. Am J Cardiol. 2017;119(3):423-7.

14. Eston RG, Thompson M. Use of ratings of perceived exertion for predicting maximal work rate and prescribing exercise intensity in patients taking atenolol. Br J Sports Med. 1997;31(2):114-9.

15. Shephard RJ, Kavanagh T, Mertens DJ, Yacoub M. The place of perceived exertion ratings in exercise prescription for cardiac transplant patients before and after training. Br J Sports Med. 1996;30(2):116-21.

16. Burtin C, Clerckx B, Robbeets C, Ferdinande P, Langer D, Troosters T, et al. Early exercise in critically ill patients enhances short-term functional recovery. Crit Care Med. 2009;37(9):2499-505.

17. Dreher M, Storre JH, Windisch W. Noninvasive ventilation during walking in patients with severe COPD: a randomized cross-over trial. Eur Respir J. 2007;29:930-6.

18. Ayub-Ferreira SM, Souza Neto JD, Almeida DR, Biselli B, Avila MS, Colafranceschi AS, et al. Diretriz de Assistência Circulatória Mecânica da Sociedade Brasileira de Cardiologia. Arq Bras Cardiol. 2016;107(2):1-49.

19. Needham DM. Mobilizing patients in the intensive care unit: improving neuromuscular weakness and physical function. JAMA. 2008;300(14):1685-90.

20. Bristow MR, Saxon LA, Boehmer J, Krueger S, Kass DA, De Marco T, et al. Cardiac-resynchronization therapy with or without an implantable defibrillator in advanced chronic heart failure. J N Engl J Med. 2004;350(21):2140-50.

21. Abraham WT, Fisher WG, Smith AL. Cardiac resynchronization in chronic heart failure. N Engl J Med. 2002;346(24):1845-53.

22. Patwala AY, Woods PR, Sharp L. Maximizing patient benefit from cardiac resynchronization therapy with the addition of structured exercise training: a randomized controlled study. J Am Coll Cardiol. 2009;53(25):2332-9.

23. Abrams D, Javidfar J, Farrand E, Mongero LB, Agerstrand CL, Ryan P, et al. Early mobilization of patients receiving extracorporeal membrane oxygenation: a retrospective cohort study. Crit Care. 2014;18(1):R38.

24. Montes Pena F, Amorim A, Fassbender C, Oliveira RFB, Faria CAC. Insuficiência cardíaca e depressão: uma associação com desfechos negativos. Insuf Card. 2011;6(4):170-8.

25. Morais ER, Carvalho CS, Euqueres L, Viana FP, Fantinati AMM, Rassi S. Qualidade de vida e sintomas de depressão e ansiedade em portadores de insuficiência cardíaca crônica. EVS. 2018;45:71-9.

26. Jorge AJL, Rosa MLG, Correia DMS, Martins WA, Ceron DMM, Coelho LCF, et al Avaliação da qualidade de vida em pacientes com e sem insuficiência cardíaca na atenção primária. Arq Bras Cardiol. 2017;109(3):248-52.

27. Oliveira LM, Cunha TM, Nogueira IDB, Nogueira PAMS. Qualidade de vida e qualidade de sono na insuficiência cardíaca. ConScientiae Saúde. 2018;17(4):371-7.

28. Lacerda MS, Prado PR, Barros ALBL, Lopes JL. Sintomas depressivos em cuidadores familiares de pacientes com insuficiência cardíaca: revisão integrativa. Rev Gaúcha Enferm. 2019;40.

29. Comitê Coordenador da Diretriz de Insuficiência Cardíaca. Diretriz Brasileira de Insuficiência Cardíaca Crônica e Aguda. Arq Bras Cardiol. 2018;111(3):436-539.

30. Teng CT, Humes EC, Demétrio FN. Depressão e comorbidades clínicas. Rev Psiquiatr Clín. 2005;32(3):149-59.

31. Imran HM, Baig M, Erqou S, Taveira TH, Shah NR, Morrison A, et al. Home-based cardiac rehabilitation alone and hybrid with center-based cardiac rehabilitation in heart failure: a systematic review and meta-analysis. J Am Heart Assoc. 2019; 8(16).

32. Lindenfeld J, Albert NM, Boehmer JP, Collins SP, Ezekowitz JA, Givertz MM, et al. HFSA 2010 comprehensive heart failure practice guideline. J Card Fail. 2010;16(6):e1-e194.

33. Piercy KL, Troiano RP, Ballard RM, Carlson SA, Fulton JE, Galuska DA, et al. The physical activity guidelines for Americans. JAMA. 2018;320(19):2020-8.

34. Cabral LL, Lopes PB, Wolf R, Stefanello JMF, Pereira G. Revisão sistemática da adaptação transcultural e validação da Escala de Percepção de Esforço de Borg. J Phys Educ. 2017;28:e2853.

35. Pedersen BK, Saltin B. Exercise as medicine – evidence for prescribing exercise as therapy in 26 different chronic diseases. Scand J Med Sci Sports. 2015;25(Suppl. 3):1-72.

36. Gomes-Neto M, Durães AR, Conceição LSR, Roever L, Silva CM, Alves IGN, et al. Effect of combined aerobic and resistance training on peak oxygen consumption, muscle strength and health related quality of life in patients with heart failure with reduced left ventricular ejection fraction: a systematic review and meta-analysis. Int J Cardiol. 2019;293:165-75.

37. Jesus IC, Menezes Junior FJ, Bento PCB, Wiens A, Mota J, Leite N. Effect of combined interval training on the cardiorespiratory fitness in heart failure patients: a systematic review and meta-analysis. Brazilian Journal of Physical Therapy. 2019; in press. Disponível em: www.rbf-bjpt.org.br/en-effect-combined-interval-training-on-articulo-S141335551830 4593. Acesso em: 30/8/2019.

38. Hansen D, Niebauer J, Cornelissen V, Barna O, Neunhäuserer D, Stettleret C, et al. Exercise prescription in patients with different combinations of cardiovascular disease risk factors: a consensus statement from the EXPERT Working Group. Sports Med. 2018;48(8):1781-97.

39. Deka P, Pozehl B, Williams MA, Yates B. Adherence to recommended exercise guidelines in patients with heart failure. Heart Fail Rev. 2017;22(1):41-53.

CAPÍTULO 13

Reabilitação do paciente com doença pulmonar obstrutiva crônica descompensada

Fernanda Dias Guirado
Erickson Borges Santos
Eloisa Sanches Pereira do Nascimento
Roberta Melo Calvoso Paulon
Thais Midori Komatsu Tokuno
Wellington Pereira dos Santos Yamaguti
André Luís Pereira de Albuquerque
Christina May Moran de Brito

INTRODUÇÃO

Pacientes com doença pulmonar obstrutiva crônica (DPOC) têm limitação de vida diária normalmente caracterizada por dispneia e menor capacidade de exercício[1]. Configura-se como uma doença sistêmica em razão dos outros importantes acometimentos decorrentes, como perda de massa muscular, principalmente em membros inferiores (MMII), depressão e ansiedade, além de possíveis repercussões no sistema cardiovascular (com destaque para hipertensão pulmonar secundária). Durante uma exacerbação da doença, e principalmente quando há necessidade de internação hospitalar, o paciente costuma apresentar uma perda rápida e muito significativa de todo seu desempenho, aumentando inclusive o risco de mortalidade, e costuma evoluir com uma recuperação lenta[2]. Neste contexto, é fundamental que, além da parte medicamentosa, associe-se a reabilitação hospitalar o mais precoce possível e que seja dada continuidade com a reabilitação ambulatorial e/ou domiciliar.

O objetivo de se iniciar a reabilitação precoce é minimizar as diversas perdas físicas e emocionais relacionadas à exacerbação da DPOC. A reabilitação consiste em um programa multidisciplinar que busca justamente intervir

sobre estes aspectos físicos e emocionais, com resultados já comprovados de benefícios em relação à melhora da qualidade de vida e da capacidade de exercício, e redução da sensação de dispneia[1,3]. No paciente com exacerbação, é importante destacar duas condições clínicas frequentes na DPOC exacerbada: o imobilismo e a redução da tolerância ao exercício. Sendo assim, demandará intervenções ativas e orientações precoces, na medida de sua condição clínica e de seu potencial.

Também é extremamente importante reiterar que, além dos benefícios clínicos e emocionais obtidos com a reabilitação hospitalar, nenhum evento adverso maior foi relatado na literatura científica, caracterizando, deste modo, uma intervenção complementar segura a ser considerada o mais cedo possível no paciente com DPOC exacerbado, mesmo que ainda acamado.

BASES PARA A PRÁTICA CLÍNICA

Disfagia e risco aspirativo na doença pulmonar obstrutiva crônica exacerbada

Alterações no padrão respiratório e/ou ventilatório, comumente verificadas em pacientes com doenças pulmonares crônicas, podem influenciar a coordenação entre deglutição e respiração, sendo o sincronismo dessa coordenação essencial para a proteção adequada das vias aéreas[4]. Em indivíduos hígidos, normalmente se observa o padrão expiratório após a deglutição, pois ele é sugestivo de um mecanismo de proteção, prevenindo episódios de penetração laríngea e/ou aspiração traqueal[5]. Na população com DPOC, é mais recorrente o padrão inspiratório após a deglutição, com a abertura das pregas vocais, o que favorece a entrada de alimentos e saliva nas vias aéreas durante ou após a deglutição, aumentando os riscos de episódios de aspiração traqueal[6], mesmo durante a internação hospitalar.

Embora existam poucos artigos publicados na literatura nacional e internacional que esclareçam as alterações de deglutição em pacientes com DPOC, alguns estudos já sinalizam sintomas indicativos de disfagia nesta população quanto à redução da elevação laríngea durante a deglutição e à alteração do músculo cricofaríngeo[7]. Outro estudo retrospectivo analisou a deglutição em indivíduos com DPOC submetidos à videofluoroscopia da deglutição e verificou a presença de penetração laríngea e aspiração traqueal nessa população[8]. Dois grupos de autores avaliaram a coordenação entre a deglutição e a respiração em indivíduos com DPOC, e os resultados destes estudos indicaram uma maior ocorrência da deglutição na fase inspiratória da respiração, sendo esta condição favorável para a ocorrência de aspiração[9,10]. Estudos prévios ainda relataram a presença de sintomas esofágicos em pacientes com DPOC, sendo queixas corriqueiras a queimação e o refluxo gastroesofágico[11].

Os sintomas indicativos de disfagia descritos nos estudos estão relacionados com o histórico de pneumonias nos pacientes com DPOC. Como agravantes do quadro, também são descritos como sinais clínicos nos pacientes com DPOC a perda ponderal significativa e a desnutrição, além de fatores de risco para a mortalidade[12]. Cabe mencionar que boa parte dos pacientes com DPOC são idosos e podem já apresentar presbidisfagia de base.

Para a avaliação clínica segura da biomecânica da deglutição, é imprescindível a atuação do fonoaudiólogo. Este profissional é habilitado para avaliar os órgãos fonoarticulatórios envolvidos no processo de deglutição quanto a tônus, mobilidade, sensibilidade e coordenação de movimentos, além de identificar os riscos de broncoaspiração, seja de saliva, participando de definições quanto a medidas xerostômicas com a equipe multiprofissional, ou de alimentos/líquidos, verificando necessidades de adequação de consistências e utilização de manobras no processo da alimentação. Não obstante isso, é responsável por conduzir o gerenciamento alimentar e nortear, junto com a equipe multiprofissional, as condutas clínicas que minimizem os riscos de broncoaspiração, reabilitando os pacientes com o uso de terapia direta ou indireta, usando técnicas que visem a fortalecer as musculaturas envolvidas com as funções de deglutição e respiração.

Pode haver ainda, por parte da equipe médica e do fonoaudiólogo, a indicação de exames complementares objetivos que auxiliarão na avaliação clínica da biomecânica da deglutição, tanto para fazer o diagnóstico diferencial, como para avaliar o grau de acometimento. O exame padrão-ouro que permite identificar as fases da deglutição, bem como alterações em todas elas, é a videofluoroscopia da deglutição (também conhecida como videodeglutograma). A nasofibrolaringoscopia (ou videoendoscopia da deglutição), por sua vez, pode ser considerada um bom exame para avaliação estrutural, mas sua restrição se limita à não visualização da transição da fase oral para a faríngea, em virtude do *blackout* da deglutição. Tais momentos são avaliados pelo videodeglutograma e são de extrema importância para o processo de reabilitação dos distúrbios da deglutição.

Intervenções fisioterapêuticas

Muitas vezes, o curso crônico e progressivo da DPOC é pontuado por exacerbações que impactam negativamente a qualidade de vida dos pacientes, aceleram a progressão da doença e resultam em aumento nas internações hospitalares e até morte.

A prevalência de sarcopenia em pacientes com DPOC encontra-se na ordem de 20 a 40%. Durante a internação hospitalar, os pacientes com DPOC permanecem mais tempo no leito e tornam-se ainda mais inativos, diminuindo o tempo gasto em atividades que envolvem transferência de peso.

A identificação precoce da sarcopenia permite a realização oportuna de intervenções terapêuticas. Diante do exposto, esforços e estratégias para aumentar a atividade física são importantes e devem estar entre os objetivos do tratamento da doença, durante e após os períodos de exacerbação.

O objetivo geral do tratamento é reduzir ou eliminar os fatores que possam comprometer a funcionalidade, melhorar o engajamento do paciente e, consequentemente, sua qualidade de vida.

A Tabela 1 apresenta as principais intervenções terapêuticas com nível de evidência de alto a moderado; algumas delas serão abordadas em seguida.

Ventilação não invasiva

A ventilação não invasiva (VNI) é recomendada como tratamento padrão para pacientes com DPOC em exacerbação ou descompensação, associada ao tratamento medicamentoso, na vigência de insuficiência respiratória aguda ou insuficiência respiratória crônica agudizada, pois reduz a necessidade de entubação orotraqueal (EOT) e ventilação mecânica invasiva, mortalidade, complicações da terapia e tempo de permanência na unidade de terapia intensiva (UTI) e no hospital[14].

TABELA 1 Principais intervenções terapêuticas na doença pulmonar obstrutiva crônica

Intervenção	Objetivo	Condutas	Nível de evidência/ Grau de recomendação
Ventilação não invasiva	Reduzir a sobrecarga muscular respiratória Melhorar a oxigenação Auxiliar no equilíbrio acidobásico	*Bilevel* pressórico Pressão positiva nas vias aéreas	Alto/forte
Mobilização precoce	Otimizar a saída do leito Prevenir declínio funcional	Deambulação até 24 horas da internação Treinamento direcionado a objetivos	Alto/forte
Reabilitação após exacerbação	Reduzir os sintomas Aumentar a tolerância ao esforço Melhorar a qualidade de vida	Treinamento aeróbio, treinamento de resistência de intensidade moderada à alta	Alto/forte
Oxigenoterapia	Prevenir hipoxemia	Cânula nasal ou máscara de Venturi para SpO_2 entre 88-92%	Moderado/ moderado
Exercícios respiratórios	Aliviar a dispneia Melhorar o movimento toracoabdominal Reduzir o trabalho respiratório Melhorar a distribuição da ventilação	Respiração diafragmática, controle da respiração e respiração com freno labial	Moderado/ moderado
Manobras de higiene brônquica	Facilitar a depuração mucociliar Promover a higiene das vias aéreas	Técnicas de ciclo ativo de respiração, técnica de expiração forçada, drenagem autogênica, pressão expiratória positiva, osciladores orais	Moderado/ moderado

SpO_2: saturação periférica de oxigênio.
Fonte: adaptado de: Holland, 2014[13].

A insuficiência respiratória aguda ou crônica agudizada se desenvolve quando os músculos respiratórios não conseguem manter uma adequada ventilação alveolar em razão do aumento na carga de trabalho, e alterações nos parâmetros ventilatórios podem ser observadas, com aumento da frequência respiratória e redução do volume corrente. Consequentemente, há aumento nos níveis sanguíneos de dióxido de carbono (CO_2), caracterizando acidose respiratória. A monitoração respiratória minuciosa destes pacientes (frequência respiratória, expansibilidade torácica e abdominal e gasometria arterial) é importante para avaliar e acompanhar os pacientes que apresentam risco de desenvolver acidose respiratória[15].

A VNI também pode ser utilizada para aumentar a tolerância aos esforços durante as sessões de exercício, por oferecer suporte ventilatório, diminuir o trabalho respiratório e a dispneia, possibilitando aumentar o tempo e a intensidade do exercício[16].

A modalidade de escolha deve ser, preferencialmente, o *bilevel* (dois níveis de pressão); a interface pode variar de acordo com a tolerância do paciente (nasal, facial ou facial total); e a pressão inspiratória deve ser o suficiente para manter adequada ventilação (volume-minuto > 4 Lpm)[15,17]. Na ausência de *bilevel*, a modalidade CPAP (*continuous postitive airway pressure*) pode ser utilizada quando o paciente não apresenta hipercapnia ou quando necessita de pressão de suporte por causa da fadiga muscular inspiratória.

As contraindicações para utilização da VNI se baseiam nas orientações das Recomendações Brasileiras de Ventilação Mecânica de 2013, sendo as principais: incapacidade de cooperar, proteger as vias aéreas ou com secreção abundante; falências orgânicas não respiratórias; cirurgia facial ou neurológica; alto risco de aspiração; trauma ou deformidade facial e obstrução de vias aéreas superiores[17].

No uso da VNI, devem ser tomados cuidados para evitar a ocorrência de lesões cutâneas faciais, e os pacientes devem ser monitorados neste sentido[18]. Muitos pacientes são idosos e possuem pele mais friável e sujeita à ocorrência de lesões.

Uso de oxigênio suplementar

Pacientes que apresentam dessaturação (saturação periférica de oxigênio – SpO_2 < 88%) no esforço ou que necessitam de suplementação de oxigênio durante a fase de exacerbação devem utilizar oxigênio suplementar durante o exercício, podendo este ser ofertado via cateter nasal, máscara venturi, VNI ou alto fluxo. A fração inspirada de oxigênio ofertada deve ser suficiente para manter a SpO_2 entre 88 e 92%[1,15,19]. A suplementação com O_2 durante os exercícios reduz a resposta ventilatória, diminuindo o componente de hiperinsuflação dinâmica, permitindo que o paciente consiga tolerar um período maior de esforço.

Como alternativa à oxigenoterapia padrão e à VNI, a terapia de alto fluxo é indicada na presença de insuficiência respiratória com hipercapnia, pois pode reduzir a necessidade de entubação, melhorar a oxigenação e a ventilação e diminuir a hirpercapnia[1].

Exercícios respiratórios

São exercícios que visam a melhorar a ventilação pulmonar mediante alterações voluntárias no padrão respiratório e no movimento toracoabdominal. Dentre os mais utilizados estão: respiração diafragmática, expiração ativa, respiração lenta e profunda, freno labial, terapia de relaxamento, posicionamento corporal, como a anteriorização do tronco, e treinamento muscular inspiratório e expiratório[20].

Os efeitos atribuídos a esses exercícios incluem: melhora da ventilação regional e troca gasosa; redução da hiperinsuflação dinâmica; melhora da função muscular respiratória; redução da dispneia; e melhora da tolerância ao exercício e qualidade de vida[20]. Vale ressaltar que o treinamento muscular respiratório não é recomendado para o paciente com DPOC descompensada, que apresenta desconforto respiratório e alterações no padrão respiratório, mas sim para aqueles em uma fase mais estável da doença.

Os exercícios de expiração ativa, respiração lenta e profunda e freno labial podem ser realizados associados a exercícios ativos de membros superiores (MMSS) quando o paciente tolerar, porém, é importante orientar o paciente a realizar todos os movimentos durante a fase expiratória.

É primordial observar se o paciente executa corretamente o exercício proposto, bem como se a sua realização não provoca anormalidades no padrão respiratório (p. ex., taquipneia) ou do movimento toracoabdominal (movimentos paradoxais), especialmente nos pacientes com obstrução aérea grave ou nos mais dispneicos.

Posicionamento corporal

O posicionamento adequado deve basear-se no alinhamento da cabeça e do tronco e nas posições funcionais dos segmentos corporais. O quadro clínico ou déficits estruturais instalados, como contraturas, requerem adaptações que possibilitem posicionar o paciente de modo adequado[21].

O posicionamento corporal também influi nos sintomas respiratórios. A inclinação anterior do tronco com apoio dos MMSS parece ser eficaz no alívio da dispneia e é benéfica também durante a deambulação com uso de andador[20].

Manobras de higiene brônquica

A fisioterapia dispõe de uma variedade de métodos para melhora da depuração mucociliar. Comumente são utilizadas técnicas passivas, como drenagem postural, manobras de compressão torácica, vibração mecânica e aspiração das vias aéreas, bem como técnicas ativo-assistidas, como *huffing*, tosse assistida, técnicas de expiração forçada, uso da máquina de insuflação e exsuflação, osciladores orais e pressão expiratória positiva. O fisioterapeuta deve escolher a técnica mais apropriada, ou uma combinação de técnicas, com base na observação de problemas, como ausência de força expiratória e colapso traqueobrônquico[20].

Avaliações complementares

A avaliação da qualidade de vida com o uso de questionários permite não somente avaliar o paciente, mas também quantificar a resposta do paciente ao tratamento. Diversos questionários são encontrados na literatura, já validados para a língua portuguesa, para avaliação da qualidade de vida destes pacientes, como o *Saint George Respiratory Questionnaire (SGRQ)*, o *Airways Questionnaire 20 (AQ20)* e o *COPD Assessment Test (CAT)*.

Outra forma de avaliação que pode ser empregada é a Classificação Internacional de Funcionalidade (CIF), que identifica as deficiências, a funcionalidade e a participação social do indivíduo, além de eventuais barreiras e facilitadores. O uso desse instrumento pode ser indicado como método de avaliação pré e pós-tratamento; para pacientes com DPOC, existe *Core Set* específico da CIF, com o conjunto das categorias mais avaliadas nesta gama de pacientes[22].

As avaliações, neste momento, são importantes, uma vez que as limitações para o exercício físico podem ser oriundas de diversos sistemas (Tabela 2), e a descoberta da causa é essencial para o correto planejamento terapêutico a ser seguido.

TABELA 2   Limitações ao exercício físico

Ventilatória	Obstrução do fluxo aéreo expiratório, hiperinsuflação dinâmica
Troca gasosa	Hipoxemia
Cardíaca	Aumento da pós-carga do ventrículo direito
Disfunção dos músculos dos MMII	Descondicionamento, fadiga
Disfunção dos músculos respiratórios	Sobrecarga do diafragma, fraqueza muscular respiratória

MMII: membros inferiores.

Fonte: Spruit et al., 2013[23].

Estratégias de avaliação da capacidade física e planejamento de treinamento muscular e aeróbico

A avaliação da capacidade física por meio de testes de campo é de fácil aplicação no ambiente hospitalar, por serem rápidas e sem uso de equipamentos caros ou de manejo específico, e tem boa correlação com os testes máximos. A escolha do teste a ser utilizado depende não somente do conhecimento da equipe para sua aplicação, mas também do espaço físico disponível para execução. Podem ser utilizados testes como o Teste de Caminhada de 6 Minutos (TC6M) e o Teste do Degrau de 6 minutos, bem como o *Pegboard and Ring Test*, também de 6 minutos, de particular interesse para pacientes com limitação de membros inferiores (MMII)[24]. Os três testes são autocadenciados e têm opções de cadenciamento externo, sendo esta forma de execução ainda mais fidedigna ao obtido pelo teste ergoespirométrico.

Durante o treinamento físico, alguns eventos adversos podem ocorrer e, neste caso, o exercício deve ser interrompido imediatamente. Tais efeitos estão listados na Tabela 3.

TABELA 3 Efeitos adversos que podem ocorrer durante o exercício

Pressão arterial	Alteração da pressão sistólica > ou < 20% do valor de repouso
FC	Aumento da FC > 85% do previsto (220 – idade)
FR	Aumento da FR > 25 irm
SpO_2	Redução da SpO_2 > 10% ou redução sintomática
Queda	Ocorre durante a realização dos exercícios
Sinais sistêmicos	Sudorese, sensação de palpitação

FC: frequência cardíaca; FR: frequência respiratória; SpO_2: saturação periférica de oxigênio; irm: incursões respiratórias por minuto.

Fonte: Tang et al., 2012[25].

Treinamento muscular periférico

A literatura aponta que o treinamento resistido durante exacerbação aguda da DPOC é seguro e efetivo na redução da perda de massa/função muscular, bem como tem efeito protetor no sistema musculoesquelético e pode facilitar a recuperação funcional nestes pacientes[20,26].

Os exercícios devem começar assim que o paciente apresentar estabilidade clínica, mesmo que ainda mais restrito ao leito, podendo iniciar com exercícios ativo-assistidos, quando existe a possibilidade, ainda que parcial, de cooperação do paciente. À medida que o paciente apresenta melhor desempenho nos exercícios, podem ser associados exercícios isométricos, movimentos com contrações isotônicas concêntricas e excêntricas visando a melhorar a coordenação e aumentar o controle ativo do movimento[14]. Em ordem de intensidade, para retirar o paciente do leito, sugere-se: sentar à beira do leito, transferir o paciente da cama para a poltrona, ficar em pé, realizar marcha estática e deambular com ou sem auxílio[27].

A eletroestimulação neuromuscular (EENM) consiste da aplicação de uma corrente elétrica, de baixa ou média frequência, por meio de eletrodos sobre a pele, visando a estimular determinado músculo ou grupo muscular. A EENM deve ser considerada em pacientes com força muscular periférica diminuída (escala do Medical Research Council [MRC] para avaliação da força muscular de MMII < 18) e que não sejam capazes de tolerar o treinamento de resistência e/ou resistido[28]. Uma opção de tratamento é a estimulação dos músculos vasto lateral e vasto medial, bilateralmente, utilizando, de preferência, um equipamento de 4 canais, com o paciente posicionado em decúbito dorsal (flexão de joelho em 30 a 60°). A parametrização deve contemplar uma frequência de 20 Hz (fibras do tipo I), largura de pulso de 300 a 400 ms, tempo *ON* de 5 segundos e tempo *OFF* de 10 segundos. A intensidade a ser titulada deve ser a máxima tolerada pelo paciente, e o terapeuta deve incrementá-la nas sessões subsequentes[28]. A frequência mínima dos treinamentos deve ser de 3 vezes/semana, com 30 minutos de estimulação em cada sessão, na ausência de sinais de fadiga muscular. Quando o paciente tolerar 30 minutos de estimulação com carga livre, pode ser iniciado o uso de carga progressiva[28].

O treinamento resistido deve ser considerado para evitar a perda da força muscular inerente à imobilidade. A carga de treinamento utilizada para o exercício resistido, neste momento, deve ser baseada na tolerância do paciente. O treinamento resistido deve envolver os principais grupos musculares de MMSS, MMII e tronco (bíceps, tríceps, peitoral, deltoide, abdominais, quadríceps e posteriores da coxa)[29].

Treinamento aeróbico

Como opção para o treinamento aeróbico, há a deambulação no corredor, que pode ser incentivada assim que o paciente tiver condições clínicas. Como meta terapêutica, o paciente pode ser estimulado a deambular 75% da distância percorrida no teste de campo realizado na avaliação[30]. A utilização do cicloergômetro de MMII deve ser considerada durante a exacerbação e pode ser alternada com deambulação no corredor. Na impossibilidade de realização destas tarefas por dor e/ou outras limitações de MMII, o cicloergômetro para MMSS pode ser cogitado.

A utilização de oxigênio e/ou VNI durante as sessões deve ser considerada caso o paciente não tolere as intervenções propostas por dispneia e/ou dessaturação.

Caso o paciente não tolere as intervenções propostas para cada horário de atendimento, uma opção é alternar treinamento resistido e deambulação/cicloergômetro entre esses dois períodos (discutir adequação com equipe médica/paciente). O atendimento noturno deve ser considerado somente se indicado (caso o paciente tenha indicação de uso de VNI por mais de um período e/ou hipersecreção). Um resumo destes planos pode ser observado na Figura 1.

Intervenções de terapia ocupacional

No período de internação, a intervenção do terapeuta ocupacional tem como enfoque oferecer suporte na transição hospital-domicílio, por meio de orientações de prevenção de quedas, avaliação da acessibilidade domiciliar para fins de promoção de mobilidade e segurança pós-alta e prescrição/treino de recursos de tecnologia assistiva, como adaptações para realização de atividades de vida diária (AVD) e uso de

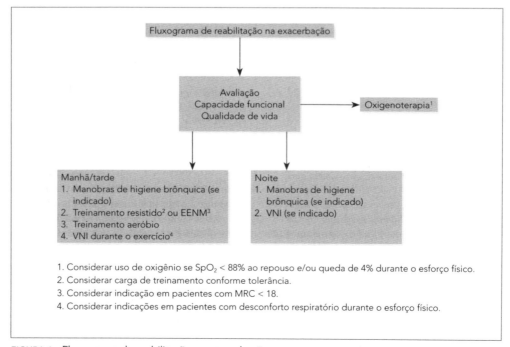

FIGURA 1   Fluxograma de reabilitação na exacerbação.
EENM: eletroestimulação neuromuscular; VNI: ventilação não invasiva; MRC: Medical Research Council.

cadeira de rodas sob medida, quando necessário em longas distâncias.

Com o paciente ambulatorial, questões como rotina e impacto funcional da doença no seu desempenho e participação em atividades são priorizadas, e a intervenção tem enfoque em estratégias de educação ao paciente, sobretudo por meio de orientações de Técnicas de conservação de energia.

A conservação de energia no contexto da promoção da funcionalidade tem como objetivos promover maior independência possível, otimizar o desempenho funcional e, desta forma, colaborar para maior qualidade de vida[31]. Seus princípios gerais são descritos na Tabela 4 e ilustrados na Figura 2[32].

Atividades básicas de vida diária (ABVD)

- Realizar atividades possíveis na postura sentada, com os braços apoiados sobre superfície (mesa ou pia). O uso de recursos facilitadores, como escova de dentes e barbeador elétricos, pode ser útil. O uso de roupão após o banho ajuda a diminuir gasto energético na secagem do corpo;
- orientar o paciente a evitar inclinar o corpo à frente ao calçar meias e sapatos. Uso de calçadeira de cabo longo deve ser incentivado, assim como calçados com fechamento mais fácil, como Velcro® ou cadarço elástico.

Atividades intermediárias de vida diária (AIVD)

- Atividades domésticas: além de cuidados com organização da rotina, o paciente deve ser orientado a evitar movimentos que exijam flexão de ombros maior que 90°, pela participação dos músculos acessórios da respiração no controle dos braços contra a gravidade;

TABELA 4   Princípios gerais da técnica de conservação de energia

Organização da rotina e do planejamento de atividades	Paciente deve ser incentivado a utilizar a energia mental antes da física. Ao mentalizar as etapas necessárias para completar a atividade a ser realizada, é possível organizar com antecedência o ambiente e os materiais/utensílios que serão utilizados. Ex.: separar a roupa antes do banho, organizar a bancada da cozinha antes de preparar uma refeição
	Paciente deve ser orientado a fazer um planejamento semanal, distribuindo atividades de maior gasto energético no decorrer da semana. Ex: evitar fazer compras no supermercado e cuidar de atividades domésticas no mesmo dia
Gestão do tempo e definição de prioridades	Definir prioridades e tempo adequado para a realização das atividades é importante para evitar pressa e estresse, que provocam mudanças no ritmo respiratório e agravam a sensação de falta de ar
	Paciente deve ser encorajado a solicitar ajuda quando necessário e interromper atividades que estejam provocando fadiga ou dispneia
Controle da respiração	É essencial que o paciente aplique as técnicas de respiração freno labial e diafragmáticas orientadas pelo fisioterapeuta durante a execução de atividades cotidianas
Ergonomia e posicionamento corporal	Paciente deve ser encorajado a organizar o ambiente, deixando objetos de uso mais frequente em local de fácil acesso, e a manter objetos duplicados para evitar deslocamentos desnecessários entre os cômodos da casa, principalmente quando houver escada na residência (p. ex., óculos de leitura, bengala, telefone)
	Incentivar o paciente a fazer as atividades possíveis na postura sentada e, preferencialmente, com braços apoiados em alguma superfície. Desta forma, evita-se gasto de energia com o controle postural no ortostatismo e que a musculatura acessória da respiração tenha ação compartilhada no controle antigravitacional dos MMSS

MMSS: membros superiores.

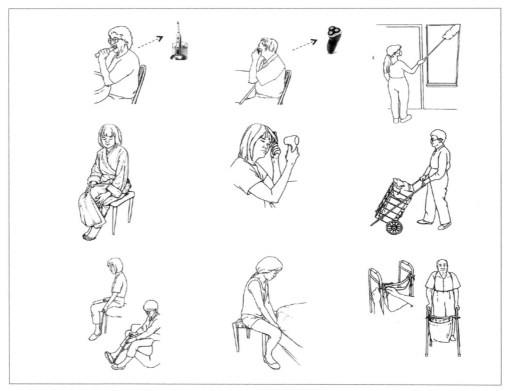

FIGURA 2   Exemplos de modificação de atividades segundo princípios da conservação de energia.

- o uso de carrinho de compras no ambiente domiciliar pode ser incentivado para carregar itens de um cômodo a outro, por exemplo, roupas da lavanderia para os quartos. Uso de roupas com bolsos também ajuda a carregar itens pequenos e evitar viagens de ida e volta dentro da própria casa para buscar objetos.

Produtos de apoio

Para maiores informações, ver Capítulo "Acessibilidade domiciliar e tecnologia assistiva".

Além destas, há outras medidas de modificação do ambiente que podem ser adotadas para maior segurança (prevenção de quedas) e conservação de energia, como uso de elevador de assento sanitário, banco para banho, instalação de barras de apoio e uso de cadeira elétrica na escada.

A intervenção terapêutica ocupacional tem maior enfoque em aspectos de educação ao paciente, que é um dos pilares dos programas de reabilitação pulmonar. O cuidado centrado no paciente e a ênfase em aspectos contextuais estão em consonância com a CIF, partindo do entendimento de que fatores pessoais e ambientais podem se configurar como facilitadores ou barreiras para a funcionalidade do sujeito.

CONSIDERAÇÕES FINAIS

A reabilitação é parte integrante e fundamental no tratamento da DPOC exacerbada, devendo seguir os princípios de segurança para cada condição clínica e composta por uma equipe multiprofissional e complementar. Como resultado, é possível atenuar as expressivas perdas físicas e psicológicas decorrentes da exacerbação, otimizando uma recuperação mais precoce e consistente.

A última revisão e metanálise em reabilitação pulmonar da Cochrane que incluiu 65 estudos randomizados e controlados (com um total de 3.822 pacientes) concluiu que a reabilitação pulmonar alivia a dor e a fadiga, melhora a capacidade física e a função emocional e melhora o senso de controle que os indivíduos têm sobre sua condição. Essas melhorias são moderadamente grandes e clinicamente significativas. A análise dos subgrupos submetidos à reabilitação hospitalar evidenciou benefício superior aos subgrupos submetidos a programas comunitários.

Sendo assim, a reabilitação atua como um componente de grande relevância no cuidado ao paciente com DPOC, pelos seus efeitos que contribuem para melhorar a qualidade de vida relacionada à saúde e à capacidade de exercício do paciente.

REFERÊNCIAS BIBLIOGRÁFICAS

1. Global Initiative for Chronic Obstructive Lung Disease (GOLD). Global strategy for the diagnosis, management, and prevention of chronic obstructive pulmonary disease. 2018 Report. GOLD, 2018.
2. Wedzicha JA, Ers Co-Chair, Miravitlles M, Hurst JR, Calverley PM, Albert RK, et al. Management of COPD exacerbations: a European Respiratory Society/American Thoracic Society guideline. Eur Respir J. 2017;49(3):1600791.
3. McCarthy B, Casey D, Devane D, Murphy K, Murphy E, Lacasse Y. Pulmonary rehabilitation for chronic obstructive pulmonary disease. Cochrane Database of Systematic Reviews 2015, Issue 2. Art. No.: CD003793.
4. Kijima M, Isono S, Nishino T. Modulation of swallowing reflex by lung volume changes. Am J Respir Crit Care Med. 2000;162(5):1855-8.
5. Klahn MS, Perlman AL. Temporal and durational patterns associating respiration and swallowing. Dysphagia. 1999;14(3):131-8.
6. Martin-Harris B, Brodsky MB, Michel Y, Ford CL, Walters B, Heffner J. Breathing and swallowing dynamics across the adult lifespan. Arch Otolaryngol Head Neck Surg. 2005;131(9):762-70.

7. Stein M, Williams AJ, Grossman F, Weinberg AS, Zuckerbraun L. Cricopharyngeal dysfunction in chronic obstructive pulmonary disease. Chest. 1990;97(2):347-52.
8. Good-Fratturelli MD, Curlee RF, Holle JL. Prevalence and nature of dysphagia in VA patients with COPD referred for videofluoroscopic swallow examination. J Commun Disord. 2000;33(2):93-110.
9. Shaker R, Li Q, Ren J, Townsend WF, Dodds WJ, Martin BJ, et al. Coordination of deglutition and phases of respiration: effect of aging, tachypnea, bolus volume, and chronic obstructive pulmonary disease. Am J Physiol. 1992;263(5 Pt 1):G750-5.
10. Gross RD, Atwood CW Jr., Ross SB, Olszewski JW, Eichhorn KA. The coordination of breathing and swallowing in chronic obstructive pulmonary disease. Am J Respir Crit Care Med. 2009;179(7):559-65.
11. Mokhlesi B. Clinical implications of gastroesophageal reflux disease and swallowing dysfunction in COPD. Am J Respir Med. 2003;2(2):117-21.
12. Rabe KF, Hurd S, Anzueto A, Barnes PJ, Buist SA, Calverley P, et al. Global strategy for the diagnosis, management, and prevention of chronic obstructive pulmonary disease: GOLD executive summary. Am J Respir Crit Care Med. 2007;176(6):532-55.
13. Holland AE. Physiotherapy management of acute exacerbations of chronic obstructive pulmonary disease. J Physiother. 2014;60(4):181-8.
14. Viniol C, Vogelmeier CF. Exacerbations of COPD. Eur Respir Rev. 2018;27:170103.
15. Rochwerg B, Brochard L, Elliott MW, Hess D, Hill NS, Nava S, et al. Official ERS/ATS clinical practice guidelines: noninvasive ventilation for acute respiratory failure. Eur Respir J. 2017;50:1602426.
16. Ambrosino N, Xie L. The use of non-invasive ventilation during exercise training in COPD patients. COPD. 2017;14(4):396-400.
17. Barbas CS, Ísola AM, Farias AM, Cavalcanti AB, Gama AM, Duarte AC, et al. Recomendações brasileiras de ventilação mecânica 2013. Parte I. Rev Bras Ter Intensiva. 2014;26(2):89-121.
18. Yamaguti WP, Moderno EV, Yamashita SY, Gomes TG, Maida AL, Kondo CS, et al. Treatment-related risk factors for development of skin breakdown in subjects with acute respiratory failure undergoing noninvasive ventilation or CPAP. Respir Care. 2014;59(10):1530-6.
19. Austin MA, Wills KE, Walters EH, Wood-Baker R. Effect of high flow oxygen on mortality in chronic obstructive pulmonary disease patients in prehos-

pital setting: randomized controlled trial. BMJ. 2010;341:c5462.

20. Langer D, Probst VS, Pitta F, Burtin C, Hendriks E, Schans CPVD, et al. Guia para prática clínica: Fisioterapia em pacientes com doença pulmonar obstrutiva crônica (DPOC). Rev Bras Fisioter. 2009;13(3):183-204.

21. Knobel E. Condutas no paciente grave. 3. ed. São Paulo: Atheneu; 2006. 2841p.

22. Züge CH, Oliveira MR, Silva ALG, Fleig TCM. Entendendo a funcionalidade de pessoas acometidas pela doença pulmonar obstrutiva crônica (DPOC) sob a perspectiva e a validação do Comprehensive ICF Core Set da Classificação Internacional de Funcionalidade. Cad Bras Ter Ocup. 2019;27(1):27-34.

23. Spruit MA, Singh SJ, Garvey C, ZuWallack R, Nici L, Rochester C. ATS/ERS Statement: key concepts and advances in pulmonary rehabilitation. Am J Respir Crit Care Med. 2013;188(8):e13–e64.

24. Felisberto RM, de Barros CF, Nucci KCA, de Albuquerque ALP, Paulin E, de Brito CMM, et al. Is the 6-minute pegboard and ring test valid to evaluate upper limb function in hospitalized patients with acute exacerbation of COPD? Int J Chron Obstruct Pulmon Dis. 2018;13:1663-73.

25. Tang CY, Blackstock FC, Clarence M, Taylor NF. Early rehabilitation exercise program for in patients during an acute exacerbation of chronic obstructive pulmonary disease. J Cardiopulm Rehabil Prev. 2012;32(3):163-9.

26. Troosters T, Probst VS, Crul T, Pitta F, Gayan-Ramirez G, Decramer M, et al. Resistance training prevents deterioration in quadriceps muscle function during acute exacerbations of chronic obstructive pulmonary disease. Am J Respir Crit Care Med. 2010;181:1072-7.

27. Machado MGR. Bases da fisioterapia respiratória: terapia intensiva e reabilitação. 2. ed. Rio de Janeiro: Guanabara-Koogan; 2018.

28. Dal Corso S, Nápolis L, Malaguti C, Gimenes AC, Albuquerque A, Nogueira CR, et al. Skeletal muscle structure and function in response to electrical stimulation in moderately impaired COPD patients. Respir Med. 2007;101(6):1236-43.

29. Strasser B, Siebert U, Schobersberger W. Effects of resistance training on respiratory function in patients with chronic obstructive pulmonary disease: a systematic review and meta-analysis. Sleep Breath. 2013;17(1):217-26.

30. Kirsten DK, Taube C, Lehnigk B, Jörres RA, Magnussen H. Exercise training improves recovery in patients with COPD after acute exacerbation. Respiratory Medicine. 1998;92:1191-8.

31. Velloso M, Jardim JR. Study of energy expenditure during activities of daily living using and not using body position recommended by energy conservation techniques in patients with COPD. Chest. 2006;130:1.

32. Vatwani A, Margonis R. Energy conservation techniques to decrease fatigue. Arch Phys Med Rehabil. 2019;100:1193-6.

33. Vivodtzev I, Debigaré R, Gagnon P, Mainguy V, Saey D, Dubé A, et al. Functional and muscular effects of neuromuscular electrical stimulation in patients with severe COPD: a randomized clinical trial. Chest. 2012;141(3):716-25.

CAPÍTULO 14

Reabilitação pós-cirurgia cardíaca

Patricia Alves de Oliveira

INTRODUÇÃO

Apesar dos avanços na cardiologia intervencionista, a cada ano mais de 1,5 milhão de cirurgias cardíacas são realizadas em todo o mundo usando a incisão mediana de esternotomia[1]. No Brasil, em 2012, foram realizadas aproximadamente 100 mil cirurgias cardíacas, enquanto os EUA superaram as 300 mil cirurgias cardíaca/ano. A cirurgia de revascularização miocárdica é a mais frequentemente praticada em nosso país, sendo a maior parte (aproximadamente 80%) realizada pelo Sistema Único de Saúde (SUS)[2].

As cirurgias cardíacas mais comuns são a revascularização do miocárdio e a correção de disfunções valvares, intervenções complexas e que requerem tratamento adequado em todas as fases operatórias.

Entretanto, o período pós-operatório, em que se observa e se assiste a recuperação do paciente, consiste em um período marcado pela instabilidade do quadro clínico, com múltiplas e variadas particularidades, o que faz com que o programa de reabilitação cardíaca seja, muitas vezes, menosprezado.

Nas últimas duas décadas houve mudanças significativas no perfil dos pacientes submetidos a cirurgias cardíacas em razão do aperfeiçoamento de métodos diagnósticos e terapêuticos, principalmente os tratamentos percutâneos, o que fez com que as cirurgias fossem indicadas mais tardiamente e reservadas a casos com maior gravidade, como as reoperações, lesões coronarianas multiarteriais, disfunção ventricular e IC. Além disso, observou-se uma elevação do risco cirúrgico pelo aumento na prevalência de doenças associadas como DM, hipertensão arterial, nefropatias, doenças pulmonares, vasculopatias, entre outras[2].

Pacientes submetidos a esse procedimento são idosos em sua maioria, com múltiplas comorbidades com maior risco de complicações, incluindo processos infecciosos, arritmias, tromboembolismo pulmonar, trombose venosa profunda, acidente vascular cerebral, IC e alterações cognitivas transitórias e permanentes, o que pode ser minimizado e até mesmo revertido pelos programas de reabilitação cardíaca precoce[3].

Estudos têm relatado, por outro lado, que 15-40% dos pacientes idosos apresentam comprometimento cognitivo permanente após 3 meses ou mais da cirurgia cardíaca[4], com risco aumentado de até 30% para progressão para demência em um periodo de 7,5 anos, impactando significativamente a independência e a qualidade de vida[5-7].

HISTÓRICO

No início dos anos 1900, a reabilitação cardíaca pós-cirurgia no coração era restrita e limitada ao repouso no leito devido à proibição de todos o movimentos voluntários por um mínimo de 6-8 semanas. Na década de 1940, a preocupação com a alta prevalência de complicações tromboembólicas e respiratórias levou a incluir no programa de reabilitação o sentar o paciente na poltrona 1-2 horas por dia. Nos anos 1950, após as evidências mostrarem que o leito prolongado aumentava o período de hospitalização e reduzia a capacidade funcional a longo prazo, iniciou-se uma fase de transição entre o programa conservador e a inclusão de pequenas caminhadas diárias.

Ao longo da década de 1970, medidas de mobilização passiva musculoarticular começaram a ser implementadas[8].

No início dos anos 2000, evidências mais significativas reforçaram os efeitos benéficos da reabilitação cardíaca na capacidade funcional, nos marcadores inflamatórios, na função cognitiva, na força muscular, no equilíbrio, na morbidade, na mortalidade e na qualidade de vida em pacientes pós-cirurgia cardíaca, com exercícios aeróbicos de leve a moderada intensidade iniciados precocemente até programas de reabilitação mais tardios, com atividades aeróbicas de moderada a alta intensidade associados a exercícios resistidos[9].

QUADRO 1 Benefícios da reabilitação cardíaca no pós-operatório de cirurgia cardíaca

- Minimização da perda de massa muscular
- Melhora da expansibilidade torácica
- Melhora da complacência pulmonar
- Redução do risco de fenômenos tromboembólicos
- Melhora da sensibilidade periférica à insulina
- Melhora da vasodilatação periférica
- Redução de marcadores inflamatórios
- Redução do declínio cognitivo
- Redução da sarcopenia
- Redução do risco de queda
- Melhora da fragilidade

Fonte: adaptado de Pengelly, et al., 2019[10].

FASES DA REABILITAÇÃO CARDÍACA

Segundo a OMS, a reabilitação cardíaca consiste nas atividades multiprofissionais que auxiliam o indivíduo a reestabelecer suas capacidades físicas, mentais e sociais e a retomar suas atividades e funções na vida e comunidade[11].

A reabilitação cardíaca, no pós-operatório de cirurgia cardíaca, deve ser iniciada na fase hospitalar, estendendo-se para o período pós-alta. Entretanto, a tendência relativamente recente à redução do prazo de internação hospitalar após a intervenção limita o tempo disponível para avaliação do paciente e qualquer intervenção de reabilitação cardíaca de pacientes internados, como nas cirurgias de revascularização do miocárdio ou na cirurgia de válvula aberta, ou ainda intervenções de válvula percutânea, como TAVI e Mitral clip – nesses casos, as altas têm ocorrido em até 5 dias após o procedimento.

O processo de reabilitação de pacientes com doenças cardíacas e especialmente no pós-operatório de cirurgia cardíaca é "didaticamente" dividido em quatro fases[12]:

- fase 1 ou fase hospitalar;
- fase 2 ou fase de convalescença pós-alta hospitalar, com exercícios supervisionados;
- fase 3 ou fase de exercícios semissupervisionados;
- fase 4 ou fase de manutenção.

Fase 1

A primeira fase, intra-hospitalar, tem sido progressivamente reduzida com a tendência às altas precoces após o procedimento cirúrgico/intervencionista, entretanto ainda consideramos na fase de internação alguns pontos relevantes para a prescrição dos exercícios físicos, conforme o Quadro 2.

Nesse período é necessário atentar para a participação da equipe multiprofissional com a finalidade de:

1. iniciar as atividades físicas de forma gradual e progressiva, a fim de que o paciente possa realizar atividades de cuidado e higiene pessoal;
2. oferecer ao paciente orientações a respeito da doença, sua causa e seu tratamento;
3. identificar e orientar o paciente quanto a seus fatores de risco cardiovasculares, como forma de prevenção secundária;
4. minimizar sentimentos de invalidez, recuperar a autoconfiança e reduzir quadros de depressão e ansiedade;
5. promover e recuperar a capacidade funcional a fim de auxiliar a alta precoce e segura.

Essa fase objetiva a manutenção da força e flexibilidade, a fim de atenuar os efeitos adversos do repouso prolongado no leito. Consiste em atividades de baixa intensidade (até 2-3 Mets), como tomar banho, sentar, exercícios respiratórios, entre outros, normalmente orientados pela equipe de enfermagem e fisioterapia. A intensidade do esforço pode ser monitorada pela escala de Borg ou por 20 batimentos acima da frequência cardíaca de ortostatismo, durante 10-15 minutos, com 2-3 sessões por dia.

QUADRO 2 Prescrição de exercícios no pós--operatório de cirurgia cardíaca

- Atividades que incluam o autocuidado e atividades de higiene pessoal
- Movimentos de amplitude dos braços e pernas (ADM)
- Modificação da postura
- Deambulação limitada e supervisionada
- Caminhadas de curta distância de 3 a 4 dia (+/− 20 batimentos FC ortostatismo ou PSE)

FC: frequência cardíaca; PSE: percepção subjetiva de esforço. ADM: amplitude de movimento.
Fonte: adaptado de ACSM, 2019[13].

Fase 2

Esse período da reabilitação inicia-se após a alta hospitalar e se estende até o terceiro mês pós-evento cardiovascular agudo, seja ele por síndrome coronariana, descompensações clínicas, cirurgias ou outros. Ela consiste em sessões de exercício físico com monitorização eletrocardiográfica, de preferência em ambiente hospitalar. Nesse momento o paciente é orientado a se automonitorar (frequência cardíaca, percepção do nível de esforço) a fim de se tornar independente. A sessão de exercícios físicos tem duração de 60 minutos e frequência de 2-3 sessões por semana, e inclui exercícios aeróbios realizados em esteiras e/ou bicicletas ergométricas, associados a exercícios de resistência muscular de grandes grupos musculares.

Fase 3

Esse período da reabilitação se inicia após o terceiro mês do evento e se estende até o primeiro ano pós-evento cardiovascular. O paciente já se encontra clinicamente estável nesse momento e realiza sessões de exercício físico, com autocontrole. Nessa fase há aumento significativo na capacidade física do paciente, o que possibilita uma evolução expressiva na intensidade de exercício. As sessões têm duração de 60 minutos e frequência de 2-3 vezes por semana. Esse é o período em que ocorre a evolução clínica e funcional mais significativa do paciente.

Fase 4

Essa fase é caracterizada pela manutenção da condição física e do controle dos fatores de risco cardiovascular, isto é, pela prevenção secundária. O paciente pode realizar exercício físico, orientado, em ambiente externo, não hospitalar.

São recomendadas sessões de no mínimo 60 minutos de duração e frequência de 2-3 vezes por semana.

Mais recentemente, por conta dos procedimentos menos invasivos, que requerem menor tempo de internação, como as angioplastias primárias, a reabilitação cardiovascular pode ser dividida em:

1. reabilitação precoce, iniciada até 30 dias após o evento, com duração de 3-6 meses;
2. reabilitação tardia ou em longo prazo, também chamada de fase de manutenção ou prevenção secundária, com início entre 6-12 meses após o evento cardiovascular.

CUIDADOS ESPECIAIS

A circulação extracorpórea (CEC), quase sempre necessária durante o procedimento cirúrgico de revascularização do miocárdio, pode levar a algumas complicações, como a reação inflamatória sistêmica, uma vez que o atrito do sangue com uma superfície não endotelizada predispõe à ativação de vários componentes imunológicos, com liberação de biomarcadores inflamatórios pro-trombóticos, aumentado o risco de tromboses venosas e tromboembolismo pulmonar. Além disso, o processo cirúrgico pode acarretar outras complicações, como hemodiluição, hipotermia, redução do débito cardíaco e do fluxo urinário, além da redução da complacência pulmonar. Essas alterações causadas pela cirurgia cardíaca acarretam uma redução de aproximadamente 20% na capacidade funcional do indivíduo, independentemente do resultado cirúrgico[14].

A esternotomia é uma técnica de incisão mediana utilizada nas cirurgias cardíacas que interfere na estabilidade e na complacência da parede torácica, uma vez que reduz o aporte sanguíneo aos músculos intercostais, reduzindo a força da musculatura respiratória com um decréscimo correspondente dos volumes e das capacidades pulmonares, e reduzindo também a força muscular respiratória. Esse processo contribui para o aumento da incidência de complicações respiratórias, correlacionadas com fatores de riscos clínicos como a doença pulmonar pregressa, o tabagismo e a idade, além de riscos cirúrgicos, que incluem o tempo de CEC, tipo de anestesia e tipo de cirurgia[14,15].

Os benefícios da reabilitação cardíaca e do treinamento físico após a esternotomia têm sido bem documentados. Recente revisão Cochrane mostrou redução da mortalidade cardiovascular, readmissões hospitalares e de melhora da qualidade de vida[15], e os melhores resultados cirúrgicos estão relacionados à maior capacidade funcional pré-operatória, sem evidências relacionando diretamente as atividades físicas no pós-operatório precoce a um aumento do risco de complicações na cicatrização esternal[16].

As precauções com as feridas operatórias no programa de reabilitação cardíaca são, em sua maioria, produto de opinião de especialistas, consequentemente interferindo na rotina hospitalar e dos centros de reabilitação[16]. Precauções excessivas com a ferida esternal, além de aumentar o medo das atividades, eleva o risco de complicações e retarda o processo de recuperação, com maior restriçoa torácica e redução da expansibilidade pulmonar, o que acarreta posturas viciosas e cifóticas, aumento de atelectasias pulmonares, menor eficiência de tosse, menor expectoração e aumento do risco de infeccção[17].

Períodos de inatividade, particularmente em idosos, podem dificultar a cicatrização ao promover a atrofia muscular. McGuire et al. demonstraram que 3 semanas de inatividade total tiveram maior impacto na capacidade funcional do que 30 anos de envelhecimento[18].

Essa evitável perda de massa muscular é provavelmente acelerada em pacientes idosos, com consequente aumento do risco de quedas, o pode levar a fraturas de quadril ou pélvis, com aumento da taxa de mortalidade de até 40% no pós-operatório[19,20].

Exercícios com membros superiores e tronco devem ser restritos no pós-operatório, como forma de preservação do processo cicatricial da ferida operatória e do risco de infecções, assim como os cuidados especiais para feridas cirúrgicas em membros, nas cirurgias com retirada de enxertos arteriais e venosos. Trata-se de um desafio para o profissional da área, que deve realizar atividades que proporcionem o maior benefício com o menor risco de complicações.

QUADRO 3 Contraindicações para o programa de reabilitação cardíaca pós-cirurgia cardíaca

- Angina instável
- Hipertensão não controlada (PAS > 180 e PAD > 110 mmHg)
- Hipotensão ortostática sintomática > 20 mmHg
- Arritmias ventriculares complexas ou sintomáticas
- Taquicardia sinusal descontrolada (> 120 batimentos/min)
- Insuficiência cardíaca descompensada
- BAV avançado, sem marca-passo
- Pericardite ativa
- Miocardite
- TVP ou TEP recente
- Tromboflebite aguda
- Sinais de infecção sistêmica
- Condições ortopédicas limitantes
- Alterações metabólicas como tireoidite aguda, hipocalemia, hipercalemia ou hipovolemia
- Transtorno psicológico grave

PAS: pressão arterial sistólica; PAD: pressão arterial diastólica; BAV: bloqueio atrioventricular; TVP: trombose venosa profunda; TEP: tromboembolia pulmonar.

Diretrizes brasileiras e internacionais de reabilitação cardíaca descrevem a importância do treinamento dinâmico aeróbico associado a exercícios resistidos, entretanto ainda há controvérsias no que diz respeito à intensidade, duração e frequência, assim como ao período em que se deve iniciar os exercícios físicos mais regulares em pacientes no pós-operatório de cirurgia cardíaca[13,21].

Apesar de o paciente estar "tratado" do ponto de vista cardíaco, com melhora da perfusão miocárdica por revascularização de segmentos cardíacos previamente isquêmicos ou por correção de disfunção valvar, melhora do fluxo pulmonar e hipoxemia, em cardiopatias congênitas existe um período de recuperação do processo inflamatório, principalmente após a CEC.

Existem considerações para a implementação segura de exercício para cada condição cardíaca, como o tempo do evento e da intervenção administrada, complicações pré e pós-operatórias, além de outras variáveis inerentes ao paciente, como idade, sexo, comorbidades, crenças culturais, condição pré-cirúrgica, custos etc.

QUADRO 4 Princípios gerais para treinamento físico em programas de reabilitação cardíaca

- Programa altamente individualizado, baseado nas limitações do momento, considerando mobilidade, capacidade aeróbia e sintomas
- Encurtar o aquecimento e arrefecer onde necessário, apropriado para o componente principal do exercício
- Foco na melhoria da postura, da mobilidade, da propriocepção e da força funcional
- Amplitude de movimento limitada pela dor esternal e ferida em membros
- Exercício cardiovascular de baixa a moderada intensidade: esteira, ciclo ergômetro, steps/escadas (excluindo o remoergômetro e braço ergômetro por 2 semanas)
- Exercício sentado quando necessário

Portanto, apesar das diretrizes e recomendações, os programas devem ser individualizados com base na avaliação especializada, podendo ser iniciados no hospital nas fases 1 e 2 (2-6 semanas pós-alta hospitalar) – e com cuidados específicos, conforme o Quadro 5.

QUADRO 5 Parâmetros/controles diários do programa de reabilitação cardíaca

- Peso diário
- Controle de PA no período, pré, durante e pós-esforço
- Controle de FC no período pré, durante e pós-esforço
- Controle do ritmo cardíaco com monitorização
- Oximetria de pulso
- Controle da glicemia capilar (diabéticos)
- Controle de biomarcadores inflamatórios (CK; troponina, BNP)
- Controle/graduação de sintomas como:
    - dor torácica
    - percepção subjetiva do esforço (escala de Borg)
    - sinais de descompensação cardíaca

Fonte: adaptado de ACMS, 2019[10].
PA: pressão arterial; FC: frequência cardíaca; CK: creatinofosfoquinase; BNP: peptídeo naturético tipo B.

Evidências cada vez mais significativas reforçam a segurança do programa de reabilitação cardíaca precoce (< 6 semanas após a cirurgia). Estudos demonstram que a deambulação ou outros exercícios ativos de baixa carga, como o uso de cicloergômetros no leito 1-7 dias após a cirurgia, são seguros e eficazes[2].

Além disso, nenhuma diferença foi encontrada nas reinternações hospitalares, nas taxas de infecção ou de instabilidade esternal entre pacientes que iniciaram o treinamento físico em programa de reabilitação cardíaca em 10 dias ou 4-7 semanas após a alta.

Os pacientes cirúrgicos são geralmente aconselhados a evitar exercícios resistidos por até 12 semanas após a cirurgia. Adams et al. relataram, no entanto, que as forças geradas por espirros e tosse excedem em muito a alteração hemodinâmica e a pressão intra-torácica causadas por atividades da vida diária[23].

CONCLUSÃO

A reabilitação cardíaca no pós-operatório de cirurgia de revascularização do miocárdio deve iniciar-se na fase hospitalar, estendendo-se após a alta, com o propósito de adquirir condicionamento físico, prática regular de atividade física, diminuição das complicações no sistema muscular e cardiovascular, proporcionando, assim, um retorno precoce às atividades cotidianas, com melhor qualidade de vida.

REFERÊNCIAS BIBLIOGRÁFICAS

1. Kolh P, Windecker S, Alfonso F, Collet JP, Cremer J, Falk V, et al. 2014 ESC/EACTS Guidelines on myocardial revascularization: the Task Force on Myocardial Revascularization of the European Society of Cardiology (ESC) and the European Association for Cardio-Thoracic Surgery (EACTS). Developed with the special contribution of the European Association of Percutaneous Cardiovascular Interventions (EAPCI). Eur J Cardio Thoracic Surgery. 2014;46(4):517-92.
2. Departamento de Informática do Sistema Único de Saúde do Brasil (Datasus). Banco de dados do Sistema Único de Saúde [Internet]. Brasília (DF): Ministério da Saúde; 2019. Available: http://www2.datasus.gov.br/DATASUS/index.php (acesso jul. 2019).

3. Nag N, Turbic A, Solman N, Shardey G, Baker R, Newcomb A, et al. ANZSCTS National Annual Report, 2016. ANZSCTS National Cardiac Surgery Database Program; 2016.
4. Moller JT, Cluitmans P, Rasmussen LS, Houx P, Rasmussen H, Canet J, et al. Long-term postoperative cognitive dysfunction in the elderly ISPOCD1 study. ISPOCD investigators. International study of post-operative cognitive dysfunction. Lancet. 1998;351(9106):857-61.
5. Royse AG, Royse CF, Ajani AE, Symes E, Maruff P, Karagiannis S, et al. Reduced neuropsychological dysfunction using epiaortic echocardiography and the exclusive Y graft. Annals Thorac Surg. 2000;69(5):1431-8.
6. Newman MF, Kirchner JL, Phillips-Bute B, Gaver V, Grocott H, Jones RH, et al. Longitudinal assessment of neurocognitive function after coronary-artery bypass surgery. N Engl J Med. 2001;344(6):395-402.
7. Pengelly J, Pengelly M, Lin KY, Royse C, Karry R, Bryant A, et al. Exercise parameters and outcome measures used in cardiac rehabilitation programs following median sternotomy in the elderly: a systematic review and meta-analysis.
8. Rose G. Early mobilization and discharge after myocardial infarction. Mod Concepts Cardiovasc Dis. 1972;41(12):59-63.
9. Quindry JC, Franklin BA, Chapman M, Humphrey R, Mathis S. Benefits and risks of high-intensity interval training in patients with coronary artery disease. Am J Cardiol. 2019.
10. Pengelly J, Pengelly M, Lin KY, Royse C, Karri R, Royse A, et al. Exercise parameters and outcome measures used in cardiac rehabilitation programs following median sternotomy in the elderly: a systematic review and meta-analysis. Heart Lung Circ. 2019;S1443-9506(19)30482-2.
11. Brown RA. Rehabilitation of patients with cardiovascular diseases. WHO expert committee. World Health Organ Tech Rep Ser. 1964;270:3-46.
12. Negrão CE, Barretto ACP. Cardiologia do exercício: do atleta ao cardiopata. 4ª ed. Barueri: Manole; 2019.
13. ACSM. Guidelines for exercise testing and prescription. 10th ed. Wolters Kluwer; 2019
14. Ko H, Ejiofor JI, Rydingsward JE, Rawn JD, Muehlschlegel JD, Christopher KB. Decreased preoperative functional status isassociated with increased mortality following coronary artery bypass graft surgery. PLoS One. 2018;13(12).

15. Anderson L, Thompson DR, Oldridge N, et al. Exercise-based cardiac rehabilitation for coronary heart disease. Cochrane Database Syst Rev 2016;1:CD001800.

16. Ennis S, Lobley G, Worrall S, Powell R, Kimani PK, et al. Early initiation of post-sternotomy cardiac rehabilitation exercise training (SCAR): study protocol for a randomised controlled trial and economic evaluation. BMJ Open. 2018;8:e019748.

17. Parker R, Adams JL, Ogola G, et al. Current activity guidelines for CABG patients are too restrictive: comparison of the forces exerted on the median sternotomy during a cough vs. lifting activities combined with Valsalva maneuver. Thorac Cardiovasc Surg. 2008;56:190-4.

18. McGuire DK, Levine BD, Williamson JW, et al. A 30-year follow-up of the Dallas bedrest and training study: I effect of age on the cardiovascular response to exercise. Circulation. 2001;104:1358-66.

19. Berry SD, Samelson EJ, Bordes M, et al. Survival of aged nursing home residents with hip fracture. J Gerontol A Biol Sci Med Sci. 2009;64:771-7.

20. Wall BT, Dirks ML, van Loon LJ. Skeletal muscle atrophy during short-term disuse: implications for age-related sarcopenia. Ageing Res Rev. 2013; 12:898-906.

21. Diretriz Sul-Americana de Prevenção e Reabilitação Cardiovascular Arq Bras Cardiol. 2014;103 (2Supl.1):1-31.

22. Ennis S, Lobley G, Worrall S, Powell R, Kimani PK, et al. Early initiation of post-sternotomy cardiac rehabilitation exercise training (SCAR): study protocol for a randomised controlled trial and economic evaluation. BMJ Open. 2018;8:e019748.

23. Adams J, Cline MJ, Hubbard M, et al. A new paradigm for postcardiac event resistance exercise guidelines. Am J Cardiol. 2006;97:281-6.

CAPÍTULO 15

Reabilitação pós-infarto agudo do miocárdio

Gabriela Calicchio
Natalia Araujo Mazzini
José Alberto Aguilar Cortez
Fernando Ganem
Christina May Moran de Brito

INTRODUÇÃO

O infarto agudo do miocárdio (IAM) é uma condição prevalente em nosso meio e apresenta gravidade variável, conforme sua forma de apresentação, com mortalidade de 3% (Killip I, forma menos grave) a 50-70% (Killip IV e choque cardiogênico). Segundo a Sociedade Brasileira de Cardiologia, no ano de 2016 ocorreram no Brasil 349.938 mortes por complicações. Considerando-se os casos de morte por IAM, estimam-se 100 mil mortes ao ano, conforme dados de 2014 do Datasus, ao passo que, pela OMS, o IAM mata aproximadamente 15 milhões de pessoas no mundo por ano. A maioria dos casos ocorre nas primeiras horas de manifestação da doença, sendo 40-65% na primeira hora e aproximadamente 80% nas primeiras 24 horas, fora do ambiente hospitalar, por fibrilação ventricular ou choque cardiogênico.

A disseminação dos protocolos de dor torácica, com o conceito de que "tempo é músculo" e de que o prognóstico depende do rápido reconhecimento e da recanalização precoce, seja com fibrinolítico ou com intervenção percutânea primária (angioplastia de urgência), faz toda a diferença.

Disfunção ventricular e isquemia residual são alguns dos principais marcadores de prognóstico a longo prazo para esses pacientes, e a reabilitação cardíaca tem papel importante na recuperação.

A reabilitação cardíaca (RC), também denominada reabilitação cardiopulmonar e metabólica, visa:

- à máxima recuperação da capacidade física e funcional;
- ao condicionamento do sistema cardiopulmonar e metabólico, com aumento da reserva desses sistemas;
- à promoção da saúde e ao controle dos fatores de risco cardiovasculares;
- a proporcionar conhecimento ao indivíduo sobre a doença arterial coronariana (DAC) e as medidas terapêuticas necessárias;
- a dar suporte a questões psicossociais que possam atuar como agravantes e/ou perpetuantes; e
- a disponibilizar avaliação e orientação nutricional, buscando a adoção de uma dieta saudável e equilibrada, para controle dos fatores de risco metabólicos e melhora da composição corpórea.

Sendo assim, a RC tem como componentes nucleares[1]:

- educação do paciente (quanto ao quadro, fatores de risco e modificações do estilo de vida indicadas);
- avaliação e orientação nutricional;

BASES PARA A PRÁTICA CLÍNICA

Benefícios do exercício físico para pacientes com doença arterial coronariana

Vários estudos têm demonstrado a importância do treinamento físico no combate à progressão das doenças cardiovasculares, bem como no controle das comorbidades associadas à doença. Nesse sentido, estudos clínicos randomizados e metanálises têm consistentemente demonstrado os benefícios da RC baseada em exercícios para pacientes com DAC, incluindo na fase pós-IAM, com impacto na redução da mortalidade por evento cardíaco, melhora da capacidade física e funcional e da qualidade de vida[2-8].

Um estudo realizado no Instituto do Coração do Hospital das Clínicas da Faculdade de Medicina da Universidade de São Paulo demonstrou que pacientes, após IAM, beneficiam-se da RC baseada em exercícios[4]. Pacientes que realizaram um programa de treinamento físico durante 6 meses melhoraram a capacidade funcional, medida pelo consumo máximo de oxigênio (pico de VO_2); melhoraram a sensibilidade barorreflexa e também normalizaram os níveis de atividade nervosa simpática muscular, um marcador independente de mortalidade[4]. Ainda em relação à melhora do controle autonômico em pacientes após infarto agudo do miocárdio, La Rovere et al. (2002) observaram que, após um período de 2 meses de treinamento físico, houve aumento de 26% na sensibilidade barorreflexa e que, após um acompanhamento de 10 anos, o grupo que treinou apresentou menor mortalidade de origem cardíaca quando comparado ao grupo controle, sem treinamento físico[5].

Entre os principais benefícios do exercício físico em pacientes com DAC, podemos mencionar[7-9]:

- programa de exercício físico supervisionado;
- suporte psicossocial.

- auxilia o controle dos fatores de risco associados à arterosclerose;
- melhora a função endotelial;
- reduz a inflamação sistêmica e o estresse oxidativo;
- diminui a agregação plaquetária e melhora a função fibrinolítica;
- melhora a perfusão miocárdica (aumenta a reserva coronariana);
- melhora a função autonômica (reduz a atividade nervosa simpática);
- melhora a captação máxima de oxigênio;
- diminuição a ventilação minuto;
- diminui a frequência cardíaca e a pressão arterial (do duplo produto);
- aumenta a densidade capilar no músculo esquelético;
- aumenta o limiar de exercício físico para o acúmulo de lactato;
- aumenta o limiar de exercício para o aparecimento de sinais ou sintomas da doença (como angina e alterações eletrocardiográficas);
- aumenta a força muscular e a densidade mineral óssea;
- aumenta o metabolismo basal;
- melhora a capacidade física, funcional e a qualidade de vida.

Frequentemente, divide-se a RC nas seguintes fases:

- fase 1: cuidados de reabilitação voltados ao paciente internado. Nesse momento, o programa tem como objetivo que o paciente internado receba alta hospitalar com as melhores condições físicas e psicológicas possíveis, orientado sobre a importância das medidas aplicáveis para adotar um estilo de vida saudável;
- fase 2: essa fase tem início após a alta hospitalar e duração prevista mínima de 3-6 meses. Indica-se que uma equipe multidisciplinar, incluindo médico, fisioterapeuta ou profissional de educação física, enfermeiro, nutricionista e psicólogo, especializados,

participe dessa etapa. Nesse período há a recomendação de que o exercício físico seja supervisionado por profissional de educação física e/ou fisioterapeuta especializados, na dependência da necessidade do paciente, com monitorização clínica e seguimento médico. E que sejam realizadas avaliações nutricional e psicológica, bem como o seguimento necessário. Os principais objetivos são a melhora da condição física e funcional e da qualidade de vida do paciente e o desenvolvimento de estratégias para a efetiva modificação dos estilos de vida que se faça necessária;

- fase 3: trata-se da continuidade do programa de exercícios (agora sem supervisão) e do acompanhamento clínico pertinente.

Mais recentemente, tem-se utilizado também a divisão em:

A. reabilitação precoce, iniciada até 30 dias após o evento, com duração de 3-6 meses; e
B. reabilitação tardia ou em longo prazo, também chamada de fase de manutenção ou prevenção secundária, com início entre 6-12 meses após o evento cardiovascular.

Neste capítulo, será abordada a reabilitação precoce, que se inicia na fase hospitalar.

Programa de exercício físico no pós-infarto agudo do miocárdio (fase intra-hospitalar)

Objetivos clínicos:

- prevenir as complicações advindas do imobilismo (sistemas osteomioarticular e cardiopulmonar);
- melhorar a tolerância ao exercício;
- promover educação sobre os benefícios do tratamento clínico associado ao exercício físico: diminuição de fatores de risco para DAC, melhora da capacidade física, da fun-

cionalidade, redução da ansiedade e melhora da qualidade de vida;

- orientar o paciente quanto à continuidade do tratamento, incluindo o programa de exercícios físicos.

Constituem contraindicações para a realização do programa de exercícios[7,8]:

- angina instável;
- insuficiência cardíaca descompensada;
- pericardite e/ou miocardite recentes (< 3 meses);
- doença valvar grave e sintomática;
- pressão arterial sistólica > 200 mmHg e/ou pressão arterial diastólica > 110 mmHg;
- bloqueio atrioventricular avançado em pacientes sem marca-passo;
- taquicardia ventricular paroxística ao repouso;
- arritmia ventricular complexa;
- arritmia complexa induzida pelo exercício;
- tromboflebite ou eventos embólicos recentes (há menos de 3 meses);
- diabetes *mellitus* (DM) descompensado;
- febre de origem desconhecida ou doença sistêmica aguda;
- citopenia grave e/ou neutropenia febril;
- doença óssea metastática com alto risco de fratura;
- condição osteomioarticular aguda que demande repouso;
- descolamento de retina.

Deve ser realizada a estratificação de risco para o exercício, conforme a Tabela 1[7,8].

O programa deve ter início após 24 horas do evento cardíaco (primeiro pós-IAM – 1º pós-infarto agudo do miocárdio – PIAM), mediante condições clínicas estáveis do paciente sem complicações e liberação da equipe médica. A intensidade dos exercícios será progressiva e diariamente aumentada, na ausência de limitações, sempre sob a supervisão de um fisioterapeuta e baseada no gasto energético (equivalente metabólico – MET). Essa fase costuma ter

TABELA 1   Estratificação de risco cardiovascular

Baixo risco	■ Capacidade funcional ≥ a 7 MET ou VO_2 ≥ 24,5 mL/kg/minuto em teste de esforço ou ergoespirometria ■ Ausência de complicações pós-IAM ■ Função ventricular normal ou disfunção leve (FE > 50%) ■ Ausência de arritmias complexas ou não controladas
Risco moderado	■ Disfunção ventricular moderada (FE entre 40-49%) ■ Depressão do segmento ST ≤ 2 mm ■ Sintomas de angina com exercícios de intensidade moderada (5-6,9 MET)
Alto risco	■ Disfunção ventricular acentuada (FE < 40%) ■ Arritmias complexas ou não controladas ■ Depressão do segmento ST > 2 mm ■ Sintomas de angina com exercícios de baixa intensidade (< 5 MET) ■ Queda da pressão arterial ao esforço ■ Baixa capacidade funcional (< 5 MET) ■ Presença de complicação pós-IAM ou sobrevivente de parada cardiorrespiratória

FE: fração de ejeção; IAM: infarto agudo do miocárdio; MET: equivalente metabólico.
Fonte: adaptado de Rodrigues, 2018.

início na unidade coronariana ou na unidade semi-intensiva, com continuidade na enfermaria até a alta hospitalar (Figuras 1 e 2).

Apesar da facilidade e da baixa complexidade dos exercícios, essa fase aguda da doença apresenta certa complexidade, uma vez que não há como submeter o paciente a testes de esforço e força muscular e, em decorrência disso, prescrever intensidade e duração dos exercícios como nas fases subsequenciais. Por esse motivo, o conhecimento abrangente da doença, das alterações do registro eletrocardiográfico, dos biomarcadores, das medicações em uso, da estratificação de risco e dos sintomas torna-se imprescindível.

Caso o paciente apresente evolução clínica com complicações pulmonares (edema agudo pulmonar cardiogênico e/ou infecção respiratória), o programa é interrompido e as ações terapêuticas baseadas no exercício deverão seguir um novo fluxograma (Figura 3).

O programa de reabilitação para os pacientes nessa fase deve ser baseado na aplicação de exercícios respiratórios e isotônicos dinâmicos de baixa intensidade (2-4 MET) envolvendo pequenos e grandes grupos musculares (a depender da fase do programa). O programa é dividido em 3 períodos, com sessões com duração máxima de 20-30 minutos, realizadas uma vez ao dia. Os três períodos dessa fase do pro-

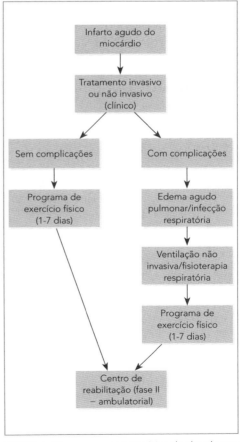

FIGURA 1   Fluxograma esquemático da abordagem fisioterapêutica no paciente em pós-infarto agudo do miocárdio.

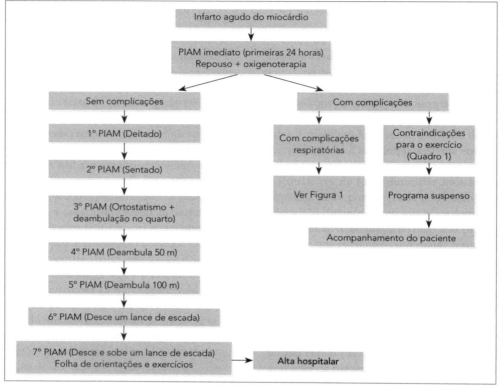

FIGURA 2 Programa de reabilitação no PIAM – fase hospitalar.
PIAM: pós-infarto agudo do miocárdio.

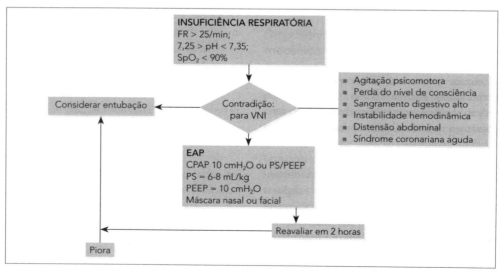

FIGURA 3 Fluxograma do atendimento do paciente com infarto agudo do miocárdio com edema agudo de pulmão[10].
FR: frequência respiratória; SpO_2: saturação periférica de oxigênio; CPAP: pressão positiva contínua em vias aéreas; PS: pressão de suporte: PEEP: pressão expiratória positiva final.

grama compreendem: 1) período inicial; 2) período intermediário e 3) período final e continuação. Ao iniciar o programa e durante sua evolução, deve-se sempre comunicar a equipe médica, checar a prescrição e/ou participar das reuniões multiprofissionais (diariamente). As situações diferentes devem ser compartilhadas com a equipe e constar nas avaliações diárias.

Período inicial (1º e 2º PIAM): utilização de exercícios respiratórios e exercícios dinâmicos envolvendo pequenos grupos musculares. Nessa fase, os pacientes deverão realizar os exercícios no leito e sentados em poltrona.

Período intermediário (3º-5º PIAM): utilização de exercícios respiratórios e dinâmicos envolvendo pequenos e grandes grupos musculares. Nessa fase, os pacientes deverão realizar os exercícios em posição ortostática e ser liberados para deambulação, a princípio dentro do quarto e, posteriormente, nos corredores da unidade.

Fase de continuação (6º e 7º PIAM): nesse momento, os pacientes deverão realizar descida e subida de lances de escada[4].

Período inicial (2 MET)

1º PIAM (paciente no leito):

A. exercícios diafragmáticos;
B. cinesioterapia respiratória em 2-3 tempos;
C. exercícios ativos livres de extremidades para membros superiores e inferiores (flexoextensão e circundução);
D. exercícios ativo-assistidos de membros inferiores (tríplice flexão e abdução-adução de quadril).

2º PIAM (paciente sentado em poltrona):

A. exercícios diafragmáticos e cinesioterapia respiratória associados a exercícios ativos livres de membros superiores (flexoextensão de cotovelo e ombro e exercícios em diagonais);

B. exercícios ativos livres de extremidade para membros superiores e inferiores;
C. exercícios ativos livres de membros inferiores (flexoextensão de joelho e quadril e dissociação de tronco).

Período intermediário (3-4 MET)

3º PIAM (paciente em ortostatismo):

A. exercícios diafragmáticos e cinesioterapia respiratória associada a exercícios ativos livres de membros superiores;
B. exercícios ativos para membros inferiores:
    – plantiflexão de tornozelo ("ficar na ponta dos pés");
    – semiagachamento;
    – marcha estacionária;
    – abdução-adução de quadril;
C. deambulação no quarto;
D. alongamento de membros:
    – membros superiores: bíceps braquial, tríceps e peitoral;
    – membros inferiores: tríceps sural e isquiotibiais.

4º PIAM (deambulação em corredor):

A. mesmos exercícios do 3º PIAM;
B. deambulação em corredor (50 m);
C. alongamentos de membros:
    – membros superiores: bíceps braquial, tríceps e peitoral;
    – membros inferiores: tríceps sural e isquiotibiais.

5º PIAM (deambulação em corredor):

A. mesmos exercícios do 3º PIAM;
B. deambulação em corredor (100 m);
C. alongamentos de membros:
    – superiores: bíceps braquial, tríceps e peitoral;
    – inferiores: tríceps sural e isquiotibiais.

Fase de continuação (3-4 MET)

6º PIAM (desce um lance de escada):

A. continuação do 5º PIAM;
B. deambulação em corredor (150 m) associada com exercícios ativos de membros superiores e inferiores, dissociados;
C. descer um lance de escadas e retornar de elevador.

7º PIAM (desce e sobe um lance de escada):

A. continuação do 6º PIAM;
B. desce e sobe um lance de escada;
C. orientação para deambulação com acompanhante;
D. orientações gerais para pós-alta hospitalar.

Critérios de interrupção dos exercícios

Durante a realização do programa de exercícios, nessa fase o paciente deverá ser monitorado continuamente por meio do traçado eletrocardiográfico, frequência cardíaca, pressão arterial sistêmica e saturação de pulso de oxigênio. Além disso, o fisioterapeuta deve estar atento aos principais sinais e sintomas de intolerância ao exercício: fadiga, dispneia, cianose, palidez, sudorese intensa e náusea.

Os principais critérios de interrupção encontram-se descritos no Quadro 1.

QUADRO 1 Critérios de interrupção do programa de exercícios no pós-infarto do miocárdio[7]

Presença de dor torácica
Presença de qualquer sinal e/ou sintoma de intolerância ao exercício
Elevação da FC > 20 bpm da FC basal
Presença de arritmia provocada pelo exercício
Elevação da PAS > 200 mmHg e/ou PAD > 110 mmHg

FC: frequência cardíaca; bpm: batimento por minuto; PAS: pressão arterial sistólica; PAD: pressão arterial diastólica.

ATUAÇÃO FISIOTERAPÊUTICA NO EDEMA AGUDO DE PULMÃO PÓS-IAM

O IAM possui como possível complicação o edema agudo de pulmão (EAP), além da possibilidade de ocorrência de atelectasias e infecção respiratória. A utilização da ventilação não invasiva (VNI) pode ser determinante na resolução dessas condições clínicas.

O EAP leva à insuficiência e/ou ao desconforto respiratório, resultante do aumento do fluxo de líquido proveniente dos capilares pulmonares para o espaço intersticial e alveolar, prejudicando a troca gasosa alveolocapilar. O aumento do fluxo de líquido dos capilares deve-se à elevação da pressão hidrostática capilar, resultante da disfunção cardíaca e do aumento da permeabilidade dos capilares pulmonares[10].

Estudos demonstram que pacientes com EAP de origem cardiogênica se beneficiam com o uso da VNI, considerando dois modos: pressão positiva contínua em vias aéreas (CPAP) e pressão positiva binível em vias aéreas (BIPAP), comumente associados à terapia medicamentosa e à oxigenoterapia. Cabe observar que existe na literatura uma controvérsia quanto ao uso excessivo de oxigênio no IAM, relacionando a hiperóxia ao possível aumento da mortalidade[11].

Os dois modos de VNI mencionados aceleram a melhora clínica e gasométrica. O uso do CPAP é seguro e diminui a necessidade de entubação, e o BIPAP também é recomendado na literatura para pacientes com quadro de hipercapnia associada a hipoxemia. As duas modalidades se mostram similares quanto ao tempo de resolução do EAP cardiogênico[12] (Figura 3).

BASES DA PRESCRIÇÃO DE EXERCÍCIOS FÍSICOS PÓS-ALTA E ACOMPANHAMENTO

Com relação à prática de exercício aeróbio, a prescrição recomendada para essa população é dentro da faixa de 40-80% da frequência cardíaca máxima ou de reserva, sendo os valores-alvo mais baixos da frequência cardíaca usados durante o treinamento inicial. Para mensurar a intensidade do exercício aeróbio também pode ser utilizada a escala de percepção de esforço de Borg[13], em que a pontuação deve ficar entre 14-16 (ligeiramente cansativo a cansativo), durante o treinamento, para pacientes estáveis[14]. Os exercícios aeróbios podem ser feitos em esteira rolante, bicicleta ergométrica, caminhada, entre outros.

Para o treinamento de força muscular, o paciente deve começar com cargas leves e realizar 1-3 séries de 10-15 repetições, com carga moderada. As cargas utilizadas no treinamento devem aumentar lentamente à medida que o paciente se adapta ao programa, até cerca de 70% da carga máxima.

Nos pacientes que evoluem sem complicações, em geral, um teste ergométrico pode ser realizado 2 semanas após a alta hospitalar (ou seja, cerca de 3 semanas após o IAM), e auxiliará a prescrição mais objetiva do exercício com o uso das frequências cardíacas (FC) obtidas durante o teste de esforço, e a fórmula de Karvonen: ([FC máxima – FC repouso] × porcentagem de intensidade da FC + FC de repouso)[15]. Caso o paciente cardiopata tenha teste positivo para isquemia, é muito importante que o limiar de isquemia (frequência cardíaca em que ocorre) seja respeitado durante o treinamento; esse limiar se transforma na frequência cardíaca máxima.

Caso o paciente cardiopata faça uso de betabloqueadores e não tenha um teste ergométrico em mãos, a FC máxima utilizada para calcular as faixas de treinamento deve considerar o betabloqueador em uso e sua potência, já que o betabloqueador reduz a FC do paciente.

Para a realização de exercícios de fortalecimento muscular, alguns cuidados devem ser tomados: é preciso evitar realizar exercícios isométricos e utilizar a manobra de Valsalva, pois isso pode gerar aumento da pressão arterial[17]. Além disso, é importante respeitar o repouso de 1 minuto entre as séries dos exercícios resistidos para evitar a ocorrência de picos pressóricos.

Para que todos os benefícios citados possam ser alcançados pelo paciente, é preciso estimulá-lo a se engajar no programa de reabilitação. No estudo de Cortez e Simões, que teve como objetivo analisar o comportamento de aderência em programa de prevenção e reabilitação cardíaca de pacientes, de 4 grupos diagnósticos (infartados, revascularizados, hipertensos e preventivos), foi encontrado, entre seus resultados principais, que o grupo dos indivíduos infartados apresenta a melhor assiduidade média entre os grupos estudados (20% maior), ainda que a ocupação dos programas seja muito abaixo da recomendada[18]. A relevância da prática consistente de exercícios físicos é tamanha que, no primeiro ano de reabilitação do paciente, os eventos fatais podem ser reduzidos em 25% e o total de mortalidade devido às doenças cardíacas também pode ser reduzido de forma significativa[19].

Além de todos os benefícios fisiológicos/hemodinâmicos, o exercício físico também tem o potencial de trazer melhoras em outros âmbitos. Leith e Taylor revisaram 81 estudos sobre os benefícios psicológicos do exercício e identificaram que em 70% desses estudos houve melhora significativa nos aspectos psicológicos analisados[20]. No estudo de Peixoto e colaboradores, em que foi realizado um programa de reabilitação cardíaca baseado em exercícios físicos, houve melhora na capacidade funcional e na qualidade de vida relacionada à saúde (aspectos físicos e mentais) em pacientes que sofreram IAM[21]. Esse resultado é muito relevante, uma vez que o início dos sintomas de depressão é 3 vezes mais comum em pacientes que tiveram um evento cardíaco do que na população em geral, e que 40% dos pacientes apresentam níveis moderados de ansiedade e depressão após o IAM[22].

CONSIDERAÇÕES FINAIS

De acordo com a American Heart Association (AHA), prevenir um evento secundário deve ser prioridade para o paciente. Dentre as

5 recomendações feitas aos pacientes pela AHA, após sofrer um IAM, destaca-se o item "participar de uma reabilitação cardíaca", definida como um programa orientado e supervisionado por uma equipe de profissionais da saúde, projetado para auxiliar a máxima recuperação do indivíduo e a redução do risco de novos eventos[23].

Após 1 ano do IAM, o risco de ocorrência de outros eventos cardiovasculares segue alto, e pacientes que aderem às recomendações de exercícios físicos e dieta saudável apresentam risco 54% menor de sofrer um novo evento cardiovascular[24].

A reabilitação cardíaca é muito benéfica e segura para pessoas que sofreram um IAM, sendo fundamental que o paciente seja acompanhado por profissionais da saúde que conheçam as características da doença e o quadro clínico específico e de cada paciente, a fim de elaborar um planejamento individualizado, segundo as diretrizes existentes.

REFERÊNCIAS BIBLIOGRÁFICAS

1. Kabboul NN, Tomlinson G, Francis TA, Grace SL, Chaves G, Rac V, et al. Comparative effectiveness of the core components of cardiac rehabilitation on mortality and morbidity: a systematic review and network meta-analysis. J Clin Med. 2018;7(12). pii:E514.
2. Anderson L, Oldridge N, Thompson DR, Zwisler AD, Rees K, Martin N, et al. Exercise-based cardiac rehabilitation for coronary heart disease: Cochrane Systematic Review and Meta-Analysis. J Am Coll Cardiol. 2016;67(1):1-12.
3. Sumner J, Harrison A, Doherty P. The effectiveness of modern cardiac rehabilitation: a systematic review of recent observational studies in non-attenders versus attenders. PLoS One. 2017;12(5):e0177658.
4. Martinez DG, Nicolau JC, Lage RL, Toschi-Dias E, de Matos LD, Alves MJ, et al. Effects of long-term exercise training on autonomic control in myocardial infarction patients. Hypertension. 2011;58(6):1049-56.
5. La Rovere MT, Bersano C, Gnemmi M, Specchia G, Schwartz PJ. Exercise-induced increase in baroreflex sensitivity predicts improved prognosis after myocardial infarction. Circulation. 2002;106(8):945-9.
6. Anderson L, Oldridge N, Thompson DR, Zwisler AD, Rees K, Martin N, Taylor RS. Exercise-based cardiac rehabilitation for coronary heart disease: Cochrane Systematic Review and Meta-Analysis. J Am Coll Cardiol. 2016;67(1):1-12.
7. Carvalho T. Diretriz de reabilitação cardiopulmonar e metabólica: aspectos práticos e responsabilidades. Arquivos Brasileiros de Cardiologia. 2006;86(1):74- 82.
8. Rodrigues AG, de Oliveira PA, Negrão CE. Cardiologia do esporte e reabilitação. In: Manual da residência de cardiologia diagnóstica e prática do Hospital Sírio-Libanês. São Paulo: Manole; 2018. p.563-8.
9. American College of Sports Medicine. Benefits and risks associated with physical activity. In: ACSM's guidelines for exercise testing and prescription; 2018. p.21.
10. Park M, Lorenzi-Filho G, Feltrim MI, Viecili PRN, Sangean MC, Volpe M, et al. Oxigenoterapia, pressão positiva contínua em vias aéreas ou ventilação não invasiva em dois níveis de pressão no tratamento do edema agudo de pulmão cardiogênico. Arq Bras Cardiol 2001;76:221-5.
11. Cabello JB, Burls A, Emparanza JI, Bayliss SE, Quinn T. Oxygen therapy for acute myocardial infarction. Cochrane Database of Systematic Reviews. 2016; issue 12. Art. No.: CD007160.
12. Nouira S, Boukef R, Bouida W, Kerkeni W, et al. Non-invasive pressure support ventilation and CPAP in cardiogenic pulmonar edema: a multicenter randomized study in the emergency department. Intensive Care Med. 2011;37:249-56.
13. Borg GAV. Psychophysical bases of perceived exertion. Med Sci Sports Exerc. 1982;14(5):377-81.
14. Piotrowicz R, Wolszakiewicz J. Cardiac rehabilitation following myocardial infarction. Cardiol J. 2008;15(5):481-7.
15. Karvonen MJ, Kentala E, Mustala O. The effects of training on heart rate; a longitudinal study. Ann Med Exp Biol Fenn. 1957;35(3):307-15.
16. Brawner CA, Ehrman JK, Schairer JR, Cao JJ, Keteyian SJ. Predicting maximum heart rate among patients with coronary heart disease receiving β-adrenergic blockade therapy. Am Heart J. 2004;148(5):910-4.
17. Piotrowicz R, Wolszakiewicz J. Cardiac rehabilitation following myocardial infarction. Cardiol J. 2008;15(5):481-7.
18. Cortez JAA, Simões AC. Estudo longitudinal do tempo de aderência a programa de prevenção e reabilitação cardíaca [Tese]. São Paulo, Universidade de São Paulo, Escola de Educação Física e Esporte; 2008.

19. O'Connor GT, Buring JE, Yusuf S, Goldhaber SZ, Olmstead EM, Paffenbarger RS, et al. An overview of randomized trials of rehabilitation with exercise after myocardial infarction. Circulation. 1989;80(2):234-44.
20. Leith LM, Taylor AH. Psychological aspects of exercise: a decade literature review. J Sport Behav [Internet]. 1990;13(4):219-39.
21. Peixoto TCA, Begot I, Bolzan DW, Machado L, Reis MS, Papa V, et al. Early exercise-based rehabilitation improves health-related quality of life and functional capacity after acute myocardial infarction: a randomized controlled trial. Can J Cardiol. 2015;31(3):308-13.
22. Hosseini SH, Ghaemian A, Mehdizadeh E, Ashraf H. Contribution of depression and anxiety to impaired quality of life in survivors of myocardial infarction. Int J Psychiatry Clin Pract. 2014;18(3):175-81.
23. American Heart Association. Life After a Heart Attack [Internet]. Available: https://www.heart.org/en/health-topics/heart-attack/life-after-a-heart-attack (acesso 30 ago. 2019\).
24. Chow CK, Jolly S, Rao-Melacini P, Fox KAA, Anand SS, Yusuf S. Association of Diet, Exercise, and Smoking Modification With Risk of Early Cardiovascular Events After Acute Coronary Syndromes. Circulation. 2010;121(6):750-8.

CAPÍTULO 16

Suporte à equipe de cuidado

Julia Schmidt Maso
Rosely Glazer Hernandes
Renata Rego Lins Fumis

"Cuidar é mais que um ato; é uma atitude. Portanto, abrange mais que um momento de atenção, zelo e desvelo. Representa uma atitude de ocupação, preocupação, responsabilidade e envolvimento afetivo com o outro."

Leonardo Boff

INTRODUÇÃO

Os pacientes admitidos na unidade de terapia intensiva (UTI) são de alta complexidade, apresentando maior gravidade, morbidade e mortalidade. Trata-se de um ambiente muito estressante, com alta prevalência de conflitos. Na UTI é necessário estar preparado para as discussões sobre cuidados finais de vida, porém nem sempre a comunicação é efetiva, há muitas discordâncias entre equipes, dificuldades e conflitos com os familiares, o trabalho muitas vezes é realizado sob pressão devido ao próprio ambiente e o impacto na equipe é enorme[1,2].

A equipe da UTI está exposta à dor, sofrimento, doença e morte por todo o tempo e sofre com diversos estressores do ambiente de trabalho, como atividade exaustiva e tensa, procedimentos demasiadamente complexos, entre tantos outros fatores que podem abalar esses profissionais e torná-los mais propensos a apresentar sintomas de ansiedade, depressão e desenvolver o burnout[3,4].

Os estudos enfatizam que a saúde física, emocional, social e espiritual dos profissionais de saúde é prejudicada pelo estresse cumulativo relacionado ao trabalho, o que pode impactar no resultado deste. É essencial que os profissionais de unidades críticas recebam apoio e assistência para diminuir os níveis de estresse, superar sintomas emocionais, vencer barreiras e diminuir o desgaste do cotidiano. Atuar no ambiente estressante da UTI é um grande desafio. Esse ambiente tão carregado pode afetar a estabilidade emocional de seus ocupantes. Consequentemente, a qualidade do atendimento para os pacientes e seus familiares pode ser ameaçada pelo desequilíbrio emocional da equipe. O profissional com burnout está mais suscetível a cometer erros[5]. Um erro pode ou não causar um evento adverso. Eventos adversos resultam de uma intervenção e são responsáveis por danos ao paciente (morte, doença com risco de vida, incapacidade no momento da alta, prolongamento do tempo de internação etc.)[6]. É necessário estar atento e ser capaz de desenvolver estratégias preventivas para minimizar o sofrimento emocional na equipe. É necessário cuidar de quem cuida.

As equipes que prestam assistência ao paciente e sua família em sofrimento vivenciam diferentes formas de sofrimento ao ver o outro sofrer. Reconhecer a importância do cuidado na relação entre ser cuidador e ser cuidado implica valorizar a própria existência/sobrevivência humana, cuja relação e interação traduzem o real significado de dependência/independência entre os seres humanos, imbuídos de crenças e saberes adquiridos por experiências isoladas ou de forma coletiva, as quais contribuem e definem a singularidade do ser humano[7].

BASES PARA A PRÁTICA CLÍNICA

O que é cuidado?

No que diz respeito à saúde ocupacional das equipes, o sofrimento psíquico inerente ao trabalho hospitalar é comum a todos os profissionais, diante do alto nível de estresse, de angústia e ansiedade vivenciado por quem cuida do paciente em unidade crítica. O cuidado deve ir além da atenção ao corpo físico, pois o sofrimento é total, ou seja, transcende o sofrimento físico consequente de uma doença ou limitação. Trata-se do cuidar das outras dimensões, psíquicas, sociais e espirituais, e de considerar a história de vida da pessoa a ser cuidada, de sua biografia, do que lhe importa verdadeiramente.

O termo "cuidar" é definido como ponderar, reparar, atentar para, prestar atenção em, fazer, realizar (alguma coisa) com atenção, preocupar-se com, interessar-se por, além de responsabilizar-se; administrar, tratar (da saúde, do bem estar), inclusive manter muita atenção para consigo mesmo (exterior e/ou interiormente), acautelar-se, prevenir-se[8].

O ato de cuidar suscita sentimentos ambivalentes e nutre expectativas, muitas vezes desalinhadas entre a equipe e sua relação com as atitudes dos pacientes e familiares e/ou cuidadores. É importante ressaltar o panorama psicodinâmico das relações entre os profissionais de saúde e o impacto deste em sua qualidade de vida.

A percepção de ser importante no próprio trabalho tem valor inegável para a autoestima do trabalhador. A baixa realização pessoal resulta em diminuição da produtividade e em carência na satisfação no trabalho. Pode ser exacerbada pela falta de apoio social e de oportunidades de desenvolvimento pessoal. As dificuldades nas relações interpessoais, a sobrecarga de trabalho e a falta de realização pessoal, entre outros fatores, podem negativamente influenciar a qualidade do trabalho e, consequentemente, o desejo de abandoná-lo. Há consequências físicas e mentais para a saúde dos trabalhadores, incluindo distúrbios cardiovasculares, doenças crônicas, fadiga, dores de cabeça, enxaqueca, úlcera péptica, insônia, ansiedade, depressão e irritabilidade, entre outros. A sobrecarga pode interferir na vida pessoal do trabalhador, incluindo relações familiares, e pode causar ressentimento pela falta de tempo para criar filhos e lazer. Afeta o local de trabalho por meio do absenteísmo, do aumento de comportamentos violentos, e diminui a qualidade do trabalho[9]. É, portanto, indispensável cuidar de quem cuida.

A importância de cuidar de quem cuida

Uma das maiores contradições do profissional da saúde é passar a vida cuidando dos outros, mas sentir que ninguém se importa com sua pessoa. O cuidar de quem cuida é fundamental. Estudos enfatizam a necessidade e a importância de prover serviços formais, estruturados e confidenciais, de assistência à saúde mental para profissionais da área de saúde[10,11].

O cuidador, portanto, também deve estar atento a sua saúde física e emocional. É comum um olhar atento para os sintomas físicos e psíquicos no paciente, mas se enfatiza aqui a necessidade desse olhar também para o cuidador.

Fadiga por compaixão (a dor de quem cuida)

A fadiga por compaixão tem sido considerada a principal ameaça à saúde mental dos profissionais de saúde. Trata-se de uma síndrome parecida com o *burnout*, que causa exaustão física e emocional em decorrência do constante contato com o estresse provocado pela compaixão ao lidar com o sofrimento alheio. Dessa forma, estão sujeitos à fadiga por compaixão os diferentes profissionais de saúde que mantenham contato com a dor e o sofrimento. "Fadiga por compaixão" foi um termo cunhado em 1995 por Charles

Figley, que observou que os profissionais da saúde que trabalhavam com a saúde mental de pessoas traumatizadas sentiam indiretamente os efeitos do trauma dos pacientes com os quais lidavam[12].

O Quadro 1 mostra definições e os sintomas associados com a fadiga por compaixão.

QUADRO 1   Fadiga por compaixão
Síndrome de exaustão biológica, psicológica e social
Síndrome parecida com o *burnout*: exaustão, frustração e irritabilidade
Decorre da constante compaixão e do cuidado com o outro
O profissional absorve os medos e as angústias da pessoa que padece
Estímulos crônicos do cuidado e da preocupação com o outro devido ao sentimento de compaixão
Ao longo do tempo, causa um declínio na habilidade de experimentar alegria
Sinais e sintomas
Cognitivos: dificuldades de memória, falta de atenção e concentração, pensamentos negativos recorrentes ou *flashbacks*
Emocionais: sentimentos intensos de medo, tristeza e raiva, desesperança generalizada ou perda da alegria ou da felicidade
Somáticos: problemas gastrointestinais, tonturas, cefaleia, hipertensão, dores, tensão muscular, cansaço crônico, dificuldade para dormir, entre outros

O outro lado da fadiga por compaixão é a satisfação por compaixão. Para tanto, é necessário ter muita empatia. Os afetos positivos vivenciados no ambiente de trabalho são da máxima importância. É quando se sente capaz de ajudar, se percebe que faz diferença, mesmo a situação sendo grave; o profissional é efetivo, atencioso e recompensado em seus esforços no trabalho. A recompensa por esses esforços, ou seja, sentir-se cuidado, traz muito bem-estar, alegria e é preventivo do *burnout*. É necessário, portanto, identificar com quais forças e capacidades contamos para enfrentar as situações de dor e o sofrimento dos outros[13].

Portanto, é importante:

- ter um tempo sozinho para ver as coisas em perspectiva e se desconectar;
- identificar de quais forças e capacidades se dispõe para enfrentar as situações de dor e sofrimento dos outros;
- dormir adequadamente e ter uma boa alimentação;
- fazer exercícios de relaxamento ou atividades físicas regularmente;
- dividir relatos com os companheiros de trabalho.

Empatia com a equipe

No trabalho da equipe multidisciplinar, é preciso pensar no conceito da transdisciplinaridade, como a equipe se relaciona. É importante garantir que todos os membros desta possam expressar suas opiniões de acordo com seu campo de conhecimento. Para tanto, quando falamos de transdisciplinaridade, não cabe o modelo da "hierarquia vertical"; a hierarquia é horizontal, mais fluida. Dessa forma, cada um com seus papéis e funções diferenciadas, todos se unem em prol do paciente, que é o foco principal da atenção de todos. A comunicação é mais respeitosa, todos trabalham de maneira mais amistosa, com mútuo respeito, bons *feedbacks*, mesmo que estes sejam negativos[14].

A comunicação empática é extremamente importante para o bom funcionamento da equipe e *feedbacks* positivos. O exercício de vivenciar a situação na perspectiva do outro é de importância fundamental. Por isso escutar o outro é tão relevante, tentar compreender sem fazer prejulgamentos. Sentir que o paciente tem boas experiências é essencial para o bem-estar da equipe[15].

A ocorrência de conflitos foi identificada na literatura como um dos principais fatores de risco para o *burnout*. Os conflitos resultam principalmente de divergências sobre tratamento, tomadas de decisão, ética e cuidados no final da vida[16].

Burnout

Burnout: o que significa?

- Consequência da intensa carga emocional e exaustão no ambiente de trabalho;
- frustração em relação ao trabalho.

Essa expressão, de etimologia da língua inglesa, é formada pela junção de duas palavras, *burn* e *out*, que significam queimar e fora, respectivamente. Portanto, "*Burnout* pode ser interpretado como 'ser absorvido pelo fogo', 'queimar por completo', 'consumir-se'"[17].

A síndrome de *burnout*, descrita em 1974 pelo psicanalista nova-iorquino Freudenberger, é um distúrbio psíquico que se caracteriza pelo esgotamento físico, mental e psíquico do indivíduo. Esse é o ponto máximo do estresse profissional, e pode afetar indivíduos das mais variadas profissões[18].

As dimensões do burnout

A falta de engajamento, a diminuição do desempenho no trabalho e a apatia crescente tornam o envolvimento do profissional cada vez mais difícil. Não se trata de um sintoma isolado, mas de uma síndrome. É a síndrome da desistência. A sensação de fracasso, o excessivo desgaste emocional e físico e a falta de recursos levam o indivíduo a deixar de investir em seu trabalho; com isso, o envolvimento emocional fica engavetado. Diante de ambiente profissional cada vez mais pesado, o desejo de largar o emprego vem à tona. O trabalhador se sente pressionado, suas expectativas não são atendidas, as jornadas parecem mais longas do que já são habitualmente e a falta de confiança só aumenta[16,18-20].

As três dimensões do *burnout*: exaustão emocional, despersonalização e baixa realização pessoal.

Exaustão emocional

Refere-se às sensações de estar além dos limites, exaurido de recursos físicos e emocionais. Há falta ou carência de energia e entusiasmo, sentimento de esgotamento de recursos, frustração e tensão.

A dimensão da exaustão emocional representa o componente básico individual do estresse no *burnout*. Ela se refere às sensações de estar além dos limites, desprovido de recursos físicos e emocionais. Os trabalhadores sentem-se fatigados, esgotados, sem qualquer fonte de reposição. Eles carecem de energia suficiente para enfrentar mais um dia, ou outro problema. As principais fontes dessa exaustão são a sobrecarga de trabalho e os conflito pessoais no ambiente profissional.

Despersonalização

A despersonalização envolve a insensibilidade emocional, e o profissional passa a tratar os pacientes e o ambiente de trabalho como objetos.

A despersonalização representa o componente do contexto interpessoal no *burnout,* seu componente do contexto interpessoal. Ela se refere à reação negativa, insensível ou excessivamente desligada dos diversos aspectos do trabalho, desenvolvendo-se geralmente em resposta à sobrecarga de exaustão emocional, primeiramente em caráter de autoproteção. Os trabalhadores que se queixam de sobrecarga tendem a se retrair, interromper ou reduzir o que estão fazendo.

Baixa realização pessoal

Da baixa realização pessoal advém a autoavaliação negativa, a infelicidade e a insatisfação, com um consequente sentimento de incompetência e o desejo de largar o emprego.

Refere-se a sensações de incompetência e à falta de realização e produtividade no trabalho. Acentua-se pela carência de recursos no trabalho, bem como pela ausência de apoio social e de oportunidades de desenvolvimento profissional. Uma vez que o profissional se sente ineficiente, com diminuição da autoconfiança e sensação de fracasso, há uma redução na realização pessoal no trabalho.

O *burnout* na equipe multidisciplinar: comprometimento do trabalho em equipe

A organização do trabalho das UTI envolve aspectos que podem ser determinantes no processo de saúde-doença dos profissionais. Alguns pontos são destacados: pouco reconhecimento pelo desempenho das atividades; intensificação da rotina, que gera sobrecarga; crise ética entre seus valores e questões profissionais; sofrimento pela morte de pacientes.

As ocupações com altos níveis de estresse podem ser mais propensas a causar *burnout*. Há ambientes de trabalho que são extremamente estressantes e que exigem envolvimento interpessoal direto e intenso. O próprio ambiente da UTI é potencialmente gerador de estresse. Embora esse seja o local ideal para atendimento aos pacientes graves agudos recuperáveis, parece ser uma das áreas mais agressivas, tensas e traumatizantes do hospital. Esses fatores não atingem somente os pacientes, mas toda a equipe multiprofissional, principalmente a equipe de enfermagem. Há situações específicas, tais como conflitos, problemas de relacionamento na equipe multidisciplinar, ambiguidade e conflito de funções, dupla jornada e pressões exercidas pelos superiores, que são fatores muito significativos na determinação de transtornos relacionados ao estresse. Os conflitos podem ser grandes fatores de risco para o *burnout*. Resultam principalmente de divergências sobre tratamento, dificuldades na tomada de decisão, ética e cuidados no final da vida, assim como problemas de comunicação[16,18-21].

Sintomas do *burnout* e fatores relacionados

Conjunto de sinais e sintomas físicos e psicológicos

O sintoma típico da síndrome de *burnout* é a sensação de esgotamento físico e emocional que se reflete em atitudes negativas, como absenteísmo, agressividade, isolamento, mudanças bruscas de humor, irritabilidade, dificuldade de concentração, lapsos de memória, ansiedade, depressão, pessimismo e baixa autoestima. Dor de cabeça, enxaqueca, cansaço, sudorese, palpitação, pressão alta, dores musculares, insônia, distúrbios gastrointestinais, entre outros, são manifestações físicas que podem estar associadas à síndrome[18,19].

QUADRO 2   Sintomas físicos associados ao *burnout*

Cefaleia
Alterações gastrointestinais
Insônia
Fadiga
Irritabilidade
Dores musculares
Outros

QUADRO 3   O impacto do profissional com *burnout* na assistência

Déficit de atenção, dificuldade de concentração
Falhas na comunicação
O atendimento ao paciente pode ficar comprometido
Paciente e equipe tratados com frieza
Conflitos
Erros e eventos adversos
Desejo de largar o trabalho
Equipe doente

Burnout e eventos adversos

O profissional com *burnout* está mais suscetível a fazer erros, e, após um evento adverso, é comum sentir raiva, culpa, vergonha, medo, solidão, frustração e diminuição da satisfação no trabalho, além de apresentar sinais físicos de fadiga, distúrbios do sono, dificuldades de concentração, taquicardia e hipertensão. Enquanto muitos se recuperam com relativa rapidez de um evento adverso, para alguns a síndrome pode durar semanas, meses ou indefinidamente. Determinados indivíduos chegam a contemplar ou a levar a cabo o suicídio. Estar envolvido em um evento adverso ou em um erro também pode impactar negativamente a qualidade dos cuidados. Isso pode levar a erros adicionais e a um círculo vicioso de erro, *burnout* e erro novamente. Portanto, os sistemas de saúde têm a responsabilidade moral de cuidar da "segunda vítima". O cuidado pode ser tão simples como perguntar "Você está bem?". O fortalecimento da equipe é fundamental[22].

QUADRO 4   Fatores de risco para o *burnout*

Trabalho demais para o tempo disponível
Conflito de papéis (o indivíduo tem de praticar ações conflituosas entre si)
Ambiguidade de papéis (há falta de informação adequada; o indivíduo não sabe o que esperam dele)
Falta de reciprocidade do empregador para com o esforço do empregado
Tempo, esforço, dedicação, e ao mesmo tempo menos oportunidades de promoção e menos segurança no trabalho
Falta de suporte por parte dos superiores hierárquicos
Falta de *feedback* pelo trabalho desenvolvido
Falta de participação nas tomadas de decisão
Falta de autonomia
Problemas de interação
Contato frequente com pacientes crônicos ou em fase terminal
Confrontação com a morte

Resiliência

Resiliência, do latim *resilire* (recuar ou dar um passo atrás), é um conceito geral relativo à adaptação positiva em um contexto de mudança. Nos campos da física e da engenharia, a resiliência refere-se normalmente à capacidade de um corpo suportar estresse ou tensão sem se romper, ou à capacidade de recobrar sua forma original, como no caso de uma mola ou de um elástico. Na ciência do desenvolvimento humano, a resiliência tem um significado amplo e diversificado, o que inclui a recuperação do indivíduo após experiências traumáticas, a superação de desvantagens para alcançar o sucesso e a resistência a situações estressoras para cumprir tarefas cotidianas[23].

A resiliência é a capacidade universal que permite a uma pessoa, grupo ou comunidade prevenir, minimizar ou superar os efeitos negativos da adversidade. Não se trata apenas de uma "reformulação", mas sim de uma possibilidade de crescimento. A resiliência é um fator importante associado à saúde mental para diminuir o *burnout,* os sintomas de ansiedade, depressão e estresse pós-traumático. Desenvolver alta resiliência é uma grande ajuda para prevenir e diminuir a prevalência desses quadros emocionais[24]:

- capacidade de uma pessoa lidar com seus próprios problemas;
- vencer obstáculos;
- recuperar o equilíbrio depois de ter sofrido uma perturbação;
- capacidade de restauração;
- capacidade de adotar medidas que minimizam os problemas.

Como reduzir o *burnout*?

As melhores estratégias para reduzir o *burnout* envolvem o desenvolvimento de práticas preventivas para proteger, promover e manter a saúde e o bem-estar. Realização na vida profissional, envolvimento com o trabalho e satisfação com a compaixão ajudam a proteger do esgotamento. O comprometimento individual com o autocuidado em conjunto com o apoio de organizações de saúde cria a estrutura ideal na qual o *burnout* pode ser atenuado.

A literatura indica que estratégias focalizadas no indivíduo ou organizacionais podem resultar em reduções clinicamente significativas no *burnout*. Entretanto, mais pesquisas são necessárias para estabelecer quais intervenções são mais eficazes em populações específicas, bem como soluções individuais e organizacionais podem ser combinadas para proporcionar melhorias ainda maiores no bem-estar. Lembrando que o *burnout* é um problema de toda a organização de cuidados de saúde, e não de indivíduos[25,26].

Luto do profissional

No cenário da UTI, a morte fazer parte da rotina de trabalho, mas muitas vezes o profissional de saúde não percebe nem reconhece seu próprio sofrimento quando entra em contato com a morte e o morrer. O impacto do processo de morte e luto vivenciado pelo profissional de saúde em seu cotidiano pode também acarretar prejuízos psicológicos importantes, afetando sua qualidade de vida e podendo colaborar para seu adoecimento.

Sem estar preparada para lidar com os impactos emocionais decorrentes das perdas, a equipe de saúde pode ser mobilizada por diversos sentimentos, como negação, tristeza, fracasso, culpa e fantasias de naturezas e intensidades variadas. Se tais sentimentos relacionados à perda de um paciente não estiverem bem elaborados, existe o risco de retornarem no contato com os próximos pacientes, predispondo o profissional de saúde a um estresse contínuo e a um luto não reconhecido.

Nesse sentido, muitas vezes o estresse vivenciado no trabalho acontece por um luto que não é validado nem reconhecido socialmente, não existindo a oportunidade do profissional de saúde para que ele manifeste seus sentimentos, pensamentos e comportamentos. É comum o próprio profissional não reconhecer tais vivências como luto, mas como parte de suas atividades laborais[27]. De acordo com Doka (2002), pioneiro no estudo do luto não reconhecido, este ocorre quando há uma perda que não pode ser aceita socialmente, reconhecida abertamente ou vivida publicamente[28].

A resistência a assuntos relativos à morte e sua negação são fatores que trazem repercussões negativas ao profissional da saúde. O cuidar do outro expõe esse profissional a suas próprias perdas, medos e vulnerabilidades. Ao não expressar os sentimentos decorrentes das perdas vivenciadas em seu ambiente de trabalho, o profissional não reconhece seu próprio sofrimento psicológico, o que pode afetá-lo em diversos âmbitos, pessoais e profissionais, comprometendo o envolvimento com a rotina de trabalho e o convívio social.

Ao trazer a temática da morte e do luto de forma humanizada, tem-se a possibilidade de o profissional expressar suas próprias angústias diante da morte e do impacto emocional desta em sua vida, conseguindo assim reconhecer seus sentimentos e aprendendo a lidar com eles.

Intervenções

As intervenções possíveis devem incluir a seleção adequada dos profissionais com foco nas habilidades de comunicação e estabelecer bons contatos sociais, além de medidas organizacionais com foco nos estressores da própria instituição. O apoio pode ocorrer em grupo ou de forma individual, e deve tratar dos aspectos cognitivos, comportamentais e emocionais. Por fim, treinamentos específicos privilegiam os aspectos informativos e formativos.

Há intervenções possíveis para prevenir, extinguir ou minimizar os agentes estressores. A busca de autoconhecimento, o diálogo aberto, o cuidado com o corpo, mente e qualidade de vida, aprendendo técnicas de relaxamento, Reiki e respiração, visitas à sala de silêncio, lugares para relaxar e grupos de autocuidado como ioga, arteterapia e musicoterapia são algumas das técnicas possíveis e aplicáveis no Hospital Sírio-Libanês.

A formação de rodas de conversa nas unidades críticas para escuta ativa e empática dos colaboradores, acolhendo e validando os sentimentos, as angústias e o sofrimento dos cuidadores, é uma das possibilidades de autocuidado.

A Tabela 1 mostra uma gama de estratégias de intervenção para reduzir o sofrimento emocional dos profissionais de UTI, incluindo intervenções como diferentes horários intensivistas de trabalho, programas educacionais sobre emoções e angústia, melhorando elementos das habilidades de atenção e comunicação centradas na família, estratégias sobre personalidade e enfrentamento e exercícios de relaxamento como ioga e atenção plena. Além disso, medidas preventivas como estratégia, melhorar o ambiente de trabalho, concentrando-se mais nas ações de apoio e enfrentamento individual, alterando a composição da equipe para incluir maior diversidade, desenvolver a formação de equipes e a rotatividade periódica e uma mistura de todos esses elementos.

TABELA 1 Resumo das intervenções para reduzir o *burnout* e o sofrimento mental

Tipo de intervenção	Descrição da intervenção
Intervenções direcionadas à instituição	Escalas de trabalho dos intensivistas
	Melhorar o ambiente de trabalho
	Mudar a composição da equipe e fazer rotatividade do trabalho
Intervenções direcionadas às pessoas	
Intervenções práticas	Programas educacionais, seminários
	Melhorar as habilidades de comunicação
	Exercícios de relaxamento
	Mindfulness
Intervenções pessoais	Personalidade e enfrentamento
	Suporte social e *coping* individual
	Aconselhamento

Fonte: adaptado de Van Mol et al., 2015.

A construção e a promoção de espaços de cuidado à saúde mental dos profissionais com foco na prevenção de situações de esgotamento emocional, decorrentes do exercício de suas atividades laborais, tem sido essencial para a qualidade de vida do colaborador.

CONSIDERAÇÕES FINAIS

Fortalecendo elos: a força da equipe multidisciplinar

Os profissionais da saúde convivem diariamente com o contexto do adoecimento, que comumente, envolve dor, finitude e impotência. O sofrimento psíquico dos pacientes e seus familiares, que permeia a atividade na área da saúde, pode acarretar grande tensão ocupacional, prejuízo profissional e pessoal ao trabalhador. O desequilíbrio na saúde do profissional ocasiona aumento no absenteísmo, afastamento por adoecimento e maior *turnover*, provocando piora na qualidade e eficácia dos serviços prestados.

Ao estabelecer intervenções eficazes para gerenciamento do bem-estar e saúde desses profissionais, previne-se contra a instalação do adoecimento ocupacional, melhorando, concomitantemente, a qualidade no atendimento, desenvolvendo novas competências e habilidades. Evidencia-se não apenas a necessidade da aquisição de conhecimentos teóricos e técnicos, mas a importância de o profissional criar mecanismos para estar implicado no processo de autocuidado. Compreende-se, então, que por meio da possibilidade de reflexão das dificuldades vivenciadas no cotidiano hospitalar é possível melhorar o manejo em situações que geram conflito e sofrimento ao profissional.

Nesse contexto, a essência do trabalho do psicólogo em uma unidade hospitalar abrange, além do paciente e do familiar, o suporte à equipe de cuidado, buscando aliviar o sofrimento, prevenindo o *burnout*, facilitando o processo de comunicação. A escuta ativa é uma ferramenta útil para acolher os sentimentos gerados pelos fatores estressores vividos nas unidades do hospital.

Para dar suporte aos pacientes, tão vulneráveis, é preciso ter boa estrutura emocional, competência técnica para lidar com o sofrimento. É preciso ter tempo. Tempo para si mesmo e tempo para respeitar o tempo dos pacientes. Respeitar a si próprio para poder se entregar totalmente ao outro sem violar seu espaço íntimo e respeitando seus próprios limites. É imprescindível sentirmo-nos parte de uma equipe coesa, que se importa conosco. Para proteger é preciso sentir-se protegido. Proteção vinda da equipe, da instituição. O profissional necessita ter seus valores morais respeitados, livres de pressões indevidas. Comunicar e ser ouvido. E que, no caminho, a bagagem seja mais leve e compartilhada, com muito amor no coração.

REFERÊNCIAS BIBLIOGRÁFICAS

1. Azoulay E, Timsit JF, Sprung CL, Soares M, Rusinová K, Lafabrie A, et al. Prevalence and factors of intensive care unit conflicts: the conflicus study. Am J Respir Crit Care Med. 2009;180(9):853-60.

2. Brooks LA, Manias E, Nicholson P. Communication and decision-making about end-of-life care in the intensive care unit. Am J Crit Care. 2017;26(4):336-41.

3. Colville GA, Dawson D, Rabinthiran S, Chaudry-Daley Z, Perkins-Porras L. A survey of moral distress in staff working in intensive care in the UK. J Intensive Care Soc. 2019;20(3):196-203.

4. Fumis RRL, Junqueira Amarante GA, de Fátima Nascimento A, Vieira Junior JM. Moral distress and its contribution to the development of burnout syndrome among critical care providers. Ann Intensive Care. 2017;7(1):71.

5. Tawfik DS, Profit J, Morgenthaler TI, Satele DV, Sinsky CA, Dyrbye LN, et al. Physician burnout, well-being, and work unit safety grades in relationship to reported medical errors. Mayo Clin Proc. 2018;93(11):1571-80.

6. Garrouste-Orgeas M, Philippart F, Bruel C, Max A, Lau N, Misset B. Overview of medical errors and adverse events. Ann Intensive Care. 2012 Feb 16;2(1):2.

7. Baggio MA, Callegaro GD, Erdmann AL. Compreendendo as dimensões de cuidado em uma unidade de emergência hospitalar. Rev Bras Enferm. 2009;62(3):381-6.

8. Houaiss A, Villar MS. Dicionário Houaiss de língua portuguesa. Elaborado pelo Instituto Antônio Houaiss de Lexicografia e Banco de Dados da Língua Portuguesa S/C Ltda. Rio de Janeiro: Objetiva; 2009.

9. da Silva JL, Soares R da S, Costa F dos S, Ramos D de S, Lima FB, Teixeira LR. Psychosocial factors and prevalence of burnout syndrome among nursing workers in intensive care units. Rev Bras Ter Intensiva. 2015 Apr-Jun;27(2):125-33.

10. Fagnani Neto RF, Obara CS, Macedo PCM, Cítero VA, Nogueira-Martins LA. Clinical and demographic profile of users of a mental health system for medical residents and other health professionals undergoing training at the Universidade Federal de São Paulo. São Paulo Med J. 2004;122(4):152-7.

11. Lunardi VL, Lunardi Filho WD, Silveira RS, Soares NV, Lipinski JM. O cuidado de si como condição para o cuidado dos outros na prática de saúde. Rev Latino-Am Enfermagem. 2004;12(6):933-9.

12. Figley CR. Compassion fatigue: psychotherapists' chronic lack of self-care. J Clin Psychol. 2002 Nov;58(11):1433-41.

13. Wu S, Singh-Carlson S, Odell A, Reynolds G, Su Y. Compassion fatigue, burnout, and compassion satisfaction among oncology nurses in the United States and Canada. Oncol Nurs Forum. 2016 Jul 1;43(4):E161-9.

14. Noreika DM, Coyne PJ. Implementing palliative care interdisciplinary teams: consultative versus integrative models. Crit Care Nurs Clin North Am. 2015 Sep;27(3):297-306.

15. van Mol MM, Kompanje EJ, Benoit DD, Bakker J, Nijkamp MD. The prevalence of compassion fatigue and burnout among healthcare professionals in intensive care units: a systematic review. PLoS One. 2015 Aug 31;10(8):e0136955.

16. Poncet MC, Toullic P, Papazian L, Kentish-Barnes N, Timsit JF, Pochard F, et al. Burnout syndrome in critical care nursing staff. Am J Respir Crit Care Med. 2007 Apr 1;175(7):698-704.

17. Burnout. In: Cambridge Dictionary [Internet]. Available in: https://dictionary.cambridge.org/pt/dicionario/ingles/burn-out.

18. Freudemberg H. Staff burnout. Journal of Social Issues. 1974;30:159-65.

19. Maslach C, Jackson SE. The measurement of experienced burnout. J Occup Behav. 1981;2(2):99-113.

20. Fumis RRL, Junqueira Amarante GA, de Fátima Nascimento A, Vieira Junior JM. Moral distress and its contribution to the development of burnout syndrome among critical care providers. Ann Intensive Care. 2017 Dec;7(1):71.

21. Embriaco N, Papazian L, Kentish-Barnes N, Pochard F, Azoulay E. Burnout syndrome among critical care healthcare workers. Curr Opin Crit Care. 2007;13:482-8.

22. Nantsupawat A, Nantsupawat R, Kunaviktikul W, Turale S, Poghosyan L. Nurse burnout, nurse-reported quality of care, and patient outcomes in Thai hospitals. J Nurs Scholarsh. 2016 Jan;48(1):83-90.

23. Masten AS, Best KM, Garmezy N. Resilience and development: contributions from the study of children who overcome adversity. Development and Psychopathology. 1990;2(4):425-44.

24. Mealer M, Jones J, Newman J, McFann KK, Rothbaum B, Moss M. The presence of resilience is associated with a healthier psychological profile in intensive care unit (ICU) nurses: results of a national survey. Int J Nurs Stud. 2012 Mar;49(3):292-9.

25. Panagioti M, Panagopoulou E, Bower P, Lewith G, Kontopantelis E, Chew-Graham C, et al. Controlled interventions to reduce burnout in physicians: a systematic review and meta-analysis. JAMA Intern Med. 2017 Feb 1;177(2):195-205.

26. Siegel TR, Nagengast AK. Mitigating burnout. Surg Clin North Am. 2019;99(5):1029-35.

27. Campos C, Gianini M, Maso JS, Padovan S. Luto do profissional de saúde. In: Casellato G (org.). Dor silenciosa ou dor silenciada? Perdas e lutos não reconhecidos por enlutados e sociedade. Campinas: Livro Pleno; 2005. v.1, p.115-46.

28. Doka K (ed.). Disenfranchised grief: new directions, challenges and strategies for practice. Illinois. Research Press; 2002.

Seção III

Reabilitação do Paciente Não Crítico

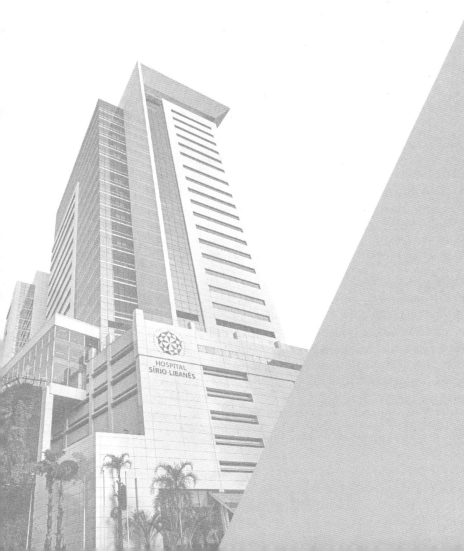

A Seção III deste Manual trata dos cuidados de reabilitação do paciente não crítico, ou seja, aqui não falaremos do indivíduo exposto ao risco iminente de perder a vida ou que tenha condições que demandem cuidado imediato. Nesta seção, trataremos da assistência qualificada e sistemática, necessária ao melhor encaminhamento das necessidades verificadas em reabilitação, sem esquecer a educação de pacientes, familiares e cuidadores relacionada à promoção de saúde e à prevenção de recorrência de doenças.

Trataremos aqui, prioritariamente, das chamadas doenças crônicas não transmissíveis (DCNT), que são a causa principal de mortalidade e de incapacidade prematura na maioria dos países de nosso continente, incluindo o Brasil. No século passado, as prioridades globais de saúde concentraram-se em doenças transmissíveis. Com o crescimento da população mundial, a diminuição das taxas de mortalidade, o aumento da média de idade e melhores condições socioeconômicas e culturais, as pessoas tornaram-se, cada vez mais, suscetíveis a doenças não transmissíveis, com destaque para doenças cardiovasculares, doenças respiratórias crônicas, *diabetes mellitus*, neoplasias e distúrbios osteomusculares, especialmente a osteoartrite. As principais DCNT possuem fatores de risco modificáveis (inatividade física, alimentação não saudável, tabagismo e consumo nocivo de álcool) e também cabe ao profissional de reabilitação a identificação destes fatores de risco para uma intervenção de reabilitação mais abrangente.

O uso da Classificação Internacional de Funcionalidade, Incapacidade e Saúde, a CIF, ferramenta desenvolvida pela Organização Mundial da Saúde, conceitua o nível de funcionalidade de um indivíduo como uma interação dinâmica entre sua doença, seus fatores pessoais (sua reserva) e o ambiente a que está exposto (possibilidades de adaptação). É um modelo biopsicossocial que pode explicar como uma condição de saúde, uma doença, pode ou não levar a uma

deficiência ou mesmo incapacidade. A necessidade de se conhecer o que acontece com os pacientes após o diagnóstico e tratamento, com o decorrer do tempo, torna-se cada vez mais importante para a área da reabilitação.

Apesar dos avanços relacionados ao cuidado do idoso frágil, dos diferentes tipos de fraturas, diversos tipos de cânceres, descompensações cardiopulmonares, insuficiência renal, protocolos relacionados ao atendimento do acidente vascular encefálico ou medular, sabe-se que esses pacientes terão sua vida alterada, em maior ou menor grau, em função da experiência passada no hospital, resultante da experiência vivida durante a internação (cirurgias, medicamentos, suporte ventilatório, necessidade de exames invasivos, dor, privação de sono, medo) combinada à ressignificação que uma possível nova realidade trouxe para sua vida.

Expectativas e necessidades dos pacientes e familiares podem entrar em conflito com uma nova realidade, advinda de longos períodos de internação, com suas potenciais consequências como prolongamento do período de desmame ventilatório, necessidade de traqueostomia, broncopneumonias por aspiração, aumento da fraqueza muscular ou sarcopenia, contraturas articulares, distúrbios do tônus muscular, úlceras por pressão, incapacidade para a marcha ou maior risco à queda, dependência do cuidado de terceiros, acarretando em mudanças, nem sempre positivas, no papel social e mesmo familiar desses pacientes. Nesse contexto, conflitos entre equipe e paciente poderão ocorrer e a adequação de expectativas entre o que se quer e o que é possível sempre deverá levar em conta o cuidado centrado no paciente e a importância de uma comunicação efetiva.

Esta seção, portanto, trata de nossa prática ao enfrentarmos os desafios citados de uma reabilitação ampla, baseada nas evidências disponíveis e na missão do Hospital Sírio-Libanês em ser uma instituição de excelência no cuidado, calorosa e solidária na essência.

Isabel Chateaubriand Diniz de Salles

CAPÍTULO 17

Avaliação funcional do paciente internado

Diego Britto Ribeiro
Cassia Fabiane de Barros Delpino
Rosimeire Marcos Felisberto
Aline Carleto Terrazzas
Wellington Pereira dos Santos Yamaguti
Christina May Moran de Brito

INTRODUÇÃO

O processo de internação hospitalar predispõe o indivíduo ao declínio funcional de forma multifatorial. Entende-se que contribuam para esse desfecho, sobretudo, a perda de massa/força muscular[1,2], por consequência do desuso ao passar muito tempo no leito, o baixo aporte nutricional[2] e a inflamação, muitas vezes, associado tanto à doença como ao seu tratamento[3]. Em idosos hospitalizados, é estimada uma perda de funcionalidade para o autocuidado ao redor de 30%[4]. No entanto, existem evidências, inclusive, de declínio do *status* funcional em adultos com menos de 60 anos[5].

Sarcopenia refere-se à perda do músculo esquelético (massa e função) relacionada à idade; o termo é originário do grego, significando literalmente "perda da carne"[3]. O grupo europeu de sarcopenia em indivíduos idosos define sarcopenia como perda da massa muscular associada à perda da força muscular ou do desempenho físico[6].

Critérios para o diagnóstico de sarcopenia
Baseado na documentação do critério 1 mais o critério 2 ou 3
1. Perda de massa muscular 2. Perda de força muscular 3. Perda de *performance* física

A presença de sarcopenia está associada a pior qualidade de vida[7], aumento do risco de quedas[8] e aumento da mortalidade[9]. Esta temática é aprofundada em outro capítulo específico deste Manual.

BASES PARA A PRÁTICA CLÍNICA

Para mensurar o desempenho físico, diversos testes funcionais são descritos na literatura. Alguns testes já foram analisados e concluídos como aplicáveis ao ambiente hospitalar. Entre eles, destacam-se:

- teste de caminhada de 6 minutos;
- *timed up and go test*;
- teste de velocidade de marcha;
- teste do degrau de 6 minutos;
- *stepper test* de 6 minutos;
- teste de argola de 6 minutos.

Teste de caminhada de 6 minutos

O teste de caminhada de 6 minutos (TC6) é um dos principais testes descritos na literatura para avaliação da capacidade funcional. Diversos testes de caminhada são estudados desde 1960. Uma recente revisão concluiu que "o TC6 é fácil de administrar, melhor tolerado e demonstra uma análise mais reflexiva das atividades da vida diária do que os outros testes de caminhada"[10].

De acordo com a American Thoracic Society (ATS), a indicação mais precisa para a realização do TC6 é a presença de doença pulmonar ou cardíaca leve ou moderada, nas quais o teste é usado para medir a resposta ao tratamento e predizer a morbidade e a mortalidade[11].

O TC6 é um teste simples e prático que requer apenas um corredor, mas nenhum equipamento de exercício ou treinamento avançado para aplicadores. Este teste mede a distância que um paciente pode andar rapidamente em uma superfície plana por 6 minutos, avalia as respostas globais e integradas de todos os sistemas envolvidos durante o exercício, incluindo os sistemas pulmonar e cardiovascular, circulação sistêmica, circulação periférica e metabolismo muscular. O TC6 é individualizado e avalia o nível submáximo de capacidade. A maioria dos pacientes não atinge a capacidade máxima de exercício durante o TC6. O indivíduo é orientado a andar o mais rápido possível, sem correr, podendo parar e descansar durante o teste[11].

As contraindicações ao TC6 são:

- absolutas: angina instável, infarto agudo do miocárdio (IAM) no último mês;
- relativas: frequência cardíaca (FC) ao repouso > 120 bpm, pressão arterial sistólica (PAS) > 180 mmHg e pressão arterial diastólica (PAD) > 100 mmHg.

O percurso deve ter 30 metros de comprimento, com marcação a cada 3 metros. Os pontos de retorno são marcados com um cone, como aqueles de trânsito, na cor laranja. Uma linha de partida, que marca o início e o fim de cada volta de 60 metros, deve ser marcada no chão com fita colorida (Figura 1). O teste pode ser interrompido se houver dispneia intensa, fadiga ou qualquer outro sintoma limitante, e os pacientes devem ser encorajados a retornar ao teste novamente o mais rápido possível, sem que o cronômetro seja interrompido. O avaliador deve encorajar os pacientes usando frases padronizadas a cada minuto durante o teste, seguindo as recomendações[11].

Em um estudo prévio com 112 pacientes com doença pulmonar obstrutiva crônica (DPOC) grave, porém estáveis, foi estabelecida a diferença clínica mínima de 54 metros para validar resposta à terapia estabelecida (intervalo de confiança de 95%, 37 a 71 metros)[12]. Já em outro estudo observacional com 45 idosos diagnosticados com insuficiência cardíaca, a diferença clínica mínima demonstrando piora sintomatológica foi de 43 metros. Nesta população, o teste foi mais sensível à deterioração do que à melhora[13].

Timed up and go test (TUG test)

O teste *timed up and go* foi descrito em 1991 a partir do estudo nomeado *Get up and go* (1986)[14,15] para avaliação da mobilidade e do equilíbrio de indivíduos idosos[14]. O teste apresentou boa correlação com o teste de equilíbrio, a velocidade de marcha e a capacidade funcional, além de permitir o acompanhamento das mudanças funcionais ao longo do tempo[14]. Estudos recentes demonstram a aplicabilidade do teste no rastreamento de sarcopenia em indivíduos com capacidade física e cognitiva preservadas

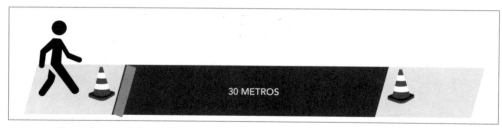

FIGURA 1   Teste de caminhada de 6 minutos.

(ponto de corte: 7,5 s em idosos da comunidade[16], 10,85 s em idosos hospitalizados[17]), caracterizando-o como preditor de fragilidade.

Trata-se de um teste físico simples, rápido, de fácil execução e baixo custo, e que não necessita de equipamentos específicos, apenas cadeira, cronômetro e um espaço físico pequeno onde o teste possa ser aplicado. Durante o teste, é mensurado o tempo, em segundos, que o indivíduo leva para levantar-se de uma cadeira padrão (46 cm de altura), andar uma distância de 3 metros em uma velocidade habitual, sem auxílio de marcha, retornar e sentar-se novamente[14]. Recomendam-se três aferições[18], com um intervalo mínimo de 1 minuto entre cada medida, sendo considerado o melhor desempenho (Figura 2).

Há grande variabilidade quanto ao ponto de corte, uma vez que a população estudada, a faixa etária, as comorbidades e outros fatores influenciam no desempenho do teste. No entanto, o valor de 12,47 segundos foi determinado como ponto de corte para a população brasileira em um estudo com idosos da comunidade[19]. Uma diferença clinicamente significativa de 3,4 s foi determinada em uma população de idosos brasileiros hospitalizados[18].

Teste de velocidade de marcha

O teste de velocidade de marcha é um teste físico simples para avaliação da capacidade funcional de idosos, capaz de refletir mudanças físicas e fisiológicas ao longo do tempo. Considerado como o 6º sinal vital[20], é um instrumento de avaliação sensível, validado e forte preditor de eventos adversos, como quedas, declínio cognitivo e funcional, institucionalização, hospitalização e mortalidade[20,21], além de auxiliar no diagnóstico de sarcopenia em idosos. Sua aplicabilidade e segurança já foram avaliadas em outras populações, como indivíduos portadores de DPOC[22], indivíduos hemiparéticos após evento de acidente vascular cerebral (AVC)[23] e em idosos hospitalizados[24].

O teste não necessita de equipamentos e treinamento específicos, sendo de fácil aplicação e interpretação. Por meio de um cronômetro, é mensurado o tempo que o indivíduo percorre uma distância determinada, geralmente 4 ou 6 metros, e então é calculada a velocidade de marcha por meio da divisão da distância percorrida pelo tempo gasto. Recomenda-se realizar o teste 3 vezes, com intervalo de pelo menos 1 minuto entre os testes, para se obter a velocidade máxima[20,24].

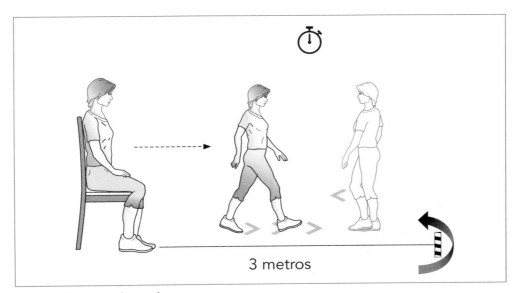

FIGURA 2 Teste *timed up and go*.

O percurso escolhido, de 4 ou 6 metros, deve conter 4 marcações com fitas adesivas de destaque, para que sejam facilmente visualizadas. As marcações devem ser no início do percurso, no segundo metro, no sexto ou oitavo metro, conforme a distância escolhida (4 ou 6 metros), e dois metros após, marcando o final do percurso. Dessa forma, a distância total do percurso será determinada em 8 ou 10 metros. Os 2 metros iniciais e finais não são considerados para o cálculo de velocidade, uma vez que são períodos de aceleração e desaceleração da marcha. A partir do comando para iniciar o teste, o cronômetro deve ser ativado a partir do momento em que um dos membros inferiores tocar a frente da segunda marcação, referente aos 2 primeiros metros, e pausado no momento que um dos membros inferiores cruzar a terceira marcação, referente ao sexto ou oitavo metro. O indivíduo é orientado a caminhar a distância completa o mais rápido possível, sem correr. Ao final do percurso, a velocidade da marcha é calculada a partir do tempo obtido. Uma velocidade abaixo de 0,8 m/s é classificada como baixo desempenho físico e preditor de eventos adversos[24] (Figura 3).

Teste do degrau de 6 minutos

Outro teste bastante utilizado para avaliar a capacidade funcional em pacientes hospitalizados é o teste do degrau de 6 minutos (TD6). Uma ferramenta bastante conhecida, os estudos sobre o TD6 englobam desde populações diferentes (tanto pacientes com doenças crônicas estáveis quanto exacerbadas)[25,26], assim como protocolos diversos, com variações a respeito da altura do degrau, duração do teste e o tipo de cadência (livre ou controlada)[27]. O teste com a cadência livre, por ser mais tolerável ao paciente, é mais utilizado no ambiente hospitalar, enquanto o de cadência controlada, por ser mais desgastante para o avaliado, dificulta a sua aplicação nesse ambiente, podendo provocar um *floor effect*, prejudicando a avaliação dos resultados. Ele tem como principais vantagens a sua praticidade, o baixo custo e a possibilidade de monitoração do paciente durante toda a realização do teste[28].

Como o próprio nome sugere, a execução deste teste depende da utilização de um degrau, com altura sugerida de 20 cm[29] (Figura 4). Para otimização e segurança do teste, recomenda-se o uso de piso antiderrapante na confecção do degrau.

O paciente inicia a avaliação em pé, em frente ao degrau, e é orientado a subir e descer o degrau o maior número de vezes no período de 6 minutos. O TD6 segue as mesmas recomendações da ATS/ERS para o TC6[30], utilizando, inclusive, as mesmas frases de incentivo padronizadas a cada minuto. A interrupção é permitida em caso de dispneia intensa, fadiga ou qualquer outro sintoma limitante, e os pacientes devem ser encorajados a retornar ao teste novamente o mais rápido possível, sem que o cronômetro seja interrompido. Durante a execução do TD6, os membros superiores devem permanecer estacionários ao longo do corpo, sem o uso de haste ou qualquer tipo de suporte para auxílio na realização. O principal desfecho do teste é o número de subidas no degrau realizado pelo avaliado. Recomenda-se que o teste seja realizado 2 vezes no mesmo dia, com intervalo

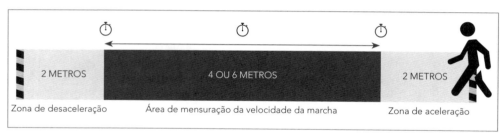

FIGURA 3   Teste de velocidade de marcha.

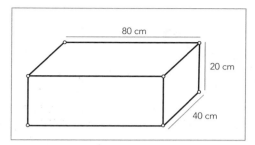

FIGURA 4   Medidas sugeridas do degrau.

mínimo de 30 minutos entre os testes, para eliminação do efeito aprendizado, e o seu melhor desempenho deve ser registrado.

Estudo prévio constatou que o TD6 pode substituir o TC6 no ambiente hospitalar na avaliação da capacidade de exercício em indivíduos com exacerbação da DPOC[31]. Outro estudo, avaliando a capacidade física de pacientes com DPOC, encontrou um ponto de corte de 78 degraus como indicador de baixa capacidade física, sugerindo o pior prognóstico de pacientes com esse desempenho[29].

Stepper test de 6 minutos

O *stepper test* de 6 minutos (ST6) é uma ferramenta nova para a avaliação da capacidade funcional em indivíduos hospitalizados. Os primeiros estudos a respeito de sua aplicabilidade e validade datam de 2010[32]. O teste utiliza o *stepper*, um equipamento portátil que simula a subida de degraus e que se movimenta por meio da pisada do indivíduo, eliminando, assim, a necessidade de um corredor extenso para a realização da avaliação, como ocorre com o TC6[33] (Figura 5).

O ST6 é um teste submáximo que, além de ser uma ferramenta de avaliação reprodutível, bem tolerada e segura, também é um método barato e portátil para avaliar a tolerância ao exercício[34]. Esse teste já foi estudado em indivíduos com DPOC estável, DPOC exacerbada, pneumopatias intersticiais e idosos saudáveis[35,36]. Estudo recente demonstrou que o ST6 é um teste válido, seguro e aplicável em pacientes hospitalizados com DPOC exacerbada. Além da vantagem de contornar as restrições ambientais, em razão de sua necessidade de pequeno espaço para a execução, outra característica relevante do ST6 é que ele permite a prescrição de treinamento para pacientes portadores de DPOC[37].

O teste deve ser realizado em uma sala isolada, com o intuito de se evitar qualquer estímulo que possa influenciar o desempenho da atividade. A posição inicial do *stepper* é: pé direito ou esquerdo, de acordo com a escolha do paciente, na posição elevada e o outro pé na posição inferior, mantendo os braços ao longo do corpo. O ajuste de altura, quando possível, deve ser de 20 cm, como no TD6. Recomenda-se que o paciente se familiarize com o equipamento, na posição inicial, em um período de até 2 minutos de repouso, imediatamente antes da execução da atividade. Também deve-se orientar que, durante a execução, os pacientes evitem apoiar-se, porém, sendo permitido em caso de desequilíbrio ou exaustão. Alguns equipamentos já possuem uma haste de suporte específica. O teste segue as mesmas recomendações da ATS/ERS para o TC6[30], utilizando, inclusive, as mesmas frases de incentivo padronizadas a cada minuto. Os pacientes devem ser orientados e incentivados a realizar o ciclo inteiro do aparelho pelo maior número de vezes durante 6 minutos. O teste pode ser interrompido se houver dispneia intensa, fadiga ou qualquer outro sintoma limitante, e os pacientes devem ser encorajados a retornar ao teste novamente o mais rápido possível, sem que o cronômetro seja interrompido. O ciclo inteiro é definido como o retorno à posição inicial. O ST6 deve ser realizado 2 vezes no mesmo dia, com intervalo mínimo de 30 minutos entre os testes, e o seu melhor desempenho deve ser registrado. Estudos mostram que o resultado do segundo teste geralmente é maior do que o resultado do primeiro, seja pelo efeito aprendizado propriamente dito, ou pelas particularidades técnicas do *stepper*, como o aquecimento dos amortecedores hidráulicos do aparelho[32].

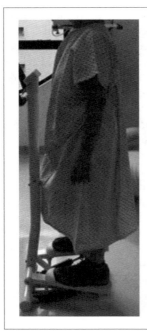
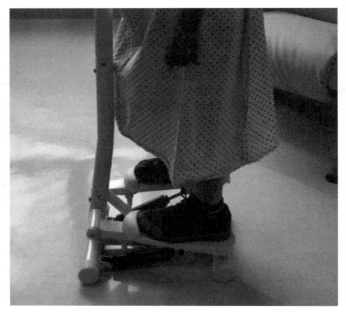

FIGURA 5   *Stepper test* de 6 minutos.

O principal desfecho do teste é o número de ciclos inteiros realizados pelo avaliado. Estudo prévio determinou como 20 ciclos a diferença mínima clinicamente importante para avaliação de melhora no desempenho desse teste[38].

Teste de argola de 6 minutos

O teste de argola de 6 minutos (TA6) avalia a capacidade funcional por meio de atividades com os membros superiores (MMSS) e tem sido mais comumente utilizado em pacientes com DPOC[39-41]. O TA6 foi descrito pela primeira vez por Celli, Rassulo e Make em 1986[42]. Entretanto, sua aplicabilidade, validade, reprodutibilidade e sensibilidade foram demonstradas mais recentemente em pacientes com DPOC[39,41] e hipertensão arterial pulmonar[43]. Em pacientes hospitalizados por exacerbação aguda da DPOC, o TA6 apresentou correlação significativa com a força e a resistência muscular de MMSS (avaliação isocinética dos músculos bíceps e tríceps braquial e força de preensão manual)[39,44], impacto clínico da doença (*COPD assessment test*), sintomas de dispneia e fadiga (escala de Borg modificada) e com o questionário de qualidade de vida (*Pulmonary Functional Status Dyspnea Questionnaire*)[41].

Estudos prévios mostraram que o TA6 é um teste responsivo para treinamento de MMSS, além de ser sensível e capaz de diferenciar o desempenho de pacientes com DPOC e idosos saudáveis da mesma faixa etária[39,41,44]. Felisberto et al. demonstraram que pacientes hospitalizados por exacerbação aguda da DPOC apresentaram pior desempenho no TA6 (comprometimento de 24%) e maior sensação de dispneia e fadiga após o teste quando comparados a idosos saudáveis[41]. Além disso, para estabelecer um parâmetro comparativo de normalidade, os valores de referência para TA6 em adultos jovens e idosos saudáveis no Brasil pode ser calculado pela seguinte equação de referência: TA6 = $676,34 - (4,223 \times idade)/R^2 = 0,34$[45].

O teste consiste em mover as argolas de dois pinos fixos em um nível para outros dois pinos fixos em um nível superior em um suporte vertical. Dois pinos são posicionados na altura do ombro e os outros dois a 20 cm acima do nível do ombro. Um total de 10 argolas (pesando 50 g cada) deve ser colocada em cada pino inferior (Figura 6). Os pacientes são orientados a usar as duas mãos simultaneamente e mover as argolas do nível inferior para o nível superior. Depois de colocar todas as argolas no nível superior, os pacientes são orientados a mover as argolas para o nível inferior, e assim por diante. Este ciclo deve ser repetido o maior número de vezes possível em 6 minutos. A pontuação final será o número total de argolas deslocadas. O teste pode ser interrompido se houver dispneia intensa, fadiga ou qualquer outro sintoma limitante, e os pacientes devem ser encorajados a fazer o teste novamente o mais rápido possível, sem que o cronômetro seja interrompido[39]. O avaliador deve encorajar os pacientes usando frases padronizadas a cada minuto durante o teste, seguindo as recomendações da ATS.

Os testes de avaliação da capacidade funcional aqui descritos são ferramentas importantes a serem incluídas nos programas de reabilitação no ambiente hospitalar. Embora o TC6 seja o padrão-ouro na avaliação da capacidade funcional, sua aplicabilidade no ambiente hospitalar é questionável, uma vez que exige um espaço livre maior sem que haja movimentação de pessoas e transportes de equipamentos hospitalares. Nesse contexto, o TC6 pode ser substituído pelos demais testes apresentados neste capítulo, uma vez que todos são reconhecidos como ferramentas aplicáveis, válidas e reprodutíveis para avaliação da capacidade funcional em pacientes hospitalizados e que não necessitam de grandes espaços, o que facilita o uso destes testes na prática hospitalar.

Portanto, levando-se em consideração que a função muscular e a capacidade funcional são prejudicadas nos pacientes hospitalizados, podendo apresentar piora progressiva no decorrer da internação, e que a reabilitação tem demonstrado efeitos benéficos nessa fase, a avaliação da capacidade funcional contribui de forma positiva no planejamento de estratégias terapêuticas, além de monitorar as respostas e o progresso dos programas de reabilitação em pacientes hospitalizados.

A FUNCIONALIDADE E O CONTEXTO BIOPSICOSSOCIAL

A funcionalidade deve também ser avaliada considerando o modelo biopsicossocial, como denota a Classificação Internacional de Funcionalidade, Incapacidade e Saúde (CIF) da Organização Mundial de Saúde (OMS).

Neste contexto, devem-se considerar as atividades usualmente realizadas pelos pacientes em seu cotidiano, bem como a sua participação social. Esta avaliação também deve considerar os objetivos terapêuticos e o potencial funcional do indivíduo, considerando a sua funcionalidade prévia e seu prognóstico. Mais além, deve-se ter atenção a possíveis barreiras e facilitadores presentes em sua realidade.

A CIF é organizada de forma a considerar:

- estruturas e funcionalidades acometidas;
- o impacto sobre as atividades e a participação social;
- potenciais barreiras e facilitadores.

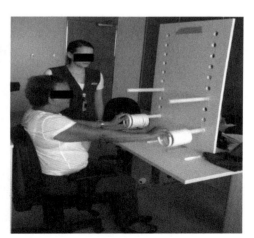

FIGURA 6 Teste de argola de 6 minutos.

Cada um desses domínios apresenta diversos itens que podem ser avaliados e quantificados de acordo com a apresentação clínica do paciente, com o foco de atuação de cada uma das áreas da reabilitação e com os objetivos terapêuticos a serem trabalhados. Por se tratar de uma classificação internacional, para facilitar o entendimento entre os diferentes países, utiliza-se, além de suas traduções, uma codificação ao lado do item descritivo, composta de uma letra e um número. A letra diz respeito ao domínio (à categoria) e o número, ao respectivo item descrito.

Um estudo avaliou os principais itens a serem considerados para avaliação funcional fisioterapêutica no contexto hospitalar[46], como:

- funções da consciência (b110);
- funções da orientação (b114);
- função proprioceptiva (b260);
- sensação de dor (b280);
- funções respiratórias (b440);
- funções dos músculos respiratórios (b445);
- funções respiratórias adicionais (b450);
- funções relacionadas à mobilidade das articulações (b710);
- funções relacionadas à estabilidade das articulações (b715);
- funções relacionadas à força muscular (b730);
- funções relacionadas ao tônus muscular (b735);
- funções de resistência muscular (b740);
- funções relacionadas ao controle dos movimentos voluntários (b760);
- mudar a posição básica do corpo (d410);
- manter a posição do corpo (d415);
- transferir a própria posição (d420);
- uso dos membros superiores (d445);
- andar (d450);
- comer (d550);
- levantar e carregar objetos (d430);
- deslocar-se utilizando algum tipo de equipamento (d465);
- lavar-se (d510);
- vestir-se (d540);
- beber (d560).

E como principais possíveis fatores contextuais de influência:

- profissionais de saúde (e355);
- serviços, sistemas e políticas de saúde (e580);
- produtos e tecnologia para uso pessoal na vida diária (e115);
- produtos e tecnologias para mobilidade e transporte pessoal em ambientes internos e externos (e120);
- família nuclear (e310).

Devem ser avaliados apenas os itens pertinentes para o cuidado de cada paciente e deverão ser seguidos, ao longo da reabilitação, aqueles que serão alvo de intervenção e comporão os objetivos terapêuticos. Cada um dos itens é quantificado com o uso de uma escala Likert de 5 pontos, sendo:

- 0: nenhum acometimento/nenhum prejuízo/nenhuma deficiência;
- 1: acometimento/prejuízo/deficiência leve;
- 2: acometimento/prejuízo/deficiência moderado(a);
- 3: acometimento/prejuízo/deficiência grave;
- 4: acometimento/prejuízo/deficiência total.

Sendo assim, cada item é quantificado com o uso de uma escala bastante prática e intuitiva, e, desta forma, tem-se uma avaliação ampla, em uma linguagem internacional e com o uso individual de itens, de acordo com a sua pertinência (o que seria uma vantagem em relação ao uso de instrumentos fechados de avaliação em que se torna necessário avaliar todos os itens, mesmo quando não são relevantes para um determinado paciente).

Os testes funcionais seriam realizados para avaliação mais sensível e objetiva de uma determinada funcionalidade, como a marcha, e seriam considerados para a quantificação desta respectiva funcionalidade, sendo complementares. O mesmo em relação a cada um dos itens passíveis de avaliações mais específicas e complementares. No entanto, considerando a rotina clínica, torna-se interessante ter em mãos uma relação de itens a ser selecionados para cada paciente de acordo com a sua pertinência e relevância, com um sistema de quantificação intuitivo e de uso internacional, que facilitaria a comparação de desfechos em nível internacional, e o *benchmarking*.

CONSIDERAÇÕES FINAIS

A funcionalidade é um desfecho de grande relevância para o paciente e constitui o principal foco de atuação da reabilitação. Deveria ser considerado o sexto sinal vital. Parte considerável dos desfechos em reabilitação diz respeito à funcionalidade, e o valor das intervenções em saúde está diretamente relacionado à pertinência de cada uma das intervenções e de seus resultados (considerando o desfecho e a satisfação do paciente). Na atualidade, mais do que o custo de cada uma das intervenções, considera-se a ocorrência de possível desperdício a sua realização para a composição da equação de valor em saúde além da pertinência. Uma avaliação mais justa é a que utiliza como denominador o desperdício, considerando o custo tão amplamente diverso das intervenções em saúde e a dificuldade relativa à sua redução. Sendo assim, é preciso ter especial atenção ao definir os desfechos clínicos a serem considerados para cada paciente, levando-se em conta todas as premissas abordadas anteriormente.

REFERÊNCIAS BIBLIOGRÁFICAS

1. Kortebein P, Symons TB, Ferrando A, Paddon-Jones D, Ronsen O, Protas E, et al. Functional impact of 10 days of bed rest in healthy older adults. J Gerontol A Biol Sci Med Sci. 2008;63(10):1076-81.
2. English KL, Paddon-Jones D. Protecting muscle mass and function in older adults during bed rest. Curr Opin Clin Nutr Metab Care. 2010;13(1):34-9.
3. Welch C, K Hassan-Smith Z, A Greig C, M Lord J, A Jackson T. Acute sarcopenia secondary to hospital-

ization – An emerging condition affecting older adults. Aging Dis. 2018;9(1):151-64.
4. Hartley P, Gibbins N, Saunders A, Alexander K, Conroy E, Dixon R, et al. The association between cognitive impairment and functional outcome in hospitalised older patients: a systematic review and meta-analysis. Age Ageing. 2017;46(4):559-67.
5. Chodos AH, Kushel MB, Greysen SR, Guzman D, Kessell ER, Sarkar U, et al. Hospitalization-associated disability in adults admitted to a safety-net hospital. J Gen Intern Med. 2015;30(12):1765-72.
6. Cruz-Jentoft A, Baeyens J, Bauer J, Boirie Y, Cederholm T, Landi F, et al. Sarcopenia. European consensus on definition and diagnosis: report of the European Working Group on Sarcopenia in Older People. Age Ageing. 2010;39:412-23.
7. Beaudart C, Reginster J, Petermans J, Gillain S, Quabron A, Locquet M, et al. Quality of life and physical components linked to sarcopenia: The SarcoPhAge study. Exp Gerontol. 2015;69:103-10.
8. Bischoff-Ferrari H, Orav J, Kanis J, Rizzoli R, Schlögl M, Staehelin HB, et al. Comparative performance of current definitions of sarcopenia against the prospective incidence of falls among community dwelling seniors age 65 and older. Osteoporos Int. 2015;26:2793-802.
9. Landi F, Cruz-Jentoft A, Liperoti R, Russo A, Giovannini S, Tosato, M, et al. Sarcopenia and mortality risk in frail older persons aged 80 years and older: results from ilSIRENTE study. Age Ageing. 2013;42:203-9.
10. Solway S, Brooks D, Lacasse Y, Thomas S. A qualitative systematic overview of the measurement properties of functional walk tests used in the cardiorespiratory domain. Chest. 2001;119:256-70.
11. ATS Committee on Proficiency Standards for Clinical Pulmonary Function Laboratories. ATS statement: guidelines for the six-minute walk test. Am J Respir Crit Care Med. 2002;166(1):111-7.
12. Redelmeier DA, Bayoumi AM, Goldstein RS, Guyatt GH. Interpreting small differences in functional status: the six minute walk test in chronic lung disease patients. Am J Respir Crit Care Med. 1997;155:1278-82.
13. O'Keeffe ST, Lye M, Donnnellan C, Carmichael DN. Reproducibility and responsiveness of quality of life assessment and six minute walk test in elderly heart failure patients. Heart. 1998;80:377-82.
14. Podsiadlo D, Richardson S. The Timed "Up & Go": a test of basic functional mobility for frail elderly persons. JAGS. 1991;39(2):142-8.

15. Martinez BP, Lopes W, Alves G, Forgiarini Jr. LA, Camelier F, Camelier A. Associação do desempenho físico no teste Timed Up and Go com autorrelato de quedas em idosos hospitalizados. Rev Pesqui Fisioter. 2019;9(2):159-65.

16. Filippin LI, Miraglia F, Teixeira VNO, Boniatti MM. Validade preditiva do teste TUG. Rev Bras Geriatr Gerontol. 2017;20(4):561-6.

17. Martinez BP, Gomes IB, Oliveira CS, Ramos IR, Rocha MD, Forgiarini Jr. LA, et al. Accuracy of the Timed Up and Go test for predicting sarcopenia in elderly hospitalized patients. Clinics (Sao Paulo). 2015;70(5):369-72.

18. Martinez BP, Santos MR, Simões LP, Ramos IR, Oliveira CS, Forgiarini Jr. LA, et al. Segurança e reprodutibilidade do teste *Timed Up and Go* em idosos hospitalizados. Rev Bras Med Esporte. 2016;22(5):408-11.

19. Alexandre TS, Meira DM, Rico NC, Mizuta SK. Accuracy of Timed Up and Go Test for screening risk of falls among community-dwelling elderly. Rev Bras Fisioter. 2012;16(5):381-8.

20. Fritz S, Lusardi M. Walking Speed: the sixth vital sign. J Geriatr Phys Ther. 2009;32(2):46-9.

21. Abellan van Kan G, Rolland Y, Andrieu S, Bauer J, Beauchet O, Bonnefoy M, et al. Gait speed at usual pace as a predictor of adverse outcomes in community-dwelling older people an international academy on nutrition and aging (IANA) Task force. J Nutr Health Aging. 2009;13(10):881-9.

22. Kon SS, Patel MS, Canavan JL, Clark AL, Jones SE, Nolan CM, et al. Reliability and validity of the 4-metre gait speed in COPD. Eur Respir J. 2013; 42(2):333-40.

23. Flansbjer UB, Holmbäck AM, Downham D, Patten C, Lexell J. Reliability of gait performance tests in men and women with hemiparesis after stroke. J Rehabil Med. 2005;37(2):75-82.

24. Martinez BP, Batista AKMS, Ramos IR, Dantas JC, Gomes IB, Forgiarini Jr. LA, et al. Viabilidade do teste de velocidade de marcha em idosos hospitalizados. J Bras Pneumol. 2016;42(3):196-202.

25. Marrara KT, Marino DM, Jamami M, Oliveira Jr. D, Di Lorenzo VAP. Responsividade do teste do degrau de seis minutos a um programa de treinamento físico em pacientes com DPOC. J Bras Pneumol. 2012;38(5):579-87.

26. José A, Dal Corso S. Step tests are safe for assessing functional capacity in patients hospitalized with acute lung diseases. Journal of Cardiopulmonary Rehabilitation and Prevention. 2016;36(1):56-61.

27. Andrade CHS, Cianci RG, Malaguti C, Dal Corso S. The use of step tests for the assessment of exercise capacity in healthy subjects and in patients with chronic lung disease. J Bras Pneumol. 2012;38(1):1-10.

28. Dal Corso S, Duarte SR, Neder JA, Malaguti C, Fuccio MB, Castro Pereira CA, et al. A step test to assess exercise-related oxygen desaturation in interstitial lung disease. Eur Respir J. 2007;29:330-6.

29. Pessoa BV, Arcuri JF, Labadessa IG, Costa JNF, Sentanin AC, Di Lorenzo VAP. Validade do teste de degrau de seis minutos de cadência livre em pacientes com doença pulmonar obstrutiva crônica. Brazilian Journal of Physical Therapy. 2014;18(3):228-36.

30. Holland AE, Spruit MA, Troosters T, Puhan MA, Pepin V, Saey D, et al. An official European Respiratory Society/American Thoracic Society technical standard: field walking tests in chronic respiratory disease. Eur Respir J. 2014;44(6):1428-46.

31. Schnaider J, Karsten M. Testes de tolerância ao exercício em programa de fisioterapia hospitalar após exacerbação da doença pulmonar obstrutiva crônica. Fisioter Mov. 2006;19(4):119-26.

32. Borel B, Fabre C, Saison S, Bart F, Grosbois JM. An original field evaluation test for chronic obstructive pulmonary disease population: the six-minute stepper test. Clinical Rehabilitation. 2010;24:82-93.

33. Coquart JB, Lemaître F, Castres I, Saison S, Bart F, Grosbois JM. Reproducibility and sensitivity of the 6-Minute Stepper Test in patients with COPD. COPD. 2015;12(5):533-8.

34. Grosbois J, Riquier C, Chehere B, Coquart J, Béhal H, Bart F, et al. Six-minute stepper test: a valid clinical exercise tolerance test for COPD patients. Int J Chron Obstruct Pulmon Dis. 2016;11:657-63.

35. Delourme J, Stervinou-Wemeau L, Salleron J, Grosbois JM, Wallaert B. Six-minute stepper test to assess effort intolerance in interstitial lung diseases. Sarcoidosis Vasc Diffuse Lung Dis. 2012;29(2):107-12.

36. Jones S, Tillin T, Williams S, Coady E, Chaturvedi N, Hughes AD. Assessment of exercise capacity and oxygen consumption using a 6 min Stepper Test in older adults. Front Physiol. 2017;8:408.

37. Bonnevie T, Gravier FE, Leboullenger M, Médrinal C, Viacroze C, Cuvelier A, et al. Six-minute Stepper Test to set pulmonary rehabilitation intensity in patients with COPD – A retrospective study. COPD. 2017;14(3):293-7.

38. Pichon R, Beaumont M, Le Ber-Moy C, Péran L, Couturaud F. Détermination d'une différence minimale importante pour le stepper-test de six minutes

chez les patients atteints de BPCO. Rev Mal Respir. 2015;32:A75.

39. Zhan S, Cerny FJ, Gibbons WJ, Mador MJ, Wu YW. Development of an unsupported arm exercise test in patients with chronic obstructive pulmonary disease. J Cardiopulm Rehabil. 2006;26(3):180-7; discussion 188-90.

40. Takeda K, Kawasaki Y, Yoshida K, Nishida Y, Harada T, Yamaguchi K, et al. The 6-minute pegboard and ring test is correlated with upper extremity activity of daily living in chronic obstructive pulmonary disease. Int J Chron Obstruct Pulmon Dis. 2013;8:347-51.

41. Felisberto M, de Barros C, Nucci K, Albuquerque A, Paulin E, de Brito CMM, et al. Is the 6-minute pegboard and ring test valid to evaluate upper limb function in hospitalized patients with acute exacerbation of COPD? Int J Chron Obstruct Pulmon Dis. 2018;13:1663-73.

42. Celli BR, Rassulo J, Make BJ. Dyssynchronous breathing during arm but not leg exercise in patients with chronic airflow obstruction. N Engl J Med. 1986;314(23):1485-90.

43. Özcan Kahraman B, Özsoy İ, Acar S, Özpelit E, Akdeniz B, Sevinç C, et al. Effect of disease severity on upper extremity muscle strength, exercise capacity, and activities of daily living in individuals with pulmonary arterial hypertension. Turk Kardiyol Dern Ars. 2017;45(5):434-40.

44. Janaudis-Ferreira T, Hill K, Goldstein RS, Wadell K, Brooks D. Relationship and responsiveness of three upper-limb tests in patients with chronic obstructive pulmonary disease. Physiother Can. 2013;65(1):40-3.

45. Lima V, Almeida F, Janaudis-Ferreira T, Carmona B, Samora G, Velloso M. Valores de referência para o teste de argolas de seis minutos em adultos saudáveis no Brasil. J Bras Pneumol. 2018;44(3):190-4.

46. Paschoal LN, de Souza PN, Buchalla CM, de Brito CMM, Battistella LR. Identification of relevant categories for inpatient physical therapy care using the International Classification of Functioning, Disability and Health: a Brazilian survey. Braz J Phys Ther. 2019;23(3):212-20.

CAPÍTULO 18

Intervenções de reabilitação para analgesia

Solange Martins Xavier da Silveira
Gabriela Marcon Manfrim
César Abreu Akiho
Christina May Moran de Brito

INTRODUÇÃO

Segundo a definição da International Association for the Study of Pain (IASP), "Dor é uma experiência sensorial e emocional aversiva normalmente causada por, ou semelhante à causada por uma lesão tecidual real ou potencial". No caso de dor osteomioarticular aguda, o principal foco é reduzir o gatilho nociceptivo, ou seja, controlar o processo inflamatório, diminuir a sensibilização periférica e garantir a mobilização ativa precoce, restaurando a funcionalidade e, com isso, evitar a cronificação da dor.

Dor crônica é a que persiste além do tempo esperado ou por mais de 3-6 meses além do tempo normal de cura de uma lesão[1]. A sensibilização central (SC) é o mecanismo que modula a transição da dor aguda para a dor crônica pelo aumento da atividade das vias facilitatórias e pelo mau funcionamento das vias descendentes inibitórias de dor, tendo como resultado um controle analgésico endógeno disfuncional. Há hiperatividade das áreas que processam a dor no cérebro, a neuromatriz da dor[2].

Independentemente da patologia primária, a secundária é a dor persistente e suas consequências, incluindo o medo do movimento (cinesiofobia), a catastrofização da dor e a ansiedade. Essas consequências parecem ser os principais contribuintes para a incapacidade[3].

A dor crônica acomete 1 em cada 5 adultos. Tem impacto individual e social: piora o padrão de sono, aumenta/diminui o apetite, altera relacionamentos, causa depressão, ansiedade, afeta o trabalho com a diminuição de produtividade, além de aumentar os gastos com seguro social, benefícios e saúde (realizam-se 3 vezes mais consultas). É a principal causa de incapacidade na fase produtiva. Estima-se que 5-14% das pessoas com dor crônica apresentem tentativa de suicídio, correspondendo a um risco de suicídio duas vezes maior que na população normal[4].

Apesar da dor ser prevalente e de alto impacto no indivíduo e na sociedade, a abordagem habitual se mostra insatisfatória. Apenas 1 em cada 5 pacientes sai da consulta com esperança quanto ao tratamento. A maior parte acredita que o profissional que a assiste não tem conhecimento suficiente para o tratamento adequado; acredita que os profissionais estão mais preocupados em tratar outras condições do que sua dor e que creditam a dor a fatores psicológicos. Cerca de 68% mantêm dor a maior parte do dia e 95% mantêm dor moderada a forte, apesar do tratamento habitual[4].

Para o adequado tratamento da dor são desejáveis múltiplas intervenções que possam interferir simultaneamente na diminuição do estímulo nociceptivo, nos processos de transmissão e de interpretação, assim como no sistema supressor de dor. Deve-se utilizar uma abordagem interdisciplinar, com alinhamento das expectativas da equipe, paciente e familiares, por meio do nível de conforto do paciente, ou seja, a máxima dor que um paciente relata tolerar sem impactar em sua funcionalidade, apetite, humor e sono. Somada a isso, a educação do paciente e familiares é decisiva para a adesão ao tratamento proposto.

BASES PARA A PRÁTICA CLÍNICA

Avaliação

A avaliação do paciente com dor deve ser abrangente, considerando a complexa fisiopatologia da dor crônica. Ela deve ser ampla e, ao mesmo tempo, específica e detalhada nos sistemas mais envolvidos em cada caso.

A dissociação clínico-radiológica (e também com demais exames complementares) é muito frequente nessa população; o indivíduo geralmente já foi avaliado por diversos profissionais e apresenta extensa investigação subsidiária. Portanto, a solicitação de exames subsidiários adicionais deve ser criteriosa, para evitar o aumento de custos e a morbidade do paciente, além da possibilidade de alimentar fantasias quanto a seu diagnóstico.

São itens imprescindíveis na avaliação do paciente com dor[5]:

- história da dor:
  - início, possíveis desencadeantes, localização, irradiação, intensidade; características, agravantes e perpetuantes, possíveis fatores de melhora e piora; tratamentos prévios e suas respostas; exame físico; exames complementares;
  - diagnosticar a provável causa de dor e, principalmente, descartar suas possíveis causas secundárias e diferenciais;
- história funcional: incapacidade, atividades cotidianas, absenteísmo, lazer, atividade sexual, atividade física e participação social;
- medicações prévias e atuais: doses utilizadas, tempo utilizado, efeitos benéficos, efeitos adversos, efeitos secundários;

- intervenções e procedimentos prévios;
- abuso de drogas/medicações: analgésicos simples, opioides, benzodiazepínicos, anfetaminas, cocaína, *cannabis*, nicotina, entre outras (observa-se melhora em torno de 24% do quadro álgico com o tratamento da dependência);
- situação social e legal: estado civil, trabalho (incluindo satisfação), ambiente domiciliar e familiar, traumas/situações de abuso.

Avaliar também, entre os antecedentes, os fatores de risco para cronificação e pior prognóstico de resposta ao tratamento[6-8]:

- tabagismo;
- obesidade;
- sedentarismo;
- baixa qualidade de sono;
- estresse;
- transtorno psiquiátrico prévio;
- baixa resiliência;
- passividade;
- grande número de morbidades associadas;
- limitação funcional importante;
- queixas ocupacionais.

Intervenções farmacológicas

Dor aguda

Para pacientes com dor leve à moderada, conforme a escada analgésica da OMS, o primeiro degrau preconiza o uso de analgésicos simples (dipirona, paracetamol, viminol) ou anti-inflamatórios não hormonais com adição de uma droga adjuvante, conforme a necessidade, como miorrelaxantes. Se os fármacos do primeiro degrau, dados na dose e frequência recomendadas, não aliviarem a dor, passa-se para o segundo degrau, no qual se adiciona um opiáceo fraco (codeína, tramadol). Se a combinação de opiáceo fraco com o não opiáceo também não for efetiva no alívio da dor, substitui-se o opiáceo fraco por um forte (oxicodona, morfina, fentanila, buprenorfina, metadona).

Na Figura 1, tem-se a escada analgésica da OMS quanto ao uso de fármacos, com a observação de que, na prática, orientamos também o uso adicional de medidas farmacológicas, como meios físicos, entre outros.

Dor crônica

O tratamento medicamentoso da dor crônica inclui a utilização de medicações analgésicas como resgate, mas deve ser baseado e ter como estratégia de médio e longo prazo o uso de medicações moduladoras de dor, como antidepressivos e anticonvulsivantes. Sempre que possível, deve-se evitar o uso de opioides por longos períodos[9].

Entre os antidepressivos, utilizam-se, principalmente, os inibidores seletivos da recaptação de serotonina e noradrenalina (duloxetina, venlafaxina, desvenlafaxina) e os tricíclicos (amitriptilina, nortriptilina, imipramina). Já entre os anticonvulsivantes, podemos citar: gabapentina, pregabalina, carbamazepina, lamotrigina e topiramato[10].

Procedimentos adjuvantes

Considerando a grande prevalência da síndrome dolorosa miofascial como condição primária ou secundária de causa de dor, procedimentos como infiltração de ponto-gatilho com lidocaína 1% e agulhamento seco, associados ao uso de meios físicos e exercícios de alongamento, são extremamente úteis.

Bloqueios de nervo podem ter papel tanto diagnóstico como terapêutico. Já os bloqueios simpáticos (bloqueio do gânglio estrelado e bloqueio simpático lombar) podem ser mais úteis em indivíduos com dor crônica refratária[9].

Já quando o indivíduo apresenta uma doença osteomioarticular localizada, como osteoartrite, por exemplo, infiltrações articulares com corticosteroides ou o uso da viscossuplementação com hialuronatos podem ser de grande valia.

A acupuntura apresenta boa evidência científica para tratamento de dores crônicas de origem osteomioarticular e para cefaleia. Já para condições agudas, não há evidência disponível suficiente para afirmar que seja superior ao placebo[10].

O tratamento por ondas de choque é uma modalidade de tratamento médico, não invasivo, que utiliza ondas mecânicas de moderada e alta intensidade. Essas ondas, ao atingirem os tecidos, estimulam os mecanorreceptores, de-

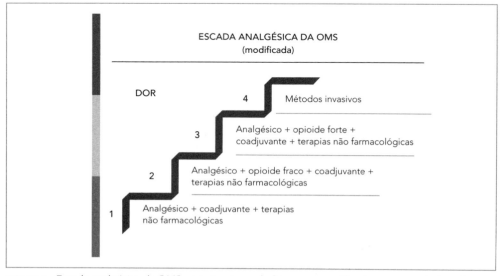

FIGURA 1 Escada analgésica da OMS, quanto ao uso de fármacos, modificada, com o acréscimo das medidas não farmacológicas.

sencadeando hiperemia e angiogênese; diluição de neurotransmissores e substâncias algogênicas; modulação da dor pela liberação de substância P e do peptídeo relacionado ao gene da calcitonina; modulação da dor pela liberação de óxido nítrico; e desnervação seletiva imediata de terminações nervosas livres e fibras tipo C (finas e amielínicas), que conduzem os impulsos dolorosos. As indicações habituais dessa modalidade de tratamento são: tendinopatias e bursopatias crônicas, fasciíte plantar, pseudoartrose, retardo de consolidação óssea e síndrome dolorosa miofascial refratária. São contraindicações: neoplasias na área de tratamento, região de área torácica, região de fise de crescimento, região de cérebro ou medula, coagulopatia ou útero gravídico. Tem como eventos adversos relatados: petéquias, hematomas, piora na dor, rotura de tendão, fístula liquórica, síncope, zumbido e recidiva tumoral[11].

Meios físicos

O tratamento não farmacológico com meios físicos pode atuar sozinho ou como adjuvante ao tratamento farmacológico. Os meios físicos contribuem para o tratamento da dor e são muito úteis para amenizar o sofrimento.

Termoterapia por adição ou calor

Consiste no emprego de calor superficial por condução (*hydrocolator*, compressa quente, bolsa de gel, parafina), convecção (turbilhão) e profundo, por conversão (ondas curtas, micro-ondas e ultrassom).

Efeitos fisiológicos[12-15]: os agentes de aquecimento superficial devem aumentar a temperatura da pele entre 40-45 °C e atingir profundidade de até 3 mm (no caso do calor superficial), e os profundos até cerca de 5 cm. Esses efeitos incluem:

- vasodilatação;
- melhora do metabolismo e da circulação local;
- aumento da extensibilidade dos tecidos moles;
- relaxamento muscular;
- analgesia;
- redução da rigidez articular.

Indicação do calor[12]:

- processos inflamatórios subagudos e crônicos;
- redução da dor;
- espasmos musculares;
- rigidez articular;
- resolução de edemas e hematomas crônicos;
- previamente à terapia, com exercícios, pela redução da resistência plástica (colágeno) e elástica (elastina) do tecido, além da analgesia.

Contraindicações do calor superficial[12]:

- afecções agudas;
- insuficiência vascular;
- áreas com alteração de sensibilidade;
- áreas com hemorragias;
- sobre áreas com neoplasias;
- não aquecer grandes áreas corporais em pacientes hipotensos;
- em pacientes com alterações cognitivas, verificar se o calor não está excessivo.

Contraindicações do calor profundo (ultrassom e ondas curtas)[15,16]:

- em pacientes oncológicos há contraindicações de ondas curtas, pelo risco de disseminação de células neoplásicas (e o ultrassom deve ser evitado em regiões próximas àquela acometida pelo tumor);
- crianças;
- áreas de tromboflebites ou com insuficiência circulatória;
- áreas com feridas abertas;
- áreas tratadas com radioterapia;
- áreas com sensibilidade diminuída;
- infecções ou traumas agudos;
- áreas de implante de cimento ósseo e metálicos;
- sobre área cardíaca, olhos, órgãos reprodutores, região anterior do pescoço.

Formas de aplicação:

- *bolsa de gel*. Aquecer a bolsa segundo a orientação do fabricante e sempre proteger a pele do paciente com toalha ou compressa entre a pele e a bolsa;

- *bolsas térmicas*, como hidrocolator. É uma forma de calor úmido. Modalidades de calor úmido transferem calor muito mais rápido dos que as com calor seco. Necessitam ser separadas da pele por 6-8 camadas de toalhas;
- *lâmpadas de infravermelho*. Colocar uma distância mínima de 30 cm da pele. Não direcionar para os olhos e sempre protegê-los. Tempo de uso: 20-30 minutos;
- *hidroterapia com turbilhão*. Usado para aquecer as extremidades e facilitar a cinesioterapia em casos de dor articular, musculotendínea e de síndrome complexa de dor regional.

Ultrassom

O ultrassom (US) terapêutico refere-se a ondas sonoras (vibrações mecânicas) com frequências entre 1-3 MHz. A passagem dessas ondas mecânicas pelos tecidos gera vibração das moléculas teciduais, e a colisão dessas moléculas produz calor.

Efeitos fisiológicos térmicos:

- aumento do metabolismo;
- aumento da extensibilidade do colágeno e das propriedades viscoelásticas do tecido conjuntivo;
- diminuição da sensibilidade dos tecidos neurais;
- diminuição de espasmos musculares;
- diminuição da dor.

Efeitos fisiológicos não térmicos:

- regeneração tissular e reparação dos tecidos moles;
- estimulação do calo ósseo;
- aumento da circulação tissular;
- diminuição de espasmos e normalização do tônus muscular;
- analgesia por estimulação das fibras nervosas aferentes grossas.

O US penetra por tecidos com alto teor de água. Os tecidos que mais absorvem a energia do US são aqueles com alto conteúdo de colágeno (tendões, ligamentos, fáscias, cápsula articular e tecido cicatricial)[15].

Em tecidos biológicos, quanto menor a frequência, maior a profundidade de penetração. O US de 1 MHz é absorvido pelos tecidos em uma profundidade de 3-5 cm e é recomendado para lesões mais profundas. O US de 3 MHz é recomendado para lesões mais superficiais (1-2 cm)[16].

Indicação:

- osteoartrites;
- síndrome dolorosa miofascial;
- tendinites;
- epicondilites;
- aderências cicatriciais;
- fibroedema.

Modos:

- US contínuo produz 50% de efeito térmico e 50% de efeito não térmico, usado na fase crônica das lesões;
- US pulsado produz preferencialmente efeitos não térmicos, usado em lesões subagudas.

Intensidade: a penetração da onda depende da perda de energia do feixe ultrassônico para os tecidos biológicos, que varia de acordo com a composição biológica dos tecidos (água e proteínas).

Valores de intensidade de energia para chegar ao tecido-alvo:

- processos agudos: 0,1-0,3 W/cm^2;
- processos subagudos: 0,3-0,5 W/cm^2;
- processos crônicos: 0,5-1 W/cm^2.

Watson realizou um estudo correlacionando a intensidade que deve ser ajustada no aparelho com a intensidade necessária no tecido-alvo de acordo com a profundidade do tecido a ser tratado[17] (Tabela 1).

TABELA 1 Correlação entre a intensidade a que deve ser ajustado o aparelho com a intensidade necessária no tecido-alvo, de acordo com a profundidade do tecido a ser tratado

3 MHz	Profundidade da lesão (cm)		
Intensidade necessária no tecido-alvo (W/cm²)	0,5	1	2
1	1,20	1,4	1,8
0,9	1,08	1,26	1,62
0,8	0,96	1,12	1,44
0,7	0,84	0,98	1,26
0.6	0,72	0,84	1,08
0,5	0,6	0,7	0,9
0,4	0,48	0,56	0,72
0,3	0,36	0,42	0,54
0,2	0,24	0,28	0,36
0,1	0,12	0,14	0,18

1 MHz	Profundidade da lesão (cm)					
Intensidade necessária no tecido-alvo (W/cm²)	0,5	1	2	3	4	5
1	1,13	1,25	1,5	1,75	2	2,25
0,9	1,01	1,13	1,35	1,58	1,8	2,03
0,8	0,9	1	1,2	1,4	1,6	1,8
0,7	0,79	0,88	1,05	1,23	1,4	1,58
0,6	0,68	0,75	0,9	1,05	1,2	1,35
0,5	0,56	0,63	0,75	0,88	1	1,13
0,4	0,45	0,5	0,6	0,7	0,8	0,9
0,3	0,34	0,38	0,45	0,53	0,6	0,68
0,2	0,23	0,25	0.3	0,35	0,4	0,45
0,1	0,11	0,13	0.15	0,18	0,2	0,23

Uma vez que não há como saber quanta energia é absorvida pelo tecido nem a profundidade exata do tecido alvo, a dosagem ajustada no aparelho depende do julgamento individual do aplicador. Sempre registrar a dose aplicada à superfície.

Tempo de aplicação:

- área a ser tratada menor que o tamanho do cabeçote: 3 minutos;
- igual ao tamanho do cabeçote: 4 minutos;
- maior que o tamanho do cabeçote: 3 minutos para a área equivalente ao cabeçote mais 1 minuto para cada área extra do tamanho do cabeçote.

Cuidados gerais:

- Posicionar o paciente confortavelmente e de forma que o tecido a ser atingido fique o mais superficial possível;
- evitar áreas com saliências ósseas e áreas muito irregulares. Para estas áreas, pode ser utilizada uma interface aquosa (como uma luva cheia de água);

- usar uma quantidade de gel aquoso suficiente e só ligar o aparelho após o acoplamento adequado com a pele;
- mover o cabeçote constantemente durante a aplicação para evitar efeitos lesivos de ondas estacionárias;
- se o paciente sentir qualquer dor, reduzir a intensidade ou abandonar o tratamento;
- realizar higiene apropriada da área a ser tratada e do equipamento.

Fonoforese: é o método de usar o US para incrementar a penetração de agentes farmacológicos através da pele no tecido subcutâneo pelo aumento da permeabilidade celular pelo calor e vasodilatação local[18]. No Hospital Sírio-Libanês, é usado sobretudo o gel de diclofenaco. Aplicar o medicamento na área a ser tratada e depois utilizar o US 1 MHz, contínuo, conforme já descrito.

Indicação:

- dor lombar mediana aguda[16];
- tendinopatias e bursopatias.

Ondas curtas

Definição: aparelho que produz corrente alternada de alta frequência (geralmente 27,12 MHz), gerando campo eletromagnético entre 2 polos e aquecendo o tecido entre eles por conversão. Aplicado em modo contínuo ou pulsado.

Mecanismo de ação: esse campo eletromagnético provoca a corrente de Foucault com movimentação iônica e distorção molecular, promovendo o aquecimento dos tecidos profundos[19].

Efeitos fisiológicos:

- vasodilatação e consequente melhora da inflamação (aumenta a nutrição, a oferta de oxigênio e a remoção de catabólitos);
- analgesia;
- redução do espasmo muscular;
- aumento da extensibilidade dos tecidos moles.

O modo pulsado é geralmente utilizado por seus efeitos atérmicos, que são, provavelmente, o resultado do fato das células absorverem a energia dos campos elétricos, provocando o aumento da atividade celular. Seus efeitos fisiológicos incluem: aumento do fluxo sanguíneo, diminuição da dor e rigidez articular, redução da inflamação, resolução de edema e aceleração da cicatrização. Pode também ter efeito térmico, que é dose-dependente[17].

Indicações:

- dor subaguda ou crônica;
- dor lombar crônica;
- tendinopatias;
- síndrome dolorosa miofascial;
- osteoartrites[17].

Tipos de aplicadores

- Capacitadores:
  - placas capacitadoras (*Schliphake*): que mantêm distância da pele. A maior distância possível é a que gera maior profundidade do calor;
  - placas flexíveis: usar placas de feltro ou toalhas com espessura de 2,5-5 cm entre a placa e a pele.

Em ambos os casos, há a necessidade de usar duas placas para fechar o campo magnético.

Formas de aplicação:

- em série;
- paralelo;
- longitudinal.

Parametrização: definir a frequência de utilização (modo contínuo ou pulsado) com base na doença a ser tratada. Verificar se a sintonia do aparelho está ajustada. Ligar a potência de 3-5 Watts e ficar atento ao nível de calor referido pelo paciente, que deve ser de calor agradável na área de aplicação. Doses baixas geram aquecimento baixo (quase imperceptível), e doses altas podem gerar calor alto e provocar dor e queimaduras.

Tempo de aplicação: 15-30 minutos, dependendo da profundidade da área a ser tratada.

Cuidados gerais:

- o paciente deve retirar relógio, aparelho auditivo e metais e não deixar celular na sala;
- instalar o paciente em posição confortável em maca ou cadeira de madeira;
- o fisioterapeuta deve permanecer a uma distância mínima de pelo menos 1 metro quando o aparelho estiver ligado e em uso;
- utilizar gaiola de Faraday na sala para garantir aplicação eficaz do campo eletromagnético e proteção de outros aparelhos eletrônicos próximos ao OC. Se não houver a gaiola, outros aparelhos deverão manter distância > 2 metros.

Crioterapia

É uma técnica que utiliza baixas temperaturas para induzir os tecidos à vasoconstrição, por aumento da atividade neurovegetativa simpática, diminuição do metabolismo e redução da velocidade de condução nervosa.

Efeitos fisiológicos:

- anti-inflamatório;
- diminuição da formação e do acúmulo de edema;
- quebra do ciclo dor-espasmo-dor pela redução da atividade dos fusos musculares, da junção neuromuscular, da velocidade de condução dos nervos periféricos e da redução da atividade muscular reflexa[4];
- analgesia pela diminuição da velocidade de condução das fibras nervosas; diminuição da excitabilidade das terminações nervosas livres pela ação vasoconstritora, que diminui a liberação de mediadores inflamatórios; diminuição da informação nociceptiva transmitida através de fibras aferentes para a medula espinhal com diminuição da atividade dos neurônios do corno dorsal da medula espinhal; diminuição da hiperalgesia secundária e diminuição da expansão de campos receptivos. Após uma aplicação de 20 minutos de frio, a transmissão nervosa pode ser reduzida em até 29,4% e a condução permanece alterada por 30 minutos após a remoção do frio[20].

Indicação:

- afecções musculoesqueléticas traumáticas e/ou inflamatórias, principalmente agudas[19,21];
- controle de hemorragia e edema;
- pós-operatório de cirurgias ortopédicas. No pós-operatório de prótese total de joelho, a crioterapia para analgesia está associada à melhora da força muscular do quadríceps[22].

A crioterapia compressiva induz à vasoconstrição nos tecidos operados e previne edema pelo aumento da pressão local e redução do fluxo de fluidos no espaço intersticial. Pode prevenir também a ocorrência de hemartrose[23].

Contraindicações:

- áreas com déficits sensitivos, intolerância ou hipersensibilidade ao frio;
- fenômeno de Raynaud;
- crioglobulinemia;
- hemoglobinúria paroxística ao frio;
- áreas com insuficiência circulatória, com lesão vascular periférica;
- nervos periféricos em regeneração;
- áreas com feridas abertas;
- o uso da crioterapia até antes de 40 minutos de realizar atividade física pode aumentar o risco de lesão por aumento da rigidez muscular[24].

Formas de aplicação: bolsa de gelo, bolsa de gel, *criocuff* (crioterapia compressiva).

Tempo de aplicação: 10-20 minutos, dependendo da profundidade da área a ser tratada.

Cuidados gerais: utilizar compressa para proteger a pele, prevenindo queimaduras pelo gelo. Os pacientes idosos podem ter baixa aceitação do frio.

Estimulação elétrica nervosa transcutânea (TENS)

A TENS é uma modalidade analgésica não invasiva e de pouquíssimos efeitos colaterais.

Trata-se da aplicação de uma corrente elétrica que promove, via eletrodos superficiais na pele, impulsos elétricos de baixa frequência controlados, que causam um estímulo sensorial perceptível. Tem o objetivo de promover alívio e a modificação da percepção dolorosa em diversas condições agudas e crônicas, clínicas e cirúrgicas.

Ativa uma complexa rede neuronal, realizando uma interação sensitiva para produzir analgesia. Seu mecanismo fisiológico de analgesia depende da modulação da corrente aplicada à região afetada.

A TENS de alta frequência e baixa intensidade (convencional) promove analgesia por meio do mecanismo da comporta da dor. A corrente elétrica ativa as fibras aferentes A beta, que são mielinizadas, de grosso calibre e de condução rápida, inibindo na medula a passagem dos estímulos dolorosos conduzidos pelas fibras A delta e C de pequeno diâmetro, não mielinizadas e de condução lenta, promovendo analgesia imediata devido à inibição pré-sináptica da mensagem de dor, com a liberação do neurotransmissor GABA (sigla em inglês para ácido gama-aminobutírico) pelas fibras grossas[25]. Aumenta a concentração de beta endorfinas na corrente sanguínea e no liquor e encefalinas no liquor. Reduz a substância P, neurotransmissor que está aumentado após lesão tecidual, diminuindo a excitabilidade de neurônios periféricos e reduzindo a entrada aferente no sistema nervoso central (SNC)[26]. É mais utilizada no tratamento da dor aguda.

A TENS de baixa frequência e alta intensidade (modo "acupuntura") utiliza vias inibitórias descendentes para produzir analgesia por meio da ativação de receptores opioides ativadores da via PAG (substância cinzenta periaquedutal) – RVM (medula ventromedial rostral), GABA, serotonina e muscarínicos para reduzir a atividade dos neurônios do corno dorsal e, assim, a dor[26]. Mais usado nas dores crônicas. A TENS de baixa frequência não produz analgesia em pessoas tolerantes a opioides, mas isso não acontece na alta frequência. Portanto, a TENS de alta frequência é mais eficaz em pessoas que tomam opioides.

As duas modalidades produzem uma redução na excitabilidade central e a consequente sensibilização dos neurônios na medula espinhal, sendo eficazes na restauração da modulação inibitória central da dor[26].

Além da analgesia, a TENS pode ter efeito sobre a circulação pela indução de vasodilatação em indivíduos saudáveis[27], na redução de citocinas proinflamatórias[27], atenuação da alodinia pós-operatória por diminuir substância P e das citocinas proinflamatórias.

Indicações[28]:

- dores agudas e crônicas;
- dores pós-cirúrgicas, incisionais;
- dores de origem musculoesquelética (osteoartrites, dores pélvicas, dores na coluna, síndrome dolorosa miofascial, fraturas ósseas metastáticas, dores da fibromialgia);
- dores neuropáticas (neuropatia diabética dolorosa, dores no lesado medular, neuralgia trigeminal, pós-herpética, lesão de nervos periféricos, síndrome complexa de dor regional).

Contraindicações:

- portadores de marca-passo e implantes elétricos;
- diretamente sobre o tecido neoplásico;
- gestação (região abdominal e lombar);
- pele com solução de continuidade, dermatites ou irritação;
- pele anestésica;
- próximo a olhos, pericárdio e seio carotídeo na região anterior do pescoço;
- com cuidado em pacientes com problemas cognitivos.

Fatores que afetam a eficácia da TENS:

- usar a mesma frequência, intensidade e largura de pulso em sessões diárias; produz tolerância analgésica;
- intensidade: usar sempre intensidade alta mais confortável, não dolorosa;

CAPÍTULO 18 INTERVENÇÕES DE REABILITAÇÃO PARA ANALGESIA 203

- o tamanho dos eletrodos deve ser escolhido de acordo com a área a ser tratada, assim como a quantidade de canais;
- os eletrodos devem ser usados próximos um ao outro para evitar a dispersão da corrente;
- tecidos musculares são mais condutivos na direção longitudinal de suas fibras do que na transversal.

Colocação dos eletrodos:

- sobre o local da dor;
- acima e abaixo ou ao lado da área dolorida (região da dor no centro);
- sobre dermátomos ou miótomos relacionados à área de dor;
- sobre pontos-gatilho;
- sobre pontos de acupuntura;
- sobre áreas paravertebrais na altura da raiz relacionada à área da dor, até mesmo contralateral.

Técnica de aplicação:

- avaliar a intensidade da dor do paciente;
- informar ao paciente como ele perceberá o estímulo, que deverá ser forte mas confortável e não doloroso. Ele sentirá um formigamento ou contração não dolorosa, de acordo com os ajustes realizados;
- posicionar o paciente de forma confortável, com a área a ser tratada desnuda e limpa (livre de cremes). Se necessário, limpar com álcool;
- escolher o tamanho e a quantidade de eletrodos adesivos a serem utilizados e fixá-los na pele;
- ajustar a frequência, a largura de pulso e o tempo de duração da estimulação, conforme indicação;
- avisar o paciente de que vai começar e regular a intensidade para cada canal;
- alertar o paciente de que, caso a intensidade da corrente diminua, ele deverá avisar para essa ser aumentada;

- ao final da sessão, reavaliar a dor e fazer anotações no prontuário sobre esta e o modo de utilização da TENS;
- se não houver ocorrido melhora da dor, reajustar o modo de utilização na próxima aplicação.

Parametrização:

- TENS convencional: utilizar frequência (f) de 80-150 Hz, largura de pulso < 150 microssegundos, intensidade sensitiva, tempo de 30-60 minutos, 1-2 vezes ao dia. Indicação: dores agudas, pacientes que fazem uso de opioides;
- TENS acupuntura: utilizar f < 10 Hz, largura de pulso > 150 microssegundos, intensidade motora, tempo de 20-30 minutos, 1 vez ao dia. Indicação: dores crônicas;
- TENS breve-intensa: utilizar f de 100 Hz ou mais, largura de pulso 200 microssegundos, intensidade de contrações tetânicas, tempo de 10-15 minutos. Indicação: alívio imediato;
- TENS *burst*: f de saída fixa em 100 Hz, modulada (interrompida) por 2 Hz, largura de pulso de 50-400 microssegundos, intensidade motora seguida de sensitiva, tempo 30 minutos. Indicação: dores subagudas ou crônicas.

Moduladas: pela adaptação do sistema nervoso a estímulos repetidos regulares, o paciente poderá deixar de sentir o estímulo após alguns minutos. Para vencer essa acomodação, poderão ser utilizados modos nos quais intensidade, frequência e/ou largura de pulso variem durante a aplicação. Esses modos podem ser usados durante a aplicação da TENS convencional, acupuntura e breve intensa.

- VIF (variação automática de intensidade e frequência): sinal com variação automática de f e largura de pulso. O valor de f e largura de pulso ajustados tem variação de +25% em um período de 3 segundos, voltando ao valor original, e variação de −25% em um período de 3 segundos, voltando ao original;

- VLP (variação de largura de pulso): sinal com *f* fixa e variação automática de largura de pulso;
- VF (variação de frequência): sinal com largura de pulso fixa, *f* com variação automática.

Cuidados gerais:

- eletrodos muito pequenos com intensidade de corrente alta podem causar dor ou lesão de pele;
- eletrodos colocados sobre proeminência óssea podem produzir dor;
- utilizando eletrodos adesivos, observar se a superfície autoaderente está íntegra, sem irregularidades no gel, a fim de evitar queimaduras. Trocá-los sempre que necessário.

Laser[29]

Definição: a palavra "LASER" é um acrônimo para *light amplification by stimulated emission of radiation*. Esse feixe de luz tem características de monocromaticidade, coerência e colimação. Para a produção do *laser* precisamos conhecer sua fonte geradora. Atualmente, a mais comum é o hélio-neônio (He-Ne) e os diodos arsenieto de gálio-alumínio (GaAlAs). O comprimento de onda define a profundidade de penetração no tecido-alvo:

- o *laser* vermelho apresenta alto coeficiente de absorção na pele – utilizado em tecidos lesionados mais superficiais, até 1 cm;
- o *laser* infravermelho tem baixo coeficiente de absorção – utilizado em tecidos mais profundos acima de 1 cm.

Efeitos fisiológicos:

- analgesia pela diminuição da condução do estímulo doloroso;
- melhora da microcirculação da lesão e região isquêmica;

- melhora da inflamação;
- melhora da perfusão tecidual;
- melhora da reparação dos neurônios.

Indicações:

- cicatrização de feridas;
- lesões musculoesqueléticas – tendinopatias[29], dores articulares;
- reparação do nervo nas neuropatias periféricas (melhora da dor e parestesia)[30];
- prevenção e tratamento de mucosites orais[31];
- áreas dolorosas pequenas e bem definidas.

Contraindicações:

- no local de neoplasia maligna;
- sobre tecidos infectados;
- aplicação no olho;
- região anterior do pescoço, sobre as carótidas;
- em região abdominal, coluna lombar e pelve em gestantes;
- sobre os órgãos reprodutivos;
- pacientes com histórico de fotossensibilidade ou que façam uso de medicações ou cosméticos fotossensíveis.

Parametrização:

- eleger o comprimento de onda a ser utilizado (vermelho ou infravermelho) pela profundidade do tecido a ser irradiado;
- eleger a quantidade de energia em joules (J) pelo tipo e estágio da patologia. Com base em literatura e pela nossa prática clínica, para analgesia utilizamos uma janela terapêutica entre 4-8 J; para bioestimulação, reparação tecidual entre 1-3 J;
- definir o número de aplicações e frequência. Pela World Association for Laser Therapy (WALT), são recomendadas sessões diárias de *laser* por duas semanas ou em dias intercalados por 3-4 semanas.

Técnica de aplicação:

- usar óculos especiais no terapeuta e paciente para proteger os olhos;
- só ligar a caneta quando em contato com a pele do paciente. Ponteira acoplada em ângulo de 90° com a pele;
- respeitar a distância de 1 cm entre um ponto e outro de aplicação tanto na técnica pontual como na borda;
- limpar a área e a caneta com álcool a 70% após o uso.

Educação em dor baseada na neurociência

A educação em dor baseada na neurociência (EBN) tem sido estudada como recurso terapêutico desde o final da década de 1990, em diferentes populações com dor crônica. No Brasil, a plataforma Pesquisa em Dor – Neurociência e Dor (https://pesquisaemdor.com.br) fornece material *online* de alta qualidade e gratuito para a aplicação da EBN por clínicos, além de informações para pacientes.

A EBN é uma abordagem cognitiva, pois procura mudar crenças e cognições relacionadas à dor. O objetivo é que o paciente adote condutas menos passivas e externas de controle da dor. Quando essas novas experiências cognitivas são introduzidas e substituem o binômio lesão = dor, o indivíduo fica mais confiante em recuperar seu movimento e sua funcionalidade conforme vê a dor diminuir[32].

O formato mais aceito é paciente e terapeuta, um a um, com espaço para perguntas e respostas e não como uma palestra direta, recorrendo a materiais didáticos ilustrativos. A EBN é uma abordagem de tratamento biologicamente plausível que parece trazer benefícios claros quando aplicada isoladamente ou como parte de um programa de reabilitação mais amplo. Fazer EBN exige e tem como alvo uma mudança na compreensão da dor – de um paradigma biomecânico, centrada na patologia estrutural, para um paradigma verdadeiramente biopsicossocial[33].

Terapia manual

A terapia manual é largamente usada por fisioterapeutas, osteopatas e quiropatas. É definida como um *continuum* de movimentos passivos em determinadas estruturas, que são aplicados em diferentes velocidades e amplitudes. Um exemplo é o uso de técnicas de liberação miofascial, amplamente utilizadas para o tratamento das síndromes dolorosas miofasciais.

Tanto a mobilização articular (baixa velocidade, dentro do limite da amplitude de movimento) como as técnicas de manipulação articular (alta velocidade, baixa amplitude de movimento e um *thrust* no final da amplitude de movimento) visam diminuir a rigidez articular, melhorar o espasmo do músculo, reposicionar articulações e romper aderências cicatriciais. Elas também são usadas para modular a dor por vias neurais ascendentes e descendentes.

A mobilização e a manipulação da coluna vertebral são ambas recomendadas por diretrizes na dor lombar crônica. A mobilização, em geral, é mais comumente usada do que a manipulação na prática clínica. A mobilização vertebral é mais fácil e mais segura para os profissionais aplicarem, especialmente os iniciantes, uma vez que não envolve manobra de alta velocidade no final do movimento, sendo, por isso, mais segura[34].

A terapia manual, aliada à terapia cognitivo-funcional, dentro da EBN, tanto para dor lombar crônica inespecífica como para dor cervical inespecífica (Tabela 2), relaxa a musculatura contraída excessivamente, possibilitando ganho de amplitude de movimento e facilitando o exercício ativo. Essas abordagens vêm mostrando eficácia em restaurar a confiança dos pacientes, deixando-os totalmente livres de dor[35,36].

Exercícios físicos no controle da dor

O exercício físico regular modula as funções do sistema nervoso central com maior inibição e redução da excitação, causando aumento do limiar de sensibilidade à dor. Justamente em várias condições de dor crônica há falta de inibição e maior excitabilidade (diminuição do limiar de sensibilidade à dor)[37].

Por isso, o exercício poderia então piorar a dor em curto prazo, ou seja: os pacientes devem ser avisados de que talvez, agudamente, haja uma piora da dor ao iniciar um programa de exercícios físicos e que a atividade física do dia a dia deve ser computada nesse esforço inicial.

TABELA 2   Orientações práticas ao aplicar exercícios físicos em doentes com dor musculoesquelética crônica[38]

1	O exercício deve ser, idealmente, divertido, não um fardo
2	Discutir o conteúdo do protocolo de exercícios com o paciente; o protocolo deve atender às necessidades, e os pedidos do paciente devem ser respeitados sempre que possível
3	Usar o exercício aeróbio, assim como o treinamento do controle motor
4	Ter cuidado com o exercício excêntrico
5	Preferir exercitar partes do corpo não ou menos doloridas
6	Permitir o aumento da dor durante e logo após o exercício, mas evitar aqueles que aumentam continuamente a intensidade da dor ao longo do tempo. (Ou seja, se necessário, modificar o exercício)
7	Usar atividades motoras graduadas contingenciadas pelo tempo ou pelo número de repetições: o quanto o paciente se sente seguro em fazê-las após achar a linha de base e de limite
8	Achar a linha de limite, ou seja, o quanto o paciente tolera de exercício até a fadiga ou até aparecer a dor. Ser conservador ao definir a linha de base; preferir uma linha de base inferior para garantir que está bem dentro das capacidades do paciente
9	Prescrever tempos longos de repouso ou descanso entre o exercício e as atividades do dia a dia do paciente
10	Monitorar e evitar exacerbação de sintomas na avaliação e nos dias iniciais ao tratamento. Mudar o exercício, se necessário
11	O aumento leve dos sintomas, durante o início do tratamento, é natural, mas deve cessar conforme a rotina de exercícios é estabelecida
12	Não aumentar a graduação dos exercícios se houver aumento dos sintomas

Pacientes com fatores de risco para cronificação e pior prognóstico, e inativos, podem exigir maior supervisão e exposição graduada a atividades temerosas. Em pacientes com histórico de abuso de substâncias e psicopatologias diagnosticadas, um programa de exercícios sozinho não será eficaz, exigindo tratamento interdisciplinar[3].

Técnicas psicocomportamentais

Imagética motora graduada (IMG)

Já sabemos, então, que pacientes com dor neuropática ou dor crônica de difícil manejo, podem ter seu mapa somatossensorial alterado em tamanho e organização, principalmente no córtex somatossensorial primário (S1). A IMG foi desenvolvida para, gradualmente, ativar áreas encefálicas envolvidas no movimento de um membro doloroso, com o objetivo de estimular a neuroplasticidade e promover a reorganização cortical, possibilitando dessa forma reduzir ou evitar a dor no indivíduo[39].

A terapia imagética gradual abrange três etapas:

1. a reconstrução da lateralidade no cérebro: o indivíduo deve reconhecer os lados direito e esquerdo, com o uso de imagens apresentadas por figuras ou aplicativos;

2. movimentos imaginários ou imagética motora explícita: é solicitado ao paciente que apenas imagine o movimento em questão sendo executado pelo próprio paciente, mas sem realizá-lo realmente;

3. terapia com espelho: consiste em esconder atrás do espelho o membro afetado e deixar em frente ao espelho o membro são e assim "enganar" o cérebro fazendo-o achar que a membro que está sendo exercitado é o afetado. É importante trabalhar os passos anteriores antes da terapia com o espelho e gradualmente ir solicitando o movimento do membro afetado. Assim, o tratamento poderá evoluir para o ganho de funcionalidade e controle da dor.

Mindfulness

A aplicação do *mindfulness* no campo da saúde tem grande potencial para melhorar o estado de saúde e o bem-estar da população, em geral e de pacientes, particularmente os portadores de condições crônicas associadas a sintomas de ansiedade e depressão, muito comumente encontrados em pacientes com dor crônica[40].

Técnicas de relaxamento/meditação

O uso de técnicas de relaxamento, como o relaxamento autógeno de Shultz, também mostrou plasticidade positiva nas áreas de processamento da dor no cérebro, principalmente, naquelas que também processam afeto e atenção, medidas por imagens de ressonância magnética funcional. Essa técnica tem a vantagem de que, uma vez aprendida, um indivíduo pode praticá-la sem novas intervenções de um terapeuta, inclusive por pacientes idosos[41].

CONSIDERAÇÕES FINAIS

- O adequado tratamento da dor não é simples ou linear, tendo em vista sua complexa fisiopatologia e as inúmeras variáveis que influem em sua evolução. Portanto, a avaliação do indivíduo com dor deve ser, ao mesmo tempo, ampla e específica, bem como detalhada nos sistemas mais envolvidos em cada caso;
- somente com uma avaliação adequada é que se chega ao diagnóstico mais apurado e, consequentemente, aos melhores resultados terapêuticos;
- a boa comunicação e confiança entre profissional, paciente e quem os cerca é essencial para uma adequada abordagem e um abrangente tratamento;
- paciente e equipe devem ser envolvidos na avaliação e definição de objetivos;
- não se deve focar na cura, nos casos de dor crônica. O foco deve estar no melhor controle da dor, no nível de conforto, em orientações, estratégias de autocuidado e educação, além

do estímulo à retomada de atividades o mais rápido possível;
- o tratamento deve utilizar uma abordagem interdisciplinar, com múltiplas intervenções que possam influir, simultaneamente, na diminuição do estímulo nociceptivo, nos processos de transmissão e de interpretação, assim como no sistema supressor de dor.

REFERÊNCIAS BIBLIOGRÁFICAS

1. Semmons J. The role of physiotherapy in the management of chronic pain. Anaesth Intensive Care Med [Internet]. 2016 Sep;17(9):445-7. Available: https://linkinghub.elsevier.com/retrieve/pii/S1472029916300807 (acesso 22 jan. 2020).
2. Nijs, Jo, et al. Applying modern pain neuroscience in clinical practice: criteria for the classification of central sensitization pain. Pain Physician. 2014;17:447-57.
3. Booth J, Moseley GL, Schiltenwolf M, Cashin A, Davies M, Hübscher M. Exercise for chronic musculoskeletal pain: a biopsychosocial approach. Musculoskeletal Care. 2017;1-9.
4. Kress HG, Aldington D, Alon E, Coaccioli S, Collett B, Coluzzi F, et al. A holistic approach to chronic pain management that involves all stakeholders: change is needed. Current Medical Research and Opinion. Taylor and Francis Ltd; 2015. v.31. p.1743-54.
5. Malaty A, Sabharwal J, Lirette LS, Chaiban G, Eissa H, Tolba R. How to assess a new patient for a multidisciplinary chronic pain rehabilitation program: a review article. Ochsner Journal. Ochsner Clinic; 2014;14:96-100.
6. Ladeira CE. Diretrizes de prática clínica baseada em evidências para avaliação e tratamento e lombalgia: implicações para fisioterapia. Revista Brasileira de Fisioterapia. 2011;15:190-9.
7. Webster LR, Markman J. Medical management of chronic low back pain: efficacy and outcomes. Neuromodulation. 2014;17(S2):18-23.
8. Dean E, Söderlund A. What is the role of lifestyle behaviour change associated with non-communicable disease risk in managing musculoskeletal health conditions with special reference to chronic pain? BMC Musculoskeletal Disorders. BioMed Central Ltd.; 2015;16.

9. Vickers AJ, Vertosick EA, Lewith G, MacPherson H, Foster NE, Sherman KJ, et al. Acupuncture for chronic pain: update of an individual patient data meta--analysis. Journal of Pain. Churchill Livingstone Inc.; 2018;19:455-74.

10. Chronic pain syndrome medication: antidepressants, other, anticonvulsants, analgesics, nonsteroidal anti-inflammatory drugs [Internet]. Available: https://emedicine.medscape.com/article/310834-medication#1 (acesso 22 jan. 2020).

11. Speed C. A systematic review of shockwave therapies in soft tissue conditions: focusing on the evidence. Br J Sports Med. 2014;48(21):1538-42.

12. Petrofsky J, Berk L, Bains G, Khowailed IA, Hui T, Granado M, et al. Moist heat or dry heat for delayed onset muscle soreness. J Clin Med Res. 2013;5(6):416-25.

13. Prentice WE. Modalidades terapêuticas em medicina esportiva. 4.ed. São Paulo: Manole; 2002.

14. Teixeira MJ. Dor no doente com câncer. In: Teixeira MJ, Marques JO, Yeng LT (eds.). Dor: contexto interdisciplinar. 20.ed. Curitiba; maio 2003. p.327-41.

15. Ter HG. Therapeutic application of ultrasound. Prog Biophys Mol Biol. 2007;93(1-3):111-29.

16. Speed CA. Therapeutic ultrasound in soft tissue lesions. Rheumatology (Oxford). 2001 Dec:40(12):1331-6.

17. Watson T. Ultrasound dose calculation. In Touch. 2002;101:14-7.

18. Altan L, Aksoi MK, Ozturk EK. Efficacy of diclofenac & thiocolchioside gel phonophoresis comparison with ultrasound therapy on acute low back pain; a prospective, double-blind, randomized clinical study. Ultrasonics. 2019;91:201-5.

19. Wang H, Zhang C, Gao C. Effects of short-wave therapy in patients with knee osteoarthritis: a systematic review and meta-analysis. Clin Rehabil. 2017;31(5):660-7.

20. Maciel LFM, Ferreira JJA, Santos HH, Palloma RA. Efeitos da estimulação elétrica transcutânea e da crioterapia sobre o limiar de dor induzida por pressão. Fisioter Pesqui [online]. 2014;21(3):249-56.

21. Lin TY, Stump P, Kaziyama HHS, Teixeira MJ, Imamura M, Greve JMA. Medicina física e reabilitação em doentes com dor crônica. Rev Med. 2001:80 (ed. esp. Pt2):245-55.

22. Ewell M, Griffin C, Hull J. The use of focal knee joint cryotherapy to improve functional outcomes after total knee arthroplasty: review article. PMR. 2014:1-10.

23. Mistry BJ, et al. Rehabilitative guidelines after total knee arthroplasty: a review. J Knee Surg. 2016;29:201-17.

24. Point M, et al. Cryotherapy induces an increase in muscle stiffness. Scand J Med Sci Sports. 2018:260-6.

25. Johnson MI, et al. Transcutaneous electrical nerve stimulation (TENS) for fibromyalgia in adults. Cochrane Database Syst ver. 2017.

26. Vance CGT, et al. Using TENS for pain control: the state of the evidence. Pain Management. 2014;4 (3):197-209.

27. Hallen K, et al. Transcutaneous electrical nerve stimulation induces vasodilatation in healthy controls but not in refractory angina patients. J Pain Simman. 2010;95-101.

28. do Carmo Almeida TC, dos Santos Figueiredo FW, Barbosa Filho VC, de Abreu LC, Fonseca FLA, Adami F. Effects of transcutaneous electrical nerve stimulation on proinflammatory cytokines: systematic review and meta-analysis. Mediators Inflamm [Internet]. 2018;1094352.

29. Fallah, A et al. Clinical effectiveness of low-laser treatment on peripheral somatosensory neuropathy. Lasers Med Sci; 2016;10(1007):137.

30. Tumilty S, et al. Low level laser treatment of tendinopathy: a systematic review with meta-analysis; Photomed Laser Surg. 2010;28(1):3-16.

31. Pauli Paglioni, et al. Tumor safety and side effects of photobiomodulation therapy used for prevention and management of cancer treatment toxicitus: a systematic review. Oral Oncol. 2019;21-8.

32. Blickenstaff C, Pearson N. Reconciling movement and exercise with pain neuroscience education: a case for consistent education. Physiotherapy Theory and Practice. 2016;32(5):396-407.

33. Moseley GL, Butler DS. Critical review fifteen years of explaining pain: the past, present, and future. The Journal of Pain. 2015;16(9):807-13.

34. Aoyagi K, Heller D, Hazlewood D, Sharma N, Santos M. Is spinal mobilization effective for low back pain? A systematic review. Complementary Therapies in Clinical Practice. 2018.

35. Meziat Filho N, Mendonça R, Nogueira LAC. Lack of confidence in the lower limb: cognitive functional therapy (CFT) for a unilateral loading impairment in chronic non-specific low back pain: case report. Manual Therapy. 2016;25:104-8.

36. Meziat-Filho N, Lima M, Fernandez J, Reis FJJ. Cognitive functional therapy (CFT) for chronic non-specific neck pain. Journal of Bodywork and Movement Therapies. 2018;22(1):32-6.

37. Lima LV, Abner TSS, Sluka KA. Does exercise increase or decrease pain? Central mechanisms underlying

these two phenomena. The Journal of Physiology. 2017;595(13):4141-50.

38. Jo N, et al. Dysfunctional endogenous analgesia during exercise in patients with chronic pain: to exercise or not to exercise? Pain Physician. 2012;15:ES-205-ES213.

39. Alves MR, Abdala YS. A imagética motora graduada como intervenção terapêutica no tratamento da dor crônica: uma revisão de literatura. [publicação online]; 2018. Available: https://repositorio.ufu.br/handle/123456789/24692 (acesso jul. 2018).

40. Mindfulness aplicado à saúde [Mindfulness for health] [Internet]. Available: https://www.research gate.net/publication/317225586_Mindfulness_Aplicado_a_Saude_Mindfulness_for_Health (acesso 22 jan. 2020).

41. Naglatzki RP, Schlamann M, Gasser T, Ladd ME, Sure U, Forsting M, et al. Cerebral somatic pain modulation during autogenic training in fMRI. Eur J Pain. 2012;16:1293-301.

CAPÍTULO 19

Reabilitação no pós-operatório de artroplastia de quadril

Hudson Correa
Itiro Suzuki
Lívia Souza De Conti
Isabel Chateaubriand Diniz de Salles

INTRODUÇÃO

A artroplastia total de quadril (ATQ) é o procedimento cirúrgico que representou o maior avanço no tratamento das afecções da articulação coxofemoral em que o comprometimento das superfícies articulares, na maioria das vezes de natureza degenerativa primária ou secundária, acarreta dor articular e limitação funcional em graus variáveis[1-7]. A prótese coxofemoral é composta, fundamentalmente, de um componente acetabular que se articula com a cabeça do componente femoral, com ambos fixados ao osso por cimentação ou por contato direto[7]. A história das ATQ teve origem entre as décadas de 1950 e 1960 na Inglaterra, quando McKee e Farrar desenvolveram um modelo de prótese com as superfícies articulares metálicas, e posteriormente com John Charnley, que introduziu vários elementos cuja concepção básica se mantém até hoje[1,2,7]. Após alguns insucessos iniciais, Charnley associou um componente acetabular de polietileno altamente resistente ao desgaste, articulando com uma cabeça metálica fazendo parte do componente femoral, ambos fixados ao osso com cimento acrílico (polimetilmetacrilato). O sucesso deste modelo de prótese, trazendo alívio das dores e melhora da função articular dos pacientes, representou uma imensa contribuição para o tratamento de diversas afecções, principalmente, a artrose coxofemoral primária ou secundária[1,2]. Outras indicações para esta cirurgia são a osteonecrose da cabeça femoral, as artropatias inflamatórias, como a artrite reumatoide e a espondilite anquilosante, as deformidades secundárias a outras afecções congênitas e adquiridas, os tumores ósseos e até mesmo a conversão de anquiloses e artrodeses prévias. Na traumatologia, são indicadas nas fraturas do fêmur proximal, principalmente no colo femoral e, com menor frequência, em outras lesões (fraturas trocantéricas, acetabulares e suas complicações)[1,2,8-11].

Sob um aspecto prático, salvo indicações relacionadas a trauma e tumores, a decisão para esse procedimento deve ser eletiva, consensual e amadurecida entre paciente e médico, com uma compreensão dos benefícios e riscos potenciais, considerando-se a deterioração da articulação do quadril como a causa principal de dor e/ou limitação do movimento com impacto na independência física, desde que relevante ao paciente. Em relação à dor mencionada, ela é referida tipicamente na região anterior do quadril ou virilha e, com menor frequência, na nádega ou região trocantérica, com irradiação para a coxa ou joelho. Na maioria das vezes, a dor é relacionada com movimento, sobretudo inicial e descarga de peso, mas pode estar presente no repouso. Os pacientes, frequentemente, descrevem rigidez e perda de movimento articular, com impacto desfavorável sobre a marcha, risco aumentado para quedas, dificuldade para calçar sapatos, e entrar e sair de um carro[1,2].

Importante ainda ressaltar que, na vigência de infecção ativa (local ou sistêmica) e instabilidade clínica, deve-se postergar a cirurgia para uma fase em que essas situações estejam sob controle. Contraindicações relativas podem incluir obesidade mórbida, sarcopenia avançada e déficit neurológico progressivo que curse com incapacidade à deambulação[1,2].

TIPOS DE PRÓTESES

Ao longo das últimas décadas, inúmeras modificações foram sendo introduzidas com o intuito de aprimorar os resultados das artroplastias no que diz respeito tanto ao desgaste articular como à manutenção da fixação dos implantes. Foram introduzidos novos materiais, como titânio e polietileno ultrarresistente ao desgaste (produzido pelo sistema *cross-linking* que proporciona maior aderência das moléculas), foram desenvolvidas melhores técnicas de cimentação e passou a ser utilizada cerâmica nas superfícies articulares, por sua propriedade de maior resistência ao desgaste[1,2,3-6]. Hoje coexistem dois tipos fundamentais de prótese: as que são fixadas ao osso com cimento acrílico e as que são fixadas diretamente em contato com o osso. Nas próteses não cimentadas, a fixação da prótese ocorre de dois modos: de forma mecânica, ou seja, pelo princípio do *press-fit*, que consiste na introdução justa e sob pressão do implante; e pela osteointegração, que consiste na aderência do osso em contato com a superfície porosa do implante[8-11].

SUPERFÍCIES ARTICULARES

A composição clássica do contato articular é constituída por uma cabeça esférica de metal (liga de cromo e cobalto) articulando com um componente acetabular de polietileno, preferencialmente do tipo *cross-linked*. Outro material utilizado como componente articular é a cerâmica, cuja vantagem é o seu baixo coeficiente de atrito comparado a outros materiais. A cabeça de cerâmica pode ser utilizada com a superfície acetabular também de cerâmica ou de polietileno. O conjunto articular composto por cerâmica e polietileno é amplamente utilizado na atualidade, em razão de sua resistência ao desgaste. As articulações de cerâmica com cerâmica têm a propriedade de resistência ainda maior ao desgaste e costumam ser indicadas em pacientes mais jovens, mas seu uso não é tão difundido, por causa do custo maior e pela ocorrência de alguns problemas ainda não bem esclarecidos e não resolvidos, como um ruído (*squeaking*) que é observado em alguns casos[1,2,12].

A Figura 1 mostra uma imagem radiográfica de uma prótese total de quadril.

DURABILIDADE

Não existe um padrão definido de durabilidade para as próteses de quadril. Com os materiais atualmente disponíveis, sobretudo a cerâmica e o polietileno ultrarresistente, a estimativa de durabilidade é superior a 20 anos. A durabilidade depende de diversos fatores, como a fixação dos implantes, tanto nas próteses cimentadas como nas não cimentadas, da qualidade dos materiais, de uma técnica cirúrgica apurada e também de fatores relacionados aos pacientes, como o peso e o seu nível de atividade física[1,2,8,9].

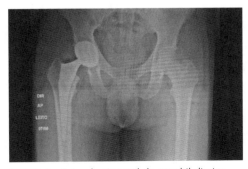

FIGURA 1 Artroplastia total de quadril direito.

PRÓTESES PARCIAIS

As hemiartroplastias, em que se implanta apenas o componente femoral de uma prótese, são precursoras das próteses totais. Desenvolvidas no início da década de 1950 por Austin-Moore e Thompson, estes implantes não se mostraram adequados para o tratamento das artroses principalmente por causa do comprometimento acetabular, e os resultados foram insatisfatórios. No entanto, estes implantes, tanto em sua forma monopolar como na configuração bipolar (modular com uma articulação secundária), mostraram-se apropriadas para o tratamento de fraturas do colo do fêmur em pacientes mais idosos, com mais comorbidades e menor expectativa de vida, com déficit cognitivo e menos ativos. As cirurgias para a sua implantação são de menor porte e, apesar da maior tendência de desenvolver dor, os resultados funcionais são satisfatórios neste grupo de pacientes e com a vantagem de menor ocorrência de luxações[1,2,13].

ESTABILIDADE

Diversos fatores devem ser considerados para assegurar a estabilidade das próteses quanto ao risco de luxações (Figura 2), como a técnica cirúrgica apurada, principalmente, o posicionamento preciso dos implantes, a correção das desigualdades a fim de evitar encurtamentos que possam acarretar afrouxamentos de partes moles, a via de acesso, o tamanho da cabeça, o estado muscular pré-operatório e, principalmente, a reabilitação pós-operatória apropriada[1,2,13-15].

TAMANHO DA CABEÇA

Com base nos princípios físicos da mobilidade de uma articulação esférica, sabe-se que quanto maior o diâmetro da cabeça, maior é a amplitude de movimento segura antes da ocorrência da luxação (princípio do *jumping distance*). Com os materiais atualmente disponíveis, mais resistentes ao desgaste, é possível utilizar cabeças

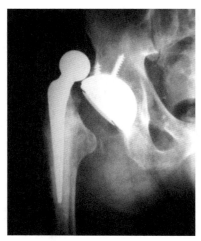

FIGURA 2   Prótese luxada.

de maior diâmetro. Por muito tempo, o diâmetro padrão da cabeça era de 28 mm; atualmente, são bastante utilizadas as de 32 mm ou mais[1,2,9,12].

VIA DE ACESSO

Sempre se considerou que a via de acesso a ser utilizada depende da preferência e da experiência do cirurgião, tendo cada uma delas suas vantagens e desvantagens. De um modo geral, a via mais utilizada é a posterior, que proporciona bom acesso tanto acetabular como femoral, com a vantagem de não seccionar a musculatura glútea abdutora. É descrito, no entanto, maior índice de luxação posterior por esta via e, para diminuir este risco, é importante mais uma vez uma boa técnica cirúrgica, recomendando-se a capsulorrafia e a reinserção dos rotadores pelvitrocantéricos. A via lateral – em que o acesso à articulação se faz anteriormente – também proporciona um bom acesso ao acetábulo e ao fêmur, mas tem o inconveniente de seccionar os abdutores glúteos, com a possibilidade de desenvolver uma marcha do tipo Trendelemburg positivo. Aqui também é importante a adequada reinserção musculotendínea e o posicionamento adequado dos componentes, a fim de evitar o risco de luxação anterior[1-8]. A via anterior, que vem sendo muito utilizada, tem a vantagem de não efetuar desinserções musculares, protege os músculos ao redor do quadril e, por consequência, resulta em redução da dor e maior mobilização, podendo ocorrer uma redução no tempo de hospitalização comparado com pacientes de outras vias de acesso. Quanto à reabilitação, este procedimento cirúrgico facilita apenas a fase inicial e aumenta a segurança quanto à estabilidade, permitindo ao paciente deambular distâncias maiores com menos dor; porém, por volta de 8 semanas de pós-operatório, a evolução de todos os pacientes, independentemente da via de acesso para ATQ, tornam-se iguais[15-17]. A desvantagem para a via anterior é em relação ao campo cirúrgico, por ser mais restrito e o acesso femoral ser mais difícil. Para esta via, alguns autores preconizam o uso de mesas cirúrgicas especiais[1,2,16].

LIBERAÇÃO DA CARGA

Nas próteses cimentadas, a fixação da prótese é imediata, pelo uso do cimento, e a carga pode ser liberada precocemente com segurança, evidentemente levando-se em consideração outros fatores, como as condições clínicas, o estado cognitivo e as condições musculares do paciente.

Nas próteses não cimentadas, a fixação biológica ocorre pela integração entre o osso e o implante após um período estimado de 6 semanas. Na década de 1980, quando se difundiu o uso destas próteses, não era permitida a carga sobre o membro operado por aproximadamente este período. Estudos mais recentes demonstraram que a carga sobre o membro operado pode ser liberada de forma parcial e gradativa com segurança quando é obtido um bom *press-fit* que proporcione uma boa fixação primária[1,2,18].

ASSISTÊNCIA FISIOTERAPÊUTICA NO PÓS-OPERATÓRIO DE ARTROPLASTIA TOTAL DE QUADRIL

O trabalho da equipe multiprofissional do Hospital Sírio-Libanês (HSL) inicia-se durante o período pré-operatório, quando a cirurgia é confirmada e marcada. O paciente recebe um manual multiprofissional e um material ilustrativo com informações necessárias sobre o preparo para a cirurgia, orientações e demonstrações sobre segurança, cuidados, posturas adequadas e restrições para cirurgia de ATQ. O fluxograma de cuidado está disponível na Figura 3.

Após a admissão hospitalar, de acordo com o estado clínico e a funcionalidade motora do paciente no pré-operatório, o médico solicita avaliação fisioterapêutica, inicialmente para otimizar a função respiratória (pulmões livres de secreção com boa expansibilidade torácica) e planejar exercícios que visem à melhora da condição articular e muscular, preparando o paciente para a cirurgia sem que haja perdas funcionais importantes ou complicações pulmonares no pós-operatório imediato. Além disso, são discutidas e revistas as orientações previamente entregues, descritas no manual cirúrgico, e são feitas abordagens para o controle da dor, caso

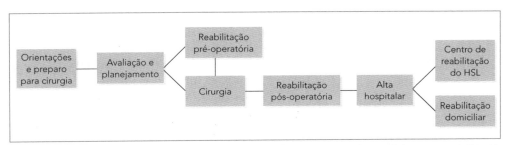

FIGURA 3 Fluxograma de cuidado ao paciente submetido à artroplastia de quadril no Hospital Sírio-Libanês (HSL).

haja necessidade, conduzindo o paciente para uma boa evolução no pós-operatório.

A fase de preparação para a cirurgia (Tabela 1) compreende ainda a coleta de informações sistematizadas, uniformes e abrangentes sobre a condição física pré-operatória do paciente, como avaliação funcional (independência ou dependência em atividades de vida diária, condição de marcha, incluindo necessidade do uso de bengala, muletas ou andador), presença de dor, mensuração da restrição de amplitude de movimento na articulação do quadril ou em outras articulações, ocorrência de sarcopenia (síndrome caracterizada pela perda progressiva e generalizada de massa muscular, perda de força muscular com impacto sobre a função), avaliação da condição cardiorrespiratória, déficit de equilíbrio e risco para quedas, além de identificar barreiras ambientais no domicílio e disponibilidade de equipamentos e adaptações necessárias para a alta, de modo a beneficiar pacientes, especialmente idosos frágeis, pelo melhor dimensionamento do risco peri e pós-operatório tardio. Tanto a fragilidade quanto a sarcopenia, caracterizadas na avaliação pré-operatória, têm sido associadas ao aumento do risco de complicações pós-operatórias, maior tempo de internação hospitalar, necessidade de suporte como *home care* para alta ou alta para local diferente da casa do paciente, além de maior mortalidade[19,20]. Os pacientes idosos têm risco aumentado de complicações pós-operatórias não necessariamente relacionadas à técnica cirúrgica[21].

TABELA 1 Preparação do paciente para a cirurgia

Orientações gerais para o pós-operatório
Demonstração dos exercícios que serão realizados no pós-operatório
Demonstração das transferências (mudança de posição na cama, transferências do leito para poltrona ortopédica)
Demonstração do treino de marcha com uso dos dispositivos auxiliares da marcha
Demonstração de como subir e descer degraus
Demonstração de como entrar e sair do carro

A sarcopenia, por si só, relaciona-se a maior chance de ocorrência de infecção no pós-operatório de artroplastia do quadril, entre outras complicações possíveis[22]. As complicações, que demandam rápido reconhecimento e tratamento, podem levar a uma cascata de eventos que resultam em perda de independência e piora da qualidade de vida, altos custos relacionados ao tratamento, algum grau de incapacidade e maior mortalidade independentemente do resultado isolado do sucesso técnico da cirurgia[23].

O período pós-operatório tem início imediatamente após a cirurgia, podendo ser dividido em fase hospitalar e ambulatorial. Consiste em terapia para controle do edema e da dor e exercícios terapêuticos.

Para o controle do edema e da dor, indica-se a crioterapia que, além de promover analgesia no sítio cirúrgico pela diminuição de transmissão dos estímulos dolorosos, apresenta um efeito vasoconstritor com melhora do controle do edema, favorecendo a função linfática e o retorno do fluxo sanguíneo, especialmente quando associada à compressão pneumática intermitente. O alívio da dor após a ATQ é obtido também na maioria dos casos, quando associado a exercícios de mobilização com ganho de amplitude nessa articulação. A fisioterapia contribui para esse processo por meio de exercícios que restabelecem a mobilidade articular e a força muscular, permitindo ao paciente o retorno às suas atividades de vida diária, de lazer, exercícios físicos e esportivos leves.

O programa de exercícios terapêuticos no pós-operatório de ATQ na fase hospitalar inicia-se de 6 a 8 horas após a cirurgia e compreende sessões realizadas 2 vezes/dia até o 4º dia pós-operatório (PO), quando a frequência de atendimentos é reavaliada e reduzida conforme a boa evolução clínica do paciente e o bom preparo da família. O protocolo descrito aqui não se aplica às cirurgias de revisões de ATQ, pois estas são variáveis de acordo com cada caso.

Objetivos da fisioterapia

- Prevenir complicações respiratórias e decorrentes do imobilismo;

- prevenir evento tromboembólico [trombose venosa profunda (TVP) e tromboembolismo pulmonar (TEP)];
- controlar a dor;
- prevenir a incapacidade e recuperar a funcionalidade;
- promover aumento da mobilidade e da amplitude de movimento;
- aumentar a força muscular;
- adaptar dispositivo da marcha e promover treino de marcha;
- orientar os cuidados no pós-operatório, com adequação das atividades de vida diária e continuidade da reabilitação.

Se algum dos itens a seguir estiver presente na avaliação do fisioterapeuta, orienta-se postergar o programa de reabilitação até nova avaliação médica e estabilização:

- instabilidade hemodinâmica;
- arritmias com repercussão clínica;
- temperatura > 38 °C;
- lipotimia;
- sangramento incomum na ferida operatória;
- dor maior que 8 na escala numérica, após medicação analgésica;
- evento tromboembólico (TVP e TEP)
- luxação da prótese de quadril;
- delírio ou alteração comportamental que inviabilize a terapia.

Fase hospitalar
Pós-operatório (PO) imediato – iniciar 6 a 8 horas após a cirurgia

O paciente fica em decúbito dorsal no leito. Em geral, faz-se uma série de 10 repetições de cada exercício, podendo-se incrementar em pacientes mais aptos e que toleram mais exercícios.

1. Exercícios respiratórios;
2. exercícios isométricos de quadríceps e glúteo máximo (contração por 6 a 10 segundos);
3. dorsiflexão e flexão plantar dos tornozelos;
4. posicionamento com triângulo abdutor e decúbito dorsal (para próteses de via posterior);

5. orientação ao paciente quanto aos cuidados com a prótese (vide item 4), risco de queda, posicionamento e uso de calçado adequado;
6. intervenção de meios físicos para dor e edema.

1º dia PO

Iniciar acomodação em poltrona ortopédica, mediante liberação médica.

1. Repetir os exercícios, o posicionamento e as orientações descritos no pós-operatório imediato (POI);
2. exercícios respiratórios associados à elevação dos membros superiores, se possível com carga;
3. iniciar exercícios ativo-assistidos de flexão de quadril e joelho (somente até 90°);
4. orientações e treinamento sobre ativação da musculatura do *core* (abdominal, lombar, pelve e quadril) na execução dos exercícios realizados;
5. exercícios isométricos para quadríceps com coxim embaixo do joelho;
6. iniciar treino de transferência de decúbito dorsal para sentado à beira do leito com o uso do quadro balcânico;
7. iniciar treino de transferência do leito para poltrona ortopédica, sendo o ortostatismo com andador e com descarga parcial ou tolerada pelo paciente;
8. reforçar orientações ao paciente quanto aos cuidados com a prótese, prevenção relacionada ao risco de queda, correto posicionamento e uso de calçado adequado;
9. iniciar o treinamento dos familiares sobre transferências e cuidados.

A forma adequada para a realização de acomodação no leito e o posicionamento correto encontra-se nas Figuras 4 e 5.

2º dia PO

Sentar em poltrona ortopédica e treinar marcha mediante liberação médica.

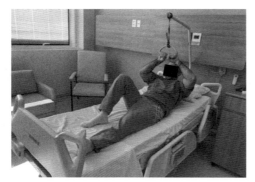

FIGURA 4 Paciente posicionando-se para cima no leito de forma independente.

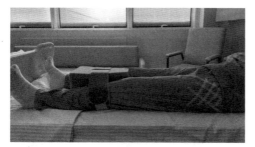

FIGURA 5 Posicionamento correto com coxim abdutor entre as pernas.

1. Repetir os exercícios e orientações do 1º dia PO;
2. iniciar treino de transferências de decúbito dorsal para sentado à beira do leito sem o uso do quadro balcânico;
3. iniciar treino de marcha no quarto com andador ou muletas com descarga de peso parcial no membro operado ou conforme tolerância do paciente, mediante liberação médica;
4. reforçar orientações do paciente quanto aos cuidados com a prótese, risco de queda, posicionamento e uso de calçado adequado;
5. preparo e orientações do paciente e dos familiares para alta hospitalar.

3º e 4º dias PO

Aumentar percurso do treino de marcha.

1. Repetir os exercícios anteriores;
2. iniciar exercícios ativo-assistidos de abdução de quadril até 20°, com retorno para a posição neutra, com liberação médica (ATQ via anterior);
3. manter treino de transferências e dar orientações aos acompanhantes;
4. aumentar o percurso no treino de marcha com andador ou muletas (com distância maior que 50 metros);
5. a partir do 4º dia PO, treino de escada com muletas se paciente estiver adaptado a tal dispositivo e mediante liberação médica;
6. reforçar orientações para alta hospitalar (Tabela 2), bem como treinamento do acompanhante quanto às transferências e cuidados com a prótese (Tabela 3).

TABELA 2 Orientações domiciliares para o pós-operatório

Dimensionar equipamentos necessários que serão utilizados na residência do paciente após a alta hospitalar (andador, muleta e cadeira higiênica)
Alertar sobre riscos e barreiras ambientais no domicílio (necessidade de se retirar ou fixar tapetes, desobstruir corredores e facilitar o acesso aos diversos ambientes, observar características sobre o tipo de revestimento de piso)
Fazer adaptações domiciliares para o pós-operatório, quando houver necessidade

TABELA 3 Cuidados com a prótese de quadril

No leito	Vias posterior, anterolateral, posterolateral
	Não flexionar o quadril acima de 90°
	Não realizar adução além da linha média. Não cruzar as pernas
	Não realizar rotação interna com quadril em flexão e adução (luxação posterior na via posterior)
	Não realizar rotação externa com adução e extensão (luxação anterior na via anterolateral)
	Via anterior
	Não realizar extensão de quadril maior que 10°
	Manter angulação neutra para rotação externa até 6 semanas

(continua)

TABELA 3 Cuidados com a prótese de quadril (continuação)

Ao sair do leito	De preferência, sair pelo lado operado (favorece a abdução). Obs.: não há problema em sair pelo lado contralateral à prótese, se isso não aduzir o membro operado além da linha média (cruzar as pernas)
	Não realizar flexão de tronco excessiva, acima de 90°
Ao sentar e levantar	Evitar descarga de peso acentuada sobre o membro operado ou flexão de tronco excessiva sobre o quadril. A descarga de peso deve ser preferencialmente sobre o membro não operado e os braços
Ao andar	Não cruzar as pernas e não realizar rotação do tronco com o membro operado fixo no chão (pivô). Restrição completa de impacto para uma boa preservação da prótese (p. ex., correr e pular)

Fase ambulatorial

0 a 2 semanas

Promover a independência funcional diária.

1. Exercícios isométricos (panturrilha, quadríceps e glúteos);
2. exercícios assistidos em progressão para ativos de flexo/extensão do quadril e joelho;
3. movimento ativo de abdução e adução do membro operado;
4. movimento pendular em flexoextensão e abdução do quadril (membro operado);
5. treino de marcha com auxílio de muletas e carga tolerada em progressão;
6. treino de subida/descida (escada) com meio auxiliar de marcha;
7. crioterapia domiciliar.

3 a 6 semanas

Progredir treinamento de ganho de força muscular (glúteos, quadríceps, iliopsoas e posteriores da coxa).

1. Treino de marcha com auxílio de uma muleta unilateral (contralateral ao membro operado) e carga tolerada em progressão;

2. aumento gradual das amplitudes articulares (ativo);
3. alongamentos de membros inferiores (MMII);
4. fortalecimento muscular com faixa elástica em progressão para cargas em glúteos, quadríceps, iliopsoas e posteriores da coxa);
5. movimento suave de rotação do membro operado;
6. manutenção da intervenção de meios físicos para dor e edema, se necessário;
7. reforço nas posturas para execução dos exercícios e na marcha;
8. treino proprioceptivo;
9. início dos exercícios aeróbicos com bicicleta (assento elevado).

6 a 12 semanas

Nesse período, o paciente deve ser capaz de caminhar, subir e descer escadas de forma independente, sem o uso de dispositivos de marcha.

1. Treino de marcha, sem o uso de dispositivo auxiliar de marcha;
2. treino em escada sem o uso do dispositivo auxiliar de marcha;
3. bicicleta (mantendo assento elevado);
4. exercícios funcionais no ginásio (exercícios sem impacto);
5. exercícios com carga para glúteos, abdutores, adutores, quadríceps, posteriores da coxa e panturrilhas;
6. exercícios resistidos com cadeia cinética fechada para MMII.

Fase tardia (após 3 meses)

Nessa fase, o paciente já deve estar adaptado para vida social, atividades esportivas e recreativas.

1. Manutenção dos exercícios anteriores;
2. reintrodução da prática esportiva;
3. treinamento de como executar as atividades profissionais ou funcionalidade motora prévia (programa montado individualmente conforme estilo de vida de cada paciente).

Educação do paciente durante todo o processo de reabilitação

Deambulação com carga parcial em membro operado

Primeiramente, mantendo postura adequada sem fletir a coluna, estender os braços colocando o andador ou as muletas à frente. Depois, dar um passo com a perna operada, deixando-a bem posicionada no chão, e distribuir a carga sobre a perna operada com os braços (mãos). A seguir, dar um passo com a perna não operada, deixando-a alinhada com o membro operado. Ou seja, toda vez que o paciente for dar um passo com a perna não operada, deverá dividir a carga nos braços para não sobrecarregar a perna operada.

Transferências – como sair do leito

Com o auxílio de duas pessoas: uma em cada lado do leito, um indivíduo auxilia o paciente a levantar o tronco com apoio sob as axilas, enquanto o outro auxilia segurando as duas pernas esticadas e levemente abertas. Juntos, girar o tronco e as pernas lentamente para que o paciente possa ficar sentado à beira do leito.

Com auxílio de uma pessoa: neste caso, o paciente não tem auxílio no tronco e deve apoiar os cotovelos na cama para desencostar-se; a pessoa que estiver auxiliando deve segurar as pernas esticadas e levemente abertas. Girar as pernas, simultaneamente conforme o paciente girar o tronco, até que as pernas estejam fora do leito. Com o apoio dos braços no colchão, o paciente arrasta com cuidado o quadril para frente até posicionar-se à beira do leito (Figura 6).

Como deitar de lado

Primeiramente, dobrar as pernas (joelhos), colocar um travesseiro alto e firme entre os joelhos e virar em bloco (ombro, quadril e joelho) para o lado não operado, sempre com auxílio (Figura 7).

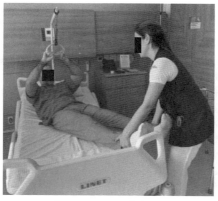
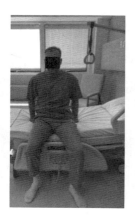
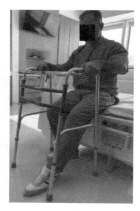

FIGURA 6   Fases para sair do leito com auxílio.

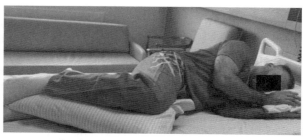

FIGURA 7   Posicionamento em decúbito lateral, mantendo travesseiro entre as pernas com o membro operado para cima.

Como sentar em poltrona ortopédica ou cadeira

Para sentar de forma adequada, é necessário utilizar poltronas ortopédicas e cadeiras higiênicas altas e com apoio para os braços (Figura 8).

Para sentar, com o uso do andador, o paciente encosta a perna não operada na poltrona ou cadeira higiênica e deixa a perna operada à frente. Apoia as mãos, uma de cada vez, nos braços da cadeira, para onde transfere a carga, e senta-se, cuidadosamente (Figura 9).

Para levantar, o paciente aproxima-se da poltrona mantendo a coluna ereta, posiciona a perna operada à frente, apoia as mãos sobre os braços do assento e levanta-se; logo em seguida, transfere carga para as mãos, posicionadas no andador.

Como subir e descer degraus (escada) após liberação médica

Para realizar este procedimento, é necessário o uso de duas muletas.

Para subir, o paciente coloca a perna não operada no degrau de cima; em seguida, coloca as muletas juntamente com a perna operada no mesmo degrau que a perna não operada (Figura 10).

Para descer, o paciente coloca as muletas no degrau abaixo juntamente com a perna operada, apoia os braços e desce com a perna não operada (Figura 11).

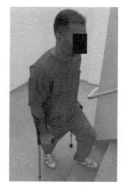
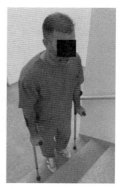

FIGURA 10   Subindo escada colocando a perna não operada à frente.

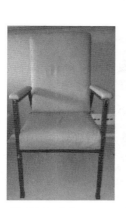
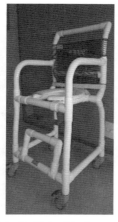

FIGURA 8   Poltrona e cadeira higiênica ideal para artroplastia total de quadril.

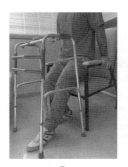
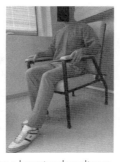

FIGURA 9   Fases para sentar e levantar da poltrona.

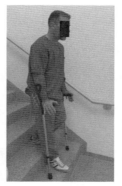
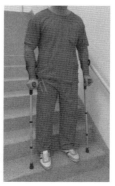

FIGURA 11   Descendo escada colocando a perna operada na frente com auxílio da muleta.

Como entrar no carro

O melhor assento para locomoção de carro para estes pacientes é o banco do passageiro ao lado do motorista.

Primeiramente, o banco deve ser posicionado ao máximo para trás, o mais alto possível e levemente inclinado (posição mais segura e confortável).

Para entrar, o paciente senta-se no banco com as pernas para fora do carro; quem o estiver auxiliando leva as pernas para dentro do veículo enquanto o paciente executa, simultaneamente, uma rotação do corpo com o auxílio das mãos.

Para sair do carro, mantendo o apoio das pernas, quem estiver auxiliando o paciente realiza a transferência das pernas para fora do carro enquanto o paciente realiza, simultaneamente, a rotação do corpo com o auxílio das mãos.

Retorno da atividade sexual

O tempo de retorno à atividade sexual após a ATQ é muito questionada entre pacientes e profissionais da saúde. A literatura relata em alguns estudos que o paciente pode realizar a atividade sexual em algumas posições específicas após ter uma boa recuperação funcional motora; outros autores relatam que essa fase ocorre aproximadamente aos 3 meses ou após a recuperação total com 6 meses[24]. Como não existe um protocolo específico direcionado ao tempo certo para o retorno da atividade sexual, o paciente deve consultar o cirurgião ortopédico para liberação e orientações específicas.

Retorno ao ato de dirigir

A literatura ressalta que o paciente pode dirigir entre 6 e 8 semanas após a cirurgia[25]. Contudo, para este tipo de prática, também é necessária a autorização do cirurgião ortopédico.

CONSIDERAÇÕES FINAIS

Quanto aos desfechos clínicos, utilizam-se aqueles preconizados pela the International Consortium for Health Outcomes Measurement (ICHOM) e os pacientes são acompanhados após alta hospitalar. E a esses desfechos somam-se os da reabilitação relacionados aos objetivos a serem atingidos.

REFERÊNCIAS BIBLIOGRÁFICAS

1. Learmont ID, Young C, Rorabeck, C. The operation of the century. The Lancet. 2007;370(9597):1508-19.
2. Callaghan JJ, Clohisy J, Beaule P, Dellavalle C, Rosenberg A, Rubash H. The adult hip. Lippincot & Wilkins; 2007.
3. Jesudasson C, Stiller K. Are bed exercises necessary following hip arthroplasty. Australian Journal of Physiotherapy. 2002;48:73-81.
4. Dossche L, Noyez JF, Ouedraogo W. Establishment of a hip replacement project in a district hospital in Burkina Fazo. Bone Joint J. 2014;96-B:177-80.
5. Unger AS, Stronach BM, Bergin PF. Direct anterior total hip arthoplasty. Instr Course Lect. 2014;63:227-38.
6. Westby MD. Rehabilitation and total joint arthoplasty. Clin Geriatr Med. 2012;28:489-508.
7. Sloan M, Premkumar A, Sheth NP. Projected volume of primary total joint arthroplasty in the U.S. 2014 to 2030. J. Bone Joint Surg Am. 2018;100:1455.
8. Corten K, Bourne RB, Charron KD. Comparison of total hip arthroplasty performed with and without cement: a randomized trial. J Bone Joint Surg Am. 2011;93:1335-8.
9. Corten K, Bourne RB, Charron KD. What works best, a cemented or cementless primary total hip arthroplasty? Clin Orthop Relat Res. 2011;469:209-17.
10. Stafford GH, Islam SU, Witt JD. Early to mid-term results of ceramic-on-ceramic total hip replacement. J Bone Joint Surg. 2011;93-B:1017-20.
11. Jamsen E, Eskelinen A, Peltola M. High early failure rate after cementless hip replacement in the octogenarian. Clin Orthop Relat Res. 2014;472(9):2779-89.
12. Ranawat CS, Peters LE, Umlas ME. Fixation of the acetabular component. The case for cement. Clin Orthop Relat Res. 1997;(344):207-15.
13. Amilie E, Hovik O, Reikeras O. Dislocation after total hip arthroplasty with 28 and 32 mm femoral head. J Orthopaed Traumatol. 2010;11:111-5.
14. Dudda M, Gueleryuez A, Gautier E. Risk factors for early dislocation after total hip arthoplasty: a matched case-control study. Journal of Orthopaedic Surgery. 2010;18(2):179-83.
15. Chulsomlee K, Sa-Ngasoonggsong P, Kulachote N, Sirisreetreerux N, Tuntiyatorn P, Vasaruchapong S, et al. Hip muscle power recovery after hip replace-

ment using anterior-based muscle-sparing approach in elderly femoral neck fracture: a prospective study in 40 patients. Orthopedic Research and Reviews. 2018;10:31-9.

16. Kyriakopoulos G, Poultsides L, Christofilopoulos P. Total hip arthroplasty through an anterior approach: the pros and cos. Efort Open Rev. 2018;3:574-83.

17. Taunton MJ, Trousdale RT, Sierra RJ, Haufman K, Pagnano M W. John Charnley Award: randomized clinical trial of direct anterior and miniposterior approach THA: Which provides better function Recovery? Clin Orthop Relat Res. 2018;467:216-29.

18. Buhagiar MA, Naylor JM, Harris IA, Xuan W, Adie S, Lewin A. Assessment of outcomes of inpatient or clinic-based vs. home-based rehabilitation after total knee arthroplasty: a systematic review and meta-analysis. JAMA Netw Open. 2019;2:e192810.

19. Buigues C, Juarros-Folgado P, Fernández-Garrido J, Navarro-Martínez R, Cauli O. Frailty syndrome and pre-operative risk evaluation: a systematic review. Arch Gerontol Geriatr. 2015;61(3):309-21.

20. Robinson TN, Walston JD, Brummel NE, Deiner S, Brown CH 4th, Kennedy M, et al. Frailty for surgeons: review of a national institute on aging conference on frailty for specialists. J Am Coll Surg. 2015;221(6):1083-92.

21. Polanczyk CA, Marcantonio E, Goldman L, Rohde LE, Orav J, Mangione CM, et al. Impact of age on perioperative complications and length of stay in patients undergoing noncardiac surgery. Ann Intern Med. 2001;134(8):637-43.

22. Babu JM, Kalagara S, Durand W, Antoci V, Deren ME, Cohen E. Sarcopenia as a risk factor for prosthetic infection after total hip or knee arthroplasty. The Journal of Arthroplasty. 2019;34:116e122.

23. Hamel MB, Henderson WG, Khuri SF, Daley J. Surgical outcomes for patients aged 80 and older: morbidity and mortality from major noncardiac surgery. J Am Geriatr Soc. 2005;53(3):424-9.

24. Harmsen RTE, Oudsten BL, Putter H, Leichtenberg CS, Elzevier HW, Nelissen RGHH. Patient expectations of sexual activity after total hip arthroplasty. JBJS Open Access. 2018;3(4):e0031.

25. Abbas G, Waheed A. Resumption of car driving after total hip replacement. Journal of Orthopaedic Surgery. 2011;19(1):54-6.

26. Swierstra BA, Vervest AMJS, Walenkamp GHIM, Schreurs BW, Spierings PTJ, Hevligers IC, et al. Dutch guideline on total hip prosthesis. Acta Orthopaedica. 2011;82(5):567-76.

27. Honcharuk E, Kayiaros S, Rubin LE. The direct anterior approach for acetabular augmentation in primary total hip arthroplasty. Arthroplasty Today. 2018;4:33-9.

28. Meermans G, Konan S, Das R, Volpin A, Haddad FS. The direct approach in total hip arthroplasty. Bone Joint J. 2017;99-B:732-40.

CAPÍTULO 20

Reabilitação no pós-operatório de artroplastia de joelho

Aline Alvarenga Castro
Tiago Lazzaretti Fernandes
Kelly Cristina Albanezi Nucci
Maria Lucia Costacurta Guarita
Arnaldo José Hernandez

INTRODUÇÃO

A osteoartrite é a causa mais comum de incapacidade entre os adultos[1]. Predisposição genética, traumatismos, obesidade, excesso de uso e alguns tipos de ocupação aumentam o risco de se desenvolver a osteoartrite nos joelhos[1].

O tratamento inicial visa a promover alívio dos sintomas por meio de medidas não invasivas ou cirúrgicas, incluindo o uso de medicações via oral, tópica ou de aplicação intra-articular, perda de peso, programas de exercício, entre outros[1].

A artroplastia total do joelho (ATJ) é o tratamento padrão-ouro para os pacientes em estágio final de osteoartrite do joelho em que os sintomas persistem ou pioram apesar dos métodos não cirúrgicos utilizados[2]. A artroplastia é uma intervenção efetiva para o alívio da dor, melhora da função e mobilidade, incrementando substancialmente a qualidade de vida desses pacientes[1,3,4]. As estatísticas existentes mostram que foram realizadas mais de 750.000 artroplastias do joelho no ano de 2011, somente nos Estados Unidos[1].

A média do tempo de internação hospitalar para a cirurgia de ATJ vem diminuindo ao longo dos anos. Os fatores de risco para o aumento do tempo de internação mostradas pela revisão sistemática de Shah et al.[3] em 2019 foram: maior idade do paciente, sexo feminino, índice de massa corpórea (IMC) > 30, raça não branca e risco anestésico (American Society of Anesthesiology Classification) > 2.

Durante o longo percurso desde o agendamento da cirurgia até o retorno às suas atividades normais, muitas opções, velhas ou novas, estão à disposição para maximizar os desfechos clínicos do paciente[2]. Importante salientar que a reabilitação se inicia antes mesmo da internação do paciente, com o manejo medicamentoso apropriado, por vezes com um programa de exercício pré-operatório, e estratégias que visem à conscientização do paciente sobre a importância da adesão ao treinamento pós-cirúrgico e a escolha do local mais apropriado para se reabilitar após a alta hospitalar[2]. Após a ATJ, deve-se ter em mente quais instalações e serviços estão disponíveis durante a internação, em casa, serviços domiciliares e clínicas de fisioterapia fora do hospital[2].

Além do mais, a literatura mostra que até 20% dos indivíduos operados têm algum grau de insatisfação com a ATJ, reforçando ainda mais a extrema importância do trabalho diante das expectativas do paciente visando a uma melhor adesão pós-operatória e consequente desfecho clínico[5].

BASES PARA A PRÁTICA CLÍNICA

Com o aumento da demanda de cirurgias de ATJ, diversos estudos na literatura, ao longo dos últimos anos, vêm sendo elaborados no intuito de buscar os protocolos de maior eficácia no manejo da osteoartrite de acordo com o grau de comprometimento articular e características particulares de cada paciente, como a presença de obesidade, diabetes ou dor crônica.

Hoje, sabe-se que o adequado manejo da dor e a recuperação da função motora iniciados logo nos primeiros dias de cirurgia podem determinar o prognóstico[6,7].

Além disso, considera-se que a integralidade do cuidado propiciado pela equipe multidisciplinar, visando à melhora funcional do indivíduo e à reabilitação precoce do membro operado, promove maior independência na realização de transferências e na marcha, reduzindo, assim, o tempo de permanência hospitalar[8,9].

Os programas de reabilitação têm proporcionado melhores resultados pós-operatórios[6] e incluem um processo de educação do paciente com esclarecimento de um plano claro de objetivos terapêuticos previamente traçados, com ênfase na orientação da necessidade do ganho da mobilidade do joelho operado, melhora da força, diminuição da dor, melhora da função nas atividades de vida diária (AVD), melhora da marcha e consequente melhora da qualidade de vida[8] para, assim, alinhar expectativas e promover ao paciente a oportunidade de ser parte integrante do cuidado.

A reabilitação é amplamente promovida após a substituição total do joelho. Durante a internação, a fisioterapia tem como alvo a mobilização do joelho e, desta forma, atingir os objetivos funcionais até a alta hospitalar. Um dos principais propósitos da fisioterapia precoce é preparar o paciente para a descarga de peso no membro operado de forma segura[10].

Além disso, as orientações e as informações sobre autocuidado são fundamentais para aumentar a adesão ao programa de reabilitação, assim como compreender as expectativas destes pacientes, visando a sua preparação para alta hospitalar[9,11].

Alguns estudos demonstram que protocolos eficazes são os que preconizam fisioterapia 1 ou 2 vezes/dia na fase hospitalar[8], mantendo a quantidade constante inicialmente[9]. Também parece haver um benefício do início precoce da terapia, desde que seja possível clinicamente[9].

A fisioterapia pós-alta tem como base intervenções para promover o retreinamento funcional[11]. As intervenções fisioterapêuticas pós-operatórias incluem eletroestimulação nervosa transcutânea (TENS)[12,13], crioterapia e, quando possível, compressão e movimento passivo contínuo (CPM)[7], além de exercícios de mobilidade articular para ganho de amplitude de movimento (ADM), fortalecimento muscular, eletroestimulação neuromuscular (EENM/FES) e equilíbrio. Também são incluídas na terapia padrão a bicicleta ergométrica estacionária e, muitas vezes, a hidroterapia[10,11].

A fisioterapia demonstra melhora da função física nestes pacientes, principalmente a curto prazo, sendo a frequência indicada em média de 3 vezes por semana. Exercícios domiciliares não demostram a mesma eficácia e estudos demonstram que a adesão do paciente a esse tipo de intervenção poderia ser um fator determinante[11].

A ATJ requer cuidados especiais[11]. Movimentos inadequados podem prejudicar a prótese e, em alguns casos, provocar sua luxação. Para que isso não ocorra, é muito importante seguir um programa de fisioterapia e as orientações dadas para que se tenha uma recuperação mais rápida e uma boa qualidade de vida.

PROGRAMA DE REABILITAÇÃO

Exercícios no pós-operatório de artroplastia total do joelho

Objetivos do tratamento

Fase hospitalar

- Prevenir complicações respiratórias e decorrentes do imobilismo. Otimizar a expansibilidade torácica ou outros tipos de exercícios conforme avaliação fisioterapêutica para prevenção ou tratamento de complicações pulmonares;
- prevenir evento tromboembólico [trombose venosa profunda (TVP) e tromboembolismo pulmonar (TEP)];

- prevenir incapacidade e recuperar a funcionalidade;
- promover controle da dor e edema;
- manter/aumentar ADM joelho (até 90°);
- promover aumento de força muscular de todo membro inferior operado e do contralateral;
- prevenir vasculopatias;
- prevenir deformidades;
- promover treino de marcha com descarga parcial em membro operado com dispositivo de marcha adequado;
- orientar quanto ao posicionamento e AVD.

Fase ambulatorial

- Promover controle da dor;
- promover controle do edema;
- manter/aumentar ADM de joelho (≥ 90° de flexão);
- prevenir deformidades com posicionamento adequado;
- promover aumento de força muscular de todo membro inferior operado e do contralateral;
- manter/melhorar flexibilidade de músculos retraídos;
- melhorar propriocepção e equilíbrio;
- melhorar conscientização postural (estática e dinâmica);
- promover transferências independentes;
- promover treino de marcha com dispositivo adequado, evitando movimentos compensatórios, buscando evoluir para marcha independente;
- melhorar condicionamento cardiovascular;
- promover educação quanto a manejo da dor, fadiga, posicionamento, calçados adequados, aplicação de meios físicos, ergonomia, AVD.

Indicações

Os pacientes conscientes e colaborativos, sem contraindicação ao início do programa e com prescrição médica de fisioterapia, podem dar início ao programa.

Contraindicações

- Instabilidade hemodinâmica;
- arritmias com repercussão clínica;
- temperatura > 38 °C;
- lipotimia;
- sangramento na ferida operatória;
- dor maior que 8 na escala numérica, após medicação analgésica;
- evento tromboembólico (TVP e TEP);
- déficit cognitivo e comportamental importante;
- acometimento motor prévio que impossibilite o uso de muletas ou andador, bem como treino de marcha de forma segura.

Se algum desses itens estiver presente na avaliação do fisioterapeuta, orienta-se reavaliar o início do programa de reabilitação no atendimento seguinte, prestando a assistência fisioterapêutica necessária ao momento. Nos casos com contraindicação, a assistência pode basear-se na diretriz, porém sem se atentar à cronologia do programa, tendo-o como um guia de evolução dos exercícios.

Critérios para a interrupção dos exercícios

Caso o paciente evolua com alguma condição que impeça a realização dos exercícios, como alterações inesperadas de pressão arterial, frequência cardíaca, frequência respiratória e saturação de oxigênio, além de tonturas, náuseas, desconforto torácico, dor intensa, sinais clínicos e complicações da cirurgia, o atendimento fisioterapêutico deve ser interrompido até a resolução da contraindicação[1].

Aplicação do programa

O programa de exercícios tem início de 6 a 8 horas após o término da cirurgia, devendo ser aplicado aos pacientes sem contraindicações (descritas anteriormente). As sessões de fisioterapia serão realizadas 2 vezes/dia até o 4º dia pós-operatório (PO), quando a frequência de atendimentos é reavaliada e, dependendo da evolução clínica do paciente, as sessões podem passar a 1 vez/dia.

O protocolo a seguir não se aplica às revisões de cirurgia, pois estas variam de acordo com cada caso.

Descrição detalhada do protocolo

Atendimento de fisioterapia para ATJ, conforme prescrição médica.

Fase hospitalar

1. **Pós-operatório imediato**

- Avaliação fisioterapêutica (respiratória e musculoesquelética);
- orientação do posicionamento correto do membro operado: manter membro operado o maior tempo possível em extensão com posicionamento neutro, evitando posturas viciosas como flexão com abdução e/ou rotação externa do membro operado. Evitar colocar travesseiro embaixo do joelho para flexioná-lo;
- exercícios metabólicos/prevenção de trombose: otimizar a circulação e a melhora de edema de membros inferiores (MMII). Sempre que possível, mobilizar as articulações dos tornozelos, movimentando os pés para cima e para baixo, (dorsiflexão/flexão plantar);
- exercícios respiratórios;
- exercícios ativos para membros superiores (MMSS), como abdução/adução do ombro, flexoextensão de ombro e cotovelo, membro inferior NÃO operado (abdução/adução do quadril, flexoextensão de quadril e joelho);
- mobilização passiva de membro operado (abdução/adução do quadril, flexoextensão de quadril e joelho);
- crioterapia associada a elevação e compressão.

2. **1º dia pós-operatório**

- Avaliação fisioterapêutica;
- manutenção dos exercícios anteriores;
- exercícios resistidos progressivos para fortalecimento de membros superiores, (abdu-

ção/adução do ombro, flexoextensão de ombro e cotovelo) e para o membro inferior não operado (abdução/adução do quadril, flexoextensão de quadril e joelho);
- exercícios ativo-assistidos para o membro operado (abdução/adução do quadril, flexoextensão de quadril e joelho/*straight leg raise* – SLR), progredindo para ativo conforme tolerado;
- exercícios isométricos para quadríceps bilateral (de 6 a 10 segundos);
- mobilização da patela do membro operado;
- alongamento suave, com ênfase na cadeia posterior de MMII;
- exercício ativo-assistido para ganho de ADM, flexão do joelho operado conforme tolerância do paciente, progredindo em cada terapia de zero a 90°;
- transferência: treino de saída do leito, sedestação à beira do leito e ortostatismo com auxílio do andador e em uso de calçado adequado;
- treino de marcha com auxílio do andador (se houver condições), com carga parcial em membro operado, com distâncias curtas no primeiro treino (da cama para poltrona) e aumentando o percurso da caminhada a cada terapia;
- treino para sentar em poltrona, encostar o membro não operado no assento da poltrona; em seguida, posicionar o membro operado estendido para frente, segurar nos braços da poltrona e sentar lentamente. Após posicionado em sedestação, estender membros inferiores, mantendo em extensão no suporte para pernas da poltrona.

3. **2º dia pós-operatório**

- Manutenção dos exercícios anteriores;
- reforço nas orientações, preparando para desospitalização;
- reforço na independência para saída e entrada do leito (transferências);
- reforço na independência para sentar e levantar da poltrona.

4. **3º dia pós-operatório**

- Manutenção dos exercícios anteriores;
- treino de marcha, mantendo andador e carga parcial de forma independente em distâncias maiores;
- reforço nas orientações e no preparo para alta hospitalar;
- treino de subir e descer escada (se houver necessidade, mediante liberação médica);
- orientação de como entrar e sair do carro;
- orientações de exercícios domiciliares;
- orientações quanto ao aparecimento de sinais flogísticos e sintomas não habituais na região cirúrgica (febre, edema aumentado, secreções, dor neuropática);
- orientações gerais quanto a iniciar fase ambulatorial.

Fase ambulatorial

1. **1ª a 4ª semanas**

- Utilização de meios físicos para controle da dor, como calor superficial, crioterapia, TENS (*transcutaneous electrical nerve stimulation*);

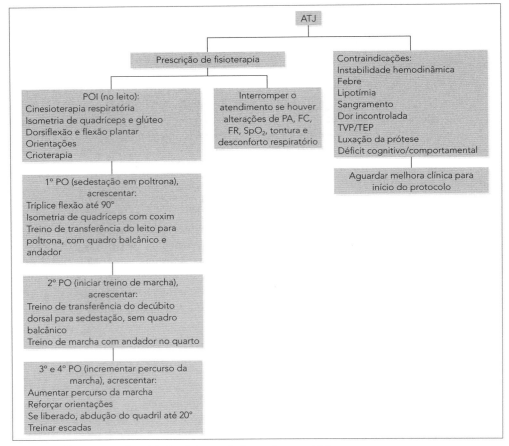

FIGURA 1   Fluxograma de cuidados fisioterapêuticos pós-operatórios.
ATJ: artroplastia total do joelho; FC: frequência cardíaca; FR: frequência respiratória; PA: pressão arterial; PO: pós-operatório; POI: pós-operatório imediato; SpO$_2$: saturação de oxigênio; TEP: tromboembolismo pulmonar; TVP: trombose venosa profunda.

- liberação miofascial, com maior ênfase em quadríceps, glúteos e banda iliotibial;
- alongamentos, principalmente para adutores, posteriores da coxa e gastrocnêmios;
- mobilização patelar;
- exercícios ativo-assistidos, ativos (Figura 2), passivos para flexoextensão de joelho (flexão acima de 90° e extensão próxima de 0°);
- manter exercícios isométricos de quadríceps (principalmente vasto medial), posteriores da coxa, glúteos, flexores plantares e dorsiflexores de tornozelo (Figura 3);
- exercícios de fortalecimento progressivo com joelho em extensão em todos os planos de movimento: para flexão, extensão, adução e abdução (SLR);
- treino de marcha com uso de meio auxiliar (andador ou bengala) e retirar após 2ª semana: ênfase nas fases de apoio de calcâneo e de balanço, com correções posturais necessárias;
- conscientização postural em todas as AVD, preservando ergonomia;
- introdução de bicicleta estacionária horizontal sem resistência.

2. **4ª a 6ª semanas**

- Manter exercícios anteriores (mobilidade patelar e femorotibial, alongamentos e fortalecimento);
- realizar analgesia, se necessário (meios físicos);
- promover o treino de sentar e levantar (se ADM entre 90 e 110°);
- manter bicicleta estacionária horizontal;
- iniciar treino de escada (subir, descer, laterais).

3. **7ª a 12ª semanas**

- Manter exercícios anteriores (mobilidade articular, alongamentos e fortalecimento); iniciar exercícios resistidos com carga leve;
- iniciar exercícios proprioceptivos e de equilíbrio (superfície estável e instável) (Figura 4);
- iniciar atividades recreacionais (caminhada e hidroterapia).

4. **12ª a 16ª semanas**

- Manutenção dos exercícios anteriores (incrementar carga e número de repetições);
- progredir treino proprioceptivo (Figura 5);
- aumentar o tempo das atividades aeróbicas;
- iniciar retorno a atividades esportivas.

Critérios para alta fisioterapêutica

1. Marcha independente, sem compensações posturais e sem queixas álgicas;
2. ADM articular livre de dor (110 a 115°);

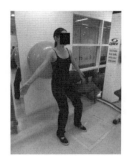

FIGURA 2 Exercício para flexoextrusão do joelho.

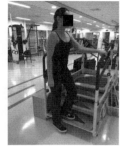

FIGURA 3 Exercício para musculatura anterior e posterior dos membros inferiores.

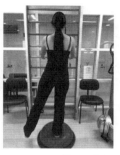

FIGURA 4 Exercício para treino de propiocepção e equilíbrio.

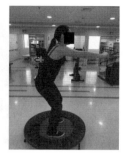

FIGURA 5 Exercício para treino de propiocepção e equilíbrio.

3. força muscular grau 4/5;
4. equilíbrio e propriocepção adequados;
5. subir e descer degraus de forma independente.

Apesar da marcha independente ser critério, é importante salientar que, conforme o paciente, o uso de aditamentos como bengala ou andador é indicado como medida complementar às demais orientadas, visando a diminuir o risco de queda.

Orientações gerais pós-operatórias

1. Posicionamento correto do membro operado: manter membro operado o maior tempo possível em extensão com posicionamento neutro. Evite colocar travesseiro ou almofadas embaixo do joelho enquanto estiver em repouso; embora esta seja uma posição confortável, pode acostumar o joelho a ficar dobrado, evoluindo com rigidez em flexão (Figuras 7 a 11);
2. quando estiver deitado, manter a perna elevada e esticada. Isso ajuda a diminuir a dor e edema;
3. usar crioterapia com membro elevado pelo menos 3 vezes/dia durante 20 minutos, no máximo 30 minutos, se tiver dor e edema;

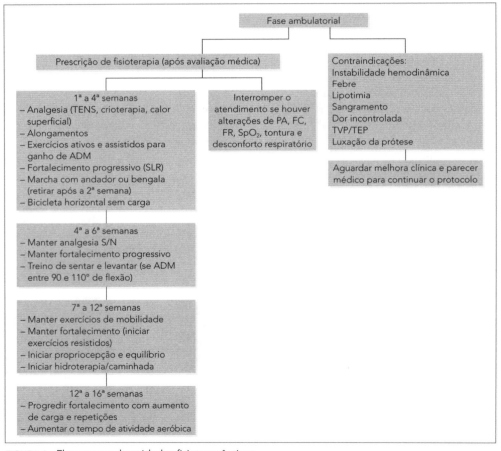

FIGURA 6 Fluxograma de cuidados fisioterapêuticos.
ADM: amplitude de movimento; FC: frequência cardíaca; FR: frequência respiratória; PA: pressão arterial; SLR: *straight leg raise*; SpO$_2$: saturação de oxigênio; TENS: *transcutaneous electrical nerve stimulation*; TEP: tromboembolismo pulmonar; TVP: trombose venosa profunda.

4. ter atenção ao local onde pisa e cuidado para não cair. Evitar tapetes e objetos espalhados pela casa;
5. procurar usar calçado fechado e com solado antiderrapante;
6. evitar agachar; caso seja necessário, colocar a perna operada para trás com o joelho esticado;
7. para sentar em poltrona: encostar o membro não operado na poltrona; posicionar o membro operado estendido para frente, segurar nos braços da poltrona e sentar lentamente. Sentado, estender os membros inferiores, mantendo em extensão no suporte para pernas da poltrona. Para levantar da cadeira, deslocar-se para a beira do assento, esticar a perna operada à frente e levantar fazendo força com a perna não operada;
8. ao deitar de lado, fazê-lo sobre o lado não operado e colocar travesseiros entre as pernas;
9. para utilizar o vaso sanitário, posicionar a perna operada esticada para frente e o tronco inclinado para trás;
10. tomar banho sentado na cadeira de banho ou em pé segurando em algum apoio; não utilizar banheiras, pois pode haver dificuldade para sair dela;
11. para entrar no carro, sentar com as pernas para fora do carro e elevá-las juntas para

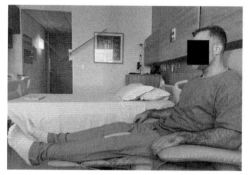

FIGURA 9   Posição CORRETA ao se sentar, com os membros inferiores estendidos.

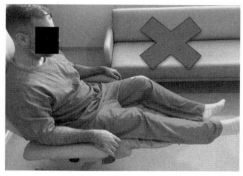

FIGURA 10   Posição INCORRETA ao se sentar, com os membros inferiores semifletidos.

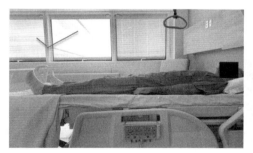

FIGURA 7   Posição CORRETA, com membros estendidos.

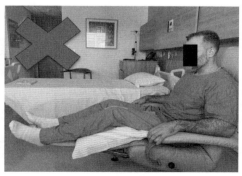

FIGURA 11   Posição INCORRETA, com os membros inferiores semifletidos.

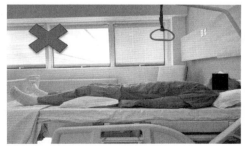

FIGURA 8   Posição INCORRETA, com membros inferiores semifletidos.

dentro do carro. Dirigir somente com liberação médica;

12. para subir e descer degraus:
    – subida: subir primeiro a perna não operada, depois a muleta e, por último, a perna operada;
    – descida: descer primeiro as muletas, depois a perna operada e, finalmente, a perna não operada.

CONSIDERAÇÕES FINAIS

A osteoartrite é uma doença cada vez mais prevalente e incapacitante, porém ainda de complexo manejo. Com base nos mais recentes estudos e evidências vigentes na literatura, foi estabelecido um protocolo em nosso serviço visando à mais efetiva associação terapêutica dentro de cada estágio da patologia e peculiaridades de cada paciente.

Além de ortopedistas especializados em joelho, fisiatras, entre outras especialidades médicas, nossa equipe conta com terapeutas das áreas de fisioterapia, terapia ocupacional e psicologia acionados dentro das necessidades evidenciadas. Esse protocolo objetivou destacar de forma ampla os pontos principais estabelecidos no manejo da reabilitação no pós-operatório ortopédico da ATJ aplicados em nosso serviço.

Quanto aos desfechos clínicos, utiliza-se aqueles preconizados pela International Consortion for Health Outcomes Measurement (ICHOM) e os pacientes são seguidos pós-alta hospitalar e a estes são acrescentados aqueles de habilitação relacionados aos objetivos a serem atingidos.

REFERÊNCIAS BIBLIOGRÁFICAS

1. Weber KL, Jevsevar DS, McGrory BJ. AAOS Clinical Practice Guideline: surgical management of osteoarthritis of the knee: evidence-based guideline. J Am Acad Orthop Surg. 2016;24:e94-6.

2. Joice MG, Bhowmick S, Amanatullah DF. Perioperative physiotherapy in total knee arthroplasty. Orthopedics. 2017;40:e765-73.

3. Shah A, Memon M, Kay J, Wood TJ, Tushinski DM, Khanna V, et al. Preoperative patient factors affecting length of stay following total knee arthroplasty: a systematic review and meta-analysis. J Arthroplasty. 2019;34:2124-65.

4. Yang X, Li G, Wang H, Wang C. Continuous passive motion after total knee arthroplasty: a systematic review and meta-analysis of associated effects on clinical outcomes. Arch Phys Med Rehabil. 2019;100:1763-78.

5. Bourne RB, Chesworth BM, Davis AM, Mahomed NN, Charron KDJ. Patient satisfaction after total knee arthroplasty: who is satisfied and who is not? Clin Orthop Relat Res. 2010;468:57-63.

6. Ruiz Iban MA, Tejedor A, Gil Garay E, Revenga C, Hermosa JC, Montfort J, et al. GEDOS-SECOT consensus on the care process of patients with knee osteoarthritis and arthoplasty. Rev Esp Cir Ortop Traumatol. 2017;61:296-312.

7. Henderson KG, Wallis JA, Snowdon DA. Active physiotherapy interventions following total knee arthroplasty in the hospital and inpatient rehabilitation settings: a systematic review and meta-analysis. Physiotherapy. 2018;104:25-35.

8. Moyer R, Ikert K, Long K, Marsh J. The value of preoperative exercise and education for patients undergoing total hip and knee arthroplasty: a systematic review and meta-analysis. JBJS Rev. 2017;5:e2.

9. Haas R, Sarkies M, Bowles K-A, O'Brien L, Haines T. Early commencement of physical therapy in the acute phase following elective lower limb arthroplasty produces favorable outcomes: a systematic review and meta-analysis examining allied health service models. Osteoarthr Cartil. 2016;24:1667-81.

10. Sattler LN, Hing WA, Vertullo CJ. What is the evidence to support early supervised exercise therapy after primary total knee replacement? A systematic review and meta-analysis. BMC Musculoskelet Disord. 2019;20:42.

11. Artz N, Elvers KT, Lowe CM, Sackley C, Jepson P, Beswick AD. Effectiveness of physiotherapy exercise following total knee replacement: systematic review and meta-analysis. BMC Musculoskelet Disord. 2015;16:15.

12. Beckwée D, Bautmans I, Lefeber N, Lievens P, Scheerlinck T, Vaes P. Effect of transcutaneous electric nerve stimulation on pain after total knee arthroplasty: a blind randomized controlled trial. J Knee Surg. 2018;31:189-96.

13. Bistolfi A, Zanovello J, Ferracini R, Allisiardi F, Lioce E, Magistroni E, et al. Evaluation of the effectiveness of neuromuscular electrical stimulation after total knee arthroplasty: a meta-analysis. Am J Phys Med Rehabil. 2018;97:123-30.

CAPÍTULO 21

Reabilitação no pós-operatório de cirurgias de coluna

Alexandre Fogaça Cristante
Roger Schmidt Brock
Ana Alice Amaral de Oliveira
Maria Ayako Sakuraba Medeiros
César Abreu Akiho
Christina May Moran de Brito

DOENÇAS DEGENERATIVAS DA COLUNA

Introdução

A degeneração é uma mudança natural, fisiológica e inevitável que leva ao comprometimento das habilidades físicas, mentais e funcionais. A coluna vertebral, composta por vértebras e discos intervertebrais que protegem a medula espinal, não é insensível ao ataque de alterações que ocorrem durante o processo degenerativo. Os efeitos dessa degeneração da coluna envolvem, principalmente, os seus componentes mecânicos.

A grande maioria das diferentes doenças que acometem a coluna é de origem degenerativa, porém sua apresentação clínica é variável. Podemos citar como problemas da coluna cervical a cervicalgia, a hérnia de disco cervical, a estenose cervical e a mielopatia cervical. Quando falamos de degeneração lombar, a estenose lombar, a espondilolistese, a escoliose e a hérnia de disco lombar estão entre as possibilidades. Entretanto, a apresentação clínica mais comum da doença degenerativa é a lombalgia. É difícil identificar a específica causa anatomopatológica da lombalgia na maioria dos casos, particularmente nos de lombalgia crônica[1]. A maioria dos casos de dor na região lombar, 85%, é de origem inespecífica[2].

A lombalgia, no mundo industrializado, é extremamente comum, com a prevalência variando entre 60 e 90%[1,3]. Trata-se de uma doença comum, até mesmo na população infantil, e sua prevalência aumenta com a idade[4]. O aumento da expectativa de vida da sociedade está diretamente associado ao aumento da incidência de sintomatologia dolorosa na coluna lombar decorrente de alterações degenerativas[5].

A dor na região lombar é uma das razões mais comuns de visitas ao médico. É responsável por 2% de todas as visitas, superada apenas por exames de rotina, diabetes e hipertensão[6]. A lombalgia exerce um forte impacto sobre o sistema de saúde em geral, levando, por isso, ao impacto socioeconômico direto sobre a sociedade, com custos aumentando cada vez mais[7,8]. Além disso, é a causa mais comum de afastamento do trabalho em pessoas abaixo dos 45 anos de idade.

O tabagismo é um fator de risco isolado bem documentado para a degeneração da coluna lombar. Tem influência direta na degeneração discal[9], além de, indiretamente, dificultar a realização de atividade física pelos pacientes, aumentando a sintomatologia dolorosa lombar. O diabetes e a insuficiência vascular têm influência comprovada na degeneração discal. O fator genético desempenha um papel importante nessas alterações degenerativas, sendo bastante comum em pessoas da mesma família. A obesidade tem implicação na aceleração da degeneração discal por excesso de carga transmitida aos discos intervertebrais[10].

Com o envelhecimento, a permeabilidade da placa terminal e o suprimento vascular diminuem, ocasionando redução do conteúdo de proteoglicanos e aumento correspondente do conteúdo de colágeno tipo 1, em substituição ao colágeno tipo 2. Existe um aumento das ligações cruzadas entre as fibrilas de colágeno pela diminuição do *turnover* da matriz extracelular, levando à retenção de fibras danificadas e à redução da força tênsil. O número de células também diminui, assim como sua atividade, ocasionando diminuição na síntese de matriz extracelular[11].

Com a redução da pressão de embebição do disco, maior pressão é transmitida às fibras do ânulo, o núcleo perde suas propriedades hidráulicas de verdadeiro amortecedor das pressões e as fibras do ânulo tornam-se mais suscetíveis à ruptura. As camadas internas do anel fibroso e o núcleo pulposo tornam-se, gradualmente, indistinguíveis, apresentando-se em uma fibrocartilagem. Essa degeneração resulta em uma inervação sensitiva anormal do disco intervertebral, que antes era inervado apenas no terço externo do anel fibroso[12], e em uma liberação inflamatória anormal no núcleo pulposo mesmo na ausência de carga local[13].

Conforme a capacidade de absorção de choque é perdida, aumentam as forças compressivas no ânulo fibroso e a distribuição desigual destas, podendo ocasionar herniação do conteúdo do núcleo pulposo através do ânulo, configurando a *hérnia discal*.

O processo degenerativo do disco vertebral pode ser dividido em três estágios relativamente distintos entre si:

1. o estágio inicial é a disfunção, caracterizada por lesões radiais, por circunferências no ânulo e por sinovite localizada nas articulações facetárias, ocorrendo entre 15-45 anos;
2. o estágio seguinte é o da instabilidade, entre 35-70 anos de idade, caracterizado pela reabsorção progressiva e pelo desarranjo interno do disco, degeneração das articulações facetárias com frouxidão capsular, subluxação e artrose;
3. o último estágio, a partir dos 60 anos de idade, é a estabilização, na qual ocorre o desenvolvimento progressivo de osso hipertrófico ao redor do disco e articulações facetarias, levando à rigidez e até à anquilose franca[14].

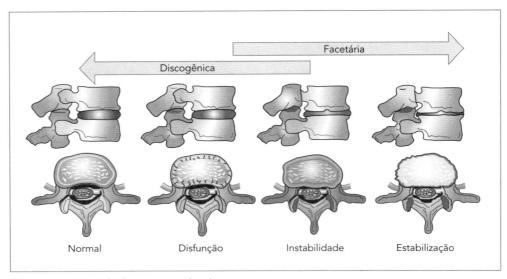

FIGURA 1   Estágios da degeneração discal.

Nesse cenário, a hérnia de disco é considerada uma complicação dos estágios de disfunção e instabilidade, uma vez que, com o progredir da degeneração discal, há maior perda de líquido do núcleo pulposo e solidificação deste, diminuindo a ocorrência de herniações em núcleos intensamente degenerados e desidratados. Por sua vez, a estenose degenerativa é uma complicação do estágio de estabilização, pela formação hipertrófica de osso que compromete o espaço disponível[15].

Bases para a prática clínica

Sinais e sintomas
Lombalgia
Doença degenerativa discal

Os pacientes com doença degenerativa discal (DDD) apresentam-se com dor axial de duração maior que 3 meses, podendo ocorrer irradiação para articulações sacroilíacas, nádegas e região posterior da coxa. Ocorre piora da dor com a posição sentada e a atividade, principalmente com carga, e alívio com repouso, ao menos parcial. Não ocorrem sintomas neurológicos ou claudicação neurogênica, exceto nos casos com estenose lombar ou hérnia discal.

No exame físico, pode haver dor à palpação lombar na linha média, geralmente com restrição álgica da mobilidade. A flexão lombar pode ser extremamente dolorosa, normalmente, melhorando com a extensão. A síndrome dolorosa miofascial de musculatura estabilizadora de tronco e pelve também está presente. O exame neurológico é normal, e não existem testes diagnósticos específicos para essa condição.

Hérnia discal

A queixa mais comum é a dor. Há relatos de história prodrômica de dor axial leve a moderada por meses, seguida por episódio agudo de dor irradiada para o membro inferior, caracterizando a lombociatalgia. Pode haver correlação pelo paciente com algum trauma ou movimento específico na instalação da ciatalgia. A dor radicular é a mais típica, e seu padrão depende

do nível da herniação. Nas lombares baixas, geralmente, a dor estende-se até o pé e pode seguir um padrão dermatomal, porém no acometimento das raízes mais proximais esse padrão usualmente não é tão clássico na região inguinal (L1) e na coxa anterior e medial (L2 e L3), podendo confundir-se com outras causas de dor inguinal/ aparelho geniturinário[16].

A compressão nervosa pode acarretar déficits sensoriais e motores, e os pacientes devem ser submetidos a exame neurológico minucioso e comparativo.

Estenose e espondilolistese degenerativa

Na estenose, o paciente tipicamente se queixa de dor nos membros inferiores, podendo apresentar-se na forma de claudicação neurogênica ou dor radicular. A claudicação inicia-se na região lombar baixa ou nádegas, irradiando-se para os membros inferiores, em geral bilateralmente, relacionada à atividade e sem padrão dermatomal. Classicamente, piora com a extensão lombar e melhora com a flexão, e o paciente relata alívio da dor ao empurrar o carrinho de mercado ou andar de bicicleta. Essa informação é útil no diagnóstico diferencial com claudicação vascular.

Alterações espondilóticas, com ou sem espondilolistese degenerativa, são um achado comum nesses pacientes e, em geral, causa de dor lombar baixa. Disfunção neurológica grave é incomum, mas a disfunção urinária pode estar presente em até 50-80% dos pacientes idosos.

Cervicalgia

A coluna cervical possui algumas particularidades se comparada a outros segmentos da coluna: permite amplitude maior de movimentos nos eixos sagital, axial e coronal, o que depende de importantes relações musculares, e preserva estruturas relevantes como medula e raízes nervosas. Diversas doenças podem afetá-la, implicando quadro de dor cervical em algumas situações, ou resultando em algumas vezes em alterações neurológicas que podem ser relatadas pelo paciente e percebidas ao exame físico.

Doenças degenerativas

Os pacientes apresentam dor cervical axial, podendo ter ou não irradiação, mas esta não apresenta representação clara de determinado dermátomo. Está associada a degeneração discal, artrose de articulações facetarias e síndrome dolorosa miofascial.

Hérnia de disco

As alterações neurológicas podem ser manifestadas, clinicamente, por compressão medular e/ou radicular, dependendo de sua localização e o quanto compromete o espaço medular (canal vertebral) e/ou radicular (foraminal). Assim, o diagnóstico apresenta particularidades, pois mielopatia apresenta sintomas compatíveis com lesão de primeiro neurônio motor e a radiculopatia com sintomas de lesão de segundo neurônio motor. Quando há sobreposição de ambos dados clínicos, podemos ter um quadro de mielorradiculopatia.

A dor de características neuropáticas (p. ex., queimação, choque com ou sem disestesia e/ou alodínea) irradiadas para membros superiores (cervicobraquialgia) pode corresponder a dermátomos cervicais específicos na maioria, mas não na totalidade dos casos. Além disso, deve-se atentar aos diagnósticos diferenciais, uma vez que, por exemplo, dor de origem osteomuscular em ombro podem mimetizar o comprometimento da raiz de C4, e a dor em trajeto de mãos e quirodáctilos pode ser resultado de comprometimento de raízes de C6 a C8, sobretudo.

É importante ressaltar que nem toda hérnia cervical é sintomática e os sintomas podem ser intermitentes, com piora a algum esforço ou posição (que podem alterar o diâmetro do espaço foraminal, p. ex.). É mais comum após os 40 anos de idade e apresenta proporção similar entre homens e mulheres, podendo ser resultado de trauma, da atividade ocupacional ou do envelhecimento (processo degenerativo).

Estenose e espondilolistese degenerativa

A causa mais comum de mielopatia no adulto é a mielopatia espondilótica cervical. Trata-se de doença que pode apresentar três tipos de evolução em sua história natural: progressiva insidiosa, progressiva escalonada ou doença estável. Decorre da diminuição do espaço do canal vertebral por fatores que podem ser isolados ou combinados entre si: canal cervical estreito congênito, hipertrofia de facetas/ligamento amarelo, hérnia discal, hipertrofia e/ou ossificação do ligamento longitudinal posterior e listese cervical.

O comprometimento medular na maioria dos casos relacionados ao processo degenerativo de envelhecimento tem diagnóstico tardio. Os sintomas podem ser inespecíficos e insidiosos, o que pode resultar na não valorização dos sintomas pelo paciente e pelos que o rodeiam ou na atribuição dos sintomas a outras moléstias ou condições. Inicialmente, as queixas podem ser de alteração de sensibilidade ou força, que nem sempre podem ser mensuradas no exame físico, dificuldade para deambular, abotoar botões e manusear com destreza objetos. Hiperalgesia é rara, mas pode ocorrer associada à zona de hiperpatia. É importante ainda conhecer comorbidades associadas para correto diagnóstico e tratamento; por exemplo, os pacientes com artrite reumatoide são suscetíveis à luxação atlantodental e podem ter mielopatia cervical; pacientes com *diabetes melitus* (DM) e hipotireoidismo podem ter neuropatia periférica, que em alguns casos simula radiculopatia.

Avaliação por imagens

A correlação entre a imagem morfológica da doença degenerativa os sintomas clínicos pode ser pobre, particularmente para a mais comum causa da dor. Queixas subjetivas, tais como a dor, podem ser devidas A uma resposta inflamatória nos tecidos moles em torno da coluna, que dificilmente é visualizada diretamente em uma imagem.

A imagem, normalmente, fornece apenas uma visualização instantânea estática das estruturas anatômicas. Por exemplo, a maioria dos estudos de imagem é adquirida com o paciente em decúbito dorsal, diferentemente da postura dos pacientes quando eles têm seus sintomas piorados.

Os exames adicionais corroboram achados da história e do exame físico do paciente e de modo algum devem ser interpretados na ausência desses dados. Alterações radiológicas degenerativas são comuns a partir dos 40 anos de idade, com prevalência crescendo com o envelhecimento, o que, de forma alguma, isoladamente, significa doença ou necessidade de tratamento. O laudo do radiologista representa descrições de alterações e não necessariamente doenças.

Na radiografia simples, a degeneração do disco intervertebral é indiretamente inferida a partir de perda da altura do espaço de disco normal. Gás pode ser visto no espaço do disco, devido a uma pressão negativa dentro do disco degenerado. Isso é comumente referido como fenômeno de vácuo, o que pode ser acentuado durante a extensão da coluna vertebral e reduzido durante a flexão. Irregularidade da placa terminal da vértebra é muitas vezes vista, com ou sem alterações escleróticas associadas com as placas terminais, e não deve servir como diretriz para o exame físico. Serve como diagnóstico diferencial para tumores vertebrais, espondilites, fraturas e outros. Enquanto a espondilólise e a espondilolistese estão relacionadas com o processo doloroso, outros achados, como a hérnia de Schmorl, o fenômeno de vácuo e a vértebra de transição, habitualmente, não têm nenhuma repercussão clínica.

As radiografias simples e dinâmicas da coluna cervical devem ser sempre realizadas nos pacientes que serão submetidos a tratamento cirúrgico. Tais exames permitem avaliação do alinhamento da coluna cervical em ortostase, assim como uma avaliação dinâmica da coluna cervical, à procura de instabilidades caracterizadas por movimentos translacionais > 3,5 mm ou 11° entre os corpos vertebrais. A manutenção ou inversão da lordose cervical é fator preponderante na eventual necessidade de escolha de via de acesso cirúrgico para a descompressão neural.

Com a ampla disponibilidade da ressonância magnética (RM), a tomografia computadorizada (TC) é raramente solicitada para a avaliação primária da doença degenerativa do disco, exceto em pacientes com contraindicações para o exame de ressonância. De maneira semelhante à radiografia, a tomografia pode demonstrar perda do espaço discal, irregularidade na placa terminal, assim como alterações escleróticas e o fenômeno do vácuo. No entanto, a tomografia também permite a visualização direta de abaulamento do disco e hérnia de disco, embora seja muito menos nítida nesse sentido quando comparada com a RM.

A RM fornece os melhores detalhes de tecidos moles da doença degenerativa do disco. Em pacientes jovens saudáveis, os discos intervertebrais demonstram hiperintensidade nas imagens ponderadas em T2. Com o envelhecimento, há perda da hiperintensidade devido à diminuição do teor de água e às alterações na composição de proteoglicanos. Há uma redução na altura do disco e as placas terminais podem se tornar irregulares. Gás pode preencher o espaço de um disco degenerado, o que pode demonstrar hipointensidade tanto em T1 como em T2. Alternativamente, o espaço pode ser preenchido com fluido, o que é visto como hiperintensidade nas imagens ponderadas em T2. A degeneração do disco também pode provocar

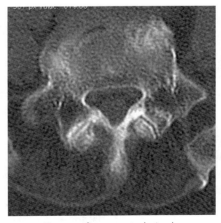

FIGURA 2 Tomografia computadorizada num corte axial no qual visualizam-se artrose facetária importante e estenose do canal lombar.

calcificação, que pode provocar hipointensidade ou hiperintensidade nas imagens ponderadas em T1, dependendo do tipo e da concentração da calcificação.

Fissuras do anel fibroso podem ser vistas nos discos intervertebrais. Uma das principais vantagens da ressonância é a visualização direta de uma hérnia discal e seu efeito de massa, associados sobre as estruturas nervosas. O material do disco também pode herniar através das placas vertebrais adjacente. Essa hérnia é, muitas vezes, chamada de hérnia/nódulo de Schmorl, e tem sido relatada em 38-75% da população. A maioria dos casos é vista como resultado incidental, ou seja, não tem correlação clínica.

Tratamento
Tratamento conservador

A história natural das algias vertebrais é bastante favorável. A maioria dos pacientes apresenta melhora completa dos sintomas nos primeiros 90 dias.

O tratamento dessas doenças deve buscar o controle da dor, diminuindo a incapacidade na vida diária desses pacientes. Com a inatividade, inicia-se um processo de atrofia muscular e aderências articulares, gerando mais dor e inatividade. O uso de medicação é a primeira atitude a ser adotada para a quebra desse ciclo vicioso[17].

As medicações mais comuns no uso do tratamento das doenças degenerativas são os analgésicos, anti-inflamatórios não hormonais, corticoides, opioides, relaxantes musculares e medicações adjuvantes (antidepressivos, anticonvulsivantes). Outra medida comumente indicada para os pacientes com lombalgia é o uso de gelo ou calor local. Existe moderada evidência de que o uso de calor local proporciona alívio da dor e disfunção em curto prazo em pacientes com quadros agudos ou subagudos, e que a associação com exercícios potencializa seu efeito. O uso de gelo é indicado nos casos agudos, proporcionando alívio da dor e do espasmo muscular, porém existe pouca evidência científica que comprove sua ação[18].

O repouso deve ser indicado por no máximo 48 horas, pois em excesso está relacionado à perda de força, flexibilidade e capacidade aeróbica, perpetuando o ciclo vicioso da lombalgia. Atividades diárias normais devem ser incentivadas, pois são fundamentais na reabilitação das patologias lombares[19].

A acupuntura é uma boa alternativa como adjuvante no tratamento de quadro álgico subagudo e crônico, sendo efetiva no alívio da dor e na melhora funcional, quando comparada a nenhum tratamento. Contudo, não foi mais efetiva do que outros tratamentos convencionais. Não foi demonstrado benefício nos quadros agudos[20].

A terapia com *exercícios* parece ser efetiva em aliviar a dor e melhorar a função em pacientes com lombalgia crônica. Exercícios isométricos são conceitualmente utilizados no intuito de proporcionar melhora da força muscular sem movimentos dolorosos, diminuindo assim a atrofia muscular. Os principais músculos a serem abordados são o reto/transverso abdominal, os isquiotibiais e a musculatura paravertebral[21].

A atividade física aeróbica é importante para a melhoria do estado geral do paciente, proporcionando melhora na capacidade de realização de exercícios de reabilitação, além do efeito analgésico de substâncias endógenas produzidas tais como endorfinas. Atividades físicas de baixo impacto são as preferidas. Atividades de médio e alto impacto elevam a carga sobre os discos intervertebrais e facetas articulares, aumentando, assim, a dor local. Exercícios de fortalecimento muscular são importantes na reabilitação desses pacientes e na prevenção de novas crises, e sua progressão deve ocorrer à medida da melhora da dor[21,22].

O tratamento com infiltrações é indicado em pacientes com lombalgia subaguda (> 6 semanas) e crônica (> 12 semanas). Pode ser realizado na articulação facetária, no bloqueio do ramo medial, no posterior (bloqueio paraespinhoso)[23], no forame neural, intradiscal e em pontos-gatilho miofasciais. São administradas medicações que reduzem o edema (corticoides) e dor (anestésicos), na dependência do quadro clínico. Contudo, faltam ainda evidências científicas de qualidade suficiente que comprovem ou afastem o uso em grupos específicos de pacientes para alguns desses procedimentos[24].

A denervação por radiofrequência é uma alternativa comumente utilizada no tratamento da doença degenerativa da coluna lombar. Existe evidência de que haja alívio a curto prazo na dor de origem facetária, porém incerta no alívio da dor discogênica[25].

Tratamento cirúrgico

O tratamento cirúrgico deve ser considerado na falha do tratamento conservador ou quando há comprometimento motor importante. O tratamento cirúrgico mais comumente empregado no tratamento da doença discal degenerativa é a artrodese, acompanhada ou não de instrumentação, que consiste na remoção de todo ou parte do disco degenerado e na fusão das vértebras de cima e de baixo por meio da consolidação óssea. Existe evidência de que a artrodese pode levar a moderado alívio da dor e a ganhos modestos na função. Aparenta ser melhor que a fisioterapia tradicional, mas não que um programa de reabilitação intensivo e bem estruturado[26]. Por isso, deve ser sempre tentado um programa intensivo antes de se propor uma cirurgia.

Uma abordagem alternativa é substituição total do disco por um implante que mantenha o movimento, a artroplastia. Apresenta como vantagem em relação à artrodese alívio da dor em curto prazo, melhores resultados funcionais e de qualidade de vida. No entanto, faltam evidências de que o uso da prótese total de disco realmente previne a degeneração do disco adjacente à articulação facetária. Na região cervical há uma base bem estabelecida em relação à superioridade da artroplastia, mesmo que pequena, em relação à artrodese[27,28], em uma visão geral, mas o mesmo não se aplica à região lombar.

Na ausência de deficit neurológico, o tratamento conservador interdisciplinar e intensivo deve sempre ser tentado em primeiro lugar nas patologias degenerativas da coluna.

Avaliação voltada à reabilitação no pós-operatório de coluna

Um programa de reabilitação bem delineado e coordenado, além de reestabelecer as funções físicas e psicossociais do paciente, pode otimizar a recuperação pós-operatória; aliviar sintomas residuais; prevenir ou tratar, precocemente, possíveis complicações; identificar e tratar fatores relacionados a um pior prognóstico.

Para que seja possível estabelecer as metas e intervenções mais adequadas às necessidades do paciente, deve-se realizar uma avaliação clínica e funcional detalhada e instrumentada que leve em consideração os itens específicos abaixo no contexto do pós-operatório de cirurgia de coluna.

Anamnese
Dor

A dor, sintoma mais frequente nas doenças que levam à indicação de cirurgia de coluna, tem intensidade subjetiva e pode ser influenciada por diversos fatores. É importante detalhar suas características na anamnese e no exame físico, e utilizar instrumentos de avaliação para documentar de forma mais objetiva o diagnóstico e a evolução durante a reabilitação.

Instrumentos de avaliação

- escala de descritores verbais (sem dor, dor leve, moderada, intensa, insuportável);
- escala visual numérica: 0-10;
- nível de conforto: máxima dor que o paciente relata suportar sem impactar nas seguintes atividades/funções: sono, humor, mobilidade e apetite;
- inventário breve de dor;
- descritores espontâneos;
- questionário DN4 (Douleur Neuropathique 4) para dor neuropática: se 4 dos 10 itens presentes, indicativo de dor neuropática:
  - 7 itens de anamnese: queimação, sensação de frio dolorosa, choque elétrico, formigamento, alfinetada, agulhada, adormecimento e coceira;

- 3 itens de exame físico: hipoestesia ao toque, hipoestesia à picada de agulha e o aumento da dor com escavação.

Sono e humor

Alterações no sono e no humor são fatores que podem influenciar na funcionalidade e na evolução do paciente no programa de reabilitação. É importante questionar sobre a qualidade do sono do paciente e posicionamento ao dormir, assim como conhecer o histórico de tratamento para transtornos do humor (ansiedade, depressão e/ou estresse) e a condição psicoafetiva atual: rastreamento de sintomas depressivos, observação de crenças relacionadas ao medo e catastrofização da dor.

Instrumento de avaliação

- Escala hospitalar de depressão e ansiedade (*hospital anxiety and depression scale* – HAD).

Funcionalidade

A avaliação da funcionalidade é um item imprescindível para o diagnóstico em reabilitação. É preciso conhecer o *status* funcional prévio e atual do paciente, assim como as barreiras e os facilitadores que possam influenciar na funcionalidade.

O uso da Classificação Internacional de Funcionalidade (CIF) é uma importante ferramenta, pois facilita a comunicação entre os membros da equipe de reabilitação, auxilia no estabelecimento dos objetivos e intervenções e documenta a evolução do paciente durante a reabilitação. O instrumento a seguir é baseado na CIF – Whodas (World Health Organization Disability Assessment Schedule) e aborda os domínios funcionais relevantes para avaliação do paciente no pós-operatório de coluna.

Status funcional (CIF – Whodas)

Nos últimos 30 dias, você teve quanta dificuldade em (com opções: nenhuma/leve/moderada/grave/extrema):

- ficar de pé por longos períodos, como 30 minutos;
- andar por longas distâncias, por exemplo, 1 km;
- lavar-se por inteiro;
- vestir-se;
- cuidar de suas responsabilidades domésticas/cotidianas;
- aprender uma nova tarefa, por exemplo, chegar a um local desconhecido;
- concentrar-se em uma atividade por 10 minutos.

Outro instrumento amplamente utilizado nesse contexto é a *Keele Start Back Screening Tool*, que avalia 9 itens: 4 quanto ao padrão de dor referida, disfunção e comorbidades; e 5 itens que compõem a subescala psicossocial referente a incômodo, catastrofização, medo, ansiedade e depressão.

Fatores prognósticos

Os clínicos também devem considerar rastrear e abordar fatores que aumentem a probabilidade de desenvolver dor lombar recorrente ou crônica.

Os fatores prognósticos para o desenvolvimento de dor recorrente incluem:

1. história de episódios anteriores;
2. mobilidade excessiva na coluna vertebral;
3. mobilidade excessiva em outras articulações.

Os fatores prognósticos para o desenvolvimento de dor crônica incluem:

1. presença de sintomas abaixo do joelho;
2. sofrimento psicológico ou depressão;
3. medo de dor, recorrência da lesão ou baixas expectativas de recuperação;
4. dor de alta intensidade;
5. um estilo passivo de enfrentamento;
6. crenças temerosas relacionadas a retomar atividade física e trabalho;
7. condição geral de saúde, antecedentes pessoais e comorbidades (com possíveis con-

traindicações para intervenções medicamentosas e não medicamentosas inerentes ao programa de reabilitação);

8. baixa avaliação da qualidade de vida;
9. baixo grau de satisfação do paciente com o tratamento;
10. alto risco de quedas;
11. necessidade de meio auxiliar de locomoção.

Reabilitação no pós-operatório de cirurgias de coluna

Pacientes com história prévia de dor crônica precisam receber atenção especial na forma de realizar a educação em dor. Os profissionais que assistem tais pacientes não devem focar sua atenção apenas na quantificação da dor, mas em um conjunto de observações que incluem funcionalidade, crenças relacionadas a retomar atividade física e trabalho, entendimento sobre a percepção da dor, estratégias de enfrentamento que minimizem o medo e catastrofização, além de oferecer condições para que eles se gerenciem melhor. Um programa de exercícios que considere todos esses aspectos, de maneira individualizada, realizado de forma progressiva, com educação em dor e movimento e apoio dos familiares e acompanhantes, levará à superação de seus medos e crenças, trazendo maiores chances de uma boa recuperação[29].

As afecções de coluna, muitas vezes, levam ao desenvolvimento de atrofias musculares, restrições da mobilidade, alterações posturais, dores crônicas e desordens neuropsicológicas, e somente a cirurgia não é suficiente para a recuperação dessas funções. A reabilitação é um importante aspecto para o melhor desfecho clínico do paciente submetido ao tratamento cirúrgico[30,31]. A intervenção durante a fase hospitalar, além de diminuir a intensidade da dor e prevenir complicações respiratórias, cardiovasculares e osteomioarticulares, exerce um papel fundamental na educação e no incentivo do paciente aos programas de exercícios, melhorando seu desempenho funcional e da qualidade de vida, que estarão por um longo período modificados[32].

Revisões sistemáticas mostram que há uma variação considerável nos programas de exercícios quanto ao conteúdo, duração e intensidade. As maiores evidências seriam de que os programas no período de 4-6 semanas levariam à melhora da dor e incapacidade e que os que tinham um programa de alta intensidade apresentariam melhora mais rápida em relação aos programas de baixa intensidade[33].

A reabilitação deve ser norteada nos princípios dos estágios de cicatrização dos tecidos envolvidos no procedimento cirúrgico. A fase inicial de coagulação e inflamação (desenvolvimento de exsudação tecidual) inicia logo após a lesão tecidual e se caracteriza clinicamente pelo aspecto de rubor, calor, edema e dor, em geral durante 48-72 horas, podendo se estender por até 10 dias. A fase seguinte é a de reparo tecidual (crescimento capilar, proliferação de fibroblastos e síntese de colágeno e aumento da atividade de macrófagos e mastócitos), pode durar de 5 dias até várias semanas e se caracteriza clinicamente pela dor em atividades ou movimentos da área envolvida. A última fase de remodelação (continuidade do reparo inicial em tecido cicatricial, com características parecidas com a função anterior) pode durar de 6 semanas até 12 meses e, clinicamente, manifesta-se pela progressão da função e atividades livres de dor. É preciso ficar atento a respostas clínicas que demonstrem que nossa intervenção não está adequada, como o aumento da área de dor, a não progressão das fases dos exercícios, piora da dor associada aos exercícios de maneira que altere sua função nas atividades já iniciadas, piora clínica relacionada a possíveis complicações decorrentes do procedimento cirúrgico e falta de adesão às orientações para realizar em casa[29].

Cada procedimento cirúrgico é diferente e a resposta dos pacientes é individualizada. Existem opiniões divergentes entre os cirurgiões sobre alguns aspectos relativos às intervenções das fases de reabilitação, por isso ,é de extrema importância a troca de informações entre a equipe que assiste o paciente, favorecendo uma linha de cuidado individualizada e pautada nas melhores práticas assistenciais, com base em evidências científicas, e na *expertise* dos profissionais envolvidos.

Programa de exercícios no pós-operatório de artrodese de coluna

Objetivos clínicos:

- prevenir complicações respiratórias e decorrentes do imobilismo;
- prevenir eventos tromboemboembólicos;
- controlar a dor;
- prevenir a incapacidade e recuperar a funcionalidade;
- promover o aumento da mobilidade e a amplitude de movimento;
- aumentar a força muscular;
- aprimorar atividades funcionais (trocas posturais e transferências);
- promover treino de marcha e adaptar dispositivo auxiliar de marcha, quando necessário;
- orientar quanto aos cuidados pós-operatórios, com adequação das atividades de vida diária e continuidade da reabilitação.

Contraindicações:

- instabilidade hemodinâmica, como arritmias com repercussão clínica;
- temperatura > 38 ºC;
- lipotimia;
- sangramento na ferida operatória;
- fase aguda de evento tromboembólico;
- déficit cognitivo e comportamental importante;
- fístula liquórica.

Critérios para a interrupção dos exercícios

Caso o paciente evolua com alguma condição que impeça a realização dos exercícios, como alterações inesperadas de pressão arterial (PA), frequência cardíaca, frequência respiratória e saturação de oxigênio, além de tonturas, náuseas, desconforto torácico e dor intensa, o atendimento fisioterapêutico deverá ser interrompido até a resolução da contraindicação.

Aplicação do programa durante a internação[34,35]

O programa de exercícios poderá ter início a partir de 2 horas após o término da cirurgia, devendo ser aplicado aos pacientes sem contraindicações (descritas anteriormente). As sessões de fisioterapia serão realizadas 2 vezes ao dia até o 4º pós-operatório (PO), quando a frequência de atendimentos será reavaliada e, dependendo da evolução clínica do paciente, as sessões poderão passar para 1 vez ao dia.

Pós-operatório imediato (POI)

Paciente em decúbito dorsal (DD) no leito.

1. Exercícios respiratórios;
2. isométricos de quadríceps e transverso do abdome (contração por 6-10 segundos).
3. dorsiflexão e flexão plantar;
4. posicionamento com travesseiro baixo na cabeça, sob a região posterior dos joelhos, quando em decúbito dorsal. Em decúbito lateral o travesseiro deve ter uma altura que mantenha a cabeça alinhada com a coluna; outro deve ser colocado entre os joelhos dobrados para melhor estabilidade;
5. mudança de decúbito, alinhando o ombro e o trocânter, evitando flexão e rotação da coluna;
6. orientações ao paciente e acompanhantes quanto aos cuidados com a cirurgia, risco de queda, evento tromboembólico, posicionamentos e calçado adequado;
7. analgesia com estimulação elétrica nervosa transcutânea (TENS), quando necessário.

1º PO

Iniciar sedestação em poltrona ortopédica e marcha no quarto, mediante liberação médica.

1. Repetir os exercícios descritos no POI.
2. iniciar isometria de eretores da coluna em DD.
3. exercícios respiratórios associados aos membros superiores (se a cirurgia for em região cervical, conforme a tolerância);
4. exercícios ativos de membros inferiores;

5. iniciar treino de transferência de decúbito dorsal para sentado à beira-leito com alinhamento do ombro, coluna e quadril;
6. iniciar treino de transferência do leito para poltrona ortopédica. Nos movimentos, evitar rotação e flexão de tronco; o ortostatismo será com apoio manual bilateral ou anterior, orientando o paciente a manter o tronco ereto ao sair da sedestação para o ortostatismo;
7. reforçar orientações ao paciente e acompanhantes e orientar o uso de calçado adequado nas transferências e na marcha;
8. entrega do manual de orientações para cirurgias de coluna, para alta hospitalar.

2º PO

Sedestação em poltrona e treino de marcha mediante liberação médica.

1. Repetir os exercícios descritos no 1º PO.
2. iniciar treino de marcha no quarto com apoio bilateral ou unilateral e conforme tolerado pelo paciente;
3. reforçar orientações ao paciente e acompanhantes quanto aos cuidados com a cirurgia, risco de queda, posicionamentos para atividade da vida diária e uso de calçados adequados;
4. enfatizar orientações para alta hospitalar.

3º e 4º PO

Aumentar percurso do treino de marcha e iniciar treino em escadas.

1. Repetir os exercícios anteriores.
2. manter o treino de transferências e treinar o acompanhante;
3. aumentar o percurso do treino de marcha conforme a tolerância do paciente;
4. a partir do 3º PO o paciente poderá iniciar treino em escada/em degraus, mediante liberação médica;
5. reforçar orientações para alta hospitalar

TABELA 1 Recomendações em cirurgia de coluna

No leito
- Evitar flexão/extensão/rotação e lateralização do tronco
- Realizar movimentação para decúbitos laterais, mantendo o alinhamento de ombros e quadril e evitando o movimento de flexão e rotação da coluna
- Em decúbito dorsal, utilizar travesseiro sob os joelhos
- Em decúbito lateral, utilizar travesseiro entre os membros inferiores
- Ajustar travesseiro da cabeça, mantendo a coluna alinhada

Sair do leito
- Vire para um dos lados, mantendo o alinhamento do ombro e quadril. Coloque os membros inferiores para fora do leito e levante o tronco com o auxílio dos membros superiores e da equipe multiprofissional (se necessário)

Levantar da cadeira
- Sente-se mais à beira da cadeira/poltrona ortopédica, mantenha o tronco ereto, contraia o baixo abdome e, com o auxílio dos membros superiores, levante-se

Sentar na cadeira
- Encoste os membros inferiores no assento da cadeira, mantenha o tronco ereto, contraia o baixo abdome e, com o auxílio dos membros superiores nos braços da cadeira, sente-se primeiro à beira-leito e depois para trás (evitar a flexão da coluna)

Durante a marcha
- Manter cabeça e tronco eretos
- Sempre utilizar calçados adequados
- Deambular sempre acompanhado

Escadas
- Ao subir escadas, o membro mais forte deve ser colocado no degrau superior, seguido do membro mais fraco, com apoio do corrimão
- Ao descer escadas, o membro mais fraco deve ser primeiramente colocado no degrau abaixo; em seguida, desloca-se o membro mais forte

Orientações gerais
- Alternar posturas ao longo do dia e evitar longos períodos em sedestação
- Condução de veículo liberado em 2 semanas, conforme liberação médica (após a retirada de pontos)
- Correr ou nadar conforme orientação médica

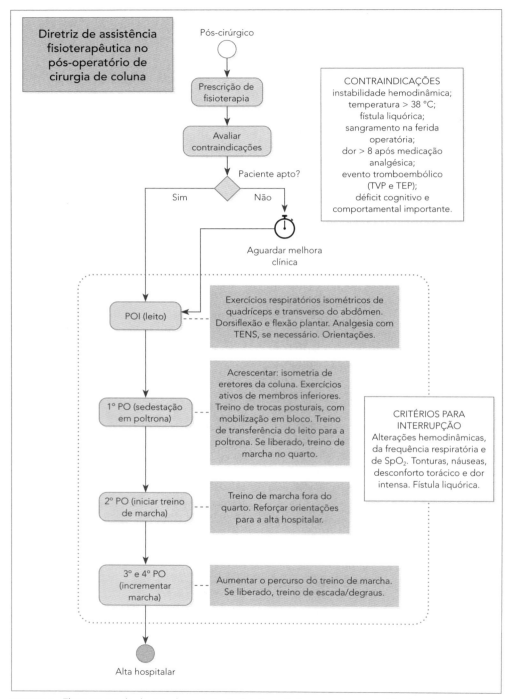

FIGURA 3   Fluxograma da diretriz de assistência fisioterapêutica no pós-operatório de coluna.
PO: pós-operatório; TENS: estimulação elétrica nervosa transcutânea; TVP: trombose venosa profunda; TEP: tromboembolia pulmonar; SpO$_2$: saturação de oxigênio.

Aplicação do programa no centro de reabilitação
Atendimento ambulatorial.

Orientações para a realização da fisioterapia ambulatorial

- *pré-treino:* não estar em jejum, realizar uma refeição leve 1 hora antes da prática dos exercícios. Usar roupas e calçados apropriados para a terapia;
- *durante o treino:* expiração na hora de realizar a força, sinalizar ao terapeuta quando tiver dor ou dúvida sobre a realização do exercício;
- *após o treino:* realizar as atividades em casa, caminhadas leves no seu limite, ideal chegar a 30 minutos. Durante o dia, ficar alguns períodos em postura que alivie a dor ou promova o descanso. Realizar alongamentos e exercícios antes de dormir e ao acordar.

Demais cirurgias de coluna lombar[33,36]

Fase I: após retirada dos pontos até a 4ª semana de PO

O objetivo nesta fase seria de controle da dor, manutenção da mobilidade articular, força muscular, sensibilidade e retorno progressivo às atividades diárias. Realizar:

- educação ergonômica, de proteção articular e de dor, se necessário;
- exercícios resistidos para membros inferiores com carga progressiva;
- exercícios resistidos para membros superiores com carga progressiva, com ênfase na manutenção da postura da coluna de forma adequada e ativação isométrica dos paravertebrais;
- exercícios isométricos para abdome, paravertebrais, glúteos e assoalho pélvico – *core*;
- treino de marcha com ênfase na educação desse movimento e melhor biomecânica de forma individualizada;
- liberação miofascial suave em áreas de tensão e contraturas;

- medidas analgésicas (se necessário) com uso de TENS, *laser*, crioterapia, calor superficial e ultrassom (em região muscular);
- se houver alteração de sensibilidade, realizar estímulos com diversas texturas no dermátomo referente;
- orientações sobre exercícios e atividades físicas para serem realizados em domicílio.

Fase II: 4ª-8ª semana PO

O objetivo dessa fase tem como premissa melhorar ainda mais as condições articulares, de força muscular e o início de um treinamento aeróbico visando ao maior condicionamento físico. Realizar:

- educação da realização de gestos realizados adequadamente nas atividades de vida diária e de trabalho;
- alongamentos de paravertebrais, glúteos, piriforme, isquiotibiais e tríceps sural, em caso de irradiação ausente;
- exercícios resistidos para membros inferiores com carga progressiva;
- exercícios resistidos para membros superiores com carga progressiva, com ênfase na manutenção da postura da coluna de forma adequada, e ativação isométrica dos paravertebrais;
- exercícios isométricos para abdome, paravertebrais, glúteos – *core*;
- treino de marcha;
- bicicleta estacionária ou esteira ergométrica;
- exercícios de fortalecimento isotônico do tronco, abdominais e pelve;
- exercícios proprioceptivos e funcionais;
- iniciar fortalecimento em mecanoterapia;
- orientações sobre exercícios e atividades físicas para serem realizados em domicílio de acordo com essa fase do programa.

Fase III: 8ª-12ª semana de PO

Essa fase de retorno às atividades profissionais e ou esportivas tem como finalidade um treinamento mais intenso, com exercícios mais pliométricos e muita orientação sobre a melhor forma de realizar as atividades profissionais e gestos esportivos. Realizar:

- educação de gestos profissionais e esportivos;
- manutenção dos exercícios;
- retorno progressivo às atividades profissionais e/ou esportivas;
- reforço das orientações sobre exercícios e atividades físicas para serem realizados em domicílio, visando a sua alta do programa;
- programação de alta.

CIRURGIAS DE COLUNA CERVICAL

O uso de colar cervical rígido após discectomia cervical e artrodese sem instrumentação, por 6 semanas, para diminuir a dor e a incapacidade, tem baixa evidência científica. Nas revisões sistemáticas, os estudos sobre reabilitação para pacientes após cirurgia cervical são poucos e mostram baixa evidência sobre sua eficácia[37]. Há evidências de que a fisioterapia em pós-operatório com exercícios específicos para a cervical, tronco e escápulas com abordagem cognitivo-comportamental é bem tolerada e pode diminuir o comportamento de catastrofização[38].

A reabilitação tem como objetivos[37,38]:

- proporcionar alívio da dor;
- melhorar a capacidade funcional ou psicossocial como profilaxia de complicações ou como parte para acelerar a recuperação;
- aliviar os sintomas da doença de discos vertebrais residuais, prevenindo mais sintomas neurológicos;

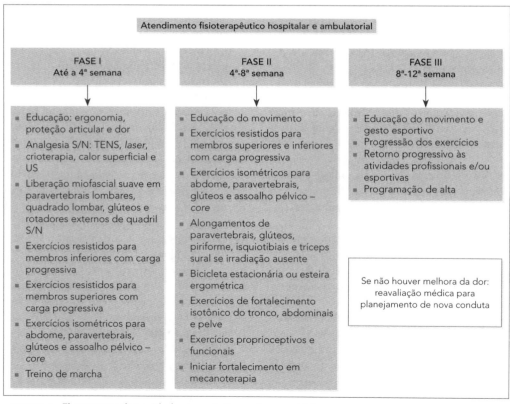

FIGURA 4 Fluxograma dos cuidados terapêuticos pós-operatórios.
S/N: se necessário; TENS: estimulação elétrica nervosa transcutânea; US: ultrassom.

- tratar as sequelas e complicações do tratamento (disfagia, diminuição da amplitude articular do movimento e sobrecarga dos segmentos adjacentes), cinesiofobia, enfrentamento ineficaz e o não retorno ao trabalho;
- tratar as doenças associadas (comorbidades psiquiátricas, síndrome do manguito rotador e suas consequências funcionais);
- educar o paciente para uma boa postura e ergonomia nas atividades diárias e no trabalho.

A reabilitação deve levar em consideração que os exercícios para ativar os músculos profundos da cervical devem ser realizados de maneira progressiva e continuada, sendo necessária mobilidade suficiente e controle motor adequado. Pode-se associar, caso não haja restrições, o uso de terapia manual para auxiliar na resolução de restrições musculares e articulares[39-41].

Fase I: após a retirada dos pontos até a 4ª semana de PO

O objetivo nesta fase seria o controle da dor, a manutenção da mobilidade articular, força muscular, sensibilidade e retorno progressivo às atividades diárias. Realizar:

- educação ergonômica, de proteção articular e de dor, se necessário;
- medidas analgésicas (se necessário) com uso de TENS, *laser,* crioterapia, calor superficial e US (em região muscular);
- se houver alteração de sensibilidade, realizar estímulos com diversas texturas no dermátomo referente;
- alongamento e fortalecimento dos membros superiores;
- alongamento e fortalecimento das escápulas;
- orientações para a manutenção das atividades de vida diária de acordo com a melhora funcional e a dor;
- orientações sobre exercícios e atividades físicas para serem realizados em domicílio.

Fase II: 4ª-8ª semana de PO

O objetivo dessa fase tem como premissa melhorar ainda mais as condições articulares, de força muscular e início de um treinamento aeróbico visando ao maior condicionamento físico. Realizar:

- educação da realização de gestos realizados adequadamente nas atividades de vida diária e de trabalho;
- alongamentos cervicais, escapulares e de membros superiores de acordo com a tolerância;
- iniciar o fortalecimento isométrico da coluna cervical em posição neutra em decúbitos ventral e dorsal e posteriormente sentado;
- exercícios resistidos para membros superiores e escápulas com carga progressiva, com ênfase na manutenção da postura da coluna de forma adequada, e ativação isométrica dos paravertebrais;
- treino de marcha;
- orientações sobre exercícios e atividades físicas para serem realizados em domicílio de acordo com essa fase do programa.

Fase III: 8ª-12ª semana de PO

O objetivo dessa fase de retorno às atividades profissionais é um treinamento mais intenso e muita orientação sobre a melhor forma de realizar as atividades profissionais e início da prática de esportes leves. Realizar:

- educação de gestos profissionais e esportivos;
- progressão do fortalecimento ativo e resistido da coluna cervical;
- progressão ou manutenção do fortalecimento de membros superiores, escápulas e tronco;
- retorno progressivo às atividades profissionais;

- reforço sobre as orientações sobre exercícios e atividades físicas para serem realizados em domicílio, visando a sua alta do programa;
- programação de alta.

CONSIDERAÇÕES FINAIS

- Afecções da coluna vertebral são extremamente frequentes na população geral.
- em sua imensa maioria, são condições benignas e autolimitadas;
- indivíduos com fatores de risco para cronificação ou recorrência devem ser tratados mais intensivamente;
- o tratamento conservador intensivo é a intervenção com melhor custo-efetividade;
- o tratamento cirúrgico deve ser indicado somente em casos que evoluam com déficit neurológico ou em que haja comprovadamente falha do tratamento conservador intensivo e interdisciplinar;
- a reabilitação no PO é segura e eficaz, abrevia o período de reestabelecimento das funções físicas e psicossociais do paciente, otimiza a recuperação pós-operatória e alivia sintomas residuais, além de prevenir ou tratar precocemente possíveis complicações.

REFERÊNCIAS BIBLIOGRÁFICAS

1. Hicks GE, Morone N, Weiner DK. Degenerative lumbar disc and facet disease in older adults: prevalence and clinical correlates. Spine. 2009; 34(12):1301-6.
2. Deyo RA, Weinstein JN. Low back pain. N Engl J Med. 2001;344(5):363-70.
3. Hansen PA, Willick SE. Musculoskeletal disorders of the lower limbs. In: Braddom RL (ed.). Physical medicine and rehabilitation. 3rd ed. Philadelphia: Saunders/Elsevier; 2006. p.867.
4. Takatalo J, Karppinen J, Niinimäki J, Taimela S, Näyhä S, Järvelin M-R, et al. Prevalence of degenerative imaging findings in lumbar magnetic resonance imaging among young adults. Spine. 2009; 34(16):1716-21.

5. Kluba T, Dikmenli G, Dietz K, Giehl JP, Niemeyer T. Comparison of surgical and conservative treatment for degenerative lumbar scoliosis. Arch Orthop Trauma Surg. 2009;129(1):1-5.
6. Van Schaik JP, Verbiest H, Van Schaik FD. The orientation of laminae and facet joints in the lower lumbar spine. Spine. 1985;10(1):59-63.
7. Määttä JH, Wadge S, MacGregor A, Karppinen J, Williams FM. Vertebral endplate (Modic) change is an independent risk factor for episodes of severe and disabling low back pain. Spine. 2015 Apr 17.
8. Murray CJL, Vos T, Lozano R, Naghavi M, Flaxman AD, Michaud C, et al. Disability-adjusted life years (DALYs) for 291 diseases and injuries in 21 regions, 1990-2010: a systematic analysis for the Global Burden of Disease Study 2010. Lancet. 2012; 380(9859):2197-223.
9. Battié MC, Videman T, Gill K, Moneta GB, Nyman R, Kaprio J, et al. 1991 Volvo Award in clinical sciences: smoking and lumbar intervertebral disc degeneration: an MRI study of identical twins. Spine. 1991;16(9):1015-21.
10. Hangai M, Kaneoka K, Kuno S, Hinotsu S, Sakane M, Mamizuka N, et al. Factors associated with lumbar intervertebral disc degeneration in the elderly. Spine J Off J North Am Spine Soc. 2008;8(5):732-40.
11. Baldwin NG. Lumbar disc disease: the natural history. Neurosurg Focus. 2002;13(2):E2.
12. Osti OL, Vernon-Roberts B, Moore R, Fraser RD. Annular tears and disc degeneration in the lumbar spine: a post-mortem study of 135 discs. J Bone Joint Surg Br. 1992;74(5):678-82.
13. Derby R, Eek B, Chen Y, O'Neill C, Ryan D. Intradiscal electrothermal annuloplasty (IDET): a novel approach for treating chronic discogenic back pain. Neuromodulation J Int Neuromodulation Soc. 2000;3(2):82-8.
14. Bono C, Schoenfeld A, Garfin S. Lumbar disc herniations. In: Rothman, Simeone. The spine. 6th ed.; 2011. chapter 46.
15. Gardocki RJ, Park AL. Lower back pain and disorders of interverbral discs. In: Campbell's operative orthopaedics. 12th ed.; 2013. chapter 42.
16. Vialle, LR, Vialle, EN, Hernao, JES, Giraldo, G. Hérnia discal lombar. Revista Brasileira de Ortopedia. 2010;17-22.
17. Kuijpers T, Van Middelkoop M, Rubinstein SM, Ostelo R, Verhagen A, Koes BW, et al. A systematic review on the effectiveness of pharmacological interventions for chronic non-specific low-back pain. Eur Spine J Off – Publ Eur Spine Soc Eur Spinal

Deform Soc Eur Sect Cerv Spine Res Soc. 2011;20(1):40-50.

18. French SD, Cameron M, Walker BF, Reggars JW, Esterman AJ. Superficial heat or cold for low back pain. Cochrane Database Syst Rev. 2006;(1): CD004750.

19. Van Middelkoop M, Rubinstein SM, Kuijpers T, Verhagen AP, Ostelo R, Koes BW, et al. A systematic review on the effectiveness of physical and rehabilitation interventions for chronic non-specific low back pain. Eur Spine J Off – Publ Eur Spine Soc Eur Spinal Deform Soc Eur Sect Cerv Spine Res Soc. 2011;20(1):19-39.

20. Furlan AD, Van Tulder M, Cherkin D, Tsukayama H, Lao L, Koes B, et al. Acupuncture and dry-needling for low back pain: an updated systematic review within the framework of the Cochrane collaboration. Spine. 2005;30(8):944-63.

21. Hayden JA, Van Tulder MW, Malmivaara A, Koes BW. Exercise therapy for treatment of non-specific low back pain. Cochrane Database Syst Rev. 2005;(3):CD000335.

22. Chou R, Atlas SJ, Stanos SP, Rosenquist RW. Non-surgical interventional therapies for low back pain: a review of the evidence for an American Pain Society clinical practice guideline. Spine. 2009; 34(10):1078-93.

23. Imamura M, Imamura ST, Targino RA, Morales-Quezada L, Tomikawa LCO, Tomikawa LGO et al. Paraspinous lidocaine injection for chronic nonspecific low back pain: a randomized controlled clinical trial. J Pain. 2016;17(5):569-76.

24. Staal JB, de Bie R, de Vet HC, Hildebrandt J, Nelemans P. Injection therapy for subacute and chronic low--back pain. Cochrane Database Syst Rev. 2008;(3):CD001824.

25. Niemistö L, Kalso E, Malmivaara A, Seitsalo S, Hurri H, Cochrane Collaboration Back Review Group. Radiofrequency denervation for neck and back pain: a systematic review within the framework of the Cochrane Collaboration Back Review Group. Spine. 2003;28(16):1877-88.

26. Jacobs W, van der Gaag NA, Tuschel A, de Kleuver M, Peul W, Verbout AJ, et al. Total disc replacement for chronic back pain in the presence of disc degeneration. Cochrane Database Syst Rev. 2012; 9:CD008326.

27. Phillips FM, Lee JYB, Geisler FH, Cappuccino A, Chaput CD, DeVine JG, et al. A prospective, randomized, controlled clinical investigation comparing PCM cervical disc arthroplasty with anterior cer-

vical discectomy and fusion. 2-year results from the US FDA IDE clinical trial. Spine. 2013; 38(15):E907-18.

28. Hisey MS, Bae HW, Davis R, Gaede S, Hoffman G, Kim K, et al. Multi-center, prospective, randomized, controlled investigational device exemption clinical trial comparing Mobi-C Cervical Artificial Disc to anterior discectomy and fusion in the treatment of symptomatic degenerative disc disease in the cervical spine. Int J Spine Surg. 2014;8.

29. Dutton, M. Fisioterapia ortopédica: exame, avaliação e intervenção. 2ª ed. Porto Alegre: Artmed; 2010.

30. Greenwood J, McGregor A, Jones F, Hurley M. Evaluating rehabilitation following lumbar fusion surgery (REFS): study protocol for a randomised controlled trial. Trials. 2015;16:251.

31. Demir S, Dulgeroglu D, Cakci A. Effects of dynamic lumbar stabilization exercises following lumbar microdiscectomy on pain, mobility and return to work: randomized controlled trial. Eur J Phys Rehabil Med. 2014;50(6):627-40.

32. Chen CY, Chang CW, Lee ST, Chen YC, Tang SF, Cheng CH, Lin YH. Is rehabilitation intervention during hospitalization enough for functional improvements in patients undergoing lumbar decompression surgery? A prospective randomized controlled study. Clin Neurol Neurosurg. 2015;129 Suppl 1:S41-6.

33. Oosterhuis T, Costa LO, Maher CG, de Vet HC, van Tulder MW, Ostelo RW. Rehabilitation after lumbar disc surgery. Cochrane Database Syst Rev. 2014;(3):CD003007.

34. Oosterhuis T, Ostelo RW, van Dongen JM, Peul WC, de Boer MR, Bosmans JE, Vleggeert-Lankamp CL, Arts MP, van Tulder MW. Early rehabilitation after lumbar disc surgery is not effective or cost-effective compared to no referral: a randomised trial and economic evaluation. J Physiother. 2017;63(3):144-53.

35. Hebert JJ, Fritz JM, Thackeray A, Koppenhaver SL, Teyhen D. Early multimodal rehabilitation following lumbar disc surgery: a randomised clinical trial comparing the effects of two exercise programmes on clinical outcome and lumbar multifidus muscle function. Br J Sports Med. 2015;49(2):100-6.

36. Canbulat N, Sasani M, Ataker Y, Oktenoglu T, Berker N, Ercelen O, et al. A rehabilitation protocol for patients with lumbar degenerative disk disease treated with lumbar total disk replacement. Arch Phys Med Rehabil. 2011;92(4):670-6.

37. Tederko P, Krasuski M, Tarnacka B. Effectiveness of rehabilitation after cervical disk surgery: a systema-

tic review of controlled studies. Clin Rehabil. 2019;33(3):370-80.

38. Wibault J, Öberg B, Dedering Å, Löfgren H, Zsigmond P, Persson L, et al. Neck-related physical function, self-efficacy, and coping strategies in patients with cervical radiculopathy: a randomized clinical trial of postoperative physiotherapy. J Manipulative Physiol Ther. 2017;40(5):330-9.

39. Hermansen A, Peolsson A, Kammerlind AS, Hjelm K. Women's experiences of daily life after anterior cervical decompression and fusion surgery: a qualitative interview study. J Rehabil Med. 2016;48(4):352-8.

40. Robben E, Kempeneers K, De Groef A, Depreitere B, Peers K. Guidelines for rehabilitation and return to play after cervical surgery in a general athletic population: a Delphi analysis. Clin J Sport Med. 2019 Feb 27.

41. Peolsson A, Peterson G, Hermansen A, Ludvigsson ML, Dedering Å, Löfgren H. Physiotherapy after anterior cervical spine surgery for cervical disc disease: study protocol of a prospective randomised study to compare internet-based neck-specific exercise with prescribed physical activity. BMJ Open. 2019;9(2):e027387.

CAPÍTULO 22

Reabilitação no pós-operatório de cirurgias do ombro

Caio Santos Checchia
Hudson Correa
Makiko Tsujimoto
Caroline Paulon
Sergio Luiz Checchia

INTRODUÇÃO

Neste capítulo, será discutida a reabilitação pós-operatória das cirurgias ortopédicas de ombro mais comuns. Antes, é importante ressaltar que não há na literatura, tanto em português quanto em inglês, qualquer trabalho com níveis 1 ou 2 de evidência demonstrando a superioridade de uma forma de reabilitação pós-operatória sobre as demais, pelo menos não após cirurgias para lesões do manguito rotador, instabilidade glenoumeral ou para cirurgias que envolvam artroplastias de ombro. Portanto, as recomendações na literatura são baseadas em hipóteses científicas e/ou em trabalhos científicos com níveis de evidências insuficientes para estabelecer qualquer "certeza" ou qualquer conclusão de alta probabilidade estatística. Por este motivo, acredita-se ser mais importante enfatizar o raciocínio por trás das principais recomendações para a reabilitação pós-operatória do ombro.

LESÕES DO MANGUITO ROTADOR

Os cinco principais fatores que influenciam a estratégia de reabilitação são:

1. as diferenças nos resultados funcionais entre reparos que se mantêm íntegros e aqueles que rompem novamente;

2. o tipo e o tempo de cicatrização entre o tendão e o osso;
3. a influência do tempo de imobilização no desenvolvimento de rigidez pós-operatória;
4. os tendões do manguito rotador acometidos;
5. a qualidade do(s) tendão(ões) reparado(s).

Diversos trabalhos mostraram que os escores funcionais (que medem função, queixa álgica e satisfação) de ombros cujos reparos do manguito mantiveram-se íntegros foram estatisticamente superiores aos de ombros nos quais houve perda do reparo[1-5]. Sendo assim, uma importante complicação a ser evitada, frente aos cuidados de reabilitação, é a perda do reparo realizado.

As evidências sugerem que a cicatrização de lesões tendíneas em mamíferos ocorre pela formação de tecido fibrovascular (cicatriz), uma vez que os tendões têm baixa capacidade intrínseca de regeneração[5-8]. Por isso, os reparos do manguito rotador não recuperam as características macroscópicas, histológicas e mecânicas de um tendão nativo e, desta forma, são menos resistentes que um tendão original. Apesar das evidências serem mais escassas[5-7], sabe-se também que a resistência dos tendões reparados às cargas mecânicas aumenta progressivamente com o tempo. Gerber et al.[7] mostraram, em estudo realizado com ombros de ovelhas, que, após 6 semanas da cirurgia, a capacidade de resistência à tração é de somente 30% quando comparada a um tendão saudável, alcançando ao redor de 50% com 3 meses e 80% após 6 meses; em caso algum, a resistência foi igual ou superior a um tendão nativo. Por este motivo, acredita-se que o tempo mínimo de imobilização pós-operatória do ombro com tipoia deva ser de 6 semanas. Neste período, preconiza-se evitar qualquer mobilização do ombro, seja passiva ou ativa, com algumas exceções, que dependem da qualidade do tendão e do tendão acometido, conforme será discutido mais adiante.

Há de se considerar, entretanto, que um período excessivo de imobilização poderia levar à rigidez do ombro, que, por sua vez, levaria a piores resultados funcionais. Entretanto, alguns estudos[9-11] mostraram não haver diferença alguma na prevalência de rigidez ao final da reabilitação entre grupos de pacientes com mobilização precoce e grupos mantidos imobilizados por 6 semanas. Entretanto, as taxas de rerruptura e de piores resultados funcionais foram maiores naqueles em que se abreviou o período de imobilização, reforçando a importância do período de imobilização "prolongado", por pelo menos 6 semanas, mesmo em casos de lesões pequenas e médias do manguito rotador. O racional é que, como o risco de rigidez não aumenta com a imobilização por 6 semanas, não haveria motivo algum para correr o risco de eventual perda do reparo ao antecipar a mobilização do ombro. Inclusive, há estudos disponíveis[12-24] demonstrando altas taxas de excelentes e bons resultados seguindo estas recomendações, isto é, mantendo a imobilização com tipoia por 6 semanas.

Entretanto, ao menos na prática cirúrgica, quando a lesão é isolada ao tendão supraespinhal e quando o cirurgião julga – por meio da ressonância magnética, mas principalmente pela avaliação intraoperatória – que a qualidade tendínea é boa e também quando se confia na resistência da técnica de fixação utilizada, permite-se que a rotação lateral passiva seja realizada já na primeira semana do período pós-operatório. Em nossa prática, somente quando estas três condições (acometimento exclusivo do supraespinhal + tendão de boa qualidade + fixação confiável) estão presentes é que se julga ser segura esta antecipação da mobilização passiva. Contudo, como visto, o único intuito desta medida é acelerar o processo de reabilitação, e não o de obter um resultado final melhor.

Após o período de imobilização (6 semanas) e antes do início do fortalecimento (após 4 meses), preconiza-se a recuperação da mobilidade passiva do ombro. Para isso, são necessários alongamentos, sobretudo dos movimentos de elevação, rotação lateral e rotação medial, realizados preferencialmente em 3 sessões de fisioterapia semanais e diariamente pelo próprio paciente, após ser educado pelo fisioterapeuta e pelo médico sobre como realizá-los. Vale enfatizar que a mobilidade passiva deve ser, sempre que possível, recuperada completamente neste período. Isto é de fundamental importância, pois, com o passar do tempo, a fibrose periarticular vai se tornando mais organizada e rígida, dificultando o alongamento. Portanto, após 4 meses da cirurgia, se a mobilidade passiva ainda não tiver sido completamente reestabelecida, sugere-se que o fortalecimento não seja iniciado e a reabilitação seja completamente focada e dirigida para o reestabelecimento da mobilidade passiva. Não é necessário apressar o fortalecimento, pois a força muscular pode ser recuperada mesmo diversos meses após a cirurgia.

Por fim, com base nos achados de Gerber et al.[7] de recuperação progressiva da resistência às cargas dos reparos tendíneos, preconiza-se que o fortalecimento do ombro (manguito rotador e deltoide) seja iniciado somente após 4 meses da cirurgia (nos casos em que o alongamento já esteja completo), sendo intensificado, progressivamente, até ao redor de 6 meses. Cabe observar que a musculatura periescapular (trapézio, elevador da escápula, romboides e serrátil anterior) pode ser fortalecida antes deste período.

O retorno a qualquer atividade esportiva que envolva o uso do ombro ou com risco de trauma ao membro superior, com base em estudos em animais e em nossa prática e resultados, só deve ser iniciado 6 meses após a cirurgia. Como visto, é neste período que a força à resistência do reparo alcançaria ao redor de 80% daquela de um tendão saudável[7].

Reabilitação na lesão do manguito rotador

A reabilitação no pós-operatório de lesão do manguito rotador deve permitir a recuperação do tendão reparado enquanto minimiza a rigidez e a atrofia muscular, com base nas características da reparação, sendo influenciadas pelo número e quais tendões reparados, a qualidade e a tensão do tecido, e o método de reparação, além das características individuais dos pacientes, considerando fatores como idade, tabagismo, diabetes melito e tipo de ocupação[8,9].

Protocolo de reabilitação no pós-operatório de lesões do manguito rotador[8-13]

Fase I
1ª e 2ª semanas do pós-operatório

- Mantidos exercícios e orientações iniciais (PO imediato);
- mobilização passiva escapular no limite de dor para flexão, rotação externa (máximo 30°, quando liberado pelo cirurgião);
- analgesia, se necessário, utilizando estimulação elétrica nervosa transcutânea (TENS)[12] e crioterapia[9,10];
- orientações para realizar mobilização cervical, de cotovelo, punho e mão, a ser realizada em domicílio, e educação postural. A crioterapia também pode ser administrada em domicílio, de 4 a 6 vezes/dia, com duração máxima de 20 minutos, de 10 a 14 dias após a cirurgia.

2ª a 4ª semana do pós-operatório

- Manutenção da imobilização com tipoia;
- exercícios pendulares sem carga com círculos concêntricos de aproximadamente 20 cm;
- exercícios passivos para flexão (até 90°), extensão, abdução (até 45°) e rotação externa e interna (até 45°);
- exercícios passivos e isométricos escapulares (retração, elevação, depressão e prostração);
- exercícios ativos livres para cotovelo (com membro ao lado do corpo), punho e mãos.

Fase II

O critério de progressão para passar para esta fase inclui flexão passiva de, ao menos, 90°; rotação externa e interna passiva de, ao menos, 45° no plano escapular; abdução passiva no plano escapular até o limite de dor, não excedendo 45°.

4ª a 11ª semana do pós-operatório

- Manutenção da imobilização com tipoia (aproximadamente até a 6ª semana);
- exercícios isométricos e ativos para estabilizadores escapulares (trapézio inferior – Figura 1, romboides – Figura 2, elevador de escápula e serrátil anterior);
- exercícios passivos para flexão, extensão, rotação externa e interna e abdução (a partir da 6ª semana, associado a, no máximo, 90° de abdução. A partir da 6ª semana, evoluir todas as amplitudes, gradativamente, dentro do limite de dor;
- exercícios isométricos, submáximos, para flexão, rotação externa e interna (Figuras 3 e 4);
- exercícios ativo-assistidos (podem ser auxiliados com bastão 90°) para rotação externa e interna, sem presença de dor;
- exercícios ativo-assistidos para flexão, dentro do limite da dor;
- exercícios proprioceptivos em cadeia aberta;

- orientações para atividades de vida diária (AVD) e ergonomia.

Fase III

Para passar para esta fase, o paciente não deve apresentar limitações de amplitude de movimento (ADM) ativa, em relação ao esperado, ou sinais de discinesia escapular.

12ª a 14ª semana do pós-operatório

- Manter exercícios passivos e autoassistidos, se necessário;
- evolução dos exercícios proprioceptivos (iniciar exercícios em cadeia fechada);
- iniciar exercícios resistidos progressivos com carga de 75% da máxima (evitar exercícios com carga com membro superior acima do nível do horizonte).

Fase IV

Para passar para esta fase, o paciente não deve apresentar dor para AVD e deve demonstrar habilidade para tolerar toda a fase III.

16ª a 18ª semana do pós-operatório

- Evolução do fortalecimento muscular (Figura 5);
- exercícios funcionais leves;

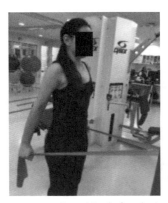

FIGURA 1 Exercício de fortalecimento isométrico para músculo trapézio inferior.

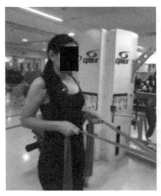

FIGURA 2 Exercício de fortalecimento isométrico para músculos romboides.

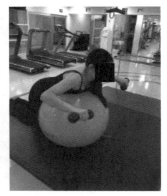

FIGURA 3 Exercícios de fortalecimento isométrico para rotadores externos e internos.

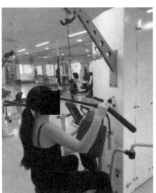

FIGURA 4 Exercícios de fortalecimento isométrico para músculos externos e flexores do ombro.

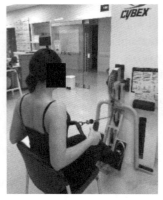

FIGURA 5 Exercícios de fortalecimento para externos dorsais.

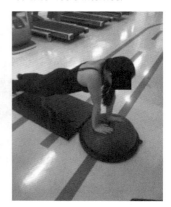

FIGURA 6 Exercícios para treino de propriocepção.

- evolução do treino proprioceptivo (Figura 6);
- treino de gesto esportivo.

6º mês do pós-operatório

- Liberado para esportes e atividade física com resistência.

Considerações

Antes de qualquer procedimento de reabilitação do ombro, com base no conhecimento da anatomia e da biomecânica desta articulação, é necessário identificar as estruturas lesionadas e o grau de lesão, e verificar o tipo de cirurgia e a técnica utilizada.

Os profissionais devem se lembrar de que o limiar de dor de cada paciente e a anatomia são diferentes e, portanto, a progressão, com base no protocolo, deve ser individualizada, conforme o relato de dor, tolerância, comorbidades, desejos e objetivos de cada paciente. A comunicação regular entre o cirurgião ortopédico e os terapeutas de reabilitação é fundamental para a progressão na reabilitação destes pacientes[8,12,13]. Ao longo das primeiras 6 semanas, o membro operado deve ser mantido em tipoia funcional em uso contínuo. O paciente deve ser também orientado sobre o risco de tromboembolismo venoso (TEV), devendo ser seguido o protocolo institucional para sua prevenção, na medida do perfil de cada paciente, além do risco de queda, luxação ou rerruptura tecidual do membro operado. Também deve ser orientado quanto a posturas adequadas para atividades de vida diária (AVD), como higiene da axila, vestir-se e dormir na posição correta.

INSTABILIDADE DO OMBRO

A instabilidade anterior traumática do ombro é a principal indicação de cirurgia para o tratamento da instabilidade do ombro, correspondendo por cerca de 90% dos casos[14]. Neste capítulo, não entraremos em detalhes referentes às instabilidades posterior, multidirecional e traumática.

As duas principais cirurgias realizadas neste contexto são bem conhecidas pelos seus epônimos, que são os sobrenomes dos ortopedistas que as descreveram: cirurgia de Bankart[15] e de Latarjet[16]. Na cirurgia de Bankart, realiza-se a reinserção da lesão anteroinferior do lábio glenoidal (conhecida como lesão de Bankart) à glenoide. Isto pode ser feito tanto por via artroscópica[17] (sem a desinserção do subescapular), como por via aberta[15] (com a desinserção e posterior reinserção do subescapular ao tubérculo menor). Por via artroscópica, só é possível realizá-la com o uso de âncoras. Por via aberta, a reinserção pode ser feita com âncoras ou somente pontos transósseos.

Como o ligamento glenoumeral anteroinferior – e, por consequência, também a reinserção labial – é tensionado com o ombro em rotação lateral e/ou elevação, preconiza-se que o ombro seja mantido imobilizado em rotação neutra (ou eventualmente até em rotação medial, com a mão do paciente apoiada na barriga) até a cicatrização da reinserção, que se estima que ocorra também ao redor de 6 semanas. Apesar de não se conhecer qualquer estudo a respeito, acredita-se que não haja qualquer motivo para pensar que a cicatrização esteja suficientemente forte para suportar muita tração após somente 6 semanas. Por este motivo, preconiza-se que a reabilitação seja realizada de forma muito semelhante aos casos de reparo de lesão do manguito rotador, com enfoque inicial de recuperação da amplitude de movimento (ADM) passiva por meio de alongamentos, seguida por fortalecimento.

Antigamente, preconizava-se que a rotação lateral passiva não fosse completamente recuperada nestes pacientes, como forma de prevenir a recidiva da instabilidade. Afinal, um ombro que não consegue rodar muito lateralmente também não luxa anteriormente. Entretanto, diversos trabalhos demonstraram correlação do déficit de rotação lateral passiva com maiores taxas de artrose glenoumeral em médio e longo prazos. Por este motivo, atualmente, acredita-se que a rotação lateral deva ser completamente recuperada, exceto em alguns casos que o cirurgião julgue serem de alto risco para recidiva, nos quais se limita a recuperação dos últimos graus deste movimento.

Quando a reinserção labial é feita por via aberta, por haver necessidade de desinserção e posterior reinserção do tendão do subescapular ao tubérculo menor, preconiza-se que o fortalecimento seja iniciado, novamente, somente após 4 meses. Nos casos feitos por artroscopia, é mais seguro iniciar o fortalecimento mais cedo, ao redor de 3 meses após a cirurgia.

Seja a cirurgia feita por via artroscópica ou por via aberta, preconiza-se que, quando iniciado, o fortalecimento seja lenta e progressivamente intensificado. Como o fortalecimento do manguito é um fator protetor de recidiva da instabilidade, acredita-se que a reabilitação não deve ser encerrada até que o ombro esteja muito bem fortalecido e o paciente tenha aprendido como mantê-lo fortalecido por diversos anos após a cirurgia.

Reabilitação na instabilidade anterior no procedimento cirúrgico de Bankart

A reabilitação no pós-operatório cirúrgico de Bankart é muito semelhante à reabilitação no pós-cirúrgico de lesão de manguito rotador. Um dos objetivos na fase mais imediata ao pós-cirúrgico é prevenir complicações e controlar dor, edema e possíveis contraturas musculares em estruturas adjacentes.

Para controle álgico, dispõe-se de crioterapia, por até 20 minutos, e de estimulação elétrica cutânea, várias vezes ao dia. Ao longo deste capítulo, serão abordadas outras formas de analgesia. É muito importante orientar o paciente ao retorno das atividades funcionais mais prioritárias do momento.

Durante as terapias, realizar alongamento e mobilização passiva articular da cervical, de dedos, punho e cotovelo, e orientar a família e cuidadores em relação às restrições e aos cuidados necessários.

Fase I
1ª e 2ª semanas do pós-operatório

Realizar exercícios passivos com intensidade suave, respeitando o limite álgico e de conforto do paciente (Figura 7). Tais mobilizações estão relacionadas às estruturas adjacentes e à articulação do ombro.

Em relação à mobilização do ombro, é muito importante estar alinhado com o cirurgião e estar ciente do procedimento realizado e da perspectiva no âmbito da reabilitação. Um protocolo de reabilitação não deve ser replicado em todos os pacientes. Cada paciente possui sua singularidade e lesões específicas, por isso, é necessário discutir com o cirurgião sobre a conduta, alinhar processos, possíveis complicações e a evolução, considerando cada caso.

Neste contexto, é importante manter a mobilização passiva de cintura escapular com o paciente em decúbito dorsal. Em caso de haver

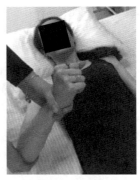

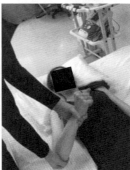

FIGURA 7   Mobilização passiva de cotovelo; flexão e abdução do ombro.

presença de queixa álgica, manter o uso da crioterapia domiciliar por 20 minutos, várias vezes ao dia (4 a 6, em geral), e sempre reforçar orientações e cuidados iniciais.

2ª a 4ª semana do pós-operatório

Verificar com cirurgião a possibilidade de liberar o uso da tipoia, em repouso e em ambiente seguro. Na 4ª semana, iniciar exercícios de deslizamento em cadeia cinética fechada, sem resistência, estimulando gradativamente a ADM, respeitando o conforto (Figuras 8 e 9).

Realizar exercícios pendulares, sem carga, com círculos concêntricos de aproximadamente 20 cm. Com o paciente em pé, realizar exercícios passivos para flexão (até 90°), extensão, abdução (até 45°) e rotações externa e interna (até 45°) (Figura 10).

Realizar exercícios isométricos escapulares (retração, elevação, depressão e prostração), conscientizando o paciente do controle e da força empenhados, evitando possíveis compensações, associando a contração da musculatura estabilizadora de membros superiores (MMSS) e a respiração (Figura 11).

Realizar exercícios ativos livres para articulações, ampliando de forma segura o grau de funcionalidade do paciente para que possa realizar atividades básicas de vida diária com maior autonomia.

Fase II

Nesta fase, o paciente deve conseguir progredir na manutenção da ADM passiva.

4ª a 10ª semana do pós-operatório

Realizar exercícios isométricos e ativos para estabilizadores escapulares (trapézio inferior, romboides, elevador de escápula e serrátil anterior) e rotadores (Figura 12).

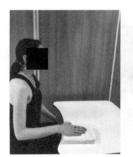 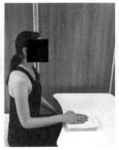 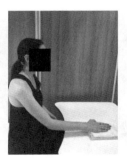 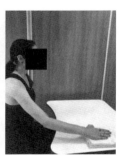

FIGURA 8 Deslizamento em cadeia cinética fechada com facilitação, diminuindo atrito do membro com a mesa. Paciente sentada e apoiada na mesa.

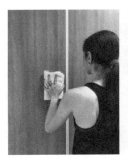 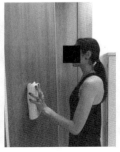 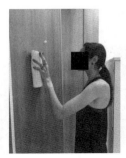 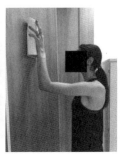

FIGURA 9 Deslizamento em cadeia cinética fechada com facilitação, diminuindo o atrito do membro com a parede. Paciente em ortostatismo apoiada na parede.

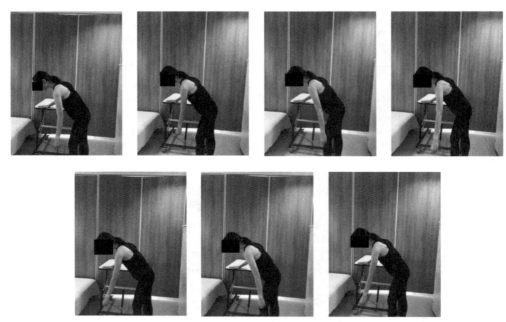

FIGURA 10 Exercícios pendulares com a paciente em pé.

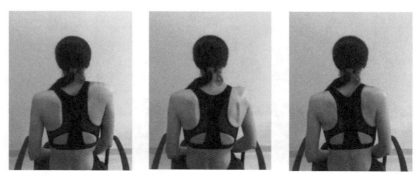

FIGURA 11 Movimentação escapular ativa: elevação, protração e depressão.

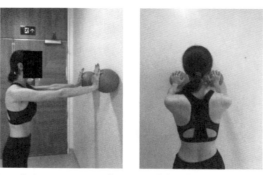

FIGURA 12A Exercícios isométricos para musculatura estabilizadora de escápula e rotadores.

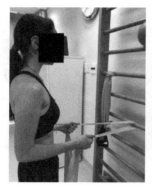 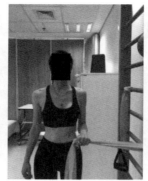 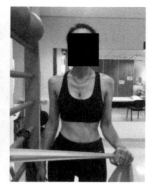

FIGURA 12B Exercícios isométricos para musculatura estabilizadora de escápula e rotadores.

Exercícios passivos para flexão, extensão e rotações externa e interna (a partir da 6ª semana, associados a, no máximo, 90° de abdução) e adução (Figura 13). A partir da 6ª semana, evoluir todas as amplitudes, gradativamente, dentro do limite de conforto e dor.

Exercícios ativos assistidos realizados com auxílio de bastão para rotações externa e interna e flexão, sem presença de dor. Exercícios proprioceptivos com o uso da plataforma vibratória, *flexbar* (Figura 14) ou *bodyblade*, com repetições curtas.

Orientações para AVD, retorno às atividades laborais e cuidados de posicionamento.

Fase III
12ª a 14ª semana do pós-operatório

Avaliar se há déficit de ADM ou possíveis restrições. Nessa fase, o paciente deve conseguir realizar movimento próximo à amplitude do membro contralateral, sem haver queixa de dor.

É importante manter exercícios passivos e ativo-assistidos com bastão. Introduzir exercícios com carga suave e aumentar gradativamente,

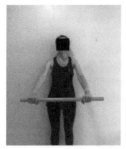 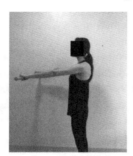 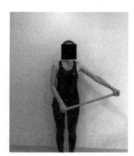

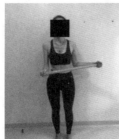 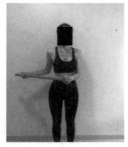

FIGURA 13 Exercícios ativo-assistidos com bastão estimulando flexão, abdução do ombro e rotações interna e externa.

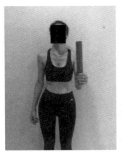 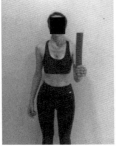 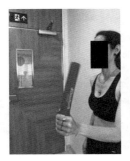 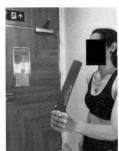

FIGURA 14   Exercício proprioceptivo com *flexbar*.

respeitando o limite álgico e mantendo cuidado com sobrecarga e fadiga.

Fase IV
16ª à 18ª semana do pós-operatório

Nessa fase, o paciente já voltou a realizar a grande maioria das atividades funcionais e laborais e, gradativamente, com a autorização do cirurgião, retorna às atividades físicas sem impacto (Figura 15). A carga dos exercícios acompanha essa evolução para promover o fortalecimento adequado.

A cirurgia de Latarjet, que também pode ser realizada por via aberta[16] ou artroscópica[18], consiste na osteotomia do processo coracoide, seguida por sua fixação à borda anteroinferior da glenoide com algum tipo de material de síntese (normalmente, com parafusos metálicos). A seguir, são abordados quatro aspectos técnicos e anatômicos desta cirurgia que influenciam a reabilitação:

1. o tendão conjunto tem sua inserção mantida na ponta do processo coracoide e, portanto, é transferido junto com este para a borda anteroinferior da glenoide. Por conta disso, ao final da cirurgia, o tendão conjunto fica permanentemente posicionado através das fibras musculares do subescapular (Figura 16). Se o paciente for mantido imobilizado, ocorre formação de cicatriz, do subescapular medial ao processo coracoide (Figura 16), impedindo de forma quase definitiva a recuperação da rotação lateral passiva. Por este motivo, preconiza-se a reabilitação com rotação lateral passiva, já no primeiro dia após a cirurgia, de modo a manter este espaço livre de cicatriz. Este curto período entre a cirurgia e o início da reabilitação torna o processo bastante doloroso. Por isso, muitas vezes, opta-se por deixar os pacientes internados por mais tempo após a cirurgia de Latarjet, para que seja mantido um cateter anestésico no plexo

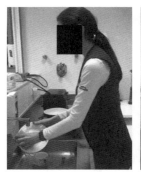 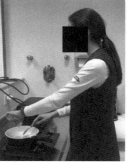 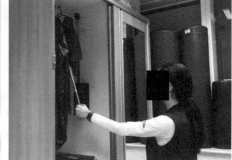

FIGURA 15   Atividades básicas de vida diária.

braquial, de forma a se realizar anestesia regional completa do membro 30 minutos antes de todas as sessões de fisioterapia, 2 vezes/dia, por 3 dias após a cirurgia. Após este período, o paciente é mantido com fisioterapia diária por 1 mês, visando a manter a rotação lateral passiva completamente livre para que a cicatriz não se forme neste local;

2. a estabilidade glenoumeral proporcionada pela cirurgia de Latarjet não depende da integridade do complexo labioligamentar glenoumeral. Inclusive, há diversos cirurgiões que não realizam o reparo destas estruturas durante a cirurgia. Os elementos que proporcionam a estabilidade são: o anteparo ósseo proporcionado pelo osso do processo coracoide na borda anteroinferior da glenoide; e, mais importante do que o anteparo ósseo, pelo "efeito em rede" (*sling effect*) proporcionado pela porção inferior do subescapular e pelo tendão conjunto, quando o ombro está em elevação, rotação lateral e extensão (Figura 17). Por isto, como visto no item anterior, não há problema em fazer o início precoce da rotação lateral;

3. a fixação final e permanente do coracoide à glenoide ocorre por consolidação óssea, e não por formação de cicatriz. Isto permite ao médico constatar, com tomografia computadorizada, quando a consolidação já está avançada o suficiente para permitir a progressão da reabilitação, para incluir o alongamento de todos os demais movimentos do ombro (rotação medial e elevação). Normalmente, nota-se que uma boa consolidação ocorre em 6 semanas, mas, às vezes, pode demorar mais tempo;

4. a cirurgia de Latarjet envolve a desinserção permanente do tendão do peitoral menor do processo coracoide. Evidentemente, ela envolve também a modificação permanente do local de inserção do tendão conjunto à escápula. Por estes motivos, há alguns autores que atentam para o fato de possível desenvolvimento de discinesia escapular pós-operatória. Entretanto, há conhecimento de um único trabalho que pesquisou objetivamente a discinesia escapular nesta população; observou-se que a cirurgia de Latarjet não foi

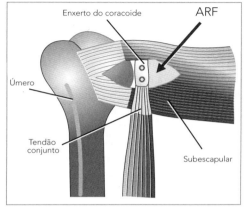

FIGURA 16 Esquema ilustrativo de um ombro direito após a cirurgia de Latarjet, no qual o enxerto do coracoide e o tendão conjunto estão posicionados por entre as fibras musculares do subescapular. Área de risco de formação de fibrose (ARF): se o ombro for mantido imobilizado após a cirurgia, forma-se nesta região, medial ao tendão conjunto, uma fibrose que inviabiliza a recuperação pós-operatória da rotação lateral (tanto passiva quanto ativa).
Fonte: ilustração baseada no desenho do autor Caio Checchia.

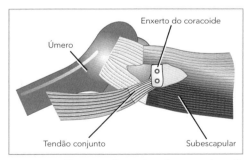

FIGURA 17 Esquema ilustrativo de um ombro direito após a cirurgia de Latarjet. Note que, na posição de elevação, rotação lateral e extensão, tanto o tendão conjunto quanto a porção inferiorizada do subescapular funcionam como uma "rede" (*sling effect*) na região anteroinferior do ombro, auxiliando na sua contenção e estabilização.
Fonte: ilustração baseada no desenho do autor Caio Checchia.

fator de risco para desenvolvimento de discinesia escapular[19].

ARTROPLASTIA DO OMBRO

Exceto por algumas exceções, discutidas mais adiante, preconiza-se que a reabilitação do ombro após uma artroplastia seja feita da mesma maneira que a reabilitação do reparo de uma lesão do manguito rotador. O principal motivo para isto é que, para a realização da cirurgia, é necessária a desinserção do tendão subescapular do tubérculo menor, seguida de sua reinserção ao final da cirurgia. Ou seja, de fato, cria-se uma lesão do manguito rotador (do subescapular). Por isso, a indicação é que nada seja feito até 6 semanas após a cirurgia[20,21].

Entretanto, pelo fato destas cirurgias envolverem capsulotomia e, às vezes, até capsulectomia (remoção da cápsula articular), prefere-se que a elevação passiva do ombro não seja realizada com o paciente deitado nos primeiros 3 meses após a cirurgia, pelo risco de luxação glenoumeral. Portanto, preconiza-se que o alongamento da elevação neste período (entre 6 semanas e 3 meses) seja realizado somente com o paciente sentado ou em pé.

Em caso de artroplastias realizadas para o tratamento de fraturas, espera-se a consolidação dos tubérculos antes de se iniciar qualquer tipo de reabilitação do ombro. A consolidação dos tubérculos é fundamental para a função do ombro após uma artroplastia anatômica[22,23] e, normalmente, ocorre também ao redor de 6 semanas após a cirurgia. Se houver qualquer dúvida da consolidação, a opção é adiar o início da reabilitação até que a dúvida seja sanada.

Somente nos casos de artroplastia reversa, em que o tendão do subescapular estava inviável e, portanto, não pode ser reinserido ao final da cirurgia, preconiza-se que as rotações lateral e medial (passivas e ativas) sejam iniciadas logo na 1ª semana após a cirurgia. A elevação também pode ser realizada neste período, porém, há o temor de uma eventual luxação se ela for superior a 90°. Por este motivo, a indicação é que tal elevação ultrapasse os 90° somente após 4 a 6 semanas da cirurgia. Esta reabilitação mais precoce é possível, pois, neste tipo de cirurgia (artroplastia reversa sem reinserção do subescapular), não há qualquer reparo tendíneo ou ósseo que necessite de cicatrização e, diferentemente da artroplastia anatômica, a artroplastia reversa tem os mesmos raios de curvatura entre a glenosfera e a metaglena, conferindo a esta artroplastia uma configuração semiconstrangida (enquanto uma artroplastia anatômica é mais instável, por ser não constrangida)[24].

Programa de reabilitação no pós-operatório de artroplastia total do ombro[25-27]

Fase I – Imediata/hospitalar
Objetivos

- Prevenir complicações pulmonares após indução anestésica;
- minimizar a dor e o edema, principalmente dos músculos periescapulares e cervicais;
- educar o paciente em relação a alterações das AVD.

Pós-operatório imediato

Na unidade de internação, o fisioterapeuta realiza a avaliação global no pós-operatório imediato (POI), com maior enfoque à propedêutica pulmonar. Isso se deve ao uso de anestésicos e à realização do bloqueio do plexo braquial para cirurgia do ombro, que podem conduzir à dispneia e outras complicações respiratórias, principalmente em indivíduos que possuem comorbidades e doenças pulmonares, como paresia diafragmática, alterando a função pulmonar[1,2]. O bloqueio dos músculos respiratórios acessórios, como os escalenos, e do nervo frênico resulta também em uma paresia da hemicúpula diafragmática, resultando em diminuição da reserva pulmonar em até 25%[28].

Fisioterapia respiratória: exercícios respiratórios para reexpansão pulmonar, reeducação diafragmática, exercícios com inspirômetro de incentivo a volume (Voldyne®) e exercícios com pressão positiva de forma intermitente. Se houver necessidade, realizar manobras para promover a mobilização e a remoção de secreção traqueal.

Fisioterapia motora: mobilização ativa de membro superior contralateral ao cirúrgico, membros inferiores e exercícios metabólicos de extremidades.

Primeiro dia de pós-operatório

Fisioterapia respiratória: manutenção dos exercícios anteriores.

Fisioterapia motora: manutenção dos exercícios anteriores, com adição de deambulação mantendo uso da tipoia (Figura 18).

Membro operado

- Alongamento e mobilização passiva da cervical evitando a contratura do trapézio superior (Figura 19);
- mobilização passiva de cotovelo, punho e mão, mantendo estabilização do ombro se tenodese do bíceps, não realizar flexão ativa, apenas 30° de extensão);
- crioterapia (*Cryo cuff*® ou *Game ready*®) e estimulação elétrica cutânea (TENS);
- orientações quanto a banho, higiene da axila, instalação e uso de tipoia, posição para dormir.

Fase II – Ativação muscular (restante da 1ª até a 6ª semana)
Objetivos

- Adequar o controle neuromuscular da escápula;
- prevenir aderências e enrijecimento articular.

Restante da 1ª semana do pós-operatório

- Mantidos exercícios anteriores;
- mobilização passiva da escápula;
- crioterapia domiciliar, podendo ser administrada de 4 a 6 vezes/dia, com duração máxima de 20 minutos.

2ª a 6ª semana do pós-operatório

- Mobilização de cintura escapular de modo simples (elevação, depressão e retração) (Figura 20);
- exercício isométrico da escápula (Figura 21);
- mobilização cicatricial para quebrar aderências miofasciais e aliviar a tensão muscular;
- rotação externa (0 a 30°) no plano da escápula com travesseiro ou rolinho de toalha de suporte do úmero, na posição supina;
- a partir da 6ª semana, em sedestação ou ortostatismo, mobilizar o ombro de forma passiva e suave para manter a amplitude articular, com proteção do reparo da inserção do

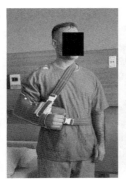
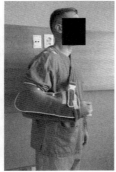

FIGURA 18 Uso correto da tipoia para deambular.

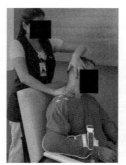
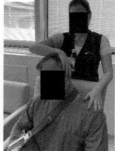

FIGURA 19 Alongamentos para evitar a contratura de trapézio.

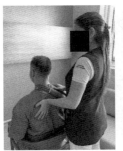 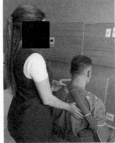

FIGURA 20   Mobilização da cintura escapular.

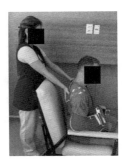

FIGURA 21   Exercício isométrico das escápulas.

subescapular, evitando rotação interna ativa e alongamento agressivo em rotação externa.

Fase III – Resistência e propriocepção (6ª a 12ª semana)
Objetivo

Ser capaz de realizar ADM passiva ou assistida completa, livre de dor, em todos os planos ao final da 12ª semana.

6ª a 12ª semana do pós-operatório

- Movimento ativo de supinação e pronação do antebraço;
- exercícios pendulares;
- rotação interna (70°) com úmero em 45°;
- mobilização assistida da articulação do ombro de forma progressiva e conforme tolerância (progredir controle dinâmico do manguito, sentado com o braço apoiado, confortável, em posição neutra);
- exercícios para ganho de ADM, assistidos em uso do bastão para flexão/extensão, abdução/adução, rotação interna e externa;
- fortalecimento do manguito rotador com isometria.

Fase IV – Fortalecimento e funcionalidade (a partir da 12ª semana do pós-operatório)
Objetivos

- Promover a participação do manguito rotador em todos os ângulos do movimento;
- promover a estabilização da escápula durante o exercício avançado e resistido.

A partir da 12ª semana do pós-operatório

- Exercícios isotônicos para manguito rotador e estabilizadores da escápula;
- movimento resistido para rotação interna e externa (com Theraband® ou peso leve);
- movimento ativo de abdução/adução, flexão/extensão do ombro;
- movimento ativo de flexão do ombro conforme tolerância, progredindo para 140°;
- exercícios em diagonal com faixa elástica para estabilização rítmica;
- exercícios proprioceptivos de cadeia cinética fechada;
- treino de atividades básicas de vida diária.

Para pacientes mais jovens e com boa prática de atividade física, podem ser adicionados outros tipos de exercícios nesta fase:

- exercícios de cadeia cinética fechada, de modo avançado, com uso de duas bolas na parede ou realizando *push-up* (Figura 22), inicialmente na parede, evoluindo para o chão, começando ajoelhado e, posteriormente, com BOSU (Bionic Oscilatory Stabilization Unit), dependendo da experiência do fisioterapeuta;
- exercícios pliométricos (Figura 23) e exercícios específicos do desporto podem ser adicionados também, progressivamente,

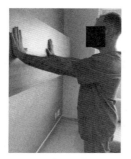

FIGURA 22 Exercício de *push-up* na parede.

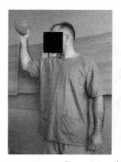 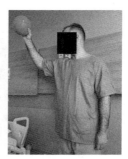

FIGURA 23 Exercício pliométrico para ombro.

numa fase mais tardia, por exemplo, ao final da 16ª semana.

Protocolo de reabilitação de prótese reversa do ombro[29-31]

Fase I – Hospitalar
1º dia pós-operatório

O objetivo é promover alívio da dor abaixo do nível de conforto.

Condutas:

- analgesia (crioterapia ou TENS);
- alongamento cervical (Figura 24);
- mobilização de cotovelo, punho e mão, mantendo estabilização da articulação do ombro, em decúbito dorsal, com apoio embaixo do úmero distal, evitando a extensão do membro (Figura 25).

Fase II – Ambulatorial

1ª a 6ª semana

Os objetivos são adequar o controle neuromuscular da escápula e prevenir aderências e enrijecimento articular.

Condutas:

- flexão do ombro passiva, aumentando ADM progressivamente até 90°, em decúbito dorsal com travesseiro ou rolo de toalha embaixo do úmero distal para evitar a extensão (Figura 26);
- treino de como colocar a tipoia e como higienizar a axila;
- realizar ADM passiva para rotação externa no máximo até 20°, e interna até a linha média (no plano escapular com braço posicionado em abdução com coxim abdutor em 45°);
- mobilização passiva da cintura escapular;

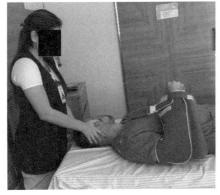

FIGURA 24 Alongamento para evitar contratura muscular.

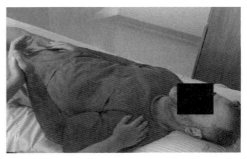

FIGURA 25 Mobilização do cotovelo com estabilização da articulação do ombro.

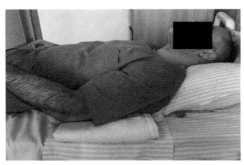

FIGURA 26   Flexão do ombro, mantendo rolo de toalha embaixo do úmero distal.

- progredir os exercícios escapulares ativos/assistidos;
- isometria para musculatura periescapular;
- isometria para deltoide.

É importante orientar o paciente a não pegar peso, não realizar rotação interna e não realizar ADM ativa.

6ª a 12ª semana

O objetivo é ser capaz de realizar ADM passiva ou assistida completa, livre de dor em todos os planos, ao final da 12ª semana.

Conduta:

- manutenção da conduta anterior;
- ganho de ADM assistida para flexão do ombro até 120°;
- ganho de ADM assistida para adução até 45°;

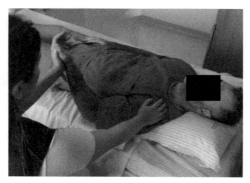

FIGURA 27   Rotação interna no plano escapular.

- ganho de ADM assistida para rotação externa até 30°;
- decúbito dorsal: iniciar passivamente rotação interna até 50° no plano escapular, evoluindo para sedestação e ortostatismo (Figura 28);
- isometria para rotadores (no limite do paciente, sem dor);
- exercícios suaves de estabilizadores da escápula;
- exercícios isotônicos suaves para músculos periescapulares (sem dor);
- progressão para exercícios resistidos para periescapulares (sem dor);
- exercícios isotônicos suaves para rotadores (sem dor);
- progressão da ADM ativa/assistida do ombro (no limite do paciente);
- Progressão para exercícios com Theraband® para rotadores (sem dor);
- exercícios suaves com Theraband® para deltoide (sem dor);
- iniciar treino de atividades básicas para o membro operado (alimentação, escovar os dentes etc.).

Não realizar adução em extensão do ombro com rotação interna do braço operado, pelo alto risco de luxação da prótese.

12ª a 16ª semana

Os objetivos são:

- garantir a participação do manguito rotador em todos os ângulos do movimento;
- garantir a estabilização da escápula durante o exercício avançado e resistido.

Condutas:

- exercícios com bastão, polia e mobilização ativa para aumentar ADM do ombro (Figura 28);
- exercícios funcionais envolvendo o membro operado com ativação do *core*;
- exercícios em cadeia cinética fechada adequada a cada paciente;

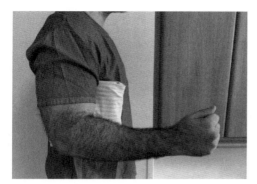

FIGURA 28   Mobilização ativa do manguito rotador.

- fortalecimento da musculatura.

REFERÊNCIAS BIBLIOGRÁFICAS

1. Slabaugh MA, Nho SJ, Grumet RC, Wilson JB, Seroyer ST, Frank RM, et al. Does the literature confirm superior clinical results in radiographically healed rotator cuffs after rotator cuff repair? Arthroscopy. 2010;26(3):393-403.
2. Cole BJ, McCarty LP, Kang RW, Alford W, Lewis PB, Hayden JK. Arthroscopic rotator cuff repair: prospective functional outcome and repair integrity at minimum 2-year follow-up. J Shoulder Elbow Surg. 2007;16(5):579-85.
3. Sugaya H, Maeda K, Matsuki K, Moriishi J. Repair integrity and functional outcome after arthroscopic double-row rotator cuff repair. A prospective outcome study. J Bone Joint Surg Am. 2007;89(5):953-60.
4. Galatz LM, Ball CM, Teefey SA, Middleton WD, Yamaguchi K. The outcome and repair integrity of completely arthroscopically repaired large and massive rotator cuff tears. J Bone Joint Surg Am. 2004;86-A(2):219-24.
5. Galatz LM, Gerstenfeld L, Heber-Katz E, Rodeo SA. Tendon regeneration and scar formation: the concept of scarless healing. J Orthop Res. 2015;33(6):823-31.
6. Gerber C, Schneeberger AG, Beck M, Schlegel U. Mechanical strength of repairs of the rotator cuff. J Bone Joint Surg Br. 1994;76(3):371-80.
7. Gerber C, Schneeberger AG, Perren SM, Nyffeler RW. Experimental rotator cuff repair. A preliminary study. J Bone Joint Surg Am. 1999;81(9):1281-90.
8. Mollison S, Shin JJ, Glogau A, Beavis RC. Postoperative rehabilitation after rotator cuff repair, a web-based survey of AANA and AOSSM members. The Orthop J Sports Med. (2017);5:1-19.
9. Meijden AO, Westgard P, Chandler Z, Gaskill T, Kokmeyer D, Millett PJ. Rehabilitation after arthroscopic rotator cuff repair: current concepts review and evidence -based guideline. The Intern J Sports Phys Ther. 2012;7(2):197-217.
10. Jung C, Tepohl L, Tholen R, Beitzel K, Buchmann S, Gottfried T, et al. Rehabilitation following rotator cuff repair. Obere Extremität. 2018;13:45-618.
11. Mahure AS, Rokito AS, Kwon YW. Transcutanous eletrical nerve stimulation for postoperative pain relief after arthroscopic rotator cuff repair: a prospective double-blinded randomized trial. J Shoulder Elbow Surg. 2017;26(9):1508-13.
12. Sgrol TA, Cilenti M. Rotador cuff repair: post operative rehabilitation concepts. Curr Rev Musculoskelet Med. 2018;11:86-91.
13. Mazuquin BF, Wright AC, Rusell S, Monga P, Selfe J, Richards J. Effectiveness of early compared with conservative rehabilitation for patients having rotator cuff repair surgery: an overview of systematic reviews. Br J Sports Med. 2018;52:111-121.
14. Rosa JRP, Checchia CS, Miyazaki AN. Instabilidade anterior traumática do ombro. Rev Bras Ortop. 2017;52(5):513-20.
15. Checchia SL, Doneux PS, Moncada JH, Covo BT. Tratamento cirúrgico da luxação recidivante anterior do ombro pela técnica da capsuloplastia associada com a reparação da lesão de Bankart. Rev Bras Ortop. 1993;28(9):609-16.
16. Silva LA, Costa Lima ÁG, Kautsky RM, Santos PD, Sella GV, Checchia SL. Avaliação dos resultados e das complicações em pacientes com instabilidade anterior de ombro tratados pela técnica de Latarjet. Rev Bras Ortop. 2015;50(6):652-9.
17. Miyazaki AN, Fregoneze M, Santos PD, Silva LA, Sella GV, Duarte C. Avaliação dos resultados do tratamento cirúrgico artroscópico da instabilidade anterior traumática do ombro com sutura da lesão na margem cruentizada da cavidade glenoidal. Rev Bras Ortop. 2012;47(3):318-24.
18. Lafosse L, Lejeune E, Bouchard A, Kakuda C, Gobezie R, Kochhar T. The arthroscopic Latarjet procedure for the treatment of anterior shoulder instability. Arthroscopy: The Journal of Arthroscopic & Related Surgery. 2007;23(11):1242.
19. Miyazaki AN, Fregoneze M, Silva LA, Sella GV, Checchia CS. Quantitative assessment of scapular dyskinesis after the Latarjet procedure. Unpublished study, presented as an oral podium presentation on the 20th of September, 2019, at the International

Shoulder and Elbow Surgery Congress, held at Buenos Aires, Argentina.

20. Checchia SL, Doneaux SP, Miyasaki AN, Fregonese M, Silva LA, Maschietto E. Avaliação de resultados em artroplastia total do ombro. Rev Bras Ortop. 2006;41(5):173-80.

21. Miyazaki AN, Fregoneze M, Santos PD, Silva LA, Sella GV, Zampieri R, et al. Avaliação dos resultados da artroplastia parcial no tratamento da osteoartrose de ombro. Rev Bras Ortop. 2013;48(2):170-7.

22. Checchia SL, Doneux SP, Martinez P, Garcia CM, Leal HP, Miyazaki AN. O emprego do enxerto ósseo na artroplastia do ombro: técnica da sutura dos tubérculos. Rev Bras Ortop. 1995;30(9):705-10.

23. Checchia SL, Doneux PS, Miyazaki AN, Fregoneze M, Silva LA, Faria FN, et al. Tratamento das fraturas do terço proximal do úmero com a prótese parcial Eccentra*. Rev Bras Ortop. 2005;40(3):130-40.

24. Boileau P, Watkinson DJ, Hatzidakis AM, Balg F. Grammont reverse prosthesis: design, rationale, and biomechanics. Journal of Shoulder and Elbow Surgery. 2005;14(1):S147-61.

25. Altintas F, Gumus F, Kaya G, Mihmanli I, Kantarci F, Kaynak K, et al. Interescalene brachial plexus block with bupivacaine and ropivacaine in patients with chronic renal failure: diaphragmatic excursion and pulmonary function changes. Anesth Analg. 2005;100(4):1166-71.

26. Tetzlaff JE. Bloqueio de nervos periféricos. In: Morgan Jr. GE, Mikhail MS. Anestesiologia clínica. 2. ed. Rio de Janeiro: Revinter; 2003. p.234-61.

27. Brameier D T, Hirscht A, Kowalsky M S, Sethi P M. Rehabilitation strategies after shoulder arthroplasty in young and active patients. Clin Sports Med. 2018;37(4):569-83.

28. Ayad S, Tetzlaff JE. Interescalene brachial plexus anesthesia for shoulder surgery: report of a complicated intraoperative course. J Clin ANesth. 2001;13:514-6.

29. Bullock GS, Garrigues GE, Ledbetter L, Kennedy J. A systematic review of proposed rehabilitation guidelines following anatomic and reverse shoulder arthroplasty. Journal of Orthopaedic & Sports Physical Therapy. 2019;49(5):337-46.

30. Seebauer L, Walter W, Keyl W. Reverse total shoulder arthroplasty for the treatment of defect arthropathy. Operat Orthop Traumatol. 2005;17:1-24.

31. Blacknall J, Neumann L. Rehabilitation following reverse total shoulder replacement. Shoulder Elbow. 2011;3:232-40.

32. Carpenter JE, Thomopoulos S, Flanagan CL, DeBano CM, Soslowsky LJ. Rotator cuff defect healing: a biomechanical and histologic analysis in an animal model. J Shoulder Elbow Surg. 1998;7(6):599-605.

33. Checchia S, Doneux SP, Gregoneze M, Miyazaki AN, Silva LA, Maschietto EO, et al. Luxação anterior recidivante do ombro e lesão do manguito rotador em pacientes acima dos 40 anos. Rev Bras Ortop. 2005;40(4):153-61.

34. Checchia SL, Doneux SP, Miyazaki NA, Fregoneze M, Silva LA, Mussi Filho S, et al. Tratamento cirúrgico das lesões extensas do manguito rotador pela via de acesso deltopeitoral. Rev Bras Ortop. 2003;38(5):252-60.

35. Checchia SL, Miyazaki AN, Fregoneze M, Santos PD, Silva LA, Ortiz RT, et al. Lesão isolada do tendão subescapular. Acta Ortopédica Brasileira. 2009;17(1):26-30.

36. Checchia SL, Santos PD, Volpe Neto F, Cury R de PL. Tratamento cirúrgico das lesões completas do manguito rotador. Rev Bras Ortop. 1994;29(11/12):827-36.

37. Checchia SL. Avaliação dos resultados obtidos na reparação artroscópica das lesões do manguito rotador. Rev Bras Ortop. 2005;40(5):229-38.

38. Fobe F, Schwab D, Brewster C. Reconstrução capsular anterior. In: Maxey L, Magnusson J. Reabilitação pós-cirúrgica para o paciente ortopédico. Rio de Janeiro: Guanabara Koogan; 2003. p.30-46.

39. Freedman KB. Arthroscopic anterior shoulder stabilization rehabilitation protocol. Orthopaedic specialists. Bryn Mawr Sports Medicine. Disponível em: www.orthspec.com/PDFs/PT_protocols/shldrtstab. pdf. Acesso em: 2/9/2009.

40. Hayes K, Callanan M, Walton J, Paxinos A, Murrell GA. Shoulder instability: management and rehabilitation. J Orthop Sports Phys Ther. 2002;32(10):497-509.

41. Keener JD, Galatz LM, Stobbs-Cucchi G, Patton R, Yamaguchi K. Rehabilitation following arthroscopic rotator cuff repair: a prospective randomized trial of immobilization compared with early motion. JBJS. 2014;96(1):11.

42. Miyazaki AN, Fregoneze M, Santos PD, Silva LA, Ortiz CMMP, Checchia SL. Lesões extensas do manguito rotador: avaliação dos resultados do reparo artroscópico. Rev Bras Ortop. 2009;44(2):148-52.

43. Miyazaki AN, Fregoneze M, Santos PD, Silva LA, Sella GV, Neto DLL, et al. Avaliação funcional do reparo artroscópico da lesão do manguito rotador em pacientes com pseudoparalisia. Rev Bras Ortop. 2014;49(2):178-82.

44. Miyazaki AN, Fregoneze M, Santos PD, Silva LA, Sella GV, Santos RM, et al. Avaliação dos resultados

das reoperações de pacientes com lesões do manguito rotador. Rev Bras Ortop. 2011;46(1):45-50.

45. Miyazaki AN, Fregoneze M, Santos PD, Silva LA, Sella GV, Santos RM. Avaliação dos resultados do reparo artroscópico de lesões do manguito rotador em pacientes com até 50 anos de idade. Rev Bras Ortop. 2011;46(3):276-80.

46. Miyazaki AN, Santos PD, Saito RY, Kussakawa D, Checchia SL. Acromioplastia artroscópica e reparo das lesões do manguito rotador por mini-incisão. Rev Bras Ortop. 1999;34(7):415-20.

47. Miyazaki AN, Santos PD, Silva LA, Sella GV, Checchia SL, Yonamine AM. Os bons resultados funcionais do reparo artroscópico das lesões extensas do manguito rotador mantêm-se em longo prazo? Rev Bras Ortop. 2016;51(1):40-4.

48. Miyazaki AN, Santos PD, Sella GV, Checchia CS, Salata TR, Checchia SL. Avaliação dos resultados funcionais após reparo artroscópico do manguito rotador com a técnica equivalente transóssea (suture bridge). Rev Bras Ortop. 2017;52(2):164-8.

49. Miyazaki AN, Silva LA, Santos PD, Checchia SL, Cohen C, Giora TSB. Avaliação dos resultados do tratamento cirúrgico artroscópico das lesões do manguito rotador em pacientes com 65 anos ou mais. Rev Bras Ortop. 2015;50(3):305-11.

50. Mulieri PJ, Holcomb JO, Dunning P, Pliner M, Bogle RK, Pupello D, Frankle M. Is a formal physical therapy program necessary after total shoulder arthroplasty for osteoarthritis? J Shoulder Elbow Surg. 2010;19:570-9.

51. Parsons BO, Gruson KI, Chen DD, Harrison AK, Gladstone J, Flatow EL. Does slower rehabilitation after arthroscopic rotator cuff repair lead to long-term stiffness? Journal of Shoulder and Elbow Surgery. 2010;19(7):1034-9.

52. Payne C, Jaggi A, Leu AL, Garofalo R, Conti M. Rehabilitation for shoulder arthroplasty. Orthopaedics and Trauma. 2015;29(5):313-23.

53. Sarver JJ, Peltz CD, Dourte L, Reddy S, Williams GR, Soslowsky LJ. After rotator cuff repair, stiffness – but not the loss in range of motion – increased transiently for immobilized shoulders in a rat model. Journal of Shoulder and Elbow Surgery. 2008;17(1, Supplement):S108-13.

CAPÍTULO 23

Reabilitação no pós-operatório de cirurgia da mão

Edgard de Novaes França Bisneto
Caroline Paulon
Maria Lucia Costacurta Guarita

INTRODUÇÃO

O manejo cirúrgico da mão, tal como o terapêutico, é extremamente delicado, não só pela multiplicidade e precisão funcional existente nesse segmento, mas também pelo impacto gerado na rotina de vida e consequente grau de independência dos pacientes que evoluem com o comprometimento da mão. Somados a isso, aspectos individuais quanto a dominância, habilidades prévias, *hobbies*, atividade laboral e possíveis desdobramentos financeiros gerados, além do impacto emocional e adesão ao tratamento proposto, reforçam a complexidade da reabilitação da mão e a importância da abordagem multidisciplinar, buscando uma avaliação integral e individualizada de cada paciente na elaboração do planejamento terapêutico.

Este capítulo visa a demonstrar de forma clara e objetiva as práticas utilizadas por nossa equipe médica e de terapeutas diante das mais frequentes doenças de mão submetidas a abordagens cirúrgicas.

SÍNDROME DO TÚNEL DO CARPO

Definida como um conjunto de sinais e sintomas decorrentes da compressão do nervo mediano dentro do túnel do carpo, esta síndrome é a compressão de nervo periférico mais comum em nosso meio.

Muitas vezes associada a doenças ocupacionais, ela pode ou não estar associada a tendinopatias ou tenossinovites. A presença de variações anatômicas, como persistência de artéria mediana e musculatura intrínseca dentro do túnel do carpo, estão associadas à síndrome. Diabetes, hipotireoidismo e doenças reumatológicas inflamatórias também estão associadas.

Diagnóstico

Tipicamente, o paciente queixa-se de parestesias do primeiro ao terceiro quirodáctilo, acompanhada ou não de dor, que piora à noite e frequentemente interrompe o sono com uma sensação de crescimento da mão.

Ao exame físico, pode-se constatar diminuição da sensibilidade polpa dos dedos acometidos, dor e choque à percussão do nervo mediano no punho (sinal de Tinel – Figura 1), piora dos sintomas à flexão, manutenção do punho fletido (sinal de Phalen – Figura 2) e, eventualmente, nos casos mais avançados, atrofia da musculatura tenar.

A eletroneuromiografia evidencia alteração na velocidade de condução sensitiva e, eventualmente, motora das fibras nervosas e presença de potenciais de denervação. É um importante

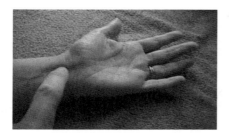

FIGURA 1   Teste de Tinel.

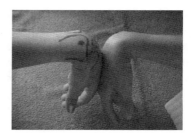

FIGURA 2   Teste de Phalen.

exame para avaliar outros pontos de compressão dos nervos no membro superior.

A ultrassonografia é de grande importância na avaliação do túnel do carpo porque, além de identificar variações anatômicas, pode identificar tumorações e avaliar o diâmetro do nervo. Nervos com diâmetro acima de 10 mm estão relacionados à síndrome do túnel do carpo.

Tratamento

O tratamento varia de acordo com a intensidade dos sintomas e a presença de fatores associados. Nos casos idiopáticos leves, reabilitação e uso de órteses noturnas são indicados.

Nos casos com sintomatologia importante, com prejuízo da qualidade de vida ou com causas mecânicas associadas, tumorações, fraturas e aneurismas de artéria mediana, indica-se o tratamento cirúrgico. Este, por sua vez, pode ser realizado de forma aberta ou endoscópica de acordo com a preferência do cirurgião, com resultados no longo prazo semelhantes entre as técnicas.

Reabilitação na síndrome do túnel do carpo

Após o procedimento cirúrgico, o paciente pode substituir a tala de gesso por uma órtese. Ele é orientado a realizar cuidados cicatriciais e exercícios de deslizamento tendíneo para evitar aderências.

Caso haja edema, o terapeuta pode orientar cuidados para controlá-lo, com o uso de Coban, massagem retrógada e crioterapia. Havendo alteração sensorial residual, estimular sensorialmente a região, alternando os estímulos.

Após a retirada dos pontos, podem-se iniciar exercícios de fortalecimento para os dedos usando massa de silicone, com intensidade suave para a musculatura flexora e extensora. Pode-se também iniciar exercício de isometria para a musculatura estabilizadora de punho e aumentar a carga progressivamente.

FRATURAS DO TERÇO DISTAL DO RÁDIO

Correspondem a 17 a 36% de todas as fraturas, incidem em todas as faixas etárias e causam déficits funcionais importantes em 3 planos quando não tratadas adequadamente (flexoextensão, prono-supinação, desvio radioulnar).

Há dois picos de incidência das fraturas do terço distal do rádio: em crianças e em adolescentes. Estão relacionadas ao início da marcha e à prática de esportes, não havendo diferença

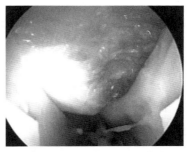

FIGURA 3   Abertura endoscópica do ligamento transverso do carpo.

de gênero nesta faixa e após 50 anos de idade, sendo consideradas como fraturas "sentinelas", uma vez que antecedem, em média, 10 a 15 anos o pico de incidência das fraturas do quadril. Nesta faixa etária, as mulheres são mais acometidas do que os homens.

Os tipos de fratura distal do rádio constam na Figura 4.

Diagnóstico e classificação

O diagnóstico é feito inicialmente por suspeição clínica, com dor e deformidade local após trauma. Radiografias simples normalmente já demonstram a fratura. Existem situações de fraturas incompletas sem desvio, sobretudo em paciente jovens, nos quais o diagnóstico só é realizado por ressonância magnética.

Existem várias classificações para essas fraturas, destacando-se a classificação universal (Rayhack) que, além de avaliar o desvio dos fragmentos e diferenciar as fraturas intra e extra-articulares, define parâmetros de instabilidade, que, por sua vez, indicam a forma de tratamento a ser empregada.

A instabilidade é definida pelos seguintes fatores:

- inclinação dorsal da fratura maior do que 20°;
- cominuição dorsal;
- encurtamento maior do que 1 cm;
- fratura intra-articular;
- idade maior do que 60 anos;
- fratura da ulna associada.

A tomografia é muito utilizada na avaliação de desvios entre os fragmentos e na avaliação da extensão intra-articular da fratura.

Tratamento

O tratamento conservador de fraturas extra-articulares estáveis, em pacientes de baixa demanda funcional, apresenta bons resultados quando realizado por imobilização com tala gessada ou órtese por 3 a 8 semanas, dependendo da idade do paciente. É o tratamento de escolha em crianças.

Já as fraturas instáveis ou em pacientes com alta demanda funcional, os resultados com tratamento cirúrgico e reabilitação precoce são melhores, quando comparados ao tratamento conservador.

Atualmente, a utilização de fixação interna com placas de ângulo fixo e estabilidade angular é considerada o tratamento cirúrgico de escolha para a maior parte das fraturas do terço distal do rádio. Na Figura 5 consta um caso de

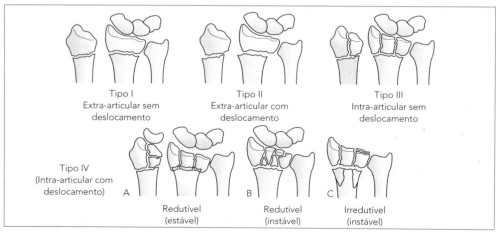

FIGURA 4 Fraturas do terço distal do rádio.
Fonte: Shehovych et al., 2016[1].

fratura fixada com placa volar. Fraturas intra-articulares com fragmentos muito distais (muito próximos à articulação) podem ser tratadas pela técnica de fragmento específico com ou sem auxílio da artroscopia.

Reabilitação

Após o procedimento cirúrgico, é importante proteger e manter a articulação do punho estável e imobilizada, porém permitindo grau de liberdade para os dedos, evitando a rigidez desnecessária. O paciente pode ser encaminhado para a confecção da órtese durante a internação ou logo após a alta hospitalar.

A órtese geralmente utilizada para esse caso é o estabilizador de punho com os dedos livres. O paciente usa durante 4 a 8 semanas. A consolidação da fratura é acompanhada por meio de exames de imagens solicitados pelo médico cirurgião, o responsável por liberar do uso da órtese.

A grande maioria das lesões ocorridas no antebraço e no punho necessita de reabilitação. Em alguns casos, dependendo da idade do paciente, orienta-se que, nos primeiros dias após a cirurgia, o paciente use tipoia em locais que ofereçam risco.

O edema é muito comum em fraturas do terço distal do rádio, chegando a envolver o punho e a mão até estendendo mais proximalmente. Para controlar o edema, orienta-se elevação do membro, movimentação ativa das articulações não lesadas, enfaixamento compressivo, massagem retrógada e crioterapia.

Ainda para controle do edema, indica-se o uso de Coban 5 cm, faixa elástica compressiva associada ao uso da órtese. Em caso de alto nível de volume, introduzir crioterapia mantendo o membro em repouso em estrutura de apoio rígida. É importante intercalar com massagem retrógada, mantendo o membro elevado com o cotovelo apoiado e protegendo a cicatriz.

A dor é um fator limitante na execução dos exercícios de amplitude de movimento e fortalecimento e, para isso, a conduta do terapeuta deve ser de analgesia, realizando eletroterapia, uso de estimulação nervosa elétrica transcutânea (TENS) ou crioterapia.

É importante movimentar as articulações da mão, cotovelo e ombro; exercícios ativos e passivos para o punho são indicados somente após a estabilização da fratura ou a total cura da lesão. Orientar o paciente sobre como obter a flexão eficaz e funcional das interfalângicas e metacarpofalângicas, respeitando os limites de dor, favorecendo o deslizamento tendíneo. Orientar mobilização em cotovelo e ombro, evitando restrição do movimento.

Tratamento cirúrgico (redução aberta e fixação interna)

De 10 a 14 dias de pós-operatório

O terapeuta deve confeccionar órtese de estabilização de punho e realizar o controle

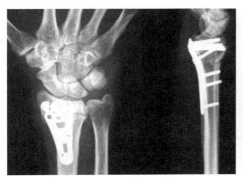
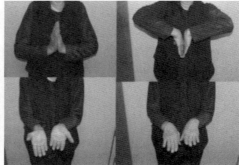

FIGURA 5 Tratamento de fratura do terço distal do rádio com placa volar.

de edema com meio compressivo. Orientar e iniciar exercícios ativos e passivos de dedos, cotovelo e ombro, mantendo o uso da órtese. Realizar analgesia em caso de queixa álgica.

Realizar movimentação ativa precoce leve do punho em casos de fraturas estabilizadas e com o consentimento do médico cirurgião. Manter exercícios ativos e resistidos leves para flexores e extensores de dedos com o punho estabilizado, mantendo o deslizamento dos tendões e evitando aderências no foco da fratura.

É muito importante prevenir complicações como aderência tendínea, rigidez articular ou até síndrome do túnel do carpo ou distrofia simpático-reflexa.

De 3 a 4 semanas de pós-operatório

Mantém-se o uso contínuo da órtese, retirando-a apenas para realizar os exercícios orientados. Realiza-se movimentação ativa livre, mantêm-se os cuidados cicatriciais e orienta-se o paciente a realizá-los em casa. Importante ter atenção ao controle de edema e, se ainda houver queixa álgica, realizar analgesia.

De 4 a 6 semanas de pós-operatório

Mantém-se o uso da órtese para proteção durante o período noturno e em ambiente externo. Realiza-se movimentação ativa e passiva leve. Estimular a pronação e a supinação com exercícios. Encoraja-se o paciente a realizar o uso funcional do membro nas atividades básicas de vida diária. Manter o tratamento cicatricial e o controle de edema residual.

De 6 a 8 semanas de pós-operatório

Suspende-se o uso da órtese; realizar movimentação passiva apenas após se certificar que a fratura está totalmente consolidada. Realizar movimentação ativa com resistência suave para preensão palmar e excursão total dos flexores. Realiza-se ganho de amplitude de movimento se houver alteração. Realizar fortalecimento muscular e estimular a função manual do membro.

Em casa, orientar o paciente a realizar controle de edema, tratamento cicatricial, exercícios e frequência e número de repetições. Muito importante prevenir dor, edema e sobrecarga da musculatura enfraquecida.

Tratamento cirúrgico (redução fechada e fixação percutânea com fio de Kirshner)

O terapeuta deve confeccionar órtese de estabilização do punho. Realizar controle de edema com meio compressivo. Se houver presença de queixa álgica, realizar analgesia. Os exercícios ativos são iniciados se a fratura estiver estável, e os fios de Kirshner não bloqueiam as articulações. Após a retirada dos fios pelo cirurgião de mão, não há mais restrição na reabilitação.

O objetivo da reabilitação no tratamento da fratura do terço distal do rádio é restaurar a amplitude de movimento normal comparada ao lado contralateral, obter um arco funcional livre de dor, restabelecer o fortalecimento da musculatura estabilizadora do punho e restabelecer a participação funcional do membro nas atividades básicas de vida diária, ampliando a participação nas atividades funcionais relacionadas ao autocuidado.

Orienta-se em relação aos cuidados cicatriciais após a retirada dos pontos, indicando-se massagem cicatricial para evitar aderência.

FRATURAS DE METACARPOS E FALANGES

São as fraturas mais comuns do membro superior, com incidência em torno de 10 a 20%. Geralmente acometem o adulto jovem, sendo mais frequentes em homens; na maioria das vezes, estão associadas com trauma direto na mão, quedas ou esmagamentos.

O tratamento costuma ser conservador, mas esta decisão depende das características da fratura e da associação com lesões de partes moles.

Classificação

Como em qualquer osso longo, as fraturas de falanges e metacarpos são divididas em fraturas diafisárias (Figura 6) e epifisárias (Figura 7), com características distintas entre si.

1. Fraturas diafisárias:
    - transversa;
    - oblíqua curta;
    - espiral e oblíqua longa;
    - cominutivas;
    - cominuição palmar.

2. Fraturas epifisárias intra-articulares:

Tratamento

Em relação ao tratamento das fraturas de metacarpos, existem conceitos básicos que devem ser observados.

Desvios rotacionais são inaceitáveis. Já desvios angulares variam de acordo com o raio acometido:

- 2º e 3º raios: 0 a 10°;
- 4º e 5º raios: até 25°;
- polegar: até 20°.

Com relação ao encurtamento:

- raios ulnares: 2 a 3 mm;
- polegar: menor que 2 mm.

Em relação às falanges, também não são aceitos desvios rotacionais, e os desvios angulares também devem ser corrigidos. Os encurtamentos são mais aceitos, sobretudo em trauma de esmagamento com perda de substância.

Em torno de 75 a 80% das fraturas de metacarpos e falanges são de tratamento conservador, com imobilização gessada, talas metálicas ou órteses.

O tratamento cirúrgico é conforme a característica da fratura e a associação com lesão de partes moles. Entre as opções, estão: fixação intramedular com hastes de titânio ou fios de Kirschner, placas e parafusos ou mesmo fixadores externos (Figuras 8 a 10).

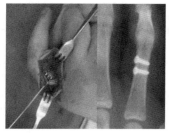

FIGURA 8   Fratura de falange tratada com parafusos.

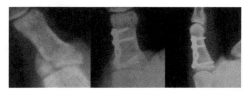

FIGURA 9   Fratura de falange tratada com placa e parafusos.

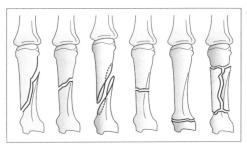

FIGURA 6   Fraturas diafisárias.
Fonte: AO manual.

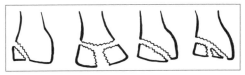

FIGURA 7   Fratura epifisárias.
Fonte: Oak e Lawton, 2013[2].

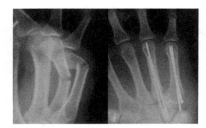

FIGURA 10   Fratura de metacarpo tratada com hastes/fios intramedulares.

Reabilitação da fratura de metacarpo

As fraturas de metacarpo correspondem a um terço das fraturas da mão. São mais estáveis que as fraturas de falanges. O mecanismo de trauma está relacionado a queda ou contato direto entre jogadores ou estruturas rígidas. Esse tipo de fratura pode levar a perda funcional da mão, lesão das partes moles e desequilíbrio das forças flexoras e extensoras, levando a uma deformidade angular dos dedos.

Reabilitação da fratura de boxeador

É uma fratura do colo do 5º metacarpo, geralmente resultado de um soco com punho fechado (Figura 11).

Quando são fraturas instáveis, é necessário tratamento cirúrgico, com redução aberta ou fechada e fixação com fios, parafusos ou placas. É necessário imobilizar com órtese, porém mantendo a amplitude de movimento das articulações não envolvidas livres. Realiza-se exercício passivo e ativo dessas articulações, mantendo o deslizamento dos tendões para evitar aderência no foco da fratura. Realiza-se controle de edema.

Mantém-se a órtese estática para repouso e, havendo necessidade, confecciona-se órtese dinâmica ou seriada para resolver possíveis processos de rigidez e aderências, bem como alongamentos. Orienta-se o paciente a realizar atividades de vida diária, de autocuidado e do cotidianos. A órtese é confeccionada em posição de segurança, com o punho em 15° de extensão, as articulações metacarpofalângicas em 30 a 70°

de flexão e as articulações interfalângicas livres. Importante incluir o dedo envolvido com o dedo adjacente para proteger a fratura.

O punho pode ficar livre a pedido do médico. As articulações interfalângicas precisam ser imobilizadas no início do tratamento conservador e nas fixações instáveis, sendo liberadas da órtese no decorrer do tempo.

Fixação percutânea

O paciente utiliza a órtese e inicia-se o controle de edema da mão e do antebraço.

De 2 a 3 semanas de pós-operatório

A imobilização é removida e iniciam-se os exercícios ativos para os dedos, com ênfase no movimento composto, flexão e extensão isolada da articulação metacarpofalângica e exercícios isolados do extensor comum dos dedos. Os exercícios passivos são iniciados para articulação interfalângica. A estimulação elétrica neuromuscular pode ser iniciada para facilitar a excursão do tendão, sendo indicado para maximizar a excursão isolada do tendão extensor comum dos dedos.

De 3 a 4 semanas de pós-operatório

Normalmente a fratura está consolidada o suficiente para permitir a remoção do material de síntese pelo médico.

De 5 a 6 semanas de pós-operatório

Com a fratura clinicamente consolidada, podem-se iniciar os exercícios passivos na articulação metacarpofalângica. Uma órtese dinâmica pode ser utilizada, se necessário, para resolver possível contratura capsular dorsal ou contratura dos extensores extrínsecos.

De 7 a 8 semanas de pós-operatório

Assumindo que a fratura está totalmente consolidada, o fortalecimento progressivo é indicado.

Fixação interna
De 2 a 3 dias de pós-operatório

A imobilização é removida e inicia-se o controle de edema da mão e do antebraço. Os

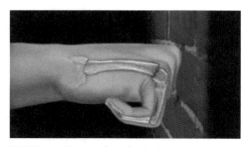

FIGURA 11   Fratura do colo do 5º metacarpo.

exercícios ativos são iniciados e devem enfatizar a flexão e a extensão composta dos dedos, a flexão isolada da articulação metacarpofalângica com as articulações interfalângicas com estas em extensão, e exercícios isolados do extensor comum dos dedos, extensor próprio do indicador e extensor próprio do 5º dedo. Pode-se confeccionar uma órtese estática para uso noturno.

Reabilitação da fratura de falange

As fraturas mais comuns são: fratura de falange proximal com avulsas do ligamento colateral (fratura-luxação), fratura da base da falange proximal com angulado dorsal, fratura-luxação da interfalângica dorsal, fratura oblíqua da falange média, fratura-luxação da interfalângica distal (*Mallet finger*).

Reabilitação cirúrgica
De 3 a 5 dias de pós-operatório

Nesse período, é arriscado utilizar a mão, exceto para atividades muito leves relacionadas a autocuidado, que são consideradas essenciais. Nesse momento, realiza-se a troca do curativo volumoso por um curativo leve e compressivo. Confecciona-se órtese para proteção de 10 a 15°, com metacarpofalângicas em 50 a 70° de flexão; a posição das interfalângicas varia de acordo com a localização da fratura. São realizados cuidados para controle de edema e dor.

De 5 dias a 3 semanas de pós-operatório

Pode-se iniciar movimento ativo, porém protegido e de modo controlado. A órtese pode ser diminuída gradativamente, imobilizando uma articulação proximal e uma distal do foco da fratura. Iniciam-se atividades funcionais leves apenas se não houver queixa álgica.

De 3 a 6 semanas de pós-operatório

Pode-se realizar o arco completo de movimento de cada articulação, tanto o ativo como o passivo. A órtese pode ser mantida apenas na região da fratura, liberando articulações proximais e distais.

De 6 a 9 semanas de pós-operatório

Órteses seriadas e progressivas para ganho de amplitudes de movimentos finais podem ser utilizadas nesse momento. A órtese protege apenas a região da fratura em situações de risco ou relacionadas a carga. Inicia-se o fortalecimento leve.

De 9 a 12 semanas de pós-operatório

O fortalecimento ocorre respeitando o limite de conforto do paciente. Não há restrições na reabilitação e não é necessário utilizar órtese protetiva em nenhuma atividade.

LESÃO DOS TENDÕES FLEXORES

Após deixarem o túnel do carpo, os tendões flexores dos dedos se dispõem em pares, um flexor superficial e um profundo, acompanhados por um feixe neurovascular, em direção aos respectivos raios. A partir da articulação metacarpofalângica, observa-se a presença de um túnel osteofibroso, formado por diversas bainhas fibrosas denominadas polias. As polias têm como função principal manter os tendões próximos das falanges para otimizar sua função. Entre as polias e os tendões, existe uma bainha com uma camada visceral e outra parietal, e o espaço entre as duas camadas é preenchido de líquido sinovial.

Há cinco polias ditas anulares e três polias cruciformes:

- A1, A3 e A5: originam-se nas placas volares das articulações metacarpofalângicas, interfalângicas distais e interfalângicas proximais, respectivamente;
- A2 e A4: originam-se no periósteo das falanges proximal e média, respectivamente; são as biomecanicamente mais importantes;
- C1, C2 e C3: localizam-se entre A2 e A3, A3 e A4 e A4 e A5, respectivamente; sua função é permitir a aproximação e o afastamento das polias anulares durante a flexoextensão dos dedos.

Em relação ao polegar, há:

- polia A1: inserindo-se na placa volar das articulações metacarpofalângicas;
- polia oblíqua: centrada na falange proximal, com fibras oblíquas; biomecanicamente, é a mais importante;
- polia A2: sob a interfalângica, inserida na placa volar.

No nível da falange proximal, sob a polia A2, o tendão do flexor superficial do dedo torna-se achatado e se divide em duas bandas laterais, que irão se inserir nas bordas radial e ulnar da falange média. Neste momento, o tendão do flexor profundo do dedo assume uma posição volar ao flexor superficial do dedo, sendo descrita por Peter Campers, em 1760, como quiasma tendíneo ou simplesmente quiasma de Campers, em alusão ao quiasma óptico. O tendão do flexor profundo do dedo tende a achatar-se e inserir-se linearmente na falange distal (Figura 12).

Com relação à nutrição dos tendões flexores, são três os principais sistemas:

- vasos longitudinais palmares;
- vínculas;
- líquido sinovial.

Ambos os tendões possuem zonas avasculares, principalmente na falange proximal, sendo que a maior parte da irrigação é de origem dorsal através das vínculas. São duas vínculas para cada tendão, uma curta e uma longa:

- curtas: superficial e profunda, mesentérios triangulares, que se inserem nas inserções dos tendões do flexor superficial e do flexor profundo do dedo, respectivamente;
- longas: superficial e profunda. A superficial origina-se na falange proximal e a profunda origina-se na víncula superficial curta.

Dentre as lesões de mão, as lesões tendíneas ocupam o 2º lugar no atendimento de emergência e podem ser causadas por traumas fechados ou perfurocortantes.

O quadro clínico comum é a perda de função após o trauma ou a lesão cortocontusa. Em relação às lesões de tendões flexores, seja por avulsão/trauma fechado ou por lesão cortocontusa, o tratamento é sempre cirúrgico.

As lesões são divididas de acordo com a região da mão nas quais acontecem, isto é, as zonas de Verdan (Figura 13):

- zona I: distal à inserção do flexor superficial do dedo;
- zona II: até a prega palmar distal;
- zona III: origem dos lumbricais;
- zona IV: túnel do carpo;
- zona V: porção distal do antebraço.

Avulsão do flexor profundo do dedo

Lesão frequente em eventos esportivos, geralmente em adulto jovem masculino. A falha no diagnóstico é frequente, e 75% dos casos

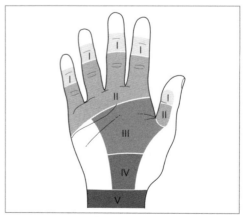

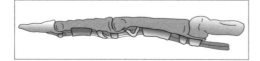

FIGURA 12 Tendão do flexor profundo dos dedos.
Fonte: Schöffl et al., 2012[3].

FIGURA 13 Zonas de Verdan.
Fonte: Lapegue et al., 2015[4].

ocorrem no 4º dedo, ocasionando uma incapacidade de fletir a interfalângica distal.

É dividida em três tipos; a mais grave é a do tipo I, na qual a retração do tendão flexor é importante, chegando à zona III. Neste caso, o tratamento cirúrgico deve ocorrer o mais precoce possível.

Aproximadamente 50% das lesões de flexores ocorrem na zona II e são as lesões de pior prognóstico funcional. Sempre é necessário ampliar a incisão. Não é incomum a associação de lesão do feixe vasculonervoso.

O tratamento das lesões tendíneas dos tendões flexores entre as zonas II e IV seguem os mesmos princípios:

- a força da sutura é proporcional ao número de fios que cruzam a lesão;
- a sutura normalmente rompe nos nós;
- o calibre do fio aumenta a força de sutura;
- optar por nós fora da área de reparo;
- a sutura epitendínea aumenta em até 40% a força do reparo.

Há vários tipos de sutura descritos, mas todos seguem estes mesmos princípios básicos.

Após a reparação, a cicatrização tendínea se divide em dois tipos:

1. intrínseca (3 fases – Figura 14): menor aderência:
   - inflamatória: 3 a 5 dias após reparo; a força depende exclusivamente da sutura;
   - fibroblástica: produtora de colágeno; 5 dias a 6 semanas;
   - remodelação: em até 9 meses; reorientação das fibras colágenas;

2. extrínseca: associada a aderências.

Dentre as principais complicações, destacam-se as rupturas pós-operatórias e as aderências tendíneas. Portanto, a reabilitação adequada é talvez mais importante do que a própria reconstrução.

Reabilitação

As informações recebidas do médico cirurgião em relação às particularidades das lesões e da conduta cirúrgica servem de base para que o terapeuta de mão consiga determinar a abordagem terapêutica mais adequada.

A reabilitação visa a obter um tendão mais forte, orientar os cuidados cicatriciais e ter um controle do processo cicatricial, com controle do edema, permitindo que esse tendão deslize sem aderência no seu leito. Uma das complicações mais comuns é a aderência cicatricial.

Ao se tratar da cicatrização, é preciso abordar os dois tipos de cicatrização: intrínseca e extrínseca. A cicatrização intrínseca e a extrínseca permitem um mecanismo combinado, e o tendão cicatriza pela combinação desses dois mecanismos.

LESÃO DO APARELHO FLEXOR

Existem fatores que influenciam a reabilitação, como idade, tipo de lesão, estado geral de saúde, qualidade do reparo, nível da lesão, técnica cirúrgica, tempo de reparo e tempo de en-

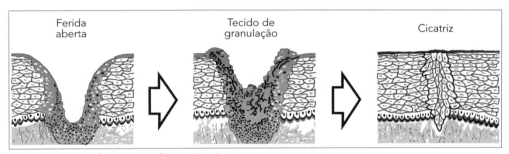

FIGURA 14 Fases do processo de cicatrização.

caminhamento. Abordaremos a seguir três protocolos de atendimento para reabilitação: imobilização, mobilização passiva precoce e mobilização ativa precoce.

Imobilização

Normalmente é indicada para pacientes menores de 10 anos, com dificuldade de compreensão, déficit cognitivo, dificuldade de participar ativamente do processo de reabilitação e para proteção de outras lesões ou intervenções. Indica-se protocolo de imobilização para garantir que não haverá ruptura das suturas.

Esse protocolo consiste em manter com bloqueio dorsal (órtese por 3 a 4 semanas com o punho em 10 a 30° de flexão, metacarpofalângicas em 40 a 60° de flexão e interfalângicas em extensão). A órtese deve ser 24 horas/dia (Figura 15).

Mobilização passiva precoce

É importante que haja um bom entendimento por parte do paciente e seu comprometimento na reabilitação. Os protocolos mais conhecidos são de Duran e Houser, Duran modificado e Kleinert (Figura 16).

Duran e Houser
Estágio inicial – de 0 a 4,5 semanas

Realiza-se bloqueio dorsal por 4 semanas e meia, mantendo o punho em 20° de flexão e metacarpofalângicas em posição relaxada.

Orienta-se o paciente a realizar movimento passivo de flexão, com uma excursão de 3 a 5 mm sendo suficiente para manter o deslizamento tendíneo. Fazer de 6 a 8 repetições, 2 vezes/dia (Figura 16).

Estágio intermediário – de 4,5 a 7,5 semanas

O terapeuta retira o bloqueio dorsal, colocar uma tira no punho e aplicar tração elástica, mantendo a flexão dos dedos. Realiza-se flexoextensão ativa com o uso da tração elástica até 5,5 semanas de pós-operatório (Figura 17B).

Duran modificado

Confeccionar-se órtese mantendo o punho em 20° de flexão a 20° de extensão, metacarpofalângicas em 40 a 50° de flexão e interfalângicas em extensão. Orienta-se o paciente a realizar exercícios de flexoextensão passiva, como no protocolo de Duran e Houser, a cada 2 horas (Figura 18). O paciente pode realizar no exercício extensão ativa de interfalângicas com metacarpofalângicas em flexão.

Kleinert

Confecciona-se órtese dorsal mantendo o punho com 45° de flexão, metacarpofalângicas em 10 a 20° de flexão. Realizar uma tração elástica fixada na unha e ancorada em direção ao palmar longo. Orienta-se o paciente a realizar extensão ativa 10 vezes dentro do bloqueio, a cada hora. Na 3ª a 6ª semana de pós-operatório,

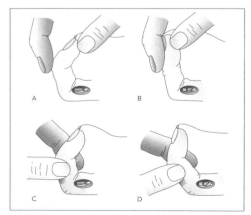

FIGURA 16 Protocolos de mobilização passiva precoce Duran e Houser – estágio inicial.

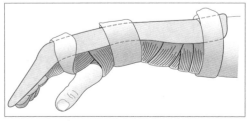

FIGURA 15 Órtese em bloqueio dorsal.

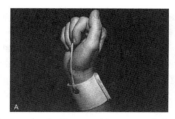
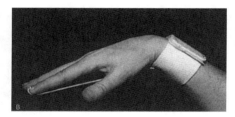

FIGURA 17 Protocolo de Duran e Houser estágio intermediário.

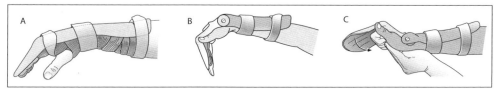

FIGURA 18 Protocolo de Duran e Houser estágio inicial.

iniciar flexão e extensão ativas livres. A partir da 6ª a 8ª semanas, realizar exercícios resistidos.

Mobilização ativa precoce

Protocolo de Strickland e Cannon
1º estágio – de 0 a 4 semanas

Confecciona-se órtese de bloqueio dorsal mantendo punho em 20° de flexão e metacarpofalângicas em 50° de flexão. Confecciona-se órtese de exercício mantendo o punho com limitação de 30° de extensão e flexão liberada, metacarpofalângica com limitação de 60° de extensão e interfalângica livre.

A cada hora, o paciente deve realizar 15 repetições dos exercícios do protocolo de Duran modificado, seguindo o *place and hold* para flexão dos dedos. Na órtese confeccionada pelo terapeuta, deve realizar 25 repetições de extensão ativa de punho e flexão passiva dos dedos, mantendo os dedos fletidos ativamente por 5 segundos (Figura 19).

2º estágio – de 4 a 7 semanas

Manter a órtese de bloqueio e descontinuar a órtese de exercício. Os exercícios de tenodese com flexão ativa dos dedos a cada 2 horas evitam a extensão do punho e de dedos associada. Em 5 a 6 semanas, realizar exercícios de deslizamento.

3º estágio – de 7 a 8 semanas

A órtese de bloqueio é retirada. Os exercícios resistidos progressivos são iniciados, e o paciente é orientado a retornar às atividades cotidianas.

Atualidades

Na literatura, encontram-se evidências sobre a mobilização ativa e a importância em relação ao *timing* da mobilização precoce, a duração dos exercícios, a importância da excursão do tendão, bem como a força aplicada no tendão e os melhores protocolos de reabilitação para cada zona lesada.

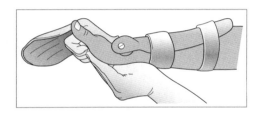

FIGURA 19 Flexão ativa do punho e flexão passiva dos dedos.

Protocolo de mobilização ativa imediata no reparo de lesões do tendão flexor na zona I (Figura 20)

Deve-se realizar bloqueio da extensão total da interfalângica proximal. Esse protocolo deve ser iniciado em 24 a 48 horas após cirurgia. O terapeuta deve confeccionar uma órtese com bloqueio dorsal mantendo o punho com 30° de flexão, metacarpofalângicas em 40° de flexão, interfalângica proximal relaxada e interfalângica distal entre 40 e 45° de flexão.

A interfalângica distal é imobilizada passivamente no ângulo de bloqueio da dedeira (40 a 45°) até 75° de flexão (ou até o suportável).

Deve-se realizar a flexão composta da metacarpofalângica e da interfalângica passivamente.

Flexão composta das interfalângicas passivamente (garrinha) com metacarpofalângica estendida na tala.

As metacarpofalângicas são hiperfletidas, enquanto a interfalângica proximal faz extensão ativa até 0° para evitar sua contratura.

Dedos não afetados são colocados em extensão na tala e o exercício de *place and hold* é realizado com a articulação interfalângica distal.

Exercícios de tenodese são feitos com supervisão. Os dedos fletidos são posicionados na palma e, passivamente, estende-se o punho em 30 a 40° ou flete-se o punho em 60° passivamente, e os dedos estendem-se.

Esse protocolo é mantido durante 3 semanas; depois desse período, remove-se a tala da interfalângica distal. Não se realiza alongamento passivo da interfalângica distal até a 4ª semana. Entre a 3ª e 4ª semanas, iniciam-se os exercícios de deslizamento. Na 4ª semana, remodela-se a órtese e mantém-se o punho neutro. O uso da órtese é descontinuado com 6 semanas.

LESÃO DOS TENDÕES EXTENSORES

A banda central dos tendões extensores extrínsecos alcança a base da falange média. Ao atravessar a articulação metacarpofalângica, emite expansões que se inserem tanto na face radial como ulnar, na bainha flexora. Estas expansões, juntamente com inserções dos ligamentos colaterais e músculos interósseos dorsais, formam o capuz extensor.

Antes de se inserir na falange média, a banda central do tendão extensor emite ramificações simétricas denominadas bandas laterais, e recebe inserções radialmente do músculo lumbrical e ulnarmente do músculo interósseo volar.

As bandas laterais são mantidas em posição pelo ligamento retinacular transverso e pela

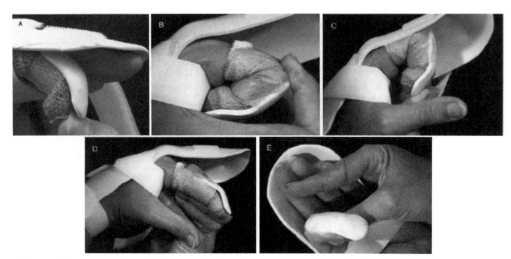

FIGURA 20   Protocolo de mobilização ativa imediata no reparo do tendão flexor da zona I.

aponeurose triangular e unem-se no nível da falange distal para formar o tendão terminal, onde inserem-se bilateralmente os ligamentos retinaculares oblíquos.

Os ligamentos retinaculares oblíquos, descritos por Landsmeer, originam-se na bainha dos flexores no nível da interfalângica proximal e cruzam dorsalmente a falange para se inserirem no tendão terminal.

Do mesmo modo que as lesões de tendões flexores, as lesões dos extensores também estão divididas por zonas (Figura 21).

Diferentemente das lesões dos flexores, os traumas fechados são muito frequentes como causa de lesões do aparelho extensor e, muitas vezes, seu tratamento é conservador, de acordo com a zona acometida.

Dedo em martelo

Lesão da banda terminal, geralmente por trauma fechado que ocasiona perda da extensão da interfalângica distal. Pode estar associado à fratura da falange distal.

Em nosso meio, a classificação mais utilizada é a de Albertoni (Figura 22):

1. A – lesão tendínea pura:
   - A1 – com queda de até 30°;
   - A2 – com queda maior que 30°.

2. B – lesão com arrancamento ósseo:
   - B1 – com queda até 30°;
   - B2 – com queda maior que 30°.

3. C – lesão com fratura da base dorsal da falange distal:
   - C1 – estável;
   - C2 – com instabilidade da interfalângica distal.

4. D – descolamento epifisário da falange distal.

De maneira geral, em caso de flexão em até 30°, propõe-se o tratamento conservador com órtese por 3 meses. Nas lesões com angulação maior do que isso ou com fraturas que comprometam mais de 50% da superfície articular, está indicado o tratamento cirúrgico.

Dedo em botoeira

Lesão da banda central do aparelho extensor, que pode ser aberta ou fechada. O quadro clínico é de flexão da interfalângica proximal e extensão da interfalângica distal (Figura 23).

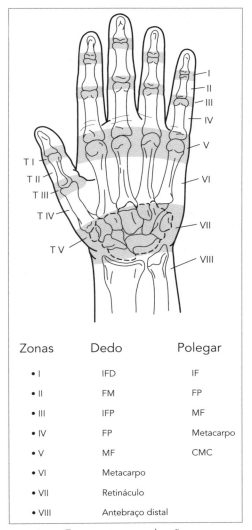

Zonas	Dedo	Polegar
• I	IFD	IF
• II	FM	FP
• III	IFP	MF
• IV	FP	Metacarpo
• V	MF	CMC
• VI	Metacarpo	
• VII	Retináculo	
• VIII	Antebraço distal	

FIGURA 21 Zonas extensoras da mão.
Fonte: Amirtharajah e Lattanza, 2015[5].

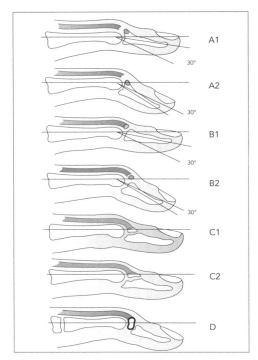

FIGURA 22   Classificação de Albertoni.

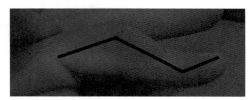

FIGURA 23   Dedo em botoeira.

A deformidade do dedo ocorre por lesão da banda central e do ligamento triangular, luxação volar das bandas laterais em relação ao eixo da articulação e tensão aumentada das bandas laterais, levando à hiperextensão da interfalângica distal.

Lesões em boteira abertas e agudas devem ser abordadas cirurgicamente; já as lesões fechadas podem ser tratadas com órtese (Figura 24).

Dedo em pescoço de cisne

Deformidade complexa do dedo por desbalanço do aparelho extensor, caracterizada por hiperextensão da interfalângica proximal e flexão da interfalângica distal, com deslocamento dorsal das bandas laterais (Figura 25).

Tem múltiplas etiologias:

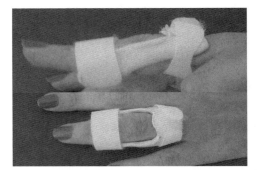

FIGURA 24   Imobilização com órtese.

- lesão com frouxidão da placa volar da interfalângica proximal;
- paralisia cerebral e acidente vascular cerebral (AVC);
- artrite reumatoide;
- fraturas da FM consolidadas em hiperextensão;
- dedo em martelo não tratado;
- frouxidão ligamentar generalizada.

O tratamento pode ser conservador com órteses nos casos fechados e com mobilidade articular. Na falha do tratamento conservador ou com rigidez articular, o tratamento cirúrgico deve ser instituído.

Lesões das zonas 4 a 8 são geralmente abertas e, diferentemente dos tendões flexores, os tendões extensores não são cilíndricos e sua reconstrução é realizada com pontos simples ou em "x". Tal característica dificulta a reabilitação, sendo a aderência tendínea a principal complicação destas cirurgias.

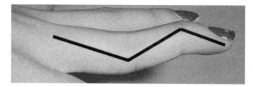

FIGURA 25   Dedo em pescoço de cisne.

Reabilitação da lesão dos tendões extensores

Os protocolos de tratamento das lesões dos tendões extensores são baseados nos protocolos descritos para os tendões flexores (Bunnel, 1970; Duran e Houser, 1975 e Gelberman, 1986).

Em relação a excursão tendínia, Duran e Houser preconizam de 3 a 5 mm de excursão passiva do tendão para evitar aderência. Para Gelberman, 3 a 4 mm são necessários para estimular o processo de reparo intrínseco.

Recentes estudos relatam que 1,7 mm de excursão passiva já é o suficiente para evitar aderência e estimular esse processo de cicatrização intrínseca Quando é realizada a movimentação ativa precoce, estimula-se 5 mm de excursão em zonas 5 a 7 e 4 mm em zonas 3 a 4.

Lesões nas zonas 1 e 2 – dedo em martelo (Figura 21)

Após o trauma na região, quando é necessário o tratamento cirúrgico, o médico estabiliza a região com fio de Kirschner.

O terapeuta ocupacional deve confeccionar órtese ventral para proteção. A reabilitação consiste em realizar inicialmente o controle de edema por meio de malha tubular compressiva ou Coban e realizar drenagem.

Devem-se realizar cuidados cicatriciais, massagem cicatricial e avaliar a necessidade do uso de silicone. Havendo alteração sensorial, como hipersensibilidade, introduzir o protocolo de dessensibilização. Realizar exercícios ativos para o ganho da amplitude de movimento após a retirada da imobilização. Exercícios passivos somente são necessários para evitar o alongamento do aparelho extensor.

Lesões nas zonas 3 e 4 – dedo em botoeira (Figura 21)

Ocorrem no tendão extensor central, geralmente de tratamento cirúrgico. Evoluem com deformidade progressiva pelo desequilíbrio de forças, e o posicionamento se apresenta com hiperextensão da interfalângica distal e flexão da interfalângica proximal.

Após o tratamento cirúrgico, com inserção do fio de Kirschner ou tenorrafia, é necessário confeccionar órtese para proteção. Inicialmente, manter os cuidados com controle de edema, iniciar os exercícios ativos após a retirada do fio e da imobilização, realizar exercícios passivos somente se forem necessários para evitar o alongamento do tendão extensor e manter os cuidados com a cicatriz.

Lesões nas zonas 5 a 7 (Figura 21)

O protocolo para reabilitação nessas zonas pode ser feito com uso de órtese estática realizando imobilização, com a órtese dinâmica realizando movimentação passiva precoce ou movimentação ativa precoce. No entanto, independentemente do protocolo, é importante realizar o controle de edema com massagem retrógrada, compressão com malha tubular ou Coban. Realizar cuidados cicatriciais, compressão da cicatriz com massagem e uso noturno de silicone. Na presença de queixa álgica, realizar crioterapia e eletroestimulação.

Starr et al.[6] abordam o maior risco de sequelas, como aderência e consequentemente déficit de amplitude de movimento, em protocolos de mobilização passiva e um risco maior de ruptura em protocolos de mobilização ativa precoce. No entanto, com as técnicas cirúrgicas e materiais atuais, a reabilitação com movimentação ativa precoce favorece o pós-operatório, mantendo baixas taxas de rupturas.

No momento da escolha do protocolo, é importante levar em consideração se o paciente é colaborativo. A zona 7 é uma área sinovial dos tendões extensores, formada pelos 6 canais, o que predispõe a grande problemas de aderências. É muito importante sempre discutir com o médico cirurgião sobre os cuidados em relação à sutura.

Imobilização

Confeccionar órtese mantendo 35 a 40° de extensão de punho, de 0 a 20° de flexão de metacarpofalângicas (para manter a integridade do ligamento colateral) e interfalângicas em extensão (Figura 26). A imobilização deve ser realizada apenas nos dedos afetados. A órtese deve ser utilizada por período integral durante 3 semanas.

Após esse período, o terapeuta retira a órtese para fazer hiperextensão de punho e, com o punho nessa posição, mobiliza a metacarpofalângica até 30° de flexão (permitindo a 3 a 6 mm de excursão). Na 3ª e 4ª semanas, podem ser iniciados exercícios leves ativos e ativo-assistidos para metacarpofalângica, com o punho neutro. Manter flexão de 30 a 40° com o punho em extensão, para um efeito tenodese.

Realizar exercícios para interfalângica proximal mantendo o punho e metacarpofalângicas em extensão. Na 4ª e 5ª semana, podem-se iniciar exercícios de garra e intrínseco *minus*. Na 5ª e 6ª semanas, inicia flexão de punho gradativa. Órtese para uso noturno é indicada até a 8ª semana.

Movimentação passiva precoce

Pode-se utilizar órtese dinâmica e reservar a estática para os intervalos dos exercícios e o período noturno. A órtese dinâmica mantém o punho em 40 a 45° de extensão e tração a 0° para os dedos. A metacarpofalângica é movida de 30 a 40° nas três primeiras semanas, 40 a 60° na 4ª semana e de 70 a 80° na 5ª semana. A flexão do punho pode ser iniciada gradativamente na 4ª semana, e a flexão de punho e dedos na 6ª semana.

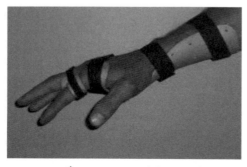

FIGURA 26 Órtese para estabilização de punho com prolongamento em falange proximal.

Movimentação ativa precoce

É baseada em uma técnica de reabilitação descrita em 1976. Consiste em desenvolver a ideia de que iniciar a mobilização ativa imediata, com o uso de uma órtese específica que proporcione o retorno imediato ao trabalho, evita aderência porque ocorre deslizamento tendíneo, diminuição do edema e prevenção da rigidez articular.

São 3 fases. A órtese confeccionada deve manter o punho em 20 a 25° de extensão, a metacarpofalângica em 15 a 20° de hiperextensão.

Na 1ª fase, que dura de 0 a 21 dias, o paciente deve utilizar a órtese o tempo todo, com os dois componentes podendo realizar flexoextensão ativa dentro do limite da órtese.

Na 2ª fase, que dura de 22 a 35 dias, a órtese do punho deve ser retirada para fazer exercícios (a alça deve continuar o tempo todo). A partir do momento em que o punho puder ser movimentado livremente, pode-se liberar o paciente da órtese do punho; porém, se ele realiza atividade de esforço, manter imobilizado.

Na 3ª fase, que dura de 36 a 49 dias, retirar totalmente a órtese de punho e utilizar a alça somente para atividade pesadas.

Lesões na zona T5

Confeccionar órtese estática mantendo o polegar a 0° e o punho a 30° de extensão. A órtese dinâmica deve ser confeccionada mantendo o punho em extensão, a metacarpofalângica a 0° e a interfalângica a 0° de tração dinâmica, porém é necessário fazer uso noturno da órtese estática. Em terapia, devem-se realizar movimentos passivos da metacarpofalângica. Na 5ª semana, podem ser iniciados exercícios de oponência do polegar.

CONSIDERAÇÕES FINAIS

Em nosso serviço, o pós-operatório de mão normalmente é realizado pela equipe de terapia ocupacional, sendo a fisioterapia acionada na necessidade de abordagem do membro superior de forma mais ampla, com ou sem envolvimento da coluna e cintura escapular, ou nos casos em que há demandas extras alheias ao comprometimento da mão.

Importante salientar, como citado previamente, que questões emocionais geradas pelo comprometimento funcional da mão podem ter impacto na adesão do paciente ao tratamento e, consequentemente, no seu desfecho. Isso pode ocorrer sobretudo na existência de um antecedente psiquiátrico, que pode ser exacerbado pela perda da independência funcional e dificuldade de aceitação e adaptação à nova realidade. Dessa forma, a avaliação adequada das demandas e expectativas expostas pelo paciente logo na avaliação inicial, assim como a disponibilidade do suporte psicológico no âmbito multidisciplinar, quando necessário, são de extrema importância para o sucesso terapêutico.

REFERÊNCIAS BIBLIOGRÁFICAS

1. Shehovych A, Salar O, Meyer CER, Ford DJ. Adult distal radius fractures classification systems: essential clinical knowledge or abstract memory testing? Ann R Coll Surg Engl. 2016;98(8):525-31.
2. Oak N, Lawton JN. Intra-articular fractures of the hand. Hand Clin. 2013;29:535-49.
3. Schöffl V, Heid A, Küpper T. Tendon injuries of the hand. World J Orthop. 2012;3(6):62-9.
4. Lapegue F, Andre A, Brun C, Bakouche S, Chiavassa H, Sans N, Faruch M. Traumatic flexor tendon injuries. J Radiol Diag Intervent. 2015;96(6):570-83.
5. Amirtharajah M, Lattanza L. Open extensor tendon injuries. J Hand Surg Am. 2015;40(2):391-7.
6. Starr HM, Snoddy M, Hammond K, Seiller JG. Flexor tendon repair rehabilitation protocols: a system review. The Journal of Hand Surgery. 2013;38(9):1712-17.
7. Berry N, Neumeister MW. Analysis of limited wyndell Merritt Splint for extensor tendon injuries to hand immobilization. Presented at American Association for Hand Sugery Annual Meeting Beverly Hills, CA. Hand. 2008;3(2):170.
8. Burns MC, Derby B, Neumeister MW. Wyndell merritt immediate controlled active motion (ICAM) protocol following extensor tendon repairs in zone IV-VII: review of literature, orthosis design, and case study – a multimidia article. Hand (N Y). 2013;8(1):17-22.
9. Cannon NM (ed.). Diagnosis and treatment manual for physician and therapists – Upper extremity reha-

bilitation: the hand rehabilitation center of Indiana. 4. ed. Indiana: Indiana Hand to Shoulder Center; 2011.
10. Cannon NM (ed.). Flexor tendons. In: Diagnosis and treatment manual for physician and therapists – Upper extremity rehabilitation: the hand rehabilitation center of Indiana. 4. ed. Indiana: Indiana Hand to Shoulder Center; 2011. p.98-113.
11. Cannon NM (ed.). Metacarpal fractures closed. In: Diagnosis and treatment manual for physician and therapists – Upper extremity rehabilitation: the hand rehabilitation center of Indiana. 4. ed. Indiana: Indiana Hand to Shoulder Center; 2011. p.120-1.
12. Cannon NM (ed.). Proximal phalanx fracture. In: Diagnosis and treatment manual for physician and therapists – Upper extremity rehabilitation: the hand rehabilitation center of Indiana. 4. ed. Indiana: Indiana Hand to Shoulder Center; 2011. p.126-7,129-30.
13. França Bisneto EN, Paula EJL, Resende MR, Mattar Jr. R, Zumiotti AV. Fratura distal do rádio em pacientes com mais de 60 anos: placas ortogonais versus placa volar. Rev Bras Ortop. 2010;45(6):590-5.
14. Freeland AE, Orbay JL. Extraarticular hand fractures in adults: a review of new developments. Clinical Orthopaedics and Related Research. 2006;445:133-45.
15. Geoghegan JM, Clark DI, Bainbridge LC, Smith C, Hubbard R. Risk factors in carpal tunnel syndrome. J Hand Surg Br. 2004;29(4):315-20.
16. Griffin M, Hindocha S, Jordan D, Saleh M, Khan W. An overview of the management of flexor tendon injuries. The Open Orthopaedics Journal. 2012;6 (Suppl 1:M3):28-35.
17. Kamolz LP, Beck H, Haslik W, Högler R, Rab M, Schrögendorfer KF, et al. Carpal tunnel syndrome: a question of hand and wrist configurations? J Hand Surg Br. 2004;29(4):321-4.
18. Newport ML, Tucker RL. New perspective on extensor tendon repair and implications for rehabilitation. Journal of Hand Therapy. 2005;18(2):175-1.
19. Pulos N, Kakar S. Hand and wrist injuries: common problems and solutions. Clin Sports Med. 2018;37:217-43.
20. Skirven OF. Rehabilitation of the hand and upper extremity. 6. ed. Elsevier; 2011.
21. Tung THH, Mackinnon SE. Secondary carpal tunnel surgery. Plast Reconstr Surg. 2001;107:1830.
22. Watts AMI, Greenstock M, Cole RP. Outcome following the rehabilitation of hand trauma patients: the importance of a subjective functional assessment. J Hand Surg Eur Vol. 1998;23(4):485-9.

CAPÍTULO 24

Reabilitação no pós-operatório de cirurgia abdominal alta

Ana Paula da Silva Ragazzo
Adriana Meira da Costa
Renata Romano S. O. Lourenço
Claudemir Braga Amador
Fernando Campos Rodrigues
Erickson Borges Santos

INTRODUÇÃO

Em todo o mundo, são realizados, anualmente, 313 milhões de procedimentos cirúrgicos[1]. No Brasil, segundo estudo publicado em 2019 que analisou dados do Departamento de Informática do Sistema Único de Saúde, 37.565.785 internações cirúrgicas ocorreram entre 2008 e 2016[2].

Complicações pulmonares pós-operatórias (CPP) são frequentes após a realização de qualquer cirurgia, sobretudo na 1ª semana, e são responsáveis pelo aumento da morbidade e mortalidade, bem como do tempo de internação e do custo relacionado aos cuidados à saúde. Em relação às cirurgias abdominais, as CPP ocorrem com maior frequência naquelas em que a incisão cirúrgica é realizada acima da cicatriz umbilical, denominadas cirurgias abdominais altas (CAA)[3].

A frequência das CPP está relacionada à existência de fatores de risco identificáveis no pré-operatório, como: idade avançada, tabagismo, desnutrição, dependência funcional, obesidade, doenças pulmonares, doenças clínicas associadas, anemia, infecção respiratória no mês antecedente ao procedimento cirúrgico, fraqueza muscular respiratória e baixa saturação de pulso. Fatores relacionados ao procedimento, como tempo de anestesia, tempo de cirurgia superior a 210 minutos, tipo de cirurgia (convencional *vs.* vídeo-assistida, cirurgia de eletiva *vs.* urgência), uso de bloqueadores neuromusculares e estratégia ventilatória com volume corrente > 8 mL/kg, também contribuem para o desenvolvimento das CPP. Sabe-se que a diminuição de volumes pulmonares, a alteração do padrão ventilatório, a alteração das trocas gasosas e das defesas pulmonares em pacientes submetidos às CAA são iniciados com a indução anestésica e continuam no período pós-operatório (PO), contribuindo para a ocorrência de CPP[3].

Nas laparotomias, é esperada uma redução da capacidade vital da ordem de 50 a 68%. A disfunção diafragmática pós-operatória, principal causa desta redução, ocorre no período entre 2 e 8 horas após a cirurgia, retornando aos valores pré-cirúrgicos em 7 a 10 dias, aproximadamente. A disfunção dos músculos respiratórios após CAA também tem sido implicada como grande responsável pelas CPP. Múltiplos fatores podem estar envolvidos com a disfunção diafragmática, como irritação e inflamação ou trauma próximo ao diafragma, inibição reflexa mediada pelos receptores aferentes do abdome e dor[4].

Sabe-se que os pacientes submetidos às videocirurgias apresentam menores incisões, menores respostas inflamatórias sistêmicas, reduzida dor no PO e melhor função pulmonar, o que enfatiza a opção por este tipo de acesso cirúrgico. Entre as CPP mais observadas estão atelectasias, pneumonia, insuficiência respiratória aguda, broncoespasmo e derrame pleural, que podem prolongar o tempo de ventilação mecânica ou levar à necessidade de reentubação[3].

A fim de predizer o risco de desenvolvimento de complicações pós-operatórias, diversos autores desenvolveram escalas de risco cirúrgico. Estas escalas aglutinam os fatores de risco que predispõem à ocorrência de complicações após cirurgias e permitem calcular a probabilidade que um indivíduo tem de desenvolvê-las[5]. Amplamente utilizada, a escala da Sociedade Americana de Anestesiologistas (ASA) propõe uma classificação clínica para os pacientes cirúrgicos que, embora genérica, correlaciona-se muito bem tanto com a ocorrência de morbidade como de mortalidade no período perioperatório[6].

Especificamente em relação às CPP, há vários escores para a predição disponíveis, sendo o ARISCAT (Avaliação de Risco Respiratório em Pacientes Cirúrgicos na Catalunha) um dos mais empregados (Tabela 1). O escore é fundamentado em 7 variáveis: idade, saturação de oxigênio pré-operatória, infecção respiratória no último mês, anemia, local da incisão cirúrgica, duração da cirurgia e se o procedimento é de emergência. O paciente é então caracterizado de acordo com a morbidade prevista em três grupos: baixo (1,6%), intermediário (13,3%) e alto risco (42,1%)[7].

A identificação dos pacientes de risco, bem como a introdução de um modelo assistencial, contribui para uma intervenção precoce mais adequada, colaborando para a otimização do tratamento e a redução da frequência de complicações pós-operatórias.

Neste contexto, o tratamento fisioterapêutico tem como objetivo preservar a função pulmonar e reverter mudanças fisiológicas e/ou funcionais que podem ocorrer no PO, decorrentes de complicações. Para isso, a fisioterapia apresenta uma variedade de intervenções que devem ser individualmente selecionadas conforme as necessidades do paciente.

TABELA 1   ARISCAT (Avaliação de Risco Respiratório em Pacientes Cirúrgicos na Catalunha)

Fatores de risco independentes para CPP	Escore	
Idade, anos		
≤ 50	0	
51-80	3	
> 80	16	
Saturação de O_2 pré-operatória		
≥ 96%	0	
91-95%	8	
≤ 90%	24	
Infecção respiratória no último mês		
Não	0	
Sim	17	
Anemia pré-operatória (10 ≤ g/dL)		
Não	0	
Sim	11	
Incisão cirúrgica		
Parte superior do abdome	15	
Intratorácica	24	
Duração da cirurgia		
< 2 horas	0	
2-3 horas	16	
> 3 horas	23	
Cirurgia de emergência		
Não	0	
Sim	8	
Classificação do risco		Frequência de CPP
Baixo	26 pontos	1,6%
Intermediário	26-44 pontos	13,3%
Alto	45 pontos	42,1%

Fonte: adaptada de Canet et al., 2010[7].

FASE PRÉ-OPERATÓRIA

A fisioterapia pode ser iniciada antes da cirurgia como forma de maximizar a função pulmonar e otimizar a capacidade funcional dos pacientes. Depois que os membros da equipe pré-operatória identificam fatores de risco modificáveis, o paciente precisa de tempo para implementar os tratamentos prescritos de forma a preparar-se para ser submetido à cirurgia.

O protocolo Enhanced Recovery After Surgery (ERAS) é uma abordagem multimodal e multidisciplinar para o cuidado do paciente cirúrgico que envolve o uso de várias estratégias no período perioperatório para facilitar melhores condições cirúrgicas e obter uma recuperação mais rápida e alta hospitalar precoce. Embora os componentes individuais possam variar, a maioria dos protocolos ERAS inclui evitar o jejum prolongado, aprimorar a condição nutricional pré-operatória, evitar o preparo intestinal, remover sondas e drenos precocemente e fazer a mobilização precoce. A educação pré-operatória quanto ao incremento de atividade física nesta fase, com a consequente otimização da mobilização precoce no PO, é fortemente recomendada dentro das diretrizes do ERAS[8].

Apesar do baixo nível de evidência científica, a fisioterapia na fase pré-operatória é amplamente recomendada, uma vez que o treinamento dos músculos respiratórios parece ser uma opção viável para os pacientes de alto risco no pré-operatório de CAA com o objetivo de prevenir as CPP, devendo ser realizado com a supervisão de um fisioterapeuta; com a educação adequada, o paciente pode realizar de forma autônoma.

FASE PÓS-OPERATÓRIA

Mobilização precoce

Após uma cirurgia de grande porte, as tentativas de mobilizar o paciente são frequentemente restritas, tanto por dificuldades da equipe assistencial quanto pelo receio que muitos pacientes têm de sentir dor, de deslocar drenos e cateteres ou até mesmo que ocorra deiscência da sutura[9,10]. Contudo, é muito importante que tanto a equipe assistencial quanto os pacientes e familiares sejam orientados de que a imobilidade após a cirurgia pode levar a diversas complicações, como atelectasia, pneumonia, tromboembolismo venoso, fraqueza muscular, úlceras de pressão e perda da capacidade funcional, principalmente nos pacientes idosos[11].

A mobilização precoce, feita com o paciente sentado, em pé e andando após a cirurgia, diminui o risco de complicações pós-operatórias e pode diminuir o tempo de internação hospitalar[12]. Dessa forma, é fundamental que exista um equilíbrio entre o repouso no leito e a mobilização, que deve ser realizada o mais precocemente possível, desde que não existam contraindicações clínicas e/ou cirúrgicas.

Os efeitos adversos do imobilismo podem estar associados a causas multifatoriais e envolvem a reação inflamatória em cascata, provocada pela intervenção cirúrgica, que pode levar a complicações imediatas e em longo prazo.

A atividade física nesta população pode reduzir o desequilíbrio entre mediadores pró e anti-inflamatórios que contribuem para a resposta inflamatória sistêmica, contribuindo para a recuperação pós-operatória; como resultado, ocorre diminuição dos sintomas de fadiga, melhora da resistência cardiorrespiratória e da força muscular, proporcionando maior qualidade de vida[9,11].

Evidências recentes sugerem que a mobilização precoce pós-operatória é um tratamento autônomo suficiente para reduzir as CPP e não requer intervenções respiratórias para reduzir ainda mais essas complicações, sendo que um atraso na sua realização pode causar aumento dessas complicações. Dessa forma, recomenda-se que os pacientes saiam do leito a partir do 1º dia de PO, desde que não existam contraindicações clínicas.

Fatores dependentes do paciente limitam o início do tratamento fisioterápico no PO. Dor, fadiga e disponibilidade do paciente podem reduzir a mobilidade e, consequentemente, aumentar o risco de complicações[13].

A literatura demonstra que um programa de mobilização precoce pode melhorar a capacidade funcional dos pacientes mediante realização de deambulação precoce e exercícios resistidos[11]. Pacientes submetidos à fisioterapia sistematizada andam mais precocemente e deixam de necessitar de auxílio mais cedo. Esse ganho de funcionalidade está relacionado à melhor qualidade de vida já nos primeiros dias de PO. Além disso, a intervenção precoce está relacionada a melhor nível de mobilização na unidade de terapia intensiva (UTI), menor tempo de internação na UTI, além de melhor mobilidade funcional na alta hospitalar[10].

Em 2010, foi implementada em nossa Instituição uma diretriz com o objetivo de padronizar o atendimento fisioterapêutico para pacientes em PO de CAA aberta e reduzir a incidência de CPP nesses pacientes (Figura 1). Além da fisioterapia respiratória, a diretriz recomenda a mobilização precoce, na qual os pacientes devem sentar em poltrona no 1º dia de PO, desde que não haja contraindicações clínicas. Os pacientes realizam fisioterapia 2 vezes/dia até o 5º dia de

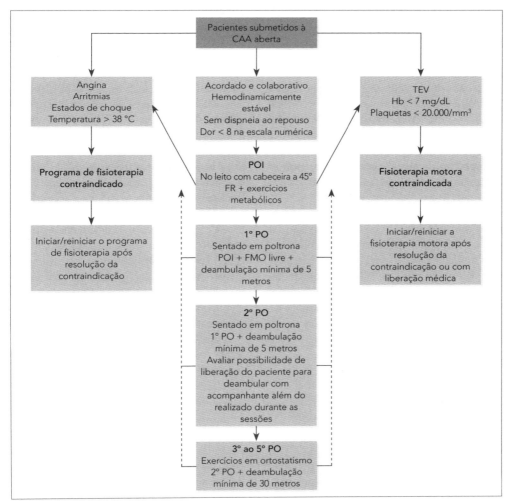

FIGURA 1 Fluxograma de atendimento da Diretriz de Assistência Fisioterapêutica no Pós-operatório de CAA aberta do Hospital Sírio-Libanês.
CAA: cirurgia abdominal alta; FR: frequência respiratória; FMO: fisioterapia motora; Hb: hemoglobina glicada; PO: pós-operatório; POI: pós-operatório imediato; TEV: tromboembolismo venoso.

PO, quando é reavaliada a necessidade da manutenção desta frequência.

Para essa implementação, foi realizado um estudo que observou que 100% dos pacientes do grupo intervenção foram mobilizados precocemente; em contraste, apenas 12% dos pacientes do grupo controle deambularam antes do 2º dia de PO. Com relação ao desfecho das CPP, observou-se que nenhum paciente do grupo intervenção apresentou atelectasia, enquanto a frequência de atelectasia no grupo controle foi de 15,8%. Além disso, o grupo controle teve um tempo de internação maior (12,1 ± 8,3 dias) quando comparado ao grupo intervenção (9,2 ± 4,1 dias)[14]. A Figura 1 mostra o fluxograma de atendimento dessa diretriz.

Atualmente, a saída precoce do leito no PO de CAA é um indicador do nosso serviço, sendo que, no primeiro semestre de 2019, 88% desses pacientes saíram do leito até o 1º dia de PO. Observou-se que os pacientes que não saem do leito precocemente não o fazem por causa de contraindicações clínicas, principalmente a instabilidade hemodinâmica (Figura 2).

Apesar dos benefícios da mobilização precoce, retirar o paciente do leito pode não ser uma tarefa simples, requerendo habilidade técnica e cuidado.

Algumas técnicas podem auxiliar na mobilização precoce. A cinta abdominal é um dispositivo que pode fornecer conforto e segurança para o paciente durante a mobilização no PO, auxiliando na prevenção de complicações associadas ao imobilismo. Apesar de existir o receio por parte de alguns profissionais de que a cinta cause redução da função pulmonar, existem evidências mostrando que não há diferença significante na capacidade vital forçada, no volume expiratório forçado no primeiro segundo (VEF1) ou no pico de fluxo expiratório.

Para retirar o paciente do leito, também é importante que ele seja orientado a realizar movimentos adequados para diminuir a dor na região da incisão. Orienta-se realizar flexão de um dos joelhos e posicionar-se em decúbito lateral oposto ao do joelho fletido. Em seguida, com o auxílio do cotovelo, eleva-se o tronco lateralmente e colocam-se as pernas para fora do leito, até assumir a posição sentada. Para deitar no leito, faz-se a sequência inversa[9] (Figura 3).

Uma forma de estimular a mobilização precoce e aumentar a atividade física no período PO é utilizar um quadro de atividade, onde a equipe multiprofissional define metas de mobilização para o paciente, como tempo sentado na cadeira, frequência e distância das caminhadas. Dessa forma, o paciente é devidamente orientado e incluído em seus cuidados. Recente estudo mostra que pacientes que utilizaram o quadro de atividades apresentaram níveis de mobilização significativamente maiores no PO, além de menor tempo de internação quando comparado ao tratamento-padrão[12].

Ao retirar o paciente do leito, é importante atentar-se para a ocorrência de hipotensão postural, que pode acontecer em razão de hipovolemia, alterações hormonais e metabólicas, vasodilatação e alterações na regulação do sistema cardiovascular pelo sistema nervoso autônomo. É importante prevenir a hipotensão postural para evitar eventos adversos associados, como visão turva, vertigem e até síncope, o que pode dificultar ou impedir a saída do leito. Para diminuir sua ocorrência, antes de retirar o paciente do leito, deve-se posicioná-lo com a cabeceira elevada a mais de 45° ou utilizar o modo cama-poltrona quando disponível. Além disso, é importante que o paciente movimente-se

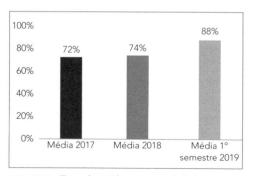

FIGURA 2 Taxa de saída precoce do leito em pacientes submetidos à CAA aberta no Hospital Sírio-Libanês. A meta é que 73% dos pacientes submetidos à CAA saiam do leito até o 1º dia de PO.

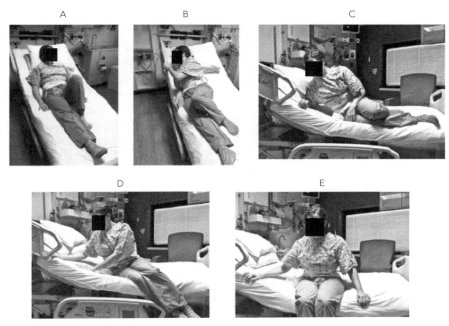

FIGURA 3 Técnica para saída do leito[9].

lentamente, de modo que o corpo se adapte à mudança de posição[9].

Além da saída precoce do leito, recomenda-se que sejam realizados exercícios para manutenção de trofismo e força muscular, bem como da funcionalidade, porém programas de fortalecimento muscular pré ou pós-operatório por curto período não evidenciaram melhora no desfecho funcional em pacientes submetidos à cirurgia abdominal, provavelmente porque a duração desses programas tenha sido insuficiente para um aumento significativo da força muscular[15].

Fisioterapia respiratória

Após uma cirurgia abdominal, cerca de 30 a 50% dos pacientes cursam com CPP, com necessidade de ventilação mecânica invasiva em 8 a 10% dos casos, aumentando o risco de infecções e piorando a morbidade e a mortalidade desses indivíduos[16]. Técnicas de ventilação mecânica protetora utilizadas no intraoperatório podem minimizar a ocorrência de atelectasias, porém esses efeitos não persistem após a extubação[17].

Utilizados desde a década de 1960, as técnicas de higiene brônquica e de reexpansão pulmonar são componentes importantes no cuidado PO, visando a melhora da expansão pulmonar, dos volumes pulmonares e do padrão respiratório, além da eliminação de secreções brônquicas.

Técnicas de higiene brônquica

As técnicas de higiene brônquica são indicadas para os pacientes que apresentam secreção pulmonar.

Objetivando minimizar os fatores que prejudicam a eficácia da tosse e facilitar a depuração mucociliar no PO, a fisioterapia respiratória aplica algumas técnicas, como a tosse assistida com apoio abdominal, *huffing*, o uso do oscilador oral de alta frequência e manobras de compressão torácica. É importante ressaltar que o posicionamento adequado – em sedestação ou com o paciente elevado no leito a 45° – impede que o diafragma seja comprimido pelas vísceras, otimizando a mecânica pulmonar[18].

Estudos apontam que a realização de fisioterapia respiratória aumenta a capacidade de tosse e o volume de secreção expectorado, além de melhorar a função respiratória e reduzir o tempo de internação hospitalar[18].

Técnicas de reexpansão pulmonar

Com o objetivo de melhorar as trocas gasosas, a distribuição da ventilação e aumentar o volume pulmonar, as técnicas de reexpansão pulmonar aumentam a capacidade residual funcional, garantindo maior estabilidade alveolar[19,20]. Dentre as técnicas mais utilizadas, há a inspiração profunda, a inspiração máxima sustentada e em tempos, a reeducação diafragmática, o espirômetro de incentivo e a pressão expiratória positiva.

Os exercícios de reeducação diafragmática são utilizados para promover uma maior excursão do diafragma. A técnica de inspiração profunda consiste em uma respiração máxima e lenta, que proporciona uma distribuição mais uniforme do ar nos pulmões, principalmente na parte dependente[21]. Tanto a inspiração profunda quanto a reeducação diafragmática produzem efeitos semelhantes na eficiência ventilatória, porém alguns estudos sugerem que a reeducação diafragmática reduz o esforço respiratório e a dispneia, e melhora a tolerância ao exercício[22]. A associação da respiração diafragmática com inspiração máxima e a sustentação de 3 a 5 segundos promovem a abertura de alvéolos com baixo volume e estimulam a produção de surfactante[21].

A espirometria de incentivo tem por objetivo encorajar o paciente a realizar uma inspiração máxima e sustentada por meio de um *feedback* visual. Dispositivos orientados a fluxo tendem a aumentar a atividade muscular superior do tórax e intensifica o trabalho respiratório. Já os dispositivos orientados a volume melhoram a atividade diafragmática e estimulam menos o trabalho respiratório, o que os tornam preferenciais. Para utilizá-los, não há padronização, dosagens e

frequência estabelecidas baseadas em evidências, sendo recomendada como complementar a outras técnicas fisioterapêuticas[21].

Outros estudos sugerem que exercícios de respiração profunda e espirometria de incentivo promovem os mesmos benefícios[23]. Tanto a reeducação diafragmática quanto a espirometria orientada a volume foram capazes de melhorar a função pulmonar e a excursão diafragmática, assim como melhoraram a recuperação da capacidade vital forçada; por isso, os autores recomendam fortemente a realização destas condutas[21].

A pressão expiratória positiva (PEP) engloba a respiração corrente contra um nível de pressão pré-estabelecido. Ao avaliar-se o uso do espirômetro de incentivo a volume e da pressão expiratória positiva (EPAP) e comparar com a tomografia por impedância elétrica, os autores observaram que ambos os recursos promoveram aumento na distribuição da ventilação, com consequente aumento do volume pulmonar. Os autores concluíram que não há diferença entre essas técnicas na média de permanência hospitalar, na promoção do recrutamento pulmonar e na incidência de CPP[20].

A falta da descrição de dados quanto à adesão dos pacientes às técnicas utilizadas, principalmente quanto à utilização de espirômetro de incentivo, afeta as conclusões sobre o real benefício que podem proporcionar. Estudos sugerem que a adesão geralmente é menor do que a prescrita.

A literatura atual permanece inconclusiva sobre a recomendação dessas técnicas por falta de evidências de alta qualidade, sugerindo a necessidade de mais estudos na área.

Ventilação não invasiva

Estudos prévios já demonstraram a eficácia do uso de ventilação mecânica não invasiva (VNI) para o tratamento da insuficiência respiratória hipoxêmica no período PO imediato, diminuindo a necessidade de entubação e a mortalidade nos pacientes submetidos à CAA. Além disso, estudos sugerem que o uso de VNI nos dois primeiros dias de PO em pacientes considerados como de alto risco cirúrgico, submetidos à CAA eletiva, pode reduzir a incidência de CPP.

Entretanto, a cooperação e a tolerância do paciente à VNI são cuidados que devem ser considerados para a não ocorrência de aprisionamento aéreo e distensão gástrica, levando ao sucesso na aplicação da VNI.

A literatura aponta que o uso do aparelho de pressão positiva contínua (CPAP) com pressão positiva no final da expiração (PEEP) de 7,5 cmH$_2$O aplicada precocemente para o tratamento da hipoxemia no PO imediato de CAA eletiva (incluindo gastrectomia) reduziu a necessidade de entubação traqueal e a incidência de pneumonia nosocomial, além de diminuir o tempo de internação em unidade de terapia intensiva (UTI)[24].

Quando comparada a aplicação de *bilevel* pressórico, CPAP via gerador de fluxo, CPAP convencional e oxigenoterapia, conclui-se que o uso de suporte ventilatório profilático pode prevenir a deterioração da função pulmonar nesses pacientes e que o uso de CPAP em respirador não invasivo aumenta a pressão parcial de oxigênio, a saturação periférica de oxigênio e o volume corrente. A pressão parcial de dióxido de carbono diminui praticamente aos valores pré-operatórios, exceto no grupo que recebeu apenas oxigenoterapia[25].

O uso da VNI em pacientes no PO de cirurgia abdominal deve ser realizado com muito critério e, sempre que possível, devem-se pesar os riscos e os benefícios de sua titulação nesses indivíduos. Em PO de esofagectomias e gastrectomias, tidas em muitos serviços como situações de contraindicações absolutas ao uso da VNI, a utilização de pressão positiva deve ser sempre empregada após avaliação criteriosa do paciente e discussão entre as equipes de fisioterapia, intensivistas e cirurgiões.

Conforme a Diretriz de Assistência Fisioterapêutica no Pós-operatório de CAA aberta do Hospital Sírio-Libanês, costuma-se indicar VNI em caso de sinais ou sintomas de CPP (Figura 4).

O manejo e o monitoramento da administração de oxigenoterapia ou VNI em pacientes

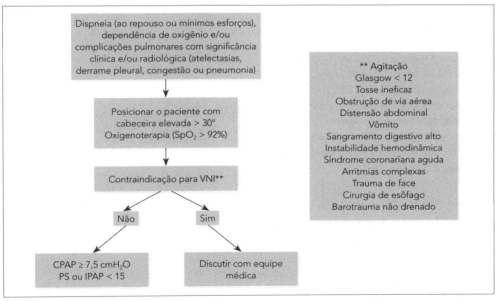

FIGURA 4 Ações para pacientes com dispneia ao repouso ou aos pequenos esforços e para aqueles que desenvolverem atelectasias com significância clínica e/ou radiológica.
SpO$_2$: saturação periférica de oxigênio; VNI: ventilação não invasiva; CPAP: *continuous positive airway pressure*; PS: pressão de suporte; IPAP: *inspiratory positive airway pressure*.

no PO de cirurgia abdominal devem ser realizados por equipe habilitada e treinada, com o intuito de melhorar os resultados, prevenir complicações resultantes da má administração e promover mudança de condutas frente às necessidades, seja por intolerância ao método proposto ou por alterações do quadro clínico dos pacientes.

Dor e analgesia

É inevitável que o procedimento cirúrgico cause lesão tecidual, seja a própria incisão, pelo uso de afastadores cirúrgicos que auxiliam a exposição do campo operatório ou pela manipulação visceral. A presença de dor após a intervenção causa desconforto ao paciente, impedindo seu relaxamento, levando a hipoventilação e prejudicando a movimentação no leito[26].

O controle da dor no PO de CAA é de fundamental importância e deve ser multimodal, com associação de fármacos analgésicos centrais ou periféricos e medidas não farmacológicas. O sinergismo entre as diferentes técnicas permite o uso de menores quantidades de fármacos, minimizando, assim, os efeitos colaterais, como náusea, vômito, retenção urinária, íleo paralítico, hipotensão arterial sistêmica, abscessos e hematoma peridural[27,28]. A estimulação elétrica nervosa transcutânea (TENS) é uma abordagem não farmacológica utilizada para tratar a dor no PO. Sabe-se que sua utilização está associada a um menor consumo de analgésicos. Além disso, a analgesia por TENS está relacionada à melhora dos volumes pulmonares e na mobilidade desses pacientes[29].

REFERÊNCIAS BIBLIOGRÁFICAS

1. Weiser TG, Haynes AB, Molina G, Lipsitz SR, Esquivel MM, Uribe-Leitz T, et al. Estimate of the global volume of surgery in 2012: an assessment supporting improved health outcomes. Lancet. 2015;27(Supl 12):S11.
2. Covre ER, Melo WA, Tostes MFP, Fernandes CAM. Permanence, cost and mortality related to surgical admissions by the Unified Health System. Rev Latino-Am Enfermagem. 2019;27:e3136.
3. Fernandez-Bustamante A, Frendl G, Sprung J, Kor DJ, Subramaniam B, Ruiz RM, et al. Postoperative pulmonary complications, early mortality, and hospital stay following noncardiothoracic surgery: a multicenter study by the Perioperative Research Network Investigators. JAMA Surg. 2017; 152(2):157-66.
4. Wu A, Drummond GB. Respiratory muscle activity and respiratory obstruction after abdominal surgery. Br J Anaesth. 2006;96(4):510-5.
5. Filardo FA, Faresin SM, Fernandes ALG. Index for a pulmonary postoperative complication after upper abdominal surgery: a validation study. Rev Assoc Med Bras. 2002;48(3):209-16.
6. Schroeder RA, Marroquin CE, Bute BP, Khuri S, Henderson WG, Kuo PC, et al. Predictive indices of morbidity and mortality after liver resection. Ann Surg. 2006;243(3):373-79.
7. Canet J, Gallart L, Gomar C, Paluzie G, Vallès J, Castillo J, et al. Prediction of postoperative pulmonary complications in a population-based surgical cohort. Anesthesiology. 2010;113(6):1338-50.
8. Ljungqvist O, Scott M, Fearon KC. Enhanced recovery after surgery: a review. JAMA Surg. 2017;152(3): 292-98.
9. Havey R, Herriman E, O'Brien D. Guarding the gut: early mobility after abdominal surgery. Crit Care Nurs Q. 2013;36(1):63-72.
10. Schaller SJ, Anstey M, Blober M, Edrich T, Grabitz SD, Gradwohl-Matis I, et al. Early, goal-directed mobilisation in the surgical intensive care unit: a randomized controlled trial. The Lancet. 2016; 388(10052):1377-88.
11. Almeida EPM, Almeida JP, Landoni G, Galas FRBG, Fukushima JT, Fominskiy E, et al. Early mobilization programme improves functional capacity after major abdominal cancer surgery: a randomized controlled trial. British Journal of Anaesthesia. 2017;119(5):900-7.
12. Porserud A, Aly M, Nygren-Bonnier M, Hagströmer M. Objectively measured mobilization is enhanced by a new behaviour support tool in patients undergoing abdominal cancer surgery. Eur J of Surg Oncol. 2019;45(10):1847-53.
13. Patman S, Bartley A, Ferraz A, Bunting C. Physiotherapy in upper abdominal surgery – what is current practice in Australia? Archives of Physiotherapy. 2017;7:1-11.

14. Possa SS, Amador CB, Costa AM, Sakamoto ET, Kondo CS, Vasconcellos ALM, et al. Implementation of a guideline for physical therapy in the postoperative period of upper abdominal surgery reduces the incidence of atelectasis and length of hospital stay. Rev Port Pneumol. 2014;20(2):69-77.

15. Stephensen D, Hashem F, Corbett K, Bates A, George M, Hobbs RP, et al. Effects of preoperative and postoperative resistance exercise interventions on recovery of physical function in patients undergoing abdominal surgery for cancer: a systematic review of randomized controlled trials. BMJ Open Sport Exerc Med. 2018;4(1):e000331.

16. Ferreyra GP, Baussano I, Squadrone V, Richiardi L, Marchiaro G, Sorbo LD, et al. Continuous positive airway pressure for treatment of respiratory complications after abdominal surgery: a systematic review and meta-analysis. Ann Surg. 2008;247(4):617-26.

17. Lockstone J, Parry SM, Denehy L, Robertson IK, Story D, Parkes S, et al. Physiotherapist administered, non-invasive ventilation to reduce post operative pulmonary complications in high-risk patients following elective upper abdominal surgery; a before-and-after cohort implementation study. Physiotherapy. 2018;106:77-86.

18. Zhou Z, Xiaotong H, Fengling N, Hui W, Maiying F, Xia Y, et al. Clinical effect of pulmonary rehabilitation therapy including respiratory exercise and vibration expectoration on patients with pulmonary infection after abdominal surgery. Chin Crit Care Med. 2017;29(3):255-9.

19. Elgaphar SMA, Soliman GH. The effect of early post-anesthetic chest physiotherapy nursing intervention on patients undergoing upper abdominal surgery. IOSR-Jour Nur Health Sci. 2015;4(4):1-7.

20. Rowley DD, Malinowski TP, Di Peppe JL, Sharkey RM, Gochenour DU, Enfiel KB. A randomized controlled trial comparing two lung expansion therapies after upper abdominal surgery. Respir Care. 2019; 64(10):1181-92.

21. Alaparthi GK, Augustine AJ, Anand R, Mahale A. Comparison of diaphragmatic breathing exercise, volume and flow incentive spirometry, on diaphragm excursion and pulmonary function in patients undergoing laparoscopic surgery: a randomized controlled trial. Minim Invasive Surg. 2016;2016:1967532.

22. Yokogawa M, Kurebayashi T, Ichimura T, Nishino M, Miaki H, Nakagawa T. Comparison of two instructions for deep breathing exercise: non-specific and diaphragmatic breathing. J Phys Ther Sci. 2018;30(4):614-8.

23. Eltorai AEM, Szabo AL, Antoci VJ, Ventetuolo CE, Elias JA, Daniels AH, et al. Clinical effectiveness of incentive spirometry for the prevention of postoperative pulmonary complications. Respir Care. 2018;63(3):347-52.

24. Squadrone V, Coha M, Cerruti E, Schellino MM, Biolino P, Occella P, et al. Continuous positive airway pressure for treatment of postoperative hypoxemia: a randomized controlled trial. JAMA. 2005;293(5):589-95.

25. Yaglioglu H, Koksal GM, Erbabacan E, Ekici B. Comparison and evaluation of the effects of administration of postoperative non-invasive mechanical ventilation methods (CPAP and BIPAP) on respiratory mechanics and gas exchange in patients undergoing abdominal surgery. Turk J Anesth Reanim. 2015;43(4):246-52.

26. Imle PC. Fisioterapia em pacientes com problemas cardíacos, torácicos ou abdominais após cirurgia ou trauma. In: Irwin SI, Tecklin JS. Fisioterapia cardiopulmonar. 3. ed. Barueri: Manole; 2003. p.375-403.

27. Garcia JBS, Issy AM, Sakata RK. Analgesia preemptiva. Rev Bras Anestesiol. 2001;51(5):448-63.

28. Cook TM, Counsel D, Wildsmith JA. Major complications of central neuraxial block: report on the third national audit project of the royal college of anaesthetists. Br J Anaesth. 2009;102(2):179-90.

29. Bjordal JM, Johnson MI, Ljunggreen AE. Transcutaneous electrical nerve stimulation (TENS) can reduce postoperative analgesic consumption: a meta-analysis with assessment of optimal treatment parameters for postoperative pain. Eur J Pain. 2003;7(2):181-8.

CAPÍTULO 25

Particularidades da reabilitação do paciente com câncer

Cassia Fabiane de Barros Delpino
Tabata Maruyama dos Santos
Renato Fraga Righetti
Maria Lucia Costacurta Guarita
Paula da Silva Kioroglo Reine
Roberta Melo Calvoso Paulon
Christina May Moran de Brito

INTRODUÇÃO

A reabilitação pode ser definida como o conjunto de medidas terapêuticas voltadas para que o indivíduo atinja o máximo de seu potencial físico, psicológico e social. A reabilitação, como o nome sugere, envolve um trabalho voltado à recuperação, na possibilidade do indivíduo, mas não somente: envolve a adaptação, o suporte, o ensino e a prevenção. Assim, recuperar tudo o que for passível de recuperação; adaptar o que não for, ou enquanto não for, visando à autonomia, com segurança; e dar suporte e educação para o enfrentamento da nova realidade. Ações que, muito frequentemente, demandam abordagens inter e transdisciplinares. Em reabilitação em oncologia, já há muitos anos se fala de quatro pilares: medidas preventivas, terapêuticas, suportivas/adaptativas e paliativas[1].

A reabilitação em oncologia pode ser considerada uma reabilitação "geral", dentro de um contexto muito particular. Reabilitação geral porque a gama de apresentações e de demandas é muito ampla: desde um quadro doloroso incapacitante, um pós-operatório, a fadiga oncológica, até uma lesão medular ou encefálica decorrente de doença oncológica primária ou metastática, ou uma amputação que se faça necessária. O que muda é o contexto. Um contexto mais complexo do ponto de vista clínico e de

perspectivas terapêuticas variáveis em relação à doença de base – da possibilidade de cura à terminalidade. Independentemente do prognóstico oncológico e da sobrevida estimada, a reabilitação tem lugar se há potencial de ganho. Indo além, pacientes mais sujeitos a intercorrências clínicas, com agenda disputada, que deve absorver, além das terapias de reabilitação, muitas vezes sessões de quimioterapia, radioterapia, exames diagnósticos e consultas médicas frequentes. Deve ser considerado, ainda, o impacto e o significado da doença sobre a qualidade de vida, tanto do indivíduo como de seus familiares.

Segundo a Organização Mundial da Saúde (OMS), qualidade de vida é definida como a percepção do indivíduo de sua posição na vida, no contexto da cultura e dos sistemas de valores nos quais ele vive, e em relação a seus objetivos, expectativas, padrões e preocupações.

A reabilitação, enquanto assistência que amplia o foco da doença, abarcando o cuidado com a pessoa, a preocupação com sua história, sua cultura e sua vida cotidiana, tem como um de seus objetivos a atenção à qualidade de vida do paciente oncológico.

As necessidades de reabilitação de um paciente com câncer são bastante diversificadas e dependem da apresentação do quadro clínico de cada indivíduo. Ainda assim, há demandas mais frequentes e contextos comuns vinculados às consequências diretas da doença e/ou dos tratamentos que se façam necessários. Constituem algumas demandas frequentes a serem abordadas pela equipe de reabilitação:

- dor incapacitante;
- limitação de movimento oriunda de intervenções cirúrgicas;
- perda de força e de sensibilidade associada ao uso de corticosteroides e quimioterápicos;
- redução da capacidade física e fadiga relacionada ao câncer;
- linfedema, por comprometimento ou necessidade de ressecção de gânglios, em membro superior, inferior ou face;
- distúrbios da deglutição e da comunicação associados a tumores de cabeça e pescoço e/ou lesões encefálicas ou pela necessidade de entubação orotraqueal (EOT) mais prolongada;
- amputação de membros para extirpação tumoral;
- paralisias por envolvimento da medula espinhal ou encéfalo;
- disfunções da bexiga ou de seu esfíncter pós-operatórias ou por comprometimento do sistema nervoso;
- perdas cognitivas relacionadas ao comprometimento cerebral, seja pela doença ou pelo efeito de intervenções;
- demanda de suporte psicoafetivo.

Considerando a amplitude de demandas e do cuidado recomendado, a equipe de reabilitação deve estar presente em todos os contextos terapêuticos e ser compreensiva[1-3]. Vale ressaltar que as medidas de cuidado e educação voltam-se não apenas aos pacientes, mas também aos familiares e/ou cuidadores, sempre que necessário. Familiares e cuidadores são fonte importante de suporte emocional e prático no manejo dos sintomas oncológicos. Um suporte regular ou insatisfatório influencia de forma negativa no enfrentamento do paciente e pode

até mesmo modular alguns sintomas oncológicos, intensificando-os. Cabe observar que a dor constitui um dos principais motivos de encaminhamento para a reabilitação.

A realidade do tratamento do paciente oncológico é predominantemente ambulatorial, mas em alguns momentos pode ser necessária a internação por alguma intercorrência clínica ou necessidade de cirurgia; a reabilitação deve ser incluída no cuidado, sempre que necessário. Para todos os pacientes, seja na internação ou no ambulatório, devem ser traçados objetivos terapêuticos de reabilitação a serem atingidos, de acordo com a identificação das necessidades dos pacientes. Os objetivos devem ser alinhados com nosso modelo de avaliação biopsicossocial, considerando os âmbitos e domínios da Classificação Internacional de Funcionalidade (CIF)[4] e os domínios de escalas tradicionalmente utilizadas no universo da oncologia, como: o *Karnofsky Performance Status* (KPS)[5]; o *Eastern Cooperative Oncology Group Performance Status* (ECOG)[6]; o *Functional Assessment of Cancer Therapy – General* (FACT-G)[7] e o *European Organisation for the Research and Treatment of Cancer Quality of Life Questionnaire Core 30* (EORTC QLQ-C30), também validado para uso no Brasil[8]. Para pacientes com queixa de fadiga, há ainda questionários específicos, como a escala de fadiga de Piper revisada[9], o inventário breve de fadiga, o pictograma de fadiga e o FACT-F o (*Functional Assessment of Cancer Therapy – Fatigue*). Mais além, a CIF apresenta os denominados *core sets* (conjuntos de domínios estabelecidos por especialistas), para dois tipos de câncer de alta prevalência no universo de reabilitação oncológica: mama[10] e cabeça e pescoço[11]. Assim como os demais *Core Sets* da CIF, apresentam versões curta e longa.

Quanto aos âmbitos da equipe multiprofissional de reabilitação, temos:

- fisioterapia: apresenta atuação abrangente, tanto na fase de internação como na ambulatorial, com foco em analgesia adjuvante; prevenção de tromboembolismo venoso;

prevenção e tratamento de condições respiratórias; ganho de mobilidade, funcionalidade e condicionamento físico; prevenção e tratamento do linfedema, entre outros quadros de alta prevalência;

- fonoaudiologia: igualmente, tem ampla atuação, tanto na fase de internação como na ambulatorial, com destaque para as intervenções voltadas à disfagia e aos demais distúrbios da motricidade orofacial e às alterações de comunicação, seja de etiologia neurológica ou mecânica, sobretudo;
- terapia ocupacional: tem seu foco de atuação direcionado à recuperação dos déficits de membros superiores; ao ganho de funcionalidade e autonomia; ao emprego de tecnologia assistiva e técnicas de conservação de energia; ortetização de membros superiores; adequação postural em cadeira de rodas e promoção da participação social;
- psicologia de reabilitação/neuropsicologia: volta-se sobretudo ao suporte psicoafetivo; à abordagem de questões relativas ao enfrentamento e suporte existente; à conscientização e aceitação dos próprios limites e à adaptação à nova realidade; à adequação de expectativas; à existência de barreiras; bem como ao cultivo de atividades e situações que promovam o autocuidado, bem-estar e qualidade de vida. Estudos comprovam que a existência de crenças negativas disfuncionais ao longo do tratamento tem influência no desenvolvimento e/ou intensificação do medo da recidiva, ansiedade, depressão e distúrbios do sono, principalmente insônia, ao longo do processo de reabilitação. Intervenções visando ao alívio dos sintomas depressivos e da insônia minimizam o impacto negativo do *distress* na qualidade de vida do paciente oncológico. Um instrumento para avaliação do *distress* é o termômetro do *distress*, instrumento mundialmente conhecido desenvolvido pela National Comprehensive Cancer Network (NCCN) e validado para a população brasileira por Decat e colaboradores em 2009[12]. São realizados,

também, a avaliação e o treino das disfunções cognitivas, uma vez que o tratamento oncológico apresenta impacto sistêmico e funções psíquicas podem sofrer alterações;

- profissional da educação física: tem sua atuação direcionada à aplicação e supervisão dos programas de exercício físico com finalidade terapêutica, de acordo com as necessidades e precauções identificadas em avaliação médica.

BASES PARA A PRÁTICA CLÍNICA

Entre os maiores motivadores do encaminhamento dos pacientes à reabilitação estão a dor e a fadiga oncológica e as demandas pós-operatórias, como as limitações de amplitude de movimento, o linfedema e as lesões nervosas, bem como as neuropatias induzidas pelos demais tratamentos que se fazem necessários. Esses quadros são mais particulares desse universo quando comparados às demais condições, deficiências e incapacidades também frequentes em outros contextos, como as lesões encefálicas e medulares e amputações. Sendo assim, cabe abordar um pouco dessas demandas clínicas mais particulares da reabilitação em oncologia.

Dor oncológica e doença óssea metastática

A prevalência da dor no paciente oncológico situa-se ao redor de 30-50% na fase de tratamento ativo e 70-90% nos quadros mais avançados, em boa parte dos casos associada às limitações de amplitude de movimento. A dor chega a ser intensa e incapacitante em 25-30% dos pacientes[13].

A dor decorrente da doença óssea metastática costuma ser moderada a intensa e estar relacionada à sobrecarga mecânica e movimentação, sendo comumente aliviada pelo repouso, quando não apresenta componente neuropático associado. Como sinal a ser destacado que pode estar presente ao exame físico: a dor à percussão óssea. Entre os sinais de alerta adicionais, o despertar noturno, como à mudança de posição, e a perda de apetite e peso. Em algumas neoplasias, como os cânceres de mama, próstata, pulmão, rim e tireoide, a ocorrência de metástases ósseas é particularmente elevada, sendo necessária maior vigilância, sobretudo em estádios mais avançados. De todos os pacientes com câncer, 70% apresentarão metástase óssea. Quando presentes, as metástases ósseas são múltiplas em 90% dos casos, e com frequência acometem a coluna e os membros, o que gera desafios adicionais do ponto de vista do tratamento e da reabilitação. A coluna é o local mais frequente das metástases ósseas. Pode ser a manifestação inicial do câncer em até 20% dos casos. Na coluna, afeta todos os segmentos, mas mais frequentemente o segmento torácico (cerca de 70% dos casos), o que constitui um diferencial no que diz respeito à dor associada às afecções degenerativas, ainda que possa envolver também os segmentos lombar e cervical (cerca de 20 e 10% dos casos, respectivamente). Vale ressaltar que, na maioria dos casos, o envolvimento metastático da coluna é multissegmentar.

As complicações decorrentes das metástases ósseas estão diretamente relacionadas à integridade e ao metabolismo ósseo, muitas vezes com comprometimento da sobrevida global, sendo a dor a complicação mais frequente. Metástases em coluna vertebral podem levar à compressão da medula espinal, à compressão radicular ou à síndrome da cauda equina. A compressão medular afeta cerca de 10-20% dos pacientes com doença óssea metastática, e em muitos casos é a primeira manifestação da doença oncológica. Mais além, fraturas são eventos relativamente frequentes, especialmente as de corpos vertebrais. Sendo assim, trata-se de quadros com significativa demanda de reabilitação, com cuidados especializados. O risco de fraturas foi estudado em pacientes com doença óssea metastática em reabilitação e foi observado que as intervenções terapêuticas de reabilitação não constituíram risco adicional aos pacientes, no caso, internados, e recebendo um considerável volume de terapias[14]. Um estudo recente envolvendo pacientes

com câncer de próstata e doença óssea metastática, em programa de reabilitação ambulatorial, também evidenciou a segurança das intervenções usualmente praticadas para essa população[15].

Quanto à dor ocasionada pelo uso de bloqueadores hormonais, destacam-se as artralgias e mialgias associadas ao uso de inibidores da aromatase, utilizados no tratamento do câncer de mama, com receptores hormonais positivos. E o uso de bloqueadores hormonais, frequentemente utilizados em pacientes com câncer de mama e próstata, predispõem à perda óssea mais acentuada.

O tratamento radioterápico, na dependência do local, dose e sensibilidade, pode ocasionar neurotoxicidade e/ou lesão tecidual e limitação de amplitude de movimento com algia. Os efeitos adversos da radioterapia podem ser divididos em efeitos agudos e tardios. Como efeitos agudos: as mucosites e lesões cutâneas (radiodermites); como tardios: a fibrose, as lesões vasculares, ulcerações e necroses, que incluem tecidos moles, ósseos e articulares. A maioria dos indivíduos com câncer é submetida à radioterapia em algum momento da trajetória da doença, sendo utilizada de forma exclusiva ou associada (neoadjuvante, concomitante ou adjuvante) a outros tratamentos, como quimioterapia e cirurgia, com objetivo de cura, remissão, profilaxia ou paliação.

Quanto ao pós-operatório, além da dor relacionada ao traumatismo tecidual e ao imobilismo, sobretudo nas cirurgias de grande porte, merecem ser destacadas as síndromes dolorosas que podem ocorrer após as cirurgias de mama, cabeça e pescoço e as amputações. No caso das cirurgias de mama e cabeça e pescoço, a dor costuma decorrer de limitações de movimento e alterações posturais, e nas amputações são observadas as síndromes características desse grupo, como a dor no coto e a dor fantasma, por desaferentação.

Para a avaliação do comprometimento ósseo e do risco de fratura, além da cintilografia óssea, são utilizadas radiografias simples, tomografias computadorizadas e ressonâncias magnéticas, na dependência da apresentação. Os exames de imagem também auxiliam na definição do risco de eventos ósseos e na necessidade de intervenção para redução desses eventos, como pela indicação de fixação profilática. Cabe ressaltar que portadores de mieloma múltiplo, pela inibição da atividade osteoblástica, muitas vezes têm cintilografia óssea normal, sendo a imagem radiológica fundamental para avaliação da extensão da doença – é indicado o PET-CT (tomografia computadorizada por emissão de pósitrons).

A quantificação precisa do risco de fraturas é ainda um desafio na reabilitação oncológica. Uma das escalas mais utilizadas é o escore de Mirels, que contempla a avaliação de risco de fratura decorrente da presença de metástases em ossos longos[16]. O escore de Mirels provê pontos (de 1-3) a 4 fatores de risco (localização, tamanho e natureza da lesão metastática, assim como a intensidade da dor), podendo totalizar no mínimo 4 e no máximo 12 pontos. A soma desses pontos trará ao médico maior acurácia na investigação do risco de fraturas, guiando a conduta. Quanto maior a pontuação, maior o risco de fratura.

Para avaliação do risco de fratura decorrente de metástase óssea envolvendo a coluna, pode ser utilizada a classificação *Spine Instability Neoplastic Score* (SINS), bem como para determinação da instabilidade da coluna[17]. A SINS utiliza parâmetros como localização da lesão, característica clínica da dor, qualidade da matriz da lesão óssea, alinhamento radiográfico da coluna, colapso do corpo vertebral e envolvimento das estruturas da coluna, da porção posterior da vértebra. A pontuação mínima é de 0 e a máxima de 18 pontos. A pontuação entre 0-6 indicaria estabilidade; entre 7-12, estabilidade indeterminada; e entre 13-18, instabilidade. Os doentes com resultado de estabilidade indeterminada ou instável seriam aqueles que necessitariam de avaliação do especialista.

O tratamento das lesões depende de diversos fatores, podendo ser realizado: controle da doença sistêmica, com quimioterapia ou hormonioterapia; controle locorregional, com cirurgia e/ou radioterapia; uso de bisfosfonatos e observa-

ção cuidadosa. A definição da melhor estratégia deve ser discutida entre as equipes médicas responsáveis, podendo ser indicada avaliação complementar especializada por ortopedistas e neurocirurgiões. O objetivo comum é o controle dos sintomas, com um mínimo de complicações, e a promoção da funcionalidade e da participação com segurança.

No que diz respeito às intervenções farmacológicas para o tratamento da dor, vale mencionar que os opioides costumam ser introduzidos mais precocemente, juntamente com os demais analgésicos, e que alguns inibidores seletivos da recaptação da serotonina são contraindicados para pacientes em uso de tamoxifeno, uma vez que comprometem seu efeito. Quanto às medidas não farmacológicas, podem ser indicados: uso de órteses e meios auxiliares de locomoção; cuidados ergonômicos. Para a realização de atividades físicas, analgesia com o uso de meios físicos (sendo mais utilizadas a termoterapia superficial e a eletroterapia); e o uso adjuvante de acupuntura para os casos refratários.

Cabe ainda ressaltar o conceito de dor total desenvolvido em 1967 por Cecily Saunders, médica inglesa que ampliou e agregou conhecimento sobre a dor em pacientes oncológicos. A dor total contempla 4 aspectos mutuamente influenciados: físico, psicológico, social e espiritual. O tratamento, portanto, necessita de abordagem multidisciplinar, uma vez que o sofrimento do paciente com dor pode partir de uma dor física, mas não se restringir a ela.

Fadiga oncológica

A fadiga oncológica diz respeito ao cansaço desproporcional à atividade realizada pelo indivíduo com câncer, uma exaustão, que não se traduz em dispneia. Trata-se de um sintoma de grande prevalência nessa população – acomete até 90% dos paciente[18]. A fadiga é multifatorial, sendo resultante do câncer e dos tratamentos que se façam necessários. Pode ser agravada por outros fatores dietéticos e clínicos, como a anemia e a caquexia associada ao câncer, mas não decorrente diretamente destes últimos. A presença dessa condição leva o indivíduo a complicações que geram prejuízos na funcionalidade e na qualidade de vida, por consequência da inatividade a longo prazo, fraqueza, perda de massa muscular, redução da concentração e ajuste psicossocial. Os pilares do tratamento da fadiga são: a prática de exercícios (que devem ser orientados e prescritos, e deve ser avaliada a necessidade de supervisão, muitas vezes necessária, inicialmente, para aqueles encaminhados para a reabilitação), o emprego de técnicas de conservação de energia, bom suporte dietético e orientação quanto à higiene do sono.

Cha et al. descrevem um *cluster* de sintomas em pacientes oncológicos que inclui depressão, fadiga e insônia[19]. É comum pacientes e principalmente familiares confundirem os sintomas de fadiga oncológica com sintomas depressivos pela similaridade no aspecto comportamental entre os quadros que o paciente pode apresentar. Esse é um diagnóstico diferencial importante a ser realizado, o que não impossibilita a existência dos dois diagnósticos mutuamente. O paciente pode apresentar alteração de humor inclusive em momentos de intensa fadiga, mas a cobrança dos familiares de uma reação física que o paciente não é capaz de ter pode mobilizar intenso sofrimento ao mesmo. O papel psicoeducativo da equipe ao elucidar possíveis dúvidas tanto do paciente como dos familiares a respeito de um quadro de fadiga é essencial no processo de reabilitação.

Cuidados ao exercício físico

Mais além, no âmbito da reabilitação, o exercício com fins terapêuticos destaca-se como importante ferramenta no cuidado ao paciente com câncer, visando ao restabelecimento físico e ao ganho de condicionamento, seja para o andar ou engolir de forma segura, seja para o melhor controle da dor ou da urina, seja para recuperar um movimento ou uma funcionalidade (na forma usual ou adaptada), seja para a melhora da fadiga, do humor ou do sono.

Sabe-se ainda que a atividade física regular pode, inclusive, contribuir para a redução de recorrência e mortalidade de alguns cânceres, como de mama e cólon. Preconiza-se a realização de atividade física regular de intensidade ao menos moderada, 150 minutos por semana, a ser distribuída na maior parte dos dias da semana, devendo-se evitar a ocorrência de 2 dias seguidos sem atividade. Essa recomendação é válida tanto ao paciente em tratamento ativo ou em seguimento, que tenha condições e liberação médica para realizá-la, com os devidos cuidados e, em alguns casos, sob supervisão. A prática regular de exercícios físicos traz inúmeros benefícios para o paciente com câncer: melhora a capacidade física, a fadiga, a disposição, o humor, o padrão de sono e auxilia o controle de peso, o que é especialmente interessante para alguns cânceres que são agravados pelo sobrepeso[20]. Metanálise publicada em 2017 aponta para a relevância dos programas de exercícios supervisionados nessa população[21].

Cabe ressaltar que as contraindicações para atividade física nessa população são pontuais, mas devem ser devidamente observadas. Além das conhecidas contraindicações relacionadas ao alto risco cardiovascular, quadros de instabilidade clínica e afecções agudas, cabe ressaltar os quadros particulares dessa população, que implicarão algumas restrições ou adequação da prescrição de exercícios, com destaque para a presença de doença óssea metastática, com moderado ou alto risco de fratura, hipocelularidade sanguínea, linfedema e afecções agudas e emergenciais mais típicas desse grupo, sobretudo na fase de tratamento ativo da doença.

Quanto à sobrecarga atrelada às atividades e aos exercícios físicos, alguns limites devem ser respeitados, conforme consta na Tabela 2, tanto em face da celularidade apresentada pelo paciente como dos níveis séricos de Hb e de plaquetas. Exercícios com intensidade além daquela necessária para as atividades de vida diária são também contraindicados para pacientes com neutropenia febril.

TABELA 1 Aspectos da reabilitação pré-tratamento, durante o tratamento e após o tratamento

Reabilitação no pré-tratamento oncológico	Durante o tratamento oncológico	Pós-tratamento oncológico
Todos os pacientes	*Todos os pacientes*	*Todos os pacientes*
Avaliar o nível de atividade física	Avaliar a resistência e as medidas funcionais	Avaliar a resistência e as medidas funcionais
Avaliação clínica e mensuração de resistência e função	Rastreio de comprometimento funcional relacionado aos efeitos colaterais do tratamento do câncer	Rastrear os efeitos tardios e o comprometimento funcional emergente relacionado ao tratamento prévio ou contínuo
Exercício de reabilitação	*Exercício para manter ou melhorar a resistência*	*Exercício para manter ou melhorar a resistência*
Intensidade moderada aeróbica, 3-5 x por semana, +/− exercício resistivo	Exercício aeróbico moderado a vigoroso, +/− exercício resistivo, 3-5 x por semana (150 min/ semana)	Exercício aeróbico moderado a vigoroso, +/− exercício resistivo, 3-5 x por semana (150 min/ semana)
Individual ou grupo supervisionado ou não supervisionado	Supervisionado ou não supervisionado, dependendo do *status* funcional e dos efeitos colaterais do tratamento do câncer	Supervisionado ou não supervisionado
Exercício para aumento de reserva funcional	*Exercício para recondicionamento*	*Exercício para recondicionamento*
Exercícios aeróbicos e de resistência (150 minutos de atividade moderada distribuídos na maior parte dos dias da semana)	Exercícios baseados em movimento/exercícios resistivos progressivos	Exercício baseado em movimento
	Exercício moderado a vigoroso se seguro	Supervisionado
	Supervisionado	Intensidade específica de descondicionamento
Exercício terapêutico	*Exercício terapêutico*	*Exercício terapêutico*
Indicado com base na apresentação de deficiência funcional ou incapacidade	Indicado com base na apresentação de deficiência funcional ou incapacidade	Indicado com base na apresentação de deficiência funcional ou incapacidade
Supervisionado	Supervisionado	Supervisionado
Pré-condicionamento em populações selecionadas, incluindo o *biofeedback* do músculo do assoalho pélvico para ginecológicos, próstata e outros cânceres geniturinários, condicionamento pulmonar para câncer de pulmão e colorretal	Populações selecionadas com risco de comprometimento, incluindo mobilização precoce do membro superior para câncer de mama, exercícios resistivos progressivos para o membro superior e ombro em populações de câncer de cabeça e pescoço e de mama	Triagem para deficiências funcionais específicas relacionadas aos efeitos tardios da terapia para o tratamento do câncer

TABELA 2 Precauções de exercícios em pacientes com câncer

Hb > 10 g/dL Ht > 35%	Exercícios aeróbios e resistidos de intensidade moderada e progressivos, conforme a tolerância
Hb entre 8-10 g/dL Ht entre 25-35%	Exercícios aeróbios e resistidos de intensidade leve e progressivos, conforme a tolerância
Hb < 8 g/dL Ht > 25%	Exercícios para ganho e manutenção de amplitude de movimento e exercícios isométricos. Evitar exercícios aeróbicos e programas de exercícios resistidos. Solicitar liberação do médico responsável para outras atividades
Plaquetas de 30.000-50.000/m³	Exercícios aeróbios de baixo impacto e de intensidade moderada. Exercícios resistidos de baixa carga
Plaquetas de 20.000-30.000/m³	Exercícios de baixa intensidade, com foco em autocuidado e mobilidade funcional
Plaquetas < 20.000/m³	Atividades básicas de vida diária, com supervisão ou suporte para maior segurança, quando necessário

Fonte: adaptado de Stampas, 2009.

Cuidados pré-operatórios (pré-reabilitação)

As intervenções de reabilitação voltadas a pacientes cirúrgicos devem, idealmente, ter início no período pré-operatório para avaliação do *status* funcional e psicossocial basal, orientação no pós-operatório e introdução de medidas educativas, a serem alinhadas com a equipe cirúrgica. As intervenções pós-operatórias ainda devem ter início precoce. Nessa linha, merecem destaque as intervenções voltadas a pacientes submetidos às cirurgias de mama, tórax, cabeça e pescoço e abdominais altas.

Os pacientes oncológicos submetidos a cirurgias de grande porte, críticos ou não, devem também ser expostos a intervenções precoces de reabilitação, com medidas de suporte ventilatório com atenção para o desmame precoce e estratégias de mobilização, envolvendo treino aeróbico e resistido, desde as fases iniciais do pós-operatório[23].

A equipe de reabilitação deve ter conhecimento e treinamento para o reconhecimento das ditas "emergências oncológicas" e das precauções em face das citopenias, que constituem afecções clínicas prevalentes e impactantes nesse universo.

As emergências oncológicas devem ser rapidamente identificadas e encaminhadas para pronto atendimento especializado. Pacientes com redução da celularidade hematológica devem ser clinicamente monitorados e ter suas intervenções de reabilitação revistas, sobretudo em relação à sobrecarga ocasionada pela cinesioterapia, por programas de condicionamento e pelo possível risco de sangramento atrelados a alguns procedimentos médicos invasivos.

Neuropatia induzida por quimioterapia

A neuropatia induzida por quimioterapia (NPIQ) afeta cerca de 30% dos pacientes oncológicos[24]. Entre os quimioterápicos que podem resultar em neuropatia estão os derivados da platina, os taxanos, os alcaloides da vinca e a talidomida[25].

A apresentação usual é de polineuropatia periférica simétrica distal, com componente sensitivo dominante. Além da dor, déficits sensitivos frequentes costumam levar a impacto funcional. A dor presente nas neuropatias induzidas por quimioterapia costuma se apresentar como disestesia de extremidades dos membros.

Além dos fármacos utilizados para a dor neuropática, alguns pacientes respondem bem à estimulação sensorial, dessensibilização e uso de eletroterapia analgésica transcutânea, ainda que as evidências sejam controversas[26].

Cuidados pós-operatórios

Cirurgia oncológica de mama

O câncer de mama é a neoplasia mais comum entre mulheres. Seu tratamento é diversificado e inclui cirurgias como mastectomia (conservadoras ou radicais), podendo ser associado ao esvaziamento de linfonodos axilares e biópsias, radioterapia, quimioterapia e hormonioterapia, todos com resultados bastante positivos na melhora da sobrevida dessa população[27]. No entanto, as cirurgias de mama podem trazer diversas alterações funcionais, sequelas e complicações como alteração de sensibilidade, fibrose tecidual, diminuição da amplitude de movimento, dores e edema do membro superior[28]. Portanto, a equipe de reabilitação tem papel importante na manutenção da qualidade de vida desse paciente, além de permitir a continuidade do tratamento. Com isso, a equipe deve atentar para uma avaliação específica para cada quadro clínico apresentado, concentrando-se principalmente nos seguintes pontos:

TABELA 3   Os principais pontos de avaliação no pós-operatório de câncer de mama

Alterações neurológicas	Força muscular
	Sensibilidade
	Reflexos
	Propriocepção
Sintomas álgicos	Intensidade da dor
	Padrão da dor
Linfedema	Padrão do linfedema
	Perimetria do membro
Alterações respiratórias	Expansibilidade torácica
	Frequência respiratória
	Volumes pulmonares
	Ausculta pulmonar
	Tosse
Alterações articulares/musculares	Deformidades
	Amplitude de movimento

(continua)

TABELA 3   Os principais pontos de avaliação no pós-operatório de câncer de mama *(continuação)*

	Retrações musculares
	Avaliação postural
Cicatriz	Padrão da cicatriz
	Aderências

A implementação de um programa terapêutico deve ser iniciada o mais precocemente possível, visando à redução das possíveis complicações do pós-operatório. A fisioterapia precoce inclui a terapia complexa descongestiva, massagem sobre o tecido cicatricial e exercícios assistidos e ativos para a articulação do ombro, visando à manutenção da força e amplitude de movimento[29,30]. Nesse sentido, sem aumentar o risco da formação do seroma, a mobilização do braço deve ser iniciada precocemente, assim que houver a liberação médica. A flexão, abdução e rotação externa do ombro homolateral à cirurgia devem respeitar o limite de tolerância da paciente e a orientação médica. Após a retirada dos pontos e do dreno, não havendo intercorrências proibitivas, recomenda-se a mobilização completa da amplitude articular[31]. Essa amplitude de movimento se faz necessária para a realização da radioterapia, caso esteja indicada.

Com frequência é relatada alteração da sensibilidade da região da axila e mama. Na cirurgia, é provável que aconteça a ressecção dos nervos intercostais braquiais ou intercostal cutâneo inferior, pois estão localizados na região inferior da axila, onde mais frequentemente se localiza o linfonodo sentinela. Sua transecção é traduzida em alteração da sensibilidade da região axilar e interna do braço[32]. A fisioterapia tem papel importante na reabilitação de pacientes com alteração sensorial, por meio de exercícios de dessensibilização.

Independentemente da fase de tratamento, são recomendados cuidados com a pele que incluem mantê-la limpa, hidratada e elástica, atenção para cortes de unha e depilação, evitar qualquer tipo de ferimento e infecções. Usar luvas de borracha para serviços de cozinha e costura, e também evitar o contato com produtos químicos abrasivos e temperaturas extremas. Esses cuidados deverão ser seguidos ao longo da vida[33].

Cirurgia oncológica de cabeça e pescoço

As cirurgias na região da cabeça e pescoço envolvem estruturas nervosas, musculares entre outras, o que acarreta muitas vezes mutilações funcionais e estéticas. O fator prognóstico isolado mais importante para as neoplasias de cabeça e pescoço é a presença de metástase linfonodal, que requer esvaziamento cervical, compreendendo a remoção de todo o tecido linfático do pescoço, além de estruturas com íntima relação com as cadeias linfáticas cervicais, tais como músculo esternoclidomastóideo, veia jugular interna e nervo acessório (XI par craniano)[34]. Esse procedimento é esteticamente deformante e produz uma desordem no ombro homolateral à cirurgia, chamada de "síndrome do ombro doloroso".

Nem sempre essa disfunção é percebida ao exame clínico, já que existem outros músculos atuando para que ocorra o movimento. Nesse caso pode ser necessária a realização da eletromiografia e eletroneuromiografia. Além da atrofia, outras complicações relacionadas ao ombro, mesmo sem a lesão do nervo acessório ou com sua recuperação, são observadas, como a discinesia escapular, a dor e a capsulite adesiva, também conhecida como ombro congelado[35]. O linfedema é outra complicação que pode decorrer do tratamento, podendo ser ocasionado pelo processo cirúrgico e/ou pela radioterapia, e deve ser visto como mais um fator que limita a função e a qualidade de vida[36].

A dor é uma complicação comum, podendo ser aguda – como consequência da cirurgia – ou crônica – como conseqüência de inabilidade do ombro devido à secção do nervo acessório após o esvaziamento cervical. A dor pode ter diversas origens, e estudos demonstram que nesses pacientes advém em 35% dos casos de recorrência do câncer, 30% de sequelas do tratamento, 25% de causas múltiplas e 10% de causas não relacionadas. O tipo mais comum de dor é a mistura de dor nociceptiva e neuropática (37,5%), mas a dor nociceptiva isolada é responsável por 32,5%, a miofacial por 13% e a neuropática por 7,5%; outros tipos mistos de dor ocorrem em 7,5% dos casos[37]. O caráter e a severidade da dor são influenciados pela localização do câncer, pelo tipo de tratamento e pelo tempo de tratamento pós-operatório.

Linfedema

O linfedema é uma complicação não tão rara no tratamento do câncer de mama e do câncer de cabeça e pescoço em decorrência do processo cirúrgico ou da radioterapia, que alteram a drenagem fisiológica do sistema linfático. O linfedema de membro superior pós-mastectomia acarreta inúmeras consequências, como a diminuição de força muscular e da amplitude de movimento das articulações envolvidas, além de desencadear queixas de tensão muscular, dor e aumento do peso do membro superior acometido[38]. O linfedema no câncer de cabeça e pescoço pode envolver estruturas internas, externas ou ambas, repercutindo na flexibilidade, em uma autoimagem insatisfatória e em perda funcional, como no caso da deglutição[36].

Na maioria dos programas terapêuticos, o tratamento do linfedema baseia-se na terapia descongestiva complexa, que inclui o uso da drenagem linfática manual, associada ao enfaixamento compressivo funcional e a exercícios. O enfaixamento compressivo funcional com bandagens convencionais ou o uso de dispositivos compressivos devem ser mantidos com uma pressão de 20-30 mmHg, que gera boa redução de volume e resulta em maior tolerabilidade por parte dos pacientes[39]. Importante ressaltar que até o momento o uso isolado da drenagem linfática manual não apresenta resultados superiores à terapêutica convencional de reabilitação[29]. Além disso, as pacientes que foram submetidas à mastectomia com retirada de linfonodos axilares devem ser orientadas a manter a prática de exercícios físicos sem restrições, podendo realizar inclusive treino resistido no membro operado ou com linfedema[40].

Recursos analgésicos

A experiência dolorosa é um sintoma frequente em pacientes com diagnóstico e em tratamento oncológico[41]. A equipe de reabilitação, para um tratamento adequado da dor relatada, deve realizar uma avaliação criteriosa para estabelecer e investigar a localização, características, causas de melhora e piora da dor e aferição do quanto esse sintoma está limitando as atividades funcionais do paciente. Com o objetivo de manter o nível de dor abaixo do limite de conforto, a equipe de fisiatria e fisioterapia pode adotar medidas analgésicas farmacológicas ou não farmacológicas. Os recursos não farmacológicos mais comuns são mobilizações articulares, massoterapia, alongamento, liberação miofascial, neuroestimulação elétrica transcutânea (TENS), laserterapia, crioterapia e calor superficial[42].

Não existem evidências sobre a segurança do uso do ultrassom ou do calor profundo em pacientes oncológicos. Portanto, esse uso deve ser discutido com toda a equipe assistencial. Além disso, toda escolha terapêutica do recurso analgésico deve levar em consideração a integridade da pele do paciente, a localização da área do tumor e os exames clínicos. A integridade da pele deve ser avaliada antes, durante e após as aplicações dos recursos, e nenhuma modalidade deve ser aplicada diretamente sobre a área de tumor. Pacientes com valores de plaquetas < 50.000 células/µL devem evitar modalidades analgésicas que causem vasodilatação, por aumentar o risco de sangramentos e hematomas[43].

As escalas numéricas e comportamentais devem ser utilizadas para determinar a avaliação e a melhora da dor referida pelo paciente e das efetividades dos recursos terapêuticos utilizados.

Atuação fonoaudiológica

A fononcologia é uma área que vem expandindo, de forma significativa, sua atuação nos últimos anos. O fonoaudiólogo é o profissional de saúde habilitado e responsável pela avaliação, diagnóstico funcional, reabilitação e/ou readaptação das funções de fala, audição, voz, deglutição e motricidade orofacial, decorrentes do tratamento do câncer. A prática fonoaudiológica no câncer de cabeça e pescoço impõe conhecimento técnico e psicossocial, uma vez que a patologia de base está intimamente relacionada com aspectos anatomofisiológicos de órgãos ou sistemas vitais para funções importantes, podendo cursar com tratamentos mutilantes e não raramente com presença da recidiva da doença.

A intervenção fonoaudiológica vislumbra minimizar os efeitos das modalidades terapêuticas eleitas para tratamento, sendo elas cirúrgicas ou não, e proporcionar melhoria da qualidade de vida do sujeito[44,45]. O acompanhamento dos pacientes pode ser iniciado no momento do diagnóstico e prolongar-se pelo tempo necessário até a obtenção de autonomia funcional, abrangendo assim os períodos pré e pós-tratamento[46-48].

O momento do pré-tratamento inclui o esclarecimento sobre as possíveis sequelas resultantes do tratamento eleito, além de verificar a indicação de técnicas que vislumbrem, de forma precoce, minimizar seus impactos, como alongamento e fortalecimento de musculaturas que serão afetadas. O pós-tratamento, quando a escolha é cirúrgica, objetiva avaliar a condição das estruturas remanescentes ou reconstruídas; quando a escolha é a radioterapia, isolada ou concomitante com outra escolha de tratamento, verifica-se a condição das estruturas irradiadas; quando a escolha é a quimioterapia, avalia-se o impacto deletério desta nas funções, principalmente, de deglutição e voz. Em alguns casos, o fonoaudiólogo participa do momento cirúrgico, acompanhando as modificações anatômicas que aquele indivíduo sofrerá e identificando, dessa forma, as possibilidades terapêuticas que lhe caberão para reabilitação. Além disso, acompanha o processo de monitorização intraoperatória, que pode nortear o prognóstico terapêutico do nervo manipulado.

É inegável a evolução da atuação fonoaudiológica na reabilitação das sequelas decorrentes do tratamento oncológico, principalmente nas advindas de tratamentos cirúrgicos. Em paralelo a isso, tem-se verificado, cada vez mais, interesse em entender os efeitos da reabilitação fonoaudiológica nas sequelas advindas da radioterapia exclusiva ou associada à quimioterapia, ainda que estudos nesse sentido sejam escassos e merecedores de atenção dos especialistas da área[49].

Pacientes cujos tratamentos envolvem radioterapia na região da cabeça e pescoço podem evoluir com diferentes disfunções em diferentes graus de severidade, como edema e fibrose da região exposta, trismo, mucosite, xerostomia, odinofagia, dermatite actínica, perda ponderal e a necessidade do uso de vias alternativas de alimentação[49]. A exposição à radiação geralmente conduz a mudanças de sensibilidade e mobilidade das estruturas afetadas, conduzindo a quadros de alterações de voz[50].

Em análise ampliada, as funções mais afetadas e que ocasionam danos extremamente deletérios aos pacientes com câncer de cabeça e pescoço são a deglutição e a voz/fala. Na primeira, a disfagia é um sintoma que limita a ingestão de alimentos/líquidos, tanto no que tange à dificuldade decorrente da manipulação do conteúdo alimentar, podendo levar a complicações como desnutrição e desidratação, como no que tange aos riscos potenciais de broncoaspiração. Na segunda condição, pode-se ter dificuldade na comunicação, com a presença de inteligibilidade de fala comprometida, decorrente de efeitos colaterais de medicações, alteração de mobilidade e tônus da musculatura orofacial, imprecisão fonoarticulatória e alteração anatômica da fonte glótica.

Tanto as alterações na deglutição, caracterizadas por alteração da eficiência ou comprometimento da segurança da alimentação, como as alterações na comunicação oral, caracterizadas pela modificação da naturalidade ou perda da inteligibilidade da comunicação, independentemente do grau de severidade, podem

desencadear modificações em diferentes aspectos da vida do indivíduo e exercer impacto na qualidade de vida, uma vez que interferem negativamente na autonomia do paciente ao expressar suas necessidades e na relação paciente-profissional-família[49].

Dessa forma, as sequelas decorrentes dos tratamentos de câncer de cabeça e pescoço, independentemente do grau de severidade, podem desencadear modificações em diferentes aspectos da vida do indivíduo e interferir em sua qualidade, cabendo ao fonoaudiólogo, muitas vezes, maximizar e adaptar a deglutição, preservando com segurança o prazer da alimentação por via oral, e favorecer uma comunicação mais efetiva, visando a maior integração social e familiar[49,3,51].

Quando o desdobramento do tratamento oncológico envereda para a área de cuidados paliativos, a busca é pelo conforto no momento de terminalidade da vida, e alguns riscos podem ser compartilhados com a equipe médica. Nesse contexto, vale o conceito de que paliar é prezar pela qualidade de vida, considerando condutas tidas como inviáveis em situações de prognósticos reservados. É imprescindível a tomada de decisões, juntamente com familiares, com a equipe multiprofissional e, principalmente, fundamentadas aos anseios do paciente, devendo-se ponderar sobre eventuais condutas que impliquem riscos compartilhados. Condutas definidas pela equipe multidisciplinar pautadas no compartilhamento de riscos no âmbito de atuação dos cuidados paliativos preconizam preservar a autonomia da decisão do paciente, em seu processo de finitude de vida[52].

Além do papel assistencial, o fonoaudiólogo ainda pode exercer um papel fundamental no que tange à promoção e preservação da saúde, atuando como agente multiplicador de informações acerca dos fatores predisponentes aos cânceres de cabeça e pescoço, tais como etilismo, tabagismo e hábitos alimentares inadequados. Ainda pode atuar no esclarecimento à população quanto às formas de identificação precoce da doença, já que muitas delas manifestam seus sinais por meio de comprometimentos funcionais da voz e deglutição[53].

CONSIDERAÇÕES FINAIS

De acordo com o relatório mundial sobre o custo do câncer, cerca de 83 milhões de anos de "vida saudável" foram perdidos, em 2008, por incapacidade ou morte decorrente de câncer, com o custo equivalente a cerca de 1,5% do Produto Interno Bruto Mundial (US$ 895 bilhões, em 2008). Esse cálculo não incluiu os gastos diretos com o tratamento do câncer[54].

Segundo dados de um levantamento norte-americano, apenas 1-2% dos pacientes com câncer com evidência de deficiência são encaminhados para a reabilitação[55]. Tendo em vista essa realidade, foi iniciada uma força-tarefa pelo Instituto Nacional de Saúde dos Estados Unidos da América para melhorar esse cenário. Entre as ações voltadas a essa melhoria, promoveu-se um painel de especialistas em reabilitação em oncologia americanos que resultou no estabelecimento de 10 recomendações a serem seguidas pelos diferentes centros do país, como a importância da avaliação funcional e a identificação precoce das necessidades de reabilitação.

Um estudo norueguês evidenciou que 63% dos pacientes oncológicos necessitam de reabilitação, e boa parte não tem acesso a ela[56]. O estudo teve como base o registro nacional de câncer do país de 2008 e considerou indivíduos de 25-60 anos, com câncer diagnosticado em 2005 e 2006, com os 10 tipos de câncer mais prevalentes ainda residentes no país. Dos 1.466 pacientes estudados, 1.325 (54%) responderam. Desses, 63% relataram ao menos uma demanda de reabilitação. As necessidades pontuadas apresentaram a seguinte frequência: necessidade de fisioterapia (43%), necessidade de condicionamento físico (34%), suporte psicológico (27%), grupo de suporte (24%), suporte especializado multiprofissional (24%), assistência social (19%) e terapia ocupacional (6%). Boa parte dos pacientes expressou suas necessidades à equipe assistencial, e 40% dos pacientes não teve suas necessidades atendidas.

Quanto à realidade nacional, de acordo com o Instituto Nacional do Câncer (INCA), estima-se, para o Brasil, no biênio 2018-2019, a ocorrência de 600 mil casos novos de câncer por ano. Excetuando-se o câncer de pele não melanoma (cerca de 170 mil casos novos), ocorrerão cerca de 420 mil casos novos de câncer. À exceção do câncer de pele não melanoma, os tipos de câncer mais incidentes em homens serão próstata (31,7%), pulmão (8,7%), intestino (8,1%), estômago (6,3%) e cavidade oral (5,2%). Nas mulheres, os cânceres de mama (29,5%), intestino (9,4%), colo do útero (8,1%), pulmão (6,2%) e tireoide (4,0%) figurarão entre os principais (Inca, 2018), conforme Tabela 4.

Com o crescente arsenal terapêutico e a maior sobrevida dos pacientes com câncer também no Brasil, a reabilitação vem ganhando cada vez mais importância na área da oncologia no país. Ainda que não tenhamos dados nacionais do acesso à reabilitação por essa população, a necessidade foi destacada na Portaria n. 741 da Secretaria de Atenção à Saúde do Ministério da Saúde (SAS/MS), de 19.12.2005, que versa sobre a assistência oncológica de alta complexidade no Sistema Único de Saúde (SUS), e que deve incluir, além de estrutura diagnóstica e terapêutica, reabilitação e cuidados paliativos. Lidar com o câncer de forma sistêmica, envolvendo profissionais de diferentes áreas que possam contribuir com diferentes olhares, manejos e tratamentos para as necessidades específicas de cada paciente oncológico, é tarefa da reabilitação. A reabilitação transcende o que é múltiplo e integra pela competência relacional.

Sendo assim, a reabilitação em oncologia constitui um campo amplo e de grande relevância clínica na atualidade, e que demanda crescimento, tanto na assistência como no ensino e na pesquisa.

TABELA 4 Distribuição proporcional dos 10 tipos de câncer mais incidentes estimados para 2018, no Brasil, por sexo, exceto pele não melanoma*

Homens			Mulheres		
Localização primária	Casos	%	Localização primária	Casos	%
Próstata	68.220	31,7	Mama feminina	59.700	29,5
Traqueia, brônquio e pulmão	18.740	8,7	Cólon e reto	18.980	9,4
Cólon e reto	17.380	8,1	Colo do útero	16.370	8,1
Estômago	13.540	6,3	Traqueia, brônquio e pulmão	12.530	6,2
Cavidade oral	11.200	5,2	Glândula tireoide	8.040	4
Esôfago	8.240	3,8	Estômago	7.750	3,8
Bexiga	6.690	3,1	Corpo do útero	6.600	3,3
Laringe	6.390	3	Ovário	6.150	3
Leucemias	5.940	2,8	Sistema nervoso central	5.510	2,7
Sistema nervoso central	5.810	2,7	Leucemias	4.860	2,4

* Números arredondados para múltiplos de 10.

Fonte: Inca, 2018[57].

REFERÊNCIAS BIBLIOGRÁFICAS

1. Dietz JH. Rehabilitation oncology. New York: John Wiley & Sons, Inc; 1981.
2. Sabers SR, Kokal JE, Girardi JC, Philpott CL, Basford JR, Therneau TM, et al. Evaluation of consultation--based rehabilitation for hospitalized cancer patients with functional impairment [Internet]. Mayo Clinic proceedings. 1999;74:855-61. p.
3. Stout NL, Silver JK, Raj VS, Rowland J, Gerber L, Cheville A, et al. Toward a national initiative in cancer rehabilitation: recommendations from a subject matter expert group. Arch Phys Med Rehabil [Internet]. 2016;97(11):2006-15.
4. Battistella LR, Brito CMM de. International Classification of Functioning Disability and Health (ICF). Acta Fisiátrica [Internet]. 2002;9(2).
5. Karnofsky D, Burchenal J. The clinical evaluation of chemotherapeuticagents in cancer. In: Evaluation of chemotherapeutic agents. Mc Leod, ed. New York: Columbia University Press; 1949. p.191-205.
6. Oken MM, Creech RH, Davis TE. Toxicology and response criteria of the Eastern Cooperative Oncology Group. Am J Clin Oncol Cancer Clin Trials. 1982;5(6):649-55.

7. Cella D. Patient-Reported Outcomes Measurement Information System (PROMIS®) View project Long-term quality of life in breast cancer survivors and partners View project [Internet]. Journal of Clinical Oncology. 1993.
8. Franceschini J, Jardim JR, Fernandes ALG, Jamnik S, Santoro IL. Reprodutibilidade da versão em português do Brasil do European Organization for Research and Treatment of Cancer Core Quality of Life Questionnaire em conjunto com seu módulo específico para câncer de pulmão. J Bras Pneumol. 2010 Sep;36(5):595-602.
9. Mota DDCF, Pimenta CAM, Piper BF. Fatigue in Brazilian cancer patients, caregivers, and nursing students: a psychometric validation study of the Piper fatigue scale-revised. Support Care Cancer. 2009 Jun;17(6):645-52.
10. Brach M, Cieza A, Stucki G, Füssl M, Cole A, Ellerin B, et al. ICF core sets for breast cancer. J Rehabil Med [Internet]. 2004 Jul;(44 Suppl):121-7.
11. Tschiesner U, Linseisen E, Becker S, Mast G, Rogers SN, Walvekar RR, et al. Content validation of the international classification of functioning, disability and health core sets for head and neck cancer: a multicentre study. J Otolaryngol Head Neck Surg [Internet]. 2010 Dec;39(6):674-87.

12. Decat CS, Laros JA, Araujo TCCF de. Termômetro de distress: validação de um instrumento breve para avaliação diagnóstica de pacientes oncológicos. Psi-co-USF. 2009 Dec;14(3):253-60.
13. Goudas L, Bloch R, Gialeli-Goudas M, Lau J, Carr D. The epidemiology of cancer pain. PubMed – NCBI. Cancer Invest [Internet]. 2005;23(2):182-90.
14. Bunting R, Lamont-Havers W, Schweon D, Kliman A. Pathologic fracture risk in rehabilitation of patients with bony metastases. Clin Orthop Relat Res [Internet]. (192):222-7.
15. Galvão DA, Taaffe DR, Spry N, Cormie P, Joseph D, Chambers SK, et al. Exercise preserves physical function in prostate cancer patients with bone metastases. Med Sci Sports Exerc [Internet]. 2018;50(3):393-9.
16. Mirels H. Metastatic disease in long bones: a proposed scoring system for diagnosing impending pathologic fractures. PubMed – NCBI. 1989;256-64.
17. Fisher CG, DiPaola CP, Ryken TC, Bilsky MH, Shaffrey CI, Berven SH, et al. A novel classification system for spinal instability in neoplastic disease: an evidence-based approach and expert consensus from the Spine Oncology Study Group. Spine (Phila Pa 1976) [Internet]. 2010 Oct 15;35(22):E1221-9.
18. Trindade T, Gonçalves M, Stein A, Castro FE, Lopes A, Nahas R, et al. Fadiga Crônica: diagnóstico e tratamento. Brasil; 2008.
19. Cha KM, Chung YK, Lim KY, Noh JS, Chun M, Hyun SY, et al. Depression and insomnia as mediators of the relationship between distress and quality of life in cancer patients. J Affect Disord. 2017 Aug 1;217:260-5.
20. Mishra SI, Scherer RW, Geigle PM, Berlanstein DR, Topaloglu O, Gotay CC, et al. Exercise interventions on health-related quality of life for cancer survivors. Cochrane Database Syst Rev [Internet]. 2012 Aug 15.
21. Buffart LM, Kalter J, Sweegers MG, Courneya KS, Newton RU, Aaronson NK, et al. Effects and moderators of exercise on quality of life and physical function in patients with cancer: an individual patient data meta-analysis of 34 RCTs. Cancer Treat Rev [Internet]. 2017 Jan;52:91-104.
22. Stampas A, Smith R, Savodnik A, Al E. Cancer rehabilitation [Internet]. 2nd ed. Stubblefield MD, ed. New York: Springer Publishing Company; 2018. p.401-2.
23. Almeida EPM de. Efeito de um protocolo pós-operatório de mobilização precoce na recuperação funcional e nas complicações clínicas pós-operatórias de pacientes submetidos à cirurgia oncológica abdominal de grande porte [Internet]. [São Paulo]: Universidade de São Paulo; 2016.
24. Seretny M, Currie GL, Sena ES, Ramnarine S, Grant R, MacLeod MR, et al. Incidence, prevalence, and predictors of chemotherapy-induced peripheral neuropathy: a systematic review and meta-analysis. Pain [Internet]. 2014 Dec;155(12):2461-70.
25. Municelli LS, Cecatto RB, de Brito CMM, Battistella LR. Chemotherapy-induced peripheral neurotoxicity: approach to rehabilitation. Crit Rev Phys Rehabil Med. 2013;25(3-4):261-74.
26. Tonezzer T. Uso da estimulação elétrica nervosa transcutânea (TENS) na redução dos sintomas de neuropatia periférica induzida por quimioterapia antineoplásica [Internet].
27. Waks AG, Winer EP. Breast cancer treatment: a review. JAMA [Internet]. 2019 Jan 22;321(3):288-300.
28. Feiten S, Dünnebacke J, Heymanns J, Köppler H, Thomalla J, van Roye C, et al. Breast cancer morbidity: questionnaire survey of patients on the long term effects of disease and adjuvant therapy. Dtsch Arztebl Int [Internet]. 2014 Aug 4;111(31-32):537-44.
29. Brito CMM, Lourenção MIP, Saul M, Bazan M, Otsubo PPS, Imamura M, et al. Breast cancer: rehabilitation. Acta Fisiátrica [Internet]. 2012;19(2):66-72.
30. Loh SY, Musa AN. Methods to improve rehabilitation of patients following breast cancer surgery: a review of systematic reviews. Breast cancer (Dove Med Press [Internet]. 2015;7:81-98.
31. Wilson DJ. Exercise for the patient after breast cancer surgery. Semin Oncol Nurs [Internet]. 2017;33(1):98-105.
32. Leysen L, Adriaenssens N, Nijs J, Pas R, Bilterys T, Vermeir S, et al. Chronic pain in breast cancer survivors: nociceptive, neuropathic, or central sensitization pain? Pain Pract [Internet]. 2019;19(2):183-95.
33. Greenlee H, DuPont-Reyes MJ, Balneaves LG, Carlson LE, Cohen MR, Deng G, et al. Clinical practice guidelines on the evidence-based use of integrative therapies during and after breast cancer treatment. CA Cancer J Clin. 2017 May 6;67(3):194-232.
34. de Lima LP, Amar A, Lehn CN. Spinal accessory nerve neuropathy following neck dissection. Braz J Otorhinolaryngol. 2011;77(2):259-62.
35. Giordano L, Sarandria D, Fabiano B, Del Carro U, Bussi M. Shoulder function after selective and superselective neck dissections: clinical and functional outcomes. Acta Otorhinolaryngol Ital [Internet]. 2012 Dec;32(6):376-9.
36. Deng J, Murphy BA, Dietrich MS, Wells N, Wallston KA, Sinard RJ, et al. Impact of secondary lymphede-

ma after head and neck cancer treatment on symptoms, functional status, and quality of life. Head Neck [Internet]. 2013 Jul;35(7):1026-35.

37. Sist T, Miner M, Lema M. Characteristics of postradical neck pain syndrome: a report of 25 cases. J Pain Symptom Manage. 1999;18(2):95-102. Pesquisa Google [Internet].

38. Keeley V. Advances in understanding and management of lymphoedema (cancer, primary). Curr Opin Support Palliat Care [Internet]. 2017 Dec;11(4):355-60.

39. Tzani I, Tsichlaki M, Zerva E, Papathanasiou G, Dimakakos E. Physiotherapeutic rehabilitation of lymphedema: state-of-the-art. Lymphology. 2018;51(1):1-12.

40. Nelson NL. Breast cancer-related lymphedema and resistance exercise: a systematic review. Journal of Strength and Conditioning Research. NSCA National Strength and Conditioning Association; 2016(30):2656-65.

41. Neufeld NJ, Elnahal SM, Alvarez RH. Cancer pain: a review of epidemiology, clinical quality and value impact. Future Oncol [Internet]. 2017 Apr13(9):833-41.

42. Cheville AL, Basford JR. Role of rehabilitation medicine and physical agents in the treatment of cancer-associated pain. J Clin Oncol [Internet]. 2014 Jun;32(16):1691-702.

43. Kuter DJ. Managing thrombocytopenia associated with cancer chemotherapy. Oncology (Williston Park, N.Y.). 2015;29:282-94.

44. Camargo Z, Hernandez AM, Marchesan I. Atendimento ao paciente com câncer de cabeça e pescoço. In: Atuação fonoaudiologica no ambiente hospitalar. Rio de Janeiro: Revinter; 2001. p.67-79.

45. Sparano A, Ruiz C, Weinstein GS. Voice rehabilitation after external partial laryngeal surgery. Otolaryngol Clin North Am [Internet]. 2004 Jun;37(3):637-53.

46. Kowalski L, Carrara-de Angelis E, Furia C, Mourão L. Câncer de cabeça e pescoço. In: A atuação da fonoaudiologia no câncer de cabeça e pescoço. São Paulo: Lovise; 2000. p.141-7.

47. Köhle JI, Camargo Z, Nemr K. Análise perceptivo-auditiva da qualidade vocal de indivíduos submetidos a laringectomias parciais verticais pela autoavaliação dos indivíduos e pela avaliação fonoaudiológica. CEFAC [Internet]. 2004;6(1):67-76.

48. Ward EC, As-Brooks CJ van, Saunders NA, Coman WB, Guminski AD. Head and neck cancer: treatment, rehabilitation, and outcomes. San Diego: Plural Publishing; 2007. p.1-26.

49. Brandão Barros AP. Efetividade da reabilitação fonoaudiológica na voz e na deglutição em pacientes irradiados devido ao câncer de cabeça e pescoço; 2007.

50. Logemann JA, Smith CH, Pauloski BR, Rademaker AW, Lazarus CL, Colangelo LA, et al. Effects of xerostomia on perception and performance of swallow function. Head Neck. 2001;23(4):317-21.

51. Gillespie MB, Brodsky MB, Day TA, Sharma AK, Lee F, Martin-Harris B. Laryngeal penetration and aspiration during swallowing after the treatment of advanced oropharyngeal cancer. Arch Otolaryngol Head Neck Surg [Internet]. 2005 Jul;131(7):615-9.

52. Inocenti A, Gimenes Rodrigues I, Inocenti Miasso A. Vivências e sentimentos do cuidador familiar do paciente oncológico em cuidados paliativos. Eletr Enf [Internet]. 2009;11(4):858-65.

53. Brendim MP. A contribuição do recurso audiovisual na educação em prevenção e colaboração para a detecção precoce do câncer de cabeça e pescoço para acadêmicos de fonoaudiologia. Rev Bras Educ Med. 2009 Dec;33(4):676-7.

54. Society AC. The Global Economic Cost of Cancer. Available: https://www.cancer.org/cancer/cancer-basics/economic-impact-of-cancer.html.

55. Cheville AL, Beck LA, Petersen TL, Marks RS, Gamble GL. The detection and treatment of cancer-related functional problems in an outpatient setting. Support Care Cancer [Internet]. 2009 Jan;17(1):61-7.

56. Thorsen L, Gjerset GM, Loge JH, Kiserud CE, Skovlund E, Fløtten T, et al. Cancer patients' needs for rehabilitation services. Acta Oncol [Internet]. 2011 Feb;50(2):212-22.

57. Inca – Instituto Nacional de Câncer. Estimativa 2018 [Internet]. Available: http://www1.inca.gov.br/estimativa/2018/.

CAPÍTULO 26

Intervenções de reabilitação para espasticidade

Fernanda Martins
César Abreu Akiho
Amarilis Falconi
Rafaela Barticiotti Murarole de Almeida
Isabel Chateaubriand Diniz de Salles

INTRODUÇÃO

A espasticidade é um sintoma muito comum em quadros neurológicos, como trauma cranioencefálico ou raquimedular, acidente vascular encefálico, tumores, doenças desmielinizantes e paralisia cerebral. O termo "espasticidade" é definido como "aumento do tônus muscular velocidade dependente nos reflexos de estiramento osteotendinosos"[1,2], apresentando-se como uma ativação intermitente ou sustentada dos músculos[3].

Na prática clínica diária, "espasticidade" é um termo comumente utilizado para descrever a sobreposição de fenômenos de hiperatividade muscular observados em pacientes com a síndrome do neurônio motor superior (SNMS). Entretanto, é importante discriminar correta-

mente a espasticidade dos outros sinais positivos da SNMS (Tabela 1).

A espasticidade pode repercutir no paciente, desde um simples sinal do exame físico, sem qualquer repercussão funcional, até um grande aumento de tônus muscular, interferindo em mobilidade, transferências e cuidados pessoais. Não tratada, pode provocar, secundariamente, contraturas miotendíneas, luxações, rigidez, deformidades articulares, dor, aumento do gasto energético para dada função e maior risco para quedas, trazendo, então, consequências limitantes na marcha, nas atividades básicas e instrumentais de vida diária[1,3].

Tônus é a resistência da musculatura em repouso ao movimento passivo. O controle do tônus muscular ocorre pelo balanço das propriedades viscoelásticas do músculo e pelos

TABELA 1   Características da síndrome do neurônio motor superior[2,4]

Sinais negativos	Sinais positivos
Fraqueza	Hiper-reflexia e irradiação reflexa
Perda de destreza	Clônus
Fadiga	Espasticidade
Planejamento motor prejudicado	Sinal de Babinski positivo e outros. Reflexos primitivos
Controle do motor prejudicado	Espasmos extensores
	Espasmos flexores
	Reação de suporte positiva
	Cocontração
	Contrações musculares associadas (sincinesias)
	Distonia espástica

potenciais derivados dos motoneurônios espinhais. A regulação desse mecanismo se dá pela modulação do reflexo de estiramento do fuso neuromuscular, envolvendo: potenciais pós-sinápticos excitatórios (estes, aferentes cutâneos e viscerais) e inibitórios (estes, oriundos de músculos antagonistas e do órgão tendinoso de Golgi), vias supraespinhais e espinhais, além de atividades, posturas e sensações (Figuras 1 e 2)[3,4].

Os mecanismos da fisiopatologia da espasticidade ainda não estão totalmente esclarecidos, mas existe o consenso de que é resultado da interação entre a perda das influências inibitórias descendentes no controle das vias do reflexo de estiramento e as alterações secundárias à plasticidade neuronal após uma lesão (Tabela 2)[5].

TABELA 2 Fisiopatologia da espasticidade

Vias supraespinhais:
- liberação dos reflexos do tronco cerebral por inibição cortical
- hiperatividade de vias não adrenérgicas do *locus coeruleus*
- superatividade das vias serotoninérgicas do núcleo da rafe

Medula espinhal:
- perda de inibição recorrente, mediada por colaterais do axônio motor e células de Renshaw
- perda de inibição recíproca, mediada por fusos musculares aferentes antagonistas/aferentes Ia
- redução inversa do reflexo de estiramento, mediado pelos órgãos tendinosos de Golgi/aferentes Ib
- inibição pré-sináptica reduzida dos fusos musculares aferentes

Neurônio motor espinhal:
- hipersensibilidade pós-denervação
- brotamento colateral

Músculos e articulações:
- encurtamento dos sarcômeros
- perda de tecido elástico
- depósitos fibrosos de gordura nos músculos e tendões

Fonte: adaptado de Kheder, 2012[3].

Alguns desses mecanismos fisiopatológicos em detalhes[4-6]:

1. perda da inibição pré-sináptica: córtex, núcleos da base e cerebelo controlam o sistema retículo espinhal dorsal (bulbo), facilitando sua atividade inibitória descendente. O bloqueio dos controles inibitórios descendentes (tratos corticobulboespinhal/cerebelobulboespinais), mediados pelo GABA ácido (gama-aminobutírico), leva a um consequente aumento do reflexo local, com aumento do tônus muscular (Figura 2c);

2. mudanças na inibição pós-sináptica: os motoneurônios sofrem influência de uma população de interneurônios, modulatórios. As células de Renshaw recebem colaterais excitatórias dos axônios motores e se projetam para os motoneurônios, caracterizando a inibição recorrente. Já a inibição recíproca dá-se pelos interneurônios inibitórios Ia, que, em sujeitos normais em repouso, estão tonicamente ativados – balanceando o tônus entre os músculos agonistas-antagonistas. Os órgãos tendinosos de Golgi do músculo enviam aferentes Ib, causando inibição dos motoneurônios, sendo uma regulação do reflexo de estiramento do próprio músculo. Pacientes espásticos têm esses mecanismos alterados (Figura 2d);

3. hiperexcitabilidade motoneural: a perda dos terminais pré-sinápticos determina alterações neuroplásticas. Há modificação das propriedades elétricas, intrínsecas dos motoneurônios, e esse potencial de membrana modificado pelo influxo de cálcio provoca maior frequência de disparo dos motonêuronios. Também há aumento da resposta dos motoneurônios espinhais a neurotransmissores (receptores de serotonina e norepinefrina) (Figura 2a);

4. brotamentos colaterais: somente a partir do surgimento dessas novas conexões intramedulares é que surge a espasticidade. Isso explica o intervalo de tempo entre a lesão aguda e o aparecimento da espasticidade (Figura 2b).

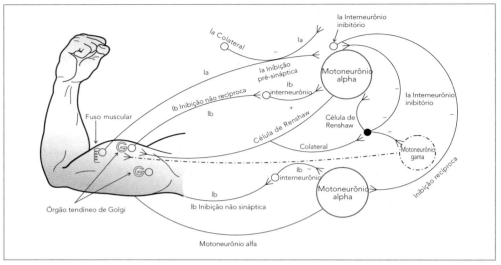

FIGURA 1   Influências segmentares espinhais. GO: órgão tendíneo de Golgi.
Fonte: Segal, 2018[2].

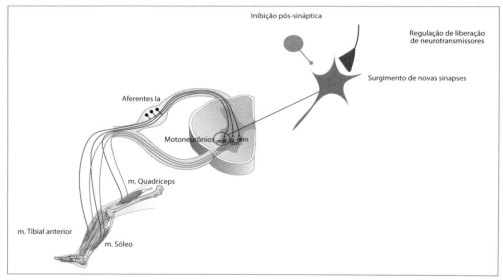

FIGURA 2   Circuito do reflexo de estiramento e mecanismos fisiopatológicos na espasticidade.
Fonte: Nielsen, 2014[6].

BASES PARA A PRÁTICA CLÍNICA

Quadro clínico

A espasticidade é um dos sinais da SNMS, explicitada acima. O quadro clínico irá variar conforme a etiologia da lesão neurológica, a neuroanatomia da lesão e as complicações secundárias desenvolvidas. Quadros como lesões encefálicas hipóxico-isquêmicas e traumáticas ou lesões medulares, sobretudo por arma de fogo, levam a quadros espásticos mais graves[4,5].

A espasticidade *stricto sensu* é vista clinicamente, pelo exame físico, com movimentos passivos rápidos da articulação, evidenciando a hiperatividade muscular velocidade dependente. Pode-se até mesmo identificar o sinal do canivete. Outros sinais da SNMS têm relevância clínica destacada na avaliação da espasticidade[3,5]:

- clônus: fenômeno de contrações rítmicas involuntárias do músculo, em resposta a repentino e sustentado estiramento desse grupo muscular. É a tradução clínica do reflexo de estiramento inverso, dito acima. Exemplo: clônus aquileu. Pode interferir na caminhada, nas transferências, sedestação e cuidados;
- espasmos: movimentos repentinos involuntários, frequentemente envolvendo grupos musculares e articulares. Podem ser repetitivos e sustentados, assim como ter amplitude e energia consideráveis, podendo causar quedas ao chão e dor. Em geral, são desencadeados por estímulos sensoriais (p. ex., nociceptivos, térmicos e acústicos);
- distonia: descrita como uma hiperatividade muscular involuntária espontânea, ou seja, sem causa desencadeadora, e frequentemente configurada por cocontrações nos grupos musculares antagonistas. Há evidência desse fenômeno sobretudo durante atividades voluntárias, resultante da perda da inibição recíproca. Causa perda de destreza, cadência e lentificação do movimento;
- rigidez: hiperatividade muscular desencadeada durante lento movimento passivo articular. É causado por hiperatividade neuronal e pelos mecanismos musculares da espasticidade, como perda da viscosidade e fibrose muscular.

Avaliação

A avaliação do paciente com espasticidade inclui os seguintes passos[3,5]:

- anamnese ampla e abrangente, para certificar-se da etiologia e diferenciar a espasticidade de outras causas de hipertonia;

- identificação de fatores de piora do tônus. Destacamos alguns:
  - infecções, especialmente urinárias;
  - úlceras por pressão;
  - obstipação intestinal, distensão vesical;
  - estímulos nociceptivos, quaisquer que sejam (lesões ungueais, de pele, viscerais etc.);
  - questões emocionais;
  - evolução clínica do quadro de base ou novo evento.
- gradação da espasticidade;
- avaliação do impacto funcional.

A completa avaliação deve incluir informações do paciente, dos cuidadores, terapeutas e outros profissionais incluídos no processo de reabilitação do paciente[3]. As queixas e necessidades do paciente e da rede de suporte, considerando todos os sistemas envolvidos para realizar uma função, levarão a um melhor diagnóstico e planejamento terapêutico[7], com vistas a maior êxito funcional deste.

Segundo Thibaut et al., são três os aspectos mais importantes a serem considerados na avaliação funcional da espasticidade: "identificar o padrão clínico da disfunção motora e sua origem, identificar e avaliar a habilidade do paciente no controle motor dos músculos envolvidos nesse padrão e diferenciar a influência da rigidez e da contratura muscular"[8].

As escalas mais utilizadas para avaliar a espasticidade são a escala modificada de Ashworth (Tabela 3) e a escala modificada de Tardieu (Tabela 4). Ambas graduam a severidade da hipertonia, e a segunda escala leva em consideração a velocidade de estiramento (V), a qualidade da reação muscular (X) e o ângulo da reação muscular (Y), fazendo menção à restrição articular e à amplitude que permite o movimento.

Velocidade do estiramento (V): V1: tão lento quanto possível; V2: velocidade da queda do membro sob a ação da gravidade; V3: tão rápido quanto possível (mais rápido que a velocidade de queda do membro quando sob a ação da gravidade). V1 é utilizado na medida do arco

TABELA 3 Escala de Ashworth modificada

Graus	Descrição
0	Sem aumento do tônus muscular
1	Leve aumento do tônus muscular, manifestando-se como um resistir e ceder ou por mínima resistência na extensão do movimento passivo
1+	Leve aumento do tônus muscular, manifestando-se como uma resistência que persiste de maneira discreta por meio da extensão do movimento remanescente (menos da metade deste)
2	Aumento do tônus mais acentuado durante a maioria da extensão do movimento, mas com facilidade de mover o segmento acometido
3	Aumento considerável do tônus muscular, com dificuldade na movimentação passiva
4	O segmento acometido está rígido em flexão, extensão, abdução, adução etc.

TABELA 4 Escala de Tardieu[9] – graus de intensidade do tônus muscular (X), que deve ser comparado com o ângulo de saída do tônus muscular aumentado (Y), em 3 velocidades de movimento (V1, V2 e V3)

ESCALA DE TARDIEU Avaliação da espasticidade	
Grau	Descrição
0	Nenhuma descrição no decorrer do movimento passivo
1	Ligeira resistência ao longo do curso do movimento passivo, sem precisão do ângulo específico
2	Clara rigidez em um ângulo específico, interrompendo o estiramento, seguido por relaxamento
3	Clônus fatigável que dura menos de 10 segundos e que aparece em um ângulo específico, enquanto o avaliador está mantendo a pressão
4	Clônus não fatigável que dura mais de 10 segundos e que aparece em um ângulo específico enquanto o avaliador está mantendo a pressão
5	A articulação está imóvel

de movimento passivo; V2 e V3 são utilizados para a aferição da espasticidade.

Essas escalas têm o objetivo não somente de graduar a espasticidade, mas de possibilitar objetivos formais de tratamento – ao comparar a gradação pré e pós-tratamento.

Ao final da avaliação, deve-se ter respostas para as seguintes perguntas:

- A espasticidade precisa ser tratada nesse indivíduo?
- Quais são os objetivos do tratamento? Eles são específicos e mensuráveis? Relevantes para o paciente?
- Paciente, familiares e cuidadores têm acesso à informação e aos recursos necessários para esse tratamento?

Se estabelecida a necessidade de intervenção, devem ser delineados objetivos terapêuticos. Estes podem ser definidos com base em diferentes formas, como pela metodologia *goal attainment scales* (GAS)[10], que consiste em:

A. definição de uma meta de reabilitação;
B. escolher um comportamento passível de observação que reflita o grau da meta atingida (p. ex., reduzir a postura fletida de membro superior na marcha, reduzindo a altura da mão do mamilo para a região da crista ilíaca);
C. definir o nível inicial do paciente com relação à meta delineada;
D. definir cinco níveis da meta escolhida (de "sem mudança" a "muito melhor do que a expectativa");
E. determinar um intervalo de tempo para reavaliação do paciente;
F. avaliar o paciente após o intervalo de tempo determinado;
G. calcular a pontuação geral de realização para todos os objetivos de reabilitação.

Intervenções terapêuticas

A seleção da terapêutica para espasticidade deve ser guiada primariamente pelas metas do paciente, em junção à *expertise* dos profissionais de reabilitação envolvidos. As opções de intervenções para a espasticidade variam desde terapias físicas e ortetização ao uso de medicações tópicas, via oral, infiltrações com toxina botulínica e neurolíticos, a opções cirúrgicas ortopédicas e neuromoduladoras. Na maioria das vezes, uma mescla de tratamentos é usada ao mesmo tempo ou sequenciada, já que a espasticidade é multifatorial e as associações de terapias diversas potencializam o melhor resultado do tratamento.

Tratamento medicamentoso

Baclofeno

Sua fórmula é 4-amino, 3-4 clorofenil ácido butanoico, e é um análogo GABA. Age tanto no receptor GABAa – interneurônios pré-sinápticos – como no receptor GABAb – interneurônios pré e pós-sinápticos. Isso leva à hiperpolarização da membrana e à redução do influxo de cálcio, reduzindo a liberação de neurotransmissores excitatórios (glutamato e aspartato), pelas vias descendentes corticoespinais (formação reticular e vias polissinápticas espinais)[11].

Tem meia-vida média de 3,5 horas (2-6 horas). Seu metabolismo é hepático/renal e sua excreção é renal. O risco durante a gravidez é classe C. A dose varia entre 10 mg/dia e 80 mg/dia, sendo dividida entre 3-4 tomadas.

Os efeitos adversos mais comuns são fraqueza muscular, sedação, fadiga, tonturas, náusea. Deve-se monitorizar as enzimas hepáticas periodicamente. Cessar abruptamente pode levar a crises convulsivas, hipertermia, sintomas psicóticos. Há evidência de efeito deletério para neuroplasticidade em modelos animais. Diminui a espasticidade em 70-87% dos pacientes, e os automatismos (espasmos) em 75-96%[11,12].

Tizanidina

É um derivado imidazólico e agonista central do receptor alfa-2-noradrenérgico. Age aumentando a liberação de neurotransmissores excitatórios dos sítios pré-sinápticos (inibe reflexo polissináptico). A dose varia de 2-4 mg/dia a 36 mg/dia em até 3 doses divididas nas 24 horas. Tem como efeitos adversos: tontura, boca seca, sonolência, fadiga, alucinações. Devem-se monitorizar as enzimas hepáticas e ter cuidado com a associação com anti-hipertensivos ou clonidina (hipotensão). Pode prolongar o intervalo QT do registro eletrocardiográfico. Apresenta resultados semelhantes ao baclofeno, mas com melhor tolerabilidade[11,12].

TABELA 5 Tratamentos farmacológicos e não farmacológicos para o manejo de espasticidade

Farmacológico		Não farmacológico	
Não invasivo	Invasivo	Não invasivo	Invasivo
■ Baclofeno ■ Tizanidina ■ Dantrolene* ■ Gabapentina ■ Diazepam ■ Canabinoide ■ Bloqueador de canal de cálcio tópico**	■ Toxina botulínica ■ Fenol ■ Baclofeno intratecal	■ Alongamento ■ Órteses ■ FES ■ TENS ■ *Biofeedback* ■ Tratamento por ondas de choque ■ Ortostatismo assistido por prancha, *stand-in table* etc. ■ Cinesioterapia ■ Estimulação sensorial	■ Neurocirurgias, p. ex., rizotomia dorsal, neurotomia seletiva, estimulação medular ■ Técnicas ortopédicas, como alongamentos e transferências tendíneas, osteotomias derrotativas, correções de escoliose, correções articulares

* Não disponível no Brasil; ** fitoterápico, exclusivamente no Brasil (Ziclague®).
FES: estimulação elétrica funcional; TENS; estimulação nervosa elétrica transcutânea.
Fonte: Ambrose et al., 2018[10].

Dantrolene

É um derivado da hidantoína. No Brasil, está liberado para uso restrito na situação de hipertermia maligna ou síndrome neuroléptica maligna. Dessa forma, a aplicação no tratamento de espasticidade não é possível em nosso país. Nos EUA, é a droga oral de escolha em idosos, devido a pouco ou nenhum efeito sedativo, como baclofeno e tizanidina causam. O dantrolene age no músculo, inibindo a liberação de cálcio do retículo sarcoplasmático. Tem seu pico de efeito entre 4-8 horas. A dose inicial é de 25 mg/dia, chegando a 400 mg/dia em doses divididas até 4 vezes ao dia. Hepatotoxicidade com risco de 1%. Náusea, vômito e diarreia são mais comuns. Deve-se fazer monitoramento hepático.

Gabapentina

É estruturalmente similar ao GABA, exercendo atividade gabaérgica nos receptores do neocórtex e hipocampo. Atinge o pico de concentração plasmática em 2-3 horas. É bem tolerada em doses de até 3.600 mg/dia. Sua eficácia como antiespástico necessita de maiores estudos.

Benzodizepínicos

Classe farmacológica com diversos representantes, porém os mais usados para controle da espasticidade são o diazepam e o clonazepam. Agem aumentando a afinidade do receptor benzodiazepínico GABAa. Portanto, assim como o baclofeno, levam à estimulação da via inibitória pré-sináptica e à redução dos reflexos monossinápticos e polissinápticos.

Tem meia-vida de 36-96 horas. A dose inicial do diazepam é 2-10 mg, 3-4 vezes ao dia. Os efeitos adversos mais comuns são sedação, depressão, diminuição da *performance* cognitiva (atenção, memória, confusão mental), fadiga e tontura. Podem gerar dependência e, consequentemente, síndrome de abstinência (ansiedade, agitação, irritabilidade, tremor, fasciculações, náusea, hipersensibilidade sensorial, febre, convulsões, sintomas psicóticos e até óbito, se não tratado). Também se mostraram deletérios para neuroplasticidade em modelos animais[11,12].

Canabinoide

Em 2017 foi registrado no Brasil o primeiro medicamento à base de extrato de *Cannabis* – o Mevatyl®, liberado especificamente para o tratamento de espasticidade em esclerose múltipla. É agonista parcial dos receptores CB1 e CB2. Sua apresentação é em *spray*, sendo usados 1-12 *puffs* ao dia.

Pode causar efeitos psicóticos, tonturas, fadiga e embotamento cognitivo[10].

Bloqueador de canal de cálcio tópico

O Ziclague® é um óleo essencial da planta *Alpinia zerumbet*. É comercializado no Brasil como um fitoterápico – não tendo sido submetido aos estudos científicos necessários para liberação de medicamentos de uso-padrão. Há somente um estudo em revista indexada ao *Pubmed*[13]. O provável mecanismo de ação deve estar relacionado à ação do cálcio. A ação cardiodepressora desse óleo é mais bem documentada, sendo similar à nifedipina, um bloqueador de canal de cálcio, reduzindo a condutância das correntes de cálcio. Entretanto, a farmacologia dessa droga, por aplicação tópica, carece de estudos. Sua apresentação é em óleo, *spray*, devendo ser aplicado na musculatura de eleição para o tratamento antiespástico. Na prática clínica, observa-se que o efeito é transitório e muitas vezes pouco significativo, além de estudado com pouco rigor, com poucas publicações disponíveis. Pelo seu efeito transitório, constuma ser aplicado antes da realização de exercícios de alongamento.

Bloqueios neuroquímicos

Neurólise com fenol 5% ou álcool 70%

Tanto o fenol como o álcool destroem a bainha de mielina, mas mantêm o tubo endoneural íntegro. Isso ocasiona axonotmese, sendo, portanto, uma lesão reversível (geralmente em torno de 6 meses), com diminuição do tônus muscular correspondente ao nervo neurolisado.

Habitualmente, é um procedimento empregado em nervos predominantemente motores, uma vez que em nervos mistos a lesão do componente sensitivo pode induzir dor neuropática. O relato de disestesia após o procedimento varia entre 10-30%[14].

Toxina botulínica

A toxina botulínica bloqueia a liberação de acetilcolina na fenda pré-sináptica da junção neuromuscular e, posteriormente, desencadeia uma quimiodenervação intramuscular[10,14]. Isso se dá conforme as seguintes etapas:

- *primeira fase:* a neurotoxina se liga ao terminal da placa motora (seletiva do receptor colinérgico), via cadeia pesada;
- *segunda fase:* internalização de toxina via endocitose (invaginação da membrana plasmática neuronal); formação de vesícula que contém a toxina; cadeia leve se liga na vesícula de acetilcolina, bloqueando a liberação dela;
- *terceira fase:* o bloqueio de liberação de acetilcolina impede o impulso nervoso que leva à despolarização da membrana muscular; denervação muscular funcional;
- *quarta fase:* o brotamento axonal colateral estabelece uma nova junção neuromuscular, o que possibilita o reaparecimento de hipertonia e espasticidade muscular após 3 meses.

O início da ação ocorre entre o 3º e o 10º dia após a aplicação. O pico ocorre com 21 dias. Estudos mostram que, 100 dias após a injeção, a amplitude dos potenciais de ação continuava reduzida em 80%[4].

A neurotoxina com aplicação clínica atualmente é a do tipo A. Já existe a apresentação comercial de neurotoxina botulínica tipo B em outros países, mas não está disponível no Brasil.

Baclofeno intratecal

Em casos de espasticidade mais grave, podemos fazer uso do baclofeno através de bomba de infusão intratecal[10,14]. A grande vantagem desse método é que se atinge uma concentração até 4 vezes maior em sistema nervoso central (SNC) com cerca de 1% da dose oral. Melhora em 80% a espasticidade e em 65% os automatismos[11,12].

Os custos dessa intervenção são mais elevados, sobretudo considerando o equipamento de infusão a ser implantado e a necessidade de reposição da medicação pelo acompanhamento seriado, também para titular a dose a ser infundida. É um procedimento e acompanhamento altamente especializado.

Neurectomias periféricas

São utilizadas em casos selecionados, sendo procedimentos irreversíveis. Em nossa prática clínica, são pouco utilizados. Podem ser realizados em nervos como o obturatório ou o musculocutâneo[15], sendo indicadas para casos sem contratura articular.

Rizotomia dorsal seletiva

Também indicada em casos mais graves. Geralmente feita entre os níveis de L2 a S1, em que se lesa entre 25-50% das fibras testadas. Por ser irreversível, apresenta resultados duradouros. Mas essa pode ser sua grande desvantagem também[14].

Cirurgias ortopédicas

Tenotomias, alongamentos intramusculares e capsulotomias podem ser grandes aliados em casos de encurtamentos e contraturas. Osteotomias e artrodeses podem ser empregadas em casos com maiores deformidades. Transferências de tendões podem ser opções em pacientes com lesões incompletas, na busca de potencializar sua função[15].

Tratamento multiprofissional na espasticidade

O tratamento multiprofissional da espasticidade é parte integrante do programa de reabilitação do paciente neurológico, sendo de extrema importância seu início precoce, tão logo seja determinada a segurança para tanto, mesmo que ainda em unidade crítica de internação. A abordagem terapêutica precisa modular e não extinguir a espasticidade, já que podem existir aspectos benéficos desta. A rigidez muscular não exacerbada dos extensores de tronco pode ajudar na manutenção da sedestação e nas transferências. A espasticidade dos extensores do quadril e do joelho pode auxiliar na manutenção do ortostatismo, da transferência e da marcha. A espasticidade dos flexores dos dedos da mão pode permitir a preensão palmar de objetos, como talheres e uma escova de dentes[1,3]. Porém, é sempre bom ressaltar que um músculo espástico não necessariamente é um músculo forte ou funcional, daí a necessidade do treino funcional com profissionais de reabilitação para garantir o melhor aproveitamento dessa espasticidade.

Considerando os aspectos discutidos, a equipe de reabilitação multiprofissional deve objetivar:

- prevenir complicações secundárias, como dor, encurtamento, deformidades e úlceras por pressão;
- maximizar a capacidade funcional do paciente, de acordo com seu potencial de recuperação, com vistas a melhorar o desempenho em suas atividades e sua autonomia e participação na sociedade[7];
- reduzir o impacto funcional negativo da espasticidade;
- maximizar o resultado de outras intervenções (como bloqueios neuromusculares e cirurgias)[16];
- melhorar a qualidade de vida, a satisfação e a inclusão do paciente.

Para atingir esses objetivos, os instrumentos terapêuticos incluem a utilização de:

- técnicas específicas de cinesioterapia, que embasam os manuseios, mobilizações, treinos ativos e posturas trabalhadas;

- adaptações, órteses ou outro dispositivo de tecnologia assistiva, para determinada função treinada;
- tecnologias para neuromodulação periférica – p. ex., com o uso de eletroterapia com estimulação elétrica nervosa transcutânea (TENS) e estimulação elétrica funcional (FES);
- técnicas como *biofeedback*, realidade virtual, *games* e robótica.

Planejamento terapêutico e reabilitação na espasticidade

Cinesioterapia

É de grande importância incluir no plano terapêutico o alongamento e a mobilização, seja esta passiva, ativa assistida ou ativa, atingindo a maior amplitude possível naquele determinado momento, sempre objetivando a amplitude total de movimento das articulações e buscando prevenir encurtamentos e deformidades (Tabela 6). Por exemplo, nos padrões espásticos mais comuns, de flexão de membro superior e extensão de membro inferior, as mudanças adaptativas, que podem levar a um desequilíbrio muscular e consequentemente a um encurtamento muscular, são corriqueiras, levando à deformidade em adução do ombro, flexão do cotovelo e punho e pé equino. Intervenções de mobilização precoce, associadas ao uso de órteses, podem modular a hipertonia e prevenir esses encurtamentos e deformidades articulares. Para tanto, a orientação das pessoas envolvidas no cuidado direto ao paciente é fundamental, pois essas mobilizações são intervenções que devem ser realizadas diariamente[17].

É importante que o paciente e a rede de apoio entendam a real importância de essas abordagens serem realizadas diariamente, não só como protocolares, mas também como práticas que auxiliarão no dia a dia do paciente, nos momentos de higiene pessoal, mudanças de decúbito, transferências e posicionamento no leito ou na cadeira, além de possibilitar e facilitar as evoluções funcionais que o paciente pode atingir ao longo da reabilitação.

TABELA 6   Modalidades cinesioterapêuticas e seus objetivos

	Especificidades da técnica	Frequência	Objetivos
Alongamento	Lento e progressivo	Diária	Prevenir deformidades e encurtamentos
	Manutenção na amplitude de movimento máxima por ao menos 30 segundos	2-3 vezes ao dia	Facilitar a higiene pessoal, mudanças de decúbito e transferências
			Facilitar o posicionamento no leito e na cadeira e a adaptação de órteses
			Melhorar o desempenho funcional ao longo do tempo
			Otimizar e potencializar os efeitos dos tratamentos medicamentosos
Mobilização	Passiva, ativo-assistida e/ou ativa (evoluindo conforme a capacidade do paciente)	Diária	Prevenir deformidades e encurtamentos
	Até a maior amplitude de movimento tolerada	2-3 vezes ao dia	Facilitar a higiene pessoal, mudanças de decúbito e transferências
	Manter adequado alinhamento e proteção articular durante a realização		Facilitar o posicionamento no leito e na cadeira e a adaptação de órteses
			Melhorar o desempenho funcional ao longo do tempo
			Melhorar a circulação sanguínea
			Prevenir úlceras por pressão

Posicionamento

O posicionamento correto e o uso de assentos adequados são importantes para maximizar a função, reduzir posturas atípicas mantidas e evitar úlceras por pressão, a fim de diminuir o desconforto e os estímulos nocivos e, por último, não deixar que as consequências de um mau alinhamento impeçam a função[18] (Tabela 7).

Órteses

Órteses são dispositivos que auxiliam alguma função corporal. Nos pacientes espásticos a indicação de órteses é comum, visando manter o posicionamento com o mais adequado alinhamento biomecânico do segmento pelo máximo tempo possível e facilitar o uso funcional dele.

A indicação e a prescrição de órteses devem ser realizadas considerando as necessidades funcionais atuais do paciente, que podem se alterar e evoluir ao longo do tratamento. Podemos lançar mão de órteses para posicionamento, órteses para uso funcional, fixas ou articuladas, com estimulação elétrica, de material rígido ou maleável, feitas sob medida ou pré-fabricadas. O tipo de órtese a ser escolhida dependerá do objetivo a ser alcançado, do nível funcional do paciente, de seu estado cognitivo e motivação, além da probabilidade de este e seus familiares aderirem ao tratamento e seguirem as recomendações de uso, higiene e segurança, sempre levando em consideração o prognóstico para balancear o custo-benefício[19].

É importante que haja total envolvimento do paciente e rede de apoio durante a escolha do dispositivo, treino e orientação de uso, pois a adaptação e melhor resultado dependerão do uso adequado no dia a dia.

Independentemente do tipo de órtese que será utilizada, alguns cuidados são fundamentais para sua utilização adequada e segura[19]:

- Iniciar com o uso em períodos curtos, aumentando o tempo progressivamente. A

TABELA 7 Posicionamento nas diferentes posturas

	Especificidades	Objetivos
Posicionamento no leito (decúbito lateral)	Fazer uso de travesseiros e coxins para manter a coluna alinhada	Prevenir deformidades e encurtamentos
	Posicionar o membro espástico da forma mais fisiológica possível, procurando fugir do padrão induzido pela espasticidade	Melhorar o desempenho funcional ao longo do tempo
	Se necessário, fazer uso de órteses específicas para posicionamento no leito	Prevenir úlceras por pressão e dores
	Estimular a alternância do decúbito para ambos os lados	Melhorar a circulação sanguínea
	Alternar o posicionamento a cada 2 horas	
Posicionamento no leito (decúbito dorsal)	Posicionar a coluna em alinhamento	Prevenir deformidades e encurtamentos
	Posicionar o membro espástico da forma mais fisiológica possível, procurando fugir do padrão espástico	Melhorar o desempenho funcional ao longo do tempo
	Se necessário, fazer uso de órteses específicas para posicionamento no leito	Prevenir úlceras por pressão e dores
	Utilizar travesseiros e coxins para evitar a rotação dos membros inferiores	Melhorar a circulação sanguínea
	Alternar o posicionamento a cada 2 horas	
Posicionamento em sedestação	Fazer uso de coxins para manter a coluna em alinhamento	Prevenir deformidades e encurtamentos
	Posicionar o membro espástico da forma mais fisiológica possível, procurando fugir do padrão espástico	Melhorar o desempenho funcional ao longo do tempo
	Utilizar órteses de posicionamento para facilitar o alinhamento dos membros espásticos	Prevenir úlceras por pressão e dores
	Quando necessário, prescrever assentos e cadeira de rodas adaptados para o melhor alinhamento possível em sedestação	Melhorar a circulação sanguínea
	Orientar e treinar alguma forma de mudança de posicionamento e alívio de pressão a cada 2 horas	Prevenir a piora dinâmica da hipertonia, que pode ocorrer quando o tronco está desalinhado, quando o paciente está desconfortável ou com sensação de insegurança
	Utilizar assentos especiais para alívio de pressão, levando em conta o tempo que o paciente passa nessa postura	

orientação nunca deve ser a de uso contínuo. O uso por longos períodos pode favorecer encurtamentos ou contraturas nos ângulos de imobilização da órtese. A falta dos intervalos de uso também pode causar problemas na pele, como alergias, maceração, pontos de pressão e isquemia local.

- Antes de posicionar a órtese, sempre realizar alongamento e mobilização do membro para permitir melhor adaptação. Após retirá-la, movimentar o membro em toda a amplitude de movimento (ADM) para garantir melhor circulação, mobilidade de tecidos e estimulação sensorial.
- Ao retirar a órtese, avaliar a pele a fim de verificar se há pontos de escoriação ou vermelhidão. Se houver, avisar o terapeuta o quanto antes para que sejam feitas as adaptações necessárias, prevenindo úlceras por pressão.
- Garroteamentos devem ser evitados. Não devem existir áreas de hipoperfusão provocadas pelo uso da órtese.
- Áreas de pressão sobre proeminências ósseas devem ser evitadas.
- As áreas de apoio de uma órtese devem ser grandes o suficiente para distribuir a pressão sobre os segmentos, de forma a não ocasionar áreas isquêmicas, porém sem interferir nos movimentos articulares ou atrapalhar o propósito do aparelho.
- Os velcros, cintas, faixas ou qualquer outra estrutura de suporte devem ser dispostos respeitando as características anatômicas do segmento.

- Sempre que possível, o paciente deve ser encorajado a usar o membro de forma a evitar restrições funcionais em outros segmentos, proximais ou distais ao uso da órtese.

Existe uma infinidade de tipos de órteses e finalidades de uso (Tabela 8). Estão elencadas a seguir as mais utilizadas em membros espásticos e suas principais particularidades.

Técnicas específicas

Além das abordagens já citadas, existem outras mais específicas que podem ser utilizadas em conjunto para auxiliar na adequação do tônus em pacientes espásticos. Algumas delas não possuem grau de evidência significativo, porém podem ser utilizadas empiricamente, enriquecendo as abordagens terapêuticas.

CONSIDERAÇÕES FINAIS

O manejo clínico da espasticidade é parte integrante do cuidado a pacientes com hipertonia muscular, independentemente da etiologia. Desde a fase aguda da lesão, deve-se estar atento para a prevenção de complicações, sobretudo osteomioarticulares, que podem piorar as incapacidades do paciente. As intervenções devem ser precoces e coordenadas, com ações de mobilização preventivas instituídas no cuidado diário. O tratamento da espasticidade deve ter objetivos claros, com metas aliadas ao potencial e desejos do paciente, aliando modalidades medicamentosas e não medicamentosas.

TABELA 8 Órteses mais utilizadas e suas especificidades

	Especificidades	Tipos		Objetivos
Órteses suropodálicas ou *ankle-foot orthosis* (AFO)	Utilizadas quando há perda da função ativa de movimentação e estabilização do tornozelo e/ou quando essa função está prejudicada pela espasticidade dos flexores plantares e/ou inversores de tornozelo	Não articulada	Não permite o movimento do tornozelo	Prevenir deformidades em equino
		Articulada	Permite o movimento do tornozelo, com articulação alinhada com os maléolos e o plano frontal, evitando uma rotação indesejada da tíbia durante a transferência de peso	Controlar o alinhamento e a movimentação do pé e do tornozelo, afetando, dessa forma, as descargas de peso, o alinhamento corporal, o equilíbrio e, consequentemente, o desempenho na marcha
				Favorecer o ganho da amplitude de movimento de dorsiflexão (quando articulada e associada a um distrator)
		Órtese de reação ao solo	Possui uma faixa semirrígida anterior, feita do mesmo material da órtese, próxima ao joelho, no lugar do velcro	Auxilia na estabilização do joelho e no controle da flexão dessa mesma articulação durante a marcha
		Órtese suropodálica não articulada flexível	Permite algum grau de movimento da articulação do tornozelo durante a marcha	Favorecer a dorsiflexão na fase de balanço
				Permitir apoio final da marcha mais fisiológico
Órteses de membros superiores	Utilizadas quando há perda da função ativa de movimentação e estabilização de ombro, punho ou dedos e/ou quando essa função está prejudicada pela espasticidade	Órtese de posicionamento para punho- -mão-dedos	Confeccionada em material rígido, preferencialmente sob medida	Garantir o alongamento suave e prolongado de articulações e músculos que devem ser levados e mantidos em seu limite plástico, permitindo a neoformação dos tecidos
				Prevenir as contraturas e deformidades decorrentes da espasticidade
				Manter a anatomia fisiológica dos arcos palmares
		Digitala	Pré-fabricada com tala rígida para estabilização de punho em posição neutra	Estabilizar o punho, evitando deformidade em flexão
				Favorecer a utilização funcional dos dedos, quando houver esse potencial

REFERÊNCIAS BIBLIOGRÁFICAS

1. Guarany FC, Santos AC, Krug BC, Amaral KM. Protocolo clínico e diretrizes terapêuticas: espasticidade. Portaria SAS/MS n. 277. 2009.
2. Segal M. Muscle overactivity in the upper motor neuron syndrome: pathophysiology. Phys Med Rehabil Clin N Am [Internet]. 2018;29(3):427-36.
3. Kheder A, Nair KPS. Spasticity: pathophysiology, evaluation and management. Pract Neurol. 2012;12(5):289-98.
4. Dressler D, Bhidayasiri R, Bohlega S, Chana P, Chien HF, Chung TM, et al. Defining spasticity: a new approach considering current movement disorders terminology and botulinum toxin therapy. J Neurol [Internet]. 2018;265(4):856-62.
5. Leitão A V, Musse CAI, Granero LHM, Rossetto R, Pavan K, Lianza S. Projeto Diretrizes: espasticidade: avaliação clínica. Assoc Médica Bras e Cons Fed Med. 2006;1-8.
6. Nielsen JB, Willerslev-Olsen M, Lorentzen J. Chapter 2: Pathophysiology of spasticity. 2014. p.37.
7. Stokes M. Neurologia para fisioterapeutas. Premier E (ed.); 2000.
8. Thibaut A, Chatelle C, Ziegler E, Bruno MA, Laureys S, Gosseries O. Spasticity after stroke: physiology, assessment and treatment. Brain Inj. 2013;27(10): 1093-105.
9. Sposito MMDM, Riberto M. Avaliação da funcionalidade da criança com paralisia cerebral espástica [Functionality evaluation of children with spastic cerebral palsy]. Acta Fisiatr [Internet]. 2010;17(2): 50-61. Available: http://www.actafisiatrica.org.br/detalhe_artigo.asp?id=53.
10. Ambrose AF, Verghese T, Dohle C, Russo J. Muscle overactivity in the upper motor neuron syndrome: conceptualizing a treatment plan and establishing meaningful goals. Phys Med Rehabil Clin N Am [Internet]. 2018;29(3):483-500.
11. Kita M, Goodkin DE. Drugs used to treat spasticity. Drugs. 2000;59(3):487-95.
12. Simon O, Yelnik AP. Managing spasticity with drugs. Eur J Phys Rehabil Med. 2010;46(3):401-10.
13. Maia MON, Dantas CG, Xavier Filho L, Cândido EAF, Gomes MZ. The effect of alpinia zerumbet essential oil on post-stroke muscle spasticity. Basic Clin Pharmacol Toxicol. 2016;118(1):58-62.
14. Lianza S, Pavan K, Lourenço A, Fonseca A, Leitão A, Musse C, et al. Projeto Diretrizes: diagnóstico e tratamento da espasticidade. Assoc Médica Bras e Cons Fed Med. 2001;1-12.
15. Berger A, Salhi S, Payares-Lizano M. Surgical management of spasticity of the elbow. Hand Clin [Internet]. 2018;34(4):503-10.
16. Bourseul JS, Molina A, Lintanf M, Houx L, Chaléat-Valayer E, Pons C, et al. Early botulinum toxin injections in infants with musculoskeletal disorders: a systematic review of safety and effectiveness. Arch Phys Med Rehabil. 2018.
17. Graham H, Selber P. Musculoskeletal aspects of cerebral palsy. J Bone Jt Surg Br [Internet]. 2003; 85(2):157-66. Available: http://depot.gdnet.org/newkb/fulltext/Tulus_Industry_Clusters.pdf.
18. Pope P. Postural management and special seating. In: Neurological physiotherapy: a problem solving approach; 1996. p.135-60.
19. Brasil: Ministério da Saúde. Guia para prescrição, concessão, adaptação e manutenção de órteses, próteses e meios auxiliares de locomoção. Brasília, Secretaria de Atenção Especializada à Saúde, Departamento de Atenção Especializada e Temática; 2019.

CAPÍTULO 27

Cuidados de reabilitação para o paciente com disfagia

Cristiane Soares Henrique
Heloise Nacarato Santos Colombari
Christina May Moran de Brito

INTRODUÇÃO

O distúrbio de deglutição, a disfagia, pode ocorrer como resultado de condições médicas variadas. A disfagia é definida como a alteração de qualquer uma das fases da deglutição: fase oral, faríngea e esofágica. Desnutrição, desidratação, broncopneumonia aspirativa, comprometimento geral da saúde, engasgos e até mesmo o óbito podem ser consequências da disfagia. A morbidade relacionada à disfagia é uma grande preocupação. Adultos com disfagia também podem vivenciar inapetência, falta de prazer em se alimentar ou beber e se isolar socialmente, em situações de alimentação. A disfagia demanda cuidados específicos e requer significativas mudanças no estilo de vida do paciente e dos familiares[1].

Por ser uma manifestação complexa, é necessária a integração de uma equipe multiprofissional com médicos, enfermeiros, fonoaudiólogos e nutricionistas, além de fisioterapeutas e, em alguns casos, dentistas e psicólogos. O fonoaudiólogo especializado é capacitado para diagnosticar, gerenciar e reabilitar o paciente que apresenta disfagia orofaríngea.

Estima-se que 1 em cada 25 adultos na América apresentarão problemas de deglutição[2]. A real prevalência da disfagia na população adulta não é conhecida e é, frequentemente, subestimada, por ser muitas vezes silenciosa e poder ser sombreada por tantas outras questões de saúde. Inúmeras pesquisas epidemiológicas indicam que a maior prevalência de disfagia se dá nos idosos[3-5]. Estima-se que acomete cerca de 22% dos adultos com mais de 50 anos de idade[6], mais do que 30% da população idosa internada e perto de 68% de residentes de casas de longa permanência. Mais além, alguns estudos apontam que a população idosa apresenta risco alto para desenvolver complicações pulmonares por aspiração[7,8]. Em casos de acidente vascular encefálico (AVE), a incidência de disfagia se situa 29% entre 64%, na fase inicial[9-11]. Outras comorbidades neurológicas, potencialmente, levam à disfagia, incluindo esclerose múltipla (24-34%)[12-14], traumatismo cranioencefálico (38-65%)[15], demência (13-57%)[16], doença de Parkinson (35-82%) e esclerose lateral amiotrófica (90%)[3].

No universo da oncologia, destaca-se a disfagia mecânica associada ao câncer de cabeça e pescoço. A literatura sugere que 50% dos pacientes evoluem com disfagia e sua prevalência aumenta após a quimioterapia[17]. E a população com refluxo gastroesofágico pode apresentar alterações em 35-64% dos casos[18]. Em indivíduos submetidos à entubação orotraqueal, a estimativa é de 5-64%[19], e indivíduos com déficit intelectual chegam a 5-8% com algum déficit de deglutição[20].

No Serviço de Fonoaudiologia do Hospital, utilizamos a Classificação Internacional de Funcionalidade, Incapacidade e Saúde (CIF)[21], com o objetivo de construir referências quanto à incidência e prevalência das disfunções (como a disfagia) que demandam nossos cuidados e seus impactos. Esse instrumento nos auxilia a gerar ações e planejar intervenções, quantificar o grau de acometimento e permite o acompanhamento evolutivo do paciente ao longo do cuidado.

Em um recorte retrospectivo dos atendimentos realizados no Hospital ao longo de três meses (de março a maio de 2018), foram acompanhados 223 pacientes com disfagia, que foram divididos conforme a natureza de suas disfunções em: afecções neurológicas (44,39%), geriátricas (19,28%), oncológicas (10,76%), cardiológicas (8,52%), pulmonares (8,073%) e pediátricas (5,82%). E a disfagia constitui a maior demanda de cuidado fonoaudiológico em pacientes hospitalizados.

Em concordância com a literatura[9,22], foi observada maior frequência de disfagia entre os pacientes de 50-70 anos (15,69%) e, sobretudo, acima de 70 anos (73%). Utilizando o balizador da CIF para acompanhar as metas alcançadas, observamos que 80,55% dos pacientes atingiram os objetivos propostos, 5,09% atingiram parcialmente as metas e 14,3% não alcançaram as metas definidas.

Foram identificados também os motivos da falta de sucesso, nos casos com metas parcialmente alcançadas e não alcançadas, sendo eles: óbito, intercorrências clínicas, falha no planejamento terapêutico, falta de aderência às orientações e alta hospitalar precoce. Esses dados nos permitem mapear o perfil do serviço e estruturar melhor o planejamento terapêutico.

BASES PARA A PRÁTICA CLÍNICA

É função do fonoaudiólogo, que integra a equipe multiprofissional, realizar a avaliação da deglutição, diagnosticar e planejar a reabilitação, bem como gerenciar as disfagias nos diversos contextos clínicos. O fonoaudiólogo ou outro membro da equipe multiprofissional podem contribuir para a identificação dos indivíduos com risco para disfagia pela triagem, que pode se constituir de[23]:

- questionário que utiliza a percepção do paciente em relação à deglutição;
- testes específicos para observar a presença ou não dos sinais e sintomas de disfagia;
- protocolos institucionais (de risco de broncoaspiração e protocolo de cuidado ao paciente com AVE).

Não existe um modelo ideal de triagem e cada serviço usa a forma que mais se adapta às suas necessidades. No Hospital Sírio-Libanês, não é realizada a triagem pela fonoaudiologia para todos os pacientes de determinados grupos, mas há um instrumento que auxilia a equipe multiprofissional a identificar o risco de disfagia e sinalizar a necessidade à equipe médica responsável. Além disso, sempre que solicitado um parecer fonoaudiológico, é realizada uma avaliação de aspectos linguísticos cognitivos, fala, voz e deglutição.

Atualmente, estamos em fase de revisão do instrumento de avaliação de risco de disfagia e broncoaspiração, aplicado pela enfermagem para a identificação do risco, contemplando os seguintes componentes:

- fatores de risco maiores: doença de base, antecedentes, comorbidades, sinais clínicos de aspiração e complicações pulmonares;
- fatores de risco menores: funcionalidade da alimentação e perda de peso.

A identificação da presença de risco de broncoaspiração é caracterizada pela identificação de um ou mais critérios do grupo dos maiores ou por dois critérios do grupo dos menores[24-26]. No protocolo de cuidado ao paciente com AVE, todos os pacientes internados com diagnóstico de AVE recente devem ser avaliados pela equipe multiprofissional, dentro das primeiras 24 horas de internação, pela alta prevalência. O paciente permanece em jejum até a avaliação do fonoaudiólogo.

AVALIAÇÃO ESTRUTURAL E FUNCIONAL DA DEGLUTIÇÃO

A avaliação clínica da deglutição compreende o levantamento do histórico do prontuário, de discussões com a equipe, da anamnese do paciente, bem como conversas com familiares e cuidadores. Posteriormente, realiza-se uma análise correlacional com os dados da avaliação física estrutural, sensorial e funcional da deglutição, para chegar a um diagnóstico e identificar se o paciente é candidato à terapia ou gerenciamento.

A avaliação resultará em uma destas possibilidades:

- caracterização da funcionalidade da deglutição;
- determinar a via de alimentação mais segura;
- introduzir as melhores práticas de terapia;
- traçar um prognóstico;
- avaliar a necessidade de encaminhamento para outros profissionais e exames complementares mais objetivos;
- orientar e educar o paciente, seus familiares, cuidadores e realizar o alinhamento com a equipe multiprofissional.

AVALIAÇÃO

Anamnese:

- identificar o motivo da internação;
- levantar a história prévia e atual;
- coletar informações sobre a condição pulmonar/respiratória (prévia e atual). Caso o paciente tenha necessidade de ser aspirado, checar a frequência e a coloração da secreção;
- checar a medicação em uso que pode estar interferindo no estado de alerta ou potencializar a alteração de deglutição;
- averiguar as condições prévias de fala, linguagem e comunicação;
- investigar hábitos alimentares, dificuldades prévias de deglutição e modificações prévias na consistência alimentar;
- verificar possíveis queixas em relação às estruturas orofaringolaríngeas;

- questionar quanto à alteração ponderal nos últimos meses;
- verificar o grau de independência para a alimentação;
- checar sinais vitais (frequências cardíaca e respiratória, pressão arterial e saturação de oxigênio) e nível de conforto respiratório no repouso e aos mínimos esforços.

Avaliação estrutural e funcional:

- avaliação de pares cranianos;
- avaliação das estruturas orofaciais: face, mandíbula, lábios, língua, palato duro e palato mole, orofaringe e mucosa oral;
- avaliação da musculatura relacionada à deglutição, observando simetria, sensibilidade, força, tônus, amplitude e direção de movimento e coordenação;
- controle cervical, postura, amplitude de movimento, reflexos orais e movimentação involuntária;
- análise da qualidade vocal em repouso; em caso de avaliação com alimento, observar modificação de padrão vocal;
- avaliação da capacidade de gerenciar as secreções;
- observação da presença ou ausência de deglutição de saliva;
- realização de ausculta cervical antes, durante e após o teste com dieta;
- a avaliação estrutural direcionará a possibilidade de ser testada dieta; a escolha da consistência alimentar ficará a critério do fonoaudiólogo.

Caso seja possível testar diferentes consistências:

- verificar a possibilidade de auto-oferta;
- testar volumes diferentes, bem como utensílios diversos;
- avaliar as fases da deglutição oral (controle oral, preparo do alimento, tempo de trânsito oral, força de deglutição, resíduo alimentar após a deglutição, estase oral) e faríngea

(tosse durante e após a deglutição, elevação laríngea, sinais de estase faríngea) e sinais de alteração esofágica (tosse após alguns minutos da oferta).

Questionar também sobre fadiga e avaliar a habilidade e efetividade da tosse. Testar as estratégias sensoriais e as manobras de deglutição para favorecer a deglutição segura. Caso o paciente tenha traqueostomia, ver o capítulo de cuidados ao paciente traqueostomizado.

Discutir com a equipe médica os achados clínicos para definição de melhores práticas.

O grau de comprometimento da disfagia orofaríngea pode ser classificado segundo os critérios[27]:

- disfagia leve: alteração de esfíncter labial, incoordenação de língua, atraso para desencadear a deglutição, ausência de tosse, sem alteração de qualidade vocal após a deglutição e ausculta cervical sem alterações;
- disfagia moderada: alteração do esfíncter labial, incoordenação de língua, atraso da deglutição, ausência de tosse, presença de tosse antes, durante ou após a deglutição;
- disfagia grave: atraso ou ausência de deglutição, redução da elevação laríngea, ausência de tosse, presença de tosse antes, durante e após a deglutição, alteração da qualidade vocal após a deglutição, alteração respiratória evidente, deglutição incompleta e ausculta cervical alterada.

Para mensurar o grau de ingestão oral pré e pós-avaliação é aplicada a *Functional Oral Intake Scale* (FOIS)[28] (Tabela 1).

Vale ressaltar que os achados de uma avaliação indireta, apesar de fornecer muitas informações, são dados não objetivos, e a maioria dos achados é formada por inferências que se pode fazer da alteração da biomecânica da deglutição, não sendo possível afirmar se um paciente está ou não aspirando. Sendo assim, torna-se importante, sempre que se julgar necessário, a realização de um exame objetivo. Após uma análise dos achados obtidos, conclui-se se o paciente está apto ou não a iniciar dieta via oral ou se será necessária a indicação de via alternativa. É importante registrar os dados da CIF e os indicadores padronizados pelo serviço para ter o controle da evolução ao longo da internação.

TABELA 1 Níveis da *Functional Oral Intake Scale* (FOIS)

Nível 1: Nada por via oral
Nível 2: Dependente de via alternativa, com mínima ingesta via oral de alimento ou líquido
Nível 3: Dependente de via alternativa, com via oral com ajuste da consistência
Nível 4: Via oral total, mas com apenas uma consistência
Nível 5: Via oral total com múltiplas consistências, mas com necessidade de preparo especial ou compensações
Nível 6: Via oral total com múltiplas consistências, mas com necessidade de preparo especial ou compensações
Nível 7: Via oral total, sem restrições

AVALIAÇÃO INSTRUMENTAL DA DEGLUTIÇÃO

Videofluoroscopia da deglutição

A videofluoroscopia da deglutição (ou o videodeglutograma) é um procedimento radiográfico que fornece uma visão direta e dinâmica, em tempo real, da deglutição. O meio de contraste utilizado é o bário, que não é absorvido pelo organismo, e a quantidade de radiação é baixa. O procedimento dura em torno de 10 minutos. O exame é gravado e pode ser visto e revisto sempre que necessário. É considerado o exame padrão ouro para avaliar a dinâmica da deglutição, permitindo uma análise da anatomia, da fisiologia e fisiopatologia da deglutição[29]. Muitos profissionais só valorizam os episódios de aspiração traqueal e minimizam o potencial que o exame oferece para explorar a eficácia das abordagens e das técnicas utilizadas durante ele para traçar estratégias terapêuticas. Apesar de ser considerado um exame objetivo, a análise dos eventos visualizados na maioria dos serviços é subjetiva e intersubjetiva. Há grande variabilidade de protocolos e de laudos, não existindo um método universal de análise quantitativa e qualitativa dos achados durante o exame. Existem programas que fazem a mensuração quantitativa do tempo de reação de deglutição, tempo de abertura da transição faringoesofágica, tempo de trânsito faríngeo, mensuração do deslocamento anterior do hioide, deslocamento superior deste, deslocamento laríngeo anterior e superior, tempo da deglutição, quantidade de estase de contraste em recessos faríngeos, tornando os dados do exame mais objetivos e possibilitando uma análise comparativa para balizar o indicador de evolução funcional da deglutição. No Brasil, esses recursos do exame são mais usados em pesquisas e não na prática das clínicas e hospitais.

Protocolo de realização da videofluoroscopia

O exame é realizado pelo radiologista, pelo fonoaudiólogo e pelo técnico de enfermagem. É realizado um exame clínico breve para direcionar melhor o estudo da deglutição. O paciente deve estar em jejum de pelo menos 2 horas. É utilizado o Bariogel® (sulfato de bário 100% – 1 g/mL) misturado ao alimento. Alimentos utilizados: purê de frutas, banana amassada, banana em rodelas, pão, biscoito, líquido espesso e líquido, além de pílula feita de pão para testar a deglutição de comprimidos. O paciente é posicionado, inicialmente, sentado em perfil, e, se tiver condições, será feita a postura anteroposterior. Se for possível, são ofertados: 3 colheres de sobremesa de pastoso, 3 colheres de sopa de banana amassada, 2 rodelas de banana, 1 pedaço de pão, 1 pedaço de biscoito, líquido espesso na colher, líquido espesso no copo, líquido fino na colher e líquido fino no copo. Pode-se variar os utensílios, conforme a necessidade do paciente. O exame pode ser interrompido caso seja identificado que paciente está aspirando, sem benefícios de manobras e/ou ajuste de consistência. Idealmente, deve ser fei-

to nas incidências perfil e anteroposterior. O paciente é posicionado em sedestação. Ainda que apresente etapas protocolares, trata-se de um exame individualizado, pois a oferta de volume e a consistência são definidas conforme a queixa e a avaliação prévia do paciente. O examinador precisa estar atento e conhecer a fisiologia da deglutição para poder usar as manobras certas conforme os achados observados.

O que se observa em cada fase:

1. *Fase oral*:
   - esfíncter labial;
   - elevação velofaríngea à deglutição;
   - movimentação de preparo do alimento, organização do bolo alimentar e ejeção oral;
   - escape para a faringe antes do movimento de deglutição;
   - observar onde acontece a deglutição.

2. *Fase faríngea*:
   - amplitude da elevação hioidea e laríngea;
   - abertura da transição faringoesofágica;
   - localização de retenção de contraste em faringe;
   - quantidade de deglutições para a limpeza do contraste;
   - penetração laríngea, localização, resíduo e limpeza;
   - aspiração traqueal, resíduo e limpeza;
   - momento em que aconteceu a penetração laríngea e/ou aspiração;
   - tosse efetiva ou não;
   - movimentação da parede posterior de faringe.

3. *Fase esofágica*:
   - calibre, topografia, peristaltismo e esvaziamento;
   - hérnia de hiato;
   - acalásia;
   - divertículo;
   - durante o exame, além das diferentes consistências, são testadas mudanças posturais e manobras de deglutição;

– o laudo é descritivo e é usada a escala de penetração e aspiração.

INTERVENÇÕES FONOAUDIOLÓGICAS

A reabilitação em disfagia tem como principal objetivo o restabelecimento de uma deglutição segura, sempre que possível; favorecer a proteção de via aérea para minimizar complicações respiratórias; e maximizar a qualidade de vida do paciente. Os recursos para o tratamento das disfagias podem incluir procedimentos cirúrgicos, medicamentosos, indicação de vias alternativas de alimentação e terapia de reabilitação da deglutição com exercícios e técnicas específicas, conforme os achados clínicos da avaliação e/ou do exame complementar, e conforme a capacidade de colaboração do indivíduo. As técnicas com exercícios ativos que criam mudanças duradouras na deglutição ao longo do tempo melhoram a função fisiológica da deglutição e respiração. Já as técnicas compensatórias servem para modificar algo imediato, mas não têm efeito duradouro.

MODIFICAÇÃO DE DIETA

A modificação de consistência alimentar é muito usada para permitir uma ingestão segura. As modificações podem ser relacionadas à viscosidade do alimento ou líquido, amolecimento dos alimentos, modificar tamanho (picado, moído, desfiado ou processado), modificação de sabor e temperatura. No Hospital Sírio-Libanês é usada a seguinte nomenclatura para as dietas:

- dieta geral: todos os alimentos e texturas;
- dieta branda: alimentos mais abrandados, que requerem habilidade de mastigação (diferença para a geral: não entram folhas e legumes crus);
- dieta semissólida: alimentos bem cozidos, amolecidos e umedecidos, que requerem habilidade mastigatória menor que a branda;
- dieta pastosa: alimentos processados e oferecidos batidos de forma homogênea;

- líquido fino: líquido usual;
- os líquidos espessos são denominados conforme a marca de espessante que é utilizada e conforme a viscosidade resultante do líquido: néctar, mel e pudim.

É sempre sugerida a consistência mais segura para evitar a aspiração.

Volume e utensílios

A escolha do volume e dos utensílios é dada a partir da observação da avaliação perante as repostas que o paciente apresenta. Não existe regra de quanto volume deve ser ofertado – se 3,5 ou 10 mL; as respostas são muito individuais.

Manobras posturais

São estratégias usadas para favorecer o tempo de deglutição, modificar o trajeto do alimento e proteger a via aérea. Para a realização das manobras é necessária a compreensão de seus efeitos:

- queixo para baixo: favorece a aproximação da língua na parede posterior da faringe, favorece o fechamento das vias aéreas e amplia o espaço valecular;
- queixo para cima: favorece o deslizamento do bolo para a faringe;
- cabeça rodada em direção ao lado fraco: direciona o bolo alimentar para o lado mais forte. Minimiza a estase;
- cabeça inclinada em direção ao lado bom: mantém o alimento na superfície de mastigação;
- as posturas e manobras podem ser combinadas, visando ao melhor desempenho durante a alimentação.

Manobras de deglutição

- Deglutições múltiplas: reduzem o resíduo pós-deglutição.
- Deglutição de esforço: aumenta o movimento posterior da língua e maximiza a ejeção oral para enviar o bolo para a faringe.

- Deglutição supraglótica: protege a via aérea, maximizando o fechamento das pregas vocais. E favorece a limpeza laringotraqueal em caso de penetração laríngea (PL) e/ou aspiração.
- Deglutição supersupraglótica: favorece o fechamento glótico e protege as vias aéreas. Movimenta as aritenoides, anteriormente, fechando a entrada do vestíbulo laríngeo antes e durante a deglutição. É semelhante à supraglótica, mas promove maior esforço.
- Manobra de Mendelsohn: promove maior extensão e duração da elevação laríngea e, consequentemente, aumenta a amplitude e a duração da abertura da transição faringoesofágica.

Exercícios de motricidade oral

Os exercícios de motricidade oral envolvem exercícios para trabalhar a mobilidade, força, amplitude de movimento e direção do movimento. Entre eles:
- elevação laríngea;
- manobra de Masako;
- exercício com *shaker;*
- exercícios de língua.

Uso da eletroestimulação

Trata-se de um recurso relativamente novo no que diz respeito ao tratamento da disfagia, que envolve a aplicação de corrente elétrica na pele para estimular o tecido nervoso ou músculo durante uma função ou não. A estimulação elétrica pode favorecer o aumento do tamanho do músculo, melhorar a amplitude de movimento e otimizar a vascularização da região. Com essas melhorias, pode haver mudança no padrão de deglutição.

Treino muscular respiratório

Concentra-se em melhorar a pressão expiratória máxima, juntamente com os músculos abdominais e os músculos expiratórios, otimizando a tosse e a pressão subglótica e melhorando, assim, a proteção de via aérea.

Estimulação sensorial

Estimulação tátil, térmica e gustativa que favorece a modulação de respostas motoras.

Fotobiomodulação – *laser*

É um recurso relativamente moderno no que diz respeito a esse fim, mas requer mais estudos para a demonstração de sua eficácia. A luz fornece energia para promover mudança intracelular. No caso da disfagia, podemos pensar na fotobiomodulação para o treino muscular, para potencializar a ação do músculo. Pode ser usado para modulação do fluxo de saliva.

CONSIDERAÇÕES FINAIS

As práticas discutidas neste capítulo estão bem estabelecidas, mas ainda assim há espaço para o aprimoramento da avaliação e do acompanhamento dos desfechos clínicos, e publicações com análise de custo-efetividade, para que fique ainda mais claro desse cuidado. Uma estratégia possível é a utilização de instrumentos, como a CIF, e a adoção de indicadores para mapear a evolução do paciente, e comparar esses dados com aqueles de outros serviços. Outro ponto que merece destaque é a importância do adequado treinamento da equipe de cuidado para os sinais de alerta de disfagia e a verificação de possíveis fatores de risco de disfagia e broncoaspiração.

REFERÊNCIAS BIBLIOGRÁFICAS

1. Furkim AM, Salviano SC. Disfagia neurogênica. In: Disfagias orofaríngeas. Carapicuíba: Pró-Fono; 1999. p.19-34.
2. Bhattacharya N. The prevalence of dysphagia among adults in the United States. Otolaryngology-Head and Neck Surgery. 2014;151:765-9.
3. Bloem B, Lagaay A, Van Beek W, Haan J, Roos R, Wintzen A. Prevalence of subjective dysphagia in community residents aged over 87. British Medical Journal. 1990;300:721-2.

CAPÍTULO 27 CUIDADOS DE REABILITAÇÃO PARA O PACIENTE COM DISFAGIA

4. Cabré M, Serra-Prant M, Force L, Almirall J, Palomera E, Clavé P. Oropharyngeal dysphagia is a risk factor for readmission for pneumonia in the very elderly persons: observational prospective study. The Journal of Gerontology. 2014;69:330-7.

5. Sura L, Mandhavan A, Carnaby G, Crary MA. Dysphagia in elderly: manegement and nutritional considerations. Clinical Intervention and Aging. 2012;7:287-9.

6. Altman KW, Yu GP, Schaefer SD. Consequences of dysphagia in the hospitalized patient: impact on prognosis and hospital resources. Archives of Otolaryngology- Head & Neck Surgery. 2010;136:784-9.

7. Lindgren S, Janzon L. Prevalence of swallowing complaints and clinical findings among 50-79-year-old-men and women in an urban population. Dysphagia. 1991;6:187-92.

8. Marik PE. Aspiration pneumonitis and aspiration pneumonia. New England Journal of Medicine. 2001;344:665-71.

9. Barer D. The natural history and functional consequences of dysphagia after hemisheric stroke. Journal of Neurology, Neurosurgery and Psychiatry. 1989;52:236-41.

10. Flowers HL, Silver FL, Fang J, Rochon E, Martino R. The incidence, co-occurance, and predictors of dysphagia, dysarthria, and aphasia after first-ever acute ischemic stroke. Journal of Communication Disorders. 2013;46:238-48.

11. Falsetti P, Cerina A, Palila R, Bo M, Carpinteri F, Zingarelli A, Lenzi L. Oropharyngeal dysphagia after stroke: incidence, diagnosis and clinical predictors in patients admited to a neurorehabilitation unit. Journal of Stroke and Cerebrovascular Disease. 2009;18:329-35.

12. Roden DF, Altman KW. Causes of dysphagia among different age groups: a systematic review of the literature. Otolaryngologic Clinics of North America. 2013;46:965-87.

13. Calcagno P, Ruoppolo G, Grasso M, Paolucci S. Dysphagia in multiple sclerosis: prevalence and prognostic factors. Acta Neurologica Scavandinavica. 2002;105:40-3.

14. De Pauw A, Dejaeger E, D'Hoogh B, Carton H. Dysphagia in multiple sclerosis. Clinical Neurology & Neurosurgery. 2002;104:345-51.

15. Terre R, Mearin F. Evolution of tracheal aspiration in severe traumatic brain injury-related oropharyngeal dysphagia: 1-year longitudinal follow-up study. Neurogastroenterology & Motility. 2009;21:361-9.

16. Alagiakrishnan K, Bhanji RA Kurian M. Evaluation and management of oropharingeal dysphagia in different types of dementia: a systematic review. Archives of Gerontology and Geriatric. 2013;56:1-9.

17. Garcia-Peris P, Parón L, Velasco C, De la Cuerda C, Camblor M, Bretón I, et al. Long-term prevalence of oropharyngeal dysphagia in head and neck cancer patients: impact on quality of life. Clinical Nutrition. 2007;26:710-7.

18. Spechler S. AGA technical review on treatment of patients with dysphagia caused by benign disorders of the distal esophagus. Gastroenterology. 1999;117:233-54.

19. Skoretz SA, Flowers H, Martino R. The incidence of dysphagia following endotracheal intubation: a systematic review. Chest. 2010;137:665-73.

20. Chadwick DD, Jolliffe J, Goldbart J, Burton MH. Barriers to caregiver compliance with eating and drinking recommendations for adults with intellectual disabilities and dysphagia. Journal of Applied Research in Intellectual Disabilities. 2006;19:153-62.

21. Conselho Regional de Fonoaudiologia. Guia norteador sobre a CIF em fonoaudiologia. 2013.

22. Layne K, Losinski D, Zenner P, Ament J. Using the Fleming index of dysphagia to establish prevalence. Dysphagia. 1989;4:39-42.

23. Etges LC, Scheeren B, Gomes E, Barbosa LR. Screening tools for dysphagia: a systematic review. CoDAS [online]. 2014;26(5):343-9.

24. Altan, KW, Yu GP, Schaefer SD. Consequence of dysphagia in the hospitalized patient: impact on prognosis and hospital resources. Arch Otolaryngol Head and Neck Surg. 2010;136(8):784-9.

25. Beck-Schimmer B, Bonvivi JM. Bronchoaspiration: incidence, consequences and management. Eur J Anaesthesiol. 2011;28(2):78-84.

26. Dibardino DM, Wunderink RG. Aspiration pneumonia: a review of modern trends. J Crit Care. 2015;30(1):40-8.

27. Silva RG. Disfagia neurogênica em adultos pós-acidente vascular encefálico: identificação e classificação [Dissertação]. São Paulo: Universidade Federal de São Paulo; 1997.

28. Crary MA, Mann GD, Groher ME. Initial psychometric assessment of a functional oral intake scale for dysphagia in stroke patients. Arch Phys Med Rehabil. 2005;86(8):1516-20.

29. Logemann JA. Manual for the videofluorographic study of swallowing. Boston: Little, Brown; 1986.

CAPÍTULO 28

Particularidades da reabilitação do paciente idoso

Mario Chueire de Andrade Junior
Caroline Gabrelian Franco da Silva
Cláudia de Almeida
Lorena de Toledo Montesanti
Christina May Moran de Brito

INTRODUÇÃO

O envelhecimento é um processo natural da vida no qual ocorrem alterações físicas, psíquicas e sociais, as quais são vivenciadas de maneira distinta por cada indivíduo, dependendo do contexto social, político e econômico em que o idoso está inserido. Por ser um fenômeno progressivo, ocorrem diferentes mudanças biopsicossociais que, quando associadas a comorbidades, facilitam ainda mais o aparecimento de síndromes tipicamente geriátricas[1].

Dentro dos diferentes conceitos, o envelhecer pode ser definido como um processo biológico associado ao tempo, porém as características fisiológicas desse processo são mais percebidas a partir de idades próximas aos 60 anos[2]. Define-se envelhecimento saudável como o "processo de desenvolvimento e manutenção da capacidade funcional que permite o bem-estar na idade avançada"[3]. As alterações associadas ao envelhecimento sem levar à morbidade dizem respeito à senescência, e aquelas que constituem morbidade dizem respeito à senilidade.

O envelhecimento pode ser ainda classificado como primário, secundário ou terciário. O primário é o envelhecimento normal, também denominado senescência, no qual o processo ocorre de forma gradual e progressiva. Já o envelhecimento secundário refere-se ao processo patológico que é acompanhado por doenças (morbidades) não diretamente resultantes do processo normal de envelhecimento. O envelhecimento terciário é caracterizado pelo decréscimo funcional com perdas físicas muito significativas, déficit cognitivo importante e doenças associadas, constituindo morbidade[4].

Com relação às alterações físicas, a mobilidade como fator amplo aparece como umas das alterações mais significativas. Pode-se defini-la como a capacidade da pessoa de alterar sua posição ou localização, ou de se mover de um lugar para outro. A manutenção dessa funcionalidade é considerada crucial para o envelhecimento saudável com boa qualidade de vida. Vários processos fisiológicos e psicológicos podem ter efeitos negativos sobre a mobilidade dos idosos. E condições prevalentes nessa faixa etária, como alterações ósseas, articulares, fraqueza muscular e doenças neurológicas, frequentemente levam a limitações de mobilidade[5].

Segundo a Organização Mundial da Saúde (OMS), justamente os distúrbios musculoesqueléticos, tão prevalentes na população idosa, constituem a segunda maior causa de deficiência em todo o mundo[3]. E a principal causa de incapacidade no adulto e no idoso é também outra condição que tem sua prevalência elevada com o passar da idade: o acidente vascular encefálico[3].

Geralmente, as condições que levam às dificuldades de locomoção e mobilidade produzem efeitos físicos, cognitivos e sociais indesejáveis, com consequências graves para os idosos. Comumente, causam um declínio funcional adicional, incapacidade, potencial institucionalização e aumento nas internações hospitalares. Parte das alterações observadas no organismo decorre do processo de envelhecimento e consta na Tabela 1.

Adicionalmente às questões físicas, há o próprio envelhecimento cerebral, com atrofia e dilatação de sulcos e ventrículos, perda neuronal, degeneração grânulo-vacuolar, presença de placas neuríticas e formação de corpos de Levy. Também a formação de placas betas amiloides que formam agregados fibrilares nas terminações nervosas e emaranhadas de neurofibrilares responsáveis pelo declínio cognitivo. Essas alterações levam aos déficits cognitivos comumente observados em idosos, manifestando-se na perda de atenção, diminuição na memória recente e dificuldades de cálculo. Tais alterações podem ocasionar o que é chamado de comprometimento cognitivo leve, caracterizado por um quadro intermediário entre o envelhecimento saudável e a perda cognitiva patológica (demência). No que se refere à causa mais frequente de demência no idoso, a doença de Alzheimer supera em mais de 50% os demais quadros demenciais, e sua prevalência acima dos 80 anos se situa ao redor de 30%[6].

O envelhecimento cerebral é proporcional à quantidade de atividade à qual o cérebro é exposto, ou seja, quanto mais atividade intelectual durante a vida, mais tempo o cérebro demorará a perder suas conexões devido a sua capacidade plástica. Outro fator importante para o envelhecimento cerebral é o sedentarismo; de maneira oposta, a atividade física leva ao aumento da percepção de saúde, aumento do grau de independência e integração social. Estudos experimentais recentes têm demonstrado o efeito positivo da irisina, um hormônio liberado pelos músculos durante a atividade física, sobre a cognição[7].

O conjunto dessas manifestações e das demais alterações sistêmicas que ocorrem com o envelhecimento podem ocasionar a denominada síndrome da fragilidade do idoso (SFI). Sua origem é multidimensional, e a disfunção de uma das dimensões pode levar ao prejuízo de outra, gerando, assim, efeitos somáticos em cascata, que potencializam o surgimento de efeitos adversos, como o aparecimento de quedas, hospitalizações e incapacidades[8]. A fragilidade é uma síndrome clínica que se caracteriza pela menor capacidade de se adaptar a eventos agressores. A fragilidade se caracteriza, sobretudo, pela perda de habilidade para se adaptar ao estresse em decorrência de reservas escassas. O envelhecimento leva a maior vulnerabilidade a fatores internos e externos, que predispõem ao risco de morbimortalidade[9]. Este capítulo a abordará em maior profundidade adiante.

Os avanços na medicina e no desenvolvimento socioeconômico reduziram significativamente a morbidade e mortalidade, propiciando, entre outros fatores, a revolução da longevidade. Até o ano 2050, mais de 64 países serão constituídos por uma população composta por perto de 30% de indivíduos na faixa etária acima de 60 anos. Com isso, as noções sobre envelhecimento e idade avançada devem ser repensadas. E cabe ressaltar que todo o processo de envelhecimento é diretamente ligado às condições e à história própria do indivíduo, ou seja, dois idosos de 70 anos podem apresentar funcionalidades completamente distintas[10,11].

Sendo assim, os profissionais da saúde precisam saber reconhecer os indivíduos que apresentem essas condições e esses fatores de risco, bem como determinar as intervenções necessárias, a fim de planejar um melhor cuidado de saúde para seus pacientes idosos. E as avaliações de funcionalidade, força muscular e equilíbrio são fundamentais na prática clínica, pois identificam potenciais deficiências que afetam a mobilidade e a independência, auxiliando na orientação das intervenções terapêuticas.

BASES PARA A PRÁTICA CLÍNICA

Avaliação

Todos os órgãos e sistemas sofrem alterações durante o processo de envelhecimento (Tabela 1).

A intensidade dessas alterações está diretamente ligada ao estilo de vida, incluindo a prática de atividades físicas, alimentação, hábitos e vícios, como alcoolismo e tabagismo, bem como fatores genéticos e ambientais[3,12].

Essa amplitude de alterações fisiológicas associadas ao envelhecimento pode resultar na mencionada SFI. Não existe consenso e uma definição única a respeito dessa síndrome, porém, dentre as mais diversas definições distintas entre os autores, esta pode ser caracterizada por manifestações como redução da ingestão de alimentos com consequente perda de peso involuntária, diminuição de massa muscular, diminuição na força de preensão palmar, relato fadiga muscular, instabilidade postural, lentidão, prostração, dentre outros sintomas.

Vários são os critérios e instrumentos utilizados para definir a ocorrência da SFI. Entre eles o *Cardiovascular Health Study – Frailty Index (CHS-FI)* e o *SOF-FI: Study of Osteoporotic Fracture – Frailty Index (SOF-FI)* (descritos na Tabela 2).

Várias ferramentas de avaliação foram concebidas para identificar e quantificar a perda de mobilidade nos idosos. No entanto, o propósito e o alvo, a validade de conteúdo, a facilidade de uso e a adequação de escala são pontos importantes a serem considerados na avaliação da funcionalidade de um idoso. Segundo Kishner e Guyatt, testes de avaliação, medidas clínicas e ciências sociais podem ser usados para 3 finalidades: discriminar sujeitos, prever os resultados (prognóstico) e avaliar mudanças ao longo do

TABELA 1   Principais efeitos deletérios do processo de envelhecimento no organismo humano

Antropométricos	Musculares	Pulmonares	Neurais	Cardiovasculares	Outros
Aumento de peso corporal e gordura	Perda de 10% da força muscular	Diminuição da capacidade vital	Diminuição do número e do tamanho dos neurônios	Diminuição do gasto energético	Diminuição da agilidade
Diminuição da estatura	Maior índice de fadiga muscular	Aumento do volume residual	Diminuição da velocidade da condução nervosa	Diminuição da frequência cardíaca	Diminuição da coordenação motora
Diminuição da massa muscular	Menor capacidade de hipertrofia	Aumento da ventilação durante o exercício	Aumento de tecido conectivo nos neurônios	Diminuição do volume sistólico	Diminuição do equilíbrio corporal
Diminuição da densidade óssea	Diminuição da atividade oxidativa	Menor mobilidade da parede torácica	Menor tempo de reação reflexa	Diminuição da utilização de oxigênio pelos tecidos	Diminuição da flexibilidade
	Diminuição de fontes energéticas (ATP/CP/ glicogênio)	Diminuição da capacidade de difusão capilar	Menor velocidade de movimento	Aumento do colesterol e da tensão arterial com regiões de fibrose no miocárdio	Diminuição da mobilidade articular
	Diminuição da velocidade de condução	Diminuição da capacidade aeróbia	Diminuição do fluxo sanguíneo cerebral		Aumento da rigidez da cartilagem, dos tendões e dos ligamentos
	Diminuição na capacidade de regeneração				

CAPÍTULO 28 PARTICULARIDADES DA REABILITAÇÃO DO PACIENTE IDOSO 337

TABELA 2   Critérios de fragilidade mais utilizados

Instrumentos/itens avaliados	CHS-FI	SOF-FI
Perda ponderal	> 5% do peso ou > 4,5 kg nos últimos 12 meses	> 5% do peso
Exaustão	Você se sente cheio de energia?	Você se sente cheio de energia?
Fraqueza muscular	Fraqueza Força de preensão palmar (kg) na mão dominante ajustada para IMC	Não se aplica
Lentidão da marcha	Baseado no tempo de andar 4,57 m ajustado para altura e gênero	Não se aplica
Baixo nível de atividade física	Baseado no MLTA (versão breve) < 270 kcal por semana em atividades	Não se aplica
Habilidade de levantar da cadeira	Não se aplica	Incapacidade de levantar da cadeira 5 vezes sem utilizar apoio
Fragilidade	3 ou mais critérios Pré-frágil: 1 ou 2 critérios Idoso normal: nenhum critério	

CHS-FI: *Cardiovascular Health Study – Frailty Index*; SOF-FI: *Study of Osteoporotic Fracture – Frailty Index*; IMC: índice de massa corporal; MLTA: *Minnesota leisure time activity*.
Fonte: adaptado de Brito et al.[9].

tempo. Por conseguinte, é muito importante delinear os domínios necessários a serem analisados[13].

Este capítulo versará sobre os testes mais comumente utilizados, e eles podem servir também de pano de fundo para a quantificação do grau de acometimento com o uso do racional da Classificação Internacional de Funcionalidade, Incapacidade e Saúde (CIF)[14-17], se acometimento: ausente (0); leve (1); moderado (2); acentuado (3) ou total (4). O uso da CIF está descrito nos capítulos sobre "Indicadores de qualidade em reabilitação hospitalar", bem como no de "Avaliação funcional do paciente internado".

Considerando o tempo usualmente disponível para a avaliação e o acompanhamento, é habitual e pertinente apenas aprofundar a avaliação da funcionalidade que constituirá objetivo terapêutico de reabilitação, ou seja, alvo de intervenção. E a escolha do instrumento deve ter por base sua especificidade e sensibilidade para avaliar os déficits presentes que levam à alteração da funcionalidade em questão.

Testes funcionais de mobilidade e equilíbrio

Escala de equilíbrio de Berg (BBS): desenvolvida em 1989, essa é uma ferramenta de medição muito utilizada para avaliar o equilíbrio em pessoas idosas. No início, o teste envolveu 38 tarefas relacionadas ao equilíbrio. Mais tarde, foi refinado para combinar 14 itens que são executados em ambientes clínicos. Esses itens consistem em uma variedade de posições funcionais, tais como: transferências; sedestação sem apoio; ortostatismo com os olhos fechados e os pés juntos; pegar objetos; colocar os pés de forma alternada em um banquinho, entre outros. A avaliação se baseia na capacidade de realizar as tarefas de forma independente em um tempo mínimo. Cada item pontua de 0-4, atingindo uma pontuação total máxima de 56, com maiores pontuações indicando melhor desempenho[18].

***Balance evaluation systems test* (BESTest):** esse teste também é realizado para avaliação de equilíbrio e foi desenvolvido em 2009 por Horak. Consiste em 36 itens realizados sob 27 tarefas e tem como objetivo avaliar 6 diferentes sistemas de controle de equilíbrio: restrições biomecânicas; limites de estabilidade/verticalidade; transições/antecipação de ajuste postural; respostas posturais; orientação sensorial; e estabilidade da marcha. Cada item é classificado em uma escala de 4 níveis onde 0 e 3 pontos referem-se aos piores e melhores desempenhos, respectivamente. Consequentemente, uma porcentagem do total está disponível para a pontuação total e para cada seção. A avaliação desse teste leva aproximadamente 30-45 minutos. Duas versões abreviadas foram introduzidas para melhorar a utilidade e viabilidade clínica do BESTest: *Mini-BESTest*. Com variações na literatura, o *Mini-BESTest* envolve 14-16 itens avaliados na mesma escala de 0-3 pontos. A execução da versão reduzida leva aproximadamente 10-15 minutos, tornando-a mais viável para a aplicação clínica[19].

Índice dinâmico de marcha (DGI): desenvolvido em 1997 por Shumway-Cook et al., o teste tem por finalidade examinar a estabilidade funcional dos idosos durante as atividades de marcha e avaliar seu risco de queda. O teste consiste em 8 itens, que são usados para avaliar o valor de uma resposta do indivíduo à mudança de demanda do avaliador, enquanto está deambulando. As tarefas funcionais incluem caminhar uma distância de 15,2 m, em diferentes contextos sensoriais, que incluem: superfície plana, com mudanças na velocidade da marcha, movimentos horizontais e verticais da cabeça, passar por cima e contornar obstáculos, giro sobre o próprio eixo corporal e subir e descer escadas. Cada item é pontuado de 0-3 pontos, atingindo um máximo de pontuação total de 24 pontos. A maior pontuação mostra melhor funcional mobilidade e estabilidade do equilíbrio[20].

Avaliação funcional da marcha (FGA): esse é um teste de equilíbrio baseado na deambulação do teste DGI, inicialmente proposto para avaliar a estabilidade em indivíduos com distúrbios vestibulares. Isso mostra validade concorrente aceitável em comparação com outras medidas de marcha e equilíbrio. O teste inclui 7 dos 8 itens apresentados na DGI, com 3 tarefas adicionais: caminhar uma distância de 6 m com base estreita de suporte (marcha Tandem),

andando para trás e com os olhos fechados; o sétimo item do DGI (andando com obstáculos) não está incluído[21].

Escala de mobilidade dos idosos (EMS): desenvolvido por Rachael Smith em 1994, para avaliar a mobilidade em idosos frágeis. O teste examina transferências, marcha e o equilíbrio pela avaliação de 7 atividades de vida diária: transferência deitado para sentado (0-2 pontos), sentado para deitado (0-2 pontos) e sentado para de pé (0-3 pontos); manter-se de pé (0-3 pontos); marcha (0-3 pontos); 6 m de caminhada (0-3 pontos); e alcance funcional (0, 2 ou 4 pontos). Sendo assim, o total varia entre 0 (mobilidade totalmente dependente) e 20 (mobilidade independente). Uma pontuação total abaixo de 10, entre 10 e 13, e acima de 14 representa, respectivamente, "dependência para mobilidade", "mobilidade limítrofe, em termos de segurança", e "independência para mobilidade"[22]. Sua aplicação leva em torno de 15 minutos, e sua validade foi testada para o ambiente hospitalar, com resultados satisfatórios[23].

Índice de mobilidade De Morton (DEMMI): desenvolvido em 2008, é um instrumento de avaliação validado e também usado para medir a mobilidade de idosos. Consiste em 15 itens hierárquicos categorizados, como: mobilidade no leito; tarefas na cadeira; equilíbrio estático; marcha e equilíbrio dinâmico. Os 11 itens seguem uma escala dicotômica (0 ou 1), e 4 itens são pontuados de 0-2. Para calcular a pontuação do DEMMI, a pontuação bruta total é convertida em um intervalo de 100 pelo uso da *Rasch Analysis*, com maiores pontuações representando melhor mobilidade. O DEMMI é um instrumento unidimensional seguro, rápido e fácil de administrar. O teste é realizado em uma média de 8 minutos e requer apenas uma cama ou maca, uma poltrona de 45 cm de altura do assento, uma caneta e um cronômetro[24].

Avaliação da mobilidade orientada pela performance (POMA): também conhecido como *tinetti mobility test* (TMT), esse é um teste clínico usado para medir o equilíbrio e a marcha em idosos. Foi originalmente concebido em 1986, por Tinetti, e é constituído de 13 tarefas de equilíbrio e 9 itens para avaliações de marcha, a fim de prever quedas em um ambiente institucionalizado. Mais tarde, foi modificado e é comumente usado. Essa atualização reduziu o exame para 9 tarefas de equilíbrio (POMA-B) e 7 itens para avaliar a marcha (POMA-G). Cada tarefa é pontuada em uma escala de 2 ou 3 pontos. As pontuações são combinadas fornecendo pontuação total máxima (POMA-T) de 28 pontos, com pontuação subtotal de 16 e 12 pontos para POMA-B e POMA-G, respectivamente. Um escore total < 19, variando entre 19-24 e variando entre 25-28, representa, respectivamente, risco alto (anormal), médio (normal) e baixo (adaptativo) de queda. Com o tempo, novas versões do Tinetti-POMA foram usadas, com algumas modificações no desempenho dos itens e procedimentos de pontuação. Eles são amplamente utilizados em vários contextos clínicos como medida do comprometimento da mobilidade e estudo dos efeitos das intervenções[25].

Time get up and go test (TUGT): foi primeiramente descrito por Podsiadlo e Richardson, em 1991, como uma versão modificada do teste time *get up and go*. É um teste de avaliação clínica, amplamente utilizado para avaliar o equilíbrio e a capacidade de locomoção em populações idosas. Nesse teste, os participantes são observados e cronometrados em segundos, enquanto se levantam de uma cadeira com aproximadamente 46 cm altura do assento e 65 cm de altura do braço, deambulam no seu ritmo habitual por uma distância de 3 m em direção a uma linha marcada no chão, giram 180 graus, voltam para a cadeira e se sentam. Eles também são convidados a usar seus calçados usuais e dispositivo auxiliar de macha, se necessário. O tempo gasto para completar o teste é medido por um cronômetro: ele começa no comando "vai" e termina quando o dorso do avaliado está posicionado contra o encosto da cadeira, depois de se sentar. Um tempo mais rápido indica melhor desempenho. Embora seja muito simples, o TUGT é altamente recomendado, pois inclui os movimentos básicos do cotidiano e as tarefas

da vida cotidiana, como andar e girar, e contém componentes valiosos[26]. Há ainda o TUGT com dupla tarefa, que apresenta melhor associação com o risco de queda[27].

Bateria de *performance* física curta (SPPB): esse é um teste de avaliação usado para examinar a marcha, o equilíbrio, a força e a resistência em idosos. Seu desempenho é dividido em 3 subtestes: avaliação de equilíbrio, teste de velocidade de marcha e teste de levantar-se da cadeira 5 vezes. Primeiro, para o exame de equilíbrio, os participantes são convidados a ficar com os pés lado a lado, semiTandem (o calcanhar de um pé colocado ao lado do primeiro dedo do outro pé) e, depois, em posição Tandem (o calcanhar de um pé é colocado diretamente na frente dos dedos do outro pé), consecutivamente, por 10 segundos, se forem capazes. Os avaliadores encerram o teste quando os participantes movimentam os pés, seguram em um suporte ou ultrapassam os 10 segundos. Em segundo lugar, eles são cronometrados ao longo de um percurso de 3-4 m com o uso de dispositivo auxiliar de marcha, se necessário. A análise se baseia nos resultados do teste mais rápido. Em terceiro lugar, os participantes são convidados a realizar o teste de se levantar da cadeira[28].

Teste de caminhada de 6 minutos (TC6): é considerado um indicador do desempenho físico geral e da mobilidade em idosos. Como declarado por Harada et al., embora o TC6 seja usado para resumir o efeito de deficiências de força e resistência na caminhada, ele também fornece informações sobre a capacidade funcional na marcha. O teste é conduzido sob uma padronização protocolar e é usado para medir a distância máxima deambulada em uma superfície firme e plana em um período de 6 minutos. Os participantes são instruídos a caminhar até onde conseguem, em um corredor de 30 m, sem correr, e podem parar e descansar durante o teste. Para retomar, os examinadores podem incentivá-los usando duas declarações padronizadas apenas: "Você está indo bem" e "Bom trabalho, continue". Além disso, a avaliação do TC6 inclui as avaliações de respostas globais e integradas de vários sistemas envolvidos durante o exercício, como os sistemas cardiovasculares e o metabolismo muscular. Há também os testes de 2 e 12 minutos[29].

Velocidade da marcha usual ou habitual: esse teste é amplamente utilizado em campos de pesquisa e em clínicas como medida dos aspectos da marcha. É reconhecido como um indicador das necessidades de reabilitação, futuro declínio funcional e para avaliação do risco de queda. Assim, a velocidade usual da marcha, também conhecida como velocidade de marcha habitual ou a medição da velocidade de caminhada em linha reta, é considerado um teste de avaliação que fornece informações significativas sobre a capacidade funcional geral de um indivíduo. Para executar esse teste, os profissionais de saúde podem consultar várias versões do teste, dependendo da disponibilidade de uma curta distância (3, 4, 6 e 10 m teste de caminhada, com uma distância adicional de aproximadamente 5 m para aceleração e desaceleração). Os participantes percorrem a distância selecionada em linha reta em sua velocidade confortável, sem encorajamento verbal[30].

Além dos testes funcionais, a avaliação de força muscular e a qualidade do músculo são importantes, e é passível de ser verificadas por meio de avaliação da massa muscular, que pode ser estimada por uma variedade de técnicas. Existem vários métodos para ajustar o resultado para a altura ou para o índice de massa corpórea. A quantidade muscular pode ser relatada como massa muscular esquelética total e como massa muscular esquelética apendicular, ou, ainda, como área de seção transversal muscular de grupos musculares específicos ou localizações corporais[31]. Esses métodos são descritos em maior profundidade no Capítulo "Reabilitação precoce na UTI".

A ressonância magnética (RM) e a tomografia computadorizada (TC) são considerados métodos padrão ouro para avaliação não invasiva da massa muscular. No entanto, essas ferramentas não são comumente usadas devido ao alto custo, falta de portabilidade e necessidade de pessoal altamente treinado para usar o equipamento. Além disso, os pontos de corte para diminuição da massa muscular ainda não estão bem definidos para essas medidas[32].

A absorciometria por raios X de dupla energia (DXA) é o instrumento mais amplamente disponível para determinar a massa muscular (massa total de tecido magro corporal ou massa muscular esquelética apendicular) de forma não invasiva. Mas as diferentes marcas de equipamentos de DXA constituem barreira para resultados mais consistentes. Atualmente, o DXA é o método preferido por alguns clínicos e pesquisadores para medir a massa muscular. Fundamentalmente, esta está correlacionada ao tamanho do corpo, isto é, indivíduos com tamanho corporal maior normalmente têm maior massa muscular. Assim, ao quantificar a massa muscular, o nível absoluto de massa muscular total e apendicular pode ser ajustado para o tamanho do corpo de diferentes maneiras, usando altura ao quadrado, peso ou índice de massa corporal[33]. Uma desvantagem é o fato de que o instrumento DXA ainda não é portátil. Mais além, as medições de DXA também podem ser influenciadas pelo *status* de hidratação do paciente[34].

Outra alternativa, a análise com o uso da bioimpedância elétrica (BIA) não mede a massa muscular diretamente, mas deriva uma estimativa da massa muscular com base na condutividade elétrica de todo o corpo. A BIA usa uma equação de conversão que é calibrada com uma referência da massa magra, medida pelo DXA, em uma população específica. O equipamento de BIA é acessível, amplamente disponível e portátil, especialmente os instrumentos de frequência única. Como as estimativas de massa muscular diferem conforme as marcas dos instrumentos, as populações são usadas como referência. Idade, etnia e outras discrepâncias relacionadas entre as populações e pacientes devem ser consideradas na prática clínica. Além disso, as medições da BIA também podem ser influenciadas pelo *status* de hidratação do paciente[35].

O ultrassom é uma técnica de avaliação amplamente usada para medir a quantidade muscular, identificar o desperdício muscular e também como medida da qualidade muscular. É confiável e válido, e está começando a ser usado ao lado do leito por médicos treinados. O método que utiliza o ultrassom é preciso e apresenta confiabilidade intra e interobservadores para avaliação em idosos[36].

A avaliação dos músculos penados, como o quadríceps femoral, pode detectar uma diminuição na espessura muscular e na área transversal em período relativamente curto, sugerindo maior potencial para o uso dessa ferramenta na prática clínica[37]. O uso do ultrassom foi recentemente ampliado na prática clínica para apoiar o diagnóstico de sarcopenia em idosos, utilizando-se da avaliação muscular por meio da medição da espessura muscular, área de seção transversal, comprimento do fascículo, ângulo de flexão e ecogenicidade[38]. Assim, o ultrassom tem a vantagem de poder avaliar a quantidade e a qualidade muscular.

A antropometria pode ser usada para refletir o estado nutricional em idosos, e já se demonstrou que a circunferência da panturrilha apresenta relação com o desempenho e a sobrevida de idosos (ponto de corte de 31 cm). Como tal, medidas de circunferência da panturrilha podem ser usadas como preditores em idosos em locais onde outros métodos de diagnóstico de massa muscular sejam menos acessíveis[39].

Intimamente ligada à massa muscular, a força muscular pode ser definida como a capacidade do sistema musculoesquelético de produzir tensão e torque e está relacionada com a aptidão física vinculada à funcionalidade, além de ter papel relevante para o desempenho físico em diversas atividades de vida diária e/ou esportivas[40]. A capacidade de produzir força pode ser influenciada por diversos fatores, entre eles: a idade, o treinamento muscular, as morbidades, as intervenções cirúrgicas e as dietas. A força muscular é uma variável comprovadamente importante a ser avaliada, não somente para obter bom desempenho na prática de esportes como também para identificar indivíduos que possam estar em um grupo de risco para lesões musculoesqueléticas ou perdas funcionais, como acontece em idosos[41].

Além de auxiliar no reconhecimento de doenças que afetam essa variável e, até mesmo, verificar o impacto de um programa de treinamento ou avaliar a capacidade de gerar força de uma população específica, a avaliação da força muscular torna-se um elemento importante que auxilia na identificação de grupos de risco, no aperfeiçoamento do desempenho e na identificação do declínio funcional em idosos. É também relevante como parâmetro para a evolução de doenças que diminuem a capacidade de gerar força e na verificação da efetividade e dos efeitos de treinamentos e intervenções que auxiliam no desempenho físico[42]. Diversos são os métodos clínicos utilizados para avaliação de força muscular, e estes podem dar um direcionamento sobre a perda funcional, servindo de guia para reabilitação.

***Medical Council Research scale* (MRC):** essa escala utiliza variáveis categóricas ordinais que variam de 0 (ausência de contração) até 5 (força muscular normal contra resistência) para cada grupo muscular, sendo avaliados 12 grupos musculares (abdutores de ombro, flexores de cotovelo, extensores de punho, flexores de quadril, extensores de joelho e dorsiflexores, avaliados bilateralmente). A pontuação total é de 0-60 pontos. A pontuação < 48 indica fraqueza muscular adquirida e pode estar associada a desfechos negativos. A principal dificuldade na quantificação da pontuação de força muscular ocorre nos graus 4 e 5, em função da menor confiabilidade para identificar fraqueza muscular e da falta de sensibilidade para detectar a melhora da força. Alguns dos fatores que podem gerar confusão são: grupo muscular avaliado, características do paciente (idoso/jovem), posição (supina/sentada) e confiabilidade intra e interexaminador[43].

Dinamometria isométrica por *handheld*: forma objetiva de aferir a força muscular realizada por meio dos dinamômetros. Nesses instrumentos, a variável de quantificação é do tipo numérica, que é de contração máxima contra o dinamômetro (*handheld*), existindo valores normativos para tanto. A dinamometria parece ser o método mais sensível para quantificar mudanças da força ao longo do tempo, particularmente em pacientes que têm força para vencer a gravidade. Dois são os métodos descritos para execução do teste: *make test* (a técnica requer que o paciente exerça uma contração isométrica máxima enquanto o examinador segura o dinamômetro em posição fixa) e o *brake test* (o paciente também terá de realizar um esforço máximo, porém produzindo força muscular excêntrica). Durante a aferição, a contração máxima é encorajada, enquanto o operador resiste, segurando o dinamômetro na posição apropriada. É importante atentar para a posição inicial do paciente, o movimento e o ponto da posição articular, pois são fatores relevantes para melhor reprodutibilidade e alcance do teste. As medidas de abdução do ombro, extensão de joelho e dorsiflexão do tornozelo são bastante reportadas em relação à responsividade à mudança no tempo e após intervenções. A dinamometria manual apresenta boa confiabilidade intra e interavaliadores treinados, porém a força do quadríceps é potencialmente subestimada, caso a habilidade do avaliador para resistir à extensão do joelho seja inadequada[44].

Dinamometria isométrica por *handgrip*: o dinamômetro de preensão palmar (Figura 1) é também sensível para detectar fraqueza muscular e mensurar a variação da força muscular. Essa é uma técnica rápida e de fácil realização na prática diária, sendo uma alternativa simples ao MRC no que diz respeito ao diagnóstico de paresia adquirida de membro(s) superior(es). Apesar de avaliar apenas a força de preensão palmar, essa medida tem relação com a força muscular global e com a capacidade física. O ponto de corte do dinamômetro de preensão palmar para a consideração de fraqueza muscular em idosos são: valores inferiores a 20 kgf para mulheres, e 30 kgf para homens – parâmetros que, além de confirmar a presença de dinapenia, contribuem para o diagnóstico de sarcopenia[44].

Ao pensar em aplicar uma escala, devemos pensar, além do propósito da escala, no tempo de aplicação, no formato da avaliação e nos materiais e equipamentos necessários – estes podem ser observados na Tabela 3. Com a melhor avaliação escolhida e realizada, podemos refletir, então, com base em seus resultados, na melhor forma de tratar os déficits, conforme o ambiente permite, e, assim, iniciar a reabilitação de forma segura e com reavaliação periódica, essencial para mensurar a resposta à intervenção realizada e para sinalizar a necessidade de ajustes, quando necessário.

Avaliação das disfunções vesicoureterais: algumas alterações decorrentes do envelhecimento, como a atrofia dos músculos e tecidos, o comprometimento do sistema nervoso e circulatório, a diminuição da capacidade de armazenamento, da elasticidade e da contratilidade

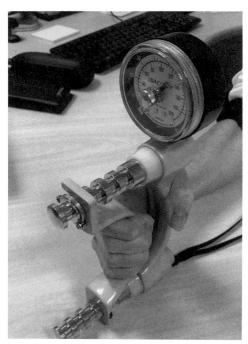

FIGURA 1 Medida da força com uso do dinamômetro de preensão manual.

CAPÍTULO 28 PARTICULARIDADES DA REABILITAÇÃO DO PACIENTE IDOSO **343**

TABELA 3 Relação de testes de avaliação funcional e força muscular usados em pacientes geriátricos

Teste	Objetivo	Formato da avaliação	Equipamento	Tempo de administração (em média)
Timed up and go (TUG)	Avaliação do equilíbrio e da marcha	Baseado no desempenho	Cadeira armada de aproximadamente 45 cm de altura do assento e braço de cerca de 65 cm de altura e cronômetro	15 minutos
Bateria de *performance* física curta (SPPB)	Avaliação de marcha, força, equilíbrio e resistência	Baseado no desempenho	3 m de espaço, cadeira armada e cronômetro	10-15 minutos
Teste de caminhada de 6 minutos	Avaliação do desempenho físico, da resistência e da mobilidade	Baseado no desempenho	30 m para percorrer, cronômetro	6 minutos
Índice de mobilidade de Morton (DEMMI)	Medição de mobilidade por meio de contextos clínicos	Baseado no desempenho	Cama, cadeira armada de cerca de 45 cm de altura do assento, caneta e cronômetro	9 minutos
Balance evaluation systems test (BESTest)	Avaliação de 6 diferentes sistemas de equilíbrio	Baseado no desempenho e no julgamento subjetivo	Cronômetro, rampa com 10 graus de inclinação, degrau (15 cm de altura), obstáculos, cadeira e fita	40 minutos
Índice dinâmico de marcha (DGI)	Avaliação funcional e risco de queda	Baseado no desempenho e no julgamento subjetivo	Corredor, cronômetro, obstáculo e escadas	15 minutos
Escala de mobilidade de idosos	Avaliação da marcha, da transferência e equilíbrio em atividades funcionais	Baseado no desempenho e no julgamento subjetivo	Corredor, cama, cadeira e cronômetro	5 minutos
Escala de equilíbrio de Berg (BBS)	Avaliação do equilíbrio e das transferências	Baseado no desempenho e no julgamento subjetivo	Corredor de 5 m, 2 cadeiras padronizadas (com e sem braços), obstáculos e degrau	20 minutos
Avaliação da marcha e equilíbrio orientada pelo desempenho (POMA)	Mensuração da marcha e do equilíbrio	Baseado no desempenho e no julgamento subjetivo	Corredor de 5 metros, cadeira sem braços e cronômetro	15 minutos
Dinamometria isométrica por *handgrip*	Mensuração da força muscular	Baseado no desempenho	Dinamômetro de preensão palmar	5 minutos
Medical Council Research (MRC)	Mensuração da força muscular	Baseado no desempenho e julgamento subjetivo	Escala categórica ordinal	5 minutos

vesical, o aumento da contração involuntária do detrusor e do resíduo pós-miccional, a redução progressiva das pressões de repouso do esfíncter anal interno, a redução da complacência e sensibilidade retal, contribuem para o surgimento das disfunções dos músculos do assoalho pélvico (DMAP)[45,46] (Tabela 4). A prevalência dessas disfunções aumenta com a idade e é mais comum na população feminina. Um estudo realizado no Brasil evidenciou que, em adultos com idade igual ou superior a 40 anos, a prevalência de sintomas do trato urinário inferior (STUI) como incontinência urinária (IU), bexiga hiperativa (BH), noctúria, retenção urinária e enurese noturna é de 75% (69% em homens e 82% em mulheres), podendo chegar a mais de 95% em mulheres acima de 70 anos[47]. Já a prevalência do prolapso de órgãos pélvicos (POP) é incerta, sendo estimada em 21,7% em mulheres de 18-83 anos e 30% em mulheres entre 50-89 anos.

Com relação à disfunção sexual, estima-se que entre 40-45% das mulheres e entre 25-46% dos homens têm algum tipo de queixa[48]. Quanto

TABELA 4 Tipos de disfunções do assoalho pélvico no idoso

Tipo	Clínica
Incontinência urinária de esforço	Perda involuntária de urina pela uretra durante um esforço ou exercício, como tosse ou espirros.
Incontinência urinária de urgência	Necessidade súbita, intensa e imperiosa de urinar. O paciente perde urina involuntariamente, pois não consegue chegar ao banheiro a tempo.
Incontinência urinária mista	Perda involuntária de urina associada à urgência e ao esforço.
Incontinência urinária por transbordamento	Perda involuntária de urina relacionada à hiperdistensão da bexiga.
Incontinência urinária funcional	IU por dificuldades cognitivas, funcionais ou de mobilidade que prejudicam a capacidade dos pacientes de usar o banheiro, mas sem uma falha na função da bexiga ou no controle neurológico da micção.
Incontinência urinária pós--prostatectomia	Perda involuntária de urina que pode ser decorrente de deficiência esfincteriana intrínseca, BH e/ou diminuição da complacência vesical.
Enurese noturna	IU que ocorre durante o sono.
Noctúria	Acordar para urinar durante o período de sono.
Bexiga hiperativa	Sintomas que compreendem urgência miccional, com ou sem IU, acompanhada de aumento da frequência urinária e noctúria, na ausência de fatores infecciosos, metabólicos ou locais.
Retenção urinária	Incapacidade de esvaziamento vesical completo durante a micção. Pode ser causada por hipocontratilidade do detrusor, problemas neurológicos ou obstrutivos infravesicais.
Incontinência anal	Incapacidade de controlar a eliminação, pelo ânus, de gases ou fezes de consistência líquida, pastosa ou sólida até o momento desejado.
Constipação crônica	Conjunto de sintomas, incluindo fezes endurecidas, sensação de evacuação incompleta, desconforto abdominal, esforço evacuatório excessivo e/ou sensação de bloqueio anorretal durante a defecação.
Prolapso de órgãos pélvicos	Herniação dos órgãos pélvicos através da vagina.
Disfunção sexual	Qualquer alteração relacionada a desejo sexual, excitabilidade, orgasmo e/ou dor sexual (dispareunia e vaginismo).

IU: incontinência urinária; BH: bexiga hiperativa.

às alterações anorretais, a prevalência de constipação intestinal em adultos com idade superior a 60 anos é de 33%, enquanto da incontinência anal (IA) é de aproximadamente 28% na população idosa[49].

Embora não sejam fatais, os sintomas das DMAP podem ter impacto negativo significativo na autoestima, e têm sido associados com taxas aumentadas para depressão, ansiedade e isolamento social. Também afetam a qualidade de vida e as atividades de vida diária, resultando em maior dependência de cuidadores. O comprometimento cognitivo e as anormalidades da marcha têm sido relacionados ao aumento das taxas de IU e fecal. Tinnet et al. demonstraram forte associação entre IU e aumento no risco de quedas e fraturas[50]. Por esse motivo, são necessárias medidas de prevenção de quedas específicas aos pacientes idosos que apresentam incontinência urinária, também em ambiente hospitalar, assim como tratamento adequado para essa disfunção.

Com relação aos fatores de risco associados ao aparecimento das DMAP, pode-se citar: idade avançada; índice de massa corpórea elevado; multiparidade, tipos de parto e peso(s) do(s) recém-nascido(s); intervenção cirúrgica ginecológica; prostatectomia radical; deficiência hormonal; menopausa; uso de alguns medicamentos; institucionalização e fatores genéticos[46].

Para o direcionamento das intervenções e estratégias a serem adotadas, é fundamental avaliar a funcionalidade do indivíduo, considerando os aspectos motores, sensoriais e cognitivos, o *status* psicológico, o suporte social, o nível de participação do indivíduo, bem como seus anseios, demandas e expectativas.

A avaliação inicial consiste, de modo geral, em anamnese detalhada, exame físico e análise da urina. Deve-se obter informações sobre antecedentes pessoais, início, duração e intensidade dos sintomas, uso de medicações, doenças associadas, presença de sintomas de armazenamento, esvaziamento e pós-esvaziamento vesical, hábito intestinal e impacto na qualidade de vida.

A realização de um diário miccional está entre os melhores meios de obtenção de dados objetivos e de desfecho clínico sobre os sintomas urinários. O diário miccional é um registro do comportamento da micção preenchido pelo paciente ou cuidador, onde ele deve anotar todos os eventos miccionais durante determinado período (3-7 dias), levando em consideração: frequência urinária diurna e noturna, intervalos entre micções, volume urinado (ml), ingestão líquida (ml), se houve perda e motivo da perda, urgência miccional, utilização de absorventes e trocas diárias, micções noturnas e enurese.

Aspectos relevantes como cirurgia pélvica prévia, paridade, presença de doenças que possam afetar a função sensorial/motora do trato urinário inferior e intestinal (diabetes, IC, pneumopatias, neuropatias, doenças neurológicas e psiquiátricas), além de obesidade, infecção do trato urinário (ITU) e estado hormonal, devem ser investigados. A avaliação inicial em pacientes idosos também inclui avaliação da cognição, estado neurológico e físico, atividades de vida diária (AVD) e fatores socioambientais.

O exame físico deve incluir inspeção da região abdominal e pélvica, incluindo exame ginecológico e/ou coloproctológico. Pode-se identificar sinais de hipoestrogenismo, dermatites e distopias genitais. A pesquisa de perda urinária deve ocorrer em ortostatismo e posição ginecológica, com a bexiga cheia, utilizando-se da manobra de esforço (Valsalva). O prolapso de cúpula ou cistocele de alto grau podem estar presentes ou se pronunciar durante o esforço. A manobra de Valsalva deve ser realizada também após a redução do prolapso, pois este pode ocultar a perda urinária[51]. Na maioria das idosas, a avaliação básica com manobras de esforço permitirá um diagnóstico presuntivo de incontinência de urgência devido à instabilidade do detrusor e/ou incontinência por esforço. O diagnóstico sem exames específicos é muitas vezes mais difícil nos homens, nos quais a instabilidade do detrusor pode estar associada à obstrução prostática, mesmo na ausência do resíduo pós-miccional elevado[46].

Avaliação postural, da marcha e do equilíbrio também deve ser notada. As análises de força muscular e dos reflexos dos membros inferiores e da sensibilidade perineal são igualmente importantes. Três testes simples avaliam o arco-reflexo sacral e demonstram a integridade do componente motor do nervo pudendo: reflexos bulbocavernoso, cutâneo-anal e reflexo da tosse[51].

A avaliação funcional do assoalho pélvico evidencia a capacidade de contração e de relaxamento da musculatura pélvica e permite a adequação do planejamento terapêutico de acordo com a funcionalidade de cada paciente, com maiores chances de sucesso terapêutico. Durante a palpação inicial, observam-se simetria, cicatrizes, lacerações, presença de dor e áreas atróficas em todo o canal vaginal. É de suma importância avaliar o tônus muscular, a presença de contraturas musculares e de pontos-gatilho miofasciais. Em seguida, solicita-se uma contração muscular para avaliar a força e a funcionalidade dos músculos do assoalho pélvico (MAP). Deve-se monitorizar a habilidade do paciente de relaxar de maneira rápida e completa.

Existem algumas escalas de avaliação digital que classificam o grau de força muscular. Atualmente, as mais utilizadas são as escalas de Oxford, Oxford modificada, *Perfect* e *New Perfect*. A escala *New Perfect* é a mais atual e é utilizada tanto para avaliação quanto para tratamento das DMAP[52]. Ela quantifica a intensidade, a duração e a sustentação da contração (Quadro 1).

Exames complementares podem ser realizados, como a medida do resíduo pós-miccional, por meio da ultrassonografia, e a urofluxometria, com eletromiografia, que são técnicas relativamente simples, não invasivas e fornecem informações adicionais importantes no manejo desses pacientes com sintomas miccionais. A urofluxometria é um exame em que o paciente, com desejo miccional, deve urinar em um recipiente semelhante a um vaso sanitário, acoplado a um urofluxômetro, em ambiente privado, que fornece dados referentes ao fluxo máximo (Qmáx), o fluxo médio (Qmed), o volume urinado e o tempo de fluxo máximo (TQmáx).

A fluxometria urinária também avalia o padrão do fluxo urinário, o que possibilita determinar a presença de incoordenação vesicoesfincteriana. Contudo, quando associada à eletromiografia, é possível evidenciar, mais precisamente, essa incoordenação, pela presença de atividade da musculatura do assoalho pélvico durante a micção.

QUADRO 1   Escala *New Perfect*

P = *Performance* (força muscular) graduada de 0-5 de acordo com a escala Oxford modificada:
0. Nenhuma: ausência de resposta muscular perceptível
1. Esboço de contração muscular não sustentada.
2. Presença de contração de pequena intensidade, mas que sustenta
3. Contração moderada, sentida como um aumento de pressão intravaginal, que comprime os dedos do examinador com pequena elevação cranial da parede vaginal
4. Contração satisfatória, aquela que aperta os dedos do examinador com elevação da parede vaginal em direção à sínfise púbica
5. Contração forte: compressão firme dos dedos do examinador com movimento positivo em direção à sínfise púbica

E = *Endurance* (manutenção da contração em segundos): tempo em que a contração voluntária é mantida e sustentada (no máximo 10 segundos)

R = *Repetition* (repetição das contrações mantidas): número de repetições de contrações mantidas com duração satisfatória que a paciente consegue realizar após um período de repouso de 4 segundos entre elas (no máximo 10 repetições)

F = *Fast* (número de contrações rápidas): medida da contratilidade das fibras musculares rápidas determinada após 2 minutos de repouso. Anota-se o número de contrações rápidas de 1 segundo (até 10 repetições)

E = *Elevation*: elevação da parede vaginal posterior (presente ou ausente)

C = *Co-contraction*: contração abdominal durante o recrutamento da musculatura do assoalho pélvico (presente ou ausente)

T = *Timing*: contração da musculatura do assoalho pélvico durante a tosse (ausente ou presente)

Fonte: Laycock et al., 2008[52].

Intervenções de reabilitação

Fisioterapia

A reabilitação do paciente idoso traz uma série de desafios para a equipe multiprofissional, uma vez que a diminuição da funcionalidade está ligada a diversos fatores, dentre eles as morbidades, o nível de atividade física, a alimentação e o estilo de vida. Restabelecer a funcionalidade é objetivo primordial dentro de um programa de reabilitação, visando, como consequência, à melhora da qualidade de vida, reinserção social e diminuição de riscos associados ao processo de perda da funcionalidade, como quedas e declínio clínico[53].

Segundo Beissner et al.[54], a prioridade do tratamento deve ser a correção de fatores que levam o idoso a desenvolver determinada disfunção, e os programas de fortalecimento muscular trazem ganhos na força muscular e, por consequência, melhora da mobilidade funcional, velocidade da marcha e equilíbrio corporal, uma vez que a força muscular está mais fortemente relacionada à *performance* funcional do que à amplitude de movimento articular, por exemplo (Figura 2). O equilíbrio corporal está fortemente ligado à função e a força muscular diretamente ligada à mobilidade. Com isso, as intervenções não devem ser pautadas somente no treino de força, mas também no treino de equilíbrio corporal[54], e devem procurar reproduzir as funções e atividades usualmente realizadas no dia a dia. Além da questão da especificidade dos exercícios, para estímulo da neuroplasticidade, são também importantes: a repetição, a adoção de estratégias motivacionais, a sobrecarga progressiva, com desafios suficientes para gerar avanço sem, no entanto, ocasionar frustração.

Tanto os exercícios de fortalecimento quanto o treino de equilíbrio corporal podem ser facilmente executados e proporcionam excelente relação custo-benefício, uma vez que não são necessários equipamentos sofisticados e de alto custo.

Várias modalidades de exercícios já demonstraram melhora da funcionalidade e qualidade de vida em idosos, e diversos artigos atuais falam da importância do treinamento multimodal, composto por exercícios cardiovasculares, exercícios de flexibilidade e força[55].

Em nossas terapias com os pacientes, os exercícios de fortalecimento são realizados por meio de carga incrementada, conforme a tolerância e a condição clínica do paciente, com séries progressivas; o uso de eletroestimulação, quando indicada; cicloergômetros, para ganho de resistência muscular; exercícios funcionais são realizados pensando na independência funcional ou na adaptação a dispositivos auxiliares; além de treinos de transferência; equilíbrio corporal, com uso de *steps* e obstáculos; e marcha com ou sem auxílio, sempre de forma segura a fim de prevenir quedas durante as mobilizações e terapias. Tais exercícios são amplamente aplicados em nossa prática clínica nas Unidades de Internação e no Centro de Reabilitação do Hospital Sírio-Libanês. Os idosos são avaliados para identificação dos déficits, com objetivos personalizados. Na alta hospitalar ou no término do tratamento é realizada uma avaliação final a fim de indicar se o objetivo foi alcançado, parcialmente alcançado ou não alcançado, e os motivos para tais resultados são discutidos. Em caso de objetivos parcialmente alcançados ou não alcançados, o terapeuta aponta os principais motivos para o não alcance do objetivo, razões como falta de aderência ao tratamento, falha no pla-

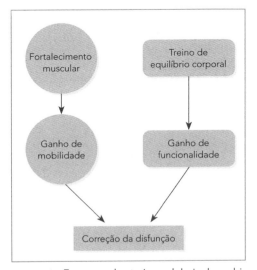

FIGURA 2 Esquema dos treinos globais de reabilitação necessários à correção de disfunção.

nejamento, intercorrências clínicas, dentre outros. Tais dados servem de indicadores para melhor condução das estratégias de reabilitação e gerenciamento das unidades visando a maiores índices de sucesso.

Fisioterapia: intervenções específicas para a reabilitação do assoalho pélvico

A reabilitação do assoalho pélvico (RAP) é, atualmente, uma importante estratégia, sendo a primeira escolha de tratamento para muitas DMAP, especialmente nos pacientes geriátricos.

As técnicas de reabilitação são apropriadamente escolhidas de acordo com as disfunções específicas. Todas têm o objetivo principal de melhorar o desempenho do assoalho (AP) para permitir que ele realize adequadamente suas funções de suporte visceral pélvico, inibição vesical, controle dos esfíncteres uretral e anal para continência e eliminação, modulação da pressão intra-abdominal, estabilização do tronco e participação na função sexual[47].

O manejo inicial deve ser individualizado e influenciado pelos objetivos do cuidado e pelas preferências de tratamento. A idade não é uma barreira para os benefícios da RAP. Há evidência que sugere que os idosos têm a mesma probabilidade de se beneficiar do treinamento dos músculos do assoalho pélvico (TMAP), para tratamento de incontinência, que as pessoas mais jovens[56].

A RAP consiste em diferentes abordagens, como terapia comportamental, *biofeedback* (BFB), estimulação elétrica (EE), cones vaginais (CV) e TMAP[46].

Além dessas técnicas, outras igualmente importantes são necessárias para restaurar a função completa dos MAP quando eles se encontram tensos, encurtados e/ou doloridos. Isso ocorre, por exemplo, em pacientes com dor pélvica crônica e com disfunção sexual. Nesses casos, abordagens como exercícios de relaxamento associando técnicas respiratórias, alongamento muscular passivo e ativo, massagem perineal, liberação miofascial, desativação de pontos-gatilho miofasciais, manipulação de tecido conjuntivo e reeducação neuromuscular

com fortalecimento progressivo devem ser realizados. A estimulação elétrica analgésica (neuroestimulação elétrica transcutânea ou TENS e corrente interferencial) e a termoterapia podem ajudar a reduzir a dor e permitir melhor aplicação das técnicas de relaxamento e TMAP[57].

Terapia comportamental

O tratamento comportamental refere-se ao conjunto de técnicas que tem por objetivo promover mudanças nos hábitos do paciente que influenciam os sintomas das DMAP, a fim de minimizá-los ou eliminá-los. É utilizada como primeira linha de tratamento de muitas disfunções, e, em pacientes com bexiga hiperativa, as taxas de sucesso são de aproximadamente 80% em curto prazo[58].

Inclui:

- educação sobre anatomia e fisiologia dos MAP e órgãos pélvicos, além da relação com determinadas disfunções;
- orientações quanto à adequação de ingesta hídrica e de dieta rica em fibras, evitar alimentos e bebidas irritantes da mucosa vesical, como cafeína, frutas cítricas, refrigerantes e bebida alcoólica, reduzir a ingestão de líquidos nas horas que antecedem o sono e elevar as pernas no final do dia para redistribuição hídrica antes de dormir (para aqueles pacientes com edema em membros inferiores);
- treinamento vesical: determinar horários para urinar, de acordo com o padrão observado no diário miccional de cada paciente. Esse intervalo inicial é, então, gradualmente aumentado, visando aumentar a capacidade de armazenamento, de tal forma que o paciente alcance um intervalo confortável de 2-4 horas entre as micções. Durante a urgência, o paciente é orientado a contrair a musculatura pélvica e se distrair por alguns instantes. Após a urgência, caminhar lentamente para o banheiro;
- treinamento do hábito: utilizado quando o idoso não possui capacidade cognitiva para

atrasar a micção. O cuidador deve informar ao paciente a necessidade de ir ao banheiro e realizar em intervalos regulares (micção programada);

- modificações ambientais visando facilitar o acesso ao banheiro e tornar mais seguro e fácil seu manuseio (iluminação adequada, barras de apoio).

Essas medidas são muito úteis, e o período da internação é um momento oportuno para sua introdução. As medidas seguintes são mais adotadas no ambiente ambulatorial, embora alguns exercícios mais simples possam ser orientados na ocasião da internação hospitalar. E o conhecimento sobre as medidas indicadas é fundamental para o encaminhamento adequado, pois muitas vezes o contato com essa realidade se dá na ocasião da internação.

Treinamento dos músculos do assoalho pélvico

A Sociedade Internacional de Continência (ICS) recomenda que o TMAP supervisionado seja oferecido como a primeira linha de tratamento conservador para mulheres de todas as idades com IUE, IUU ou IUM (grau de recomendação A)[59]. Além disso, é também uma das primeiras escolhas de tratamento e prevenção para muitas DMAP, como incontinência urinária pós-prostatectomia, IA e POP, especialmente nos pacientes geriátricos.

Os exercícios para a musculatura do assoalho pélvico promovem maior suporte uretral, aumentam a circulação local, melhoram a consciência perineal, reeducam e fortalecem os MAP, facilitam a inibição detrusora, aumentam a contração reflexa dos MAP durante o aumento de pressão intra-abdominal e contribuem para a atividade sexual[46].

A base do TMAP é a correta contração dos MAP que resulta em um movimento ventral e cranial do períneo e um movimento ascendente dos órgãos pélvicos, juntamente com um movimento anterior causado principalmente pelas partes vaginal e retal do músculo elevador do ânus[46].

Não há consenso em relação ao melhor protocolo de treinamento do assoalho pélvico. A prescrição dos exercícios deve ser realizada individualmente e baseada na avaliação funcional dessa musculatura (p. ex. *perfect*). Para estabelecer o tempo de duração da contração e relaxamento, a frequência (número de repetições) e os tipos de exercícios, deve-se levar em conta também fatores como consciência e percepção do movimento, composição corporal, estado de saúde e *performance* individual.

Esses exercícios podem ser realizados em diferentes posturas, com o objetivo de isolar ou potencializar a contração muscular da MAP sem a atuação dos músculos acessórios (adutores, glúteos e abdominais). Inicia-se em posturas sem ação da gravidade, como em decúbito dorsal, para facilitar o conhecimento da região perineal e da função dos MAP, conscientizar e isolar os músculos agonistas e antagonistas, aumentar a força dos MAP e a ação reflexa desses músculos durante as atividades de esforço diário. A progressão envolve a realização de atividades funcionais associando a pré-contração dos MAP em situações de esforço como agachar e subir escadas, por exemplo[51].

As reavaliações periódicas para progredir com o programa de exercícios e o comando verbal do terapeuta são essenciais.

Eletroestimulação, *biofeedback* e o uso de cones vaginais

A eletroestimulação (EE) é a aplicação de corrente elétrica que estimula a víscera pélvica, os músculos ou o suprimento de sua inervação com o objetivo de induzir diretamente a resposta terapêutica ou passar a modular as disfunções do trato urinário inferior, intestinais e sexuais[60]. Alguns dos objetivos da EE são:

- hipertrofia das fibras musculares;
- neovascularização;
- reinervação de músculos parcialmente denervados;
- analgesia;
- inibição da contração do detrusor;
- despertar a consciência perineal.

Para pacientes que não apresentam consciência perineal, a EE é efetiva e muitas vezes a única opção terapêutica. Porém, não deve constituir a primeira linha de tratamento, pois, se o paciente consegue contrair e relaxar a musculatura de forma adequada, essa contração voluntária será mais efetiva que a eletroestimulação[51].

A EE para contração muscular estimula as fibras musculares e também o nervo pudendo. Quando estimulado diretamente, o nervo pudendo produz uma contração do esfíncter externo da uretra e uma contração da MAP. Geralmente, o nervo pudendo é estimulado diretamente pela pele da área perineal ou intracavitária. É utilizado um estímulo de alta intensidade, situado logo abaixo do limiar da dor, com frequências que variam entre 35-70 Hz e tempo de aplicação entre 15-30 minutos[60]. Essa técnica tem sido estudada em diversas DMAP, como IU, IA e POP, com resultados promissores.

A eletroestimulação para neuromodulação tem sido aplicada como opção terapêutica para facilitar ou inibir o reflexo da micção, podendo ser aplicada via eletroestimulação transcutânea do nervo tibial ou sacral. O nervo tibial é um nervo misto que contém fibras originadas do mesmo segmento espinhal que a inervação parassimpática para a bexiga (L5-S2). A convergência de sinais proveniente da eletroestimulação desse nervo modula a atividade autonômica do comando neural vesical. A eletroestimulação sacral consiste na colocação de eletrodos na região sacral S3, que é a raiz nervosa do nervo pudendo e contém fibras sensoriais e motoras do assoalho pélvico e fibras eferentes parassimpáticas para o detrusor. O tratamento teria o mesmo mecanismo de ação da EE em nervo tibial, porém atuando diretamente na raiz nervosa[61]. É utilizado um estímulo de baixa intensidade, situado abaixo do limiar motor, com frequências que variam entre 5-10 Hz, com tempo de aplicação de 30 minutos. Atualmente, é utilizada como tratamento de pacientes com bexiga hiperativa, IUU, hiporreflexia ou arreflexia detrusora, retenção urinária crônica não neurogênica, incontinência fecal e constipação (sendo que nos dois últimos a evidência ainda é baixa).

O *biofeedback* (BFB) permite aprendizado fisiológico e cognitivo sobre a atividade neuromuscular e autonômica. O paciente produz o controle voluntário dos MAP realizando uma reeducação neuromuscular pela retroalimentação visual ou auditiva. Pode ser realizado pelo exame eletromiográfico ou pressórico, e com eletrodos de superfície ou intracavitários[51]. Pela utilização dessa técnica, têm-se como objetivos:

- capacitar o paciente a identificar e desenvolver o controle voluntário máximo muscular, tanto para a contração como para o relaxamento;
- avaliar e normalizar atividade muscular de repouso;
- aumentar a percepção sensorial;
- reconhecer e evitar a contração dos músculos acessórios;
- dar a retroalimentação ao terapeuta da condição, eficácia e eficiência do treinamento que foi proposto ao paciente.

Pode ser utilizado em associação com o TMAP na reabilitação de disfunções como IU, IA, constipação crônica com disfunção anorretal, retenção urinária e assoalho pélvico hiperativo[46]. Há necessidade de maiores estudos para verificar a eficácia do uso do BFB na população idosa.

Os cones vaginais são pequenas cápsulas de pesos diferentes, de uso individual, que se introduzem na vagina para fornecer resistência e *feedback* sensorial nos músculos do assoalho pélvico, à medida que ele se contrai. Estes têm como característica a forma e tamanhos que são iguais, porém de pesos diferentes, que variam de 25-120 g.

Quando o cone de peso adequado é inserido na vagina, tende a deslizar, causando uma sensação de perda que proporcionará um *biofeedback* tátil e sinestésico, fazendo com que o AP se contraia de forma reflexa na tentativa de retê-lo. Pode ser utilizado de forma ativa, com contração voluntária dos MAP, ou passiva. O uso de cones vaginais, além de aumentar a força muscular, torna a atividade fisiológica do assoalho pélvico mais coordenada, aumentando assim o recrutamento de unidades motoras[51].

Os cones vaginais são indicados em casos como incontinência urinária de esforço e de urgência, disfunção sexual e POP.

Terapia ocupacional

A atuação da terapia ocupacional tem como objetivo principal proporcionar assistência integral ao paciente, prevenindo a perda funcional durante a hospitalização e promovendo sua independência e autonomia[62].

O ponto-chave para que os resultados sejam alcançados é uma abordagem baseada na prática centrada no paciente, ou seja, os objetivos devem ser alinhados com os desejos deste e as intervenções devem ser focadas no engajamento em ocupações e atividades significativas, refletindo então os valores centrais da terapia ocupacional.

A avaliação terapêutica ocupacional deve ser um guia para definir metas de cuidados baseadas em dois pilares fundamentais, que, apesar de divididos para fins didáticos, são intrinsecamente relacionados e influenciados pelos desejos e expectativas do paciente.

Esse modelo de avaliação é preconizado pela Associação Americana de Terapia Ocupacional e vai ao encontro do modelo da Classificação Internacional de Funcionalidade, Incapacidade e Saúde.

A avaliação do perfil ocupacional é o ponto de partida para uma investigação baseada no conceito da prática centrada no paciente, levando em consideração:

- histórico ocupacional (história e experiências de vida);
- desempenho ocupacional (funções motoras, cognitivas, perceptuais, sensoriais e emocionais);

- padrões de desempenho (hábitos, rotinas, funções e rituais, bem como o papel ocupacional que exerce naquele momento);
- contexto e ambiente (refere-se a onde e como as ocupações ocorrem);
- facilitadores e barreiras para a saúde (presença ou ausência de rede de apoio, por exemplo);
- ocupações (atividades de vida diária [AVD], atividades instrumentais de vida diária [AIVD], descanso e sono, educação, trabalho, lazer e participação social);
- desejos, prioridades, necessidades e expectativas (paciente, familiares, cuidadores).

O profissional deve eleger os instrumentos de avaliação de acordo com a validade e a confiabilidade, bem como identificar os possíveis potenciais a serem estimulados e as lacunas que possam impedir ou impactar as funções necessárias para manutenção de uma vida independente, autônoma e segura.

A interpretação dos dados coletados, baseados nos resultados da aplicação de diferentes instrumentos de avaliação (diante do exposto anteriormente), apontará para as áreas prioritárias que deverão ser abordadas, subsidiando o planejamento e intervenção da terapia ocupacional.

É importante reforçar, mais uma vez, que esses resultados devem considerar especialmente o desejo e as expectativas do paciente, com metas objetivas e claras, baseados também no tempo previsto de internação, para que os objetivos sejam passíveis de serem atingidos.

Dessa forma, após a análise do desempenho ocupacional, o terapeuta ocupacional deve encontrar respostas para as seguintes perguntas:

- Como as alterações motoras, perceptuais, cognitivas, sensoriais e emocionais estão impactando no desempenho das atividades significativas e de autocuidado do paciente?
- O papel ocupacional exercido pelo paciente antes da internação possivelmente será alterado pós-alta?

- Quais os pontos-chave no histórico ocupacional do paciente que podem ser usados para desencadear atividades de cunho terapêutico durante o processo de hospitalização?
- Os padrões de desempenho identificados são barreiras ou facilitadores durante a hospitalização? Podem ser usados como estratégias de reabilitação?
- O contexto e o ambiente onde o paciente vive serão os mesmos pós-alta hospitalar?
- Ainda sobre o ambiente, será necessária investigação *in loco* para identificação de barreiras arquitetônicas e prescrição de adaptações/tecnologia assistiva?
- O contexto em que vive o paciente será um facilitador para a promoção da sua saúde e bem-estar pós-alta hospitalar?
- O comprometimento clínico é passível de controle ou melhora para que as metas funcionais possam ser alcançadas?
- O que o meu paciente deseja é o mesmo que a equipe médica e multidisciplinar?
- O paciente tem capacidade para a tomada de decisão? Em caso afirmativo, está sendo considerado na gestão do seu cuidado e tratamento?

As particularidades da reabilitação do paciente idoso têm 4 linhas de cuidado: prevenção, reabilitação, adaptação e conforto. A seguir serão descritas e correlacionadas com as possíveis atuações intra-hospitalares da terapia ocupacional.

O objetivo é listar de forma objetiva e prática as possíveis intervenções e não esgotar as estratégias terapêuticas, que são variáveis e influenciadas por questões multifatoriais e especialmente por serem práticas baseadas no cuidado centrado, ou seja, um tratamento singular.

Prevenção do declínio cognitivo e funcional

O enriquecimento ambiental promove mudanças plásticas no sistema nervoso, contribuindo para melhoras cognitivas como memória e aprendizagem[63].

Nossa prática é inspirada na terapia de orientação à realidade (TOR), que, apesar de ser uma estratégia de reabilitação cognitiva, usada nas demências, pode ser adaptada para auxiliar na orientação de pacientes em vulnerabilidade comunicativa e na desorientação temporoespacial causada pela rotina hospitalar.

O método consiste em criar estímulos ambientais, de forma organizada e contínua, para ajudar na orientação temporal, espacial e melhorar a comunicação por meio de sinalização. Podem ser usados relógios, calendários, mapas, fotos etc.

Para complementar a TOR, associamos a terapia de reminiscência, uma técnica de estimulação cognitiva que auxilia no resgate de memórias antigas por meio de objetos pessoais, jornais, fotografias, músicas e outros estímulos relacionados às atividades de interesse prévias ao envelhecimento, estimulando componentes cognitivos e afetivos pela valorização e pelo compartilhamento de suas vivências passadas.

Cabe incluir as estratégias compensatórias que auxiliam no apoio dos déficits cognitivos, especialmente a memória. Pode ser com o emprego de auxílios externos (agendas eletrônicas, dispositivos digitais de voz, listas, bloco de notas, lousa) ou estruturação da rotina, que sabemos ser um grande desafio, porém possível, no contexto hospitalar.

Complementando a abordagem, reforça-se a importância de estar atento à prevenção do *delirium*, que tem implicações clínicas importantes relacionadas à mortalidade, aumento do tempo de internação e alterações cognitivas a longo prazo[64].

Dentre os pilares que fundamentam o conceito da abordagem à prevenção ao *delirium*, as autoras sugerem o início precoce da terapia ocupacional (TO).

Schweickert et al. demonstraram que, além dos exercícios e da mobilização precoces, a intervenção da terapia ocupacional pela vivência das atividades de vida diária, lazer e o emprego de atividades significativas contribuíram para a menor duração do *delirium*[65]. Esses achados corroboram Alvarez et al., que relatam que a atuação da TO se mostrou eficaz na diminuição da duração e incidência de *delirium* e que também houve melhora da funcionalidade na ocasião da alta[66].

A escolha da estratégia utilizada deve ser considerada com base na avaliação das funções cognitivas, escolaridade, habilidades motoras, perceptuais e sensoriais.

Reabilitação funcional

O treinamento funcional (TF) ou o treino das atividades de vida diária (AVD) certamente é um dos objetivos centrais da intervenção do terapeuta ocupacional com o paciente idoso hospitalizado. A viabilização das vivências das atividades de vida diária, mais comumente as básicas (escovar os dentes, vestir roupas, tomar banho e alimentar-se), colabora para a manutenção da independência[67], a prevenção da síndrome do imobilismo e minimiza a sobrecarga do cuidador[68].

Dados na literatura apontam para um declínio da independência funcional durante o período de hospitalização e recuperação funcional; após o retorno ao domicílio, assim, a intervenção precoce por essa abordagem deve ser considerada[65].

Vale ressaltar que o treino das AVD não se baseia exclusivamente na busca pela execução simplista de uma tarefa para independência, mas também na integração do sistema motor, sensorial, perceptual, cognitivo e emocional[69].

A adaptação é umas das formas de intervenção da terapia ocupacional para melhorar a qualidade ou para promover a independência nas AVD. Esse processo consiste na modificação da atividade propriamente dita (tanto da tarefa como do modo como executá-la) ou do meio em que acontecem:

- tarefa: consiste na simplificação do modo de executar a atividade, seja diminuindo etapas do processo ou com o emprego de tecnologia assistiva para garantir a independência ou manter a participação;

- ambiente: refere-se à eliminação de barreiras físicas e à promoção de um ambiente seguro e acessível. A organização do domicílio promove, por tempo prolongado, maior engajamento do idoso em atividades rotineiras. Também deve ser considerada a organização do ambiente pela eliminação de estímulos distratores e/ou que geram confusão/agitação (som da televisão, espelho, excesso de conversas, música alta etc.).

A adaptação do ambiente domiciliar, bastante privilegiado na transição alta-domicílio, pode ser consultada com mais detalhes no respectivo capítulo deste Manual.

Medidas de conforto e de cuidados paliativos

Atrelado às práticas em cuidado paliativo, descritas no respectivo capítulo deste Manual, o terapeuta ocupacional atua em conjunto com a equipe multidisciplinar na prevenção de lesão de pele do paciente idoso acamado pela prescrição de colchões (alta ou baixa tecnologia), no emprego de órteses para prevenção de deformidades e manejo da dor, em orientações sobre conservação de energia e organização do ambiente, conforme já descrito.

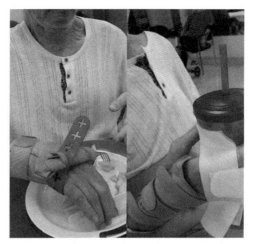

FIGURA 3 Adaptação da tarefa com tecnologia assistiva.

CONSIDERAÇÕES FINAIS

Ainda que a redução da reserva funcional seja um dos pontos centrais de demanda de cuidado nessa população, parte dos sistemas acometidos, com destaque para o osteomioarticular, responde muito bem a intervenções de reabilitação. Sendo assim, elas devem ser devidamente valorizadas e oportunas. Mais além, estratégias de adaptação diante da nova realidade funcional são igualmente relevantes e devem ser oferecidas à justa medida de sua necessidade.

REFERÊNCIAS BIBLIOGRÁFICAS

1. Fechine BRA, Trompieri N. The aging process: the main changes that occur with the elderly over the years. Inter Sci. 2012;1(20):106-32.
2. Mari F, Alves G, Aerts D, Camara S. O processo de envelhecimento e a saúde: o que pensam as pessoas de meia-idade sobre o tema. Rev Bras Geriat Gerontol. 2016;19(1):35-44.
3. Organización Mundial de la Salud. Informe mundial sobre el envejecimiento y la salud. Ginebra: OMS; 2015.
4. Birren, JE, Schroots, JJF. History, concepts and theory in the psychology of aging. In: Birren, JE, Schaie, KW. Handook of the psychology of aging. 4th ed. San Diego: Academic Press; 1996. p. 3-23.
5. Fechine BRA, Trompieri N. The aging process: the main changes that occur with the elderly over the years. Inter Sci. 2012;1(20):106-32.
6. Nordom D, et al. Perda cognitiva em idosos. Revista da Faculdade de Ciências Médicas de Sorocaba. 2009;11(3):5-8.
7. Lourenço MV, Frozza, RL, de Freitas GB, Zhang H, Kincheski GC, Ribeiro FC, et al. Exercise-linked FNDC5/irisin rescues synaptic plasticity and memory defects in Alzheimer's models. Nat Med. 2019;25:165-75.
8. Ribeiro IA, Lima LR, Volpe CRG, Funghetto SS, Rehem TCMSB, Stival MM. Frailty syndrome in the elderly in elderly with chronic diseases in primary care. Rev Esc Enferm USP. 2019;53:e03449.
9. de Brito CMM, Gil Jr LA, Karnakis T, Jacob Filho W. Cuidados em pacientes idosos. In: de Brito CMM, Bazan M, Pinto CA, Baia, WRM, Battistella LR. Manual de reabilitação em oncologia do Icesp. Barueri: Manole; 2014. p.705-16.
10. Kalache A. Uma revolução da educação em resposta à revolução da longevidade. Bras Geriat Gerontol. 2019;22(4):1-6.
11. Suzman R, Beard J, Boerma T, Chatterji S. Health in aging: what do we know? Lancet. 2005;9967(385): 484-6.
12. Maciel M. Atividade física e funcionalidade do idoso. Rev Motriz. 2010;16(4):1024-32.
13. Kirshner B, Guyatt G. A methodological framework for assessing health indices. J Chronic Dis. 1985;38(1):27-36.
14. Battistella LR, Brito CMM. Classificação Internacional de Funcionalidade (CIF). Acta Fisiátrica. 2002;9(2):98-101.
15. Farias N, Buchalla C. A Classificação Internacional de Funcionalidade, Incapacidade e Saúde da Organização Mundial da Saúde: conceitos, usos e perspectivas. Rev Bras Epidemiol. 2005;8(2):187-93.
16. Castaneda L, Bergmann A, Bahia L. A Classificação Internacional de Funcionalidade, Incapacidade e Saúde: uma revisão sistemática de estudos observacionais. Rev Bras Epidemiol. 2014;437-51.
17. Paschoal LN, de Souza PN, Buchalla CM, de Brito CMM, Battistella LR. Identification of relevant categories for inpatient physical therapy care using the International Classification of Functioning, Disability and Health: a Brazilian survey. Braz J Phys Ther. 2019;23(3):212-20.
18. Berg K, Wood-Dauphinee S, Williams JI, Gayton D. Measuring balance in the elderly: preliminary development of an instrument. Physiotherapy Canada. 1989;41(6):304-11.
19. Horak FB, Wrisley DM, Frank J. The balance evaluation systems test (BESTest) to differentiate balance deficits. Physical Therapy in Sport. 2009;89(5):484-98.
20. Shumway-Cook A, Baldwin M, Polissar NL, Gruber W. Predicting the probability for falls in community-dwelling older adults. Physical Therapy in Sport. 1997;77(8):812-9.
21. Wrisley DM, Marchetti GF, Kuharsky DK, Whitney SL. Reliability, internal consistency, and validity of data obtained with the functional gait assessment. Physical Therapy in Sport. 2004:84(10):906-18.
22. Nolan JS, Remilton LE, Green MM. The reliability and validity of the elderly mobility scale in the acute hospital setting. Internet J Allied Health Sci Prac. 2008;6:1-7.
23. Smith R. Validation and reliability of the elderly mobility scale. Physiotherapy. 1994;80(11):744-7.
24. Morton NA, Davidson M, Keating JL. The de Morton Mobility Index (DEMMI): an essential health index

for an ageing world. Health and Quality of Life Outcomes. 2008;6(1):63.

25. Tinetti ME. Performance-orientated assessment of mobility problems in elderly patients. Journal of the American Geriatrics Society. 1986;2:119-26.

26. Podsiadlo D, Richardson S. The timed "up and go": a test of basic functional mobility for frail elderly persons. Journal of the American Geriatrics Society. 1991;39(2):142-8.

27. Hofheinz M, Mibs M. The prognostic validity of the timed up and go test with a dual task for predicting the risk of falls in the elderly. Gerontol Geriatr Med. 2016;2:233372141663779.

28. Guralnik JM, Simonsick EM, Ferrucci L. A short physical performance battery assessing lower extremity function: association with self-reported disability and prediction of mortality and nursing home admission. The Journals of Gerontology. Series A, Biological Sciences and Medical Sciences. 1994;49(2):M85-M94.

29. Butland RJA, Pang J, Gross ER, Woodcock AA, Geddes DM. Two-, six-, and 12-minute walking tests in respiratory disease. British Medical Journal. 1982;284:6329:1607-8.

30. Abellan van Kan G, Rolland Y, Andrieu S. Gait speed at usual pace as a predictor of adverse outcomes in community dwelling older people: an International Academy on Nutrition and Aging (IANA) task force. The Journal of Nutrition, Health &Aging. 2009;13(10):881-9.

31. Ishii S, Tanaka T, Shibasaki K, et al. Development of a simple screening test for sarcopenia in older adults. Geriatr Gerontol Int. 2014;14(Suppl1):93-101.

32. Beaudart C, McCloskey E, Bruyere O, et al. Sarcopenia in daily practice: assessment and management. BMC Geriatr. 2016;16:170.

33. Kim KM, Jang HC, Lim S. Differences among skeletal muscle mass indices derived from height-, weight-, and body mass index-adjusted models in assessing sarcopenia. Korean J Intern Med. 2016;31:643-50.

34. Hull H, He Q, Thornton J, et al. iDXA, Prodigy, and DPXL dual-energy X-ray absorptiometry whole-body scans: a crosscalibration study. J Clin Densitom. 2009;12:95-102.

35. Gonzalez MC, Heymsfield SB. Bioelectrical impedance analysis for diagnosing sarcopenia and cachexia: what are we really estimating? J Cachexia Sarcopenia Muscle. 2017;8:187-9.

36. Galindo Martin CA, Monares Zepeda E, Lescas Mendez OA. Bedside ultrasound measurement of rectus femoris: a tutorial for the nutrition support clinician. J Nutr Metab. 2017:2767232.

37. Ticinesi A, Narici MV, Lauretani F, et al. Assessing sarcopenia with vastus lateralis muscle ultrasound: an operative protocol. Aging Clin Exp Res. 2018. doi: 10.1007/s40520- 018-0958-1 [Epub ahead of print].

38. Perkisas S, Baudry S, et al. Sarcus working group on behalf of the Sarcopenia Special Interest Group of the European Geriatric Medicine Society: application of ultrasound for muscle assessment in sarcopenia: towards standardized measurements. Eur J Med 2018. In press.

39. Landi F, Onder G, Russo A, et al. Calf circumference, frailty and physical performance among older adults living in the community. Clin Nutr. 2014;33:539-44.

40. Silva-Neto M, Simões R, Grangeiro-Neto JA, Cardone CP. Avaliação isocinética da força muscular em atletas profissionais de futebol feminino. Rev Bras Med Esporte. 2010;16(1):33.

41. Candeloro JM, Caromano FA. Efeito de um programa de hidroterapia na flexibilidade e na força muscular de idosas. Rev Bras Fisioter. 2007;11(4):303-9.

42. Câmara LC, Ritti-Dias RM, Forjaz CLM, Greve JM, Santarém JM, Jacob-Filho W, et al. Respostas cardiovasculares durante avaliação muscular isocinética em claudicantes. Arq Bras Cardiol. 2010; 95(5):571-6.

43. Hermans G, Clerckx B, Vanhullebusch T, Segers J, Vanpee G, Robbeets C, et al. Interobserver agreement of Medical Research Council sum-score and handgrip strength in the intensive care unit. Muscle Nerve. 2012 Jan;45(1):18-25.

44. Parry SM, Granger CL, Berney S, Jones J, Beach L, El-Ansary D, et al. Assessment of impairment and activity limitations in the critically ill: a systematic review of measurement instruments and their clinimetric properties. Intensive Care Med. 2015 May;41(5):744-62.

45. Ferreira LL, Marinho LHC, Cavenaghi S. Intervenção fisioterapêutica na incontinência fecal no idoso. Arquivos Brasileiros de Ciências da Saúde. 2012;37(3):168-72.

46. Di Benedetto P. Pelvic floor rehabilitation of the elderly. In: Masiero S, Carraro U (eds.). Rehabilitation medicine for elderly patients. Venezia: Springer; 2018. p.489-94.

47. Soler R, Gomes CM, Averbeck MA, et al. The prevalence of lower urinary tract symptoms (LUTS) in Brazil: results from the epidemiology of LUTS (Brazil LUTS) study. Neurourol Urodyn. 2017;37:1356-64.

48. Moreira EDJ, Glasser D, Santos DB, Gingell C. Prevalence of sexual problems and related help-seeking

behaviors among mature adults in Brazil: data from the Global Study of Sexual Attitudes and Behaviors. São Paulo Med J. 2005;123(5):234-41.

49. Faria CA, Benayon PC, Ferreira ALV. Prevalência de incontinências anal e dupla em idosas e impacto na qualidade de vida. Arq Cienc. Saude. 2018;25(01):41-5.

50. Tinetti ME, Inouye SK, Gill TM, Doucette JT. Shared risk factors for falls, incontinence, and functional dependence: unifying the approach to geriatric syndromes. JAMA. 1995; 273(17):1348-53.

51. Moreno AL. Fisioterapia em uroginecologia. 2ª ed. rev. e ampl. São Paulo: Manole; 2009.

52. Laycock J, Whelan M, Dumoulin C. Patient assessment. In: Haslam J, Laycock J (eds.). Therapeutic management of incontinence and pelvic pain: pelvic organ disorders. 2nd ed. London: Springer; 2008. p.57-66.

53. Faria JC, Machala CC, Dias RC, Dias JMD. Importância do treinamento de força na reabilitação da função muscular, equilíbrio e mobilidade de idosos. Acta Fisiátrica. 2003;10(3):133-7.

54. Beissner KL, Bowen N, Rodriguez T, Varrenti A. The relationships between neuromusculoskeletal impairments and function in frail older adults. Int J Rehabil Res. 1998;21:335-8.

55. Baker MK, et al. Multi-modal exercise programs for older adults. Age and Ageing 2007; 36: 375-381.

56. Sherburn M. Evidence for pelvic floor physical therapy in the elderly. In: Bo K, Berghmans B, Morkved S, Van Kampen M (eds.). Evidence based physical therapy for the pelvic floor: bridging science and clinical practice. Churchill, Livingstone: Elsevier; 2007. p.345-67.

57. Stein A, Hughes M. A classic physical therapy approach to the overactive pelvic floor. In: Padoa A, Rosenbaum T (eds.). The overactive pelvic floor. Basel, Switzerland: Springer International; 2016. p.91-111.

58. Dumoulin C, Hunter KF, Moore K. Conservative management for female urinary incontinence and pelvic organ prolapse review 2013: summary of the 5th International Consultation on Incontinence. Neurourol Urodyn. 2016;35(1):15-0.

59. Dumoulin C, Cacciari LP, Hay-Smith EJC. Pelvic floor muscle training versus no treatment, or inactive control treatments, for urinary incontinence in women. Cochrane Database Syst Rev. 2018.

60. Bo K, Frawley HC, Haylen BT, et al. An International Urogynecological Association (IUGA)/International Continence Society (ICS) joint report on the terminology for the conservative and nonpharmacological management of female pelvic floor dysfunction. Neurourol Urodyn. 2017;36:1-23.

61. Duarte D, Castiglione M, Burti J, Pereira C, Veloso V. Tratamento da bexiga hiperativa em mulheres com uso da eletroestimulação do nervo tibial e da eletroestimulação sacral. Rev Fac Ciencias Medicas Sorocaba. 2019;21(1):28-32.

62. Pontes T, Polatajko H. Habilitando ocupações: prática baseada na ocupação e centrada no cliente na terapia ocupacional. Cad Bras de Terapia Ocupacional. 2016:24(2).

63. Cheng L, Cortese D, Monti MM, Wang F, Riganello F, Arcuri F, Di H and Schnakers C. Do sensory stimulation programs have an impact on consciousness recovery? Front Neurol. 2018:9;826. doi: 10.3389/fneur.2018.00826.

64. Faria RSB, Moreno RP. Delirium na unidade de cuidados intensivos: uma realidade subdiagnosticada. Revista Brasileira de Terapia Intensiva [online]. 2013;25(2):137-47.

65. Schweickert WD, Kress JP. Implementing early mobilization interventions in mechanically ventilated patients in the ICU. Chest. 2011;140 (6): 1612-7.

66. Álvarez E. Occupational therapy for delirium management in elderly patients without mechanical ventilation in an intensive care unit: a pilot randomized clinical trial. Journal of Critical Care. 2017;37:85-90.

67. Woodhouse R, Burton J, Rana N, Pang Y, Lister, J, Siddiqi N. Interventions for preventing delirium in older people in institutional long term care. Cochrane Database of Systematic Reviews. 2019.

68. Needham DM, Korupolu R, Zanni JM, Pradhan P, Colantuoni E, Palmer JB, et al. Early physical medicine and rehabilitation for patients with acute respiratory failure: a quality improvement project. Arch Phys Med Rehabil. 2010:91(4):536-42.

69. Albuquerque SH, Seabra AD, Otsu AE. Atividades de vida diária com pacientes internados: terapia ocupacional na reabilitação pós-acidente vascular encefálico. Atividades de vida diária e interdisciplinaridade. Daniel Marinho da Cruz. Ed. Santos; 2012.

70. Brito, et al. CHS-FI: Cardiovascular Health Study – Frailty Index; SOF-FI: Study of Osteoporotic Fracture – Frailty Index; IMC: índice de massa corpórea; P20: percentil 20; MLTA: Minnesota leisure time activity.

CAPÍTULO 29

Particularidades da reabilitação do paciente pediátrico

Áurea Helena de Almeida Arneiro Maia
Clécio Pereira Barbieri
Denise de Souza Rolim
Maria das Graças Saturnino de Lima
Luana Adriano de Medeiros
Luciana Midori Inuzuka Nakaharada
Renata Fabiane Lemes Lage
Thais Midori Komatsu Tokuno
Fernanda Martins

INTRODUÇÃO

O paciente pediátrico irá se encontrar em contexto de internação hospitalar sobretudo por doenças do aparelho respiratório, doenças infecciosas e causas externas – ainda mais prevalentes como causas em relação aos demais grupos de idade. Essa epidemiologia brasileira sofre interferência de fatores socioeconômicos e demográficos. Em nosso hospital, de alta complexidade e com equipes de referência, contamos com causas respiratórias liderando, mas se destaca nossa proporção de causas infecciosas neurológicas, onco-hematológicas, transplantados (sobretudo hepáticos) e pós-operatórios cardiológicos, neurocirúrgicos e ortopédicos.

A criança está em constante desenvolvimento. Quando submetida a agravos clínicos que impõem a internação em ambiente hospitalar, é preciso considerar que esse adoecimento, em fase precoce da vida, soma-se ao enclausuramento e à privação de estímulos – mais importantes nas situações que levam à longa permanência. Dessa forma, a internação hospitalar impõe à criança risco de impacto negativo sobre seu desenvolvimento – que pode ser transitório-adaptativo ou permanente, o que requer ações e cuidados direcionados.

Essas ações e cuidados estão no campo da reabilitação em pediatria hospitalar e dividem-se em:

- prevenção de complicações (como psicológicas, respiratórias e osteomusculares);
- minimizar a morbidade ou incapacidades funcionais em cada caso;
- intervenção precoce de reabilitação;
- planejamento de cuidados continuados.

As demandas para atenção de reabilitação são maiores sobretudo nos pacientes pediátricos com instalação aguda de incapacidade (p. ex., sequela de traumas), mas também nas crianças com longa permanência. As necessidades de reabilitação são específicas em cada caso. Entretanto, trataremos de forma geral das *metas* que consideramos mais importantes a serem cuidadas na população pediátrica hospitalar:

- promover a mobilidade;
- conforto respiratório;
- segurança na deglutição;
- funcionalidade na comunicação;
- aspectos psicológicos (suporte psicoafetivo, enfrentamento adaptativo, desenvolvimento psicossocial);
- socialização;
- planejamento de cuidados continuados.

Nosso modelo de atendimento ao paciente pediátrico é multiprofissional e interdisciplinar, com integração das ações em unidades distintas do hospital. Contamos com médicos, fisioterapeutas, terapeutas ocupacionais, fonoaudiólogos, psicólogos, farmacêuticos e nutricionistas. Trataremos a seguir das intervenções nas unidades de atendimento dentro da nossa instituição: unidades de internação crítica e não crítica e centro de reabilitação (CR).

BASES PARA A PRÁTICA CLÍNICA

Cuidados nas unidades de internação pediátricas

Trataremos aqui das ações de reabilitação pediátricas mais comuns na unidade de terapia intensiva (UTI), semi-intensiva e unidade de internação.

Intervenções para ganho de mobilidade

Todas as crianças em estado crítico, e também aquelas com alteração importante de mobilidade (sequelas neurológicas, enfraquecimento por doença crônica grave), estejam na UTI, semi-intensiva ou unidade de internação, necessitam de intervenções de mobilização precoce[1,2]. Hoje, não é possível pensar em assistência clínica de qualidade sem estarem institucionalizadas essas intervenções, que reduzem o tempo de internação e têm impacto direto na qualidade de vida. O fisioterapeuta é o profissional que implanta e gerencia o plano de mobilização do paciente, de acordo com protocolos de mobilização precoce. Habitualmente, todos os profissionais que prestam cuidado ao paciente estão envolvidos e integrados nessa abordagem[3-5].

A avaliação fisioterapêutica abrange antecedentes pessoais, diagnóstico atual, nível prévio de mobilidade, estágio do desenvolvimento motor, avaliação respiratória, hemodinâmica e osteomioarticular.

Para iniciar um programa de mobilização, é utilizado um sistema de semáforo, que leva em consideração critérios de segurança, contraindicações e indicações, detalhados a seguir[6-7].

Consideramos contraindicações: instabilidade hemodinâmica (alteração de pressão arterial [PA], frequência cardíaca [FC] e ritmo cardíaco), crise de hipertensão pulmonar, insuficiência respiratória iminente, febre, anemia grave (Hb < 7), plaquetopenia (plaquetas < 20 mil), hipertensão intracraniana, deterioração súbita do nível de consciência, crise convulsiva de difícil controle ou exacerbada com mobilização, sangramento ativo, contraindicações ortopédicas (Figura 1).

Alguns pontos são indispensáveis na avaliação para mobilização do paciente: uso de drogas vasoativas (não é uma contraindicação, devendo-se considerar a estabilidade hemodinâmica); presença de via aérea artificial (observar se está adequadamente fixada e posicionada e se há aumento do trabalho respiratório); pós-operatório imediato (precaução ortopédica e neurológica, risco de hipotensão postural, dor, agitação, confusão e delírio); baixa reserva nutricional. Quando estão presentes um ou mais desses aspectos, a terapia de mobilização deve ser instituída com maior vigilância, e, na presença de alguma alteração nesses parâmetros, aconselha-

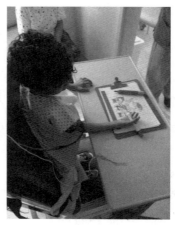

FIGURA 1 Paciente de 7 anos, em internação prolongada, realizando ortostatismo em prancha com uso de órteses suropodálicas, associado à atividade funcional de desenho.

-se sua interrupção, permitindo repouso e reavaliação. Posteriormente, se houver melhora, pode-se prosseguir com a terapia, mantendo sempre muita atenção nas repercussões da mobilização. Porém, se tais alterações persistirem, deve-se interromper o programa e realizar nova tentativa após 12 ou 24 horas[7,8].

Recomendamos um *checklist* pré-mobilização[4]:

- nenhuma contraindicação presente;
- precauções revisadas;
- avaliação do fisioterapeuta com metas definidas;
- consentimento do médico responsável;
- equipe necessária disponível para mobilização;
- vias aéreas, drenos, cateteres bem fixados;
- conforto/analgesia otimizados.

Os principais recursos de mobilização precoce são: alongamentos miotendíneos, estímulo à propriocepção articular, posicionamento funcional, uso de órtese, uso de botas pneumáticas/compressor plantar, mobilização passiva/assistida/ativa livre com alcance funcional, exercícios resistidos, de dissociação de cinturas, sedestação à beira do leito, treino de controle postural, uso de cicloergômetro, uso de recursos de termo e eletroterapia (estimulação elétrica nervosa transcutânea – TENS e estimulação elétrica funcional – FES), estimulação de desenvolvimento neuromotor adequado para a idade, treino de ortostatismo (iniciando em prancha ortostática, se necessário), marcha estacionária, treino de marcha progressivo, atividades lúdicas, uso de *games* e jogos de realidade aumentada.

A Figura 2 mostra uma paciente de 10 meses realizando ortostatismo em andador, e a Figura 3, uma paciente de 3 anos em treino de ortostatismo.

O paciente necessita de motivação e participação. Quanto maior a participação, maior a chance de êxito e de independência. Precisamos engajar a família e a criança nesse cuidado, na medida de sua autonomia.

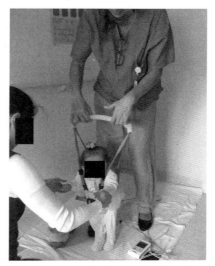

FIGURA 2 Paciente de 10 meses realizando ortostatismo, com auxílio de andador com suspensão para bebês. Fisioterapeuta e terapeuta ocupacional em terapia conjunta.

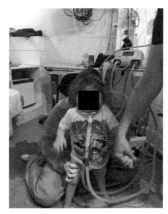

FIGURA 3 Paciente de 3 anos, com traqueostomia e dependência de ventilação mecânica, realizando ortostatismo com apoio do fisioterapeuta e da mãe.

A Figura 4 apresenta as condições a serem consideradas para a mobilização precoce.

Intervenções respiratórias

Além da fisioterapia motora, outra importante intervenção é a fisioterapia respiratória, que deverá atender aos problemas de cada criança em diferentes momentos:

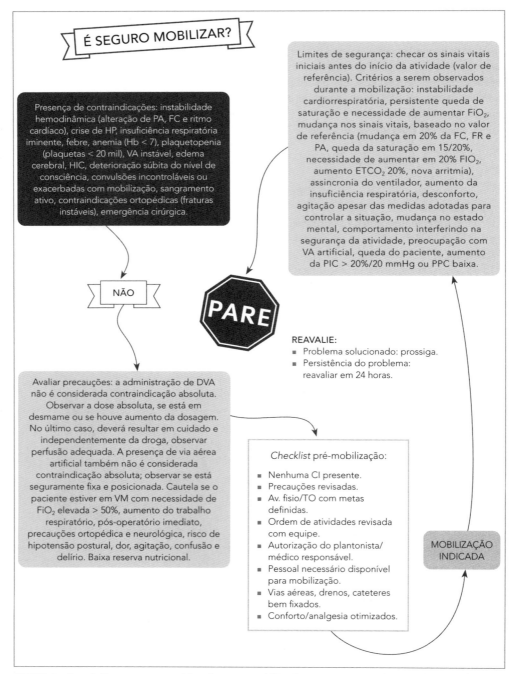

FIGURA 4 Condições a serem consideradas para mobilização precoce em pacientes críticos pediátricos.
Fonte: adaptado de *Practice recommendations for early mobilization in critically ill children*.[6]
DVA: derivação veicular externa; VM: ventilação mecânica; FiO_2: fração inspirada de oxigênio; TO: terapeuta ocupacional; FC: frequência cardíaca; FR: frequencia respiratória; PA: pressão arterial; PIC: pressão intracraniana; PPC: pressão de perfusão cerebral; CI: contraindicação.

- obstrução de vias aéreas superiores: desobstrução rinofaríngea retrógrada com instilação de soro fisiológico 0,9% (DRRi). Em caso de secreção mais espessa, ou em pacientes que não sejam capazes de realizar adequadamente o fluxo inspiratório necessário para a técnica e/ou tenham tosse ineficaz ou pouco eficaz, realizamos aspiração de vias aéreas superiores, e se necessário nasotraqueal;
- tosse produtiva e ineficaz: aparelho auxiliar de tosse, conhecido como *cough assist*. Ele realiza pressão positiva seguida de pressão negativa, o que desloca a secreção, que pode então ser removida com a aspiração de cavidade oral ou glossopulsão retrógrada;
- secreção em regiões mais distais: confirmada na ausculta pulmonar com presença de estertores, realizar vibrocompressão e/ou expiração lenta prolongada (ELPr);
- secreção em vias aéreas mais proximais: constatada na ausculta pulmonar com presença de roncos, realiza-se a técnica de aumento do fluxo expiratório (AFE);
- presença de atelectasias e/ou hipoventilação: técnicas de reexpansão pulmonar como manobras de compressão e descompressão, e também a ELPr. Pode ainda ser realizada pressão positiva de forma contínua (ventilação não invasiva) ou de forma intermitente (RPPI);
- pacientes traqueostomizados e que não utilizam ventilação mecânica: frequentemente, realizam-se períodos de VM com pressão positiva, seja durante os atendimentos fisioterapêuticos ou durante o período noturno, visto que, durante o período de internação hospitalar, apresentam hipoventilação mais acentuada. Ainda nesses pacientes traqueostomizados, muitas vezes a remoção de secreção ocorre de maneira mais eficaz utilizando a técnica de *bag squeezing*.

Intervenções de terapia ocupacional

O profissional de terapia ocupacional (TO), habitualmente, é acionado para atuar nas unidades de internação quando a criança apresenta alguma limitação funcional de instalação recente (casos agudos, como sequelas neurológicas), ou o bebê mostra desvio do desenvolvimento neuropsicomotor prévio. A terapia é delineada pelas necessidades funcionais e pelas expectativas da família, sendo titulada de acordo com as condições clínicas e o prognóstico de recuperação funcional.

A importância de um ambiente enriquecedor em termos de estímulos sensoriais é bem estabelecida para o desenvolvimento infantil, assim como há evidências que suportam o uso de programas de estimulação sensorial em bebês de risco em UTI neonatal[9]. Nesse sentido, estratégias de estimulação multissensorial podem ser aplicadas para minimizar privação sensorial característica da internação hospitalar logo nas fases agudas após a instalação de incapacidade (Figura 5).

O posicionamento adequado no leito e/ou em outros equipamentos, de forma a promover alinhamento global, conforto, segurança e melhor contato visual com o meio, deve ser priorizado,

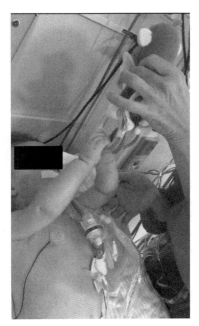

FIGURA 5 Bebê intubado realizando estimulação multissensorial.

inclusive como medida de prevenção secundária para evitar encurtamentos musculares, otimizar o padrão respiratório e de deglutição. Avaliação para prescrição de cadeira de rodas adaptada faz parte deste arsenal e deve ser considerada nos casos de limitação temporária ou permanente de mobilidade.

A avaliação e a confecção de órteses sob medida para evitar encurtamentos musculares e deformidades também costuma ser meta de cuidado ao paciente internado. O terapeuta deve ter conhecimento de materiais alternativos ao termomoldável para casos de risco iminente de lesão de pele, estruturas (mãos/dedos) muito pequenas ou quando se prioriza o balanço entre posicionamento e conforto.

O brincar deve sempre ser estimulado, e adequações de acordo com as condições clínicas e funcionais devem ser feitas pelo terapeuta ocupacional. O uso de jogos pode colaborar para o manejo do estresse em crianças hospitalizadas[10], e, quando disponíveis no serviço, recursos de *games* e realidade virtual podem ser estratégia adicional para treinos motores e, assim, otimizar a reabilitação[11].

O treino de atividades de vida diária (AVD) e atividades instrumentais de vida diária (AIVD) é realizado sempre que possível, tanto para fins de vivência como para incentivar a independência esperada para a faixa etária. Indicações de recursos de tecnologia assistiva são realizadas, bem como o treino adequado, conforme a necessidade.

Estimular a participação nas AVD e o brincar, assim como incluir jogos e atividades lúdicas, colabora para muitos aspectos do cuidado à criança internada, que podem repercutir positivamente em todas as metas que consideramos importantes, sobretudo nos aspectos de mobilidade, psicológicos, de comunicação e de socialização.

Intervenções de psicologia

A abordagem da psicologia na UTI consiste em oferecer suporte psicológico ao paciente e familiares. É mais prevalente que nesse ambiente o atendimento psicológico se volte para os pais e familiares do paciente. A internação em UTI frequentemente causa impacto significativo no imaginário dos pais, uma vez que a alta complexidade da assistência ofertada nesse setor reforça a "gravidade" no imaginário de senso comum.

As funções materna e paterna ficam ameaçadas quando pais sentem que a vida de seu filho pode estar em risco. Comportamentos disfuncionais, sintomas de ansiedade ou depressão, desesperança ou excesso de otimismo, fuga da realidade, não aceitação dos fatos, medo, atitudes de superproteção, conflitos com equipe e dificuldades de comunicação são reações muito comuns observadas nas famílias de crianças internadas em UTI.

Outro fator, agravante das condições emocionais e psicológicas desses familiares, diz respeito à condição aguda apresentada no quadro clínico da criança. Principalmente nos casos de traumas, quando a criança era previamente hígida, os pais terão de se haver com o processo de luto do filho anteriormente íntegro em suas funções. Conforme a natureza do quadro clínico e a intensidade das perdas, observamos nuances mais ou menos intensas nos aspectos psicológicos dos pais.

A intervenção psicológica, em todos os casos, consiste em avaliar a dinâmica familiar, identificar antecedentes psicopatológicos e fatores de risco psíquico também nos pais, para oferecimento de suporte, otimização de recursos de enfrentamento e potencialização da capacidade materna/paterna.

Quando possível, o atendimento à criança, considerando sua idade e condições clínicas, deve ser realizado de forma a garantir-lhe segurança, esclarecimento de dúvidas, elaboração do sofrimento psíquico e favorecimento de vínculo com a equipe.

Outra possibilidade de atuação do psicólogo se dá como agente facilitador da comunicação paciente/família e equipe. Ao compartilhar observações dos aspectos subjetivos do caso, pode auxiliar a equipe no manejo deste último.

CAPÍTULO 29 PARTICULARIDADES DA REABILITAÇÃO DO PACIENTE PEDIÁTRICO 363

Na unidade de internação, a avaliação psicológica do paciente deve focar aspectos cognitivos e psicossexuais do desenvolvimento. Só então o profissional poderá detectar os recursos e limites da criança, auxiliando-a na adaptação à internação, ao mesmo tempo que ajuda na otimização de seu potencial saudável.

Incentivar a autonomia da criança, considerando sua idade e a participação no próprio tratamento, constituem importante foco de intervenção. Além disso, estimular a criatividade e a simbolização com o uso de atividades lúdicas favorece que a criança processe internamente a vivência hospitalar, minimizando o aspecto sofrido da internação.

Os pais e familiares sempre serão protagonistas no tratamento da criança e na forma como ela se comporta diante de suas condições. Pais superprotetores tendem a inibir o desenvolvimento da capacidade de autonomia da criança, ao passo que pais pouco atenciosos ou pouco afetivos não são capazes de estimular tal autonomia. Já pais com dificuldades de aceitação ou entendimento da doença tendem a não colaborar adequadamente com o tratamento e a reabilitação.

Enfim, o comportamento dos pais sempre será fator predisponente do que se observa na evolução da criança. Por isso, a avaliação e a intervenção com eles durante a internação são fatores de grande importância, pois trarão reflexos na forma como serão administrados o planejamento e a participação dos pais na reabilitação pós-alta hospitalar.

Ao psicólogo cabe também a função de apresentar para a equipe o funcionamento familiar e a dinâmica psicológica dos casos (paciente e pais) atendidos, auxiliando os colegas no entendimento dos comportamentos manifestados para facilitar o manejo.

Cabe ressaltar que a natureza da condição clínica da criança, se crônica por um mal congênito, crônica agudizada ou traumática, trará repercussões psicológicas diferentes para a família. Pais de crianças com doenças congênitas tendem a uma melhor adaptação ao processo doença/tratamento e reabilitação, pois já lidam com isso desde o início da vida do filho. Nas demais situações, temos de considerar processos de adaptação que ainda estão por vir, tanto para o paciente como para os pais, principalmente se a história da doença não apresenta agravos significativos anteriores.

Intervenções fonoaudiológicas

Os distúrbios da deglutição/disfagia no paciente pediátrico na unidade crítica e não crítica são a maior razão das solicitações da intervenção fonoaudiológica. A avaliação clínica da deglutição inclui uma anamnese cuidadosa, com os dados do prontuário da criança e entrevista com os pais e/ou cuidadores detalhando o histórico e o contexto alimentar em que a criança estava inserida até o evento da internação, juntamente com o exame físico do paciente e a avaliação funcional da deglutição. Isso deve preceder qualquer avaliação objetiva, a fim de determinar o plano terapêutico individualizado para cada caso. Utilizamos a Classificação Internacional de Funcionalidade, Incapacidade e Saúde (CIF) para personalizar a dinâmica do plano terapêutico, a fim de atualizar as metas do acompanhamento fonoaudiológico.

A observação clínica criteriosa e a capacidade de relacionar o conhecimento da fisiologia, da fisiopatologia da deglutição e das condições clínicas nos apoiam para hipóteses diagnósticas, na necessidade de exame objetivo e no plano terapêutico[12].

Como exemplos de nossas metas no contexto alimentar, podemos citar:

- caracterização da deglutição;
- adequação de reflexos orais;
- maximização da deglutição;
- indicação de via alternativa de alimentação (VAA);
- dieta mista: VAA + via oral (VO);
- dieta VO exclusiva com restrição de consistência alimentar;
- dieta VO exclusiva sem restrição de consistência alimentar;

- adequação de consistência alimentar;
- evolução de consistência alimentar;
- gerenciamento da deglutição;
- indicação de exame complementar para avaliação da deglutição.

As metas são modificadas e atualizadas conforme a evolução clínica do paciente.

A intervenção fonoaudiológica, nessa perspectiva de atuação, baseia-se na avaliação clínica de alimentação, na intervenção terapêutica direta com a criança e na atuação junto à equipe multiprofissional e à família.

A estrutura da Classificação Internacional de Funcionalidade, Incapacidade e Saúde (CIF) é utilizada para personalizar qualquer contexto de atuação fonoaudiológica, por exemplo, a caracterização e a estimulação de linguagem; ou a atuação com pacientes traqueostomizados.

Planejamento de cuidados continuados

A equipe multidisciplinar como um todo precisa estar envolvida no planejamento da transição hospital-domicílio. Muitas vezes esse é um desafio na condução dos casos, sobretudo em crianças com piora do *status* funcional prévio e maior necessidade de cuidados.

Um estudo piloto conduzido em uma unidade de reabilitação pediátrica de um hospital terciário norte-americano demonstrou a complexidade da transição do cuidado do paciente pediátrico em regime de internação de reabilitação para acompanhamento ambulatorial. Observou-se que, no momento da transição, são comuns falhas de comunicação sobre as recomendações dadas e dificuldade em obter o cuidado sugerido (áreas investigadas foram: consultas médicas, medicações, terapias, equipamento especializado e educação). O contato telefônico realizado por enfermeira de reabilitação após a alta hospitalar foi sugerido como medida custo-efetiva para auxiliar a esclarecer dúvidas e dar suporte às famílias nessa transição[13].

A participação do terapeuta ocupacional pode ser crucial para auxiliar em questões de acessibilidade no domicílio, para a adequação das AVD com maior independência possível e com segurança, e questões como prescrição de equipamentos (cadeira de rodas, cadeira higiênica). Para maiores informações, ver Capítulo "Acessibilidade domiciliar e tecnologia assistiva" deste Manual. Orientações sobre produtos e serviços que possam dar suporte à reabilitação e participação em comunidade também são discutidas com paciente e família.

Fazem parte desse planejamento o direcionamento e encaminhamentos para cuidados de reabilitação na comunidade. Afinal, sobretudo em situações de piora funcional recente, a alta hospitalar dá início a uma nova fase do processo de reabilitação.

No Hospital Sírio-Libanês, caracterizado como hospital geral de grande complexidade e não de reabilitação, a área de desfecho clínico encarrega-se do contato telefônico, após a alta, para o monitoramento do cuidado e reforço de orientações de alta previamente fornecidas.

Cuidados no Centro de Reabilitação (CR)

Os casos pediátricos representam cerca de 5% dos atendimentos do CR do Hospital Sírio-Libanês, sendo os casos neurológicos os mais frequentes.

O atendimento da criança no CR, muitas vezes, inicia-se ainda na fase de internação hospitalar, após ser avaliada pelo médico fisiatra, para que possam ser feitos os diagnósticos funcionais, planejamento do programa de reabilitação com as metas e estratégias de reabilitação, considerando os aspectos clínicos, o prognóstico de recuperação funcional e as demandas da criança e da família. Em geral, estes são casos de maior complexidade – doença ou agravo que levou à instalação aguda de incapacidades, internações prolongadas ou piora progressiva da capacidade funcional da criança.

Não raro, a criança já conta com acompanhamento de equipe multidisciplinar na unidade de internação (psicologia, fonoaudiologia, fisioterapia e TO), possibilitando um olhar global. É feito o alinhamento de condutas a partir das metas definidas, com integração da equipe da unidade de internação e do CR.

Cuidados de fisioterapia

Na avaliação inicial da fisioterapia, serão observados padrões posturais, variabilidade das atividades motoras, tônus e força muscular, sensibilidade, capacidade de manter a posição do corpo, controle voluntário do movimento, a mobilidade das articulações (risco ou presença de encurtamentos, retrações e/ou deformidades), o uso de equipamentos e aspectos gerais de cognição, visão e linguagem.

Procedemos à mensuração do nível da função motora grossa, com o emprego da escala *Gross Motor Function Measure* (GMFM), validada para uso em crianças de 5 meses a 16 anos. É útil para pormenorizar as habilidades da função motora grossa, determinar metas e posicionar os pais e a criança no que diz respeito ao estado atual, metas e evolução após um período de tempo.

A análise dos escores permite ao terapeuta determinar as áreas de metas funcionais, com a elaboração de um plano fisioterapêutico, empreendendo esforços onde se espera que a criança tenha maior evolução. Lembrando que é uma medida que avalia as mudanças sobre um aspecto quantitativo, e não qualitativo[14]. Também é utilizada o modelo e a linguagem da CIF para a avaliação integral e para o estabelecimento das metas de cuidado (objetivos terapêuticos a serem atingidos).

Cuidados de terapia ocupacional

Na avaliação terapêutica ocupacional, são observadas e investigadas questões relacionadas aos marcos do desenvolvimento neuropsicomotor, controle postural, função de membros superiores, grau de independência para realização de atividades básicas e instrumentais de vida diária (ABVD e AIVD), sinais sugestivos de alteração do processamento sensorial, necessidade de equipamentos para posicionamento e/ou mobilidade em cadeira de rodas, comportamento visual e aspectos perceptocog-

nitivos. Questões voltadas à participação, como o brincar livre da criança e a escolarização, também são investigadas.

Quando necessário, a avaliação *Pediatric Evaluation of Disability Inventory* (PEDI) pode ser aplicada em crianças entre 6 meses e 7 anos e meio de idade para melhor direcionamento dos objetivos terapêuticos. O teste é dividido em três partes e fornece informações sobre (1) habilidades funcionais da criança (autocuidado, mobilidade e função social), (2) nível de independência e quantidade de auxílio oferecido pelo cuidador e (3) modificações do ambiente necessárias para a realização das atividades[15].

Cuidados fonoaudiológicos

Na avaliação fonoaudiológica, é considerado o histórico detalhado do diagnóstico, as intercorrências, complicações clínicas e o impacto desse acometimento da deglutição, além do entendimento e da expectativa da família. São observados aspectos do desenvolvimento neuropsicomotor, controle postural e estado cognitivo.

No exame físico, testar se há perseverança de reflexos que deveriam estar inibidos, ou a exacerbação ou diminuição de reflexos como o de vômito ou tosse; sensibilidade (facial; intraoral; língua; sensação do paciente); tonicidade da musculatura facial; paralisia facial; mobilidade (língua, mandíbula, lábios e palato); dentição; triagem vocal; deglutição de saliva e/ou presença de sialorreia; triagem de linguagem.

Avaliação funcional da deglutição, com a observação do paciente se alimentando por via oral. Se o paciente já se alimenta, observar sua alimentação habitual. Caso ainda não se alimente pela boca, o fonoaudiólogo deve escolher, com base na anamnese e em exame clínico, a consistência, volume e utensílio que facilite para ele. A ausculta cervical e a oximetria de pulso complementam a avaliação clínica durante a refeição.

Em conjunto com a equipe multidisciplinar, decidir qual o tipo de acompanhamento e as complementações diagnósticas, bem como orientações devidas ao plano terapêutico proposto.

Há a possibilidade de realizar terapias em conjunto, por exemplo, com o profissional de TO, para auxílio em posicionamento e otimização em manejos posturais que auxiliam e efetivam a dinâmica da terapia.

Cuidados psicológicos

No centro de reabilitação, a intervenção psicológica se dá com vistas a otimizar a reabilitação psicológica e social da criança, de acordo com suas necessidades, características individuais e estilo de vida da família.

Nesse setor, o atendimento psicológico frequentemente se dá no nível ambulatorial. Pacientes podem ser acompanhados em caráter individual ou em atendimentos grupais, assim como familiares. Os objetivos do acompanhamento psicológico envolvem suporte ou psicoeducação, visando à otimização de recursos de enfrentamento do paciente e pais, para uma boa adaptação e investimento na reabilitação.

Por vezes, será necessária a especificidade da avaliação neuropsicológica, para identificação pormenorizada de limites e potenciais a serem desenvolvidos. Um foco muito importante da atuação psicológica é a otimização da (re)socialização da criança, com vistas a desenvolver seus potenciais nos ambientes sociais ampliados de forma geral. A interlocução com a escola ou outros setores frequentados pelo paciente é necessária, para articulação e alinhamento de estratégias com os mesmos objetivos.

A família, em especial os pais, sempre serão atores importantes no processo de reabilitação do paciente. As expectativas destes em relação ao processo devem ser avaliadas e balizadas juntamente com a equipe multidisciplinar, para que haja coerência entre o que se espera e os resultados obtidos.

A discussão dos casos em seguimento com os demais profissionais que prestam assistência, constitui estratégia fundamental para uma visão amplificada de cada situação específica e planejamento das intervenções.

Em todas as situações, a demanda psicológica pode ser observada por qualquer membro da equipe para encaminhamento ao psicólogo. A demanda espontânea também é uma via de acesso ao profissional. A este cabe a avaliação, o reconhecimento da queixa correlacionado com a real demanda e o planejamento da intervenção psicológica.

A discussão de equipe dos casos em acompanhamento constitui estratégia fundamental para uma visão amplificada de cada situação específica e planejamento conjunto das intervenções.

DIRETRIZES GERAIS DE TRATAMENTO INFANTIL NO CENTRO DE REABILITAÇÃO

As principais diretrizes do tratamento multiprofissional no CR podem ser resumidas nos itens abaixo:

- o cuidado, o estabelecimento dos objetivos terapêuticos, centrado na criança e na família;
- abordagem funcional;
- embasamento pela teoria do controle motor e do aprendizado motor;
- inclusão da orientação aos pais e familiares e equipe de suporte;
- promoção do aumento da atividade e participação como desfecho primário;
- abordagem multiprofissional.

O aprendizado é tarefa-específico, ou seja, a terapia é realizada com base na escolha da tarefa pela criança e/ou familiar. O planejamento terapêutico é definido a partir da análise observacional detalhada da sequência de movimentos durante o desempenho da função escolhida na sessão de terapia. Isso permite ao avaliador determinar como o movimento difere do comportamento motor típico, incluindo também a análise das compensações utilizadas. A partir daí, é construído um raciocínio clínico de quais sistemas podem estar comprometendo a execução da função, e determinam-se as estratégias terapêuticas, sempre levando em consideração o potencial do paciente para uma recuperação funcional positiva, sustentada pelo princípio da plasticidade neuromuscular e do aprendizado motor, não deixando de reconhecer a limitação trazida pelo déficit da criança. Lembrando sempre que o movimento funcional depende da tarefa escolhida, mas sofre interferências do ambiente e de fatores pessoais. Por isso, este também devem ser incluído como alvo da intervenção. A aprendizagem motora consiste em uma série de processos associados à prática, à experiência e à variabilidade, que levam à aquisição de um engrama motor (memória) que torna o indivíduo flexível sob diferentes condições e contextos[16,17]. Os ganhos em terapia devem ser transportados para a casa, escola e comunidade, pois isso aumenta as chances de aprendizagem motora, visando a maior independência e consequentemente a maior qualidade de vida. Por esse motivo, é de extrema importância que a família e a equipe de suporte sejam incluídas no processo de reabilitação.

Em 2011, Rosembaum e Gorder publicaram um artigo intitulado "As palavras F" em deficiência infantil (Figura 6). Esse artigo apresenta as 6 palavras F em inglês que os autores afirmam ser o foco no desenvolvimento infantil e, portanto, metas de reabilitação: *Function* (Funcionalidade), *Family* (Família), *Fitness* (Saúde), *Fun* (Diversão), *Friends* (Amigos) e *Future* (Futuro). "As palavras F" se baseiam na estrutura original da CIF[18].

Cada profissional da equipe irá trabalhar com o paciente conforme sua área de atuação, tendo em mente que o trabalho de cada um complementará e auxiliará no trabalho do outro. Os objetivos devem ser de comum acordo, assim como a linguagem na interação com os pais. Para isso, precisa haver um bom entrosamento da equipe. As experiências e as informações compartilhadas permitem que o paciente seja trabalhado da forma mais global possível.

No centro de reabilitação, as metas a serem trabalhadas são mais específicas – a mudança do *setting* de terapia da unidade de internação para o ginásio terapêutico traz objetivos funcionais específicos. Estes são individuais de cada caso, mas em geral estão nos campos a seguir:

- controle de tronco;
- trocas posturais;
- reações de endireitamento e equilíbrio;
- recrutamento muscular e alongamentos;
- ortostatismo;
- marcha;
- treino de AVD e AIVD;
- controle de membros superiores;
- escolha de equipamentos;
- visita escolar;
- brincar;
- estimulação precoce em crianças de risco.

O controle do tronco tem grande relação com a função, pois pode promover tanto a mobilidade como a estabilidade para que as tarefas funcionais sejam executadas, sendo assim, a base para o movimento – tanto sentado como dos membros superiores e em ortostatismo[20].

As trocas posturais são muito importantes para a maior independência da criança. Do ponto de vista motor, quando estimulamos as trocas posturais, estamos recrutando músculos-chave, proporcionando alongamento muscular, controle motor, ajustes posturais e estímulo ao *balance*.

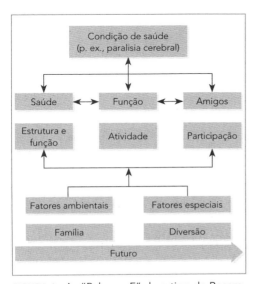

FIGURA 6 As "Palavras F" do artigo de Rosembaum, que segue o modelo da CIF[18,19].

TABELA 1 *Core Set* da CIF voltado a cuidados de reabilitação pediátrica

	Cód. CIF- CJ	Descritor	Instrumento de avaliação
Funções do corpo	b167	Funções mentais da linguagem	CFCS
	b210	Funções da visão	Avaliação funcional baseada no comportamento visual
	b280	Sensação de dor	Escala visual de dor
	b710	Funções relacionadas à mobilidade das articulações	Goniometria e exame físico
	b735	Funções relacionadas do tônus muscular	Escala de Ashworth
	b760	Funções relacionadas ao controle voluntário do movimento	Exame físico
Atividade e participação	d415	Manter a posição do corpo	GMFM
	d440	Uso fino da mão	Escala MACS
	d450	Andar	GMFM/FMS
	d460	Deslocar-se por diferentes locais	FMS/PEDI
	d550	Comer	EDACS/PEDI
	d710	Interações interpessoais básicas	Como é o relacionamento da criança com seus familiares, colegas da escola e profissionais da reabilitação?
	d760	Relações familiares	Quem mora com a criança? Como essa relação interfere na reabilitação?
Fatores ambientais	e115	Produtos e tecnologias para uso pessoal na vida diária	Os equipamentos usados pela criança para as AVD facilitam ou dificultam?
	e120	Produtos e tecnologia para mobilidade e transporte pessoal em ambientes internos e externos	A criança utiliza auxiliares de marcha? Eles facilitam ou dificultam?
	e125	Produtos e tecnologia para comunicação	A criança utiliza métodos auxiliares para a comunicação? Eles facilitam ou atrapalham?
	e310	Família imediata	Como é a relação com os pais e irmãos? Eles a apoiam?
	e320	Amigos	A criança tem amigos? Como se relacionam?
	e460	Atitudes sociais	A criança compreende?
Estrutura do corpo	s110	Estrutura do cérebro	Análise de TC ou RM

CFCS: Sistema de Classificação da Função de Comunicação; GMFM: *gross motor function measure*; MACS: *manual ability classification system*; FMS: *functional mobility scale*; PEDI: *pediatric evaluation of disability inventory*; EDACS: *eating and drinking ability classification system*; RM: ressonância magnética; TC: tomografia computadorizada.
Fonte: Schiariti, 2015 (adaptado ao nosso serviço)[20].

O importante é que haja o interesse da criança na transição postural, que seja estimulada pela brincadeira autoiniciada. Se necessário, o terapeuta se utiliza da facilitação para que o movimento ocorra de forma mais efetiva e com melhor alinhamento; mas essa ajuda deve ser retirada à medida que a criança vai ganhando maior controle.

As reações de endireitamento orientam o alinhamento da cabeça com as demais partes do corpo. É a combinação de movimentos automáticos de ajustes para as mudanças posturais. O equilíbrio é uma tarefa motora complexa que envolve a detecção sensorial do movimento do corpo e sua posição no espaço em relação à gravidade e o ambiente, a integração e interpretação dessas informações no SNC e a execução das respostas musculoesqueléticas apropriadas. Podemos trabalhar as reações de equilíbrio em superfícies instáveis, como uma prancha de equilíbrio, bolas e rolos terapêuticos.

O recrutamento muscular acontecerá durante os treinos de controle de tronco, nas trocas posturais, nos treinos de equilíbrio e *balance*, ortostatismo e marcha. Os alongamentos musculares são importantes para a prevenção de contraturas e deformidades ortopédicas, que podem ocorrer por espasticidade ou restrição da função. Essas deformidades podem dificultar as aquisições motoras e diminuir a qualidade de vida, pois comprometem a biomecânica. Nossa preferência é por alongamentos de forma ativa dentro da tarefa proposta no tratamento.

Sabe-se que o ortostatismo, mesmo passivo, traz inúmeros benefícios, como melhora do controle autonômico do sistema cardiovascular, melhora da oxigenação, aumento da ventilação, melhora do estado de alerta, prevenção de osteopenia, contraturas e úlceras de decúbito, melhora da função da micção e do trato gastrointestinal, entre outros.

O ortostatismo pode ser realizado com o uso de prancha ortostática, *parapodium, stand-in table*, com talas de lona extensoras em barra paralela ou espaldar.

A aquisição da marcha é na maioria das vezes o grande questionamento por parte da família ou até mesmo da própria criança. A marcha é funcional, nos permite independência, liberdade, nos proporciona lazer, entre outras coisas. Dependendo do quadro motor da criança, nem sempre é possível que ela seja passível de aquisição – dessa forma, não será o principal objetivo da reabilitação. Diferentemente da marcha, objetivos de mobilidade sempre serão um enfoque – tanto antecipatórios à marcha como para que a criança tenha experiências de mobilidade mesmo sem deambular. Cabe à equipe multidisciplinar alinhar as expectativas e mostrar ao paciente que outras aquisições motoras são importantes e, por vezes, antecipatórias à marcha, e mais realistas com o seu quadro motor.

A marcha pode ser realizada com diversos tipos de dispositivos auxiliares, como andadores, muletas, bengalas; com o uso de órteses, como suropodálicas, supramaleolar, tira antiequino de *Stuss*, entre outros. O dispositivo de escolha vai depender do quadro motor do paciente.

A participação e a independência em AVD e AIVD são estimuladas, considerando o nível esperado para a idade cronológica e potencial sensório-motor-cognitivo da criança. Recursos de tecnologia assistiva podem ser indicados para otimizar a funcionalidade e incrementar a participação.

Otimizar movimentação e função de membros superiores, com enfoque em alcance, preensão, manipulação de objetos e integração bimanual. Questões como coordenação visuomotora fina e destreza são trabalhadas em crianças com maior potencial motor.

A avaliação postural em sedestação é imprescindível para observar a indicação de mobiliários adaptados e cadeira de rodas sob medida. Um posicionamento estável favorece a liberação funcional de membros superiores, otimiza funções fisiológicas como respiração e deglutição e colabora para o bom alinhamento postural global.

O acompanhamento integral da criança pressupõe o diálogo e a interface entre as diversas equipes que a acompanham, inclusive entre a equipe de reabilitação e a pedagógica. Visitas escolares podem ter finalidades distintas, como avaliação da acessibilidade, levantamento de demandas e estabelecimento de metas terapêuticas, auxílio no processo de adaptação curricular e indicação de recursos de tecnologia assistiva para otimizar o desempenho em atividades escolares.

O brincar é uma atividade de fundamental importância na infância[10]. Crianças com deficiência podem vivenciar limitações de diversas naturezas no livre brincar. Nesse sentido, atividades lúdicas e o brincar livre devem ser encorajados, no contexto de terapia e fora dela, devendo respeitar o potencial motor, sensorial e cognitivo da criança. Faz parte do papel do terapeuta ocupacional dar suporte para essas atividades e propor adaptações necessárias (no ambiente ou na atividade) para a criança ter a maior participação e engajamento possível.

Entre as metas de manutenção, podemos mencionar:

- prevenir contraturas e deformidades ortopédicas;
- reavaliar a adequação de equipamentos e recursos de tecnologia assistiva conforme o crescimento e o desenvolvimento da criança;
- evitar fatores potencialmente desencadeantes de dor.

Sabe-se que as crianças em desenvolvimento com comprometimento neurológico apresentam dois desafios para a manutenção do alongamento muscular. O primeiro deles é o crescimento, pois o crescimento muscular não acompanha o ósseo, levando ao desalinhamento, piora da biomecânica e consequentemente contraturas e deformidades. O segundo é o desequilíbrio muscular, devido à hipertonia e/ou fraqueza. Sabe-se que o músculo hipertônico não se alonga durante o crescimento, assim como o músculo saudável.

Existem inúmeros procedimentos cirúrgicos que podem auxiliar no manejo dessas complicações trazidas pelo músculo encurtado e hiperativo, assim como o uso de bloqueios neuromusculares, com o uso de toxina botulínica e fenol.

No contexto de terapias, podemos minimizar os efeitos que favorecem deformidades, assim como maximizar os resultados de intervenções médicas para espasticidade, como pelos alongamentos musculares, que devem ser feitos preferencialmente de forma ativa, dentro da tarefa proposta para o tratamento. O ideal é que esses alongamentos sejam mantidos pelo uso de órteses, do posicionamento adequado e de equipamentos que façam parte da rotina da criança.

O uso criterioso de órteses e talas como adjuvantes às terapias permite a melhora da atividade muscular e consequente melhora da função[21].

Quanto à utilização das órteses, é importante a orientação da família quanto ao tempo de uso e vigilância de pontos de pressão, a fim de evitar lesões por pressão.

Além do uso das órteses, o posicionamento pode ser realizado com travesseiros, rolos, espumas, entre outros recursos.

CONSIDERAÇÕES FINAIS

O contexto de internação hospitalar para a criança, um ser humano em desenvolvimento, imaturo, emocionalmente dependente e com uma doença, é sempre desafiador e traz angústias distintas e necessidades de acolhimento e cuidado diferentes dos adultos. Trabalhamos muito com a família. E, diante da instalação de deficiência em uma criança previamente hígida, a vivência de internação é ainda permeada de sofrimento e luto – extremamente desorganizadores da estrutura familiar.

Dessa forma, acionar a equipe de reabilitação diante de situações de perda funcional na infância é extremamente importante. Iniciar o processo de reabilitação na fase hospitalar auxilia nos cuidados preventivos e recuperativos, assim como tem o potencial de maior acolhimento e organização da família, trabalhando com metas e equipe alinhada.

Mais importante, ainda, é o planejamento de cuidados para desospitalização de forma precoce e organizada, o que pode auxiliar na continência da família, assim como reduzir a chance de perda de aquisições já estabelecidas, pela descontinuidade do cuidado.

REFERÊNCIAS BIBLIOGRÁFICAS

1. Dres M, Dubé BP, Mayaux J, Delemazure J, Reuter D, Brochard L, et al. Coexistence and impact of limb muscle and diaphragm weakness at time of liberation from mechanical ventilation in medical intensive care unit patients. Am J Respir Crit Care Med. 2017;195(1):57-66.
2. Piva TC, Ferrari RS, Schaan CW. Early mobilization protocols for critically ill pediatric patients: systematic review. Protocolos de mobilização precoce no paciente crítico pediátrico: revisão sistemática. Rev Bras Ter Intensiva. 2019;31(2):248-57.
3. Marra A, Ely EW, Pandharipande PP, Patel MB. The ABCDEF bundle in critical care. Crit Care Clin. 2017;33(2):225-43.
4. Walker TC, Kudchadkar SR. Early mobilization in the pediatric intensive care unit. Transl Pediatr. 2018;7(4):308-13.
5. Owens T, Tapley C. Pediatric mobility: the development of standard assessments and interventions for pediatric patients for safe patient handling and mobility. Crit Care Nurs Q. 2018;41(3):314-22.
6. Hodgson CL, Stiller K, Needham DM, et al. Expert consensus and recommendations on safety criteria for active mobilization of mechanically ventilated critically ill adults. Crit Care. 2014;18(6):658.
7. Choong K, Canci F, Clark H, Hopkins RO, Kudchadkar SR, Lati J, et al. Practice recommendations for early mobilization in critically ill children. J Pediatr Intensive Care. 2018;7(1):14-26.
8. Wieczorek B, Ascenzi J, Kim Y, Lenker H, Potter C, Shata NJ, et al. PICU up! Impact of a quality improvement intervention to promote early mobilization in critically ill children. Pediatr Crit Care Med. 2016;17(12):e559-e566.
9. Pineda R, Raney M, Smith J. Supporting and enhancing NICU sensory experiences (SENSE): defining developmentally-appropriate sensory exposures for high-risk infants. Early Human Development. 2019;133:29-35.
10. Potasz C, De Varela MJV, De Carvalho LC, Do Prado LF, Do Prado GF. Effect of play activities on hospitalized children's stress: a randomized clinical trial. Scandinavian Journal of Occupational Therapy. 2013;20(1):1-79.
11. Jurdi S, Montaner J, Garcia-Sanjuan F, Jaen J, Nacher V. A systematic review of game technologies for pediatric patients. Computers in Biology and Medicine. 2018;97:89-112.
12. Hernandez AM, Marchesan I. Atuação fonoaudiológica no ambiente hospitalar. Rio de Janeiro: Revinter; 2001.
13. Biffl SE, Biffl WL. Improving transitions of care for complex pediatric trauma patients from inpatient rehabilitation to home: an observational pilot study. Patient Saf Surg. 2015;9:33.
14. Russell DJ, Rosenbaum PL, Wright M, Avery LM. Medida da função motora grossa (GMFM-66 & GMFM-88): manual do usuário. 2ª ed. Mennon; 2015.
15. Mancini MC, Haley SM. Inventário de avaliação pediátrica de incapacidade (PEDI): manual da versão brasileira adaptada. Belo Horizonte: UFMG; 2005.
16. Schmidt RA, Lee TD. Motor control and learning: a behavioral emphasis. 4th ed. Champaign: Human Kinetics; 2005.
17. Shumway-Cook A, Woollacott MH (eds.). Controle postural normal. In: Controle motor: teoria e aplicações práticas. 2ª ed. Barueri: Manole; 2003. p.153-78.
18. Rosenbaum P, Gorter JW. The "F-words" in childhood disability: I swear this is how we should think! Child: Care, Health and Development. 2012;38:457-63.
19. OPS – Organização Panamericana de Saúde e OMS – Organização Mundial de Saúde. CIF – Classificação Internacional de Funcionalidade, Incapacidade e de Saúde. Centro Colaborador da OMS para classificação de doenças em português. Universidade de São Paulo. São Paulo: Edusp; 2003.
20. Schiariti V, Selb M, Cieza A, O'Donnell M. International Classification of Functioning, Disability and Health Core Sets for children and youth with cerebral palsy: a consensus meeting. Dev Med Child Neurol. 2015;57(2):149-58.
21. Mayston MJ. People with cerebral palsy: effects of and perspectives for therapy. Neural Plast. 2001;8(1-2):51-69.

CAPÍTULO 30

Particularidades da reabilitação do paciente com traqueostomia

Luzimar Martins Machado
Tuanny Teixeira Pinheiro
Cristiane Soares Henrique
Luciana Paiva Farias

INTRODUÇÃO

A traqueostomia é um procedimento cirúrgico que consiste na abertura da parede anterior da traqueia por incisão entre o 2º e o 3º anel traqueal, comunicando-a com o meio externo e tornando a via aérea pérvia". Esse procedimento pode ser utilizado nas seguintes situações: tempo prolongado de ventilação mecânica, obstrução da via aérea alta, tumores de cabeça e pescoço, pacientes neurológicos incapazes de proteger as vias aéreas, nos traumas graves de face ou da laringe, após a inalação de gases, acúmulo de secreção traqueal em pacientes com tosse ineficaz, edema das vias aéreas (causado por infecções ou procedimentos cirúrgicos), paralisia das pregas vocais e traqueomalácia[3].

TABELA 1 Nomenclatura e função

Nomenclatura	Função
Traqueostoma	Qualquer abertura da traqueia
Traqueostomia	Exteriorização da traqueia por próteses, anastomoses diretas da pele
Cânula de traqueostomia	Prótese (de material metálico ou plástico)

Fonte: Sugerman e Wolfe, 1997[1]; Arabi et al., 2004[6].

Traqueotomia, traqueostomia e cânula de traqueostomia são termos comumente designados para o mesmo fim – de forma incorreta, por se tratar de conceitos diferentes (Tabela 1)[1].

O objetivo deste capítulo é:

- oferecer conhecimento sobre os tipos de traqueostomias e das cânulas de traqueostomia;
- alertar sobre as complicações decorrentes das traqueostomias;
- discorrer sobre as atuações da equipe multidisciplinar nos cuidados com o paciente traqueostomizado.

TIPOS DE TRAQUEOSTOMIA E MODELOS DE CÂNULAS DE TRAQUEOSTOMIA

Tipo de traqueostomias

As traqueostomias podem ser de dois tipos:

- definitiva, em casos onde existem obstruções das vias aéreas acima da traqueostomia, pós-cirurgias de laringectomia total, dependência prolongada de ventilação mecânica (VM) e no caso de algumas doenças neurológicas[1,6];
- temporária, como profilaxia de obstrução das vias aéreas após cirurgias de cabeça e

CAPÍTULO 30 PARTICULARIDADES DA REABILITAÇÃO DO PACIENTE COM TRAQUEOSTOMIA 373

pescoço e fraqueza aguda da musculatura respiratória[1,6].

Modelos de cânulas de traqueostomia

Existem várias marcas e modelos de cânulas de traqueostomia plásticas e metálicas (Tabelas 2 a 3). As plásticas podem ser de policloreto de vinila (PVC), poliuretano ou silicone. As metálicas podem ser de aço inox ou de latão cromado e possuem padrão Jacson (todas as marcas apresentam a mesma configuração).

BASES PARA A PRÁTICA CLÍNICA

Cuidado diante de possíveis complicações

O procedimento e a permanência da traqueostomia podem levar a complicações (Tabela 4).

TABELA 2 Modelos de cânula de traqueostomia plásticas mais utilizados

Metálicas	Plásticas com balão	Plásticas sem balão
■ Curta	De baixo volume e alta pressão	Com cânula interna
■ Standard	De alto volume e baixa pressão	Com e sem fenestra
■ Longa	Com e sem sistema de aspiração subglótica	Longa com comprimento ajustável
■ Sem fenestra	Com e sem cânula interna	
■ Com única fenestra	Com e sem fenestra	
■ Com múltiplas fenestras	Longa com comprimento ajustável	

TABELA 3 Esquematização das partes da cânula de traqueostomia e suas funções respectivas[1,7]

Parte	Esquema	Função
Neck flange		Estabiliza o corpo da cânula e a fixa no pescoço do paciente. Contém a configuração da cânula: marca e modelo; número da cânula; ID – inside diameter (diâmetro interno); OD – outside diameter (diâmetro externo); comprimento.
Corpo da cânula		Pode ser curto, longo ou ajustável. Pode ser mais ou menos angulado. Pode ser fenestrado. Pode ser aramado (nos casos das cânulas plásticas).
Linha radiopaca		Identificar a posição da cânula em exame de imagem.
Conector universal de 15 mm		Permite a conexão com circuito de VM, ressuscitador manual e válvula de fala (VF).

(continua)

TABELA 3 Esquematização das partes da cânula de traqueostomia e suas funções respectivas[1,7]
(continuação)

Parte	Esquema	Função
Balão interno (*cuff*)		Prevenir escape aéreo durante VM e proteger as vias aéreas inferiores (VAI). ■ Pode ser de baixo volume e alta pressão. ■ Pode ser de alto volume e baixa pressão (mais utilizado, pois traz menor risco de lesão na traqueia). ■ Seu formato/modelo infere maior pressão a alguma área da traqueia. ■ Devido ao calor interno da traqueia, com o passar do tempo pode ficar mais maleável.
Balão externo (balão piloto)		Permite insuflar e desinsuflar o *cuff*. Possui válvula de retenção de ar, que impede a perda de pressão do *cuff*. ■ Usar seringa *luer slip* (de bico) para insuflar e desinsuflar o *cuff*. ■ Pode endurecer com o tempo, devido ao contato com o meio externo (diferenças de temperatura, contato com produtos de higiene e hidratantes). ■ No seu interior pode haver a formação de condensação (líquido) causada pela diferença de temperatura entre o *cuff* e o balão piloto.
Linha de insuflação		Comunicar o balão piloto com o *cuff*. ■ Evitar torções e trações. ■ Pode endurecer com o tempo.
Com extensão de aspiração subglótica		Prevenir infecções respiratórias provenientes da broncoaspiração de secreções acumuladas acima do *cuff*.
Mandril		Deve ser utilizado dentro do corpo da cânula no momento de sua introdução na traqueia, para prevenir lesões de estruturas moles durante o procedimento da primeira inserção ou de trocas da cânula de traqueostomia.
Cânula interna		Por facilitar a higienização, é bem indicada para pacientes com alta para domicílio.

Fonte: Sugerman e Wolfe, 1997; Swearingen, 2002.

CAPÍTULO 30 PARTICULARIDADES DA REABILITAÇÃO DO PACIENTE COM TRAQUEOSTOMIA

TABELA 4 Complicações precoces e tardias mais comuns da traqueostomia

Precoces	Recomendações
Sangramento	Esperado, se em pequena quantidade. Em grande quantidade, solicitar avaliação imediata da equipe médica.
Infecção da ferida cirúrgica	Higiene das mãos. Usar técnica asséptica para aspiração e curativo. Manter a região da peritraqueostomia limpa e seca. Avisar a equipe médica.
Enfisema subcutâneo	Avisar a equipe médica.
Deslocamento da cânula de traqueostomia (perda da permeabilidade ou falso trajeto da via aérea)	Não tentar repassar a cânula (risco de falso trajeto). Avisar a equipe médica imediatamente. Cuidados com a extensão do ventilador e da macronebulização durante a manipulação do paciente para não tracionar a cânula. Manter a fixação adequada.
Obstrução da cânula de traqueostomia	Manter a umidificação adequada. Aspirar sempre que necessário. Solicitar avaliação fisioterapêutica imediata no caso de obstrução parcial ou total.
Tardias	**Recomendações**
Obstrução (rolha de secreção)	Aspirar vias aéreas e higienizar a cânula interna sempre que necessário. Manter a umidificação adequada.
Sangramento e/ou coágulos	Aspirar sempre com delicadeza. Não forçar a passagem da sonda de aspiração.
Infecção peritraqueostomia e pulmonar	Higiene das mãos. Manter a região da peritraqueostomia sempre limpa e seca. Usar técnica asséptica. Aspirar sempre que necessário. Manter decúbito elevado.
Granulomas (endotraqueal e peritraqueostomia)	Manter cânula de traqueostomia bem fixada e posicionada adequadamente. Realizar aspiração com delicadeza.
Fístula	Manter a pressão do *cuff* adequada.
Estenose traqueal e subglótica	Manter a fixação e o posicionamento da cânula adequados.
Disfagia	Solicitar avaliação fonoaudiológica. Manter o paciente em posição adequada.

Cuidados com o paciente traqueostomizado

Posicionamento do paciente

A elevação do decúbito no leito e a posição adequada da cabeça do paciente facilitam a deglutição, a ventilação pulmonar, minimizam o edema facial (em casos de pacientes submetidos a cirurgias de cabeça e pescoço) e evitam o refluxo gastroesofágico.

Umidificação das vias aéreas

A umidificação adequada das vias aéreas tem como objetivo a prevenção da formação de rolhas de secreção e a insuficiência respiratória obstrutiva. Pode ser realizada pela macronebulização, micronebulização (inalação com soro fisiológico com ou sem medicações) ou pelo filtro umidificador passivo durante a respiração espontânea ou em ventilação mecânica (Figuras 1 a 3).

A máscara de traqueostomia utilizada na macronebulização ou na micronebulização deve ser conectada próxima à cânula de traqueostomia, com cuidado para não a obstruir (Figuras 1A, 2A); a água destilada utilizada no copo de macronebulização deve ser completada, sempre que necessário.

A máscara do *kit* de micronebulização deve ser conectada à face do paciente quando a cânula de traqueostomia estiver ocluída ou no momento de administrar inalação com medicamento para diminuir a sialorreia, por exemplo, a inalação com escopolamina (Figura 2).

Os pacientes em pós-operatório imediato de traqueostomia possuem alto risco de sangramento. Portanto, mesmo que a secreção traqueal esteja fluida, é necessário manter a macronebulização para prevenir a formação de rolhas de secreção e coágulos sanguíneos no interior da cânula ou das vias aéreas até que não sejam mais observados os sinais de sangramento durante a higienização peritraqueostomia e aspiração traqueal.

É importante que, durante o banho, a equipe de enfermagem mantenha a máscara de traqueostomia posicionada de maneira que evite a entrada de água na traqueostomia.

A	B	C	D
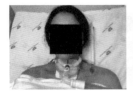	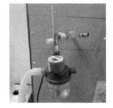	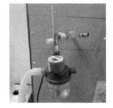	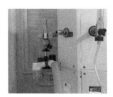
Posicionamento correto da máscara de traqueostomia.	Para pacientes dependentes de oxigênio (O_2) com fluxo ≥ 5 litros por minuto (L/min). Material: fluxômetro de O_2, copo macronebulizador, 500 mL de água destilada, extensão e máscara de traqueostomia.	Para pacientes que necessitam apenas da umidificação com ar comprimido (AC). Utilizar fluxo ≥ 5 L/min. Material: fluxômetro de AC, copo macronebulizador, 500 mL de água destilada, extensão e máscara de traqueostomia.	Mista (O_2 e AC). Para pacientes dependentes de O_2 com fluxo < 5 L/min. Material: fluxômetro de AC, fluxômetro de O_2, copo macronebulizador, 500 mL de água destilada, extensão e máscara de traqueostomia.

FIGURA 1 Umidificação com macronebulização.

A	B	C
	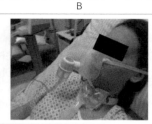	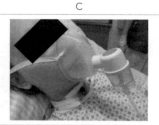
Posicionamento correto da máscara de traqueostomia.	Paciente com macronebulização para umidificação das vias aéreas inferiores e micronebulização para inalação de escopolamina.	Paciente com cânula de traqueostomia ocluída e micronebulização com soro fisiológico com ou sem medicação.

FIGURA 2 Micronebulização.

A	B
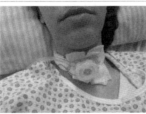	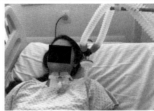
Filtro umidificador passivo. Alerta: retirar o filtro caso seja necessário realizar micronebulização.	Filtro umidificador passivo em circuito de ventilação mecânica e sua posição correta.

FIGURA 3   Filtro umidificador passivo.

Posicionamento do circuito de ventilação mecânica e da extensão de macronebulização

Durante as transferências e as mudanças de decúbito do paciente, e mesmo em repouso no leito, o circuito de ventilação mecânica (VM) e a extensão de macronebulização devem ser posicionados de maneira a prevenir: a obstrução da cânula de traqueostomia, o tracionamento e a exteriorização acidental da cânula, o alargamento do traqueoestoma, lesão peritraqueostomia e lesão intraqueal (edema e/ou granuloma) por posição viciosa da cânula de traqueostomia (Figuras 3A e 3B).

Higienização

O procedimento de aspiração é utilizado para higienizar as vias aéreas, manter a permeabilidade da cânula de traqueostomia e favorecer a ventilação pulmonar adequada. A higienização da cânula interna deve ser realizada sempre que houver secreção visível, sinais de obstrução e/ou após as aspirações traqueais (Figura 4).

Caso se observe a presença de conteúdo gástrico ou de dieta durante a aspiração traqueal ou à tosse espontânea, a dieta deve ser imediatamente suspensa pela equipe de enfermagem e as equipes médicas, assim como as de fisioterapia e de fonoaudiologia devem ser comunicadas.

Fixação da cânula de traqueostomia no pescoço do paciente

A adequada fixação da cânula de traqueostomia no pescoço do paciente tem como objetivo prevenir sua exteriorização acidental, a lesão traqueal por posicionamento vicioso da cânula dentro da traqueia (edema da mucosa e/ou granuloma traqueal) e a compressão excessiva do pescoço (p. ex., compressão de vasos sanguíneos, nervos, retalhos e enxertos cirúrgicos e lesões de partes moles). A troca da fixação deve ser

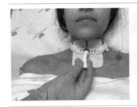	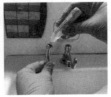	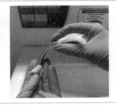	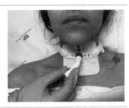
Passo 1: retire a cânula interna.	Passo 2: lave a cânula interna com água destilada.	Passo 3: passe gaze por dentro e por fora da cânula interna até retirar toda a sujidade.	Passo 4: reinsira a cânula interna.

FIGURA 4   Higienização da cânula interna.

feita preferencialmente por duas pessoas sempre que houver sujidade aparente, podendo ser com um cadarço de algodão (Figura 5) ou por colar de fixação de tecido macio com tiras de velcro nas extremidades (Figura 6).

Curativo

A presença de curativo com materiais absorventes e macios, como compressas de gaze de algodão ou curativo de espuma não aderente, favorece a preservação da pele e a prevenção de complicações (Figura 7)[13,14].

Deve-se evitar sujidade, umidade e atrito da *neck flange* sobre a região peritraqueostomia. Após o aparecimento de lesões, deiscências, dermatite e/ou feridas neoplásicas o tratamento realizado é com a aplicação de curativo por meio de substâncias como nitrato de prata ou PHMB (poli-hexametilbiguanida).

Pressão de *cuff*

O controle de pressão do *cuff* da cânula de traqueostomia tem como objetivo prevenir escape aéreo quando em ventilação mecânica, lesão da traqueia, obstrução esofágica e fístula traqueoesofágica, além de minimizar a broncoaspiração para grandes volumes de secreções advindas das vias aéreas superiores e/ou conteúdos gástricos. O teste do mínimo volume de oclusão deve ser realizado para pacientes estáveis (Figura 8).

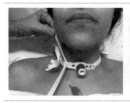 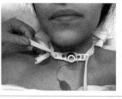 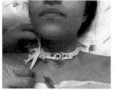 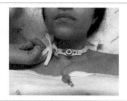

Passo 1: mantenha o cadarço atual. Dobre um novo cadarço e insira sua extremidade curta no orifício da *neck flange* de um lado do pescoço.

Passo 2: levante a cabeça do paciente, passe a extremidade longa para o outro lado do pescoço e a insira no outro orifício da *neck flange*.

Passo 3: retorne à extremidade longa ao encontro da extremidade curta e faça um laço seguro.

Passo 4: mantenha o espaço de um dedo entre o cadarço de algodão e o pescoço. Por fim, retire o cadarço sujo.

FIGURA 5 Fixação da cânula de traqueostomia com cadarço de algodão. Antes da troca da fixação deve ser realizada a higienização da pele com soro fisiológico 0,9% e gaze.

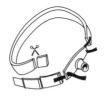 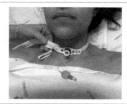 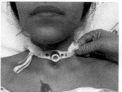 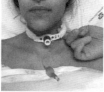

Passo 1: ajuste o comprimento do colar de tecido macio.

Passo 2: mantenha a fixação atual. Insira uma tira de velcro no orifício da *neck flange* de um lado do pescoço.

Passo 3: levante a cabeça do paciente, passe a outra extremidade do colar para o lado oposto do pescoço e insira a tira de velcro no orifício da *neck flange* contralateral.

Passo 4: mantenha espaço de um dedo entre o colar de fixação e o pescoço. Por fim, retire o colar de fixação sujo.

FIGURA 6 Fixação da cânula de traqueostomia com colar de tecido macio através de tiras de velcro nas extremidades. Antes da troca da fixação deve ser realizada a higienização da pele com soro fisiológico 0,9% e gaze.

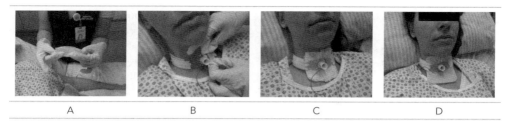

FIGURA 7 Curativo com compressa de gaze de algodão para prevenção de atrito entre a cânula de traqueostomia e a pele. A: Dobre duas compressas de gaze em posição longitudinal. B: Insira uma compressa de gaze de cada lado do pescoço, entre a pele do paciente e a *neck flange* da cânula de traqueostomia. C: Aspecto finalizado. D: Curativo com espuma não aderente. Antes da troca de curativos deve ser realizada a higienização da região da peritraqueostomia com soro fisiológico 0,9% e gaze.

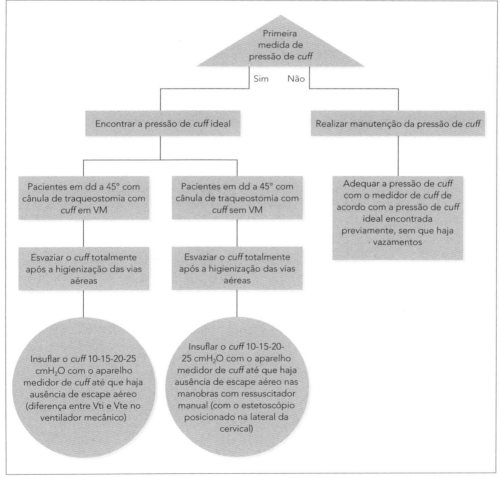

FIGURA 8 Como estabelecer a pressão de *cuff* ideal para pacientes estáveis.
dd: decúbito dorsal; N: não; S: sim; VM: ventilação mecânica; Vti: volume corrente inspirado; Vte: volume corrente expirado.

Equivalência de modelos de cânulas de traqueostomia

Os pacientes traqueostomizados podem necessitar de diferentes modelos de cânulas de traqueostomia a cada momento de seu acompanhamento, seja por tratamento específico, evolução da doença ou condição clínica.

As cânulas de traqueostomia plásticas possuem configurações diferentes, pois os fabricantes produzem cânulas com diâmetro interno (DI), diâmetro externo (DE), comprimentos e angulações do corpo da cânula diferentes. Portanto, conhecer os modelos e marcas padronizados no hospital garante a ação rápida para a escolha da cânula de que o paciente necessita. As informações sobre a configuração da cânula de traqueostomia (modelo, marca, número, DI, DE e comprimento) normalmente estão descritas na *neck flange*, na caixa e/ou no manual do fabricante. Na Tabela 5 constam os possíveis motivos para troca de cânula de traqueostomia.

Implicações da cânula de traqueostomia na deglutição e na voz

Pacientes traqueostomizados, em sua grande maioria, estiveram anteriormente intubados e se caracterizam como população de risco para manifestar disfagia devido a diversos fatores, como tempo de intubação e suas respectivas sequelas. O tempo de intubação influencia na gravidade da disfagia, pois pode danificar a mucosa e a musculatura laríngea e faríngea, acarretando alterações sensoriais e motoras que justificam a disfagia manifestada pela perda prematura do

TABELA 5 Motivos possíveis para a troca de cânula de traqueostomia

Troca de uma cânula de traqueostomia	Motivo
Metálica por uma plástica sem balão	Para a realização de sessões de radioterapia ou exames de imagem (ressonância nuclear magnética, tomografia computadorizada*)
Plástica por uma metálica	Desmame da cânula de traqueostomia
Plástica com comprimento convencional por uma longa com comprimento ajustável	Obstrução da traqueia por lesão intraqueal (edema, granuloma, traqueomalácia, fístula traqueoesofágica) ou progressão de tumor intrínseco ou extrínseco à traqueia Pacientes obesos Pacientes com pescoço longo
Plástica com *cuff* para uma sem *cuff*	Desmame da cânula de traqueostomia Liberação para ingestão de dieta via oral
Metálica ou plástica sem *cuff* para uma com *cuff*	Necessidade de ventilação mecânica Desconforto respiratório Risco de broncoaspiração/proteção mínima de via aérea
Plástica com *cuff* para outra com *cuff* de mesmo modelo e marca	*Cuff*, linha de insuflação e/ou balão piloto danificados Tempo de troca
Plástica com cânula interna para uma sem (ou retirar a cânula interna do conjunto)	Diminuir a resistência da via aérea artificial em caso de desconforto respiratório
Plástica sem cânula interna para uma com cânula interna	Facilitar a higienização Prevenir a obstrução do lúmen da cânula por rolha Encaminhar o paciente para o domicílio
Diâmetro externo maior por um menor	Desmame da cânula de traqueostomia
Diâmetro externo menor por um maior	Melhora a vedação da via aérea por aumentar o contato do *cuff* com a traqueia
Diâmetro interno menor por um maior	Desconforto respiratório

* A troca da cânula de traqueostomia metálica pela plástica para a realização de tomografia computadorizada deve ser realizada apenas quando o artefato interferir na qualidade da imagem a ser avaliada (p. ex., região de cabeça e pescoço).

bolo alimentar e/ou alteração da mobilidade laríngea (elevação e estabilidade) e do movimento de fechamento das pregas vocais, pregas vestibulares e pregas ariepiglóticas para consequente proteção das vias aéreas; penetração laríngea e/ou aspiração antes, durante e/ou após a deglutição e estases alimentares em valéculas e em recessos faríngeos, conforme descrito anteriormente[17,18].

O tamanho da cânula, peso e presença do *cuff* também são fatores que dificultam a mobilidade laríngea, o que consequentemente contribui para a entrada do bolo alimentar nas vias aéreas antes, durante e/ou após a deglutição. A restrição da elevação da laringe no pescoço é outro fator mecânico que deve ser considerado. Algumas cirurgias que utilizam técnicas como a incisão horizontal podem potencializar a restrição do movimento vertical da laringe juntamente com o tamanho e o peso da cânula e *cuff* muito insuflado[19].

Com a presença da traqueostomia, há redução da pressão e da quantidade do fluxo aéreo para as vias aéreas superiores, provocando ausência de tosse protetora e do efeito de limpeza se o alimento entrar em vias aéreas ou se houver estases[20] e inabilidade do indivíduo para realizar a fonação com efetividade. Essa tosse pode se caracterizar ausente ou presente, mas com intensidade fraca, piorando o *status* da deglutição do indivíduo.

Deve ser considerado também que, com o desvio do fluxo aéreo para o traqueostoma, o indivíduo poderá apresentar alterações do olfato e paladar, dificultando a fase antecipatória da deglutição, levando à redução do apetite e à redução da sensibilidade laríngea, ocasionando aspiração silenciosa[21,22].

Os pacientes dependentes de ventilação mecânica também apresentam alterações na fisiologia da deglutição, pois o período de pausa respiratória desta (fase faríngea) também estará modificado. Esses pacientes terão de se adaptar às diferentes fases da inspiração e expiração, que a partir de então, deverão ser ajustadas com os parâmetros do ventilador[20].

Portanto, todos esses fatores somados à doença de base têm grande repercursão na deglutição e na voz (comunicação oral) dos indivíduos traqueostomizados[20].

Desmame da ventilação mecânica

O desmame da ventilação mecânica (VM) pode ser iniciado após 24 horas da realização da traqueostomia, desde que se respeitem os critérios elegíveis (Figura 9 e Tabela 7).

Desmame da cânula de traqueostomia

O desmame da cânula de traqueostomia consiste na progressão segura de eliminação da função do *cuff* e no retorno da passagem do ar pela via superior (nasal ou bucal)[23].

Critérios para o desmame da cânula de traqueostomia e decanulação

Para que o desmame da cânula de traqueostomia ocorra com sucesso, a via aérea superior precisa se encontrar restaurada, de forma que possa ocorrer a passagem adequada do fluxo aéreo por ela até os pulmões[5,11].

As avaliações do fisioterapeuta devem ser somadas aos demais critérios obtidos durante toda a avaliação fonoaudiológica (Tabela 6) para um diagnóstico preciso e a possibilidade de indicar a progressão do desmame e da decanulação da cânula de traqueostomia. Na prática clínica, a avaliação fonoaudiológica consiste em conhecer o estado clínico do paciente, em analisar a história do distúrbio de deglutição e avaliar criteriosamente as estruturas e funções do sistema estomatognático (focando na relação respiração-fonação-deglutição) a fim de determinar o diagnóstico e as condutas a serem seguidas. Os critérios para essa avaliação são essenciais para garantir uma abordagem segura e o gerenciamento apropriado dos pacientes assistidos (Figura 10 e Tabela 8). Tais critérios envolvem múltiplos e complexos fatores que devem ser considerados, tais como aspectos cognitivo-linguísticos, comportamentais, respiratórios, fonatórios e da motricidade orofacial[20,21].

TABELA 6 Procedimento de avaliação clínica estrutural e funcional da fala e da deglutição para pacientes com cânula de traqueostomia[20,24-28]

	Protocolo de avaliação clínica da deglutição à beira-leito
	Avaliação estrutural e funcional do paciente com cânula de traqueostomia e risco para disfagia orofaríngea
Material	▪ Computador ▪ Arquivo de documentos (registro no TASY) **Equipamentos:** ▪ Estetoscópio ▪ Oxímetro ▪ Sistema de vácuo ▪ Luvas (procedimento e estéreis) ▪ Máscara ▪ Óculos de proteção **Itens para a realização do procedimento:** ▪ Seringa descartável de 20 mL ▪ Gaze ▪ Espátula ▪ Copo plástico ▪ Colheres de chá (5 mL), sobremesa (10 mL) e sopa (15 mL) ▪ Garfo ▪ Faca ▪ Canudo ▪ Alimentos na consistência líquida (água e/ou suco); pastosa (purê de fruta ou iogurte); semissólida (pão de forma); sólida (bolacha e/ou torrada) ▪ Dietas pertencentes ao cardápio do Hospital Sírio-Libanês ▪ Espessante para alimentos ▪ Corante alimentício azul ▪ Sonda de aspiração ▪ Válvula de fala Passy Muir – PMV 2001 (roxa) ou PMV 007 (aqua: para pacientes em ventilação mecânica) **Itens para higienização/precaução de contato e para gotículas:** ▪ Álcool 70% ▪ Sabonete líquido ▪ Papel absorvente ▪ Gaze ▪ Água ▪ Avental descartável para procedimento (se precaução de contato) e máscara N95 (se precaução para gotículas), conforme recomendação da CCIH
Procedimento	**1°) Prontuário:** ▪ Coletar dados de identificação do paciente ▪ Motivo de internação/doença de base ▪ Investigar histórico clínico e cirúrgico prévio à internação, comorbidades associadas, estado nutricional ▪ Motivo e tempo da realização da traqueostomia ▪ Coletar informações sobre a condição pulmonar/respiratória atual (averiguar registro sobre quantidade, aspecto e coloração da secreção nas últimas 24 horas) ▪ Checar exames relacionados à investigação estrutural das vias aéreas ▪ Medicamentos em uso **2°) Anamnese:** ▪ Entrevista inicial com o paciente e/ou acompanhante ▪ Analisar o nível de consciência do paciente, habilidades comunicativas e condições de respostas (mímica orofacial, gestos articulatórios orofaciais e corporais, escrita...) ▪ Investigar hábitos alimentares ▪ Dificuldades prévias de deglutição ▪ Modificações prévias na dieta via oral ▪ Queixas estruturais (orofaringolaríngeas) ▪ Perda de peso nos últimos meses ▪ Condição respiratória ▪ Grau de dependência para a alimentação

(continua)

CAPÍTULO 30 PARTICULARIDADES DA REABILITAÇÃO DO PACIENTE COM TRAQUEOSTOMIA 383

TABELA 6 Procedimento de avaliação clínica estrutural e funcional da fala e da deglutição para pacientes com cânula de traqueostomia[20,24-28] *(continuação)*

Protocolo de avaliação clínica da deglutição à beira-leito
Avaliação estrutural e funcional do paciente com cânula de traqueostomia e risco para disfagia orofaríngea

3°) Sinais vitais:
Verificar no repouso os sinais vitais do paciente (frequência cardíaca, frequência respiratória, pressão arterial e saturação de oxi-hemoglobina quando o paciente estiver sendo monitorado por telemetria e oxímetro, respectivamente) e o nível de conforto respiratório, utilizados como parâmetros para monitorar o indivíduo durante a avaliação e para decidir se há critério para intervenção no momento

4°) Avaliação estrutural e funcional:
- Mínimo de 48 horas pós-realização da traqueostomia
- Discutir com o fisioterapeuta sobre o quadro pulmonar/respiratório do paciente: se secretivo, perguntar sobre a frequência das aspirações durante o dia, quantidade, aspecto e coloração da secreção no último atendimento
- Paciente alerta e minimamente responsivo para comandos verbais simples
- Observar a estabilidade dos sinais vitais, conforto respiratório e manutenção do estado de alerta
- Explicar o procedimento ao paciente e/ou acompanhante
- Higienizar as mãos utilizando álcool gel ou água e sabão (conforme recomendações), no tempo e com a técnica adequada
- Colocar luvas (de procedimento) para separar os materiais para o procedimento de aspiração e avaliação da deglutição
- Posicionar o paciente sentado
- Retirar a luva de procedimento e higienizar novamente as mãos utilizando álcool gel ou água e sabão (conforme recomendações) no tempo e com a técnica adequada e recolocar o EPI (luva de procedimento)
- Avaliar a musculatura oral e facial no repouso, bem como o aspecto, a sensibilidade e a mobilidade dessas estruturas (força, amplitude, direção, duração e precisão)
- Retirar a luva de procedimento e higienizar novamente as mãos utilizando álcool gel ou água e sabão (conforme recomendações) no tempo e com a técnica adequada
- Colocar as luvas estéreis (para aspirar via aérea artificial) sem contaminá-la durante o manuseio
- Aspirar o supra*cuff* (caso exista) antes de iniciar a aspiração endotraqueal
- Realizar a aspiração endotraqueal e depois, se necessário, da cavidade oral
- Desinsuflar aos poucos e totalmente o *cuff*
- Observar a tolerância à deflação do *cuff*

Caso NÃO tolere a deflação do *cuff*, manter o paciente insuflado e:
- Discutir com a equipe médica sobre a continuidade ou não da avaliação com o *cuff* insuflado e sem a válvula de fala
- Gerenciar a deglutição de saliva (discutir com a equipe médica sobre a indicação ou não de fonoterapia para maximizar a deglutição de saliva e/ou de terapia medicamentosa, a aplicação de toxina botulínica ou outras intervenções para minimizar a sialorreia). Ou:
- Estimulação multissensorial (para pacientes com distúrbio linguístico-cognitivo moderado a grave). Ou:
- Favorecer a sensibilidade e o ganho de força e/ou amplitude de movimento dos músculos envolvidos na fase preparatória e oral da deglutição (para pacientes com potencial cognitivo para aprendizado motor). Ou:
- Treinar o desmame do *cuff* conforme a melhora da biomecânica da deglutição e das condições clínicas. E:
- Indicar estratégias e/ou dispositivos e/ou recursos de comunicação suplementar e alternativa. (Consultar o capítulo "O manejo da comunicação de pacientes vulneráveis no contexto hospitalar: uma proposta de atuação interdisciplinar".)

Se tolerar a deflação do *cuff*, prosseguir com o procedimento de avaliação:
- Ao final do procedimento de aspiração, retirar as luvas (de aspiração), higienizar novamente as mãos utilizando álcool gel ou água e sabão (conforme recomendações), no tempo e com a técnica adequada, recolocando o equipamento de proteção individual (EPI) – luvas de procedimento – para manipulação do coletor

(continua)

TABELA 6   Procedimento de avaliação clínica estrutural e funcional da fala e da deglutição para pacientes com cânula de traqueostomia[20,24-28]   *(continuação)*

Protocolo de avaliação clínica da deglutição à beira-leito
Avaliação estrutural e funcional do paciente com cânula de traqueostomia e risco para disfagia orofaríngea

- Instruir o paciente a respirar e, na expiração, ocluir digitalmente (com a gaze) a traqueostomia para averiguar se a via aérea está pérvia ou se há algum sinal clínico sugestivo de obstrução de vias aéreas
- Com a cânula de traqueostomia ocluída digitalmente, orientar o paciente a falar e a tossir (caso seja possível) para observação de eficiência glótica e do mecanismo de proteção das vias aéreas inferiores, respectivamente
- Observar presença e frequência dos reflexos: de deglutição de saliva e de tosse
- Se observar desconforto, reinsuflar o *cuff* e rediscutir metas em equipe
- Se confortável, solicitar a válvula de fala ao serviço administrativo
- Adaptar a válvula fonatória (podendo ser no mesmo dia ou no dia seguinte, caso o paciente mantenha os mesmos parâmetros)
- Monitorar tolerância à válvula fonatória: esforço respiratório, saturação de oxi-hemoglobina (SpO_2), frequência respiratória (FR), sinais de desconforto ou fadiga
- Avaliar os aspectos respiratórios e fonatórios

Considerações quanto à adaptação da válvula fonatória no paciente dependente de ventilação mecânica (VM):
- Conversar com o médico e o fisioterapeuta sobre os objetivos da avaliação.
- Atendimento inicial em conjunto: fonoaudiólogo + fisioterapeuta.
- Analisar e registrar os parâmetros atuais da VM com *cuff* insuflado: anotar os parâmetros ventilatórios iniciais para comparar com possíveis mudanças (valores da PSV, FiO_2, PEEP e volume corrente exalado)
- Condições melhores dos parâmetros para adaptação favorável da válvula fonatória na VM: PSV, Pinsp: 14 cm/H_2O, PEEP: 5-8
- Se o paciente precisar de umidificador, utilizar um sistema aquecido de umidificação acoplado ao ventilador
- Avaliar os parâmetros ventilatórios antes, durante e após a adaptação da válvula de fala: modo ventilatório, volume corrente (Vt), frequência respiratória, fração inspirada de oxigênio (FiO_2), PEEP, PIP, sensibilidade e configuração de alarmes. Qualquer alteração dos parâmetros requer prescrição médica e do fisioterapeuta

Screening blue dye test (BDT)
- Obter o consentimento do médico responsável para realização da triagem
- Contatar a equipe de enfermagem e de fisioterapia
- Perguntar ao paciente e/ou acompanhante se apresenta alergia a algum corante. Se positivo, não realizar a triagem
- Explicar o procedimento ao paciente e/ou ao acompanhante
- Higienizar as mãos utilizando álcool gel ou água e sabão (conforme recomendações), no tempo e com a técnica adequada
- Colocar luvas (de procedimento) para manusear o paciente
- Se possível, manter válvula de fala adaptada e observar qualidade vocal, eficiência glótica, mecanismo de proteção das vias aéreas inferiores e excursão laríngea durante a deglutição
- Gotejar 4 gotas de solução do corante alimentício (anilina) azul no dorso da língua do paciente
- Solicitar ao paciente para deglutir a saliva algumas vezes e/ou observar a frequência de deglutições de saliva (ficará a critério clínico do fonoaudiólogo determinar o tempo de permanência da válvula de fala e de observação da função de deglutição)
- A realização do teste é seguida por aspiração endotraqueal imediata e conforme as necessidades do paciente durante as 48 horas seguintes, julgamento clínico do fonoaudiólogo e alinhamento com a equipe de fisioterapia
- O resultado deve ser descrito como negativo ou positivo, indicando ausência ou presença de secreção corada traqueal, respectivamente
- Repetir a triagem, caso haja necessidade, após as primeiras 48 horas do primeiro teste

(continua)

CAPÍTULO 30 PARTICULARIDADES DA REABILITAÇÃO DO PACIENTE COM TRAQUEOSTOMIA 385

TABELA 6 Procedimento de avaliação clínica estrutural e funcional da fala e da deglutição para pacientes com cânula de traqueostomia[20,24-28] *(continuação)*

Protocolo de avaliação clínica da deglutição à beira-leito
Avaliação estrutural e funcional do paciente com cânula de traqueostomia e risco para disfagia orofaríngea

Screening blue dye test modificado (MDBT)

- Obter o consentimento do médico responsável para realização da triagem
- Contatar a equipe de enfermagem e de fisioterapia
- Perguntar ao paciente e/ou acompanhante se apresenta alergia a algum corante. Se positivo, não realizar a triagem
- Explicar o procedimento e os possíveis resultados ao paciente e/ou ao acompanhante
- Higienizar as mãos utilizando álcool gel ou água e sabão (conforme recomendações), no tempo e com a técnica adequada
- Colocar luvas (de procedimento) para manusear o paciente
- Se possível, manter válvula de fala adaptada e observar qualidade vocal, eficiência glótica, mecanismo de proteção das vias aéreas inferiores e excursão laríngea durante a deglutição
- Realizar *screening* conforme condições estruturais e de proteção de vias aéreas, com o uso de manobras de deglutição se necessário
- A avaliação funcional de deglutição desses pacientes segue o mesmo parâmetro dos demais, com o diferencial de que os alimentos e líquidos podem estar corados com anilina azul durante a avaliação da deglutição
- Para cada consistência, o volume a ser ofertado na colher pode variar entre 5, 10 e 15 mL. (Consultar o capítulo "Cuidados de reabilitação do paciente com disfagia".)
- A realização do teste é seguida por aspiração endotraqueal imediata e conforme as necessidades do paciente durante o dia, com julgamento clínico do fonoaudiólogo e combinada com a equipe de fisioterapia
- Ao término da avaliação, retirar a válvula e reinsuflar o *cuff* até atingir a pressão anterior (se disponível, aferir a pressão com *cuffômetro*) e comunicar o fisioterapeuta responsável
- Realizar a higiene oral para remover os resíduos alimentares sobre a língua e o vestíbulo oral
- Desprezar todos os materiais utilizados na avaliação de forma adequada (lixo infectante deverá ser desprezado em lixo específico no quarto do paciente; se não houver, deverá ser embalado em saco plástico e desprezado em lixo específico no expurgo)
- Retirar as luvas de procedimento e higienizar novamente as mãos utilizando álcool gel ou água e sabão (conforme recomendações) no tempo e com a técnica adequada
- Higienizar e guardar os materiais que foram utilizados e ficarão guardados
- Deixar o paciente estável após o procedimento; contatar equipe de enfermagem e/ou fisioterapia em caso de desconforto ou alterações que não competem ao fonoaudiólogo administrar
- Discutir achados clínicos, condutas e planejamento terapêutico com a equipe multiprofissional (médico, fisioterapeuta, enfermeiro e nutricionista)
- Discutir com a equipe multiprofissional sobre a indicação de exames complementares: videofluoroscopia e/ou videoendoscopia da deglutição
- Documentar o procedimento realizado, os resultados obtidos, o diagnóstico e as condutas alinhadas em equipe

Nos casos de contraindicação ou suspensão do processo de desmame da cânula de traqueostomia, a avaliação multi-interdisciplinar para a retomada da conduta deve ser baseada na identificação da causa da falha e da tentativa de reversão, partindo dos mesmos critérios de avaliação.

Cabe ressaltar que a indicação da válvula fonatória é extremamente rica em relação aos vários benefícios que pode proporcionar ao paciente. Ao contrário do que muitos pensam, ela pode também facilitar o desmame da VM, melhorando a qualidade da deglutição e permitindo que o paciente retome a comunicação oral (Figura 11).

Condutas para o desmame e a decanulação da cânula de traqueostomia

As equipes de fonoaudiologia e de fisioterapia podem recomendar ou não a progressão do desmame e de decanulação, de acordo com a avaliação respiratória e de deglutição do paciente. Já a decanulação, que consiste no processo de retirada da cânula e da inativação da traqueostomia, deve ser realizada somente pelo médico.

Os pacientes são elegíveis para a decanulação de traqueostomia se apresentarem os mesmos critérios para indicação e evolução do desmame da cânula de traqueostomia associados a outros fatores, como:

- possuir capacidade de eliminar secreção pela boca;

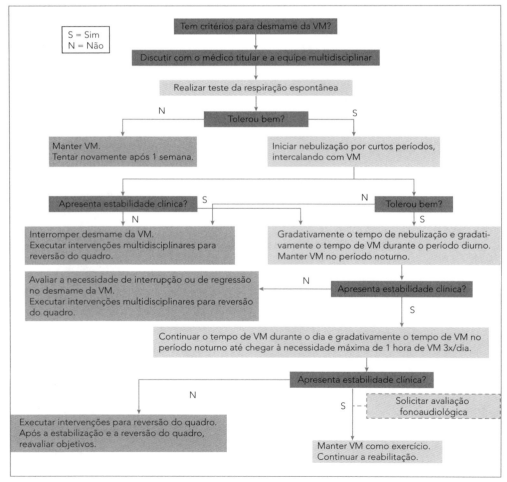

FIGURA 9 Desmame da ventilação mecânica em pacientes traqueostomizados. Fluxograma utilizado no Hospital Sírio-Libanês.

TABELA 7   Desmame de ventilação em paciente traqueostomizado

Critérios para iniciar o desmame de ventilação em paciente traqueostomizado	Sinais de intolerância	Sinais de estabilidade clínica
■ ↓ PS; ↓ PEEP e ↓ FiO$_2$ ■ PS/PEEP 8/5 cmH$_2$O, PEEP ≤ 8 cmH$_2$O; FiO$_2$ ≤ X% ■ VT ≥ 5 ml/kg e FR ≤ 35 irpm ■ Glasgow ≥ 12? (depende da doença de base) ■ PA média ≥ 60 mmHg ■ Afebril	■ SpO$_2$ <90% com oxigênio suplementar ■ FR >35 ou VT < 5 mL/kg ou FR/VT 100 ■ Sudorese ■ Agitação ou sonolência ■ Uso de musculatura acessória ■ FC > 100 ou elevação > 20% do basal ■ Retenção de CO$_2$ (PaCO$_2$ > xx)	■ Ausência de febre ■ Sem sinais de aumento significativo e/ou piora no aspecto da secreção pulmonar ■ Sem alteração de exames laboratoriais indicativa de infecção ou alteração nos exames de imagem do tórax ■ Piora na ausculta pulmonar

PS: pressão de suporte; PEEP: pressão positiva expiratória final; FiO$_2$: fração inspiratória de O$_2$; VT: volume corrente; FR: frequência respiratória; PAM: pressão arterial média; SpO$_2$: saturação periférica de O$_2$; FC: frequência cardíaca; CO$_2$: gás carbônico;
PaCO$_2$: pressão arterial de gás carbônico.

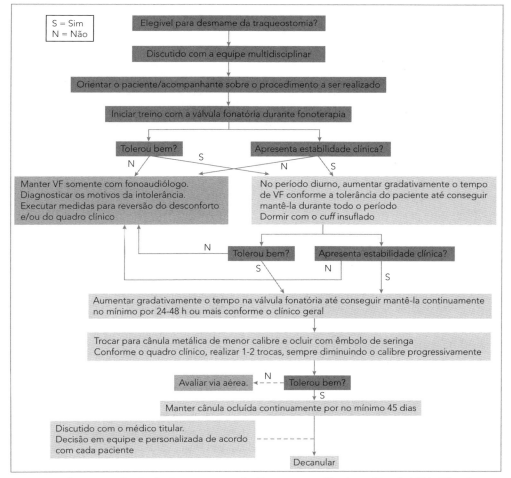

FIGURA 10   Desmame da cânula de traqueostomia. Fluxograma utilizado no Hospital Sírio-Libanês.

TABELA 8 Desmame da cânula de traqueostomia

Critérios para iniciar o desmame da cânula de traqueostomia	Sinais de estabilidade clínica	Sinais de que não tolerou bem

■ Resolução do motivo que levou à traqueostomia.
■ Em ventilação espontânea (há ± 1 semana).
■ Estabilidade clínica e hemodinâmica sem drogas vasoativas: PA sistólica ≥ 60 mmHg.
■ Ausência ou quantidade de secreção pulmonar que não comprometa o padrão respiratório ou ofereça risco de infecção pulmonar.
■ Sem sinais de alteração estrutural de via aérea (traqueomalácia, granuloma, estenose).
■ Tolerância satisfatória e conforto diante da adaptação da VF:
   ▪ deglutição de saliva eficiente;
   ▪ possuir reflexos protetores de orofaringe (tosse eficaz, ser capaz de gerenciar as secreções de via aérea superior).
	■ Ausência de febre.
	■ Sem sinais de aumento significativo e/ou piora no aspecto da secreção pulmonar.
	■ Sem alteração de exames laboratoriais indicativos de infecção ou alteração nos exames de imagem do tórax.
	■ Piora na ausculta pulmonar.
		■ SpO_2 ≤ 90% com oxigênio suplementar.
		■ Necessidade de aumentar a oferta de oxigênio ≥ 5 lO_2/min.
		■ FR > 35 irpm?
		■ Sudorese.
		■ Agitação ou sonolência.
		■ Uso da musculatura acessória.
		■ Esforço abdominal.
		■ Inversão do padrão respiratório.
		■ Estridor.
		■ Retenção de CO_2

FR: frequência respiratória; PA: pressão arterial; VF: válvula fonatória; SpO_2: saturação periférica de O_2.

■ possuir capacidade de tolerar a oclusão da cânula de traqueostomia por no mínimo 48 horas;

■ não apresentar obstrução em vias aéreas superiores[3,5].

Após a decanulação, o paciente deve ser acompanhado pela equipe interdisciplinar e ter seu curativo observado. Avalia-se a presença e quantidade de secreção, a presença de fístulas e/ou de possíveis aspirações. De acordo com os achados clínicos, a equipe orienta e assiste o paciente.

As principais situações que contraindicam a indicação da válvula fonatória são: pacientes em coma, inconscientes (se o objetivo for apenas a fala), instabilidade médica aguda, obstrução grave das vias respiratórias, complacência pulmonar muito reduzida, aspiração maciça de saliva, presença de secreções imaleáveis, tamanho de cânula de traqueostomia grande (que não permita a passagem do ar expirado), ser adaptado a cânula com *cuff* de espuma, não poder desinsuflar o *cuff* ou quando o paciente está em uso de VM em modo de alta frequência ou ventilação com liberação de pressão das vias aéreas[29].

Para a adaptação da válvula fonatória, sempre são importantes a abordagem multiprofissional e a realização de uma avaliação preliminar: estado cognitivo, condição pulmonar, tolerância à deflação do *cuff*, bom gerenciamento das secreções, deglutição de saliva adequada e selecionar a melhor válvula para cada caso.

Há evidências de que o atendimento multidisciplinar descrito ao longo do capítulo esteja associado à redução do tempo médio de decanulação de pacientes traqueostomizados que obtêm alta da UTI; além da diminuição do tempo total de permanência no ambiente hospitalar e da melhora da tolerância à dieta oral[30-31]. A padro-

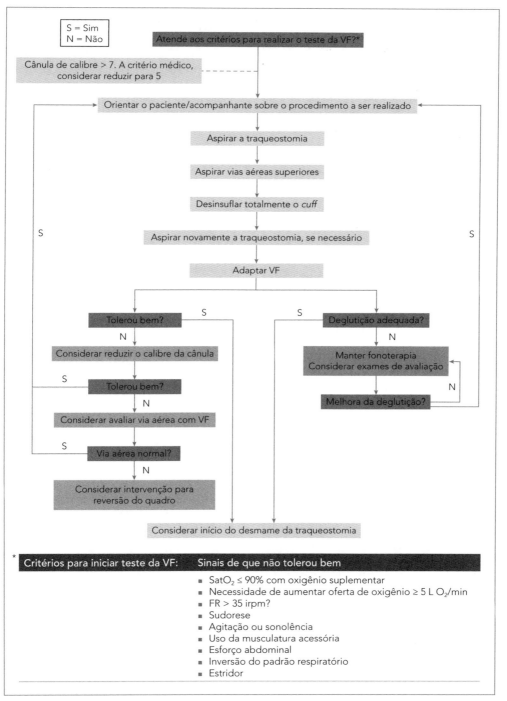

FIGURA 11 Teste da válvula fonatória (VF). Fluxograma utilizado no Hospital Sírio-Libanês.

nização dos cuidados dos pacientes com traqueostomia por uma equipe multidisciplinar pode promover a melhora da qualidade e eficácia da atenção prestada, diminuir complicações pré, intra e pós-operatórias e custos associados ao procedimento[32]. Portanto, trata-se de uma abordagem relevante a ser aplicada e disseminada aos profissionais que prestam cuidados aos pacientes traqueostomizados.

REFERÊNCIAS BIBLIOGRÁFICAS

1. Sugerman HJ, Wolfe L, Pasquale MD. Multicenter, randomized, prospective trial of early tracheostomy. J Trauma. 1997; 43:741-7.
2. Durbin Jr CG. Traqueostomy: why, when and how? Respiratory Care. 2010;55:1056-68.
3. Lima CA, Siqueira TB, Travassos EF, Macedo CMG, Bezerra AL, Paiva MDS Jr, et al. Influência da força da musculatura periférica no sucesso da decanulação. Rev Bras Ter Intensiva. 2011;23(1):56-61.
4. Marsico GA, Marsico PS. Traqueostomia. Pulmão. 2010;19(1-2):24-32.
5. Connor HHO, White AC. Tracheostomy decannulation. Respir Care 2010;55(8):1076-81.
6. Arabi Y, Haddad S, Shirawi S, Shimemeri AA. Early tracheostomy in intensive care trauma patients improves resource utilization: a cohort study and literature review. Critical Care 2004;8:R347-52.
7. PL. Atlas fotográfico de procedimentos de enfermagem. 3ª ed. Porto Alegre: Artmed; 2002.
8. Byhahn C, Lischke V, Meininger D, Halbig S, Westphal K. Peri-operative complications during percutaneous tracheostomy in obese patients. Anaesthesia, 2005;60:12-5.
9. Park M, Brauer L, Sanga RR, Kajdacsy-Balla AC, Ladeira AJP, Azevedo LCP, et al. Traqueostomia percutânea no doente crítico: a experiência de uma unidade de terapia intensiva clínica. J Bras Pneumol 2004;30(3):237-42.
10. Coelho MS, Zampier JAZ, Zanin SA, Silva EM, Guimarães PSF. Fístula traqueoesofágica como complicação tardia de traqueostomia. J Pneumol 2001;27(2):119-22.
11. Engels PT, Bagshaw SM, Meier M, Brindley PG. Tracheostomy: from insertion to decannulation. Can J Surg 2009;52(5):427-33.
12. Lages NCL, Neumamm LBA. Decanulação em traqueostomia: uma abordagem prática. Disponível em: http://interfisio.com.br/?artigo&ID=446&url=Decanulacao-em-Traqueostomia-Uma-Abordagem-Pratica (acesso 21 set. 2012).
13. Souza JWT, Araújo KP, Silva VJ. Importância da realização da traqueostomia em pacientes internados em unidades de terapia intensiva e assistência de enfermagem ao paciente traqueostomizado no ambiente hospitalar. Available: http://www.webartigos.com (acesso 21 set. 2012).
14. Moreira LFR, Gomes D. Assistência da enfermagem ao portador de traqueostomia. 2006. Belo Horizonte. Available: http://pt.scribd.com/doc/3458374/Cuidados-enfermagem-doente-com-traqueostomia (acesso 21 set. 2012).
15. Weiss M, Doell C, Koepfer N, Madjdpour C, Woitzek K, Bernet V. Rapid pressure compensation by automated cuff pressure controllers worsens sealing in tracheal tubes. Br J Anaesth. 2009;102:273-8.
16. Mendes TAB, Cavalheiro LV, Arevalo RT, Sonegth R. Estudo preliminar sobre a proposta de um fluxograma de decanulação em traqueostomia com atuação interdisciplinar. Einstein. 2008;6(1):1-6.
17. Almeida ST. Detecção dos sons da deglutição através da ausculta cervical. In: Jacobi JS, Levy DS, Silva LMC. Disfagia: avaliação e tratamento. Revinter. 2003. p.373-381.
18. Goldsmith T. Evaluation and treatment of swallowing disorders following endotracheal intubation and traqueostomy. In: Anaesthesiol Clin. 2000 (Summer);38(3):219-42.
19. Zagari PPP, Paulon RMC, Farias LP. Rehabilitation after tracheostomy. In: Farias TP (org.). Tracheostomy: a surgical guide. New York: Springer; 2017. p.401-31.
20. Barros APB, Portas JG, Queija DS. Implicações da traqueostomia na comunicação e na deglutição. Rev Bras Cir Cabeça Pescoço. 2009;38(3):202-7.
21. Shaker R, Milbrath M, Ren J, Campbell B, Toohill R, Hogan W. Deglutitive aspiration in patients with tracheostomy: effect of tracheos-tomy on the duration of vocal cord closure. Gastroenterology. 1995;108(5):1357-60.
22. Sasaki CT, Suzuki M, Horiuchi M, Kirchner JA. The effect of tracheostomy on the laryngeal closure reflex. Laryngoscope. 1977;87(9 Pt 1):1428-33.
23. Fontana D, Rosas GA, Santos GG, Santos LAM, Cicotoste CL. O papel da fisioterapia na decanulação da traqueostomia em pacientes hospitalizados: revisão bibliográfica. II Seminário de Fisioterapia da Uniamérica: Iniciação Científica; 2008. p.5-6.

24. Logemann JA, Pauloski BR, Colangelo L. Light digital occlusion of the tracheostomy tube: a pilot study of effects on aspiration and biomechanics of the swallow. Head Neck. 1998;20(1):52-7.

25. Ding R, Logemann JA. Swallow physiology in patients with trach cuff inflated or deflated: a retrospective study. Head Neck. 2005;27(9):809-13.

26. Dikeman K, Kazandjian M. Communication and swallowing management of trachestomized and ventilator dependent adults. San Diego: Singular; 1995.

27. Higgins DM, Maclean JC. Dysphagia in the patient with a tracheostomy: six cases of inappropriate cuff deflation or removal. Heart Lung. 1997;26(3):215-20.

28. Kazandjian M, Dikeman K. Communication options for tracheostomy and ventilator dependent patients. In: Myers E, Johnson J, Murry T (eds.). Tracheotomy: airway management, communication and swallowing. San Diego: Singular; 1998. p.97-118.

29. Ghion LG. Traqueostomia e válvula de fala. In: Furkim AM, Santini CS. Disfagias orofaríngeas. 2ª ed. São Paulo: Pró-Fono; 2008. p.49-54.

30. Heffner JE. Tracheostomy decannulation: marathons and finish lines. Crit Care. 2008;12(2):128.

31. Garrubba M, Turner T, Grieveson C. Multidisciplinary care for tracheostomy patients: a systematic review. Crit Care. 2009;13:R177.

32. Mah JW, Staff II, Fisher SR, Butler KL. Improving decannulation and swallowing function: a comprehensive, multidisciplinary approach to post-tracheostomy care. Respiratory Care. 2017,62(2):137-43.

33. Rubin SJ, Saunders SS, Kuperstock J, Gadaleta D, Burke PA, Grillone G, et al. Quality improvement in tracheostomy care: a multidisciplinary approach to standardizing tracheostomy care to reduce complications. American Journal of Otolaryngology. 2019.

CAPÍTULO 31

Cuidados de reabilitação no paciente com sarcopenia

Samantha Torres Grams
Wesla Neves da Silva Costa
Luanye Karla Silva
Isabel Chateaubriand Diniz de Salles

INTRODUÇÃO

A sarcopenia é um distúrbio do tecido musculoesquelético progressivo, generalizado e independente, relacionado mais comumente ao processo de envelhecimento (ainda que possa ter outras causas), e formalmente reconhecido pela Organização Mundial de Saúde (OMS) na Classificação Estatística Internacional de Doenças e Problemas Relacionados à Saúde (CID-10). Esta condição de perda de massa, força e função muscular está associada ao aumento do risco de quedas, perda de mobilidade, incapacidade para realização de atividades de vida diária (AVD), piora da qualidade de vida, hospitalização e morte[1].

Estima-se que atualmente esta condição acometa mais de 50 milhões de pessoas no mundo todo e que este valor subirá para mais de 200 milhões nos próximos 40 anos[2]. Diante do aumento expressivo da prevalência mundial, sobretudo decorrente do envelhecimento populacional e do sedentarismo, a sarcopenia tem despertado a atenção de especialistas em busca de uma definição clara, incluindo a investigação de biomarcadores da doença para identificação precoce e estratégias de prevenção e tratamento, incluindo intervenções nutricionais, medicamentosas, além de reabilitação.

Neste contexto, o presente capítulo objetiva definir a sarcopenia em um amplo aspecto, for-necendo base e evidências para um reconhecimento precoce da doença e tratamento multiprofissional adequado na prática clínica.

DEFINIÇÃO

O termo "sarcopenia" (do grego *sarx* ou carne, *penia* ou perda) foi proposto em 1988 por Irwin H. Rosenberg para descrever a diminuição de massa muscular relacionada à idade[3]. Desde então, o termo foi utilizado para descrever a perda de massa e força muscular que ocorriam com o envelhecimento. No entanto, diante da necessidade de uma definição amplamente aceita e adequada para utilização na prática clínica e na pesquisa, o European Working Group on Sarcopenia in Older People (EWGSOP) descreveu a sarcopenia, em 2010, como uma síndrome caracterizada pela perda progressiva e generalizada de massa e força muscular com risco de efeitos adversos, como incapacidade física, má qualidade de vida e morte. Para o diagnóstico de sarcopenia, o EWGSOP recomendou utilizar como critério a presença de baixa massa muscular, associada a baixa função muscular (força muscular ou desempenho físico). Além disso, foram criadas as definições de "pré-sarcopenia", caracterizada por baixa massa muscular, sem impacto na força muscular ou desempenho físico, e "sarcopenia grave", quando há a presença de baixa massa muscular, baixa força muscular e baixo desempenho físico[2].

Em 2018, o EWGSOP2 reuniu-se novamente e atualizou a definição de sarcopenia com base nos conhecimentos adquiridos ao longo de quase uma década após o primeiro consenso. Agora, a sarcopenia é considerada uma doença muscular (insuficiência muscular) independente do processo de envelhecimento, na qual a baixa força muscular é a principal determinante, em detrimento da quantificação inicial da massa muscular. Esta mudança de conceito visou a facilitar a identificação imediata da doença na prática clínica. A presença de baixa massa ou qualidade muscular tornou-se um critério de confirmação do diagnóstico de sarcopenia, enquanto o baixo desempenho físico tornou-se um critério de gravidade desta doença[1]. A Tabela 1 mostra a mudança de critérios de definição de sarcopenia ocorrida entre os consensos EWGSOP e EWGSOP2.

TABELA 1 Critérios de definição de sarcopenia de acordo com os consensos EWGSOP e EWGSOP2

EWGSOP (2010)	EWGSOP2 (2019)
Pré-sarcopenia: baixa massa muscular	Provável sarcopenia: baixa força muscular
Sarcopenia: ■ baixa massa muscular ■ baixa força muscular ou baixo desempenho físico	Sarcopenia confirmada: ■ baixa força muscular ■ baixa massa ou qualidade muscular
Sarcopenia grave: ■ baixa força muscular ■ baixa massa ou qualidade muscular ■ baixo desempenho físico	Sarcopenia grave: ■ baixa força muscular ■ baixa massa ou qualidade muscular ■ baixo desempenho físico

PREVALÊNCIA

Uma perda progressiva de massa muscular começa a acontecer a partir dos 40 anos de idade. Esta perda foi estimada em cerca de 8% por década até os 70 anos de idade, fase em que a taxa de perda aumenta significativamente para cerca de 15% por década[4]. Em relação aos membros inferiores, são encontrados valores da ordem de 10 a 15% de perda de força nas pernas, por década, até os 70 anos de idade, sendo a perda após esse período de 25 a 40% por década[5].

Com base no algoritmo de diagnóstico proposto pelo EWGSOP[2] e EWGSOP2[1], estudos recentes têm demonstrado a prevalência de sarcopenia em idosos ao redor do mundo. No Reino Unido, dados de 1.787 idosos com idade acima de 60 anos demonstraram a prevalência de sarcopenia de 4,6% nos homens e de 7,9% nas mulheres[6]. Na Coreia do Sul, em estudo realizado com mais de 2.000 idosos, a prevalência de sarcopenia variou de 4,6 a 14,5% em homens e de 6,7 a 14,4% nas mulheres[7]. No Chile, em um estudo com mais de 1.000 idosos, a prevalência total de sarcopenia foi de 19,1%, aumentando com a idade e atingindo 39,6% em pessoas com idade igual ou acima de 80 anos. Foi observada associação negativa de sarcopenia com sobrepeso, obesidade e razão de massa magra/gordura[8]. No Brasil, um estudo realizado em 1.149 idosos com idade igual ou acima de 60 anos, todos moradores da cidade de São Paulo, demonstrou que a prevalência de sarcopenia foi de 15,4%, sendo de 14,4% nos homens e de 16,1% nas mulheres. Idade avançada, comprometimento cognitivo, menor renda, tabagismo, presença e risco de desnutrição foram demonstrados como fatores de associação a esta doença na nossa população[9].

CATEGORIZAÇÃO DA SARCOPENIA E CONDIÇÕES RELACIONADAS

Sarcopenia primária e secundária

A sarcopenia é considerada primária (ou relacionada a idade) quando nenhuma outra causa específica for evidente, se não o envelhecimento. É considerada secundária quando relacionada a doenças sistêmicas, inatividade física ou ingestão inadequada de fontes de energia ou proteínas[1].

Sarcopenia aguda e crônica

A presença de sarcopenia por período inferior a 6 meses é considerada uma condição aguda e geralmente está associada a uma doença ou lesão aguda. A sarcopenia é crônica quando possui duração igual ou superior a 6 meses e provavelmente está associada a doenças crônicas e progressivas, aumentando o risco de mortalidade[1].

Obesidade sarcopênica

A obesidade sarcopênica é uma condição na qual há redução da massa corporal magra, porém com gordura corporal aumentada, e ocorre frequentemente em indivíduos idosos. A sarcopenia é agravada pela obesidade por meio da infiltração de gordura no tecido muscular ("marmoreio"), com consequente diminuição da qualidade e do desempenho muscular[1].

Fragilidade

A fragilidade pode ser definida como um estado de vulnerabilidade manifestado por reservas fisiológicas diminuídas que afetam a capacidade de manutenção da homeostase caso haja exposição a fatores de estresse. Para um paciente frágil, estressores relativamente menores, como infecções do trato urinário ou pequenas cirurgias, podem resultar em graves consequências, como aumento da dependência a cuidadores, necessidade de cuidados de enfermagem e maior predisposição a quedas e delírio. Um consenso de 2012 definiu a fragilidade como uma síndrome médica relevante e potencialmente tratável. Além disso, tal consenso recomendou a triagem de fragilidade para todos os pacientes com idade superior a 70 anos, bem como de qualquer indivíduo com doença crônica ou perda de peso[10]. O conceito de fragilidade transcende a consideração das variáveis relacionadas puramente às comorbidades para incluir variáveis como força, função e cognição, que, se assim usadas, podem prever complica-ções com maior acurácia do que os escores de risco tradicionais[11].

BASES PARA A PRÁTICA CLÍNICA

Mensuração da sarcopenia com base em seus diferentes estágios

Para documentar a sarcopenia no estágio de perda de massa muscular esquelética, Janssen et al.[12] propõem a bioimpedância. De forma similar ao que é praticado para a definição de osteoporose, um índice inferior a 2 desvios-padrão do valor médio de um grupo de referência (jovem e ajustado por sexo) foi definido para indicar sarcopenia de classe II. O índice de até 2 desvios-padrão do valor médio define sarcopenia de classe I.

Em relação ao critério de perda de força, a força de preensão manual, por dinamômetro de mão, é um importante indicador de funcionalidade[12]. A relação encontrada entre o valor da força, aferida por dinamômetro, relaciona-se à autonomia dos sujeitos.

Em relação ao critério de perda de função, dentre as medidas de desempenho físico disponíveis, a mensuração da velocidade de marcha, em distâncias curtas, até 15 metros, mostra-se adequada, porque é uma medida rápida, barata e confiável da capacidade funcional, com alta confiabilidade entre avaliadores. Tem valor de predição bem documentado para idosos com comorbidades para os principais desfechos, como hospitalizações, internação em casas de apoio, mortalidade, impacto sobre qualidade de vida, disfunção, quedas e declínio cognitivo, tornando-se uma boa medida de triagem para idosos em risco. A velocidade de marcha também é usada como medida de desfecho na reabilitação e em ensaios clínicos relacionados à fragilidade. Uma recente revisão sistemática propõe velocidade de marcha ≤ 0,8 m/s como preditor de desfechos clínicos desfavoráveis e ≤ 0,6 m/s como limiar para prever um declínio funcional adicional em idosos já incapacitados[13].

Métodos de imagem

A avaliação da massa muscular pode ser feita por diferentes métodos, levando-se em conta validade, custo, propósito específico (pesquisa ou prática clínica) e factibilidade. A ressonância nuclear magnética e a tomografia computadorizada têm a melhor validade entre todos os métodos disponíveis de imagem, seguidas pela densitometria por dupla emissão de raios X (DEXA). A bioimpedância pode ter seu resultado facilmente distorcido pela condição de hidratação do paciente ou pela presença de edema. A ultrassonografia vem sendo estudada para avaliar a quantidade e também a qualidade do tecido musculoesquelético (escala de cinza ou ecogenicidade); ainda que seja limitada a experiência nos estudos que envolvem sarcopenia, mostra-se ideal para a prática clínica tanto pela boa resolução da imagem do tecido muscular como por ser não invasiva. Em relação a custo e simplicidade do exame, a bioimpedância é o método mais conveniente, seguido por ultrassonografia e DEXA. A bioimpedância e a ultrassonografia são de boa aplicabilidade clínica, pois chegam até o leito do paciente. A ressonância, a tomografia e a DEXA, além de maior custo relacionado ao exame, necessitam de estrutura com pessoal especializado e consideração relacionada ao acesso dos pacientes a locais onde tais exames sejam realizados. Por fim, há ainda considerações relacionadas a exposição à radiação, sobretudo com a tomografia e, em menor escala, com a DEXA[14].

AVALIAÇÃO NUTRICIONAL E RECOMENDAÇÕES AO PACIENTE SARCOPÊNICO

Triagem e avaliação nucricional

A triagem nutricional é um instrumento sensível e fundamental para selecionar pacientes que necessitam de avaliação nutricional completa e de terapia nutricional mais imediata e agressiva. A aplicação é indicada em até 24 horas da admissão em nível hospitalar e na primeira consulta em nível ambulatorial e domiciliar. É uma ferramenta rápida, baseada em questões simples e que permite destacar sinais de alerta quanto ao estado nutricional, sendo capaz de direcionar intervenções que devam ser desenvolvidas pelos profissionais da área da saúde (Tabela 2)[15].

A triagem e a avaliação nutricional devem ser abordadas juntamente com a triagem de outras doenças intimamente associadas ao estado nutricional. A avaliação do índice de massa corporal (IMC), do índice de massa magra e da perda de peso está se tornando fundamental também na fase de triagem. A avaliação sistemática de inflamação ou o tipo da doença e a ingestão alimentar também são importantes e contribuem para o diagnóstico da desnutrição e da sarcopenia[16].

TABELA 2   Instrumentos de triagem nutricional

Miniavaliação Nutricional (MAN®) [*Mini Nutritional Assessment* (MNA)]
Subjective Global Assessment (SGA) (avaliação subjetiva global)
Nutritional Risk Screening (NRS 2002)
Screening Tool Risk Nutritional Status And Growth (Strong Kids)
Malnutrition Screening Tool (MST) (instrumento de triagem de desnutrição)
Malnutrition Universal Screening Tool (MUST) (instrumento de triagem universal de desnutrição)

Fonte: Fideliz, 2014[15].

Recomendações nutricionais

Os objetivos da terapia nutricional são promover melhora na qualidade de vida, reduzir a morbidade e a mortalidade e ofertar energia, proteínas e micronutrientes em quantidade suficiente, para que haja melhora do estado nutricional[1].

A partir do rastreamento do estado nutricional, elabora-se um plano de terapia alimentar em que a via oral deve ser a primeira opção de alimentação. Quando esta via não for indicada ou não suprir as necessidades nutricionais do paciente, podem-se utilizar terapias associadas, como suplementação oral, terapia nutricional por via enteral e/ou parenteral[1,17].

Uma dieta balanceada em termos quantitativos (quantidade e distribuição adequadas de carboidratos, proteínas e gorduras) e qualitativos (inclusão dos diferentes grupos de alimentos) pode ser uma grande aliada no tratamento da sarcopenia[17].

As necessidades energéticas de um paciente diagnosticado com sarcopenia são estimadas a partir:

- do cálculo da sua taxa metabólica basal;
- de diretrizes ou consensos estabelecidos para o tratamento de doenças que possam estar associadas;
- de sua faixa etária.

Estratégias nutricionais baseadas em uma dieta hiperproteica associada com o exercício resistido podem auxiliar na reabilitação do paciente sarcopênico.

Segundo a *Dietary Reference Intakes* (DRI), a oferta proteica para um adulto é de 0,8 g/kg/dia. Quando aplicado o exercício resistido, essa oferta pode atingir até 1,6 g/kg/dia ou mais, a depender do nível e da intensidade do exercício. Recomenda-se fracionar de 0,3 a 0,5 g de proteína/kg por refeição (3 a 4 vezes/dia), e os resultados parecem ser melhores para a hipertrofia muscular quando essa dose fracionada é ofertada no pré e pós-exercício[18,19].

Para a população idosa, o grupo de estudo PROT-AGE (grupo representado por diversas associações internacionais de gerontologia e nutrição) recomenda, para os praticantes de exercícios de resistência e aeróbios, a oferta de 1,2 g de proteína/kg/dia, conforme a necessidade, e considera a oferta de 20 g ou mais de proteína logo após os exercícios. Pacientes com doenças graves e desnutrição necessitam de até 2 g de proteína/kg/dia[20].

Algumas estratégias via suplementação proteica são relatadas na literatura como coadju-
vantes para a melhora da massa muscular em pacientes sarcopenicos[17,21]:

- a suplementação com a proteína do soro do leite ou à base de aminoácidos essenciais (EAA), incluindo de 2,5 a 3 g de leucina, associados com a atividade física, mostraram efeitos na melhora da massa e da força muscular;
- a suplementação com 3 g/dia de beta-hidróxi-beta-metilbutirato (HMB) parece ter um efeito preventivo na perda da massa muscular;
- a suplementação com creatina, particularmente associada ao exercício de resistência, tem efeitos benéficos sobre massa e força musculares, porém, pelo fato de os protocolos de suplementação na sarcopenia, particularmente em idosos, serem heterogêneos, é necessário que mais estudos sejam realizados para determinar a quantidade ideal a ser ofertada;
- a vitamina D tem sido estudada como um auxiliar no tratamento da sarcopenia, pois participa de várias funções do organismo, por exemplo, a manutenção da resistência óssea, e exerce efeito positivo na massa e força muscular, reduzindo, assim, o risco de quedas e fraturas. A suplementação de vitamina D deve ser realizada com base na dosagem dos níveis séricos.

REABILITAÇÃO NO AMBIENTE HOSPITALAR

A identificação e o tratamento da sarcopenia no ambiente hospitalar são de extrema importância, visto que pacientes com risco ou presença de sarcopenia exigem cuidados especiais para que a imobilização e a baixa ingestão de nutrientes, comuns ao período de internação, não agravem o quadro patológico preexistente. Pacientes sarcopênicos estão mais expostos a complicações infecciosas, prolongada permanência de ventilação mecânica, maior tempo de internação hospitalar, maior risco de readmissões, necessidade de reabilitação pós-alta hospitalar e maior taxa de mortalidade[22].

Especificamente em relação às alterações musculares e ao desempenho físico que determinam a sarcopenia, estudos demonstraram que pacientes hospitalizados perdem cerca de 1,6% da massa muscular ao dia[23], levando a uma perda aproximada de 10% em 1 semana[24]. Em casos de doenças mais graves, como a sepse, essa perda pode ser ainda maior, sendo superior a 20% no mesmo período[25]. No que diz respeito à força muscular, estudos prévios chamaram atenção para a fraqueza muscular adquirida no ambiente hospitalar, sobretudo nas unidades de terapia intensiva (UTI), sendo a força de preensão manual estabelecida como importante preditor de mortalidade[26]. Além disso, a hospitalização também possui impacto negativo no desempenho físico, estando associada a declínio na velocidade da marcha e novas limitações na mobilidade e nas AVD[27].

Neste contexto, há uma preocupação para que a reabilitação seja realizada o mais precocemente possível no ambiente hospitalar, possibilitando melhores desfechos para pacientes em risco ou com sarcopenia. Martinez-Velilla et al.[28], em um ensaio clínico randomizado e controlado, demonstraram que um protocolo de exercícios de resistência de moderada intensidade, exercícios de equilíbrio e de caminhada, foi seguro e eficaz para reverter o declínio funcional associado à hospitalização em pacientes muito idosos, com idade ≥ 75 anos. No momento da alta hospitalar, os pacientes submetidos ao protocolo de exercício apresentaram melhor desempenho físico avaliado pelo *Short Physical Performance Battery* (SPPB), redução da dependência para as AVD avaliada pelo índice de Barthel, aumento da força de preensão manual e melhora da qualidade de vida e *status* cognitivo, em comparação ao grupo que realizou apenas o tratamento usual.

REABILITAÇÃO PÓS-ALTA HOSPITALAR

O tamanho dos músculos é determinado por hereditariedade, nível sérico de testosterona e atividade física. Com um programa de treinamento, os músculos podem ser hipertrofiados, isto é, os músculos apresentam aumento de seu diâmetro, mais do que de um aumento do número de fibras musculares. As mudanças da fibra muscular envolvem ainda um aumento no número de miofibrilas, aumento nas enzimas mitocondriais, aumento do estoque de glicogênio, triglicerídios, ATP e fosfocreatina.

Há na literatura alguns documentos disponíveis para a prescrição de atividade física fora do contexto hospitalar. Dentre os mais recentes, destaca-se a segunda edição das Diretrizes de Atividade Física para Americanos[29], publicada em 2018, com as recomendações para prática de atividade física, desde crianças até idosos e pessoas com condições especiais. O documento dá ênfase ao aumento da quantidade de atividade física de moderada a vigorosa e à diminuição do tempo de inatividade. Em 2017, foi publicado também o Vivifrail[30], um programa de exercício físico multicomponente que faz parte da estratégia de promoção da saúde e qualidade de vida da União Europeia. Consiste em um programa de exercícios personalizado para cada nível de capacidade funcional da pessoa idosa (limitação grave, limitação moderada e limitação leve) e seu risco de queda. Com base nestes documentos, as recomendações de exercícios para idosos pós-hospitalização devem incluir as atividades descritas a seguir.

Exercício resistido (ER)

Deve ser recomendado e incentivado para todos os idosos, sendo que quanto maior a intensidade e a frequência, maior a resposta adaptativa, considerando-se sempre a possibilidade do indivíduo e sua segurança. A hipertrofia e o ganho de força muscular em idosos acontecem ainda que estes indivíduos possuam uma menor capacidade de estimular a síntese proteica do músculo esquelético quando comparados a indivíduos jovens.

O treinamento de força deve envolver grandes grupos musculares. Após o período de hospitalização, numa fase inicial, esses exercícios podem ser realizados sem necessidade de equipamentos, utilizando apenas o peso corporal do indivíduo. Atividades como treino de ponte, treino de sentar-levantar de uma cadeira e treino de elevar e abaixar os calcanhares devem ser estimuladas. Quando possível, devem ser realizadas 3 séries de 8 a 15 repetições para cada exercício, com pausas de 1 a 3 minutos entre as séries, 2 ou mais dias na semana. Para a progressão de intensidade, podem ser incluídos resistência elástica ou halteres (Tabela 3).

Exercício aeróbico (EA)

É capaz de promover efeitos benéficos em processos disfuncionais relacionados ao envelhecimento, como a função mitocondrial e a sensibilidade à insulina. A melhora desses processos promove indiretamente o ganho de força muscular.

Inicialmente, os indivíduos devem ser estimulados a caminhar com ou sem auxílio, no ritmo de caminhada que é possível, até serem capazes de caminhar de modo independente por 1 minuto. A distância de caminhada deve ser progredida, respeitando pequenos intervalos para descanso, até ser possível uma caminhada mais longa, que tenha, por exemplo, uma meta funcional (ir de um local ao outro, com segurança). Para a população geral, a recomendação é de 150 minutos/semana de exercícios aeróbicos com intensidade moderada ou 75 minutos/semana com intensidade vigorosa, dividindo as atividades ao longo da semana. Quando não for possível executar 150 minutos/semana de atividade moderada, o idoso deve se manter ativo respeitando suas habilidades e condições crônicas (Tabela 4).

TABELA 3   Prescrição de exercício resistido para pacientes com limitação leve e risco de queda

Semana	Séries e repetições	Intensidade e progressão
1-2	2 séries/10 repetições	Determinar exercício com a carga (halteres ou resistência elástica) que possa ser realizado corretamente por 30 vezes sem parar, ocasionando a percepção de esforço ao final
3-4	2 séries/12-15 repetições	
5-6	3 séries/12 repetições	
7-8	Aumentar a carga 2 séries/10 repetições	Determinar exercício com a carga (halteres ou resistência elástica) que possa ser realizado corretamente por 20 vezes sem parar, ocasionando a percepção de esforço ao final
9-10	2 séries/12-15 repetições	
11-12	3 séries/12-15 repetições	

Fonte: adaptado de Izquierdo et al., 2017[30].

TABELA 4   Prescrição de exercício aeróbico para pacientes com limitação leve e risco de queda

Semana	Séries e repetições	Intensidade e progressão
1-2	Caminhar 8 min, descansar 30 s Caminhar novamente por mais 10 min	Caminhar no ritmo habitual
3-4	Caminhar 10 min, descansar 30 s Caminhar novamente por mais 10 min	
5-6	Caminhar 10 min, descansar 30 s Caminhar por mais 10 min, descansar 30 s Caminhar por mais 5 min	
7-8	Caminhar 15 a 25 min, 1 vez/dia	
9-10	Caminhar 25 a 30 min, 1 vez/dia	
11-12	Caminhar 30 a 40 min, 1 vez/dia	

Fonte: adaptado de Izquierdo et al., 2017[30].

Treino de equilíbrio e propriocepção, além de exercícios que promovam "estratégias" de tornozelo e marcha em diferentes terrenos, visam a prevenir queda, reduzir lesões e melhorar o desempenho em AVD.

A partir do momento em que o paciente consegue realizar ortostatismo sem auxílio, os exercícios de equilíbrio podem ser iniciados, com o indivíduo permanecendo com os pés unidos por 10 segundos, progredindo para 30 segundos. Em fase posterior, pode-se estimular o equilíbrio solicitando ao indivíduo que feche os olhos ou que realize o apoio unipodal ou na ponta dos pés. Caminhadas em diferentes superfícies e com obstáculos também devem ser realizadas (Tabela 5).

Exercícios de flexibilidade

Podem ser iniciados e sustentados por 10 segundos, por 2 séries de 3 repetições, até ser possível um pouco de tensão, sem provocar alongamento excessivo ou dor articular. Quanto à frequência, recomenda-se um mínimo de 2 vezes/semana, podendo ser realizados todos os dias após as outras modalidades de exercícios.

A melhora de força, potência e massa muscular promovida por estes exercícios reflete-se numa maior velocidade para caminhar, maior habilidade para levantar de uma cadeira e maior potência e força de membros superiores e inferiores (Tabela 6).

As atividades multicomponentes, como dança, ioga, jardinagem ou esportes, são recomendadas para todos os idosos, pois são atividades que podem ser executadas dentro do ambiente domiciliar ou externo, e incluem atividades aeróbicas, de fortalecimento e de equilíbrio.

CONSIDERAÇÕES FINAIS

A melhora dos desfechos clínicos advindos de internações hospitalares relaciona-se à atenção na pertinência das intervenções propostas,

TABELA 5 Prescrição de exercícios de equilíbrio para pacientes com limitação leve e risco de queda

Semana	Tipo de exercícios, séries e repetições	Intensidade e progressão
1-2	Apoio unipodal, na ponta dos pés ou sobre os calcanhares: manter cada posição por até 10 s. Descansar de 1-3 min Caminhar em linha reta com um pé na frente do outro, na ponta dos pés ou sobre os calcanhares: realizar uma série de 10 passos. Descansar de 1-3 min. Repetir Marcha com obstáculos: começar com 5 obstáculos. Repetir 8 vezes	Mudar a posição dos braços: cruzá-los ou formar uma cruz, por exemplo Fazer os exercícios em diferentes superfícies Fechar os olhos (sob supervisão/assistência)
3-4	Manter cada posição por até 15 s. Descansar de 1-3 min Realizar uma série de 10 passos. Descansar de 1-3 min. Repetir Começar com 5 obstáculos. Repetir 8 vezes	
5-6	Manter cada posição por até 20 s. Descansar de 1-3 min Realizar uma série de 10 passos. Descansar de 1-3 min. Repetir Começar com 5 obstáculos. Repetir 8 vezes	
7-8	Manter cada posição por até 30 s. Descansar de 1-3 min Realizar uma série de 10 passos. Descansar de 1-3 min. Repetir Começar com 5 obstáculos. Repetir 8 vezes	
9-10		
11-12		

Fonte: adaptado de Izquierdo et al., 2017[30].

TABELA 6 Prescrição de exercícios de flexibilidade para pacientes com limitação leve e risco de queda

Semana	Séries e repetições	Intensidade e progressão
1-2	2 séries de 3 repetições (permanecer na mesma posição por 10 s)	■ Alongar até sentir um pouco de tensão e permanecer na mesma posição por 10-12 s ■ Alongar sem causar alongamento muscular excessivo ou tensão articular ■ Diariamente ■ Após os exercícios resistidos e aeróbicos
3-4		
5-6		
7-8	3 séries de 3 repetições (permanecer na mesma posição por 10 s)	
9-10		
11-12		

Fonte: adaptado de Izquierdo et al., 2017[30].

considerando-se o que é relevante ao paciente, sempre com a correta e rápida identificação de suas necessidades.

A sensibilização dos profissionais de saúde em relação à sarcopenia e à fragilidade deve ocorrer em ações como identificar (o rastreamento deve ser realizado de forma simples e sistematizada), prevenir e tratar, além do entendimento de que ambas têm alta prevalência e associam-se a desfechos desfavoráveis. Na atual fase, há uma oportunidade para o melhor cuidado do paciente sarcopênico em regime de internação hospitalar e, sobretudo, no preparo para a alta, para facilitar sua reintegração na sociedade.

REFERÊNCIAS BIBLIOGRÁFICAS

1. Cruz-Jentoft AJ, Bahat G, Bauer J, Boirie Y, Bruyère O, Cederholm T, et al. Writing Group for the European Working Group on Sarcopenia in Older People 2 (EWGSOP2), and the Extended Group for EWGSOP2. Sarcopenia: revised European consensus on definition and diagnosis. Age Ageing. 2019;48(1):16-31.
2. Cruz-Jentoft AJ, Baeyens JP, Bauer JM, Boirie Y, Cederholm T, Landi F, et al. European Working Group on Sarcopenia in Older People. Sarcopenia: European consensus on definition and diagnosis: report of the European Working Group on Sarcopenia in Older People. Age Ageing. 2010;39(4):412-23.
3. Rosenberg IH. Sarcopenia: origins and clinical relevance. J Nutr. 1997;127(5 Suppl):990S-91S.
4. Grimby G, Saltin B. The ageing muscle. Clin Physiol. 1983;3(3):209-18.
5. Goodpaster BH, Park SW, Harris TB, Kritchevsky SB, Nevitt M, Schwartz AV, et al. The loss of skeletal muscle strength, mass, and quality in older adults: the health, aging and body composition study. J Gerontol A Biol Sci Med Sci. 2006;61(10):1059-64.
6. Patel HP, Syddall HE, Jameson K, Robinson S, Denison H, Roberts HC, et al. Prevalence of sarcopenia in community-dwelling older people in the UK using the European Working Group on Sarcopenia in Older People (EWGSOP) definition: findings from the Hertfordshire Cohort Study (HCS). Age Ageing. 2013;42(3):378-84.
7. Kim M, Won CW. Prevalence of sarcopenia in community-dwelling older adults using the definition of the European Working Group on Sarcopenia in Older People 2: findings from the Korean Frailty and Aging Cohort Study. Age Ageing. 2019;48(6):910-6.
8. Lera L, Albala C, Sánchez H, Angel B, Hormazabal MJ, Márquez C, et al. Prevalence of sarcopenia in community-dwelling chilean elders according to an adapted version of the European Working Group on Sarcopenia in Older People (EWGSOP) Criteria. J Frailty Aging. 2017;6(1):12-7.
9. Alexandre TS, Duarte YA, Santos JL, Wong R, Lebrão ML. Prevalence and associated factors of sarcopenia among elderly in Brazil: findings from the SABE study. J Nutr Health Aging. 2014;18(3):284-90.
10. Morley JE, Vellas B, van Kan GA, Anker SD, Bauer JM, Bernabei R, et al. Frailty consensus: a call to action. J Am Med Dir Assoc. 2013;14(6):392-7.
11. Institute of Medicine (US) Committee on the Future Health Care Workforce for Older Americans. Retooling for an Aging America: Building the Health Care Workforce. Washington (DC): National Academies Press (US); 2008.
12. Janssen I, Heymsfield SB, Ross R. Low relative skeletal muscle mass (sarcopenia) in older persons is associated with functional impairment and physical disability. J Am Geriatr Soc. 2002;50(5):889-96.

13. Abellan van Kan G, Rolland Y, Andrieu S, Bauer J, Beauchet O, Bonnefoy M, et al. Gait speed at usual pace as a predictor of adverse outcomes in community-dwelling older people an International Academy on Nutrition and Aging (IANA) Task Force. J Nutr Health Aging. 2009;13(10):881-9.

14. Rubbieri G, Mossello E, Di Bari M. Techniques for the diagnosis of sarcopenia. Clin Cases Miner Bone Metab. 2014;11(3):181-4.

15. Fideliz MSP (org.). Manual orientativo: sistematização do cuidado de nutrição. São Paulo: Associação Brasileira de Nutrição (ASBRAN); 2014.

16. Cederholm T, Jensen GL, Correia MITD, Gonzalez MC, Fukushima R, Higashiguchi T, et al. GLIM criteria for the diagnosis of malnutrition – A consensus report from the global clinical nutrition community. Journal of Cachexia, Sarcopenia and Muscle. 2019;10:207-17.

17. Gago LC, Gago FCP. Atualidades sobre o tratamento da sarcopenia: revisão de literatura. International Journal of Nutrology. 2016;9(4):254-71.

18. Institute of Medicine. Dietary reference intakes for energy, carbohydrate, fiber, fat, fatty acids, cholesterol, protein, and amino acids. Washington (DC): National Academies Press; 2005.

19. Schoenfeld BJ, Aragon AA. How much protein can the body use in a single meal for muscle-building? Implications for daily protein distribution. Journal of the International Society of Sports Nutrition. 2018;15:10.

20. Bauer J, Biolo G, Cederholm T, Cesari M, Cruz-Jentoft AJ, Morley JE, et al. Evidence-based recommendations for optimal dietary protein intake in older people: a position paper from the PROT-AGE Study Group. J Am Med Dir Assoc. 2013;14(8):542-59.

21. Rondanelli M, Klersy C, Terracol G, Talluri J, Maugeri R, Guido D, et al. Whey protein, amino acids, and vitamin D supplementation with physical activity increases fat-free mass and strength, functionality, and quality of life and decreases inflammation in sarcopenic elderly. Am J Clin Nutr. 2016;103:830-40.

22. Cerri A, Bellelli G, Mazzone A, Pittella F, Landi F, Zambon A, et al. Sarcopenia and malnutrition in acutely ill hospitalized elderly: prevalence and outcomes. Clin Nutr. 2015;34:745-51.

23. Reid C. Muscle wasting and energy balance in critical illness. Clinical Nutrition. 2004;23(2):273-80.

24. Puthucheary ZA, Rawal J, McPhail M, Connolly B, Ratnayake G, Chan P, et al. Acute skeletal muscle wasting in critical illness. JAMA. 2013;310(15):1591-600.

25. Palakshappa JA, Reilly JP, Schweickert WD, Anderson BJ, Khoury V, Shashaty MG, et al. Quantitative peripheral muscle ultrasound in sepsis: Muscle area superior to thickness. J Crit Care. 2018;47:324-30.

26. Ali NA, O'Brien JM Jr, Hoffmann SP, Phillips G, Garland A, Finley JC, et al. Midwest Critical Care Consortium. Acquired weakness, handgrip strength, and mortality in critically ill patients. Am J Respir Crit Care Med. 2008;178(3):261-8.

27. Duan-Porter W, Vo TN, Ullman K, Langsetmo L, Strotmeyer ES, Taylor BC, et al. Hospitalization-associated change in gait speed and risk of functional limitations for older adults. J Gerontol A Biol Sci Med Sci. 2019;74(10):1657-63.

28. Martínez-Velilla N, Casas-Herrero A, Zambom-Ferraresi F, Sáez de Asteasu ML, Lucia A, Galbete A, et al. Effect of exercise intervention on functional decline in very elderly patients during acute hospitalization: a randomized clinical trial. JAMA Intern Med. 2019;179(1):28-36.

29. U.S. Department of Health and Human Services. Physical Activity Guidelines for Americans. 2. ed. Washington, DC: U.S. Department of Health and Human Services; 2018.

30. Izquierdo M, Casas-Herrero A, Zambom-Ferraresi F, Martínez-Velilla N, Alonso-Bouzón C, Rodríguez-Mañas L. Multicomponent physical exercise program Vivifrail; 2017. Disponível em: http://vivifrail.com/wp-content/uploads/2019/11/EN-P.SANITARIOS-portadas-web.pdf. Acesso em: 1/7/2019.

CAPÍTULO 32

Particularidades da reabilitação do paciente com doença renal crônica

Camila Porto Brito
Igor Gutierrez Moraes
Wellington Pereira dos Santos Yamaguti
Christina May Moran de Brito

INTRODUÇÃO

A doença renal crônica (DRC) é atualmente considerada uma doença sistêmica que acomete não só o sistema renal, como também os sistemas respiratório, endócrino, metabólico, imunológico e musculoesquelético, além de ser uma doença com alto índice de mortalidade[1]. Apenas nos primeiros 9 meses do ano de 2019, foram 58.574 hospitalizações no território nacional brasileiro motivadas pela DRC[2].

O diagnóstico da DRC é feito seguindo critérios bem estabelecidos na literatura, segundo a *Kidney Disease Improving Global Outcomes* (KDIGO), conforme mostra a Tabela 1.

TABELA 1   Diagnóstico da doença renal crônica, segundo a KDIGO

Qualquer um dos critérios a seguir presente por mais de 3 meses
Anormalidades histológicas
Albuminúria
Anormalidades no sedimento urinário
Anormalidades em exame de imagem
Redução da taxa de filtração glomerular
História de transplante renal
Taxa de filtração glomerular < 60 mL/min/1,73 m²

Uma característica presente na evolução da DRC é a sarcopenia, caracterizada por perda progressiva e generalizada da musculatura esquelética, com risco de eventos adversos como deficiência física, perda da qualidade de vida e morte[3]. A sarcopenia é definida pelo *European Working Group on Sarcopenia in Older People* (EWGSOP) considerando os critérios:

1. força muscular diminuída, avaliada por *handgrip* (< 27 kg para homens e < 16 kg para mulheres) ou teste de sentar e levantar (> 15 segundos por 5 repetições);
2. redução da quantidade ou qualidade muscular; massa muscular esquelética apendicular avaliada por meio de densitometria por emissão de raios X de dupla energia (DXA), ressonância magnética ou bioimpedância;
3. baixo desempenho físico, definido por velocidade de marcha < 0,8 m/s.

A probabilidade de sarcopenia é identificada pelo primeiro critério. O diagnóstico é confirmado, adicionalmente, pelo segundo critério. Se apresentar os três critérios, é considerada sarcopenia severa. Para o diagnóstico da sarcopenia, é necessário que o indivíduo apresente alteração na quantidade ou qualidade da massa muscular, e a redução da força muscular é a característica principal da sarcopenia[3].

Existem muitos mecanismos que podem estar envolvidos no desenvolvimento e na progressão da sarcopenia[4]. A sarcopenia urêmica na DRC decorre de alterações hormonais, má nutrição, redução de glicogênio e adenosina trifosfato (ATP), alteração na condução de oxigênio causada por anemia, acidose metabólica, distúrbio eletrolítico ou, atrofia da fibra muscular, gerando uma alteração importante na função. Vale ressaltar que, nesses indivíduos, a condução nervosa mantém-se intacta[4]. Uma ampla variedade de técnicas pode ser utilizada para avaliar a massa e a função muscular. Uma delas é a análise por bioimpedância, que estima o volume de gordura e a massa corporal magra. Este exame possui baixo custo, fácil uso e boa reprodutibilidade.

A força de preensão manual (FPM), ou *handgrip*, pode ser utilizada para avaliar a força muscular e tem forte correlação com a força dos membros inferiores (MMII). Além da geração de força, há a possibilidade de avaliar o trabalho muscular; este apresenta um declínio com maior rapidez quando comparado com a força. Ambos são importantes, mas o trabalho muscular avaliado por meio do dinamômetro isocinético é um melhor preditor para certas atividades funcionais[3]. Mais detalhes sobre sarcopenia são abordados no capítulo sobre esta temática neste Manual.

A necessidade de hemodiálise deteriora ainda mais a função muscular, com maior prevalência nos pacientes renais dialíticos (aumento de cerca de 20% quando comparados aos não dialíticos). Durante a hemodiálise, o paciente perde inúmeros aminoácidos, albumina e tem ativada uma cascata de inflamação pelo contato do sangue com a membrana e o circuito da hemodiálise; associado a isso, o paciente também apresenta um período de imobilismo durante a hemodiálise. Estudos demonstram a relação entre sarcopenia e mortalidade, confirmando que quanto maior a perda de massa e função muscular, pior é o prognóstico, aumentando o tempo de internação nesses pacientes e reduzindo a expectativa de vida[5].

Além dos desfechos funcionais negativos, a sarcopenia proporciona um aumento da demanda de pessoal e recursos financeiros para o sistema de saúde, necessitando de maior assistência e aumento do tempo de internação nos pacientes sujeitos a esta condição[3].

Considerando a complexidade de todos os aspectos envolvidos no paciente portador de DRC, há a necessidade do acompanhamento por uma equipe multiprofissional, para a abordagem de aspectos metabólicos, endócrinos, imunológicos, nutricionais e relacionados ao desenvolvimento de atividade física.

BASES PARA A PRÁTICA CLÍNICA

Estado nutricional e inflamatório

Para avaliar o estado nutricional e inflamatório, pode ser utilizado o *Malnutrition Inflammation Score* (MIS), validado para a população brasileira[6]. Este instrumento foi desenvolvido para avaliar parâmetros objetivos e subjetivos. O questionário possui 10 itens referentes a história clínica, exame físico, índice de massa corporal (IMC) e parâmetros laboratoriais. A pontuação varia de 0 (normal) a 3 (muito severo). O escore varia de 0 a 30 pontos, e uma pontuação maior traduz pior prognóstico. O paciente deve ser orientado para uma dieta balanceada, com adequado aporte proteico e calórico. Além do controle hidreletrolítico, o paciente também deve ser avaliado quanto aos seus níveis séricos de vitamina D, sendo frequentemente indicada suplementação ou reposição, e quanto à possível ocorrência de osteodistrofia renal.

Fatores de saúde relacionados à qualidade de vida (FSRQV)

Os FSRQV podem ser avaliados por meio do questionário de qualidade de vida *Kidney Disease Quality of Life Short Form* (KDQOL-SF)[7], validado para a população brasileira. Esse questionário é uma medida doença-específica que avalia as percepções dos pacientes sobre a influência da DRC nos aspectos físicos, socioeconômicos e psicológicos, em que os participantes respondem a 80 itens. O resumo do escore total (escore global) pode variar de 0 a 100; um escore mais baixo reflete pior qualidade de vida[8]. Ainda que não seja prático para o uso clínico, sendo mais utilizado em pesquisa, parte de seu conteúdo pode ser aproveitado para definição de itens a serem acompanhados, com base nas necessidades e nos objetivos de cada paciente.

Composição corporal

A ressonância magnética e a tomografia computadorizada são consideradas padrão-ouro para avaliar a quantidade de massa muscular de forma não invasiva. No entanto, estas ferramentas não são comumente a primeira escolha, em razão do alto custo dos equipamentos, da dificuldade de transporte e da necessidade de pessoal altamente treinado[3]. A DXA é o instrumento mais amplamente disponível para determinar a quantidade muscular, porém não é portátil e pode ser influenciada pela hidratação do paciente[3]. Para determinar o volume de água total, intra e extracelular, massa magra, tecido adiposo, massa corporal e volume de distribuição de ureia, pode ser utilizada a bioimpedância elétrica. Por meio deste exame, é possível avaliar a composição corporal de forma rápida, não invasiva e com boa reprodutibilidade. O paciente deve estar relaxado e na posição supina, a superfície corporal deve ser higienizada com álcool, os eletrodos colocados corretamente, as interferências externas devem ser minimizadas, e o paciente não pode estabelecer contato com o console[9].

Força muscular periférica

A força muscular periférica é mensurada por meio da medida da força de preensão manual (FPM) utilizando um dinamômetro hidráulico manual (modelo SH 5001, marca SAEHAN)[10], respeitando-se o protocolo recomendado pela American Society of Hand Therapists (ASHT)[11]. Para tal, os sujeitos são orientados a permanecerem sentados em uma cadeira, com os ombros

posicionados em posição neutra, uma das mãos apoiadas na coxa e o cotovelo do membro a ser medido mantido flexionado em 90°, com o antebraço em rotação neutra. Para todos os sujeitos, a pegada do dinamômetro é ajustada individualmente, de acordo com o tamanho das mãos, de forma que a haste mais próxima do corpo do dinamômetro seja posicionada sob as segundas falanges dos dedos indicador, médio e anular, conforme descrito por Desrosiers et al.[12]. O período de descanso entre as medidas é de 1 minuto. Serão realizadas as mensurações de força de preensão manual para o membro sem a fístula[13]. A melhor marca dentre três avaliações aceitáveis é considerada como a medida da FPM. Um estudo realizado pela equipe do Serviço de Reabilitação do Hospital Sírio-Libanês resultou na elaboração de uma equação para o ajuste do valor esperado, considerando medidas antropométricas[14]. Outra possibilidade é o teste de sentar e levantar, o qual avalia o tempo necessário para o sujeito se levantar a partir da posição sentado, por 5 vezes, sem utilizar os braços, num intervalo de 30 segundos[3].

Teste de velocidade da marcha

Para realizar o teste, deve-se solicitar ao paciente que deambule por 10 metros, o mais rápido possível, mas, sem correr. Deve ser mensurado o tempo, em segundos, entre o 2° e o 8° metro, já que os dois primeiros metros (período de aceleração) e os dois últimos (período de desaceleração) não são incluídos no cálculo. O valor da velocidade deve ser obtido pela divisão da distância de 6 metros pelo tempo em segundos, sendo que um valor ≤ 0,8 m/s é considerado como fraco desempenho físico. Para quantificar o tempo referente à distância percorrida, utiliza-se um cronômetro digital acionado no momento em que um dos membros inferiores cruza o 2° metro e interrompido quando um dos membros inferiores atravessa o 8° metro. Esses pontos devem ser demarcados no chão do corredor nos pontos 0, 2, 8 e 10 metros, para uma maior precisão dos dados[15].

Protocolo de estimulação elétrica neuromuscular durante a hemodiálise

Uma possível estratégia no cuidado de reabilitação do paciente com nefropatia e necessidade de hemodiálise é o emprego da estimulação elétrica neuromuscular (EENM), uma vez que há evidências de seu efeito para a minimização da perda de massa muscular nesta população. Em um primeiro estudo, os efeitos da EENM de baixa frequência foram comparados aos efeitos do treinamento com cicloergômetro, sendo evidenciados desfechos positivos no aumento da força muscular periférica, melhora da capacidade funcional e qualidade de vida em ambos os grupos com magnitudes equivalentes. Nesse estudo, um dos grupos com intervenção realizou atividade física por meio de cicloergometria, 3 vezes/semana, por um período de 2 vezes de 20 minutos em cada sessão. O outro grupo com intervenção utilizou EENM com baixa frequência, nos extensores da coxa, por um período de 60 minutos, 3 vezes/semana. Havia um terceiro grupo utilizado como controle sem nenhuma intervenção. A atividade física foi desenvolvida entre a 2ª e a 3ª hora de hemodiálise visando a prevenir instabilidade hemodinâmica durante o período do exercício. Ambos os grupos com intervenção apresentaram aumento da força e resistência muscular sem diferença significativa entre eles, mas com significância quando comparados ao grupo controle[16].

A EENM também tem sido utilizada visando a melhorar a qualidade de vida dos pacientes submetidos à hemodiálise. Neste estudo, foi utilizada a EENM com alta frequência, durante o período de hemodiálise, por 1 hora, 3 vezes/semana, com melhora da função social e física[17].

Atualmente, os grandes centros estão preocupados em aumentar o nível de atividade de seus pacientes visando a otimizar a capacidade funcional. Pensando nisso, outro estudo utilizando alta frequência foi realizado com o objetivo de prevenir o desenvolvimento de fraqueza muscular e melhorar a capacidade funcional. Esse estudo utilizou EENM em quadríceps por 8 semanas, por um período de 20 a 34 minutos em cada sessão, durante a hemodiálise. A força muscular dos MMII foi avaliada por dinamometria e teste de sentar e levantar. A arquitetura muscular foi avaliada por ultrassonografia, e a capacidade funcional por meio do teste de caminhada de 6 minutos. A função endotelial foi verificada por meio da técnica de dilatação mediada por fluxo. Esse estudo evidenciou o aumento da força muscular periférica, com efeito protetor contra a atrofia nos MMII[18].

Para comparar as variadas frequências e intensidades utilizadas em estudos anteriores, foi desenvolvido um estudo com o objetivo de comparar os efeitos da EENM de alta *versus* baixa frequência de forma isolada durante o período de hemodiálise. Nesse estudo, os sujeitos foram submetidos a EENM por um período de 60 minutos, durante a hemodiálise, 3 vezes/semana, utilizando alta frequência e média intensidade; no outro grupo, foi utilizada baixa frequência e intensidade durante 12 sessões em ambos os grupos. Foi demonstrado um aumento na capacidade funcional nos dois grupos, evidenciado por um aumento na distância percorrida durante o teste de caminhada de 6 minutos. Depois de realizadas as avaliações, foi identificado um aumento da força muscular apenas no grupo que realizou EENM com alta frequência. Sendo assim, foi elaborada a hipótese de que o aumento da capacidade funcional observada no grupo com baixa frequência tenha ocorrido por um provável aumento da resistência muscular[19].

O treinamento com estimulação elétrica pode ser realizado de forma isométrica no músculo quadríceps, 3 vezes/semana, com duração de 60 minutos. As intervenções devem ser realizadas nas primeiras duas horas de hemodiálise, para evitar o estresse físico na segunda metade da sessão, quando as condições hemodinâmicas dos pacientes são desfavoráveis. Os pacientes permanecem sentados ou em decúbito dorsal, conforme a sua necessidade, durante a sessão de hemodiálise, com os membros inferiores apoiados sobre um coxim.

A estimulação pode ser aplicada utilizando estimulador *dual-channel* portátil, com eletrodos de superfície autoadesivas posicionados nos músculos vasto lateral (no sentido das fibras musculares, um posicionado 3 cm acima da borda superior da patela e outro 5 cm abaixo da prega inguinal na direção da crista ilíaca anterossuperior), e vasto medial (no sentido das fibras musculares, um posicionado 3 cm acima da borda superior da patela e outro 5 cm abaixo da prega inguinal de forma oblíqua na direção da virilha)[19].

Para avaliação do edema, a pele é pressionada com dedo indicador na região central do músculo quadríceps; então, observa-se o tempo necessário para que ela retorne à posição original. A classificação do edema segue o escore utilizado por Segers et al.[20]:

0. sem edema;
1. depressão da pele apenas detectável quando o dedo é pressionado contra ela;
2. leve depressão, que requer até 15 segundos para retornar à posição original;
3. depressão mais profunda, que requer até 30 segundos para retornar à posição original;
4. depressão na pele que requer mais de 30 segundos para retornar à posição original.

A presença de contração muscular pode ser monitorada usando o sistema de pontuação desenvolvido por Parry et al.[21]:

1. visível;
2. palpável;
3. fasciculação;
4. sem contração.

A contração muscular é considerada efetiva quando obtiver pontuação 1.

A cada sessão, deve ser realizado um período de aquecimento, treinamento e desaquecimento. O primeiro minuto deve ser realizado com 20% do valor da intensidade utilizada na última sessão, com aumento gradual de 20% a cada minuto até o 5º minuto, seguido de um período de treinamento de 50 minutos, no qual a intensidade pode ser incrementada até a máxima tolerância do paciente, e finalizando com um período de recuperação de 5 minutos com redução gradual de 20% da intensidade a cada minuto[19].

Antes e após o treinamento, os pacientes devem ser questionados sobre a sua sensação de fadiga/cansaço de MMII, além da percepção de esforço por meio da escala de Borg modificada. Se houver relato de dor muscular, a intensidade é avaliada pela escala visual analógica (EVA). A pressão arterial é aferida no início, após 30 minutos e ao final da sessão, e a frequência cardíaca é monitorada a cada 10 minutos por meio de um oxímetro de pulso. A parametrização da EENM visando melhora da força ou resistência encontra-se detalhada na Tabela 2[16,19].

TABELA 2 Parametrização da estimulação elétrica neuromuscular visando à melhora da força e da resistência muscular

	Força	Resistência
Frequência	50 Hz	10 Hz
Largura de pulso	400 ms	400 ms
Tempo on	10 s	10 s
Tempo off	20 s	20 s
Tempo de subida e descida	2	2
Aquecimento	↑ 20% da intensidade por minuto	↑ 20% da intensidade por minuto
Desaquecimento	↓ 20% da intensidade por minuto	↓ 20% da intensidade por minuto
Tempo	60 minutos	60 minutos

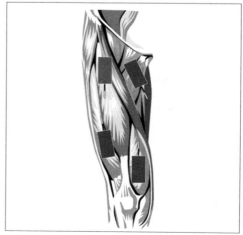

FIGURA 1 Posicionamento dos eletrodos adesivos na região dos quadríceps.

Treino aeróbio e de resistência

Os pacientes devem ser orientados a manter o maior nível de atividade possível, tendo como meta atingir os 150 minutos de atividade moderada, distribuídos na maior parte dos dias da semana, com pelo menos 2 dias de treino de resistência, não consecutivos, além do treino de flexibilidade. Uma metanálise publicada em 2017 concluiu que a prática regular de atividade física nesta população é benéfica e segura, com impacto positivo significativo para a melhora da capacidade física e da funcionalidade, além de promover a melhora do controle da pressão arterial[22]. O treino de resistência, além de contribuir para o ganho de massa magra, contribui também para a minimização da perda óssea, que é mais acentuada nesta população. Por esta razão, para o treinamento aeróbio, devem ser priorizados exercícios em solo, com descarga de peso, para a estimulação do efeito piezoelétrico sobre os ossos. Também pode ser associado o uso de plataforma vibratória para estímulo adicional, tanto para o ganho de massa magra, quanto para o ganho de massa óssea[23]. Ainda que não sejam disponíveis estudos voltados especificamente a nefropatas, há uma metanálise comprovando o benefício do uso da plataforma vibratória em mulheres pós-menopausa, que também apresentam acentuação da perda óssea.

Em adição à possibilidade de treino de resistência durante a hemodiálise, com ou sem o uso da EENM, pode ser também associado o treino aeróbio, com o uso do cicloergômetro.

CONSIDERAÇÕES FINAIS

Seja durante uma internação hospitalar por descompensação clínica ou durante a realização da hemodiálise, o paciente deve ser educado quanto aos benefícios da atividade física, uma vez que apresenta alto nível de recomendação. Ele também deve ser orientado quanto a possíveis estratégias para a sua adoção.

REFERÊNCIAS BIBLIOGRÁFICAS

1. Silva GV, Monteiro AMB, Nascimento DM, Boschetti JR. Efeitos do treinamento muscular respiratório nos pacientes em hemodiálise. J Bras Nefrol. 2011;(1):62-8.
2. Brasil. Datasus. Disponível em: www.datasus.saude.gov.br.
3. Jentoft AJC, Bahat G, Bauer J, Boirie Y, Bruyère O, Cederholm T, et al. Sarcopenia: revised European consensus on definition and diagnosis. Age Ageing. 2019;48(1):16-31.
4. Fahal HI. Uraemic sarcopenia: aetiology and implications. Nephrology Dialysis Transplantation. 2014;29:1655-65.
5. Hirai K, Ookawara S, Morishita Y. Sarcopenia and physical inactivity in patients with chronic kidney disease. Nephrourolgy Monthly. 2016;8(3):e37443.
6. Fetter RL, Bigogno FG, Oliveira FGP, Avesani CN. Adaptação transcultural para português de instrumentos de avaliação do estado nutricional de pacientes em diálise. J Bras Nefrol. 2014;36(2):176-85.
7. Hays R, Kallich J, Mapes D, Coons S, Amin N, Carter W. Kidney disease quality of life short form (KDQOL-SF). 1997 version 1.3: a manual for use and scoring. Santa Monica: RAND; 1997. p.7994.
8. Sesso CR, Lopes AA, Thomé FS, Lugon JR, Martins CT. Inquérito brasileiro de diálise crônica, 2016. J Bras Nefrol. 2017;39(3):261-6.
9. Keane D, Gardiner C, Lindley E, Lines S, Woodrow G, Wright M. Changes in body composition in the two years after initiation of haemodialysis: a retrospective cohort study. Nutrients. 2016;8(11):702.
10. Reis MM, Arantes PMM. Medida da força de preensão manual: validade e confiabilidade do dinamômetro saehan. Fisioter Pesqui. 2011;18:176-81.
11. Fess EE. Grip strength. In: Casanova JS (ed.). Clinical assessment recommendations. 2. ed. Chicago: American Society of Hand Therapists; 1992.
12. Desrosiers J, Bravo C, Hébert R, Dutil E. Normative data for grip strength of elderly man and woman. American Journal Occupation Therapy. 1995;49:637-44.
13. Ali NA, O'Brien Jr. JM, Hoffmann SP, Phillips G, Garland A, Finley JC, et al. Acquired weakness, handgrip strength, and mortality in critically ill patients. Am J Respir Crit Care Med. 2008;178(3):261-8.
14. Lopes J, Grams ST, da Silva EF, de Medeiros LA, de Brito CMM, Yamaguti WP. Reference equations for handgrip strength: normative values in young adult and middle-aged subjects. Clin Nutr. 2018;37(3):914-8.

15. Martinez BP, Batista AKMS, Ramos IR, Dantas JC, Gomes IB, Forgiarini Jr. LA. Viabilidade do teste de velocidade de marcha em idosos hospitalizado. Jornal Brasileiro de Pneumologia. 2016;42(3):196-202.

16. Dobsak P, Homolka P, Svojanovsky J, Reichertova A, Soucek M, Novakova M, et al. Intra-dialytic electrostimulation of leg extensors may improve exercise tolerance and quality of life in hemodialyzed patients. Artif Organs. 2012;36(1):71-8.

17. Klassen A, Rocasan S, Guerman-Caprioara, Kürner B, Blaser C, Bahner U, et al. High-tone external muscle stimulation in end-stage renal disease: effects on quality of life in patients with peripheral neuropathy. Clinical Nephrology. 2013;79(1):28-33.

18. Schardong J, Dipp T, Bozzeto CB, da Silva MG, Baldissera GL, Ribeiro RC, et al. Effects of intra-dialytic neuromuscular electrical stimulation on strength and muscle architecture in patients with chronic kidney failure: randomized clinical trial. Artif Organs. 2017;41(11):1049-58.

19. Brüggemann AK, Mello CL, Dal Pont T, Hizume Kunzler D, Martins DF, Bobinski F, et al. Effects of neuromuscular electrical stimulation during hemodialysis on peripheral muscle strength and exercise capacity: a randomized clinical trial. Arch Phys Med Rehabil. 2017;98(5):822-31.

20. Segers J, Hermans G, Bruyninckx F, Meyfroidt G, Langer D, Gosselink R. Feasibility of neuromuscular electrical stimulation in critically ill patients. J Crit Care. 2014;29(6):1082-8.

21. Parry SM, Berney S, Warrillow S, El-Ansary D, Bryant AL, Hart N, et al. Functional electrical stimulation with cycling in the critically ill: a pilot case-matched control study. J Crit Care. 2014; 29(4):695.e1-7.

22. Qiu Z, Zheng K, Zhang H, Feng J, Wang L, Zhou H. Physical exercise and patients with chronic renal failure: a meta-analysis. Biomed Res Int. 2017;2017:7191826.

23. Marín-Cascales E, Alcaraz PE, Ramos-Campo DJ, Martinez-Rodriguez A, Chung LH, Rubio-Arias JA. Whole-body vibration training and bone health in postmenopausal women. A systematic review and meta-analysis. Medicine. 2018;97(34):e11918.

CAPÍTULO 33

Particularidades da reabilitação do paciente em cuidados paliativos

Ana Paula da Silva Ragazzo
Daniela Achette
Roberta Melo Calvoso Paulon
Beatriz Cardoso de Mello Tucunduva Margarido
Isabel Chateaubriand Diniz de Salles

INTRODUÇÃO

Ao longo da história do cuidado paliativo houve mudanças de concepção e de conceito. Frequentemente, o cuidado paliativo é confundido com o cuidado de fim de vida, e há uma compreensão equivocada de que a indicação desse cuidado deve ocorrer no momento em que não há mais tratamentos modificadores da doença ou "quando não há mais nada o que fazer". Atualmente, há várias evidências e recomendações de sociedades que indicam que a abordagem do cuidado paliativo deverá estar integrada desde o momento diagnóstico, a exemplo do estudo de Strand, Kamdar e Carey[1], a própria Organização Mundial da Saúde (OMS)[2], o Conselho Regional de Medicina de São Paulo[3], a Associação de Medicina Intensiva do Brasil[4], a American Thoracic Society[5] e a American Society of Clinical Oncology[6].

Conviver com uma doença ameaçadora da vida aproxima da experiência de sofrimento nas esferas física, emocional, social e espiritual. Integrada a esse sofrimento, a perda de função, autonomia e mudança de papel na sociedade afeta não só a qualidade de vida do paciente, mas também a dos que o cercam.

No Brasil, tivemos a publicação em 2018 da Portaria n. 3.519/GM/MS, que aprova a Política aliativos, sendo seus principais norteadores[7]:

I – início dos cuidados paliativos o mais precocemente possível, juntamente com o tratamento modificador da doença, e início das investigações necessárias para melhor compreender e controlar situações clínicas estressantes;

II – promoção do alívio da dor e de outros sintomas físicos, do sofrimento psicossocial, espiritual e existencial, incluindo o cuidado apropriado para familiares e cuidadores;

III – afirmação da vida e aceitação da morte como um processo natural;

IV – aceitação da evolução natural da doença, não acelerando nem retardando a morte e repudiando as futilidades diagnósticas e terapêuticas;

V – promoção da qualidade de vida por meio da melhoria do curso da doença;

VI – integração dos aspectos psicológicos e espirituais no cuidado ao paciente;

VII – oferecimento de um sistema de suporte que permita ao paciente viver o mais autônomo e ativo possível até o momento de sua morte;

VIII – oferecimento de um sistema de apoio para auxiliar a família a lidar com a doença do paciente e o luto;

IX – trabalho em equipe multiprofissional e interdisciplinar para abordar as necessidades do paciente e de seus familiares, incluindo aconselhamento de luto, se indicado;

X – comunicação sensível e empática, com respeito à verdade e à honestidade em todas as questões que envolvem pacientes, familiares e profissionais;

XI – respeito à autodeterminação do indivíduo;

XII – promoção da livre manifestação de preferências para tratamento médico através de diretiva antecipada de vontade (DAV);

XIII – esforço coletivo em assegurar o cumprimento de vontade manifesta por DAV.

De acordo com a Declaração Universal dos Direitos Humanos, em seu subtópico "Direito à Saúde", os profissionais devem discutir sobre possibilidades de tratamentos com pacientes e familiares na busca pela consensualidade, tendo como meta atingir o melhor patamar possível de saúde.

Tendo em vista a complexidade desse específico cuidado, o plano de tratamento envolverá o acesso equânime aos recursos, com base na avaliação e análise de cada caso, centrando o cuidado no paciente (sua dignidade, suas necessidades e valores) e monitorando o que foi proposto ao buscar a pertinência das intervenções e prestação de contas desta ação. Nesse sentido, a aproximação e a compreensão da biografia do paciente, da relação que ele e sua família estabelecem com o mundo, dos vínculos significativos, do contexto cultural e do sistema de valores e expectativas diante do adoecimento serão fundamentais para estabelecer um plano de cuidado centrado nas necessidades do paciente e de seus familiares[8].

REABILITAÇÃO

A reabilitação, em qualquer momento de um tratamento, poderá contribuir com a sistematização e a coordenação de ações que tenham como desfecho a manutenção da autonomia sempre que possível, da mobilidade, da comunicação, da deglutição e também do controle de sintomas como dor, ansiedade-depressão, fadiga e dispneia, que poderão reduzir o sofrimento do paciente e a sobrecarga das famílias e cuidadores[9]. Nesse sentido, no decorrer do processo de reabilitação, todo o foco de promoção de qualidade de vida e resgate da maior autonomia possível dialoga com a abordagem proposta pelo cuidado paliativo, que traz como cerne de seu princípio a abordagem centrada na pessoa. Trata-se de modelos de cuidado que andam lado a lado, não sendo excludentes.

O conceito de reabilitação pode parecer paradoxal diante do paciente em cuidados paliativos se tomarmos a definição de reabilitação no dicionário, que significa a recuperação da forma física e/ou funções motoras, após lesão ou enfermidade (Michaelis). Mas a reabilitação visa, além de recuperar todo o possível, também o que não for, ou enquanto não for possível, educar e dar suporte para a realidade que se apresenta, bem como prevenir complicações e novos possíveis eventos. O cuidado paliativo integrado ao processo de reabilitação dialoga de modo próximo ao se trazer o foco para a promoção da autonomia, dignidade e qualidade de vida. A reabilitação do paciente em cuidados paliativos é entendida no contexto do inexorável agravo, das perdas que continuarão a acontecer a despeito das intervenções. Entretanto, ao se trazer a perspectiva do cuidado centrado na pessoa, em sua percepção (e de seus familiares), necessidades e valores, tem-se um planejamento que contempla competência para controle de sintomas que geram sofrimento, processos de comunicação mais efetivos e o contínuo aprendizado para que o paciente seja o agente protagonista de seu cuidado, que poderá beneficiar ainda a tríade da unidade de cuidado, seja ela o paciente, seus familiares e o próprio profissional de saúde, que, nesse caso, estará integrado por diferentes abordagens de especialistas como fisiatras, fisioterapeutas, terapeutas ocupacionais, fonoaudiólogos, nutricionistas, psicólogos e equipe de enfermagem.

Desse modo, a aplicação de princípios do cuidado paliativo é totalmente convergente com a perspectiva do processo da reabilitação.

BASES PARA A PRÁTICA CLÍNICA

Integração da abordagem paliativa ao processo de reabilitação

Segundo definição de 2002 da OMS, "os cuidados paliativos constituem uma abordagem para cuidar de sofrimento e promover a qualidade de vida de pacientes e familiares que enfrentam doenças ameaçadoras. Procura-se primariamente a prevenção e o alívio de sintomas de sofrimento físico, psíquico, social e espiritual, entendendo que a morte faz parte da vida sem, no entanto, antecipá-la nem mesmo adiá-la a qualquer custo"[2].

O planejamento da reabilitação aos pacientes em cuidados paliativos, em uma fase inicial, pode ter como objetivo mitigar a específica deficiência ou disfunção causada pela doença ou seu tratamento, mantendo a condição funcional global do paciente, prevenindo sintomas que gerem sofrimento e favorecendo seu papel social, incluindo condição para trabalho. Em uma fase mais avançada da doença, a reabilitação poderá ter como objetivo o suporte, ao serem trabalhados aspectos de autocuidado, mobilidade, comunicação, deglutição, visando a maior autonomia e independência ao paciente. A reabilitação possui estratégias farmacológicas e não farmacológicas que poderão, em muito, promover o alívio de sintomas (dor, fadiga, dispneia, edema) e prevenir complicações (contraturas miotendíneas, fraturas por insuficiência, úlceras por decúbito). Flutuações no estado funcional são, no processo avançado de uma doença, esperadas, e os profissionais que assistem os pacientes devem manter a flexibilidade quanto ao plano de cuidado, permitindo o respeito pelas escolhas dos pacientes, devendo reavaliar e adaptar os planos de tratamento conforme a necessidade[9].

Mesmo nas fases mais avançadas de uma doença, a reabilitação pode ajudar a manter a função ou retardar o declínio funcional e melhorar a mobilidade e a capacidade de realizar as atividades de vida diária por meios como fortalecimento muscular específico, técnicas de conservação de energia, treino de marcha, alongamentos, manutenção de amplitude de movimento articular e alívio da dor, por exemplo, com estratégias não medicamentosas[9].

Qualquer que seja a fase da reabilitação e o cuidado proposto, a comunicação regular e aberta com os pacientes, suas famílias e seus cuidadores em relação aos objetivos do tratamento é fundamental para que metas realistas e relevantes possam ser identificadas no contexto da trajetória do paciente e da doença. O planejamento de reabilitação também deve considerar eventuais adequações no ambiente do paciente, recursos disponíveis, a satisfação com o cuidado, bem como assuntos relacionados à sobrecarga e à fadiga emocional do cuidador.

O surgimento da internação domiciliar, o *home health care*, resultado da necessidade de implantar uma forma de atendimento a pacientes crônicos em seu contexto domiciliar, aliando cuidados complexos à melhor qualidade de vida, impulsionou um novo modelo assistencial, que visa à diminuição do tempo de internação hospitalar e oferece novos espaços e novas formas de organização das técnicas e tecnologias. O *home care*, tanto no sistema privado como no sistema público, surge, estrategicamente, para diminuir custos de internações hospitalares, preservar a privacidade do cliente e garantir um contexto de cuidado/reabilitação mais humanizado, considerando a zona de conforto do paciente[10].

A Portaria n. 2.029, de 24 de agosto de 2011, que institui a atenção domiciliar no âmbito do SUS, considera a "Atenção Domiciliar como nova modalidade de atenção à saúde substitutiva ou complementar às já existentes, caracterizada por um conjunto de ações de promoção à saúde, prevenção e tratamento de doenças e reabilitação prestadas em domicílio, com garantia de continuidade de cuidados e integrada às redes de atenção à saúde". A legitimação do referido modelo assistencial torna-se relevante se considerarmos o aumento vultoso de pacientes que se encontram diante de condutas dos cuidados paliativos[11].

MECANISMOS DE ENFRENTAMENTO

Adaptação

Buscando uma compreensão mais profunda sobre possíveis mecanismos de enfrentamento em doenças graves, com deficiência física, um estudo conduzido na Suécia entrevistou 26 adultos que tinham a percepção de terem conseguido equacionar problemas decorrentes de suas deficiências e sobre como se deve agir e pensar para gerir uma vida com deficiência[12].

Nesse estudo, 5 categorias foram definidas:

1. *Self-trust*: autoconfiança

A maioria dos entrevistados relatou a importância de se manter com uma postura ativa perante o problema, de ter a capacidade de dominar os desafios causados pela doença; ser independente e lutar contra os sentimentos de desamparo e as crenças de que o resultado do tratamento é incontrolável, que está nas mãos de outra pessoa ou atrelado ao destino. Os entrevistados expressaram a importância de uma abordagem ativa, do que se pode fazer em relação à vida, ter orgulho das próprias realizações, apesar da deficiência, e não deixar que outras pessoas assumam o controle[12].

2. *Problem-reducing actions*: ações redutoras de problemas

Uma abordagem de "envolvimento no tratamento" com esforços ativos na solução de problemas. Trata-se da convicção de que há algo a ser feito em contraposição a sentimentos de passividade ou desistência, e isso envolve esforços para a aprendizagem de novas funções ou técnicas compensatórias; informar-se sobre a doença ou deficiência, monitorando e conhecendo o curso dos próprios sintomas, aprendendo sobre técnicas de alívio de sintomas, entrando em contato com tratamentos alternativos, planejando a organização da vida diária e a rotina ao contemplar e não ignorar as dificuldades advindas dos sintomas. Planejar o futuro, considerando o agravo da deficiência física[12].

3. *Change of values*: mudança de valores

A proposta aqui é a reavaliação ou ressignificação da vida e do que é verdadeiramente importante. Significa também engajar-se em novos interesses que tenham menor conflito com a deficiência ou doença. Esta categoria é mais uma questão de mudar a si mesmo do que mudar a situação, que pode, sim, ser devastadora. Voltar-se mais ao que dá sentido e prazer do que moldar-se ao que outros possam pensar ou fazer. Fortalecer vínculos familiares para maior suporte[12].

4. *Social trust*: confiança social

A maioria dos entrevistados relatou a importância do bom relacionamento com a família, amigos ou parentes – a percepção de que há pessoas ao seu redor que se preocupam com eles apesar de sua deficiência ou doença. Muitos também mencionaram o apoio e compreensão recebidos de amigos com deficiência e pessoas que passam por problemas semelhantes. O foco neste aspecto é a importância de quebrar o isolamento e conhecer pessoas novas, e de não se envergonhar de pedir ajuda quando precisar[12].

5. *Minimization*: minimização

Este tópico refere-se a vários processos destinados a minimizar a ameaça imposta pela doença e/ou incapacidade. Focar em esforços para se concentrar em algo positivo e tentar manter as ameaças a distância, transformar aspectos negativos da deficiência em experiências positivas, de superação. Foram ainda mencionadas pelos participantes comparações com algo que poderia ser pior. Dedicar atenção no momento presente, mas se planejar para lidar com questões futuras, de ordem prática (aposentadoria, acessibilidade)[12].

Conceitos fundamentais

As categorias descritas na seção anterior se agrupam em dois conceitos bipolares.

O primeiro conceito é chamado "reconhecimento da realidade" ou "*acknowledgement of reality*", que se polariza em relação ao conceito de "criação de esperança": "*creation of hope*". Ações redutoras de problemas e mudança de valores foram vistas como parte do polo "reconhecimento da realidade" e minimização como parte do polo "criação de esperança" (Figura 1). Ambas as ações de redução de problemas e mudança de valores refletem esforços para mudar a situação – seja por alterar as consequências reais da ameaça ou através de uma mudança dos valores. A minimização, por sua vez, é estratégica, mais focada em evitar ou transformar os aspectos negativos da deficiência[12].

O segundo conceito do núcleo bipolar é chamado de "confiança em si mesmo", que se polariza em relação ao conceito de "confiar nos outros". As duas categorias descritivas autoconfiança e confiança social são reflexos dessa dimensão. A autoconfiança é uma questão de confiança na capacidade pessoal, enquanto a confiança social diz respeito ao apoio dado por outras pessoas[12].

O desafio passa a ser não viver em constante estado de preocupação sobre as futuras ameaças (progressão da doença), mas, apesar delas, ser capaz de observar e antecipar/mudar a situação ou a si mesmo em compasso com progressões da doença ou deficiência. Da mesma forma, achar o equilíbrio entre fazer o que é possível pela própria capacidade, mas também pedir ajuda e encontrar apoio de outras pessoas. Ao descrever categorias específicas de enfrentamento, os entrevistados frequentemente o fizeram em relação a certos tipos específicos de demandas e problemas. Autoconfiança e redução de problemas foram estratégias frequentemente descritas em relação ao manejo das atividades diárias, controle dos sintomas e déficits funcionais. Mudança de valores foi a ação mais mencionada em relação à perda da carreira e dos projetos prévios de vida[12].

As estratégias de criação de esperança foram conectadas aos desafios, e ameaças futuras foram vinculadas à progressão e complicações da doença. Finalmente, confiança social em relação a

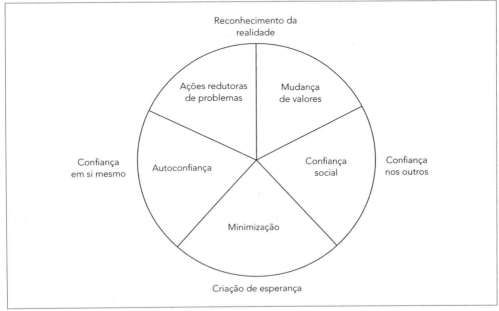

FIGURA 1 Mecanismos de enfrentamento de doenças com deficiência física[12].

sentimentos de desespero, isolamento e perda de independência[12].

Isso sugere que os entrevistados lidaram com diferentes problemas em diferentes situações com o uso flexível de várias estratégias de ajustamento. Muitos apontaram especificamente a importância de ser flexível na gestão da deficiência e de não ser radical em uma ou outra direção[12].

LUTO ANTECIPATÓRIO NA TRAJETÓRIA DO ADOECIMENTO

Todos nós, desde que nascemos, construímos internamente um modelo, um conjunto de concepções que servem de base àquilo que reconhecemos como mundo. Como ele é baseado na realidade, representa uma base sólida e útil para pensamentos e comportamentos, confiamos na precisão dessas concepções para nos manter orientados no mundo e para controlar nossa vida [...][13].

A citação acima nos aproxima da compreensão de que o processo de luto é uma reação saudável e regulatória em face da ruptura de um vínculo significativo, seja ela uma pessoa, uma relação, uma parte do corpo, uma mudança na funcionalidade. À medida que uma perda significativa atravessa nossa história, abre-se a necessidade de lidarmos com ela e buscarmos a construção de novos significados. Para base de compreensão do enfrentamento, vamos nos apoiar no modelo de compreensão do processo dual do luto[14].

Segundo Franco,

O processo dual do luto requer um processo de adaptação e de construção de significado a partir da oscilação entre o enfrentamento orientado para a perda e o enfrentamento orientado para a restauração. Esta oscilação é compreendida como um processo regulatório e dinâmico. O enfrentamento orientado para a perda

abrange as reações emocionais, psicológicas, cognitivas, sociais, físicas e espirituais ligadas ao rompimento do vínculo e de todas as perdas secundárias correlacionadas àquela perda. Da mesma maneira, essa perda pode estar relacionada às perdas do adoecimento e falamos, então, dos lutos encontrados na doença, relativos à perda do contato social em razão de afastamento do trabalho, às perdas financeiras, à perda da autonomia decisória e da independência nas atividades de vida diária[15].

Em cuidados paliativos trabalhamos muito com o conceito de luto antecipatório, apontando esse processo como uma possibilidade adaptativa e de proteção visando à antecipação do desligamento afetivo[16,17].

O luto antecipatório pode ocorrer por um longo tempo, tanto para os pacientes, nos casos em que mantêm a consciência de seu processo de adoecimento e finitude, como para os familiares e equipe[15]. Do ponto de vista do paciente, as perdas relacionam-se a partes do corpo, habilidades, funcionalidades, independência, planos e sonhos de um futuro junto a seus entes queridos, do controle da vida, e desta em si[18].

A comunicação clara com os familiares envolvidos permite à equipe oferecer um ambiente mais seguro e acolhedor, e no estudo conduzido por Braz e Franco (2017)[19] já podemos identificar que a comunicação poderá favorecer a prevenção de um processo de luto complicado aos enlutados. A comunicação, portanto, constitui um dos principais desafios da equipe de saúde, uma vez que demanda uma definição de objetivos de cuidado claros e alinhados entre todos os profissionais envolvidos e também perante os pacientes e seus familiares.

O período após o óbito promove mudanças significativas na vida de familiares e amigos. A morte de um familiar próximo é um dos eventos mais estressantes da vida. Os indivíduos enlutados enfrentam vários tipos de sofrimento: físico, psicológico, social, comportamental, espiritual, para os quais podem ser necessários diferentes tipos de suporte. Em alguns casos, um período de aconselhamento para o enfrentamento da perda pode ser de suma importância[20].

CUSTO-EFETIVIDADE DE REABILITAÇÃO EM CUIDADOS PALIATIVOS

A literatura mundial possui poucas publicações sobre os custos da reabilitação de pacientes em cuidados paliativos. A dificuldade de realizar uma análise econômica desses modelos de cuidado, além da subutilização de modelos de reabilitação nesses pacientes, pode explicar a pouca evidência atual.

Geralmente, pensa-se que a reabilitação não é rentável, principalmente para os pacientes que se aproximam da fase terminal da doença. Essas dificuldades são ainda mais evidentes em países em desenvolvimento, nos quais há pouca disponibilidade de recursos. No Brasil, existem poucos serviços de saúde que realizam algum tipo de abordagem em reabilitação para pacientes em cuidados paliativos. A maior parte desses serviços está localizada em grandes centros urbanos e nos hospitais privados[21].

Apesar de limitadas, algumas evidências sugerem que a reabilitação é custo-efetiva, pelo menos para pacientes com câncer avançado.

Com o objetivo de avaliar o custo-efetividade de um modelo de reabilitação de pacientes com câncer avançado em cuidados paliativos, foi realizado um estudo em um centro dia *(Day Therapy Unit* [DTU]*)* de um *hospice* em Londres. O grupo intervenção começou as atividades imediatamente no DTU, enquanto o grupo-controle iniciou as atividades apenas 3 meses após o grupo intervenção. A intervenção foi realizada por uma equipe multidisciplinar (acompanhamento médico e enfermagem com metas estabelecidas; encaminhamentos para os demais profissionais da equipe de acordo com necessidades individuais, incluindo fisioterapia, psicologia, práticas integrativas, entre outros). O grupo-controle foi submetido aos cuidados habituais (consultas com oncologistas e acesso a serviços comunitários, incluindo cuidados paliativos).

Observou-se que o grupo intervenção apresentou maior qualidade de vida e uma relação custo-eficácia incremental (ICER) de 19.391 libras por QALY (ano de vida ajustado pela qualidade) ganho (reflete o custo adicional associado à intervenção para obter um ano extra de vida em plena saúde). O Instituto Nacional de Excelência Clínica do Reino Unido usa um limite de 20.000 libras por QALY ao determinar se um tratamento deve ser oferecido no Serviço Nacional de Saúde do Reino Unido (NHS). A principal limitação da análise econômica é a duração do estudo. A intervenção foi custo-efetiva durante a realização do estudo (no limiar de 20.000 libras por QALY determinado pelo Instituto Nacional de Excelência Clínica do Reino Unido). Se o benefício fosse sustentado por cerca de 1 ano após a intervenção, o ICER diminuiria para aproximadamente 4.400 libras. Se os ganhos do tratamento fossem gradualmente perdidos ao longo de um ano, ainda assim haveria uma redução do ICER. Dessa forma, foi observado que não é possível tirar conclusões dos efeitos a longo prazo[22].

Outro estudo avaliou o custo-efetividade da intervenção *Breathlessness Intervention Service* (BIS) em pacientes com doença oncológica avançada (principalmente câncer de pulmão e mama) e com sintoma de dispneia. O BIS é uma abordagem multidisciplinar (médico de cuidados paliativos, terapeuta ocupacional, fisioterapeuta e administrador), individualizada e flexível realizada em ambiente domiciliar com visitas de cerca de 1-1,5 hora. O grupo intervenção recebeu o BIS imediatamente; já o grupo-controle ficou na lista de espera. Todos os participantes receberam cuidados padrão, incluindo os paliativos. O desfecho primário do estudo foi a avaliação da angústia por falta de ar do paciente e sofrimento do cuidador medidos com base na escala de classificação numérica (NRS)[23].

Os custos foram calculados combinando dados de uso de serviço (CSRI) com os custos unitários do Reino Unido 2011/2012, sendo somados os custos dos cuidados informais, das visitas domiciliares e contatos telefônicos. Os custos totais foram combinados com o desfecho primário e anos de vida ajustados pela qualidade (QALY). No início do estudo os custos foram maiores no braço de intervenção, mas durante o acompanhamento foram notavelmente menores. Quando os custos estavam ligados ao resultado primário o BIS foi custo-efetivo, durante o período de acompanhamento. No entanto, isso foi menos aparente ao usar QALY, possivelmente refletindo o período de acompanhamento relativamente curto. O estudo concluiu que o BIS parece mais clinicamente eficaz e custo-efetivo para pacientes com falta de ar no câncer avançado e seus cuidadores do que os cuidados-padrão[23].

Portanto, as evidências atuais mostram benefícios relacionados ao controle de sintomas, melhora de índices de qualidade de vida e boa relação de custo-efetividade da reabilitação de pacientes com doenças avançadas. Há necessidade de novos trabalhos para ampliar a evidência sobre o assunto. Cabe o questionamento se o atraso na implantação mais ampla da reabilitação trará ou não importantes prejuízos a esses pacientes cuja expectativa de vida é bem mais curta.

CUIDADOS DE FIM DE VIDA

Há terminalidade quando se esgotam as possibilidades de resgate das condições de saúde do paciente e a possibilidade de morte próxima parece inevitável e previsível. O paciente se torna "irrecuperável" e caminha para a morte, sem que se consiga reverter esse caminhar[24].

Os cuidados de fim de vida demandam grande *expertise* para o controle de sintomas, e são uma etapa fundamental da abordagem paliativa. Tais cuidados ocorrem a partir do momento em que fica claro que o paciente se encontra em estado de declínio progressivo e inexorável, aproximando-se da morte[25]. O objetivo nessa etapa é promover o controle dos sintomas de forma completa, prevenir os agravos das últimas horas

de vida, suavizar a agonia final, além de evitar tratamentos que possam ser considerados fúteis[26]. O adequado manejo desses sintomas é fundamental em qualquer fase da doença, sobretudo na fase final da vida[27].

O termo "cuidados de conforto" é usado para descrever um conjunto de intervenções de cuidados paliativos que proporcionam alívio imediato dos sintomas em um paciente que está muito próximo da morte. Normalmente essas medidas são usadas para obter conforto rápido para o paciente.

Eventualmente, os cuidados de conforto podem incluir o uso de medidas potencialmente sustentadoras da vida, quando estas são consistentes com os objetivos do paciente (p. ex., quando o paciente quer ser mantido vivo com ventilação mecânica até que um ente querido possa visitá-lo, vindo de longe, ou quando retirar um tratamento entra em conflito com as crenças religiosas ou normas culturais do paciente). Além disso, o uso de procedimentos intervencionistas invasivos, como a toracocentese para o tratamento de derrames pleurais sintomáticos, pode promover conforto[27].

O cuidado com o conforto requer a paliação meticulosa de sintomas preocupantes e a oferta de apoio psicossocial e espiritual qualificado ao paciente e a sua família. Em vez de simplesmente escrever ordens para "cuidados de conforto", a equipe médica deve rever todo o plano de cuidados e adotar ordens explícitas para promover conforto e evitar intervenções desnecessárias[27].

Aproximadamente 40% dos pacientes que morrem hospitalizados apresentam dor moderada a intensa nos últimos 3 dias de vida. Portanto, é necessário que a avaliação desse sintoma seja feita de forma adequada, perguntando ativamente para o paciente a respeito da possível presença de dor e avaliando sua gravidade[27].

A dor dificulta as atividades de vida diária e está associada à ansiedade, depressão e distúrbios do sono, influenciando fortemente a qualidade de vida dos pacientes. A equipe de reabilitação pode auxiliar no controle da dor lançando mão de recursos adjuvantes como termoterapia, massoterapia, cinesioterapia e eletroterapia. A utilização de tratamento não farmacológico, além de promover a analgesia, pode ajudar na redução das doses de medicação analgésica e, consequentemente, minimizar os efeitos colaterais causados pela medicação. Além disso, com a redução da dor, o paciente aumenta sua funcionalidade, melhorando sua qualidade de vida[28].

Evidências sugerem que a dor é apenas um dos sintomas angustiantes, e, apesar da alta incidência, em muitas doenças não é o sintoma mais prevalente. Sintomas como dispneia e fadiga são potencialmente angustiantes e limitantes, principalmente em pacientes pneumopatas e cardiopatas[29].

Pacientes que estão em processo ativo de morte frequentemente apresentam padrões respiratórios alterados (p. ex., respiração Cheyne-Stokes, apneia intermitente ou hiperpneia). A presença de taquipneia ou respiração irregular nesses pacientes não deve ser confundida com a sensação subjetiva de dispneia. É importante que tanto a família do paciente como a equipe multiprofissional estejam cientes de que esses padrões de respiração não são angustiantes para o paciente[27].

A dispneia pode ser um sintoma debilitante e pode levar o paciente a ansiedade substancial devido à sensação de sufocamento. Uma busca pela causa subjacente, especialmente quando o grau de dispneia muda de forma rápida, pode ocasionalmente ser apropriada. No entanto, tais investigações não devem atrasar o tratamento dos sintomas[27].

Frequentemente, pacientes no final da vida que apresentam dispneia recebem oxigênio suplementar e/ou suporte respiratório não invasivo, porém tais condutas são controvertidas. Evidências sugerem que o uso de oxigênio não traz benefício para pacientes que não apresentam hipoxemia. No entanto, o oxigênio pode proporcionar alívio para indivíduos hipoxêmicos ou para pacientes com doença pulmonar obstrutiva crônica (DPOC) que não apresentam hipoxemia. Já a terapia de oxigênio com cânula nasal de alto fluxo tem sido utilizada com sucesso em pacientes com insuficiência respiratória hipoxêmica, porém ainda não existem evidências que indiquem seu uso no cenário paliativo[27,30].

É importante considerar os riscos da oferta de oxigênio, por exemplo, ressecamento, irritação e hemorragia nasal, prolongamento do processo de morte, sobrecarga da família do paciente, custo financeiro sem sentido se não houver benefício para o paciente. Dessa forma, na maioria das vezes torna-se inadequada a oferta ou o aumento na oferta de oxigênio. Além disso, deve-se considerar a retirada da monitorização da saturação de oxigênio nos últimos dias de vida, de forma a evitar angústia com a inevitável dessaturação.

O papel da ventilação não invasiva (VNI) durante os cuidados paliativos não é claro, e as evidências que apoiam seu uso são limitadas[30]. Alguns estudos mostram que pacientes em cuidados visando exclusivamente ao conforto submetidos à VNI relatam sono insuficiente, têm baixa tolerância e não apresentam melhora dos sintomas com o procedimento[31].

É fundamental que a decisão pelo uso da VNI seja muito criteriosa, caso contrário corre-se o risco de aumentar o sofrimento do paciente, da família e de todos os envolvidos no cuidado, uma vez que a VNI dificulta a comunicação, podendo impactar negativamente nesse momento de despedidas e resoluções de pendências. É extremamente importante refletir se a conduta proposta será capaz de melhorar a qualidade de vida ou se estenderá o processo de morrer e, consequentemente, o sofrimento. Portanto, para pacientes em fase final de vida, *a priori* não é adequado o uso de VNI por longos períodos, recomendando-se a otimização de medidas farmacológicas para o controle da dispneia.

Estudos mostram que medidas como relaxamento, treinamento respiratório, apoio psicossocial, direcionamento de fluxo de ar para a face (com ventilador de mão, p. ex.), abertura de janelas, redução da temperatura ambiente, umidificação do ar e elevação da cabeceira da cama podem diminuir a falta de ar[27].

A incapacidade de limpar secreções orais e traqueobrônquicas é tipicamente observada nos últimos dias de vida e pode levar a sons gorgolejantes, às vezes referidos como um "chocalho da morte". Embora esses sons possam ser angustiantes para a família e a equipe, é improvável que sejam perturbadores para o paciente, uma vez que em geral ocorrem quando o paciente apresenta rebaixamento do nível de consciência[27].

Apesar de ser uma conduta comum, a aspiração nasotraqueal é extremamente desconfortável para o paciente, podendo ocasionar complicações como dor, hipoxemia, hemoptise e lesões das vias aéreas. Dessa forma, a indicação do procedimento deve ser feita com cautela, sobretudo em indivíduos em fase final de vida, sendo mais adequado otimizar as medidas farmacológicas e intervenções não farmacológicas como posicionamento[32].

Quando não há possibilidade de melhora e todas as tentativas de desmame da ventilação são falhas, a manutenção do suporte ventilatório pode tornar inaceitável a qualidade de vida do paciente, causando ainda mais sofrimento. Nesses casos, a extubação paliativa pode ser uma alternativa para proporcionar conforto e permitir a morte natural[33].

Considerando as implicações técnicas, éticas e emocionais, a extubação paliativa deve ser muito bem planejada, desde a comunicação adequada com todos os envolvidos no cuidado ao paciente até sua execução. Recomenda-se que antes do procedimento sejam administradas medicações como opioides e benzodiazepínicos para prevenir desconforto respiratório e dor. Também é recomendado que antes da extubação seja realizado o desmame terminal, sendo os parâmetros ventilatórios reduzidos gradativamente até atingirem valores mínimos. Para pacientes traqueostomizados não se recomenda a retirada da cânula, apenas a desconexão do suporte ventilatório. Após o procedimento é importante que a equipe esteja atenta para sinais de desconforto e adote condutas para minimizar tais desconfortos rapidamente[33].

Caso haja necessidade, deve-se utilizar a sedação paliativa, um tratamento de último recurso que tem por objetivo aliviar o sofrimento refratário, não devendo ser confundida com morte assistida ou eutanásia. O paciente ou um substituto legal deve concordar com essa conduta, e toda a equipe assistencial deve estar preparada para prestar os cuidados visando ao conforto do paciente, de forma a garantir uma morte natural e digna[27].

A presença de uma equipe interdisciplinar é fundamental dentro da perspectiva dos cuidados paliativos, entretanto a negociação em torno do tratamento pode criar um campo de tensão entre os diferentes atores envolvidos nos cuidados no final da vida, já que eles vivenciam experiências diversas, dependendo de suas perspectivas. A oposição entre os conhecimentos técnicos da equipe e o envolvimento emocional de familiares e doentes pode acarretar posições divergentes nesse contexto, gerando conflitos. Nessa dinâmica, dificuldades podem ser enfrentadas na relação equipe/paciente/família[34].

Por fim, a equipe de reabilitação tem papel fundamental no cuidado de pacientes em fase final de vida, devendo assegurar o conforto físico e o apoio emocional, promover a tomada de decisão compartilhada e tratar o paciente com respeito, sempre considerando sua biografia e seus valores e priorizando a qualidade de vida em detrimento da quantidade de vida.

CONSIDERAÇÕES FINAIS

Tanto os cuidados de reabilitação quanto os cuidados paliativos têm como aspecto fundamental o alinhamento de expectativas e de possibilidades, em seus diversos contextos. Para que o alinhamento seja efetivo, torna-se essencial o trabalho contínuo de comunicação efetiva e atuação integrada.

REFERÊNCIAS BIBLIOGRÁFICAS

1. Strand JJ, Kamdar MM, Carey EC. Top 10 things palliative care clinicians wished everyone knew about

palliative care. Mayo Clinic Proceedings. 2013;88(8):859-65.

2. World Health Organization [Internet]. Cancer: WHO definition of palliative care. 2002. Available: https://www.who.int (acesso 26 out. 2019).

3. Oliveira RA. Cuidado paliativo. São Paulo: Conselho Regional de Medicina do Estado de São Paulo; 2008.

4. Moritz RD, Deicas A, Capalbo M, Forte DN, Kretzer LP, Lago P, et al. II Fórum do Grupo de Estudos do Fim da Vida do Cone Sul: definições, recomendações e ações integradas para cuidados paliativos na unidade de terapia intensiva de adultos e pediátrica. Revista Brasileira de Terapia Intensiva. 2011;23(1):24-9.

5. Lanken PN, Terry PB, DeLisser HM, Fahy BF, Hansen-Flaschen J, Heffner JE, et al. An official American Thoracic Society clinical policy statement: palliative care for patients with respiratory diseases and critical illnesses. American Journal of Respiratory and Critical Care Medicine. 2008;177(8):912-27.

6. Ferrell BR, Temel JS, Temin S, Alesi ER, Balboni TA, Basch EM, et al. Integration of palliative care into standard oncology care: American Society of Clinical Oncology Clinical Practice Guideline Update. Journal of Clinical Oncology. 2017;35(1):96-112.

7. Brasil. Portaria n. 3.519/GM/MS, de 29 de outubro de 2018. Resolução n. 41. Dispõe sobre as diretrizes para a organização dos cuidados paliativos, à luz dos cuidados continuados integrados, no âmbito Sistema Único de Saúde (SUS). Diário Oficial da União, 29 de outubro de 2018.

8. Forte DN, Achette D. Cuidados paliativos no século 21. In: Fukumitsu KO. Vida, morte e luto: atualidades brasileiras. São Paulo: Summus; 2018.

9. Montagnini M, Javier NM. Physical therapy and other rehabilitation issues in the palliative care setting. Up To Date [Internet]. 17 de setembro de 2018. Available: https://www.uptodate.com/contents/physical-therapy-and-other-rehabilitation-issues-in-the-palliative-care-setting#references (acesso 8 nov. 2019).

10. Inocenti A, Rodrigues IG, Miasso Al. Vivências e sentimentos do cuidador familiar do paciente oncológico em cuidados paliativos. Rev Eletr Enf [Internet]. 2009;11(4):858-65.

11. Brasil. Portaria n. 2.029, de 24 de agosto de 2011. Institui a Atenção Domiciliar no âmbito do Sistema Único de Saúde (SUS). Diário Oficial da União, 24 de agosto de 2011.

12. Persson LO, Rydén A. Themes of effective coping in physical disability: an interview study of 26 persons who have learnt to live with their disability. Wiley Online Library [Internet]. 2006. Available: https://onlinelibrary.wiley.com/doi/abs/10.1111/j.1471-6712.2006.00418.x.

13. Parkes CM. Luto: estudos sobre perdas na vida adulta. São Paulo: Summus Editorial; 1998. p.115.

14. Stroebe M, Schutz H. The dual process model of bereavement: rationale and description. Death Studies. 1999;23:197-224.

15. Franco MHP, Achette D, Ambrósio DCM, Colli MNFA, Silva SMA. Cuidados com o luto em cuidados paliativos. In: Santos AFJ, Rodrigues LF. Manual de terapia de sedação paliativa. Academia Nacional de Cuidados Paliativos. São Paulo: Lemar; 2020.

16. Fonseca JP, Fonseca MI. Luto antecipatório. In: Franco MHP. Estudos avançados sobre o luto. Campinas: Livro Pleno; 2002.

17. Flach K, Lobo, BOM, Potter JR, Lima NS. O luto antecipatório na unidade de terapia intensiva pediátrica: relato de experiência. Rev SBPH. 2012;15(1):83-100.

18. Kreuz G, Tinoco V. O luto antecipatório do idoso acerca de si mesmo: revisão sistemática. Revista Kairós Gerontologia. 2016;19(22):109-33.

19. Braz MS, Franco MHP. Profissionais paliativistas e suas contribuições na prevenção de luto complicado. Psicol Cienc Prof. 2017;37(1):90-105.

20. Ishida M, Onishi H, Morita T, Uchitomi Y, Shimizu M, Tsuneto S, et al. Communication disparity between bereaved and others: what hurts them and what is unhelpful? A nationwide study of the cancer bereaved. Journal of Pain and Symptom Management. 2018;55(4):1061-7.

21. Pergolotti M, Deal AM, Lavery J, Reeve BB, Muss HB. The prevalence of potentially modifiable functional deficits and the subsequent use of occupational and physical therapy by older adults with cancer. J Geriatr Oncol. 2015;6(3):194-201.

22. Jones L, Fitzgerald G, Leurent B, Round J, Eades J, Davis S, et al. Rehabilitation in advanced, progressive, recurrent cancer: a randomized controlled trial. Journal of Pain and Symptom Management. 2013;46(3):315-25.e3.

23. Farquhar MC, Prevost AT, McCrone P, Brafman-Price B, Bentley A, Higginson IJ, et al. Is a specialist breathlessness service more effective and cost-effective for patients with advanced cancer and their careers than standard care? Findings of a mixed-method randomised controlled trial. BMC Med. 2014;12:194.

24. Gutierrez PL. O que é o paciente terminal? Rev Assoc Med Bras. 2001;47(2).

25. Watson M, Lucas C, Hoy A, Wells J. Oxford handbook of palliative care. 2nd ed. New York: Oxford University Press; 2009.

26. Américo AFQ. As últimas quarenta e oito horas de vida. In: Carvalho RT, Parsons HA. Manual de cuidados paliativos ANCP. 2ª ed. Rio de Janeiro: Academia Nacional de Cuidados Paliativos; 2012.

27. Blinderman CD, Billings JA. Comfort care for patients dying in the hospital. N Engl J Med. 2015;373: 2549-61.

28. Sampaio LR, Moura CV, Resende MA. Recursos fisioterapêuticos no controle da dor oncológica: revisão da literatura. Revista Brasileira de Cancerologia. 2005;51(4):339-46.

29. Kelley AS, Morrison RS. Palliative care for the seriously ill. N Engl J Med. 2015;373:747-55.

30. Davies JD. Noninvasive respiratory support at the end of life. Respir Care. 2019;64(6):701-11.

31. Wilson ME, Maizoub AM, Dobler CC, Curtis JR, Nayfeh T, Thorsteinsdottir B, et al. Noninvasive ventilation in patients with do-not-intubate and comfort-measures-only orders: a systematic review and meta-analysis. Crit Care Med. 2018;46(8):1209-16.

32. Arcuri JF, Abarshi E, Preston NJ, BrineJ, Di Lorenzo VA. Benefits of interventions for respiratory secretion management in adult palliative care patients: a systematic review. BMC Palliative Care. 2016;15:74.

33. Coradazzi AL, Inhaia CLS, Santana MTEA, Sala AD, Ricardo CP, Suadicani CO, et al. Palliative withdrawal ventilation: why, when and how to do it? Hos Pal Med Int Jnl. 2019; 3(1):10-14.

34. Achette D, Costa DG, Lima CP, Silva SMA. Terapia de sedação paliativa por sofrimento existencial. In: Santos AFJ, Rodrigues LF. Manual de terapia de sedação paliativa. Academia Nacional de Cuidados Paliativos. São Paulo: Lemar; 2020.

CAPÍTULO 34

Medidas para prevenção de quedas

Juliana Morelli Lopes Gonçalves João
Mario Chueire de Andrade Junior
Mary Hiromi Kubo Amino
Renata Cristina Verri Carramenha
Edy Floriano da Silva

INTRODUÇÃO

A queda é um dos eventos de maior preocupação mundial. Segundo a Organização Mundial de Saúde (OMS), as quedas constituem a segunda principal causa de morte acidental em todo o mundo. Cerca de 646 mil pessoas morrem por ano em decorrência de quedas, e 37,3 milhões necessitam de algum tipo de cuidado médico por causa de lesões ocasionadas por quedas[1]. A OMS define queda como o evento em que a pessoa "inadvertidamente cai ao solo, chão ou em níveis inferiores, excluindo mudança intencional da posição para repouso na mobília, paredes ou outros objetos"[1]. Na literatura, quedas são descritas como um fenômeno complexo, multifatorial, uma síndrome (quando recorrente) e um sinal de condições de saúde frágil.

No ambiente intra-hospitalar, as taxas de queda variam de 1,3 a 16,9 por 1.000 pacientes-dia, sendo responsável por 2/5 dos eventos adversos relacionados à segurança do paciente[2,3]. As quedas trazem prejuízos significativos, tanto para o paciente quanto para a instituição, pois são responsáveis pelo aumento da taxa de mortalidade, das comorbidades, de tempo de internação e dos custos assistenciais e diminuição da qualidade de vida do paciente, além de gerar ansiedade na equipe e perda da confiança nos profissionais e na instituição[4-6].

Embora a maioria das quedas não resulte em danos graves, as consequências negativas ocasionadas são consideráveis e podem incluir alterações emocionais, como potencializar o medo de cair, diminuir a autoconfiança ao movimentar-se, levando à redução da mobilidade, e aumentar a dependência, além do ônus financeiro com aumento dos custos para os cuidados[7].

Considerando os impactos deletérios, estratégias são discutidas mundialmente. A OMS, em parceria com a Joint Commission International (JCI), estabeleceu 6 metas internacionais de segurança do paciente, visando a promover melhorias na assistência ao paciente, em situações consideradas como de maior risco. A prevenção de danos decorrentes de quedas é estabelecida com a meta número 6. Dado o impacto dos eventos de quedas, desde 2008, os Centros de Serviço *Medicare* e *Medicaid* (*CMS*), nos Estados Unidos, pararam de reembolsar os hospitais como uma forma de pressioná-los financeiramente na busca de prevenção[8,9]. Em nosso país, a Agência Nacional de Vigilância Sanitária (Anvisa) destaca-se ao elaborar relatórios do panorama da segurança do paciente e difundir projetos e planos de ação para prevenção de eventos adversos[10].

Os fatores que contribuem para a ocorrência de quedas são diversos, podendo envolver tanto fatores intrínsecos como extrínsecos[11]. Os fatores intrínsecos estão relacionados ao estado fisiológico do paciente, como: idade, sexo, condição clínica, histórico de queda, mobilidade reduzida, incontinência urinária e polifarmácia. Os fatores extrínsecos estão relacionados ao ambiente no qual o paciente se encontra, por exemplo: condição dos pisos, calçados inadequados, ambientes desorganizados, altura inadequada da cadeira e insuficiência e inadequação de recursos humanos[11]. No entanto, outros fatores, como comportamentais e de processo de trabalho, também contribuem para a ocorrência de quedas. As pessoas com mais riscos de cair são as inativas, por sua fragilidade; e as mais ativas, pela exposição ao risco[12]. Por outro lado, a falta de sensibilização e de conhecimento dos profissionais envolvidos no cuidado em relação a este problema também contribui para esses eventos.

Diante deste cenário, é de suma importância que as lideranças e toda a equipe multidisciplinar envolvida na assistência ao paciente, assim como os profissionais de apoio, conheçam os eventos relacionados a quedas na sua instituição, a fim de obter subsídios para desenvolverem estratégias e ações que estimulem a prevenção e a diminuição destes incidentes no ambiente hospitalar. Abordagens interdisciplinares, com avaliações multifatoriais e individualizadas, associadas a um programa de gerenciamento de quedas, contribuem para intervenções mais efetivas para redução dos eventos de queda e para o planejamento da reabilitação.

Desse modo, a utilização de instrumentos específicos é fundamental para identificar os riscos e estabelecer medidas preventivas. Para tanto, existem instrumentos validados que avaliam o risco que os pacientes têm de sofrer quedas na internação, como: escala de Hendrich, *St Thomas's Risk Assessment Tool in Falling Elderly Inpatients* (STRATIFY), *Morse Fall Scale* e a *Johns Hopkins Fall Risk Assessment Tool* (JH-FRAT). Esses instrumentos visam a proporcionar uma avaliação sistemática, possibilitando a escolha estratégica a ser implementada para prevenção, conforme o grau de risco de queda para cada paciente.

BASE PARA A PRÁTICA CLÍNICA

Avaliação

O uso de escalas de avaliação de risco e de funcionalidade está alinhado às práticas baseadas em evidências como subsídio ao gerenciamento de quedas, com ênfase na prevenção do evento e na redução do dano[13].

Em geral, as escalas são compostas por um conjunto de itens representativos de fatores de risco, favorecendo a identificação de pacientes e/ou sua classificação em níveis de risco para ocorrência de quedas. Também é necessária a identificação de pacientes que possam sofrer maiores danos na vigência de um evento de queda, objetivando a prevenção de agravos de maior gravidade em pacientes mais suscetíveis. Instrumentos para avaliação de risco devem ser válidos para as populações às quais se destinam, sob pena de gerar viés ou erro na identificação/ classificação do risco. Assim, é necessário avaliar os pacientes na prática clínica, tanto para prevenção quanto para guiar o tratamento desses indivíduos[14].

No Hospital Sírio-Libanês, em pacientes adultos internados, utiliza-se a escala de avaliação do risco de queda JH-FRAT e, para pacientes pediátricos, a escala de *Humpty Dumpty*. Estes instrumentos são aplicados pelos enfermeiros na admissão do paciente, diariamente, durante toda a internação, sempre que houver alteração do quadro clínico e imediatamente após um evento de queda. O risco é classificado como baixo, alto e moderado. Quando necessário, alia-se a avaliações funcionais de equilíbrio, força e mobilidade, que são executadas por fisioterapeutas, com o objetivo de identificar os fatores físicos que podem contribuir para este evento, direcionar o tratamento e definir, junto à equipe multiprofissional, o melhor dispositivo e a melhor forma de realizar transferências e deambulação.

Vários estudos correlacionam a perda de força muscular e o comprometimento do equilíbrio ao risco de queda, uma vez que tais fatores são responsáveis por gerar as forças necessárias para as estratégias motoras do equilíbrio[15]. A força de preensão palmar é um preditor de força total do corpo. A sua perda, na área clínica, pode indicar desnutrição, caracterizada pela perda de massa magra, principalmente em pacientes hospitalizados e acamados[15].

O Comitê de Prevenção de Queda do Hospital Sírio-Libanês é um comitê multiprofissional que avalia as notificações de queda e discute possíveis causas e ações a serem implementadas para que novas quedas não ocorram em um mesmo contexto. A identificação do contexto, seja por fatores intrínsecos, extrínsecos ou comportamentais da pessoa que se envolve em uma queda, pode direcionar as ações para que o paciente não venha a cair em outra oportunidade.

Atualmente, existem muitos instrumentos para avaliação de risco de quedas, funcionalidade e equilíbrio informados na literatura. As Tabelas 1 e 2 apresentam alguns[13,16,17].

Medidas de prevenção de quedas

As medidas preventivas de queda podem ser divididas em três tópicos: práticas diretas para prevenção de quedas, orientações para paciente e familiares/cuidadores e avaliação e monitoramento[18].

As práticas diretas na prevenção se dão inicialmente pela identificação do paciente com moderado/alto risco de queda. Essa identificação pode ser realizada com uso de pulseira ou sinalização à beira do leito. Após a identificação do paciente, deve-se mobilizá-lo de forma segura e viabilizar a criação de um ambiente seguro[12,18].

Um ambiente onde o paciente esteja adaptado é, preferencialmente: um quarto próximo ao posto de enfermagem, com pisos antiderrapantes, mobiliário e iluminação adequados, com área de circulação do paciente livre de mobiliário e equipamentos; camas com grades elevadas; campainha de chamada e telefone próximo do paciente. Tais medidas tornam o ambiente mais seguro e são cuidados importantes para uma assistência de excelência[18,19].

Na nossa Instituição, há medidas de segurança com foco tanto na estrutura predial como em relação a mobiliários/equipamentos e ambientação para promover um ambiente mais seguro. Dentre essas medidas, destacam-se:

1. estrutura predial:
   - pisos antiderrapantes;
   - barras de apoio nas áreas dos chuveiros;
   - corrimão nos corredores das unidades de internação;
   - adesivos antiderrapantes nos degraus das escadas e rampas;

TABELA 1 Testes de avaliação do risco de queda

Teste	Formato da avaliação	Equipamento	Tempo médio de duração
Johns Hopkins Fall Risk Assessment Tool (JH-FRAT) (adultos)	Baseado em fatores de risco (idade, história pregressa de queda, eliminações, medicações, equipamentos assistenciais, mobilidade, cognição)	Escala padronizada por informações do paciente	5 minutos
Escala de Morse (adultos)	Baseado em fatores de risco (antecedente de queda, diagnóstico secundário, deambulação, dispositivo intravenoso, marcha, estado mental)	Escala padronizada por informações do paciente	5 minutos
Escala de *Humpty Dumpty* (pediatria)	Baseado em fatores de risco (idade, gênero, diagnóstico, prejuízo cognitivo, fatores ambientais, consumo medicamentoso, reação a cirurgia, sedação, anestesia	Escala padronizada por informações do paciente	5 minutos

TABELA 2 Testes funcionais e de equilíbrio

Teste	Descrição	Material utilizado	Tempo médio
Timed Up and Go Test	Quantifica, em segundos, a mobilidade funcional, por meio do tempo que o indivíduo leva para realizar a tarefa de levantar de uma cadeira, andar 3 metros, voltar e sentar novamente	Cadeira com assento na altura de 46 cm, espaço de 3 metros, cronômetro, fita métrica	15 minutos
Bateria de Desempenho Físico Curto (SPPB)	Combina dados dos testes de velocidade da marcha, equilíbrio estático e força de membros inferiores, medida indiretamente por meio do teste de senta-levanta. A pontuação final é dada pela soma dos três testes e varia de 0 a 12. A menor pontuação está associada a um pior desempenho	Espaço de 3 metros, cadeira armada, cronômetro	10 a 15 minutos
Índice Dinâmico de Marcha (DGI)	Avaliação qualitativa e quantitativa da marcha. Composta por 8 tarefas de deambulação que incluem: alteração de velocidade, movimentação da cabeça, obstáculos, movimento axial do corpo, subir e descer escada. Os escores variam de 0 a 24, sendo o maior relacionado a um melhor desempenho	Corredor, cronômetro, obstáculo, escadas	15 minutos
Balance Evaluation Systems Test (BESTest)	Os itens são organizados em 6 seções correspondentes aos sistemas que contribuem para a manutenção do equilíbrio: restrições biomecânicas, limites de estabilidade, transições e ajustes posturais antecipatórios, respostas posturais à perturbação, orientação sensorial e estabilidade na marcha. Cada item é pontuado em uma escala ordinal de 4 pontos, variando de 0 a 3 (melhor desempenho)	Cronômetro, fita métrica, rampa com 10° de inclinação, degrau (15 cm de altura), obstáculos, cadeira, bloco de espuma	40 minutos
Escala de Equilíbrio de Berg (*Berg Balance Scale – BBS*)	14 tarefas, que representam as atividades do dia a dia, como sentar, levantar, inclinar-se para a frente, virar-se, entre outras. Classificadas em categorias de 5 pontos, sendo 0 – incapaz de realizar a tarefa e 5 – realiza de forma independente. Pontuação: 0 a 56 (maior pontuação, relacionada a melhor desempenho)	Cadeira com apoio para braços, degrau de 20,5 cm, fita métrica, cronômetro	20 minutos
Performance-Oriented Mobility Assessment (POMA)	Composto por 22 manobras: 13 tarefas para equilíbrio (tarefas de vida diária) e 9 tarefas para marcha (desempenho da marcha). Escore total de 57 pontos; quanto maior a pontuação, melhor o desempenho	Cadeira firme de encosto reto e sem braços	15 minutos

- sinalização de desníveis dos pisos;
- sinalização de pisos molhados.

2. mobiliários/equipamentos:
   - camas com grades de proteção superiores e inferiores independentes, com controle de altura, travas nas 4 rodas e alarme sonoro de saída do leito;
   - campainha nos banheiros;
   - cadeira higiênica para o banho;
   - elevadores móveis para transferência de pacientes;
   - quartos adaptados com trilho transportador;
   - sistema de interfone integrado à campainha de cabeceira dos quartos para comunicação com o posto de enfermagem;
   - macas e cadeiras de rodas disponíveis em todas as portas de acesso à instituição e em todas áreas assistenciais.

3. ambientação:
   - quartos com área de circulação do paciente livre de mobiliário e equipamentos;
   - quadro de gestão da unidade, que permite às equipes assistenciais e de apoio o monitoramento, em tempo real, dos indicadores de suas áreas.

Dentro das práticas diretas, cabe ressaltar o treinamento e a educação do profissional da saúde, peça fundamental para promover o cuidado de excelência e a multiplicação das orientações[12,18].

É de extrema importância envolver o paciente e seu familiar/acompanhante na prevenção de quedas, por meio de orientações e educação de ambos. Segundo Souza et al., apesar de ainda ser um desafio, o paciente não mais ocupa um papel passivo no seu cuidado, e este é um dos principais objetivos de qualidade e segurança, ou seja, inserir o paciente nos cuidados de saúde, envolvendo-o em sua própria segurança[18,19].

Estratégias de prevenção de quedas devem ser inseridas no cuidado centrado à pessoa,

assim, as orientações podem variar conforme a necessidade de cada paciente. Com isso, toda a equipe multidisciplinar deve compartilhar informações e reforçar orientações para pacientes e acompanhantes[18,19].

Na nossa Instituição, além das sinalizações do grau de risco, realizadas com o uso de pulseira, notificação nos quartos e registro em prontuário, essa informação também é compartilhada, pela equipe, na passagem de plantão multidisciplinar, realizada nas unidades críticas e, no caso das unidades de internação, no "Pit Stop" – encontros breves realizados entre as equipes assistenciais e de apoio para alinhamento da equipe.

A avaliação, realizada pelos profissionais da saúde no momento da identificação dos fatores de riscos, tem um papel importante para a prevenção de queda[19]. Algumas medidas que fazem parte das intervenções realizadas serão descritas a seguir.

1. Controle de medicamentos: existem fármacos que contribuem para a ocorrência de quedas, principalmente na população idosa, entre eles: hipoglicemiantes, anti-hipertensivos, sedativos, psicotrópicos e opioides. A atuação do farmacêutico é muito importante, tanto na triagem destes medicamentos e de suas interações como no suporte e apoio técnico à equipe multidisciplinar.

2. Manejo da dor: segundo Alves et al., o sintoma mais descrito por idosos acima de 65 anos é a dor. Ela pode ocasionar restrições físicas e, ainda, quando medicada, pode ocasionar alterações do nível de consciência, predispondo a episódios de queda. Considerando estas questões, os autores sugerem o acréscimo de ações, como avaliação do nível de dor, redução do escore ou manutenção no nível de conforto do paciente a partir de condutas farmacológicas e também não farmacológicas, e atuação para reduzir possíveis fatores causais[18]. Neste contexto, a fisioterapia, pelo uso de intervenções não farmacológicas, contribui para minimizar os eventos.

3. Prevenção de hipotensão postural: Perracini descreve a hipotensão postural como a queda sintomática de 20 mmHg na pressão arterial sistólica mensurada no tempo entre 1 e 5 minutos após ficar na posição ortostática, a partir da posição sentada ou deitada[19]. A hipotensão postural, segundo a Sociedade Americana de Geriatria, é considerada um dos riscos significativos de queda nos pacientes hospitalizados. Assim, é importante revisar as medicações, elevar a cabeceira, prevenir a desidratação, orientar sobre o uso de meias elásticas e para as movimentações antes do paciente levantar da cama[18,20].

4. Melhora na qualidade do sono: descrito no artigo de Alves, o sono é um ponto relevante para o risco de queda, principalmente na população idosa, já que sua privação pode causar disfunções cognitivas, sonolência diurna e redução do tempo de resposta dos reflexos. Promover medidas de higiene do sono e adequar o ciclo vigília-sono são recursos que podem auxiliar[18,20].

5. Adequação visual e auditiva: a perda da acuidade visual, principalmente em pacientes hospitalizados, é um fator que predispõe ao risco de queda. O envelhecimento resulta em mudanças fisiológicas nos olhos, como diminuição da visão periférica, acomodação visual, diminuição na percepção de profundidade e lentidão no processo de informações visuais. Junto com essas alterações, o déficit visual e auditivo afeta diretamente o equilíbrio. Com isso, é importante que o paciente esteja utilizando as lentes corretivas, assim como o uso do aparelho de amplificação sonora para déficits auditivos, caso faça uso. Se realizada a cirurgia de catarata, deve-se também observar o equilíbrio do paciente[18,20].

6. Estímulo aos exercícios físicos: os pacientes hospitalizados tendem a apresentar um declínio funcional, principalmente por conta da imobilidade, prejudicando diretamente a autonomia, sobretudo da pessoa idosa. A reabilitação precoce minimiza esse declínio nesse período de vulnerabilidade[21].

7. Fortalecimento muscular e treino de equilíbrio: fraqueza muscular, principalmente em membros inferiores, alterações de equilíbrio e, consequentemente, distúrbios da marcha são fatores importantes que predispõem a episódios de queda. O fisioterapeuta tem um papel fundamental na abordagem e na escolha de exercícios e condutas cujo objetivo é aprimorar funções e estratégias que possam a reduzir o risco de queda[22]. Após a avaliação, o fisioterapeuta deve identificar e indicar, se necessário, dispositivos auxiliares adequados para marcha, como também exercícios com enfoque em fortalecimento, resistência e flexibilidade da musculatura, aprimoramento do equilíbrio e treino de marcha[22,23].

8. Manutenção das atividades: o objetivo é reduzir o medo da queda e otimizar a funcionalidade. O medo da queda pode gerar consequências negativas no modo de vida e desempenho de atividades diárias, com redução na confiança em si e em suas habilidades, além de gerar ansiedade, angústias e depressão. Sendo assim, os terapeutas ocupacionais auxiliam o paciente, bem como seus familiares e cuidadores, a alcançarem um equilíbrio entre a prevenção de riscos e o desempenho das atividades[24]. Para tanto, muitas vezes é necessário retomar o treino de atividades diárias, com orientações sobre formas de realização, posturas e, se necessário, uso de produtos de apoio/tecnologia assistiva. O psicólogo assume um papel importante para auxiliar no enfrentamento do medo de cair.

9. Gestão das quedas: sabe-se que o cuidado centrado na pessoa inclui o reconhecimento da individualidade, a abordagem global para identificar as necessidades e a promoção de cuidados sob uma perspectiva biopsicossocial. O reconhecimento da autonomia leva ao consequente envolvimento do paciente nas decisões e responsabilidades sobre seus cuidados, além da busca para que os serviços sejam acessíveis e flexíveis às ne-

cessidades individuais. Com base nestes pressupostos, os profissionais de reabilitação devem considerar as motivações dos pacientes e propor atividades significativas para maximizar seu envolvimento nas intervenções, visando a prevenir quedas, além de focar nos benefícios do trabalho para melhorar a mobilidade, o nível de independência e a participação em atividades, destacando os aspectos positivos das intervenções ao paciente.

10. Educação do paciente e preparo para alta hospitalar: para garantir uma continuidade do cuidado e uma desospitalização segura, é fundamental educar o paciente e prepará-lo para alta, o que deve ser realizado por todos os profissionais envolvidos no cuidado. A adaptação do ambiente domiciliar, incluindo a avaliação e a indicação de produtos de apoio, pode contribuir para que o processo de desospitalização ocorra de forma mais segura. É essencial avaliar como o ambiente pode influenciar para o risco de quedas, não somente no contexto hospitalar, mas também domiciliar, e a atuação do terapeuta ocupacional é de grande auxílio neste processo. Diversos estudos relatam a efetividade deste tipo de intervenção para os pacientes que apresentam alto risco de queda, ou seja, aqueles com histórico de quedas no último ano, necessidade de internação por queda, alterações visuais associadas ou presença de declínio funcional. Para informações complementares, ver Capítulo 37 – Acessibilidade domiciliar e tecnologia assistiva.

Visando a contribuir para que o paciente se mantenha ou se torne mais ativo, é importante contextualizar paciente, família, cuidador e equipe sobre a importância de medidas para prevenção de quedas e manutenção da funcionalidade, com estímulo para a realização das atividades diárias de forma segura e eficaz, considerando o potencial do paciente. Com esta finalidade, providenciar orientações verbais, escritas e/ou visuais, associadas aos treinamentos na prática, para auxiliar no processo de educação em saúde, oferecendo oportunidades de colaboração entre terapeutas e clientes e contribuindo para o envolvimento nas decisões e no seguimento do tratamento[25]. No Hospital Sírio-Libanês, os profissionais da equipe de reabilitação elaboram materiais educativos e os disponibilizam conforme identificam as necessidades dos pacientes e/ou acompanhantes. A Figura 1 traz um exemplo de material sobre medidas de prevenção de quedas.

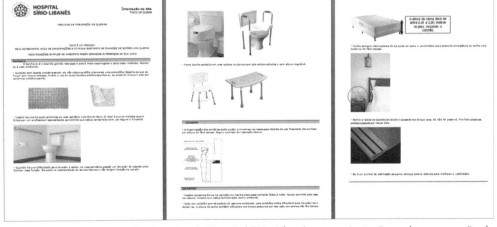

FIGURA 1 Parte do material educativo do Hospital Sírio-Libanês com orientações sobre prevenção de quedas.

TABELA 3 Medidas preventivas conforme o risco

Baixo risco	Moderado risco	Alto risco
Educar paciente, cuidador/acompanhante sobre: ■ risco de queda e validar as informações ■ estrutura, mobiliário e ambientação na admissão ■ cuidados para auxiliar o paciente nos deslocamentos e manter pertences pessoais próximos ■ uso de calçados adequados ■ a necessidade do paciente usar dispositivos auxiliares de marcha, óculos de grau e mantê-los próximo ao leito ■ manter grades elevadas, cama em posição baixa e travada ■ identificar e checar os hábitos do paciente antes de dormir e realizar rondas noturnas com o objetivo de antever possíveis necessidades ■ risco de queda de paciente em jejum prolongado (≥ 4 h)	Considerar todas as orientações para baixo risco e acrescentar: ■ identificar paciente com pulseira e sinalizar em prontuário com etiquetas padronizadas de prevenção de queda ■ programar os cuidados de higiene pessoal, troca de fraldas frequentes ou horários regulares para levar o paciente ao banheiro ■ considerar o uso de cadeira higiênica para o banho de aspersão e acionar travas das rodas quando estiver parada	Considerar todas as orientações para baixo e moderado risco e acrescentar: ■ acompanhar, auxiliar e permanecer com o paciente durante os deslocamentos ■ ativar os alarmes das camas ■ orientar os acompanhantes sobre a importância da participação no cuidado, bem como acionar a equipe multiprofissional nas transferências ■ nas transferências internas, sinalizar o risco em prontuário para as demais equipes, usando etiquetas padronizadas ■ encaminhar pacientes ao banho em cadeira higiênica ■ para pacientes com alterações de mobilidade e equilíbrio, considerar o acionamento da equipe de fisioterapia ■ interface da equipe de enfermagem e fisioterapia para validar a retirada do paciente do leito e determinar os melhores dispositivos de transferência ■ compartilhar com a equipe as alterações de classificação durante o curso de internação ■ usar dispositivo de segurança "abraço seguro" no vaso sanitário quando o paciente solicitar privacidade ■ programar os cuidados de higiene pessoal, troca de fraldas frequentes e com horários regulares para levar o paciente ao banheiro

Na nossa Instituição, preconizam-se algumas medidas preventivas. Todos os pacientes recebem orientação verbal sobre prevenção de queda e um folheto com assinatura do acompanhante do paciente para ciência. As orientações ficam disponíveis no quadro do paciente e são reforçadas e monitoradas por toda a equipe assistencial. Conforme a classificação do risco de queda, algumas medidas preventivas são tomadas; algumas delas estão listadas na Tabela 3.

CONSIDERAÇÕES FINAIS

Quedas intra-hospitalares são responsáveis por aumento nas taxas de mortalidade, tempo e custos na internação e pela diminuição na qualidade de vida, causando impacto negativo não somente para o paciente, mas também para a instituição. As quedas são, em grande parte, passíveis de prevenção quando são adotadas medidas simples e de forma universal, para todos os pacientes, e intensificadas naqueles com maior risco. A prevenção e o gerenciamento de quedas constituem um desafio aos profissionais da saúde, pela complexidade envolvida, pois, em geral, as quedas ocorrem como consequência da interação entre diversos fatores de risco (fatores intrínsecos, extrínsecos e comportamentais), alguns dos quais podem ser evitados ou modificados. Além disso, muitas vezes, os pacientes e/ou acompanhantes não estão cientes sobre o risco; por isso, a equipe assistencial multiprofissional deve estar atenta e adotar medidas para a prevenção de quedas. Por fim, nesse processo, a boa comunicação entre os membros da equipe, entre a equipe e o paciente e seus acompanhantes, bem como seu envolvimento, são fundamentais.

REFERÊNCIAS BIBLIOGRÁFICAS

1. World Health Organization 2018. Disponível em: www.who.int/en/news-room/fact-sheets/detail/falls. Acesso em: 27/10/2019.
2. Oliver D, Healey F, Haynes TP. Preventing falls and fall related injuries in hospitals Clin Geriatric Med. 2010;26:645-92.
3. Tehewy M, Ami G, Nassar N. A study of rate and predictors off fall among elderly patient in University Hospital. Journal of Patient Safety. 2015;11(4):210-4.
4. Morello RT, Barker AL, Watts JJ, Hainess T, Zaverek SS, Hill KD, et al. The extra resource burden of in falls: a cost of falls study. Med J Aust. 2015;203(9):367.
5. Alekna V, Stukas R. Morozoviené IT, Surkiené G, Tamulaitiené M. Self-reported consequences and healthcare cost of falls among elderly women. Medicina. 2015;51:57.

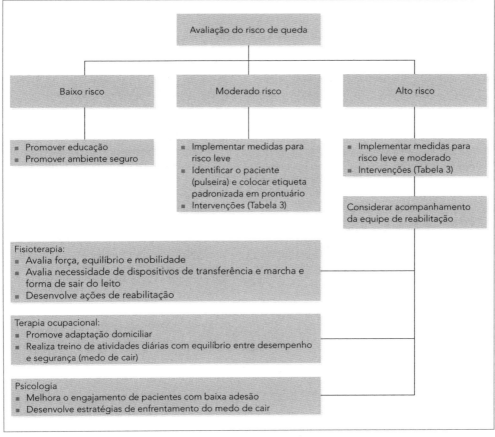

FIGURA 2   Fluxograma de ações e medidas de prevenção conforme o risco.

6. Brand CA, Sundarajan V. A 10-year cohort of the burden and risk of in hospital falls anda fractures using routinelly collected hospital data. Qual Saf Health Care. 2010;19:e51.

7. Murray G, Cameron I, Cumming R. The consequences of falls in acute and subacute hospitals in Australia that cause proximal femoral fractures. Journal of the American Geriatrics Society. 2007;55(4):577-82.

8. Goldsack J, Cunningham J, Mascioli S. Patients falls: searching for the elusive "silver bullet". Nursing. 2014;44:61-2.

9. LeLaurin JH, Shorr RI. Preventing falls in hospitalized patients – State of the Science. Clin Geriatr Med. 2019;35:273-83.

10. Ministério da Saúde/Anvisa/Fiocruz. Protocolo de prevenção de quedas. Disponível em: www20.anvisa.gov.br/segurancadopaciente/index.php/publicacoes/category/diversos. Acesso em: 27/10/2019.

11. Lovallo C, Rolandi S, Rossetti AM, Lusignani M. Accidental falls in hospital inpatients: evaluation of sensitivity and specificity of two risk assessment tools. J Adv Nurs. 2010;66(3):690-6.

12. Buksman S,Vilela ALS, Pereira SEM, Lino VS, Santos VH. Sociedade Brasileira de Geriatria e Gerontologia. Projeto Diretrizes. Quedas em idosos: prevenção. Associação Médica Brasileira de Geriatria Gerontologia, Conselho federal de Medicina, 2008. Disponível em: https://sbgg.org.br/wp-content/uploads/2014/10/queda-idosos.pdf. Acesso em: 27/10/2019.

13. Martinez MC, Iwamoto VE, Latorre MRDO, Noronha AM, Oliveira APS, Cardoso CEA. Transcultural adaptation of the Johns Hopkins Fall Risk Assessment Tool. Rev Latino-Am Enfermagem. 2016;24:e278.

14. Costa-Dias MJM, Ferreira PL. Escalas de avaliação de risco de quedas. Revista de Enfermagem Referência. 2014;2:4.

15. Perracini MR, Fló CM. Funcionalidade e envelhecimento – Fisioterapia: teoria e prática clínica. Rio de Janeiro: Guanabara Koogan; 2009.

16. Racha S, Aly C, Jean-Luc N. A systematic review of thirty-one assessment tests to evaluate mobility in older adult. BioMed Research International. 2019;19:17.

17. Morse J. Preventing patients falls: establishing a fall intervention program. 2. ed. New York: Springer; 2009.

18. Alves VC, Freitas WCJ, Ramos JS, Chagas SRG, Azevedo C, Mata LRF. Actions of the fall prevention protocol: mapping with the classification of nursing interventions. Rev Latino-Am Enfermagem. 2017;25:2986.

19. Souza AB, Maestri RN, Rohsig V, Lorenzini E, Alves BM, Oliveira D, et al. In-hospital falls in a large hospital in the South of Brazil: a 6- year retrospective study. Applied Nursing Research. 2019;48:81-7.

20. Perracini MR. Prevenção e manejo de quedas no idoso. Disponível em: http://www.saude.sp.gov.br/resources/ses/perfil/profissional-da-saude/grupo-tecnico-de-acoes-estrategicas-gtae/saude-da-pessoa-idosa/oficina-de-prevencao-de-osteoporose-quedas-e-fraturas/artigo_prevencao_e_manejo_de_quedas_no_idoso_-_monica_rodrigues_perracini.pdf. Acesso em: 28/10/2019.

21. Heldmann P, Werner C, Belala N, Bauer JM, Hauer K. Early inpatient rehabilitation for acutely hospitalized older patients: a systematic review of outcome measures. BMC Geriatr. 2019;19:189.

22. Sherrington C, Tiedemann A. Physiotherapy in the prevention of falls in older people. Journal of Physiotherapy. 2015;61(Issue 2):54-60.

23. World Health Organization (WHO). Falls. Disponível em: https://www.who.int/en/news-room/fact-sheets/detail/falls. Acesso em: 28/10/2019.

24. Royal College of Occupational Therapists. Occupational therapy in the prevention and management of falls in adults. Practice guideline. Londres: RCOT; 2015.

25. Griffin J. Discrepancy between older clients' ability to read and comprehend and the reading level of written educational materials used by occupational therapists. American Journal of Occupational Therapy. 2006;60(1):70-80.

CAPÍTULO 35

Estratégia para rastreamento de risco psíquico no hospital geral

Daniela Achette
Paula da Silva Kioroglo Reine
Rosely Glazer Hernandes

INTRODUÇÃO: UM BREVE CONTEXTO DA CHEGADA DO PSICÓLOGO NO HOSPITAL GERAL

As primeiras notícias que temos sobre a inserção do psicólogo em uma equipe multiprofissional são datadas de 1818, no Hospital McLean, em Massachusetts. Nesse local fundou-se em 1904 um laboratório de pesquisas pioneiras sobre psicologia hospitalar[1,2].

No Brasil, o psicólogo inaugurou nos anos 1930 sua atuação na instituição de saúde junto à psiquiatria em serviços de higiene mental, entretanto foi apenas na década de 1950, com Matilde Neder, que o psicólogo foi inserido no hospital geral, a partir da criação do Serviço de Psicologia Hospitalar no Hospital das Clínica da FMUSP (HCFMUSP)[1,2].

Desde então, uma corrente de profissionais ocupa posições de implantação e integração de espaços para o profissional da psicologia em diferentes serviços e estados, tanto no cenário público como no privado. São nomes de destaque em nossa área no Brasil, pela inovação e implementação de uma nova área: Bellkiss Wilma Romano Lamosa, que na década de 1970 implantou o serviço no Hospital do Coração do HCFMUSP; Regina D'Aquino, que em 1979 desenvolveu um trabalho junto a pacientes terminais; Wilma C. Torres, que iniciou no Rio de Janeiro o Programa de Estudos e Pesquisas em

Tanatologia na Fundação Getulio Vargas. Além desses, vários são os profissionais que, desde então, criaram serviços e a partir daí. A partir de então, a psicologia vem construindo e consolidando seu conhecimento técnico-científico e metodológico, uma vez que outras áreas do saber psicólogo nem sempre se ajustam à realidade e às demandas hospitalares.

O 1º Encontro Nacional de Psicólogos da Área Hospitalar foi promovido pelo Serviço de Psicologia do HCHMUSP em 1983; em 1997 foi fundada a Sociedade Brasileira de Psicologia Hospitalar; em 2000, a psicologia hospitalar foi reconhecida como especialidade pelo Conselho Federal de Psicologia[2]. Desde então, os profissionais inseridos na área, com o apoio das entidades que buscam ampliar a discussão, dando consistência e regulamentando a atuação do profissional no cenário hospitalar, tornam a produção de conhecimento técnico-científico legítima e trazem consistência para a atuação do profissional em nosso território.

BASES PARA A PRÁTICA CLÍNICA

Desafios para a implantação de um instrumento de triagem psicológica no hospital geral

Um dos temas amplamente debatidos por profissionais que lideram serviços de psicologia no Brasil está relacionado à necessidade da implantação de fluxos e processos sustentados por instrumentos que possam auxiliar na identificação de demandas e a necessidade de suporte psicológico especializado para pacientes/familiares que sofrem em função de um processo de adoecimento, ou mesmo daqueles que já apresentavam tais necessidades em função de alterações de comportamento ou comorbidades psiquiátricas prévias à inserção em algum processo de tratamento no hospital geral.

Apesar de termos evidências da importância da integração do suporte psicológico, desde o início do processo de um tratamento em diversas áreas, e de apresentarmos modelos assistenciais tecnicamente sustentados para a população brasileira, o modelo de ligação, ou seja, aquele segundo o qual o profissional está inserido no fluxo de cuidado de uma área específica, encontra desafios até hoje no quesito sustentabilidade dos profissionais nos serviços de psicologia criados em hospitais.

A maioria dos serviços conta com um número de profissionais aquém do ideal e atua com base no modelo de interconsulta, sendo um dos desafios do profissional criar estratégias para identificar, o mais precocemente possível, quais são os pacientes/familiares que demandam suporte especializado.

O termo "triagem" é definido como o ato ou efeito de triar, de separar, de selecionar, equivalente à separação, seleção, escolha[3]. A palavra foi incorporada em instituições de saúde, nesse caso de saúde psicológica, para designar a prática de atendimento que se destina a selecionar a parte da clientela de um serviço de saúde, que necessita de avaliação psicológica por um serviço especializado de psicologia hospitalar, considerando a especificidade da demanda do cliente e atendimentos disponíveis.

Uma triagem psicológica tem, em seu caráter tradicional, a função de executar uma identificação dos dados pessoais do cliente e dos dados de sua queixa (incluindo seu histórico), identificar comorbidades e sofrimentos, com a finalidade de propor um plano de tratamento apropriado ao caso.

A dificuldade de classificação do sofrimento latente, quando este não é manifestado de forma concreta, seja por comportamentos, falas ou atitudes, em critérios objetivos, ainda é um desafio comum aos profissionais de saúde não especialistas em saúde mental, principalmente quando a triagem necessita ser realizada em larga escala.

O exame psíquico tem como objetivo compreender o indivíduo, sua história e suas queixas em um eixo longitudinal, bem como a observação direta de seu comportamento, suas atitudes e postura em um eixo transversal. Isso possibilita verificar a situação de vida e o contexto em que o paciente se encontra.

Para o desenvolvimento de um instrumento de mensuração de aspectos psíquicos é primordial a precisão de conceitos, princípios e métodos. Uma escala de rastreamento é um instrumento composto de uma lista breve de questões que podem ser aplicadas ou observadas por entrevistadores leigos previamente treinados[4]. O instrumento de rastreamento possibilita, em um curto período de aplicação, uma identificação objetiva de sinais, sintomas, comportamentos observáveis e manifestações psicofisiológicas.

Estudos atuais observam que a identificação de pacientes em sofrimento, com desordens psíquicas ou com risco de não se adaptarem ao tratamento, tem acompanhado o avanço nas pesquisas ao destacar o impacto psicossocial do adoecimento, seja por uma condição aguda ou por uma doença crônica, considerando a repercussão no processo de tratamento[5].

Os mesmos autores sugerem, ainda, quatro etapas, indo da triagem ao acompanhamento, que podem sustentar o fluxo para implantação do processo de suporte psicológico no hospital geral:

1. triagem psicológica;
2. avaliação psicológica;
3. tratamento;
4. acompanhamento.

Além do foco de detecção precoce e intervenção diante do sofrimento acarretado por um processo de adoecimento, busca-se oferecer apoio à equipe não especialista em saúde mental para o manejo dessas situações.

O suporte psicológico de pacientes em hospital geral, estejam eles em pronto atendimento, unidades de internação, unidades críticas ou ambulatoriais, promove benefícios terapêuticos e vantagens, pois, à medida que o paciente e/ou seu familiar recebe esse suporte baseado nos princípios de um cuidado centrado na pessoa, compreendemos que a adesão e a adaptação ao processo de adoecimento ao longo da trajetória do tratamento pode ser mais favorável e a experiência relacionada ao cuidado pode sofrer uma apreciação positiva, ao ser reconhecido em suas necessidades integrais.

No entanto, alguns estudos evidenciam a dificuldade de médicos não psiquiatras em reconhecer e diagnosticar transtornos mentais. A essa dificuldade soma-se um dado relevante: pacientes com transtornos psiquiátricos apresentam, em relação a pacientes não psiquiátricos, maior morbidade geral, por exemplo: pacientes com transtornos depressivos ou ansiosos internados em virtude de doenças físicas podem apresentar acréscimo de seu tempo de permanência/internação no hospital, ou seja, tais situações demandam um olhar diferenciado e um tratamento especializado[6].

Em relação à triagem para demandas psicológicas, Bultz et al.[7] colocam alguns norteadores para a implantação do processo, conforme os tópicos a seguir:

- a implementação de um programa deve incluir a organização de procedimentos e políticas para a utilização de uma ferramenta de triagem para todos os pacientes;
- a comunicação dos resultados da triagem deve ser realizada à equipe envolvida no cuidado;
- a interação entre o paciente e a equipe clínica será modulada com base nos escores de triagem;

- a realização de avaliações mais aprofundadas e focadas com base nas preocupações que o paciente indicou, mais o julgamento clínico, serão importantes norteadores para realização do plano de cuidados;
- a ação da equipe clínica deverá ser baseada em papéis e responsabilidades claramente articulados para cada membro da equipe e diretrizes baseadas em evidências para intervenção em resposta aos resultados da avaliação;
- deverá ser realizado encaminhamento para outras disciplinas e/ou serviços, conforme necessário, com base em critérios e caminhos de referência especificados; estabelecer monitoramento da eficiência e eficácia do programa.

Além disso, os mesmos autores reforçam a importância de envolver equipes assistenciais e de apoio para estabelecer grupos de trabalho multiprofissionais, garantindo não apenas a implementação de um instrumento, mas também educação sobre a temática.

No hospital geral, por se tratar de uma clientela diversa, com patologias agudas e crônicas e em diferentes momentos do tratamento, temos dificuldade em encontrar um instrumento único que rastreie diferentes sintomas/sofrimentos decorrentes do processo de adoecimento e/ou alterações comportamentais que podem dificultar tanto a adesão quanto a adaptação aos tratamentos/internação. Na literatura existem escalas validadas para rastreamento de ansiedade, depressão, traços de personalidade, modos de enfrentamento, comportamento suicida, entre outros[8-10], entretanto são escalas específicas para rastreamento diagnóstico de cada área e que na rotina clínica ficariam impraticáveis em sua implementação pela equipe assistencial. Por essa razão, e por não haver um instrumento já desenvolvido e validado que abranja a identificação de diversas facetas diferentes relacionadas ao sofrimento decorrente do processo de adoecimento e comportamentos de risco para o paciente e equipe assistencial, optou-se pela elaboração de um instrumento institucional.

A EXPERIÊNCIA COM O RASTREAMENTO DE NECESSIDADES PSICOLÓGICAS E MANEJO COMPORTAMENTAL NO HOSPITAL SÍRIO-LIBANÊS: A IMPLANTAÇÃO DO RISCO PSÍQUICO

Fomentado pelos padrões internacionais de qualidade, além de discussões realizadas a partir de comitês específicos buscando melhores práticas, constatou-se que havia a oportunidade de melhoria na identificação de necessidades relacionadas à esfera psíquica e comportamental, bem como elaboração de processos relacionados ao cuidado com a saúde mental de pacientes e/ou familiares. A partir daí, em meados de 2016, um plano de ação para a elaboração de uma diretriz institucional foi desenhado e um grupo de profissionais das áreas assistenciais e de apoio participou da construção da Diretriz Institucional para Abordagem de Pacientes, Familiares e/ou Acompanhantes com Risco Psíquico Identificado, cuja primeira versão foi publicada em agosto de 2017. A partir de então, revisões anuais são realizadas de acordo com apontamentos das lideranças das áreas envolvidas. O objetivo foi a padronização da abordagem do cliente com risco psíquico (RP) identificado em todas as Unidades do Hospital Sírio-Libanês (Bela Vista, Brasília, Itaim e Jardins), ao propiciar a identificação precoce e o acompanhamento especializado diante de comportamento desadaptativos e/ou transtornos psiquiátricos.

A primeira etapa foi a elaboração de um instrumento, nomeado aqui como "Risco Psíquico", que pudesse detectar demandas de suporte relacionados à dificuldade de ajustamento quanto aos tratamentos/internação; presença de comportamentos disruptivos que colocassem em risco a si mesmo ou a terceiros; rastreamento de comportamento suicida; identificação de comorbidades psiquiátricas que implicassem prejuízo ao cuidado. Esses aspectos foram pensados tanto para o paciente como para os cuidadores informais e/ou familiares presentes na rotina institucional. O instrumento foi desenvolvido e validado tecnicamente pela equipe da Unidade de Psicologia Hospitalar, Núcleo de Psiquiatria e Núcleo de Neurologia. A construção do instrumento foi sustentada com base na literatura nacional e internacional, com base no levantamento de escalas específicas que pudessem embasar a elaboração de um único instrumento, que fosse de fácil aplicabilidade por não especialistas, a partir de dados observáveis na rotina assistencial.

Em um segundo momento, o instrumento foi apresentado para um grupo de trabalho multiprofissional com profissionais da área assistencial, infraestrutura e apoio constituído para essa finalidade. Os profissionais trouxeram contribuições e apontamentos relacionados ao fluxo de cuidado proposto adaptados a suas rotinas, bem como descreveram suas ações específicas relacionadas ao cuidado de pacientes com tais necessidades classificadas, e isso foi integrado à Diretriz Institucional.

Os eixos principais para triagem e classificação do RP foram: comportamento suicida – prévio ou no momento atual –, sintomas e/ou reações mais frequentes no processo de adoecimento, como ansiedade, depressão e distúrbios do sono, histórico de uso de psicofármacos, presença de comportamentos disruptivos, prejuízo na adesão ao tratamento e/ou compreensão dos planos propostos, qualidade do suporte familiar e reação familiar em face do tratamento. Criou-se um instrumento com onze itens observados pela equipe assistencial e de apoio, que são pontuados e geram uma classificação entre não detectado e gravíssimo, conforme a descrição (Tabela 1).

Os critérios são de fácil observação e devem ser discutidos entre as equipes médica e multiprofissional, diariamente, considerando as possíveis alterações no quadro/necessidades dos pacientes. Aspectos psicodinâmicos podem mudar ao longo da permanência na instituição e estão suscetíveis a atravessamentos de variáveis tais como comunicação de más notícias, quebra de expectativas, sintomas físicos que gerem sofrimento, readaptação psicossocial e financeira, entre outros. A partir do preenchimento, o sistema calcula e gera o risco – classificado entre

CAPÍTULO 35 ESTRATÉGIA PARA RASTREAMENTO DE RISCO PSÍQUICO NO HOSPITAL GERAL 435

TABELA 1   Instrumento de avaliação do risco psíquico

Critérios	Pontuação
Uso prévio de psicofármacos ou histórico psiquiátrico relatado em prontuário, história de comportamento aditivo (álcool, tabaco, drogas ilícitas)	1
Irritabilidade e agressividade e/ou atos que acarretem prejuízo à integridade física e/ou psíquica do paciente, família ou equipe	2
Ansiedade, inquietação, agitação psicomotora e/ou preocupação excessiva a maior parte do dia	1
Tristeza, apatia, retraimento, desinteresse, choro frequente, perda/falta de interação com família e equipe	2
Não aceitação da doença e/ou tratamento ou dificuldade de adaptação ao plano de cuidado	2
Autoagressividade, pensamento ou impulso para ferir, sinais físicos (cicatrizes) de autoagressão, instabilidade emocional	2
Desorientação no tempo ou espaço, problemas de memória, desorganização de ideias e/ou confusão mental (não relacionadas a causas orgânicas)	1
Paciente verbaliza que não vale a pena viver, falta de esperança, tentativa de suicídio em qualquer momento da vida	3
Internação por tentativa de suicídio, intoxicação exógena e/ou ideia ativa e/ou planejamento de morte no momento presente	8
Familiar inseguro, hipersolicitante, hipervigilante, hipercrítico ou pouco disponível (quanto ao tratamento)	1
Equipe multiprofissional preocupada com o comportamento do paciente e/ou familiar	2

não detectável e gravíssimo –, o que poderá ser visualizado por um *template* desenvolvido pela área de tecnologia de informação (disponível exclusivamente pelo profissional a partir de *login* e senha de acesso ao sistema) e que vem acompanhado pela ação e recomendações de cuidado para cada risco, no momento da classificação. Esses serão detalhados no tópico de descrição do fluxo, descrito posteriormente.

Elabora-se, assim, uma abordagem institucional para identificação e manejo com pacientes, familiares ou acompanhantes (aqui denominados como "Clientes") com RP identificado durante sua permanência nas unidades do Hospital Sírio-Libanês. A viabilização dessa diretriz só foi possível mediante o envolvimento de várias equipes e áreas do hospital dentre as principais: Diretoria Assistencial, na qual a equipe da Unidade de Psicologia Hospitalar está inserida, Governança Clínica, Instituto de Qualidade e Segurança e Desenvolvimento Organizacional, para apoiar e desenvolver os treinamentos e áreas de infraestrutura e apoio.

Como última etapa do desenvolvimento do projeto, as equipes assistenciais foram capacitadas antes de sua implantação. Nesse momento foram desenvolvidas competências para a identificação dos critérios e o preenchimento do instrumento, ações e recomendações para o cuidado e novo fluxo de acionamento dos especialistas em saúde mental. Essa etapa foi importante no início, pois impôs a mudança de uma cultura institucional, e, com o tempo, tem contribuído para o cuidado centrado na pessoa e o desenvolvimento de um modelo interdisciplinar na construção dos planos de cuidado.

Além do anteriormente mencionado, a implementação e a sistematização dos atendimentos psicológicos no contexto hospitalar, mais do que favorecer a integração multidisciplinar e prover dados pertinentes que auxiliem a equipe no trato com o paciente, levam a uma melhoria contínua no atendimento, sendo também relevante e profícuo à instituição na elaboração das estatísticas no que concerne a procedimentos e demandas.

DESCRIÇÃO DO FLUXO DO RISCO PSÍQUICO

Conforme recomendação de literatura e adaptação a nosso contexto institucional, estabelecemos os procedimentos descritos a seguir.

Triagem

Nessa primeira etapa, realizam-se breve avaliação e triagem de pacientes nas unidades especificadas com o uso do instrumento de risco psíquico. Configura-se como um procedimento objetivo e exploratório, em que a classificação é realizada por meio da aplicação diária da avaliação de risco psíquico pelo enfermeiro que está assistindo o paciente, no momento da admissão e dentro da rotina de reavaliação prevista nas unidades de internação e unidades ambulatoriais. Esse instrumento está inserido como parte da avaliação global diária do paciente, com notificação à equipe da Unidade de Psicologia Hospitalar quando identificado risco moderado a gravíssimo. Os riscos não detectados ou leves não são notificados, mas seguem em monitoramento pela equipe assistencial, no momento do *pit stop* (denominação do momento estipulado para passagem de casos e alinhamento de condutas entre a equipe multiprofissional da unidade assistencial). A triagem volta-se para o conhecimento da pessoa como ela se apresenta, sem preocupações em relação a conteúdos preestabelecidos que qualifiquem esse saber. Mais do que o sintoma, busca-se contato com o sofrimento do cliente e aferir de que modo a internação ou o tratamento está sendo afetado pelo sofrimento. E essa classificação não pretende avaliar como certo ou errado o que está sendo observado, mas iluminar essa vivência com base nessa escuta empática e, ao mesmo tempo, estranha ao outro, abrindo espaço para possíveis reorganizações e novas escolhas[11].

Serão consideradas como situações de risco psíquico moderado a gravíssimo, e que, portanto, deverão disparar imediatamente o acionamento da equipe da Unidade de Psicologia Hospitalar, aquelas em que os clientes preencherem 1 ou mais critérios descritos no instrumento de avaliação, aos quais são atribuídos pesos para pontuação e geração de escore de classificação e recomendação de cuidado. A classificação e a recomendação de cuidados de acordo com o risco psíquico gerado estão representadas na Tabela 2.

Avaliação psicológica

A partir da notificação à equipe de psicologia e/ou equipe de psiquiatria, baseada nos critérios apontados na classificação do risco, o psicólogo avalia a situação de risco, discutindo e orientando a equipe assistencial e o médico titular sobre as medidas necessárias à segurança e qualidade de atendimento ao cliente com risco psíquico identificado, alinhando os critérios identificados na classificação com esses profissionais. Após o alinhamento sobre a necessidade com o médico e/ou equipe médica responsável pela internação/tratamento, segue-se com avaliação psiquiátrica ou psicológica especializada. Em situações em que forem identificados comportamentos inadequados, descritos na política de discriminação, assédio e comportamentos indevidos, será avaliada a indicação de avaliação e/ou abordagem terapêutica, bem como serão seguidos os fluxos de gestão de crise e de necessidade de envolvimento de outras áreas, tais como Governança Clínica, Diretoria Assistencial, Jurídico e/ou demais setores que possam auxiliar na gestão de situações de crise.

Tratamento

Após a avaliação e a identificação da necessidade de acompanhamento, será realizada a elaboração do plano de cuidado e este será inserido no planejamento multiprofissional. Nesse momento o plano é coconstruído entre profissional e cliente e compartilhado com a equipe envolvida no cuidado (assistencial e de apoio). O paciente recebe atenção sistemática e focal, com intervenções sustentadas em conhecimen-

CAPÍTULO 35 ESTRATÉGIA PARA RASTREAMENTO DE RISCO PSÍQUICO NO HOSPITAL GERAL **437**

TABELA 2 Recomendações para equipe assistencial quanto à abordagem de pacientes, familiares e/ou acompanhantes com risco psíquico identificado

Classificação do risco	Descritivo	Recomendações segundo o risco	Observações
≥ 8	Risco psíquico GRAVÍSSIMO	▪ Orientar acompanhante sobre a necessidade de permanência contínua no quarto/box e acompanhamento em deslocamentos; sinalizar risco para a equipe operacional da unidade; evitar internar ou transferir o paciente para quartos com sacada; transferir o paciente, preferencialmente, para quarto próximo ao posto de enfermagem e retirar os objetos perfurocortantes, ou que possam gerar risco, como fios, cabos de *notebooks* ou outros equipamentos, sacos plásticos ▪ Acionar a equipe da unidade de psicologia hospitalar – para avaliação inicial (fluxo do acionamento multiprofissional). Informar o médico titular no caso de não haver titular da retaguarda psiquiátrica	A equipe de psicologia realiza *feedback* ao médico responsável
5-7 pontos	Risco psíquico GRAVE	Orientar sobre a necessidade de permanência contínua no quarto/box e acompanhamento em deslocamentos; transferir o paciente, preferencialmente, para quarto próximo ao posto de enfermagem; acionar a equipe da unidade de psicologia hospitalar para avaliação inicial (fluxo de acionamento multiprofissional)	A equipe de psicologia realiza *feedback* ao médico responsável
3-4 pontos	Risco psíquico moderado	Acionar a equipe da unidade de psicologia hospitalar para avaliação inicial (fluxo de acionamento multiprofissional)	A equipe de psicologia realiza *feedback* ao médico responsável
≤ 2	Risco psíquico leve	Acompanhar a evolução no *pit stop*	
	Risco não detectado		

Pit stop: denominação do momento estipulado para passagem de casos e alinhamento de condutas entre a equipe multiprofissional da unidade assistencial.

to técnico advindo das áreas da psicologia da saúde e da psiquiatria. É importante considerar que os dados levantados nas etapas anteriores são de substancial importância ao delineamento de intervenções focais e objetivas nesta terceira etapa do procedimento proposto.

A intervenção da equipe especializada em saúde mental é baseada em papéis e responsabilidades claramente articuladas para cada membro da equipe e diretrizes baseadas em evidências para intervenção em resposta aos resultados da avaliação. Também pode ocorrer encaminhamento para outros serviços, conforme necessário, com base em critérios institucionais; monitoramento dos indicadores do risco psíquico; orientação das equipes multiprofissionais e de apoio para manejo da situação. Vale ressaltar que todas essas ações são discutidas e validadas com o médico responsável pelo paciente e demais profissionais da equipe assistencial envolvidos no cuidado.

Acompanhamento

O profissional responsável pela avaliação psicológica, após a confirmação da demanda, realiza acompanhamento até a alta da psicologia, que poderá coincidir ou não com a alta hospitalar e/ou ambulatorial. Nos casos de necessidade de acompanhamento psiquiátrico, sempre haverá um médico psiquiatra responsável pelo cuidado durante a internação ou permanência do paciente na instituição. Se por alguma razão houver recusa do acompanhamento psicológico e/ou psiquiátrico, mesmo quando a indicação é realizada, será oferecido suporte e orientação à equipe assistencial da unidade.

Atribuições da equipe da Unidade de Psicologia Hospitalar

- Observar o prontuário e identificar dados sobre a história do paciente e o adoecimento, medicações utilizadas, evoluções da equipe responsável pelo cuidado. Discutir com os profissionais envolvidos na assistência, colhendo dados sobre o comportamento do paciente, acompanhantes e familiares, condição clínica, plano de cuidado, visando avaliar a situação de risco;
- orientar o enfermeiro e a equipe multiprofissional sobre possíveis cuidados especiais relacionados à condição do paciente, manejo diante de situações e ações relacionadas à política institucional;
- discutir com o médico titular e realizar avaliação e/ou acompanhamento conforme demanda identificada, realizando, inclusive, orientações para acompanhamento externo, em casos específicos;
- comunicar ao paciente, acompanhante ou familiar as ações relacionadas ao cuidado, conforme risco identificado (p. ex., comportamento suicida – ver ações segundo risco gravíssimo);
- conversar com o médico titular sobre o resultado do risco psíquico (moderado a gravíssimo), assim como qualquer conduta assistencial;
- sugerir que todo paciente com risco psíquico que demande ações de monitoramento (risco para suicídio ou comportamento inadevido que coloque em risco a si mesmo ou terceiros) seja alocado em leito especial para garantir assistência com qualidade e segurança para o paciente e a instituição;
- reforçar a necessidade de acompanhantes por 24 horas para todos os pacientes com risco psíquico gravíssimo. Entendem-se por acompanhantes aqueles que possam, em caso de necessidade, responder pelo paciente, entender e executar ações recomendadas pela equipe assistencial. Em caso de ausência de acompanhantes, a instituição se compromete a oferecer um acompanhante particular, e, em caso de recusa, responsabiliza-se por contratar um acompanhante particular com anuência da diretoria;
- em situações que não contemplem a abordagem terapêutica (comportamentos inadequados/disruptivos), é necessária a notificação de eventos adversos seguindo o fluxo de gerenciamento de conflito institucional em casos de não cumprimento das indicações de risco por parte de paciente, familiares e médico titular;
- registrar todo o parecer e conduta da equipe de Psicologia (tanto hospitalar como das unidades ambulatoriais externas) no prontuário médico, nos casos de risco moderado a gravíssimo.

CONSIDERAÇÕES FINAIS

Como parte integrante do desenvolvimento, implantação e publicação dessa diretriz institucional, as equipes de enfermagem, nutrição, farmácia e reabilitação descreveram detalhadamente escopos e adaptações necessárias nas suas rotinas específicas de cuidado, tais como as atribuições descritas pela Unidade de Psicologia Hospitalar, principalmente no que concerne às ações recomendadas aos pacientes classificados com risco gravíssimo e/ou comportamentos disruptivos. Além disso, o diálogo constante com a direção institucional e o desenvolvimento de ações para gestão de crise envolvendo áreas como Serviço Social e Jurídico são constantes e fortalecem o projeto.

A importância da implantação desse projeto e a melhoria da oferta do suporte psicológico foram notoriamente reconhecidas ao se avaliar um aumento de 40% no acionamento da Psicologia, nos primeiros 6 meses após a implantação da diretriz, para os pacientes/familiares nas unidades onde o instrumento é aplicado. Notamos maior sensibilização dos profissionais e clareza em relação ao papel do psicólogo no hospital geral.

A participação ativa e o envolvimento do paciente, qualquer que seja o cuidado envolvendo sua saúde, são muito importantes, fundamentais no contexto da reabilitação. Sendo assim, a adequada avaliação psicológica e sua monitorização são imperiosas para que se possa obter o melhor resultado possível de acordo com o potencial de cada paciente.

Desafios na construção de indicadores, educação continuada dos profissionais e adaptações aos cenários de internação e ambulatórias vêm sendo amadurecidas e se colocam como propostas futuras desse projeto.

REFERÊNCIAS BIBLIOGRÁFICAS

1. Bruscato WL, Benedetti C, Lopes SRA (orgs.). A prática da psicologia hospitalar na Santa Casa de Misericórdia de São Paulo: novas páginas em uma antiga história. São Paulo: Casa do Psicólogo; 2004.
2. Ismael SMC. A inserção do psicólogo no contexto hospitalar. In: Ismael SMC (org.). A prática psicológica e sua interface com as doenças. São Paulo: Casa do Psicólogo; 2005.
3. Houaiss A, Villar MS. Dicionário Houaiss da língua portuguesa. Rio de Janeiro; Objetiva; 2001.
4. Andreoli SB, Blay SL, Mari JJ. Escalas de rastreamento aplicadas na população geral. In: Gorenstein LHS, Andrade, Zuardi AW (orgs.). Escalas de avaliação clínica e psicofarmacologia. São Paulo: Lemos Editorial; 2000. p.45-52.
5. Bergerot CD, Philip EJ, Schuler TA, Clark KL, Loscalzo M, Buso MM, et al. Development and implementation of a comprehensive psychosocial screening program in a Brazilian cancer center. Psychooncology. 2016;25(11):1343-9.
6. Botega NJ, Smaia SI. Morbidade psiquiátrica no hospital geral. In: Botega NJ (org.). Prática psiquiátrica no hospital geral: interconsulta e emergência. Porto Alegre: Artmed; 2002. p.31-42.

7. Bultz BD, Groff SL, Fitch M, Blais MC, Howes J, Levy K, et al. Implementing screening for distress, the 6th vital sign: a Canadian strategy for changing practice. Psychooncology. 2011;20(5):463-9.
8. Botega NJ. Crise suicida: avaliação e manejo. Porto Alegre: Artmed; 2015.
9. Botega NJ, Bio MR, Zomignani MA, Garcia C Jr., Pereira WA. Transtornos do humor em enfermaria de clínica médica e validação de escala de medida (HAD) de ansiedade e depressão. Revista de Saúde Pública. 1995;29(5):355-63.
10. Savóia MG, Santana PR, Mejias NP. Adaptação do inventário de estratégias de Coping de Folkman e Lazarus para o português. Psicologia USP. 1996;7 (1-2):183-201. Available: http://pepsic.bvsalud. org/scielo.php?script=sci_arttext&pid=S1678-5177 1996000100009&lng=pt&tlng=pt.
11. Ancona-Lopez S. Reflexões sobre entrevistas de triagem ou: na prática a teoria e outra. Interações: Estudos e Pesquisa em Psicologia. 1996;1(1):47-57.
12. Angerami-Camon VA, Chiattone HBC, Nicoletti EA. O doente, a psicologia e o hospital. 3ª ed. São Paulo: Pioneira; 2004.
13. Barbosa FO, Macedo PCM, Silveira RMC. Depressão e o suicídio. Revista SBPH [online]. 2011;14(1):233-43. Available: http://pepsic.bvsalud.org/pdf/rsbph/v14n1/v14n1a13.pdf.
14. Botega NJ. Comportamento suicida: epidemiologia. Psicologia USP. 2014;25(3):231-6.
15. Botega NJ, Cais CFS, Rapeli CB. Comportamento suicida. In: Botega NJ (org.). Prática psiquiátrica no hospital geral: interconsulta e emergência. Porto Alegre: Artmed; 2012. p.335-55.
16. De Marco MA, Abud CC, Lucchese AC, Zimmermann VB. Psicologia médica: abordagem integral do processo saúde-doença. 51.ed. Porto Alegre: Artmed; 2012.
17. Gorayeb R, Guerrelhas F. Sistematização da prática psicológica em ambientes médicos. Revista Brasileira de Terapia Comportamental e Cognitiva. 2003; 5(1):11-9.
18. National Comprehensive Cancer Network. Clinical practice guidelines in oncology: distress management. 2012.
19. Pinto FEM. Psicologia hospitalar: breves incursões temáticas para uma (melhor) prática profissional. Revista da SBPH. 2004;7(2):1-12.
20. Souza JR. Indicador de risco psicológico em oncologia (IRPO): construção e validação de um instrumento de triagem para pacientes com câncer [Tese]. Universidade de Brasília, Instituto de Psicologia. Available: https://repositorio.unb.br.

CAPÍTULO 36

Acessibilidade domiciliar e tecnologia assistiva

Lorena de Toledo Montesanti
Thais Midori Komatsu Tokuno
Renata Cristina Verri Bezerra Carramenha

INTRODUÇÃO

Terapia ocupacional e desospitalização

O planejamento de alta e a desospitalização têm sido amplamente discutidos, já que há crescente demanda pela redução de custos com sistema de saúde na medida em que possibilita a diminuição do tempo médio de internação e evita reinternações[1].

Além dos fatores econômicos, voltar para casa significa o reencontro com valores, princípios, histórias de vida e especialmente com uma possível mudança brusca de rotina e hábitos, com a ressignificação do papel que desempenhava naquele contexto e o impacto da independência e da autonomia frente aos desafios impostos pela estrutura física de sua própria casa.

Todas essas esferas são objetos de estudo da terapia ocupacional, cuja meta prioritária na desospitalização é adaptar um ambiente que favoreça a reabilitação do paciente. A Classificação Internacional de Funcionalidade (CIF) reforça o conceito sobre a correlação entre a funcionalidade e o ambiente demonstrando que os fatores ambientais podem ter impacto positivo ou negativo na participação do sujeito[2]. Vale citar também o conceito expresso na Convenção da ONU, de 2006, em que a deficiência é o resultado de uma interação desigual impedida de participação plena por barreiras diversas, incluindo a falta de acessibilidade[3].

Para viabilizar este processo, o terapeuta ocupacional intervém no preparo para o retorno ao lar por meio da avaliação e da adaptação do ambiente domiciliar. Nesse contexto, cabe ao terapeuta ocupacional o conhecimento sobre o conceito da tecnologia assistiva (TA) que soma possibilidades mais efetivas e seguras na transição alta-domicílio.

Os objetivos da visita domiciliar, realizada pelo terapeuta ocupacional, são:

- mapear e sugerir remoção de barreiras arquitetônicas que impeçam ou dificultem a realização de atividades de vida diária (AVD), atividades instrumentais de vida diária (AIVD) e/ou atividades de lazer, favorecendo, assim, maior independência ou ampliando a participação nestas tarefas;
- identificar e eliminar fatores extrínsecos que possam impactar na segurança do paciente, por exemplo, propondo modificações que minimizem o risco de quedas ou fugas;
- minimizar cargas e esforços do cuidador, seja por meio de ações educativas ou de ajustes no ambiente;
- prescrever produtos de apoio para promover independência e segurança e/ou facilitar o cuidado;

- implantar estratégias terapêuticas que auxiliem na organização e na estimulação de aspectos perceptuais e cognitivos.

Cabe ressaltar que tais objetivos são sempre correlacionados com a avaliação funcional do paciente por meio da avaliação da Medida de Independência Funcional (MIF), incluindo medidas para prescrição de cadeira de rodas, se necessário, e entrevista com familiares e cuidadores para identificar:

- desejos e expectativas em relação à acessibilidade;
- conhecimento sobre hábitos e rotina do paciente;
- preferências relacionadas ao uso do ambiente;
- mobiliários mais usados previamente à internação;
- se necessário, outros ambientes de interesse e vivência prévia do paciente são considerados, como trabalho, escola ou espaços de lazer.

BASES PARA A PRÁTICA CLÍNICA

Avaliação ambiental

O que avaliar

O referencial teórico usado em nosso serviço é baseado nos parâmetros da Norma Brasileira de Acessibilidade NBR 9050[4] que, apesar de ser voltada para uso coletivo, auxilia no direcionamento dos pontos a serem considerados numa avaliação individual.

As medidas aferidas na visita são obrigatoriamente correlacionadas com o *status* funcional do paciente (incluindo o meio mais frequente de locomoção e o nível de assistência do cuidador), prognóstico (clínico e funcional) e entrevista com familiares/cuidadores (conforme já descrito). A avaliação deve abordar os pontos descritos a seguir:

1. rotas: avaliar se há barreiras ou riscos no trajeto, como mobiliários, objetos, escadas, degraus, tipo de piso, qualidade da iluminação e larguras nos casos de corredores e portas (Figuras 1 e 2);
2. espaços: inclui as áreas de transferências, aproximação, circulação e manobra em cadeira de rodas. Deve-se identificar se está livre de obstáculos ou de riscos para quedas (Figura 3);
3. mobiliários: avaliar as características (dimensões, tolerância para peso, densidade e como estão organizados no ambiente) (Figura 4);
4. dispositivos de controle ou acionamento: avaliar o tipo e a altura de maçanetas, barras, puxadores e interruptores (Figura 5);
5. informação e sinalização: este é um dos fatores que merece bastante atenção, especialmente quando se avalia e trata o ambiente de uma pessoa com alteração cognitiva.

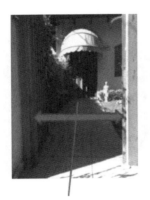 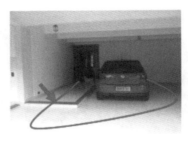 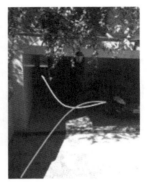

FIGURA 1 Avaliação do trajeto entre áreas interna e área externa da residência.

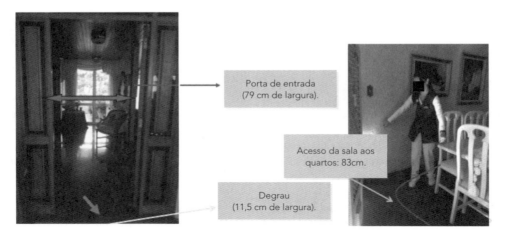

FIGURA 2 Avaliação de largura da porta que faz parte de um trajeto e da área de circulação na sala de refeições.

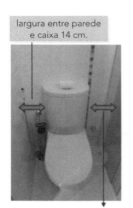

FIGURA 3 O espaço entre bacia e a parede/box para encaixar a cadeira higiênica e a instalação do tipo de barras devem ser consideradas na avaliação.

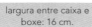

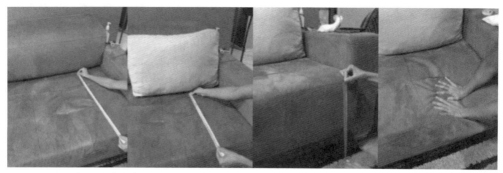

FIGURA 4 Avaliação das dimensões e da densidade da espuma do sofá. Quanto menor a densidade, maior o desafio em realizar trocas posturais.

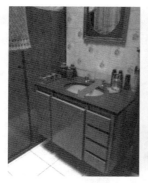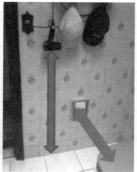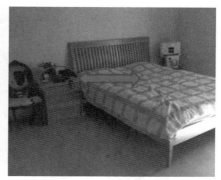

FIGURA 5 Deve-se correlacionar a função da tarefa envolvendo o dispositivo com o alcance manual (frontal e/ou lateral), que deve ser avaliado tanto na posição sentada como em pé, quando aplicável.

6. condições da vaga de garagem: para checar, por exemplo, a necessidade de alteração em vagas de edifícios, tanto pelo espaço disponível para transferências quanto pela proximidade dos elevadores;
7. elevador: vale avaliar largura e forma de abertura da porta, dimensões internas, altura de acionamento dos botões e presença de barras internas para apoio. Para pacientes usuários de cadeiras de rodas, a prescrição da cadeira deve considerar o deslocamento utilizando o elevador de uso mais frequente;
8. fatores de risco para quedas: presença de animais de estimação pequenos, frequência de idas ao banheiro no período noturno, tipo de calçado utilizado, barras prolongadas de calças e saias, uso de óculos, entre outros, também são considerados e investigados na avaliação domiciliar. Para maiores informações, ver Capítulo 34 – Medidas para prevenção de quedas.

Como avaliar

A ferramenta de avaliação imprescindível para medir o ambiente é a trena (comum ou a *laser*) e o clinômetro (para medir o ângulo de inclinação de rampas). O registro fotográfico também é importante para garantir a riqueza de detalhes na emissão do laudo técnico entregue a paciente, família e equipe (Figura 6).

Para facilitar as medições, sistematizar as informações e registrar o ambiente, diversos aplicativos para celular foram desenvolvidos. Alguns medem cômodos apenas encostando o celular na parede, ou ainda ajudam a planejar a organização dos mobiliários após uma reforma. Como os desenvolvedores não garantem medidas exatas, mas sim estimativas, seu uso deve ser feito com cautela quando se trata de acessibilidade.

Outro facilitador para averiguar áreas de circulação é o uso de módulos de referência plotado que, do ponto de vista prático, ajuda o terapeuta a avaliar os ambientes de modo fácil e rápido.

Uma vez em que o domicílio esteja mapeado e as barreiras identificadas, o próximo passo é o processo de seleção e prescrição de facilitadores, incluindo a TA.

TECNOLOGIA ASSISTIVA

A TA muitas vezes é usada como sinônimo de "produtos", porém é um conceito muito mais amplo, que engloba também recursos, metodologias, estratégias, práticas e serviços com objetivo de "promover a funcionalidade, relacionada à atividade e participação, de pessoas com deficiência, incapacidades ou mobilidade reduzida, visando sua autonomia, independência, qualidade de vida e inclusão social"[5].

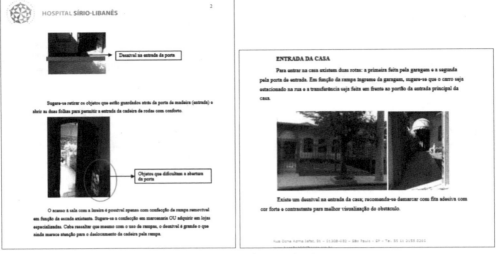

FIGURA 6   Exemplo de registro dos ambientes para ilustrar o laudo.

O uso da TA no contexto domiciliar tem como foco as áreas de ocupação das AVD e AIVD, com o objetivo de neutralizar barreiras e apoiar o paciente na realização de atividades cotidianas, como comer, beber, vestir-se, dormir, cozinhar, lavar e passar roupa, dosar e tomar remédios, entre tantas outras[3].

A seleção e o treino de produtos de apoio nestas atividades já se iniciam precocemente, na reabilitação em âmbito hospitalar, e envolvem recursos que possam promover e/ou otimizar o desempenho de diferentes atividades. Exemplos são talheres e pratos adaptados, tábuas adaptadas, escovas de cabo longo, buchas de banho com encaixe para mão, adaptador para fio dental, pente de cabo longo e engrossado, prancha para corte de unha, escovas com ventosa, suportes para leitura e uso de celulares/*tablets*, substitutos de preensão, suporte para baralho, lupas, mesas com regulagem de altura, entre outros. Vale lembrar que as adaptações são sugeridas a partir da avaliação funcional e de acordo com os interesses, desejos e potenciais do paciente, já que se trata do cuidado centrado nele[3].

Quando se fala da modificação do ambiente propriamente dita, seja adaptando espaços ou eliminando riscos, há no mercado opções diversas que podem conter diferentes complexidades, seja do ponto de vista tecnológico (alta tecnologia) ou que envolva baixo custo aliado a criatividade e conhecimento técnico do terapeuta ocupacional para desenvolvê-la (baixa tecnologia).

Com base nos achados durante diversas visitas domiciliares que foram realizadas pela equipe de terapia ocupacional do Hospital Sírio-Libanês ao longo dos anos, segue relação dos principais produtos de apoio ou soluções categorizados pelos ambientes. Vale reforçar que o objetivo não é esgotar todas as opções disponíveis no mercado, mas sim elencar as mais comumente indicadas:

1. corrimão: indicado preferencialmente em ambos os lados da escada, tanto por questões de segurança em pacientes com mobilidade reduzida como para fins de conservação de energia no caso de pacientes com doença pulmonar obstrutiva crônica (DPOC) ou fadiga. Caso seja necessário modificar a dimensão padrão do diâmetro do corrimão, um arquiteto pode desenhar e detalhar conforme a necessidade funcional do paciente;

2. portas: a retirada do batente pode ser considerada nos casos de usuários de cadeiras de rodas com dimensões não compatíveis com a rota. Outras medidas possíveis são trocar por porta de correr com trilho superior ou até abertura com acionamento automático. Nos casos de pessoas com risco de fugas (por comprometimento cognitivo-comportamental), a instalação de um espelho ou desenhos sobre a porta pode ser um diferencial simples e resolutivo;

3. maçanetas: existem, no mercado, diversos modelos de maçanetas que podem ser indicados para pessoas com artrite reumatoide, que se beneficiam de maior alavanca e diâmetro, por exemplo, colaborando para proteção articular;

4. piso: o uso de piso tipo cerâmico antiderrapante, sem brilho excessivo, é indicado para prevenção de quedas. Na impossibilidade de substituição do piso, sugere-se o uso de cera antiderrapante, facilmente encontrada no mercado. Para áreas molhadas, o uso de fitas antiderrapantes autoadesivas ou a sobreposição de tatames de madeira são medidas que devem ser consideradas, além do tapete antiderrapante com fixação por microventosas;

5. desníveis/degraus: quando o paciente for usuário de cadeira de rodas e o equipamento for conduzido por terceiros, o condutor deve ser treinado a conduzir a cadeira de rodas de costas quando o degrau não ultrapassar 2 cm. Em desníveis maiores que 2 cm, o uso de rampa removível confeccionada em madeira (área externa) ou alumínio (área interna) e a sinalização do degrau com fita antiderrapante adesiva fotoluminescente também são indicados. Para pacientes deambuladores, medidas como instalação de corrimão/barra na parede são indicadas para prevenção de quedas;

6. escada: quando aplicável, é feita a sugestão de instalação de corrimão, conforme citado anteriormente. A necessidade da eliminação das escadas costuma ser o grande desafio num projeto de acessibilidade. Além de oneroso, a substituição da escada por equipamentos de mobilidade pode ser limitada pelas características físicas do ambiente; neste aspecto, o trabalho concomitante com um engenheiro e/ou arquiteto é imprescindível. Para Valenza[6], o contato com engenheiros e arquitetos é parte fundamental do processo, reforçando que o terapeuta ocupacional é especialista no desempenho funcional e terá uma entrega muito mais efetiva e segura com o trabalho realizado em conjunto com um profissional da área. Existem diversos tipos e marcas de equipamentos (cadeira-elevador elétrica, plataformas, esteira e elevadores de elevação inclinado e vertical etc.), e a escolha será pautada pela possibilidade de investimento *vs.* estrutura física (rede elétrica, escadas com curvas, retas, com ou sem patamar para descanso) *vs.* demanda funcional (potencial ou necessidade de supervisão ou acompanhamento). Uma vez não factível a substituição ou a adaptação da escada, cabe ao terapeuta ocupacional avaliar junto à família e ao paciente as possibilidades de acomodação de um quarto no andar térreo da casa;

7. cama: a densidade do colchão é um fator que pode facilitar ou dificultar trocas posturais; por isso, quanto maior a densidade, maior a facilitação desta função. Considerar casos com risco para lesão por pressão para determinar o melhor benefício. Outros produtos de apoio para auxiliar nas trocas posturais são: grades laterais removíveis triangulo fixo no teto, funda de transferência e *slide board*;

8. telefones: priorizar sua localização ao lado da cama para uso em casos de emergência, bem como números de emergências salvos no próprio aparelho. Existem telefones com números aumentados e com amplificador sonoro para casos de acuidade visual ou auditiva diminuída;

9. tapetes: a remoção é sempre recomendada, mas questões sobre o significado pessoal e

afetivo do objeto são consideradas. Fitas antiderrapantes podem ser instaladas nas bordas para evitar tropeços;

10. vaso sanitário: a altura do vaso interfere na troca postural (sentado–ortostatismo) e, por isso, o uso de elevadores de vaso sanitário, com ou sem alças laterais, pode ser considerado. No mercado, são disponibilizadas alturas de 7,5 e 13 cm. A indicação da altura ideal varia conforme a estatura da pessoa, a força de membros inferiores e o melhor ângulo de flexão de quadril que favoreça o trânsito intestinal;

11. banheiro: a altura e a disposição das barras de apoio nas paredes devem ser avaliadas com o paciente, mesmo que ele ainda esteja em fase de internação hospitalar. Na sala de terapia ocupacional do Hospital Sírio-Libanês, conta-se com um banheiro que faz parte do laboratório de AVD para avaliar e aferir as medidas de acordo com a demanda funcional do paciente e, assim, direcionar uma instalação baseada nas reais necessidades individuais, e não numa norma proposta para a maioria. O banheiro também pode dispor de iluminação disparada por sensor de presença, minimizando a necessidade de deslocamentos, especialmente no período noturno, para localização do interruptor.

Quanto aos produtos de apoio para o banho, as opções são:

- banco para banho com regulagem de altura e pés emborrachados, com ou sem apoio para tronco;
- cadeira higiênica tubular para casos que necessitam de maior tolerância à peso e com espaço do box razoável, já que é um equipamento robusto;
- cadeira higiênica com a parte central no assento removível para facilitar a higienização, com revestimento em espuma impermeável, apoios de pés e braços removíveis e articulados, rodas traseiras de aro 6" com

possibilidade de substituição por aro 20" nos casos de usuários que realizam a propulsão de cadeira de rodas;

- cadeira higiênica com possibilidade de ajustes posturais em casos de alta complexidade motora. A versatilidade do equipamento deve ter a opção de *tilt*, cintos, inclinação de encosto, apoio de cabeça, suporte para tronco, entre outros acessórios. Nestes casos, uma avaliação detalhada de adequação postural é importante para garantir uma prescrição fiel às necessidades do paciente, bem como do principal cuidador, já que um dos objetivos também é minimizar a sobrecarga deste. Este modelo é raro no mercado nacional e, pela necessidade de importação, o custo é elevado.
- automação ambiental: ainda pouco difundida no Brasil e com alto custo associado, opções de automação ambiental podem se configurar como facilitadores para pessoas com algum grau de limitação cognitiva ou motora. São recursos com soluções integradas de tecnologia para automação de atividades domésticas e recursos de segurança, por exemplo.

Após a criteriosa seleção de produtos de apoio, o terapeuta ocupacional deve selecionar os fornecedores e checar as seguintes informações:

- prazos de entrega para verificar se atende à demanda (data prevista da alta *vs.* necessidade imediata/imprescindível para alta);
- apoio dos fornecedores quanto à uma possível necessidade de teste prévio de um equipamento antes de formalizar a prescrição;
- manutenção e garantia do equipamento.

Uma vez que a tríade *status* funcional *vs.* ambiente *vs.* TA está bem estabelecida, o terapeuta ocupacional deve elaborar um laudo técnico referente à visita domiciliar, com a descrição detalhada de todos os ambientes avaliados, a identificação do risco e o apontamento da solução, com a sugestão de fornecedores (Figura 7).

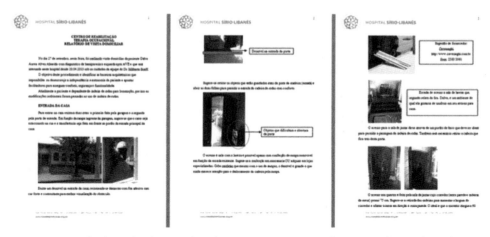

FIGURA 7 Exemplo de um laudo emitido pelo terapeuta ocupacional após a avaliação domiciliar.

Por fim, promove-se uma reunião com equipe e família para entrega do laudo e devolutiva/orientações sobre o procedimento realizado.

Os maiores impedimentos para o cumprimento de todas as orientações são o alto custo dos produtos prescritos (por isso, antes de selecionar o equipamento, o profissional deve estar atento à realidade do paciente) e também a expectativa da família/paciente sobre a recuperação total da funcionalidade. Neste caso, é importante que tais expectativas sejam abordadas, com suporte da equipe de psicologia, visando a acolhimento emocional e adequação das expectativas.

CONSIDERAÇÕES FINAIS

A TA e a visita domiciliar para avaliação da acessibilidade, ainda que sejam da competência e *expertise* do terapeuta ocupacional, não são dissociadas de um trabalho multidisciplinar integrado.

Um bom suporte na transição hospital-domicílio só é possível quando a equipe está alinhada com o *status* funcional atual do paciente e seu prognóstico de recuperação funcional, além das expectativas e preocupações do paciente e da família em relação ao retorno para casa.

Em nossa experiência, observa-se que a adequação da casa para receber o paciente, particularmente nos casos de maior dependência de cuidados, torna a alta hospitalar mais segura e confortável. Desta forma, entende-se que o olhar para o sujeito e para a singularidade do seu lar faz parte de uma atenção pautada nos valores institucionais de calor humano, no cuidado centrado no paciente e na excelência deste cuidado.

Para além de questões clínicas e terapêuticas, o conhecimento e as atualizações sobre os produtos de apoio e serviços disponíveis no mercado são imprescindíveis para melhor direcionar a indicação destes, tendo em vista que o abandono dos produtos de apoio é um dos grandes problemas associados ao seu uso. As principais causas de abandono de produtos de apoio são relacionadas a piora do quadro motor em casos de doenças progressivas (e consequente necessidade de reavaliação e ajustes), falta de informação ou treinamento para uso do dispositivo, *design* pouco ergonômico/confortável e falta de funcionalidade[7]. Uma avaliação criteriosa e a indicação de recursos de forma racional e com melhor relação de custo-benefício são essenciais para a reabilitação e a otimização da funcionalidade do paciente, inclusive após transcorrida a fase de internação hospitalar.

REFERÊNCIAS BIBLIOGRÁFICAS

1. Huber DL, McClelland E. Patient preferences and discharge planning transitions. J Prof Nurs. 2003;19(4):204-10.
2. Martinez L, Emmel, ML. Elaboração de um roteiro para avaliação do ambiente e do mobiliário no domicílio de idosos. Revista de Terapia Ocupacional da Universidade de São Paulo. 2013;24(1):18-27.
3. Garcia D, Carlos J, Instituto de Tecnologia Social (ITS Brasil). Livro Branco da Tecnologia Assistiva no Brasil. São Paulo: ITS BRASIL; 2017. p.25.
4. Associação Brasileira de Normas Técnicas (ABNT). NBR 9050. Norma brasileira de acessibilidade de pessoas portadoras de deficiência às edificações, espaço mobiliário e equipamentos urbanos. Rio de Janeiro: ABNT; 2015.
5. Brasil. Lei n. 13.146 de 6 de julho de 2015. Institui a Lei Brasileira de Inclusão da Pessoa com Deficiência (Estatuto da Pessoa com Deficiência).
6. Valenza T. Home sweet home modification. Rehab Management. 2007;20(5):14-9. Disponível em: www.rehabpub.com/2007/06/home-sweet-home-modification. Acesso em: 17/7/2019.
7. Costa CR, Ferreira FMRM, Bortolusb MV, Carvalho MGR. Dispositivos de tecnologia assistiva: fatores relacionados ao abandono. Cad Ter Ocup UFSCar. 2015;23(3):611-24.

CAPÍTULO 37

Lidando com traumas, perdas e expectativas ao longo do processo de reabilitação

Julia Schmidt Maso
Rosely Glazer Hernandes
Sandra Regina Schewinsky
Daniela Achette

> "Avalia-se a inteligência de um indivíduo pela
> quantidade de incertezas que ele é capaz de suportar."
> Immanuel Kant

INTRODUÇÃO

O comprometimento físico confronta a pessoa com situações de perda das funções físicas e mobilidade, além da perda da autonomia e do senso de controle da vida. Sua relação com o mundo pode ser profundamente alterada a depender da magnitude e da representação simbólica desse comprometimento.

O impacto da nova condição, que implica danos físicos muitas vezes permanentes e irreversíveis, traz mudanças e necessidade de readaptação biopsicossocial tanto na vida do indivíduo como na de sua família. Há uma grande variedade de causas e tipos de deficiências, e cada uma delas terá um impacto distinto no ciclo de vida de cada pessoa. O indivíduo confronta-se com uma situação nova, que não raramente limita seu desempenho nas atividades profissionais, sociais e familiares. A nova condição pode gerar alterações no comportamento, nos aspectos emocionais e no modo de ser e, como consequência, provocar uma desorganização em sua vida[1].

No caso da deficiência, estabelecida a partir de um evento traumático, observa-se que poderá ser vivenciada de modo muito intenso, devido ao trauma em si e a todas as repercussões negativas advindas da situação. O trauma psicológico é uma resposta emocional a um acontecimento que suplanta as capacidades de adaptação do indivíduo. Uma situação traumática é assim considerada por abarcar intensos sentimentos, como impotência, medo e insegurança.

As perdas de capacidade funcional resultam em mudanças na percepção do indivíduo em relação a si mesmo e às outras pessoas. A severidade dessas transformações pode afetar e modificar de modo significativo a experiência da imagem corporal do indivíduo, que é definida como um complexo multidimensional baseado em suas concepções sobre os aspectos perceptivos, cognitivos, afetivos e comportamentais do *self*[7].

O modelo biopsicossocial aponta para um processo no qual fatores biológicos, psicológicos e sociais são integrados, e isso se contrapõe ao modelo biomédico, que traz uma compreensão mais reducionista e unicausal[1]. O processo de reabilitação não ocorre apenas no corpo portador da deficiência, mas no indivíduo em seu todo, incluindo seus aspectos psíquicos. Pelo fato de cada pessoa ser única, com sua própria subjetividade, acredita-se que a variedade das respostas emocionais e de comportamento também ocorra como expressão de toda a experiência pessoal, visto que o corpo também é uma referência fundamental na estrutura da personalidade do ser humano.

BASES PARA A PRÁTICA CLÍNICA

A vivência de um trauma e seus desdobramentos para a unidade de cuidados

As pessoas inseridas em um programa de reabilitação hospitalar geralmente foram acometidas por perdas relacionadas a doenças físicas incapacitantes, como plegias por lesões encefálicas ou medulares e amputações de um ou mais membros, além dos indivíduos que tratam dores crônicas. O quadro clínico desses pacientes favorece o aparecimento de complicações e alterações funcionais que levam a sentimentos de frustração, insegurança, pensamentos negativistas e de menos-valia, como a inferioridade. O enfrentamento desse processo dependerá de características individuais e aspectos psicossociais que favorecerão o lidar com a nova condição. Apesar de acompanharmos inúmeras experiências de transformações e adaptações positivas, para alguns o adoecimento inicia uma vivência traumática, como se discutirá neste tópico.

O trauma psicológico ocorre a partir de um evento que provoca grande impacto físico ou emocional, no qual a pessoa se percebe em uma circunstância de perigo iminente e/ou ameaça grave à vida. Os efeitos do trauma, o tipo e a duração dos sintomas estarão relacionados às características de cada evento e de cada pessoa[4].

Eventos são traumáticos em virtude do significado atribuído pelo indivíduo e não apenas da exposição a eles. Por não se tratar de uma condição esperada, seus efeitos são extremamente impactantes; a pessoa pode apresentar reações emocionais intensas (irritabilidade, negação, ansiedade, isolamento social, pensamentos intrusivos e estado de alerta constante) associadas a reações físicas como sudorese, elevação do batimento cardíaco, alterações no sono e na alimentação. A saúde mental sofre, assim, interferências, podendo ser afetada e prejudicar todo o autocuidado do indivíduo e seu tratamento[2,3,4].

Uma situação considerada potencialmente traumática nem sempre leva a danos psicológicos, podendo determinada pessoa superar a experiência mais trágica, enquanto um evento considerado menos perturbador é capaz de levar outra a um trauma emocional. A vivência de situações adversas somada à incapacidade de se readaptar ao evento pode modificar profundamente o indivíduo, atingindo o que até então era conhecido e seguro para ele e transformando seu modo de agir e seu valores em relação à vida. Há uma sensação de insegurança e desorganização, trazendo sentimentos de impotência e vulnerabilidade[12].

Após um evento traumático, os efeitos psicológicos podem ocasionar e/ou agravar doenças físicas, seja pela falta de cuidado consigo mesmo devido às pressões da vida cotidiana, seja pelo estresse gerado pelo trauma. Algumas reações comuns após um evento traumático são dificuldade para dormir, irritabilidade e ataques de raiva, dificuldade de concentração, falta de esperança, memórias persistentes do acontecimento, constante estado de alerta, impossibilidade de retornar às atividades rotineiras e dificuldade de estar nos lugares que lembram o evento traumático. Além disso, pode aumentar a vulnerabilidade a distúrbios emocionais como transtorno de estresse pós-traumático, depressão, comportamento agressivos, pensamentos suicidas, fortes sentimentos de culpa e autoacusação, além do abuso de álcool e de outras drogas[3,4].

Compreender um evento traumático permite ao indivíduo cuidar-se fisicamente bem nos aspectos psíquicos, familiares, sociais e espirituais. A carência de apoio da família e de amigos, questões culturais e socioeconômicas e eventos traumáticos anteriormente vivenciados podem tornar uma pessoa mais suscetível a danos emocionais. Vale ressaltar que as reações traumáticas não necessariamente se transformarão em um transtorno como o transtorno de estresse pós-traumático (TEPT), mas podem evoluir, caso os sintomas e o sofrimento permaneçam.

No processo de reabilitação ressalta-se a importância de ampliar o olhar na direção do significado da recuperação, considerando que há perdas irreversíveis e outras que, apesar de reversíveis demandam tempo para reabilitação e ganho de uma condição que o paciente nomeie como satisfatória. Apesar de algumas vezes fisicamente reabilitados, o tempo do processo de elaboração varia, e os pacientes não necessariamente sentem ou conseguem perceber os avanços desse processo.

O psicólogo hospitalar e seu papel no processo de adaptação de pacientes e familiares

O psicólogo hospitalar depara-se com uma grande diversidade de situações problemáticas, que demandam a oferta e o desenvolvimento de atividades em diferentes níveis de tratamento. Sua principal tarefa é a avaliação e o acompanhamento de intercorrências psíquicas dos pacientes que estão ou serão submetidos a procedimentos médicos, visando basicamente à promoção e/ou à recuperação da saúde física e mental. Promove intervenções direcionadas à relação médico/paciente, paciente/família, paciente/paciente e do paciente em relação ao processo do adoecer, da hospitalização e as repercussões emocionais que emergem nesse processo[8].

Esse profissional busca compreender como a experiência do trauma e seus desdobramentos afetam a vida do indivíduo e de seus familiares; como reagem às emoções e sentimentos suscitados pela nova condição, que podem envolver revolta, inconformismo, menos-valia, culpa, incapacidade, conflitos espirituais e impotência. O psicólogo insere-se no processo de cuidado, seja durante a internação, seja no âmbito ambulatorial, para compreender e atuar nos aspectos emocional, cognitivo, comportamental, espiritual e relacional da unidade de cuidados.

Esse contexto de busca pela melhor recuperação global e conforto da pessoa requer estratégias que promovam saúde mental, elaboração emocional e integração da nova condição para seguir o projeto existencial, incluindo intervenções especializadas que estão no escopo da psicologia da saúde e, conforme a necessidade, da psiquiatria. Assim, a atenção integral de diversas áreas, sendo seu atendimento multiprofissional e interdisciplinar, é um imperativo ético que norteia o cuidado.

A importância da neuropsicologia e o diagnóstico diferencial

A avaliação neuropsicológica compreende os mesmos paradigmas da avaliação psicológica e faculta o diagnóstico diferencial, ou seja, discernir de forma compreensiva questões específicas quanto ao funcionamento psíquico adaptado ou não de uma pessoa durante um período de tempo ou predizer o funcionamento psicológico dessa pessoa no futuro. É um processo que, para ser efetivo, precisa ser baseado no modelo científico baseado em evidências, instrumentos e testes validados, que possibilitam identificar forças e fraquezas do funcionamento psicológico, com foco na existência do indivíduo naquele momento[9]. Essa área da ciência ganha cada vez mais relevância, pela forma como traduz fenômenos cognitivos, emocionais e comportamentais.

A avaliação vai além de desvendar as estruturas das dificuldades ou transtornos. Ela auxilia na qualificação dos sintomas na vida da pessoa em foco, bem como perpetra uma exploração interacional dos processos cognitivos e de pensamento, com o objetivo de investigar as estratégias para chegar às respostas e às formas como isso pode ser ampliado e melhorado. Esse tipo de avaliação tem potencial para informações importantes sobre as estratégias e processos cognitivos individuais.

Assim, embora a neuropsicologia seja um ramo de conhecimento interdisciplinar, a avaliação neuropsicológica é tipicamente realizada pelo psicólogo, que deve se especializar no entendimento da dinâmica do funcionamento cerebral e cognitivo (da criança ao idoso), teorias do desenvolvimento, psicodinâmica e dos aspectos socioculturais. A avaliação neuropsicológica contribui para o diagnóstico, prognóstico e reabilitação de funções cognitivas, podendo ser fundamental para diagnóstico diferencial (p. ex., entre um quadro de depressão e de demência), na avaliação da efetividade de um tratamento medicamentoso, na determinação de riscos e benefícios neurocirúrgicos, no abuso de substâncias e em diversas outras circunstâncias clínicas.

Muitas modificações podem ocorrer para a pessoa que sofreu um abalo na saúde ou foi vítima de um trauma, motivo que torna importante verificar se houve alterações em sua dinâmica psíquica. Por meio da avaliação é possível compreender determinadas reações e comportamentos. Pode-se distinguir se decorrem da estrutura de personalidade do indivíduo, com sua capacidade de resiliência, ou se as alterações emocionais fazem parte do quadro de sofrimento neurológico[10].

A prática diária no hospital revela a necessidade da realização do diagnóstico diferencial para as pessoas em situações de adoecimento e sofrimento, a fim de balizar a abordagem e a técnica de assistência àquele que pode ter seu funcionamento mental comprometido por várias razões. O impacto emocional da doença e da sequela pode desencadear medo, raiva, tristeza, repugnância, alegria e surpresa[11]. Importante verificar o estado de humor, que pode ser eutímico, constante ou oscilatório e, dependendo do quadro, pode apresentar-se disfórico, expansivo, irritável, exaltado, lábil ou eufórico[10].

Cabe ao neuropsicólogo, muitas vezes, avaliar o *status* cognitivo do paciente e verificar a presença de prejuízo das funções como orientação, atenção, memória, funções executivas, curso do pensamento, crítica, cognição social e consciência[10]. A possível desestabilização da dinâmica afetivo-emocional prejudica a forma como a pessoa se relaciona com os outros e com o mundo, podendo também interferir em suas ações e comportamentos.

Compreender as reações emocionais, os sentimentos suscitados pelo adoecer, bem como possíveis alterações cognitivas e do funcionamento cerebral, torna-se imprescindível para o acompanhamento da pessoa traumatizada. A neuropsicologia adentra esse contexto primeiramente facultando o diagnóstico diferencial para, enfim, verificar as atividades mentais pre-servadas e as deficitárias em suas funcionalidades, investigando de que forma a qualificação da sintomatologia repercute na vida da pessoa e em sua dinâmica familiar. Para executar o diagnóstico diferencial, o profissional precisa conhecer o funcionamento neuronal, o desenvolvimento das atividades mentais e suas disfunções, quadros nosológicos e dinâmica psíquica.

O PROCESSO DE ENFRENTAMENTO DE PERDAS E O ALINHAMENTO DE EXPECTATIVAS RELACIONADAS AO ADOECIMENTO

A experiência do adoecimento pode estar acompanhada por isolamento social, perda da autoestima, da autonomia e da independência e desorganização da rotina de vida diária. Os indivíduos e seus familiares podem apresentar maior ou menor dificuldade para entrar em contato com as emoções decorrentes da experiência traumática, podendo apresentar mecanismos de proteção, que normalmente são transitórios e necessários ao processo de assimilação de uma nova realidade.

Ao demonstrar dificuldade para entrar em contato com a vivência emocional das alterações do seu "novo corpo", como poderia ser possível olhar e trabalhar essa nova realidade como pertencente a si?[5] Nesse sentido, com base na modificação da imagem do corpo e em suas alterações funcionais, podemos nos deparar com um processo de luto simbólico. Diante dessas mudanças, o indivíduo precisa contar com recursos internos e externos que possibilitarão ou não a elaboração desse processo[6]. Compreendendo o processo de luto como vinculado à construção de significados, a elaboração de perdas adquiridas requer uma construção segundo a qual, a partir de quebras, da ruptura do conhecido, abre-se a perspectiva de ressignificar e transformar. O modo como a pessoa enfrentará a perda do domínio de seu corpo, por sua vez, está intimamente relacionado às experiências e vivências ocorridas antes, durante e após o processo de adoecimento; trata-se de algo único, instransferível e sem cronograma definido.

O ambiente hospitalar por si apresenta condições de mudanças e restrições que podem ser vivenciadas e interpretadas de diferentes formas de acordo com a história de vida, a capacidade de enfrentamento e a reação de adaptação em face do que se perde. É fundamental observar o impacto emocional gerado pelo trauma físico e a elaboração das perdas subsequentes, compreendendo como estas influenciaram a qualidade de vida do paciente. Faz parte do cuidado integral o olhar para os aspectos emocionais e psicológicos envolvidos nessa perda e na capacidade de enfrentamento do indivíduo. O enfrentamento pode estar voltado para a resolução do problema ou para o enfrentamento das emoções.

O início do diagnóstico de uma doença incapacitante que leva à perda de um membro ou da funcionalidade por um trauma perpassa por diferentes fases que se modificam ao longo do processo de reabilitação. Ocorre uma quebra de expectativas do mundo como ele se apresenta, gerando forte impacto emocional, com sofrimento físico e emocional ao paciente e a seus familiares. O apoio social, de familiares e cuidadores é fundamental como parte de uma visão integral do cuidado, reconhecendo a importância do vínculo afetivo e da responsabilização de todos no processo.

As expectativas e necessidades dos pacientes são influenciadas pela idade, pelo ciclo de vida, pelo grau de comprometimento ocasionado pelo trauma ou lesão, que gera perdas muitas vezes irreparáveis dos movimentos e do corpo como ele se apresenta de forma parcial ou definitiva. Perder a funcionalidade, um membro ou parte dele produz sentimentos ambivalentes entre o desejo de recuperação do corpo perdido e a aceitação e ou adaptação ao novo, gerando impacto na autoimagem e na autoestima.

O processo de adaptação sofre influência da história e da experiência de vida do paciente, assim como de seu funcionamento psicodinâmico e dos aspectos socioculturais. Cuidar dos aspectos psicológicos significa validar e reconhecer a dor, o sofrimento e as perdas, acolhendo todas as dimensões do sofrimento envolvido

no processo. A expectativa real ou imaginária do processo de reabilitação percorre momentos entre as pequenas e as grandes conquistas, visando alcançar objetivos mais realistas.

O paciente vivencia com suas perdas um processo de luto que envolve tempo de elaboração e transformação, abrangendo um conjunto de reações a um dano significativo, que desestrutura o indivíduo pela falta e desestabiliza seu funcionamento. Esse processo é um quadro clínico que abarca 5 dimensões da existência humana e apresenta reações e sintomas específicos em cada uma delas[13]:

- dimensão cognitiva/intelectual: desorganização, desorientação, falta de atenção e/ou confusão;
- dimensão emocional: choque, entorpecimento, negação, raiva, irritabilidade, solidão, tristeza, medo, culpa, depressão, ansiedade;
- dimensão física: alterações no apetite, sono e/ou interesse sexual, exaustão, palpitações cardíacas, dores no corpo;
- dimensão espiritual: questionamento da religiosidade e valores, aumento da fé, raiva de Deus;
- dimensão social/cultural: isolamento, perda da identidade, retraimento social.

O corpo, segundo Falkenbach[14], é sinônimo de identidade e aponta limitações e possibilidades perante sua imagem corporal e na relação entre o indivíduo e seu corpo, o outro e o mundo. A não identificação com o corpo afetado por um trauma altera a forma de percepção dos movimentos e da dinâmica estrutural dentro do processo de reabilitação e de adaptação[14]. Sendo assim, após um caso de amputação, por exemplo, o paciente necessita de tempo para se reconhecer e se readaptar, inclusive para vivenciar o luto do membro amputado, que, segundo Parkes, não é reconhecido, gerando angústia e sofrimento pela impossibilidade da elaboração[15]. Goellner e Paiva relatam essa perda como a morte simbólica de um projeto de vida, que altera a identidade do sujeito[16].

As questões psicológicas envolvidas na amputação podem desencadear sintomas depressivos com sentimentos como tristeza, choro, isolamento social, perda de apetite, insônia, apatia, entre outros[17]. Alguns desses sintomas são esperados, porém a agilidade em sua identificação, seguida de uma avaliação psicológica adequada, evita maiores complicações como a depressão, que aumenta significativamente a morbidade e a mortalidade nesses pacientes[18].

São diversas as situações ou acontecimentos na vida de uma pessoa que podem provocar impactos e, consequentemente, mudanças desencadeadas por uma crise que altera o mundo presumido, gerando transformações na vida do sujeito[19].

É parte da crise do paciente no processo de reabilitação a ambivalência no empenho e adesão ao tratamento por influência da balança motivacional que altera a atitude e o comprometimento com o processo. O foco do processo terapêutico é rever com o paciente o grau de motivação para a mudança de hábito de vida, num contínuo entre refletir e ressignificar perdas e ganhos da adesão ao tratamento.

A perda da independência e da capacidade funcional interfere no nível de motivação, que oscila constantemente e intensamente durante todo o tratamento. Segundo Menezes, no idoso hospitalizado a vulnerabilidade e a fragilidade próprias da idade são intensificadas pela gradual perda de equilíbrio, complicando ainda mais o processo[20]. Aspectos como autocuidado, locomoção, dificuldade de comunicação e cognição social, que inclui memória, interação social e resolução de problemas, podem variar nesses pacientes, da dependência total à possível independência completa, dependendo das particularidades do trauma[21].

As expectativas de pacientes em um processo de reabilitação variam entre realistas, idealizadas/grandiosas ou desajustadas e refletem a maneira como lidam com os tratamentos e sua possibilidade de recuperação total ou parcial.

Do latim *expectare,* a palavra "expectativa" traduz o estado ou qualidade de esperar algo ou alguma coisa que é viável ou provável que aconteça; um grande desejo ou ânsia por receber uma notícia ou presenciar um acontecimento benéfico ou próspero. A expectativa pode estar relacionada a uma espera positiva ou se basear em uma probabilidade, como possibilidade, perspectiva ou viabilidade, ou ainda a espera como desejo de realização ou anseio.

Os modelos de enfrentamento e o estresse são considerados importantes mecanismos psicológicos de ajustamento como consequência a uma deficiência adquirida. O processo de enfrentamento consiste em esforços cognitivos e comportamentais voltados para o manejo de situações de estresse e adaptação, tido como uma sobrecarga aos recursos pessoais do indivíduo[22]. As estratégias de enfrentamento no processo de adaptação são influenciadas pela avaliação cognitiva que o indivíduo faz desses acontecimentos, e suas implicações estarão relacionadas aos recursos pessoais e sociais da pessoa e sua percepção do estressor como ameaça, dano ou desafio.

A resiliência é a capacidade do ser humano de superar as adversidades da vida, manter a habilidade adaptativa, aprender com esses eventos, superá-los e ser transformado por eles. Em muitos casos, o problema de saúde é o agente desencadeador da resiliência, que pode ser considerada a capacidade de enfrentar um trauma e de elaborar uma perda[23,24].

CONSIDERAÇÕES FINAIS

A reabilitação não se limita ao restabelecimento das funções motoras e cognitivas, mas sim das capacidades da pessoa em seu todo. O ajustamento a um comprometimento físico e à perda de funcionalidade é um processo multifacetado que envolve adaptações psicossociais e físicas.

O processo de luto simbólico possibilita o enfrentamento e o reconhecimento dessas perdas. A qualidade da elaboração do luto permite a criação de novas referências para a pessoa, possibilitando a organização e a adaptação à condição atual.

A intervenção psicológica precoce na fase diagnóstica, com uma anamnese psicopatológica que inclua estilo e hábito de vida, auxilia o paciente e seus familiares a lidar com as perdas durante o processo de reabilitação. Os fatores de risco e de proteção devem ser constantemente reavaliados ao longo do processo, com especial atenção aos sintomas de ansiedade e depressão. A ansiedade pode aumentar o medo das quedas durante as transferências e o temor de conviver com pessoas pela dificuldade no relacionamento interpessoal, podendo ser desencadeada pelo estresse pós-traumático. Os sintomas de tristeza, isolamento, perda da motivação e autodepreciação são fatores de risco para o transtorno depressivo maior, podendo levar ao suicídio. Portanto, o seguimento psicológico com foco elaborativo é parte crucial do processo de reabilitação do paciente após a vivência de um trauma em função das reações afetivo-emocionais que podem ocorrer nesse processo.

Identificar as estratégias de enfrentamento dos pacientes é fundamental para o planejamento dos objetivos terapêuticos de cuidado diante das demandas emocionais de sofrimento, ansiedade, medo do presente e do futuro e busca de ressignificado do passado. Curar é quase sempre uma expectativa difícil de ser alcançada, mas cuidar significa que muito pode ser feito em função da realidade de uma nova experiência em face de um corpo (in)satisfeito.

REFERÊNCIAS BIBLIOGRÁFICAS

1. Kennedy P. Psychological management of physical disabilities a practitioner's guide. London and New York; Routledge Taylor & Francis; 2007.
2. Bonanno GA. Loss, trauma, and human resilience: have we underestimated the human capacity to thrive after extremely aversive events? American Psychologist. 2004;9(1):20-8.
3. American Psychiatric Association. Manual diagnóstico e estatístico de transtornos mentais: DSM-5. 5ª ed. Porto Alegre: Artmed; 2014.
4. Van der Kolk BA, McFarlane AC. The black hole of trauma. In: van der Kolk BA, McFarlane AC, Weisaeth L (eds.). Traumatic stress: the overwhelming experience on mind, body, and society. New York: Guilford; 2007. p.3-23.
5. Maso JS. "O estar hemiplégico": o processo de luto simbólico do corpo em pessoas hemiplégicas por acidente vascular cerebral. Pontifícia Universidade Católica de São Paulo, São Paulo; 2009.
6. Maguire P, Parkes CM. Coping with loss: surgery and loss of body parts. Bristish Medical Journal. 1998 Apr;316(7137):1086-8.
7. Cash TF, Pruzinsky T. Future challenges for body image theory, research, and clinical practice. In: Cash TF, Pruzinsky T (eds.). Body image: a handbook of theory, research, and clinical practice. 2nd ed. New York: The Guilford Press; 2002. p.509-16.
8. Conselho Federal de Psicologia [Internet]. Brasília: CFP; c2001 [citado 2019 Maio 22]. Available: https://site.cfp.org.br/wp-content/uploads/2001/03/resolucao 2001_2.pdf.
9. Cunha JA. Psicodiagnóstico V. 5ª ed. Porto Alegre: Artmed; 2000.
10. Schewinsky SR, Alves VLR. A reabilitação das alterações cognitivas após o acidente vascular encefálico. Acta Fisiatr. 2017;24(4):216-21.
11. Sebastiani RW, Fongaro MLH. Roteiro de avaliação psicológica aplicada ao hospital geral. In: Angerami VA. E a psicologia entrou no hospital. Belo Horizonte: Artesã; 2017. p.11-110.
12. Sordi AO, Manfro GG, Hauck S. O conceito de resiliência: diferentes olhares. Revista Brasileira de Psicoterapia. 2011;13(2):115-32.
13. Stroebe MS, Stroebe, W; Hansson RO. Handbook of berevement; theory, research and intervention. Cambridge: Cambridge University Press; 1993.
14. Falkenbach LAAP. Imagem corporal em indivíduos amputados. Revista Digital. 2009;14(131).
15. Parkes CM. Luto: estudos sobre a perda na vida adulta. São Paulo: Summus; 1998.
16. Goellner SV, Paiva LL. Reinventando a vida: um estudo qualitativo sobre os significados culturais atribuídos à reconstrução corporal de amputados mediante a protetização. Interface – Comunicação, Saúde, Educação. 2008;12(26):485-97.
17. Wald J, Álvaro R. Psychological factors in work-related amputation: considerations for rehabilitation counselors. Journal of Rehabilitation. 2004;70(4):6-15.
18. Fitzpatrick M. The psychologic assessment and psychossocial recovery of the patient with an amputation. Clinical Orthopaedics and Related Research. 1999;361:98-107.
19. Vasco CC, Franco MHP. Paraplegic individuals and the meaning-making process of the spinal cord injury in their lives. Psicol Cienc Prof. 2017 Jan; Brasília, v. 37, n. 1. p.119-31.

20. Menezes C, Oliveira VR, Menezes RL. Repercussões da hospitalização na capacidade funcional de idosos. Rev Movimenta. 2010;3(2):76-84.

21. Maeshiro, FL, et al. Capacidade funcional e a gravidade do trauma em idosos. Acta Paul. Enferm. 2013; São Paulo, v. 26, n. 4. p.389-394.

22. Seidl EMF, Tróccoli BT, Zannon CMLC. Análise fatorial de uma medida de estratégias de enfrentamento. Psicologia: Teoria e Pesquisa. 2001;17(3):225-34.

23. Keltner B, Walker L. La resiliencia para aquellos que necesitan cuidados de la salud. In: Grotberg EH (org.). La resiliencia en el mundo de hoy: como superar las adversidades. Barcelona: Gedisa Editorial; 2012. p.209-34.

24. Sordi AO, Manfro GG, Hauck S. O conceito de resiliência: diferentes olhares. Revista Brasileira de Psicoterapia. 2011;13(2):115-32.

Seção IV

Reabilitação do Paciente em Regime de Internação Pós-Alta do Hospital Geral

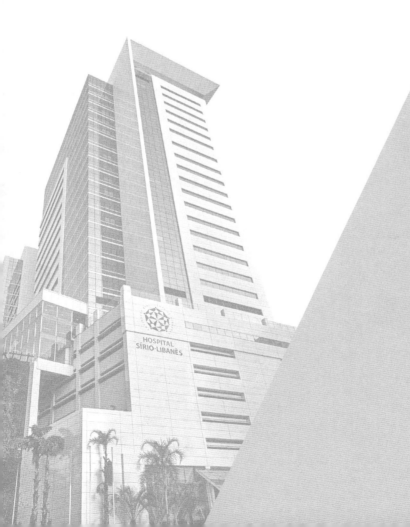

As boas práticas no ambiente hospitalar, a despeito da maior complexidade dos pacientes, melhoraram de forma expressiva os indicadores clínicos e assistenciais, reduzindo efeitos adversos e em muitos casos a mortalidade. A Medicina Física e de Reabilitação é uma estratégia no âmbito hospitalar cada vez mais necessária na lógica da assistência integral definida na perspectiva do "cuidado centrado no paciente" e, neste sentido, as diretrizes incluem atender as necessidades do paciente com base em ações e intervenções já na fase aguda.

A integração da Reabilitação no contínuo do cuidado traz reconhecidos ganhos ao processo terapêutico global e, em especial, na redução do tempo de internação, no melhor entendimento sobre a condição de saúde, orientação e treinamento dos cuidadores associados à preparação para o retorno seguro ao domicílio com mais funcionalidade e menor dependência. A cronificação dos estados patológicos, assim como a

longevidade, trouxe uma nova dimensão para a condição de saúde, caracterizando a funcionalidade como um novo indicador de saúde e qualidade de vida.

A assistência Reabilitativa tem como alvo a garantia da funcionalidade, pressupõe terapêuticas medicamentosa e não medicamentosa, com a inclusão de tecnologias assistivas que viabilizam mais função e mais segurança aos pacientes e cuidadores. A garantia de objetivos realísticos e desfechos positivos está relacionada ao investimento em formação de recursos humanos, infraestrutura adequada e um sistema padronizado de registro e acompanhamento das condições clínicas e funcionais.

A experiência do paciente atravessa os limites do hospital, com reflexos no sucesso terapêutico e no valor em saúde. A construção de linhas efetivas de cuidados depende da qualidade e intensidade com que é tratada a integração dos cuidados centrados no paciente.

Linamara Rizzo Battistella

CAPÍTULO 38

Reabilitação pós-acidente vascular encefálico (fases subaguda e crônica)

Liliana Lourenço Jorge
Isabel Chateaubriand Diniz de Salles
Christina May Moran de Brito

INTRODUÇÃO

As doenças crônicas são responsáveis por 72% das mortes no Brasil. Dentre as elas, o acidente vascular encefálico (AVE) e a doença coronária são as principais causas de morte. A taxa de mortalidade devida ao AVE foi de aproximadamente 41 por 100 mil no período entre 2000-2002, enquanto em 2005 o AVE foi responsável por mais de 90 mil mortes no país[1]. Em paralelo à implantação e ao estabelecimento de políticas públicas voltadas para a redução da prevalência e redução da morbimortalidade, o processo de reabilitação multidisciplinar e global dos indivíduos com sequelas do AVE deve ser definido segundo princípios de boas práticas e diretrizes apoiadas pelos especialistas no tema.

No Brasil, o Programa Diretrizes[2] da Associação Médica Brasileira, em parceria com a Associação Brasileira de Medicina Física e Reabilitação e outras diretrizes, como a Veterans Health Administration Working Group (VA/DoD)[3] e a American Heart Association (AHA)[4], balizam as práticas em clínicas, hospitais gerais e rede ambulatorial dos processos de reabilitação para as pessoas com sequelas neurológicas decorrentes do AVE em todas as suas fases (aguda, subaguda e crônica). Indicam que a reabilitação consiste no cuidado multiprofissional coordenado por médico especialista, com alinhamen-

to continuado entre equipe, paciente e família. As práticas variam conforme o diagnóstico e o potencial de recuperação.

As terapias de reabilitação durante as fases subaguda e crônica, ou seja, após a estabilização clínica, contribuem para o ganho funcional e a qualidade de vida nas mais diversas condições advindas de afecções do sistema nervoso. Apesar da alta correlação entre deficiência e limitações para atividades, a melhora neurológica espontânea pós-AVE não pode explicar totalmente a melhora funcional que ocorre durante a reabilitação. Isso sugere que as intervenções e terapias físicas, cognitivas e vocacionais são variáveis independentes para o ganho funcional – o que representa a base racional para a definição dos programas vigentes de reabilitação[5].

As terapias cognitivas e o treino motor minimizam o impacto da condição subjacente (o déficit, a deficiência e a incapacidade) ao estimular a reorganização de engramas motores e auxiliar a neuroplasticidade – mecanismos de reparo. A neuroplasticidade diz respeito à capacidade do sistema nervoso de se modificar em resposta a estímulos reiterados do ambiente. E esses estímulos devem ser, idealmente: específicos, frequentes, progressivos (sendo desafiadores, mas não frustrantes), interessantes (devem ser de interesse do paciente, atrelados a objetivos a serem atingidos e, quando possível, algo lúdicos e/ou divertidos). Embora tenha havido crescente interesse em novas tecnologias, pesquisas farmacêuticas e eletrofisiológicas, os programas tradicionais de reabilitação, multidisciplinares, ainda são considerados padrão-ouro.

A funcionalidade humana é o que fundamenta a reabilitação, e é descrita pela Classificação Internacional de Funcionalidade, Incapacidade e Saúde (CIF)[6]. Segundo esse modelo, a ocorrência de um AVE implica repercussões sobre funções fisiológicas do corpo, o que pode impactar negativamente a realização de atividades, em um contexto individual ou social. Dessa forma, a reabilitação ideal, multifacetada, deve abranger a inter-relação de processos fisiopatológicos e variáveis contextuais, individuais e ambientais.

A CIF também propõe uma terminologia padronizada, que se presta a padronizar e descrever diferentes aspectos de deficiência e incapacidade, incorporadas por órgãos internacionais e instituições acreditadoras de qualidade em reabilitação. A Comissão de Acreditação específica para Reabilitação, CARF (Commission on Accreditation of Rehabilitation Facilities), responsável pela garantia do padrão de qualidade em serviços de reabilitação, sugere que os serviços de reabilitação baseiem sua comunicação na terminologia da CIF. Esse selo assegura aos usuários e às fontes pagadoras dos serviços de reabilitação um compromisso com melhores desfechos funcionais. No Brasil, algumas instituições de reabilitação já obtiveram certificação, como o Instituto de Medicina Física e Reabilitação (rede pública do Hospital das Clínicas de São Paulo), e o Hospital Sírio-Libanês (serviço privado). Desde a certificação da Carf, formalizada em janeiro de 2015, o Centro de Reabilitação do Hospital Sírio-Libanês mantém o compromisso de oferecer ao paciente uma reabilitação que atenda às demandas específicas e que entregue os melhores resultados do tratamento, com a maior segurança. Esse selo de certificação foi estendido especificamente ao programa de reabilitação voltado a pacientes com AVE.

Na CIF, o impacto do AVE é descrito de acordo com diferentes dimensões:

- deficiências de funções do corpo: consequências diretas ou indiretas do AVE, como hemiparesia, afasia ou disfagia;
- deficiências de estruturas do corpo: alterações das partes anatômicas deste, como encurtamentos miotendíneos;
- limitações de atividades: dificuldades no desempenho de atividades funcionais, como autocuidado e atividades instrumentais de vida diária;
- restrição de participação: dificuldades para reestabelecer a vida prévia ou desenvolver nova rotina na sociedade, trabalho, estudo, relacionamentos;
- fatores de contexto: incluem variáveis pessoais (sexo, antecedentes pessoais, culturais) que influenciam a maneira como sua incapacidade é vivenciada, além de fatores ambientais (apoio familiar, barreiras arquitetônicas, recursos assistenciais na saúde).

BASES PARA A PRÁTICA CLÍNICA

Fatores preditivos e reabilitação

Estima-se que cerca de 10% dos sobreviventes de um AVE não apresentam sequelas. Uma semana após o evento, entre 68-88% dos pacientes são dependentes para atividades de vida diária, com queda acentuada ao longo dos 6 primeiros meses. Em 1 ano, cerca de 40% são levemente incapacitados, outros perto de 40% exibem incapacidade moderada e ao redor de 10% são gravemente incapacitados[7]. A melhora dos déficits neurológicos ocorre mais rapidamente nos primeiros 3 meses após o evento, mas muitos pacientes ainda seguem apresentando ganhos funcionais além de 6 meses da lesão inicial[8] (Figura 1). No Brasil, ainda se observa atraso da chegada dos indivíduos com AVE aos centros de reabilitação. Também por isso, é possível observar ganhos funcionais mesmo após

6 meses de lesão. Muitos indivíduos ficam ainda sem qualquer tipo de treinamento funcional até conseguirem a admissão em um programa de reabilitação, onde se apresentarão ganhos adicionais oriundos das intervenções indicadas. Por outro lado, os pacientes tendem a manter os ganhos funcionais obtidos por cerca de até 5 anos, quando pode surgir um novo declínio, em função do avanço da idade, comorbidades ou novos eventos[7].

Os fatores preditivos desfavoráveis de morbidade e mortalidade devem ser avaliados nos primeiros 7-10 dias após o AVE, com o objetivo de triar, precocemente, pacientes com provável benefício para reabilitação. Eles incluem: idade avançada, etiologia hemorrágica, déficits globais, nível de consciência alterado, anormalidades eletrocardiográficas, atraso no atendimento médico inicial, acometimento do tronco encefálico e grave hemiplegia. Em geral, os pacientes que sobrevivem a um AVE hemorrágico apresentam prognóstico neurológico funcional melhor do que os que sofreram um AVE isquêmico, apesar da maior taxa de mortalidade na fase aguda. Os pacientes que sofreram AVE hemorrágico demoram mais para serem admitidos na reabilitação devido a complicações frequentes na fase aguda; por outro lado, permanecem menor tempo em tratamento, por evoluírem com ganho funcional mais expressivo em relação aos casos isquêmicos[8].

O prognóstico funcional em sobreviventes do AVE é de difícil aferição, porque a recuperação é multifatorial. Portanto, conclusões únicas e simplificadoras são frágeis, devido à heterogeneidade dessa população e aos diferentes tempos com que foram realizadas avaliações funcionais nos estudos.

Aspectos anatômicos em relação ao tamanho e à localização do infarto também são relevantes para a avaliação de prognóstico. Pacientes com acometimento bilateral tendem a receber alta dos cuidados agudos e admissão para instituições de longa permanência para reabilitação e demandam maiores gastos com tratamento; infartos pequenos e restritos ao córtex alcançam maior independência funcional no momento da alta e recuperação mais expressiva em 3 meses, quando comparados aos infartos maiores.

Por outro lado, os fatores de mau prognóstico funcional incluem: incontinência urinária persistente e de início após 2 semanas do icto; controle cervical e de tronco precários; afasias graves; idade avançada; déficits visuoespaciais graves; depressão maior; alterações cognitivas ou alterações do nível de consciência que impeçam a participação no programa de reabilitação; comorbidades clínicas instáveis, principalmente doença cardiovascular; presença de deficiências prévias à lesão; baixa escolaridade; e uso prévio de drogas psicotrópicas. A habilidade motora de membros superiores aferida nas

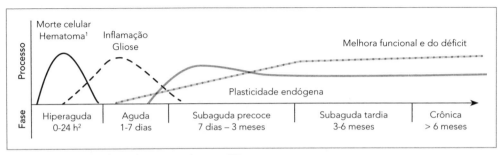

FIGURA 1 Evolução do acidente vascular encefálico.
Fonte: adaptado de Bernhardt et al., 2017.
[1] Específico para AVE hemorrágico[2]. Tratamentos nas primeiras 24 horas para reperfusão das circulações cerebrais anterior e posterior.

primeiras 4 semanas constitui um indicador de bom prognóstico funcional, em um contexto social no qual os pacientes clinicamente estáveis após o icto são transferidos, com agilidade, para programas e unidades subagudas de cuidados de reabilitação.

Os mecanismos fisiológicos envolvidos na recuperação funcional após o AVE são: resolução da zona de penumbra isquêmica, resolução do edema e diásquise, aumento da atividade encefálica por meio de vias parcialmente poupadas, uso de vias ipsi e contralaterais, recrutamento de sinapses silentes, uso de outras redes neurais, reorganização cortical/subcortical para plasticidade neurológica, plasticidade sináptica e dendrítica e uso de estratégias comportamentais. Todavia, a aquisição de metas de reabilitação não depende exclusivamente de recuperação espontânea das deficiências instaladas por ocasião do AVE e das comorbidades. Vários fatores externos devem ser apontados como contribuintes de uma melhora funcional, entre eles a participação da família e de cuidadores, a disponibilidade de tecnologia para mobilidade, comunicação, transporte, trabalho e lazer ao modularem as atividades e a participação social.

Organização dos serviços de reabilitação para o acidente vascular encefálico

A definição dos objetivos do programa de reabilitação deve ser realizada em conjunto com o paciente e sua família ou seu cuidador. O funcionamento adequado do binômio paciente-cuidador é o substrato da reabilitação como processo ativo. O programa se inicia na admissão do paciente e termina com a alta para o domicílio e encaminhamento a terapias de manutenção na comunidade, e tem como metas técnicas gerais:

1. Cuidados com o corpo:
   - prevenção da recorrência do AVE;
   - orientação para tratamento das comorbidades;

   - prevenção precoce de complicações secundárias físicas, cognitivas e comportamentais, com introdução precoce das terapias;
   - garantia da continuidade dos cuidados, assistência e acompanhamento, desde a fase aguda até a fase crônica.

2. Aprimoramento de habilidades:
   - técnicas para minimizar déficits sensório-motores;
   - compensação e adaptação às incapacidades físicas e cognitivas;
   - aproveitamento do máximo do potencial motor e cognitivo residual do indivíduo, por meio de treino intensivo e tarefa-específicos.

3. Estímulo à participação:
   - estímulo à independência e autonomia;
   - reformulação de papéis sociais, comportamentais e laborais;
   - educação de pacientes, cuidadores e familiares.
   - planejamento precoce da alta e da transição para a comunidade para melhor reintegração familiar, domiciliar, social e laboral;
   - identificação e minimização de barreiras ambientais e pessoais;
   - viabilização do uso de facilitadores, como auxiliares de marcha e adaptações para vida diária, profissional.

As pessoas que apresentam incapacidade decorrente do AVE devem iniciar a reabilitação na unidade hospitalar de cuidados agudos e, posteriormente, ser encaminhadas a centros de reabilitação na comunidade. Idealmente, a equipe multidisciplinar inclui profissionais especializados em reabilitação do AVE. A alta para casa ocorre assim que o paciente adquire condições mínimas de mobilidade, e o cuidador, quando indicado, bem como conhecimentos e orientações suficientes para o cuidado do paciente com segurança e retorno satisfatório para a vida comunitária.

Os programas de reabilitação podem ser classificados de acordo com a intensidade, duração e quantidade de estratégias terapêuticas utilizadas. De modo geral, os programas ambulatoriais têm um paradigma extensivo (definido como duração a partir de 3 meses, compreendendo 2 ou mais modalidades terapêuticas, por uma média de 3 dias semanais, por 3 horas ao dia, com duração de 6 meses, aproximadamente). Os programas em hospitais gerais ou próprios para reabilitação têm paradigma intensivo (definido como de duração de 3-6 semanas), compreendendo terapias diárias, em várias sessões, dependendo da tolerância do indivíduo. É recomendável que a combinação de modalidades terapêuticas esteja de acordo com a capacidade do paciente.

Para que haja um tratamento individualizado, é necessário que o nível funcional do paciente seja estratificado quanto ao prognóstico e ao perfil clínico. Dessa forma, para a definição do plano de reabilitação, é necessário observar os principais achados neurológicos:

- nível de consciência;
- comorbidades e seu controle;
- deficiências cognitivas (agnosias, apraxias, alterações de memória/atenção/funções executivas), emocionais e visuoespaciais;
- deficiência motora e limitação de mobilidade, alterações de tônus, encurtamentos miotendíneos, anquiloses, distúrbios de movimento, alterações posturais;
- alteração do equilíbrio e da coordenação;
- deficiência somatossensorial e visual;
- deficiências de fala e linguagem;
- disfagia, desnutrição, desidratação e ocorrência de broncopneumonia;
- dor neuropática ou mista;
- desempenho em atividades básicas e instrumentais de vida diária.

A avaliação funcional dos itens acima é realizada, no campo da reabilitação, com o auxílio de instrumentos de medida específicos. Essas ferramentas unificadas avaliam o desempenho do paciente e são de grande importância para a observação objetiva da eficácia do programa de reabilitação. Também norteiam os indicadores de efetividade das intervenções. Nem sempre são específicas para AVE ou validadas para a prática de reabilitação do Brasil, mas merecem destaque:

- medidas de deficiência após o AVE agudo, como a *NIH stroke scale* (avalia a gravidade do acometimento neurológico – dos déficits presentes);
- nível de consciência: apesar de terem sido desenvolvidas para traumatismos cranianos, usam-se as escalas coma/*near coma scale* e a escala de coma de Glasgow;
- avaliações do estado mental para rastreio cognitivo, como *Montreal cognitive assessment*, miniexame do estado mental (MEEM) e medida de acessibilidade funcional (MAF);
- escalas de depressão, como *Beck depression inventory* e *geriatric depression scale.*
- medidas da função motora equilíbrio e mobilidade, como *Berg balance assessment*, *timed up and go test*, *Fugl-Meyer scale*;
- avaliação da fala e linguagem, como *Boston diagnostic aphasia examination* e *token test*;
- avaliação de disfagia como a *functional oral intake scale* (FOIS);
- medidas de limitação para as atividades de vida diária, como o índice de Barthel e a medida de independência funcional (MIF);
- medidas da restrição à participação após o AVE, como a *Rankin scale*;
- avaliação familiar e do cuidador, como o *Caregiver Burden scale* e *the awareness questionnaire* (AQ);
- medidas de qualidade de vida, como o *short form-36* (SF-36).

Outros instrumentos podem ser utilizados, principalmente no contexto hospitalar geral, para a detecção e monitorização de pacientes, com potencial para programa de reabilitação:

- *Identification of seniors at risk – hospitalized patients* (Isar-HP);

- *Care complexity prediction instrument* (Compri);
- *Hospital admission risk profile* (Harp);

Uma alternativa ao uso de inúmeros instrumentos, que devem ser integralmente aplicados, é utilizar os itens pertinentes da CIF para cada paciente, a partir de uma seleção possível, como são os *core sets* da CIF para AVE (há o breve e o compreensivo). E cada um dos itens da CIF é quantificado de forma simples e intuitiva, em uma escala Likert de 5 pontos, facilitando sua utilização na prática clínica. Maior detalhamento sobre a CIF pode ser encontrado no capítulo sobre avaliação funcional deste Manual.

Com base nessa avaliação ampla e multiprofissional da funcionalidade do paciente, devem ser estabelecidos objetivos realistas para o paciente. Os objetivos podem ser traçados para curto, médio e longo prazo, e devem considerar as expectativas do paciente e da família, e cuidadores. Os de curto prazo, em geral, referem-se às funções sensório-motoras básicas, como força e estímulo sensorial, cujo treinamento surte resultados de forma mais rápida e mais facilmente quantificados. Em médio prazo, os objetivos costumam estar relacionados às atividades de vida diária, atividades instrumentais, conteúdos cognitivos e orientações para o cuidador, enquanto, a longo prazo, os objetivos em geral incluem a participação comunitária mais intensa e a retomada de experimentação de situações sociais.

O modelo assistencial de reabilitação, sendo tanto ambulatorial como intra-hospitalar, deve contemplar triagem considerando critérios de elegibilidade, avaliação médica inicial e periódica e intervenções propriamente ditas (terapias multimodais, uso de equipamentos, tecnologias, medicamentos, procedimentos analgésicos, bloqueios neuroquímicos, provisão de órteses e meios auxiliares). Além disso, as reuniões de equipe devem ser periódicas, para eventuais ajustes ou modificações de estratégias das intervenções, conforme evolução no programa.

Considerando os vários serviços aptos para os cuidados do paciente após o AVE, já de alta do tratamento intensivo nos hospitais gerais, destacam-se: *home care*, hospital de transição, centro de reabilitação e instituição de longa permanência (IPL)/*hospices*. No *home care*, a complexidade de cuidados gerais se sobrepõe aos de reabilitação; no hospital de transição, os cuidados gerais têm carga igual à reabilitação. Na IPL, o paciente não tem potencial significativo de reabilitação e necessita de manutenção de longo prazo.

Dessa forma, seguindo a classificação de Rankin para o AVE, indivíduos de nível 1 e 2 são aptos para centro de reabilitação. Indivíduos Rankin 3 podem se beneficiar de hospitais de transição ou centros de reabilitação, dependendo de complexidades clínicas e sociais. Já indivíduos mais incapacitados (Rankin 4 e 5) são elegíveis para hospital de transição ou *home care*, dependendo dos prognósticos funcionais. Da coorte de 197 pacientes internados após AVE do *Copenhagen Stroke Study*, os autores observaram que o tempo adequado de reabilitação intensiva é de 30, 90 e 120 dias (respectivamente, para Rankin 2, 3 e 4-5)[9].

Se, após 6 meses de reabilitação extensiva ambulatorial e de início precoce, não forem observados ganhos de independência funcional, pode-se considerar a alta desse modelo de tratamento e iniciar novas formas de assistência em reabilitação (v. seção a seguir). A falta de evolução esperada na recuperação pós-AVE (platô funcional) é a justificativa para que as fontes pagadoras questionem a manutenção da reabilitação. O uso de outros instrumentos de avaliação funcional pode acrescentar maior sensibilidade à observação clínica e justificar a manutenção do programa. De toda forma, a decisão sobre a alta deve se sustentar nas metas de objetivos delineados ao longo do programa.

As fases da reabilitação

Fase aguda

Inicia-se assim que há condições clínicas estabilizadas: as diretrizes sugerem a primeira avaliação estruturada da reabilitação nos primeiros 4-7 dias[4]. As prioridades são a prevenção secundária, a prevenção de complicações clínicas e o início de estímulo físico e cognitivo conforme a tolerância, em sessões curtas e de forma precoce, preferencialmente em unidades especializadas[10]. Essa fase da reabilitação é também discutida no cuidado de reabilitação aos pacientes com AVE (fase aguda). Nessa fase, a reabilitação deve se atentar a:

1. iniciar exercícios passivos motores para manutenção de amplitudes articulares e prevenção de tromboembolismo venoso;
2. checar habilidade para deglutição, antes do início da ingestão de líquidos e alimentos sólidos. Em pacientes com disfagia, implementar fonoterapia;
3. instituir medidas para manutenção da integridade da pele e detectar grupos de risco para úlceras de pressão, cuidar de hidratação e nutrição;
4. garantir agenda de trocas de decúbito;
5. encorajar o paciente a realizar atividades de autocuidado, realizar treino de transferências, treino de trocas posturais em atividades motoras baixas;
6. monitorizar hipotensão ortostática e dor;
7. checar funções cognitivas e iniciar atividades de comunicação, memória, atenção e orientação;
8. estabelecer o risco de quedas, disfagia e psíquico;
9. remover o mais breve possível o uso da sonda vesical de demora e instituir o hábito miccional. Mediante disfunções esfincterianas significativas, instituir o cateterismo limpo;
10. tratar crises convulsivas, com o uso de medicação que não interfira negativamente nos processos de neuroplasticidade ou na atenção às atividades terapêuticas; evitar a polifarmácia;
11. orientar e educar o paciente e seus acompanhantes em relação ao prognóstico, complicações potenciais, necessidades do tratamento;
12. estabelecer os objetivos de curto e médio prazo da reabilitação e a implementação efetiva da reabilitação subaguda;
13. diagnosticar e tratar as doenças concomitantes;
14. estabelecer metas diárias no quarto do paciente, avaliar mudanças ambientais, facilitar acesso a agências de cuidadores.

Na fase aguda, o paciente se encontra em um hospital geral ou em uma unidade terciária especializada em AVE, sob os cuidados de uma equipe médica titular, frequentemente composta por neurologistas, intensivistas, clínicos, cardiologistas e/ou geriatras. Felizmente, o médico fisiatra tem se tornado cada vez mais presente no meio hospitalar, e cada serviço estabelece uma rotina de inserção do especialista em reabilitação nos casos agudos de AVE. Uma proposta de inserção do fisiatra nos casos de AVE é exemplificada em seção a seguir, sob a forma de um fluxo.

No cenário de um hospital geral, observa-se grande contingente de pacientes com fragilidade e risco para hospitalização prolongada, o que acarreta, por sua vez, o agravamento das condições de base e complicações clínicas. De fato, internações prolongadas estão associadas à maior mortalidade, taxa de readmissão, síndrome do imobilismo e piora funcional[11].

Uma coorte brasileira de 523 pacientes, realizada em um hospital geral, observou que a internação prolongada está associada ao AVE, entre outras variáveis, como disfagia e incontinência esfincteriana. A inabilidade de realizar transferências da cama para cadeira (aferida pelo índice Barthel) foi um preditor de institucionalização e morte[12]. Esses dados reforçam ainda mais a necessidade da reabilitação precoce para ganhos funcionais entre os pacientes com AVE agudo e a presença do médico fisiatra junto às demais equipes clínicas, para o estabelecimento de programa estruturado de reabilitação.

Considerando que o paciente se encontra hospitalizado durante a fase aguda, é necessário iniciar o processo de transição para continuidade do cuidado pós-alta hospitalar, por meio de tratamento adequado. Também se objetiva estruturar a nova rotina familiar e prosseguir no ganho funcional.

Fase subaguda

Esta fase se inicia quando o paciente está apto a receber alta dos cuidados agudos em hospital geral e se torna elegível para realizar seu tratamento em centros de reabilitação ambulatorial ou em hospitais de reabilitação.

No Brasil, os programas ambulatoriais de reabilitação neurológica constituem o tratamento habitual para a maioria dos pacientes com múltiplas necessidades. Em geral, as terapias são mantidas até que o paciente atinja um platô de ganhos funcionais, e a principal vantagem é seu caráter ecológico, isto é, capaz de prover aprendizado também no próprio ambiente do indivíduo, levando em consideração a imersão em seu meio. Nesse programa, o paciente aplica, imediatamente, em domicílio, o que aprendeu no centro de reabilitação.

Já os hospitais específicos para reabilitação são poucos e foram recentemente implantados em nosso meio, como nova forma de fornecimento de cuidados mais intensivos aos pacientes incapacitados. Para lesões encefálicas adquiridas, há evidência de efetividade de reabilitação interdisciplinar internada, particularmente apoiando a criação de unidades especializadas de tratamento, como unidades de AVE, para a provisão de programas curtos e transferência precoce dos pacientes[3,13], resultando em altas com pacientes funcionalmente mais independentes. No Instituto de Medicina Física e Reabilitação do Hospital das Clínicas (IMREA-HC) da Faculdade de Medicina da Universidade de São Paulo (FMUSP) da Rede de Reabilitação Lucy Montoro, da rede pública do Estado de São Paulo, foi observado que, para pacientes subagudos[14] com período médio de internação de 30 dias, houve ganhos para atividades motoras e cognitivas. Seis meses após a intervenção, pacientes mantinham a funcionalidade adquirida durante a internação (77,3%) e realizavam terapias de manutenção na comunidade (40,3%) ou no domicílio

(23,5%). No entanto, os parâmetros assistenciais práticos da reabilitação do AVE quanto à decisão de programa ambulatorial ou internado ainda são empíricos e multifatoriais, pois não há dados publicados quanto à relação custo-efetividade dos dois modelos no país.

Uma vez admitido o paciente, metas de curto e médio prazo são estabelecidas, com base em dados concretos e realistas, com relação à incapacidade atual e ao potencial de recuperação. Deve haver um consenso e validação entre o paciente, a família e a equipe de reabilitação, em relação aos objetivos da reabilitação e seu prognóstico.

Os determinantes para a escolha da dose/frequência das terapias são a motivação do paciente e da família, a gravidade dos déficits e incapacidades funcionais, prognóstico, potencial de aprendizagem e tolerância para atividade física, em associação com avaliação do risco cardiovascular.

O programa se baseia no aprendizado ativo dos pacientes e no trabalho interdisciplinar da equipe de reabilitação. Estudos atuais, com acompanhamento de até 1 ano, apontam maior vantagem (em termos de eficácia, ganho funcional, prevenção de novos eventos e menor declínio funcional em longo prazo) de unidades especializadas, em comparação com centros não voltados especificamente ao AVE[15].

Os objetivos da reabilitação devem ser, periodicamente, revistos e replanejados pela equipe ao longo do processo de reabilitação, e, portanto, as reuniões de equipe devem ter periodicidade ditada pela velocidade de aquisição de habilidades. Podem variar de semanas a meses, dependendo da fase do programa.

Quando o paciente ainda não foi submetido a outra intervenção de reabilitação, no início do programa terapêutico, as ações são voltadas para a recuperação de funções essenciais ou básicas, como a força, a amplitude articular e a vocalização de sons – à semelhança do que se propôs para a intervenção na fase aguda. Com a melhora destas, a ênfase passa a ser na realização de atividades mais funcionais, como andar, manipular objetos ou a comunicação efetiva de mensagens simples.

Aspectos emocionais

Após o AVE, o indivíduo vivencia ansiedade, estresse e alterações de humor. Tais transtornos afetam sua elaboração de planos futuros, a compreensão de limites e potencialidades e a capacidade de reorganização da sua vida mediante os déficits. A psicoterapia deve ser individualizada, conforme as necessidades e circunstâncias, de modo a promover suporte emocional ao paciente e a sua família durante as demais terapias de reabilitação, e para previsão de atividades laborais e ocupacionais futuras em sociedade.

Deve ser feita a avaliação emocional do paciente, no contexto dos déficits cognitivos e orgânicos. Qualquer intervenção leva em consideração o tipo e a complexidade da apresentação neuropsicológica e da história pessoal. O diagnóstico da depressão depende do exame clínico e de escalas específicas. Quadros afetivos acarretam, em geral, grande interferência na reabilitação, com impacto negativo na funcionalidade motora e cognitiva, redução do aproveitamento no programa, desestruturação da vida familiar, social, de lazer e de trabalho, além de agravar o desconforto do paciente. Não há recomendação quanto ao uso de farmacoterapia preventiva, mas deve-se identificar quadros de depressão, ansiedade ou outro comprometimento emocional. Além disso, a farmacoterapia para transtornos afetivos pode causar sedação e diminuir o progresso dos ganhos funcionais.

Uma metanálise aponta a prevalência de 30% de depressão após AVE, e é relacionada ao maior risco para demência, piores desfechos no programa de reabilitação e menor sobrevida[16]. O uso de antidepressivos, principalmente inibidores seletivos da recaptação da serotonina, está associado a melhor prognóstico[17].

Alterações cognitivas

Os eventos isquêmicos ou hemorrágicos do AVE, difusos ou localizados, podem estar associados a déficits em funções como atenção, concentração, memória, controle visuoespacial e de funções executivas (velocidade de pensamento, abstração, pragmática, resolução de problemas, flexibilidade mental, controle emocional). Preferencialmente, os pacientes devem ser submetidos a rastreio cognitivo. Quando identificado, o déficit cognitivo deve ser estudado por meio de bateria diagnóstica específica.

Baseando-se nos mecanismos de isquemia e seu efeito no tecido cerebral, os esforços farmacológicos de fase aguda e de reabilitação buscam limitar a lesão isquêmica ou facilitar a recuperação de vias. Isso é feito por estratégias neuroprotetoras (voltadas à reperfusão cerebral na fase aguda) e restaurativas (objetivando a recuperação do tecido cerebral). Entre estas últimas, há resultados promissores, como o uso de inibidores seletivos da recaptação da serotonina, dopaminérgicos, anticolinesterásicos e colinérgicos, e algumas têm uso indicado. Porém, apresentam evidências ainda moderadas[4].

Recomenda-se usar intervenções para memória e demais domínios cognitivos deficitários que se enfoquem tarefas funcionais relevantes, tais como aumentar a consciência do déficit da memória, estímulo ao aprendizado e técnicas elaborativas (associações, técnicas mnemônicas, estratégias internas) e estratégias externas (diários, listas, calendários, alarmes).

Deglutição

A disfagia ocorre em até 67% dos pacientes após o AVE[18], especialmente, nas fases agudas, mas a recuperação é muito veloz na maior parte do pacientes. Sendo assim, a deglutição deve ser reavaliada, periodicamente, desde o início do programa. As principais consequências da disfagia são as infecções respiratórias, o comprometimento da hidratação e da nutrição.

Intervenções simples, como a modificação da consistência de alimentos e o posicionamento durante a alimentação, são frequentemente recomendadas quando a ingestão é possível. Noutras situações, a implementação de vias alternativas de alimentação pode ser necessária. Nesses casos, é recomendado oferecer terapia de deglutição 1-3 vezes por semana, para indivíduos aptos a participar das atividades. As técnicas incluem estratégias compensatórias, exercícios para órgãos fonoarticulatórios, estímulo tátil, estímulo à deglutição automática, orientações posturais e exercícios domiciliares e para orientar o cuidador. Caso essas medidas não sejam suficientes, pode-se ainda optar pela gastrostomia, uma vez que está comprovado perfil de segurança superior ao uso de longo prazo de sonda nasoenteral.

Comunicação

A avaliação das alterações da comunicação envolve a avaliação funcional da linguagem, seguida da aplicação de testes padronizados, considerando o grau de escolaridade, e a análise do impacto das deficiências na funcionalidade. Nos casos de afasia, a fonoterapia deve ocorrer no mínimo 2 horas por semana, por 6 meses e, idealmente, com grande participação e envolvimento do paciente. Os objetivos das terapias para as afasias abrangem: melhora da inteligibilidade e conteúdo da fala, escrita e leitura; estratégias compensatórias (como pranchas de comunicação alternativa e programas de computador) para suprir a deficiência; orientação à família.

Aspectos motores

Até a década de 1990, o paradigma da reabilitação dos pacientes com doenças neurológicas era estabelecer um conjunto de estratégias compensatórias em face de um dano tecidual irreversível, considerando o sistema nervoso uma estrutura estática e funcionalmente compartimentada e especializada. Após esse período, estudos em modelos animais evidenciaram o efeito do treino motor e reabilitacional na reorganização cortical[19] em estudos experimentais. Atualmente, considera-se um pilar da reabilitação neurológica o treino repetitivo, intensivo e específico para dada tarefa, ou desenvolver circuitos neuronais que possam controlar a realização da tarefa, sem descartar o uso de estratégias compensatórias.

As deficiências motoras do paciente com sequela de AVE são várias, porém os achados mais comuns são a redução de força em um ou ambos os dimídios, em geral, em associação com alterações de tônus, ataxia, dispraxias, entre outras. A fraqueza limita a habilidade do indivíduo de realizar movimentação ativa, trocas posturais, transferência de uma postura para outra, marcha e uso dos membros superiores para atividades funcionais básicas e instrumentais.

Métodos convencionais de fisioterapia para AVE incluem combinações de exercícios para manutenção da amplitude de movimento articular, fortalecimento muscular e controle de movimento, mobilizações passivas, assistidas ou ativas e técnicas de facilitação ou compensação. As terapias neurofisiológicas como Bobath e Kabat, que envolvem técnicas de reeducação muscular, são controversas, não tendo comprovada superioridade entre si e sobre intervenções fisioterapêuticas convencionais. De qualquer forma, a cinesioterapia convencional e o *biofeedback* por eletromiografia são eficazes em relação ao exercício simulado[20], com ganho em potência motora, recuperação funcional e melhora da qualidade da marcha[21].

A estimulação elétrica funcional (FES) permite ganho de propriocepção do grupo muscular plégico; nas paresias, visa à recuperação da força muscular[3] ou pode ser usada em associação ao movimento funcional. Para o treino de equilíbrio, preconizam-se treinos em plataforma com instabilidade variável para ganho de postura estática e dinâmica[22].

O treino de marcha se inicia com o ganho de mobilidade para trocas posturais e atividades motoras baixas, com controle de tronco e pelve, e deve estar associado a treino resistido, proprioceptivo e de alongamentos. O objetivo final é a marcha independente comunitária; em sua impossibilidade, trabalha-se o ganho de marcha assistida domiciliar ou terapêutica com segurança. Medidas objetivas podem ser obtidas a partir do estudo do movimento em laboratórios de marcha, quando necessário.

Os pacientes necessitam de estratificação cardiovascular prévia ao início do condicionamento cardiopulmonar, cujos objetivos são aprimorar a marcha, equilíbrio, velocidade e *endurance*. Para os pacientes que adquirem velocidade de treino suficiente para exercício aeróbico, preconiza-se treino 10-20 bpm acima da frequência cardíaca de repouso, ou escala de percepção de esforço de Borg ≤ 11 (na fase subaguda precoce). Em fases mais tardias, preconiza-se 40-70% da frequência de reserva, 30 acima da frequência de repouso, ou Borg entre 11-14. O fortalecimento deve ser de 50-80% de 1 repetição máxima (RM)[23].

As evidências do efeito do treino tarefa-específico, intensivo e repetitivo motivaram o desenvolvimento de técnicas tais como a terapia de contenção induzida (TCI) e o treino de marcha com suspensão parcial de carga[24]. A movimentação dos membros inferiores é estimulada verbal ou manualmente pelo terapeuta, podendo haver retroestimulação com o uso de espelhos ou ainda o direcionamento do movimento com o acoplamento de sistemas robóticos.

Embora haja resultados promissores, as evidências combinadas em metanálise não mostram superioridade da marcha sustentada em relação a outras modalidades terapêuticas. Pelo fato de o treino com marcha sustentada ser extenuante e exigir grande número de fisioterapeutas, exoesqueletos robóticos têm sido estudados e desenvolvidos com o objetivo de treino repetitivo, consistente e com suporte em todo o arco do movimento. Atualmente, há vários modelos no mercado. No entanto, são ainda pesados, exigindo grande condicionamento e assistência do terapeuta, e são muito onerosos. Quanto à robótica, em geral, os efeitos são favoráveis ao uso da terapia robótica para membro superior do lado hemiparético após o AVE nas fases mais precoces após lesão. A American Heart Association recomenda o uso tanto para casos agudos e crônicos, internados (classe Ia) ou ambulatoriais (classe II)[4]. No entanto, diretrizes da Veterans Affair (VA/Do)[3] não recomendam o uso. Até o momento, não há evidências de que seu uso isolado seja superior à cinesioterapia convencional para o treino de marcha. Alguns equipamentos robóticos já obtiveram aprovação na Anvisa, para uso terapêutico no Brasil. Também há aprovação de equipamentos de realidade virtual, nos quais o indivíduo em treinamento é colocado em um ambiente simulado por computador, com estímulos sensoriais hápticos, visuais, posturais, auditivos para motivá-lo a realizar tarefas que de outra forma seriam impossíveis ou o exporiam a muito risco, como andar na rua, lidar com objetos cortantes e quentes. Concordando com a metanálise que evidencia seu efeito favorável, seu uso tem sido implementado tanto para treino motor proximal do membro superior como para reabilitação de distúrbios visuoespaciais.

De todo modo, a incorporação de tecnologias à reabilitação convencional tem se mostrado promissora, e os equipamentos necessitam ser analisados quanto à segurança, eficácia, custo-efetividade, adesão e duração do efeito adquirido. Atualmente, inúmeras empresas *startups* têm concebido soluções em reabilitação, em ampla gama: desde aplicativos de monitorização e programas de exercícios via telefone celular até plataformas portáteis de análise cinemática da marcha, braços robóticos ligados a interfaces cérebro-máquina mais sofisticados.

Muitos indivíduos com sequelas de AVE não conseguem recuperar a marcha, seja em virtude das deficiências motoras, cognitivas, sensoriais ou das comorbidades, por exemplo, uma insuficiência cardíaca associada. Nesses casos, a locomoção do paciente ocorrerá preferencialmente por cadeira de rodas, todavia a hemiplegia impõe uma dificuldade a mais nessa tarefa, uma vez que a impulsão da cadeira será feita apenas de um lado. A alternativa é o uso de cadeiras com aros duplos de controle das rodas com apenas uma mão ou as cadeiras motorizadas.

Autocuidados

Assim que o paciente apresentar condições clínicas, motoras e cognitivas, deverá ser estimulado para a realização de atividades de vida diária da forma mais independente possível. A análise das atividades funcionais rotineiras deve ser realizada precocemente, e estendida até o indivíduo adquirir independência modificada, ou com supervisão e adaptações. Consensos corroboram a importância e a efetividade da terapia ocupacional para autonomia funcional, destreza de membros superiores, independência em autocuidados e diminuição da espasticidade[4]. É preciso avaliar os recursos ambientais de que ele dispõe, pois a implementação de adaptações de estrutura física domiciliar pode viabilizar a realização dessas atividades com menor necessidade de ajuda de terceiros. A realização de atividades de vida diária exige o estudo da rotina pré-mórbida do indivíduo e as modificações impostas pela deficiência.

Dor e problemas osteomusculares

A dor no indivíduo com sequelas de AVE pode ter múltiplas etiologias, tanto de natureza neuropática como nociceptiva. A dor neuropática decorre de lesões diretas das estruturas encefálicas e manifesta-se geralmente com distribuição em um dimídio. Para o tratamento da dor neuropática, a abordagem preferencial é medicamentosa e inclui antidepressivos tricíclicos, duais, inibidores de recaptação de serotonina, analgésicos tópicos ou via oral, opioides, antipsicóticos e relaxantes musculares. A movimentação ativa dos segmentos corpóreos durante a cinesioterapia e nas atividades funcionais também tem papel eficaz no controle da dor.

A inatividade motora e a fraqueza acarretam encurtamentos musculares e capsulares, redução da força, com desequilíbrios musculoesqueléticos e dor periarticular. As alterações posturais, somadas à espasticidade, exigem que o indivíduo utilize grupos musculares de forma anômala, vindo a sobrecarregar estruturas distantes das articulações, gerando queixas dolorosas mesmo em regiões do corpo não acometidas diretamente pelo AVE.

As contraturas musculares e a espasticidade devem ser tratadas com posicionamento adequado, cinesioterapia, órteses, medicamentos,

procedimentos invasivos e cirurgias. A abordagem é feita individualmente, considerando a gravidade da espasticidade, interferência funcional, ganhos em longo prazo e objetivos do paciente.

A dor no ombro enfraquecido no paciente hemiplégico é queixa dolorosa prevalente. Ainda não há consenso sobre sua etiologia e seu tratamento, sugerindo que se trate de um grupo de afecções musculoesqueléticas associadas ao quadro neurológico. Os principais fatores ligados a essa dor são: posicionamento inadequado, imobilismo, uso incorreto do membro parético, antecedentes prévios de patologias dolorosas no ombro, sobrecarga articular, muscular e tendínea, luxações, dor neuropática, espasticidade grave e flacidez exagerada do membro. Deve-se orientar o posicionamento adequado do membro, adequação do tônus muscular com cinesioterapia, medicamentos ou bloqueios neuroquímicos, estímulo à manutenção das amplitudes articulares, uso de meios físicos analgésicos, uso de órteses de posicionamento e estimulação elétrica funcional.

O paciente com AVE pode ter outros quadros dolorosos de tipo misto, nos quais causas nociceptivas (encurtamentos miotendíneos, imobilismo, síndrome dolorosa miofascial) associam-se a causas centrais (lesões encefálicas, causalgia).

E pacientes com hemiplegia desenvolvem a denominada osteoporose neurogênica, que diz respeito à perda óssea acentuada que afeta o hemicorpo acometido. Sendo assim, medidas preventivas e terapêuticas devem ser introduzidas oportunamente, com a orientação para uma dieta com bom aporte de cálcio; manutenção de bons níveis séricos de vitamina D, com exposição solar ou suplementares; e uso antirreabsortivos ósseos sempre que indicado.

Controle esfincteriano e aspecto sexual

O programa de reeducação intestinal e vesical deve ser implantado em pacientes com constipação intestinal ou incontinência fecal, urge-incontinência urinária e bexiga neurogênica. O objetivo é despertar a percepção das necessidades de evacuação e diurese, criando estratégias que permitam ao indivíduo tornar-se o mais independente possível para lidar com os mecanismos de eliminação e coleta das eliminações.

A orientação para o retorno à vida sexual deve ser parte do programa de reabilitação, e este deve ser mantido após a transição para a comunidade. Deve ser feita a avaliação clínica para programação das estratégias, adaptações e controles medicamentosos de comorbidades para o retorno dessa atividade.

Adaptações e prescrição de auxiliares de locomoção e órteses

O uso de órteses é benéfico na maior parte dos casos, mas deve ser precedido de avaliação para indicação precisa e diagnóstico correto. Seu uso concomitante às terapias pode facilitar e reduzir o custo energético da marcha, facilitar o treino muscular, melhorar o posicionamento do membro e prevenir contraturas. A indicação de órteses pode ocorrer mediante o risco de deformidades em membros superiores e inferiores.

A prescrição de cadeira de rodas deve se basear nas necessidades de cada paciente e sua antropometria, na gravidade motora e cognitiva e no ambiente onde a cadeira será utilizada, além de demandas para conforto, segurança, postura e acessibilidade.

Retorno à comunidade

A alta de um programa de reabilitação ocorre mediante o alcance dos objetivos de curto e médio prazo, previamente estabelecidos quando da prescrição e titulação das intervenções. É importante que a equipe multiprofissional periodicamente reavalie a evolução funcional do paciente e discuta novos objetivos. A falha de progresso em avaliações sucessivas deve conduzir a uma reconsideração do tratamento, mudando a estratégia de reabilitação empregada ou promovendo a alta. O planejamento da alta é um processo sistemático e multidisciplinar, devendo envolver o paciente, a família e a equipe, à luz da avaliação das rotinas domiciliares e do contexto psicossocial.

Nesse momento, deve-se orientar a família e o paciente quanto à nova fase que se inicia, alertando quanto à necessidade de controle de comorbidades, risco aumentado de quedas e importância da responsabilização do paciente e seu cuidador no processo de reabilitação da fase crônica. Para tanto, é feito o encaminhamento a serviços de reabilitação de menor complexidade para intervenções complementares ou de manutenção.

Quando a reabilitação é conduzida em ambiente intra-hospitalar, o paciente deve ser avaliado dentro de 1 mês depois do retorno para a comunidade e em intervalos regulares durante pelo menos o primeiro ano. Os desempenhos físico, cognitivo e emocional e a integração à família e à sociedade devem ser monitorados: alterações clínicas, prevenção secundária, aderência a programa de reabilitação continuada e manutenção domiciliar do *status* funcional adquirido, necessidade de novas estratégias de adaptação e uso periódico de instrumentos de avaliação funcional. Quando a reabilitação ocorre em contexto ambulatorial, os retornos com a equipe de reabilitação têm o objetivo de avaliar a evolução funcional do indivíduo, orientando-o na aquisição de novos objetivos.

Tendo em vista que parte dos indivíduos continuará com sequelas mesmo após a reabilitação, é fundamental alertar o paciente para que não se atenha apenas à resolução das deficiências, e estimular sua reintegração na comunidade. Isso é feito encorajando-o a criar uma nova rotina após o AVE, com o estabelecimento de objetivos nos âmbitos social e comunitário.

O retorno da liberação da carteira nacional de habilitação (CNH) ocorrerá em função dos exames físicos, funcionais e neuropsicológicos realizados por parte da equipe de reabilitação, em associação com os critérios da medicina de tráfego. As condições potenciais para retorno ao trabalho também devem ser identificadas precocemente.

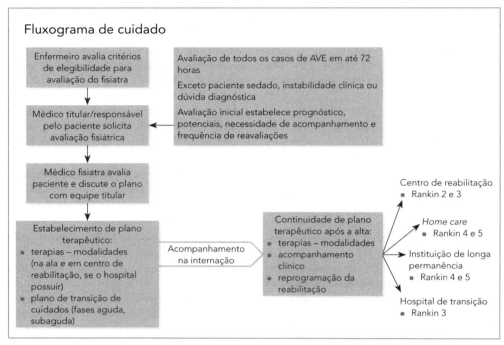

FIGURA 2 Exemplo de fluxo de reabilitação em programa voltado ao acidente vascular encefálico em contexto intra-hospitalar.

CONSIDERAÇÕES FINAIS

Na reabilitação, assim como na saúde como um todo, a provisão da assistência envolve situações limítrofes, nas quais a decisão deve ser cuidadosa, multidisciplinar, e com auxílio de comitês específicos para salvaguardar a ética. Como exemplos, citam-se o termo de consentimento esclarecido em procedimentos e pesquisas envolvendo pacientes com alterações cognitivas e a intermediação envolvendo questões tutelares. Um debate crescente no meio da reabilitação diz respeito à futilidade dos cuidados, definidos como intervenções que trazem pouca ou nenhuma chance de atingir o desfecho pretendido[27]. Há que direcionar o desejo heroico de interferir a todo custo diante de uma condição com baixo prognóstico, para cuidados na medida correta para garantir conforto e qualidade de vida, quando a funcionalidade já não mais é possível.

Ao mesmo tempo, a reabilitação exige grande quantidade de recursos humanos necessários para seu funcionamento e progressiva e a inevitável incorporação de tecnologia aos cuidados. Uma modalidade de assistência promissora, mas que ainda está sob implementação e análise legal, é a telemedicina/telessaúde. Esses recursos tecnológicos podem favorecer o acesso à reabilitação de populações após AVE prejudicadas por barreiras ambientais e permitir o acompanhamento clínico mais robusto. Também permitem o alinhamento de condutas com outras equipes de tratamento.

A limitação de financiamento é confrontada com as necessidades individuais do paciente, tornando as análises financeiras fundamentais em termos populacionais, e para o estabelecimento de modelos assistenciais seguros e sustentáveis. Ainda assim, estudos mundiais mostram que a reabilitação do AVE, inserida no contexto de cuidado integrado nas diversas

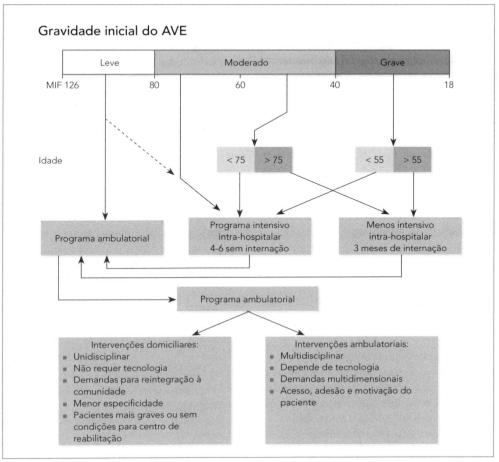

FIGURA 3 Fluxo de cuidados de reabilitação, tomando por base os valores da medida de independência funcional (MIF), cujos valores vão de 18 (mínimo; total dependência) a 126 (máximo; total independência)[25]. Fonte: adaptado de: http://www.ebrsr.com/evidence-review/4-managing-stroke-rehabilitation-triage-process26.

etapas de tratamento e recursos especializados, é custo-efetiva[28]. Hoje, a tendência é a evolução do modelo de pagamento, outrora remuneração baseada em volume com alta utilização e risco para o financiador, para uma atual, de captação e valor fixo *per capita*, sem relação com a utilização dos serviços. A discussão do tema está além do escopo deste capítulo, mas essas várias modalidades de custeio são reflexo de um sistema de saúde que se tornou insustentável com o tempo e que passará por mudanças ainda maiores.

Em resumo, o processo de reabilitação no AVE inclui:

1. avaliação de deficiências, limitações para atividades diárias e participação social por instrumentos padronizados ou de forma sistemática;
2. identificação de recursos pessoais como interesses e estilos de vida;
3. identificação de fatores ambientais que podem atuar como facilitadores ou como barreiras para a funcionalidade do indivíduo;

4. estabelecimento de objetivos iniciais de curto, médio e longo prazo, priorizá-los e reavaliá-los;

5. prover recursos e plano terapêutico na transição de cuidados entre as fases aguda, subaguda e crônica, considerando a disponibilidade dos serviços e o tipo de AVE;

6. facilitar a recuperação, adaptar, compensar, resolver problemas, treinar, educar, motivar e dar suporte;

7. acompanhar o *status* do paciente durante e após o programa inicial de reabilitação.

REFERÊNCIAS BIBLIOGRÁFICAS

1. Andrade FCD, Guevara PE, Lebrão ML, Duarte YAO. Correlates of the incidence of disability and mortality among older adult Brazilians with and without diabetes mellitus and stroke. BMC Public Health. 2012;12:361.

2. Diretrizes AMB. Available: http://www.projeto diretrizes.org.br/novas_diretrizes.php (acesso 20 jul. 2013).

3. Management of stroke rehabilitation working group. VA/DoD clinical practice guideline for the management of stroke rehabilitation. Veterans Health Administration, Department of Defense. 2010.

4. Miller EL, Murray L, Richards L, Zorowitz RD, Bakas T, Clarck P, et al. Comprehensive overview of nursing and interdisciplinary rehabilitation care of the stroke patient : a scientific statement from the American Heart Association. Stroke. 2010;41:2402-48.

5. Roth EJ, Heinemann AW, Lovell LL, Harvey RL, McGuire JR, Diaz S. Impairment and disability: their relation during stroke rehabilitation. Arch Phys Med Rehabil. 1998;79:329-35.

6. WHO (ed.). The international classification of functioning, disability and health. Geneva; 2001.

7. Cifu DX, Lorish TR. Stroke rehabilitation. 5. Stroke outcome. Arch Phys Med Rehabil. 1997;75:S56-S57.

8. Bernhardt J, Hayward KS, Kwakkel G, Ward N, Wolf SL, Borschmann K, et al. Agreed definitions and a shared vision for new standards in stroke recovery research: the stroke recovery and rehabilitation roundtable taskforce. Neurorehabil Neural Repair. 2017;31(9):793-9.

9. Jorgensen HS, Nakayama H, Raaschou HO, Vive-Larsen J, Stoier M, Olsen TS. Outcome and time course of recovery in stroke. Part II: time course of recovery. The Copenhagen Stroke Study. Arch Phys Med Rehabil. 1995;76:406-12.

10. Brainin M, Olsen TS, Chamorro A, Diener HC, Ferro J, Hennerici MG, et al. Organization of stroke care: education, referral, emergency management and imaging, stroke units and rehabilitation. Cerebrovasc Dis. 2004;17(S2):1-14.

11. Sommella L, de Waure C, Ferriero AM, Biasco A, Mainelli MT, Pinnarelli L, et al. The incidence of adverse events in an Italian acute care hospital: findings of a two stage method in a retrospective cohort study. BMC Health Serv Res. 2014;14:358.

12. Ferreira MS, Franco FGM, Rodrigues PS, Correa VMSP, Akopian ST, Cucato GG, et al. Impaired chair-to-bed transfer ability lerads to longer hospital stays aong elderly patients. BMC Geriatrics. 2019;19(1):89.

13. Coleman ER, Moudgal R, Lang K, Hyacinth HI, Awosika OO, Kissela BM, et al. Early rehabilitation after stroke: a narrative review. Curr Atheroscler Rep. 2017;19(12):59.

14. Jorge LL, Brito AMN, Marchi FHG, Hara ACP, Battistella LR, Riberto M. New rehabilitation models for neurologic inpatients in Brazil. Disabil Rehabil. 2015;37(3):268-73.

15. Wang H, Camicia M, Terdiman J, Hung YY, Sandel ME. Time to inpatient rehabilitation hospital admission and functional outcomes of stroke patients. PM R. 2011;3:296-304.

16. Ahn DH, Lee YJ, Jeong JH, Kim YR, Park JB. The effect of post-stroke depression on rehabilitation outcome and the impact of caregiver type as a factor of post-stroke depression. Ann Rehabil Med. 2015;39(1):74-80.

17. Mead GE, Hsieh CF, Lee R, Kutlubaev MA, Claxton A, Hankey GJ, et al. Selective serotonin reuptake inhibitors (SSRIs) for stroke recovery. Cochrane Database Syst Rev. 2012:11:CD009286.

18. Dworzynski K, Ritchie G, Fenu E, MacDermott K, Playford ED. Rehabilitation after stroke: summary of NICE guidance. BMJ. 2013;346:f3615.

19. Nudo RJ, Wise BM, SiFuentes F, Milliken GW. Neural substrates for the effects of rehabilitative training on motor recovery after ischemic infarct. Science. 1996;272(5269):1791-4.

20. Pollock A, Baer G, Pomeroy VM, Langhorne P. Physiotherapy treatment approaches for the recovery of postural control and lower limb function following stroke. Cochrane Database of Systematic Reviews. 2013(6).

21. Woodford HJ, Price CIM. EMG biofeedback for the recovery of motor function after stroke. Cochrane Database of Systematic Reviews. 2013(3).
22. Barclay-Goddard RE, Stevenson TJ, Poluha W, Moffatt M, Taback SP. Force platform feedback for standing balance training after stroke. Cochrane Database of Systematic Reviews. 2013(6).
23. Billinger SA, Arena R, Bernhardt J, Eng JJ, Franklin BA, Johnson CM, et al. Physical activity and exercise recommendations for stroke survivors: a statement for healthcare professionals from the American Heart Association/American Stroke Association. Stroke. 2014;45(8):2532-53.
24. Kwakkel G, Wagenaar RC, Koelman TW, Lankhorst GJ, Koetsier JC. Effects of intensity of rehabilitation after stroke. Stroke. 1997;28:1550-6.
25. Riberto M, Miyazaki MH, Jucá SSH, Sakamoto H, Pinto PPN, Battistella LR. Validation of the Brazilian version of functional independence measure. Acta Fisiatr 2004;11(2):72-6.
26. Heart & Stroke Foundation. Managing the stroke reahabilitation triage process. Available: http://www.ebrsr.com/evidence-review/4-managing-stroke-rehabilitation-triage-process (acesso 25 set. 2019).
27. Spill GR, Vente T, Frader J, Smith S, Giacino J, Zafonte R, et al. Futility in rehabilitation. PM R. 2019;11:420-8.
28. Turner-Stokes L, Paul S, Williams H. Eficiency of specialist rehabilitation in reducing dependency and costs of continuing care for adults with complex acquired brain injuries. J Neurol Neurosurg Psychiatry. 2006;77:634-9.

CAPÍTULO 39

Reabilitação pós-traumatismo cranioencefálico

Ana Alice Amaral de Oliveira
Ana Laura Contim Ferratto
Christina May Moran de Brito

INTRODUÇÃO

O traumatismo cranioencefálico (TCE) é um tipo de lesão encefálica adquirida em um evento em que a energia de um agente mecânico externo é transferida para o conteúdo intracraniano, ocasionando lesão tecidual anatômica e/ou funcional[1,2]. Sua apresentação é heterogênea, sendo categorizada pelo mecanismo de trauma envolvido, pela fisiopatologia da lesão e pela gravidade clínica, conforme exposto na Tabela 1.

O TCE é uma condição mundialmente prevalente e configura causa de incapacidade significativa, além de alta morbimortalidade. Estima-se que nos EUA, no ano de 2018, 1,7 milhão de habitantes tenham apresentado um novo evento traumático[3], enquanto estudos anteriores vinculam essa etiologia a 30% da mortalidade associada a lesões traumáticas por todas as causas[4]. Observa-se a maior prevalência em pacientes a partir dos 75 anos, seguida por pacientes de 0-4 anos e, por fim, em adultos jovens, de 15-24 anos. Os mecanismos de trauma são ajustados à idade, respectivamente: quedas; colisão direta; lesão autoinduzida e acidentes automobilísticos. Destacam-se ainda, nessa população, os traumas advindos da prática de esportes e os que ocorrem durante o serviço militar.

Em escala global, o TCE revela-se sob diferentes perfis epidemiológicos, refletindo aspectos socioeconômicos e demográficos locais. No Brasil, dados do Datasus de 2008-2012 revelaram a incidência de 65,7 casos a cada 100 mil habitantes. As causas mais comuns de TCE foram as quedas e os acidentes de trânsito, sendo pessoas do sexo masculino, abaixo de 40 anos, as mais afetadas[5]. Pressupõe-se que a subnotificação interfira nesses valores, e sabe-se que, mesmo em países com bases de informações amplamente sistematizadas, a descrição dos fatores de risco relacionados às vítimas é insuficiente, além da ausência de medidas de funcionalidade subsequentes à lesão[3].

Lesões primárias e secundárias

Os conceitos de lesões primária e secundária norteiam a abordagem terapêutica. A avaliação e a intervenção neurocirúrgicas mantêm interface com o suporte intensivo em situação hospitalar. É imperativo o diagnóstico de outras lesões relacionadas ao evento, em casos de politrauma, que, caso não compensadas, levam à exacerbação dos mecanismos fisiopatológicos secundários à lesão encefálica. Demais dados clínicos e funcionais que precedem a lesão também devem ser contemplados.

CAPÍTULO 39 REABILITAÇÃO PÓS-TRAUMATISMO CRANIOENCEFÁLICO

TABELA 1 Classificação do traumatismo cranioencefálico

Fisiopatologia da lesão	Primária consequência da força mecânica do trauma			Secundária consequência de alterações metabólicas e complicações secundárias ao trauma
	1. Mecanismo de trauma	Penetrantes ou abertos ■ ferimento por arma de fogo ■ ferimento por arma branca	Contundentes ou fechados ■ contato direto ■ aceleração--desaceleração ■ vibração por explosão (*blast waves*) ■ síndrome do bebê-chacoalhado (*shaken-baby syndrome*)	■ Excitotoxicidade: mediada por glutamato, provocando lesão por radicais livres nas membranas celulares ■ Desequilíbrio eletrolítico ■ Disfunção mitocondrial ■ Respostas inflamatórias ■ Apoptose ■ Isquemia secundária a vasoespasmo, oclusão microvascular focal e injúria vascular ■ Hipertensão intracraniana ■ Herniação cerebral
	2. Padrão de lesão tecidual	Difusa lesão axonal difusa	Focal ■ Contusões ■ Hematoma extra ou epidural ■ Hematoma subdural – agudo ou crônico ■ Hemorragia subaracnoidea ■ Hematoma intraparenquimatoso ■ Hemorragia intraventricular ■ Trauma direto do tronco cerebral; dos pares cranianos ■ Lesão vascular traumática (dissecção arterial, oclusão, pseudoaneurismas) ■ Lesões hipotalâmicas e/ou pituitárias	
Estratificação de gravidade	Clínica Escala de coma de Glasgow (ECG), Escala *FOUR* (*full outline of unresponsiveness*), tempo de amnésia pós-traumática (APT)			Neuroimagem Escala de Marshall, Escala de Rotterdam

Lesões difusas

A lesão axonal difusa (LAD) é a "marca registrada" do TCE. Tal modalidade de lesão o distingue das lesões encefálicas predominantemente vasculares (acidentes vasculares encefálicos isquêmicos e hemorrágicos). É o achado mais comum e de influência prognóstica a longo prazo. Acontece em 50-60% dos casos. Embora difusa e multifocal, é microscópica e muitas vezes de difícil visualização aos exames de imagem, sendo o mais sensível a ressonância nuclear magnética com difusão, na fase aguda. Ocorre como consequência a estresse de cisalhamento sobre as fibras axonais pelas forças de tensão em mecanismos de aceleração-desaceleração e por forças rotacionais como em acidentes motociclísticos ou na síndrome do bebê chacoalhado. As crianças são mais suscetíveis, pela relação desfavorável entre o diâmetro do crânio e do tronco encefálico, pela fraqueza da musculatura cervical e pela pouca mielinização dos neurônios. Anatomicamente, a tríade clássica da LAD manifesta-se por: lesões hemorrágicas focais no corpo caloso; na ponte e no quadrante dorsolateral do mesencéfalo; além das alterações microscópicas da substância branca de ambos os hemisférios cerebrais. Quando se restringe a microlesões de substância branca, admite-se grau leve, enquanto a tríade completa traduz grau moderado a grave. A interrupção do fluxo axoplasmático provoca edema, desconexões encefálicas, inchaço cerebral, alteração da pressão intracraniana e coma, podendo levar ao óbito[1,2,6].

Lesões focais

As lesões focais habitualmente concorrem com a LAD. Dentre as lesões focais, apresentam-se os hematomas traumáticos, sendo eles: extra ou epidurais; subdurais agudos e crônicos; e intraparenquimatosos. Os hematomas extradurais associam-se a fraturas cranianas, com descolamento da dura-máter e lesão vascular, geralmente, de ramos da artéria meníngea média. Predominam no lobo temporal e geralmente não concorrem com injúria encefálica das camadas profundas. Trata-se de uma emergência neurocirúrgica, clinicamente manifestada pelo intervalo lúcido (perda inicial de consciência com seu retorno progressivo e rebaixamento neurológico posterior, conforme o coágulo se expande).

Os hematomas subdurais agudos ocorrem, usualmente, nos lobos frontais e temporais, decorrentes de lesão das veias que drenam a convexidade cerebral, advindas do espaço subaracnoideo para os seios venosos durais (*bridging veins*). Também podem ser decorrentes das contusões corticais. Associam-se à injúria do tecido encefálico e ao desenvolvimento de lesões secundárias. Os hematomas subdurais crônicos predominam em idosos e crianças, por mecanismos como traumas de repetição, epilepsia, *shunts* liquóricos, alcoolismo, atrofia cerebral e uso de anticoagulantes. Clinicamente, podem apresentar-se como síndrome de hipertensão intracraniana, déficit neurológico agudo e demência.

A hemorragia subaracnoidea pode ocorrer pela ruptura de vasos da pia-máter nas fissuras sylvianas e na cisterna interpeduncular. Hemorragia intraventricular provém do dano às veias subependimárias, ou da extensão das hemorragias subaracnóidea ou intraparenquimatosa. Essas lesões, especialmente quando em associação às contusões cerebrais, podem evoluir para hematoma intraparenquimatoso.

A contusão cerebral é o tipo de lesão focal mais frequente no TCE. O mecanismo do dano contusional é decorrente da lesão tecidual local pelo golpe e da lesão tecidual distal pelo contragolpe (oposta ou distante ao ponto de impacto). É usualmente assimétrico, sendo mais suscetíveis os aspectos inferiores dos córtices frontal e temporal.

É importante ressaltar que até um terço dos pacientes com TCE grave desenvolvem coagulopatia, associada à dificuldade da contenção do sangramento. Essa condição ocorre pela liberação sistêmica de fator tecidual e de fosfolípides cerebrais, que levam à coagulação intravascular e à coagulopatia de consumo[2].

Demais lesões ainda podem apresentar-se, como traumas diretos ao tronco encefálico, lesões vasculares traumáticas, lesões hipotalâmicas e pituitárias, entre outras.

Lesões secundárias

A cascata de alterações metabólicas moleculares deletérias decorrentes da lesão cranioencefálica primária dá-se desde o momento do trauma. Traduz-se pela excitotoxicidade mediada por glutamato, que lesa as membranas celu-

CAPÍTULO 39 REABILITAÇÃO PÓS-TRAUMATISMO CRANIOENCEFÁLICO

lares por meio de radicais livres; desequilíbrio eletrolítico; respostas inflamatórias; disfunção mitocondrial; apoptose; isquemia secundária a vasoespasmo; oclusão microvascular focal; injúria vascular; hipertensão intracraniana e herniação cerebral.

Concussão

O termo "concussão" é usado na literatura médica como sinônimo para TCE leve (ECG de 13-15). Segundo o Quality Standards Subcommittee of the American Academy of Neurology, concussão é uma alteração no estado mental, induzida pelo trauma, que pode ou não envolver perda da consciência. Pode durar horas ou dias e caracteriza-se por: amnésia retrógrada e/ou anterógrada, incoordenação motora grosseira, olhar distante, latência verbal aumentada, déficit atencional e de memória de trabalho, desorientação, discurso inapropriado e/ou incoerente e labilidade emocional. Convulsões pós-traumáticas ocorrem dentro da primeira semana da lesão em menos de 5% dos casos de TCE leve a moderado[7].

Cerca de 80% dos casos evoluem para síndrome pós-concussional (SPC) com cefaleia; tontura e náuseas; intolerância a luzes e ruídos; turvação visual; insônia; lentificação do pensamento; dificuldade de atenção, concentração e memória; fadiga; irritabilidade, ansiedade e depressão. Geralmente, os sintomas da SPC regridem após 3 meses do trauma, mas persistem em 5% dos casos. Nesses casos, costuma haver impacto nas funções laborais e cerca de 30% dos acometidos perdem o emprego[6].

A encefalopatia traumática crônica é uma condição neurodegenerativa, associada a repetitivos TCE, como no caso da prática de esportes, que levam a traumatismos de repetição. Caracteriza-se por sintomas progressivos de déficit de memória, envolvimento da função executiva e do controle dos impulsos, alterações comportamentais, transtorno do humor e risco aumentado de suicídio. Relaciona-se à deposição de proteína tau, porém não há avaliação bioquí-

mica ou por imagem com acurácia satisfatória para colaborar com o diagnóstico clínico[8,9].

BASES PARA A PRÁTICA CLÍNICA

O paciente com TCE deve ter acesso à reabilitação interdisciplinar especializada. As intervenções de reabilitação devem ser iniciadas assim que a condição clínica permitir[10]. Os programas de reabilitação devem ter critérios de avaliação e objetivos terapêuticos claros, levando em consideração a gravidade da lesão, a estabilidade clínica, o potencial funcional do paciente, a capacidade do paciente de aprender e se envolver na reabilitação e a tolerância na realização das terapias[10].

A avaliação do paciente após TCE deve ser feita com o objetivo de nortear o planejamento das intervenções de reabilitação. Para tanto, deve-se detectar as alterações funcionais mais comuns nesses pacientes e estratificar a gravidade e o prognóstico funcional de cada caso, incluindo a busca de informações por intermédio de familiares e outros indivíduos envolvidos nos cuidados do paciente. É ideal que a equipe seja coordenada e esteja alinhada com o objetivo de integrar os resultados da avaliação e evitar o excesso e repetição dos testes[3,10].

Instrumentos de avaliação no TCE

Para avaliação da gravidade são utilizadas e bem estabelecidas as seguintes escalas:

- ECG (Tabela 2): avalia a profundidade do coma (Tabela 1). De acordo com o escore da ECG, à admissão do paciente, classifica-se:
  - TCE grave: 3-9 pontos na ECG após 6 horas do TCE;
  - TCE moderado: 9-12 pontos na ECG após 6 horas do TCE;
  - TCE leve: ECG > 12[11].

- Amnésia pós-traumática (APT): avalia o déficit de memória com desorientação e amnésia para eventos rotineiros, desde o trauma até a retomada da memória. Essa escala também auxilia na predição do prognóstico[12,13].

- TCE leve: APT < 24 horas;
- TCE moderado e grave: APT > 24 horas.

O tempo de APT inferior a 2 semanas indica 80% de boa recuperação; superior a 4 semanas, 27% de boa recuperação; e tempo de APT superior a 12 semanas prediz déficits cognitivos graves e prognóstico funcional muito pobre em 1 ano de lesão.

TABELA 2 Escala de coma de Glasgow[11]

Escala de coma de Glasgow (ECG)	
Abertura ocular	
Espontânea	4
Comando verbal	3
Estímulo doloroso	2
Nenhuma	1
Melhor reposta motora	
Obedece a comando	6
Localiza estímulo doloroso	5
Retira membro à dor	4
Flexão anormal (decorticação)	3
Extensão anormal (decerebração)	2
Nenhuma	1
Resposta verbal	
Orientado	5
Confuso	4
Palavras inapropriadas	3
Sons	2
Nenhuma	1
Total	3-15

Além da APT, outras escalas podem auxiliar na avaliação e reavaliação da evolução e nortear as intervenções de reabilitação do paciente com TCE, sendo as principais a escala Rancho Los Amigos e a escala de Evolução de Glasgow[12,13].

A escala Rancho Los Amigos (Tabela 3) é um instrumento de avaliação que pode auxiliar a entender o comportamento evolutivo do paciente durante o primeiro ano, após o TCE

fechado. A evolução de cada paciente pelos 10 níveis da escala dependerá da gravidade, do tempo e do local da lesão. De acordo com o nível, determinam-se as intervenções de reabilitação mais adequadas e os familiares e/ou cuidadores são orientados quanto à maneira como devem interagir e como podem contribuir diante de cada fase[14,15].

TABELA 3 Escala Rancho Los Amigos[14]

Escala Rancho Los Amigos
Nível I: Não responsivo (equivale a ECG 3-8)
Nível II: Resposta generalizada (equivale a ECG 9-12)
Nível III: Resposta localizada (equivale a ECG 13-15)
Nível IV: Confuso e agitado
Nível V: Confuso e inapropriado
Nível VI: Confuso e apropriado
Nível VII: Automático e apropriado
Nível VIII: Intencional e apropriado (necessita de moderada assistência para atividades de vida diária)
Nível IX: Intencional e apropriado (necessita de mínima assistência para atividades de vida diária)
Nível X: Intencional e apropriado (independência modificada)

A escala de evolução de Glasgow (EEG) pode ser utilizada 6 meses após o trauma para avaliar a evolução e o *status* funcional do paciente[13,15]. Classifica o indivíduo em cinco categorias globais, que compreendem:

1. morte, por consequência do trauma ou de suas sequelas;
2. estado vegetativo, para o indivíduo que não reage aos estímulos do ambiente;
3. incapacidade grave: dependência nas atividades de vida diária (AVD);
4. incapacidade moderada: independência nas AVD e na marcha, porém tem limitações profissionais;
5. boa recuperação: reintegração à sociedade, déficits leves que não impedem sua independência e participação social.

Anamnese e exame físico

A anamnese e o exame físico do paciente com traumatismo cranioencefálico deve abordar as alterações funcionais mais comuns nesses pacientes[3,10]. E deve compreender:

- avaliação do comprometimento motor: força muscular, tônus, equilíbrio, coordenação;
- busca de possíveis lesões ortopédicas associadas no momento do trauma (fraturas, lesões miotendíneas); e mais tardias (ossificação heterotópica);
- avaliação da dor;
- alterações da fala e deglutição;
- disfunções sensoriais: perda auditiva, alteração de sensibilidade, visão (incluindo acuidade reduzida, alteração de campo visual, alteração de motricidade ocular);
- alteração no controle gastrointestinal e urinário;
- alterações no nível e na qualidade da consciência;
- alterações das funções cognitivas (comprometimento da atenção, orientação e memória);
- alterações comportamentais.

Funções da consciência

Os pacientes com alteração do nível de consciência deverão ser avaliados continuamente por meio dos instrumentos já descritos. A reavaliação clínica imediata deve ser realizada quando uma queda ou alteração inesperada na pontuação da ECG de mais de 2 pontos for observada[10,16].

Para minimizar a agitação e confusão associadas às alterações da consciência, os pacientes devem permanecer em ambiente seguro e supervisionado. Recomenda-se:

- manter um ambiente silencioso e evitar hiperestimulação;
- avaliar e considerar o impacto das visitas de familiares e amigos no comportamento do paciente;
- avaliar e considerar o impacto das terapias e limitar essas atividades caso causem agitação ou fadiga excessiva, permitindo o descanso, conforme necessário;
- minimizar o uso de contenções mecânicas, considerando o uso de medidas alternativas, quando necessário;
- dispor de profissionais de saúde treinados nos cuidados de pacientes com TCE;
- apresentar ao paciente objetos, músicas, imagens com as quais ele está familiarizado, conforme tolerado;
- orientar os familiares sobre o quadro de alterações na consciência e sobre medidas que minimizem os episódios de agitação[10,16].

Função e controle motor

- Tônus e amplitude de movimento articular (ADM) funcional: é importante atuar na prevenção de deformidades decorrentes da espasticidade, mau posicionamento e imobilismo. Independentemente do prognóstico, o potencial funcional pode ser afetado pelo desenvolvimento de contraturas. As intervenções terapêuticas para manutenção de ADM englobam exercícios de mobilização articular e alongamentos na fisioterapia, uso de órteses para posicionamento, bloqueio neuroquímico e tratamento medicamentoso para tratamento de espasticidade[3,10]. Na fase subaguda, em caso de restrição de amplitude de movimento articular focal, é importante cogitar a presença de ossificação heterotópica, possível complicação em pacientes com TCE. Acomete mais comumente o quadril, o cotovelo e/ou o joelho. Como o nome sugere, diz respeito à formação de osso fora do lugar, nesse caso, nas articulações, podendo resultar em restrição significativa, ou até completa, da amplitude de movimento articular[17];
- treino de força muscular, coordenação motora grossa e fina, equilíbrio: recomenda-se que as intervenções terapêuticas para

reabilitação das funções motoras sejam realizadas em associação com treinos de atividades específicas (trocas posturais, transferências, marcha) visando à otimização da evolução funcional[10];

- o condicionamento físico é recomendado para promover a melhora da resistência cardiorrespiratória em indivíduos com TCE[18];
- deve ser avaliada a indicação de tecnologia assistiva (órteses, meios auxiliares de locomoção, equipamentos de adaptação para tarefas específicas) visando otimizar a segurança, independência, comunicação e qualidade de vida dos pacientes com TCE[3,10,18].

Fadiga e distúrbios do sono

As intervenções não farmacológicas devem ser priorizadas e podem incluir: terapia cognitivo-comportamental (TCC), realização de atividade física regular, estratégias de conservação de energia e higiene do sono[10].

Os benzodiazepínicos e outros medicamentos hipnóticos não benzodiazepínicos devem ser considerados o último recurso para o tratamento de distúrbios do sono em pacientes com TCE e devem ser prescritos por período breve, quando indicados[10,16].

Dor

É importante a reavaliação contínua e periódica da presença de dor nos pacientes com TCE. O tratamento medicamentoso deve ser revisado e ajustado sempre que indicado, visando minimizar a influência dos efeitos colaterais na funcionalidade do paciente[10].

Distúrbios comportamentais e emocionais

Alterações comportamentais nos pacientes com TCE são comuns e variam desde labilidade emocional e depressão até hipersexualização, agressividade ou delírios persecutórios.

Devem ser diagnosticadas e tratadas possíveis comorbidades, como convulsões, transtornos de humor e ansiedade prévios, transtornos de personalidade, distúrbios metabólicos, efeitos colaterais de medicamentos, de atenção e abuso de substâncias.

Dado seu perfil de efeito colateral favorável, os inibidores seletivos da recaptação de serotonina (ISRS) são recomendados como tratamento de primeira linha para a depressão após lesão cerebral traumática (TCE)[10,16,19].

A equipe interdisciplinar, em especial a equipe de psicologia, deve desenvolver uma abordagem integrada para oferecer suporte emocional e gerenciar as alterações comportamentais e encaminhar o paciente na alta para acompanhamento em serviço especializado, quando necessário. A TCC deve ser considerada para indivíduos com sintomas depressivos após TCE[10,16].

O propranolol, ou o pindolol, pode ser usado para o tratamento de agitação/agressão após TCE, se não houver contraindicação[10].

Função cognitiva

- Todos os pacientes com TCE devem ser avaliados quanto à presença de comprometimentos cognitivos e comportamentais, incluindo:
  - atenção (incluindo a velocidade de processamento);
  - função visuoespacial;
  - funções executivas;
  - linguagem, comunicação social;
  - cognição social;
  - aprendizado e memória;
  - percepção/expressão de emoção.

- Deve ser considerada a influência de outros fatores que podem estar contribuindo para prejuízos no desempenho cognitivo e limitações funcionais, incluindo:
  - fatores pessoais (contexto cultural, antecedentes de saúde prévios, fluência na

linguagem em que foi alfabetizado e nas demais, se for o caso, distúrbios de humor e do sono, fadiga);
– condições cognitivas pré-lesão[10,16,19].

- Reabilitação cognitiva ou neuropsicológica: a terapia cognitiva envolve avaliação e intervenção voltadas ao comprometimento cognitivo. Com base na avaliação, são introduzidas intervenções voltadas à estimulação das funções cognitivas prejudicadas, à otimização das funções remanescentes, à introdução de adaptações para compensação de deficiências e de orientações para a família e/ou cuidador quanto ao quadro cognitivo e aos cuidados necessários[10,16].
- Em relação ao tratamento medicamentoso, recomenda-se o uso de metilfenidato em adultos com lesão cerebral traumática, com déficits na atenção[18,19]. A amantadina pode ser considerada na tentativa de melhora das alterações do estado de consciência e de acelerar o ritmo de recuperação funcional em indivíduos com TCE[16,19].

Considerações específicas na reabilitação hospitalar

Um tempo-alvo de permanência no hospital deve ser estimado, assim que possível, após a avaliação para reabilitação hospitalar, a fim de garantir a consistência dos cuidados e facilitar o planejamento da alta e a integração dos cuidados de reabilitação que serão realizados na comunidade[10]. Esse tempo de permanência pode ser baseado em indivíduos com *status* funcional semelhante, na disponibilidade de recursos na comunidade que receberá o paciente após a alta e em outros fatores, como o escore de coma de Glasgow nos primeiros dias após a lesão, a necessidade e a ocorrência de intervenção cirúrgica, a funcionalidade inicial, a presença de outras lesões traumáticas associadas e a idade[10].

A fim de otimizar o desempenho dos pacientes durante o processo de reabilitação, as intervenções devem, sempre que possível, associar a abordagem de funções cognitivas (memória,

resolução de problemas) com intervenções em dupla tarefa. Estudos indicam que esse tipo de associação terapêutica tem apresentado otimização dos resultados[10,19]. Para alcançar resultados otimizados na reabilitação hospitalar, indivíduos com TCE devem realizar um mínimo de 3 horas por dia de intervenções terapêuticas, garantindo foco nas tarefas cognitivas[10].

O planejamento de alta de pacientes com TCE internados deve ser parte integrante dos programas de tratamento e envolver o paciente e seus familiares, cuidadores e a rede de suporte social e de saúde da comunidade. Além disso, deve levar em consideração o ambiente domiciliar e social do paciente[16,19].

É importante fornecer relatório de alta que inclua as intervenções e evolução de reabilitação durante a internação e o planejamento de reabilitação e objetivos para o pós-alta. Essas informações e objetivos devem estar alinhados com o paciente e ser fornecidos, com seu consentimento, à família/aos cuidadores, bem como aos profissionais de saúde que farão o acompanhamento do paciente na comunidade[10].

CONSIDERAÇÕES FINAIS

Tendo em vista a complexidade e a diversidade de acometimento nessa população, como acontece com os demais quadros com potencial para significativo acometimento funcional, a avaliação e o acompanhamento desses pacientes demanda a abordagem biopsicossocial, sendo interessante a utilização da Classificação Internacional de Funcionalidade, Incapacidade e Saúde. Assim como para outros diagnósticos potencialmente incapacitantes, há o *Core Set* específico voltado aos pacientes com TCE[20].

Esse modelo é de valia tanto para a fase hospitalar como para a fase de acompanhamento, com a adequação de uso de acordo com os objetivos em cada fase e às necessidades de cada paciente. Trata-se de um rol de itens que representam demandas de reabilitação frequentes, a ser utilizado como base, nessa população, por toda a equipe multiprofissional.

REFERÊNCIAS BIBLIOGRÁFICAS

1. Ferreira MS, Salles ICD, Cecatto RB. Lesões encefálicas adquiridas. In: Chamlian TR (ed.). Medicina física e reabilitação. Rio de Janeiro: Guanabara Koogan; 2010. p.213-8.

2. Rajajee V, Aminoff MJ, Wilterdink JL. Traumatic brain injury: epidemiology, classification, and pathophysiology. [Internet]. UpToDate, Inc. 2018. Available: https://www.uptodate.com/contents/traumatic-brain-injury-epidemiology-classification-and-pathophysiology?search=traumatic%20brain%20injury&source=search_result&selectedTitle=1~150&usage_type=default&display_rank=1#references (acesso 21 jan. 2020).

3. Hale AC, Bohnert KM, Grekin R, Sripada RK. Traumatic brain injury in the general population: incidence, mental health comorbidity, and functional impact. J Nerv Ment Dis. 2019;207(1):38-42.

4. Taylor CA, Bell JM, Breiding MJ, Xu L. Traumatic brain injuries: related emergency department visits, hospitalizations, and deaths – United States, 2007 and 2013. MMWR Surveill Summ. 2017;66(9):1-18.

5. Magalhães ALG, Souza LC, Faleiro RM, Teixeira AL, Miranda AS. Epidemiologia do traumatismo cranioencefálico no Brasil. Rev Bras Neurol. 2017;53(2):15-22.

6. Brito CCM, Cecatto RB, Battistella, LR. Avaliação funcional, diagnóstico e tratamento das alterações funcionais nas lesões encefálicas adquiridas de causa traumática, neoplásica e vascular. In: Martins MA (ed.). Manual do residente de clínica médica. 2ª ed. Barueri: Manole; 2017. p.810-2.

7. Evans RW, Whitlow CT, Aminoff MJ, Moreira ME, Wilterdink JL. Acute mild traumatic brain injury (concussion) in adults. [Internet]. UpToDate, Inc. 2019. Available: https://www.uptodate.com/contents/acute-mild-traumatic-brain-injury-concussion-in-adults?sectionName=EPIDEMIOLOGY&search=traumatic%20brain%20injury&topicRef=4825&anchor=H3&source=see_link#H3 (acesso 21 jan. 2020).

8. Laffey M, Darby AJ, Cline MG, Teng E, Mendez, MF. The utility of clinical criteria in patients with chronic traumatic encephalopathy. Neuro Rehabilitation. 2018;43(4):431-41.

9. Filley CM, Arciniegas DB, Brenner LA, Anderson CA, Kelly JP. Chronic traumatic encephalopathy: a clinical perspective. J Neuropsychiatry Clin Neurosci. 2019;31(2):170-2.

10. Lamontagne ME, Truchon C, Kagan C, Bayley M, Swaine B, Marshall S, et al. INESSS-ONF clinical practice guidelines for the rehabilitation of adults having sustained a moderate-to-severe TBI. 2017.

11. Sherer M, Struchen MA, Yablon SA, Wang Y, Nick TG. Comparison of indices of traumatic brain injury severity: Glasgow coma scale, length of coma and post-traumatic amnesia. J Neurol Neurosurg Psychiatry. 2008;79(6):678-85.

12. Levin HS, Donnell VM, Grossman RG. The Galveston orientation and amnesia test: a practical scale to assess cognition after head injury. J Nerv Ment Dis. 1979;167(11):675-84.

13. Kothari S, DiTommaso C. Prognosis after severe traumatic brain injury: a practical evidence-based approach. In: Zasler ND, Katz DI, Zafonte R (eds.). Brain injury medicine: principles and practice. New York: Demos Medical; 2007. p.248-78.

14. Rancho Los Amigos National Rehabilitation Center [homepage on the Internet]. Downey: Rancho Research Institute. Available: http://ranchoresearch.org/ (acesso 1º maio 2015).

15. Iverson GL, Zasler ND, Lange RT. Post-concussive disorder. In: Zasler ND, Katz DI, Zafonte RD (eds.). Brain injury medicine: principles and practice. New York: Demos Medical; 2007. p. 373-405.

16. Togher L, Wiseman-Hakes C, Douglas J, Stergiou-Kita M, Ponsford J, Teasell R, et al. INCOG recommendations for management of cognition following traumatic brain injury, part IV: cognitive communication. The Journal of Head Trauma Rehabilitation. 2014 Jul 1;29(4):353-68.

17. Melamed E, Robinson D, Halperin N, Wallach N, Keren O, Groswasser Z. Brain injury-related heterotopic bone formation: treatment strategy and results. Am J Phys Med Rehabil. 2002;81(9):670-4.

18. Strategy AB, guideline development group. ABIKUS evidence based recommendations for rehabilitation of moderate to severe acquired brain injury (2007). Toronto, ON. Available at: http://www. abiebr. com/abikus, accessed. 2013 Apr;5.

19. Cicerone KD. Cognitive rehabilitation. In: Zasler ND, Katz DI, Zafonte RD (eds.). Brain injury medicine: principles and practice. New York: Demos Medical; 2007. p.1061-84.

20. ICF Research Branch. Development of ICF core sets for traumatic brain injury (TBI). Available: https://www.icf-research-branch.org/icf-core-sets-projects2/neurological-conditions/development-of-icf-core-sets-for-traumatic-brain-injury-tbi.

CAPÍTULO 40

Reabilitação pós-lesão medular (fases subaguda e crônica)

Aline Rossetti Mirisola
Andrea Sano Kubo
Daniel Rubio de Souza
Fernando de Quadros Ribeiro
Katia Lina Miyahara
Christina May Moran de Brito

INTRODUÇÃO

A lesão medular (LM) é uma das doenças mais complexas que pode atingir o ser humano. De etiologia diversa, envolve uma gama enorme de alterações que atingem todos os sistemas e órgãos, levando a alterações motoras, sensoriais e autonômicas, com enorme impacto biopsicossocial[1-4].

A adequada abordagem inicial pode diminuir o desgaste causado pela doença, determinando melhor prognóstico funcional e menor ocorrência de complicações secundárias. Sugere-se como equipe multiprofissional para os cuidados de reabilitação: médico fisiatra, fisioterapeuta, terapeuta ocupacional, psicólogo, assistente social, enfermeiro, profissionais de educação física, nutricionista e técnicos de órtese e prótese[1-4].

As intervenções de reabilitação nos lesados medulares podem ser divididas em três fases:

- fase aguda: logo após a instalação do trauma; os objetivos principais são manutenção da vida e prevenção de complicações secundárias (delineadas no capítulo referente à fase aguda);
- fase subaguda: fase de recuperação, habilitação e capacitação;

- fase crônica ou de manutenção: reintegração à vida social e laboral; prevenção e monitoração de complicações tardias.

Este capítulo aborda os principais temas relacionados à LM com enfoque na fase subaguda, cujos objetivos principais de reabilitação são:

- seguir com orientações sobre a LM e suas consequências; cuidados preventivos de saúde, como prevenção de lesões por pressão, adequação de eliminações fisiológicas, uso e adesão medicamentosa, adequação nutricional e prevenção de quedas;
- suporte emocional e adequação de expectativas do paciente e da família;
- aquisição de maior autonomia em atividades de vida diária e de vida prática, considerando a capacidade funcional e as necessidades de adaptações de cada indivíduo;
- melhora da mobilidade, incluindo trocas posturais, transferências e locomoção, considerando técnicas e meios mais seguros para cada indivíduo;
- controle de dor e manejo de tônus muscular alterado;
- prescrição de órteses, meios auxiliares de locomoção, adaptações funcionais e do ambiente domiciliar;

- condicionamento cardiorrespiratório e sensibilização para atividade física/prática esportiva adaptada;
- suporte para elaboração de planos futuros e para reorganização social e familiar.

Estes objetivos devem ser divididos e compartilhados entre todos os membros da equipe, que devem estabelecer um planejamento levando em conta as necessidades mais importantes e os desejos do paciente.

BASES PARA A PRÁTICA CLÍNICA

Classificação e prognóstico

Buscando homogeneizar as características das sequelas neurológicas da LM, a American Spinal Cord Injury Association (ASIA) preconizou, pelo exame físico do paciente, uma classificação das lesões medulares. A *ASIA Impairment Scale* (AIS) utiliza a pesquisa do grau de força em músculos-chave para determinar o nível neurológico motor, e a pesquisa da sensibilidade à dor ou ao tato epicrítico e ao toque leve de pontos-chave dos dermátomos para determinar o nível sensitivo. Define-se o nível de lesão como o último nível com sensibilidade e motricidade preservadas. Quando não for possível quantificar a força muscular, deve-se assumir que o nível motor é o mesmo do sensitivo. Os pacientes devem ser classificados como tetraplégicos quando o nível de lesão é acima de T1 e paraplégicos quando o nível de lesão é abaixo desse nível. A última etapa da classificação inclui o exame anorretal, com o teste sensorial da região perianal, a sensibilidade anal profunda ao toque retal e a capacidade de contração voluntária do esfíncter anal externo, determinando a gravidade da lesão neurológica (completa ou incompleta)[5].

Segundo a escala AIS, as lesões medulares devem ser classificadas como[5]:

- A – *completa*: ausência de sensibilidade e motricidade abaixo da lesão;

- B – *incompleta sensitiva*: presença de algum grau de sensibilidade abaixo do nível da lesão e ausência de motricidade voluntária;
- C – *incompleta motora*: controle voluntário de alguns músculos abaixo do nível de lesão, no entanto, a maioria com força menor que grau 3;
- D – *incompleta motora*: controle voluntário preservado abaixo do nível da lesão em alguns músculos, sendo a maior parte com força maior ou igual a grau 3;
- E – *normal*: sensibilidade dolorosa e ao toque presentes, movimentos voluntários presentes com força muscular preservada.

Periodicamente, deve-se repetir o exame neurológico para acompanhar a evolução do nível e da gravidade da lesão. De modo geral, a maioria dos pacientes experimenta algum grau de melhora após LM, principalmente nos primeiros 6 meses, podendo se estender até cerca de 2 anos. No entanto, a grande maioria dos pacientes fica com sequela permanente e perde a habilidade de andar[6-8].

A classificação inicial, após a saída do choque medular, pode fornecer as primeiras informações prognósticas. O índice de recuperação neurológica é muito baixo em pacientes com lesões completas e incompletas sensitivas (AIS A e B). Estima-se que apenas de 0,9 a 8,3% dos pacientes com AIS A recuperem algum grau de marcha, enquanto esta recuperação pode chegar a 67,2 a 97,3% nos pacientes AIS D[9,10]. Admite-se que pacientes mais jovens também tenham melhor prognóstico de recuperação neurológica. A recuperação da função miccional também se relaciona à recuperação motora de membros inferiores. A predição de recuperação funcional manual é ainda mais incerta. Admite-se que quanto mais precoce e intensa for a recuperação motora (principal parâmetro) e sensorial, maior a chance de recuperação de função manual.

O *status* funcional esperado por nível motor é descrito a seguir:

- C1 a C3: dependentes de ventilação mecânica e para atividades de vida diária (AVD);
- C4: potencial independência para ventilação mecânica e necessidade de adaptações para funcionalidade parcial básica, como ponteiras orais, capacete e cadeira motorizada;
- C5: preservação de deltoide e bíceps. Potencial independência para alimentação, higiene elementar, digitação, escrita com adaptações, cadeira motorizada ou com pinos para percorrer curtas distâncias. Ortostatismo em cadeira, prancha ou mesa com esta funcionalidade. Considerar cirurgia de transposição muscular para ampliação funcional;
- C6: preservação de braquiorradial e extensor radial do carpo, que, pelo efeito da tenodese, possibilita maior funcionalidade e potencial para maior auxílio para vestir-se e para transferências e uso de cadeiras de rodas com sobrearos e pinos no plano. Ortostatismo em cadeira com esta funcionalidade ou mesa ortostática. Estes pacientes apresentam potencial para dirigir carro adaptado;
- C7: preservação de tríceps braquial, possibilitando extensão ativa de cotovelo e ganho funcional significativo para a realização de AVD com adaptações e transferências. Independência para manejo de cadeira de rodas, incluindo pequenos aclives. Ortostatismo em cadeira com esta funcionalidade ou mesa ortostática;
- C8: deficiência dos músculos intrínsecos da mão. Independência para AVD com adaptações pontuais. Independência para manejo de cadeira de rodas. Ortostatismo em cadeira com esta funcionalidade ou mesa ortostática;
- T1 a T12: ortostatismo em mesa nos níveis mais altos e órteses e meios auxiliares em níveis mais baixos. Níveis mais baixos permitem treino de marcha terapêutica (em terapia, com uso de órteses longas e/ou exoesqueletos).

Lesões mais baixas e de cauda equina acometem a musculatura das respectivas raízes. O acometimento da musculatura proximal de membros inferiores possibilita a marcha terapêutica com órteses longas e/ou exoesqueletos ou até a marcha domiciliar; se mais distais, há possibilidade de marcha comunitária e com o uso de órteses.

Consequências adicionais e complicações

Dor

Trata-se de uma das consequências mais prevalentes, sendo referida como incapacitante por até 1/3 dos pacientes, e representa um grande obstáculo à reabilitação[11]. Várias classificações foram propostas; dentre as mais utilizadas, está a International Spinal Cord Injury Pain Classification, que organiza o sintoma dentro de três *clusters*[11,12] (Tabela 1).

A maioria dos pacientes desenvolve algum tipo de dor no 1º ano após a lesão; a dor neuropática ao nível da lesão (também denominada zona de transição) e as dores musculoesqueléticas aparecem em dias ou semanas, e a dor neuropática abaixo da lesão surge em semanas ou meses[11,12]. A introdução precoce de medicação de ação central pode modular as alterações neurológicas e evitar cronificação ou intensificação do quadro. O ombro é o local mais comum de dor nociceptiva musculoesquelética e, geralmente, associa-se ao posicionamento incorreto do membro, à alteração de tônus muscular e a alterações ergonômicas[13]. Medidas preventivas de fortalecimento de cintura escapular, orientação ergonômica, adequação de transferências e de cadeiras de rodas são muito importantes para evitar incapacidades secundárias.

O padrão-ouro para o tratamento de qualquer condição dolorosa incapacitante passa pela abordagem multidisciplinar. A eficaz associação de classes medicamentosas (Tabela 2), bem como o trabalho da equipe de reabilitação, são fundamentais para o sucesso terapêutico, além da investigação de fatores desencadeantes.

TABELA 1 Caracterização da dor pela International Spinal Cord Injury Pain Classification

Cluster 1: tipo	Cluster 2: subtipo	Cluster 3: causa primária/processo patológico
Dor nociceptiva	Dor musculoesquelética	Encurtamento, artrite, fratura, ossificação heterotópica
	Dor visceral	Coledocolitíase, cólica abdominal por impactação fecal
	Outras	Cefaleia por disreflexia autonômica, dor em cicatriz cirúrgica
Dor neuropática	No nível da lesão	Compressão medular, compressão de raiz nervosa
	Abaixo do nível da lesão	Compressão medular, isquemia medular
	Outras	Polineuropatia diabética, síndrome do túnel do carpo
Outras dores		Fibromialgia, síndrome do intestino irritável, síndrome da dor complexa regional
Dores não classificadas em outra parte		

TABELA 2 Medicamentos comumente utilizados para o tratamento de dor pós-lesão medular

Tipo da dor	Classe medicamentosa	Exemplos
Nociceptiva	Analgésicos simples	Dipirona, paracetamol, viminol
	Anti-inflamatórios não hormonais	Ibuprofeno, naproxeno, nimesulida, celecoxibe
	Derivados opioides	Codeína, tramadol
	Relaxantes musculares	Ciclobenzaprina, tizanidina, baclofeno
	Opioides	Morfina, oxicodona
Neuropática	Anticonvulsivantes	Carbamazepina, gabapentina, pregabalina
	Neurolépticos/benzodiazepínicos	Clorpromazina, clonazepam
	Antidepressivos tricíclicos	Amitriptilina, nortriptilina
	Inibidores da recaptação de serotonina e noradrenalina	Venlafaxina, duloxetina
Crônica/mista	Associação dos anteriores	Manejo individual
Refratária	Agentes intratecais	Morfina

Espasticidade

Caracterizada pelo aumento de tônus e de resistência muscular velocidade-dependente, acompanhada de clônus, automatismos, fraqueza muscular e alteração no controle motor. Pode ser desencadeada ou intensificada por estímulos nociceptivos, mesmo abaixo do nível de lesão, também sofrendo influência de fatores emocionais e climáticos[14,15].

Diversas escalas são descritas para a mensuração da espasticidade e dos espasmos, sendo as mais utilizadas a de Ashworth modificada e a de Penn (Tabelas 3 e 4).

TABELA 3 Escala de Ashworth modificada

0: tônus normal

1: aumento do tônus muscular no início ou no final do arco de movimento

1+: aumento do tônus muscular em menos da metade do arco de movimento, manifestado por tensão abrupta e seguido por resistência mínima

2: aumento do tônus muscular em mais da metade do arco de movimento

3: partes em flexão ou extensão movidas com dificuldade

4: partes rígidas em flexão ou extensão

TABELA 4 Escala de Penn

0: automatismo ausente
1: automatismo leve na estimulação
2: automatismo infrequente, menos de 1 evento/hora
3: automatismo frequente, mais de 1 evento/hora
4: automatismo frequente, mais de 10 eventos/hora

A avaliação funcional do paciente determina o impacto da espasticidade nas atividades diárias, podendo ser benéfica para manter as forças de tração sobre os ossos, prevenir trombose venosa profunda (TVP) e facilitar a sedestação, o ortostatismo e as trocas posturais; ou pode ser limitante, dificultando a realização de atividades diárias e cuidados pessoais, causando dor ou gerando deformidades e risco de quedas.

O tratamento deve ser iniciado, o mais precocemente possível, e sempre que a espasticidade for limitante, visando a reduzir a hipertonia e a incapacidade, sem prejudicar a aquisição funcional e com base nas queixas do paciente. Deve incluir, como pilares básicos, a educação do paciente e de seus familiares, a cinesioterapia, o uso de órteses e o posicionamento articular adequado.

Medicamentos antiespásticos podem ser indicados, isolados ou combinados entre si, sendo os mais utilizados: baclofeno (medicação de escolha), benzodiazepínicos e tizanidina. Alguns anticonvulsivantes, como a gabapentina e a carbamazepina, e outros relaxantes musculares, centrais ou periféricos, têm efeitos secundários na espasticidade, e sua associação deve ser individualizada.

O tratamento medicamentoso sistêmico, entretanto, pode produzir efeitos colaterais, dose-dependentes e, muitas vezes, limitantes ao uso. Nesses casos, nos pacientes cujo tratamento multifatorial ainda é insuficiente para controle adequado da espasticidade e nos casos de espasticidade focal, indica-se o tratamento locorregional fazendo bloqueios neuromusculares com uso de toxina botulínica e/ou fenol. Quando a espasticidade é refratária aos tratamentos descritos, são indicados os procedimentos neurocirúrgicos, como implantação de bombas de infusão intratecal (de baclofeno e/ou morfina), rizotomias, cordotomias ou cordectomias. Nos casos em que se associam espasticidade e encurtamento miotendíneo, contratura da cápsula articular ou anquilose articular, cirurgias ortopédicas podem ser necessárias. Maior detalhamento do tratamento de reabilitação da espasticidade pode ser encontrado no respectivo capítulo deste Manual.

Alterações respiratórias

A pneumonia é a principal causa de mortalidade nos pacientes com LM na fase subaguda/crônica, devendo-se apresentar alto índice de suspeita em pacientes com lesão acima de T6 e quaisquer dos sintomas a seguir: dispneia, febre, tosse, mal-estar, aumento de espasticidade, alteração do hábito intestinal ou urinário[16]. O exame clínico e as radiografias simples nesses indivíduos encontram-se limitados pela menor expansão das bases pulmonares, sendo recomendada a avaliação com tomografia computadorizada para diagnóstico complementar e diferencial.

Descrevem-se como fatores fisiopatológicos das alterações respiratórias na LM: distúrbio restritivo com predomínio expiratório, aumento do tônus parassimpático, imunodeficiência proporcional ao nível da lesão, redução de ventilação nas bases pulmonares, maior secreção em vias aéreas, menor função neutrofílica e menor soroconversão vacinal. Adicionalmente, pacientes com nível de lesão acima de T6 podem apresentar respiração abdominal paradoxal e maior risco de insuficiência respiratória aguda, principalmente na presença de trauma torácico associado.

Assim, a reabilitação pulmonar é um dos pilares do tratamento e da prevenção de complicações nesses pacientes, com o objetivo de aumentar a capacidade pulmonar e da tosse. Pacientes com respiração abdominal paradoxal podem se beneficiar de cinta abdominal para aumentar a função respiratória. Recomenda-se também a profilaxia com vacina pneumocócica e para influenza desde a alta hospitalar.

Alterações cardiovasculares e síndrome metabólica

As modificações fisiológicas no funcionamento muscular, na dinâmica ventilatória e no controle vasomotor do sistema nervoso autonômico após a LM dão origem às alterações cardiovasculares encontradas principalmente nas fases aguda e subaguda (fenômenos tromboembólicos, hipotensão postural e disreflexia autonômica/crises de hipertensão autonômica). Essas alterações, associadas a mudanças na composição corporal, redução da taxa de metabolismo basal e alterações respiratórias presentes após a LM, contribuem para o sedentarismo e para o maior risco de desenvolvimento de síndrome metabólica e de doenças cardiovasculares na longevidade.

Fenômenos tromboembólicos

O tromboembolismo venoso (TEV) acomete sobretudo os membros inferiores, aparecendo, na maioria dos casos, de maneira assintomática. Apesar de mais frequente na fase aguda, pode se desenvolver em qualquer paciente com mobilidade reduzida, sendo sua profilaxia de extrema importância.

A profilaxia deve incluir medidas mecânicas, como mudar de decúbito a cada 2 horas, elevar os membros inferiores, usar bandagens compressivas ou meias elásticas, realizar exercícios respiratórios, evitar transfusões sanguíneas nos membros paralisados e realizar movimentação passiva dos músculos paralisados. A profilaxia medicamentosa deve ser iniciada nas primeiras 72 horas após a lesão e deve ser mantida durante a internação hospitalar e por um período de 8 a 12 semanas, nas lesões motoras completas.

O diagnóstico precoce é fundamental para reduzir a mortalidade, devendo-se realizar exame físico diário, com atenção especial para aumento da circunferência da panturrilha, presença de edema assimétrico nos membros inferiores, alteração na coloração e na temperatura do membro, empastamento muscular e febre baixa persistente de origem inexplicada. Nesses casos, deve-se interromper a mobilização do membro afetado até confirmação diagnóstica e instituição de terapêutica adequada.

Os exames complementares são obrigatórios na suspeita de TEV. A ultrassonografia venosa com Doppler é o exame mais solicitado por ser sensível, específico e não invasivo. A dosagem de dímero D pode ser útil, porém tem baixa especificidade.

No atraso diagnóstico e terapêutico do TEV, êmbolos trombóticos podem se deslocar e levar ao tromboembolismo pulmonar (TEP), sendo a 3ª causa mais comum de morte nesta população. A suspeita diagnóstica deve ser levantada na presença de arritmia paroxística, dispneia súbita, dor torácica retroesternal (pode estar ausente de acordo com o nível da lesão), febre e hemoptise. Contudo, assim como no TEV, alguns casos são assintomáticos, com a única manifestação sendo a morte súbita.

Para confirmação diagnóstica de TEP, os exames de imagem também são mandatórios, podendo ser realizados angiotomografia pulmonar e/ou cintilografia por ventilação-perfusão, bem como dosagem sérica de dímero-D.

O tratamento dos fenômenos tromboembólicos é feito com medicamentos anticoagulantes (heparina endovenosa não fracionada, enoxaparina ou cumarínicos) e deve ser mantido até regressão clínica e laboratorial, por um período de até 6 meses. As medidas de profilaxia devem ser mantidas, e a cinesioterapia pode ser iniciada de 24 a 48 horas após o início do tratamento, desde que atingido o estado de anticoagulação plena.

Hipotensão ortostática

Queda súbita da pressão arterial causada pela mudança da posição supina para a postura ereta, acompanhada de sintomas clínicos (visão turva, vertigem/tontura, náusea, zumbido, formigamento e perda súbita da consciência), mais exuberantes nas lesões acima de T6. Algumas medicações podem aumentar a ocorrência de episódios sintomáticos de hipotensão postural por piorar a vasodilatação periférica.

Medidas físicas costumam ser suficientes para o controle dos sintomas. Deve-se iniciar a sedestação lenta e progressiva até o ortostatismo em prancha ortostática, também com elevação gradual. O uso de faixa abdominal e meias elásticas auxilia no retorno venoso e na prevenção dos episódios. Deve-se também adequar a ingesta hídrica, evitar diuréticos, assim como o consumo de álcool e cafeína, e reduzir a porção das refeições para minimizar a hipotensão pós-prandial.

O tratamento medicamentoso está indicado nos casos refratários, podendo-se utilizar tabletes de cloreto de sódio, catecolaminas ou mineralocorticoides (fludrocortisona). Nesses casos, deve-se monitorar o possível desenvolvimento de hipertensão secundária.

Disreflexia autonômica

Presente em pacientes com lesão medular acima de T6, é considerada uma emergência médica pelo risco de complicações letais. Caracterizada pela instalação súbita de hipertensão arterial (elevação de 20 a 40 mmHg na pressão arterial basal), associada a fenômenos de vasodilatação cutânea na cabeça e no pescoço (acima do nível de lesão), caracterizado por rubor facial, congestão nasal e aumento da sudorese, acompanhado de bradicardia, cefaleia intensa e piloereção abaixo do nível da lesão. É desencadeada por estímulos nociceptivos abaixo do nível de lesão (distensão de vísceras ocas, processos inflamatórios e infecciosos, lesões tegumentares, posicionamento inadequado, entre outros), independentemente se ela é completa ou incompleta.

A manutenção prolongada dos elevados níveis pressóricos pode levar a infarto agudo do miocárdio, edema pulmonar, encefalopatia hipertensiva, convulsão e hemorragia intracraniana, com alta morbimortalidade. O reconhecimento precoce permite o tratamento rápido, evitando que a crise hipertensiva tenha maiores consequências.

Deve-se, inicialmente, procurar e corrigir o fator desencadeante. Assim, colocar o paciente sentado e com os membros inferiores pendentes (para estimular hipotensão ortostática), afrouxar roupas e órteses, observar se há alguma lesão evidente e esvaziar a bexiga (sondagem vesical de alívio).

Se a pressão arterial se mantiver elevada, com valores sistólicos acima de 150 mmHg e/ ou diastólicos acima de 120 mmHg, deve-se iniciar o tratamento farmacológico anti-hipertensivo, priorizando drogas de rápido início de ação e curta duração – nitratos, bloqueadores do canal de cálcio (nifedipina) e alfabloqueadores (hidralazina) – e prosseguir com a investigação dos fatores desencadeantes, sendo o intestino o próximo órgão a ser avaliado. Os níveis pressóricos devem retornar aos valores normais de 15 a 20 minutos após a resolução do fator nociceptivo. O paciente deve ser monitorado por cerca de 2 horas após a resolução do quadro para evitar recorrências.

Síndrome metabólica

As alterações da composição corporal, como redução da massa magra, aumento relativo do tecido adiposo e redução da taxa de metabolismo basal, e as alterações da fisiologia cardiovascular, como menor frequência cardíaca e menores valores de pressão arterial ao repouso, contribuem para o desenvolvimento de coronariopatias, arritmias, dislipidemias, intolerância à glicose e obesidade sarcopênica; reduzem a capacidade de trabalho físico e aumentam o consumo de oxigênio para manter o equilíbrio hemodinâmico durante a atividade e o exercício físico, aumentando o sedentarismo e o risco de desenvolvimento de síndrome metabólica[17,18].

A instituição de medidas nutricionais e a orientação de atividade física para minorar estes efeitos desde a fase subaguda da LM é de suma importância. O rastreamento periódico dos níveis glicêmicos e de gorduras séricas (colesterol e triglicerídios) é imperativo para o diagnóstico e a instituição de terapêutica precoce, reduzindo as taxas de morbimortalidade cardiovascular nesses pacientes a médio e longo prazos.

Alterações gastrintestinais

A principal alteração do sistema digestivo após a LM é obstipação intestinal, com risco de obstrução intestinal desde a fase aguda, e de megacólon nas fases subaguda e crônica. Assim, é preciso estruturar intervenções visando a recriar o ritmo intestinal do paciente, permitindo evacuações com intervalo máximo de 1 a 2 dias.

As intervenções devem ser estruturadas para fazerem efeito sempre no mesmo horário, levando em conta o ritmo anterior à lesão. Deve-se: estimular evacuação na posição sentada; realizar massagem abdominal antes de evacuar; usar bancos sanitários para apoio dos pés; e aumentar o tempo em ortostatismo durante o dia. Para pacientes com tônus de esfíncter externo retal normal ou aumentado, recomenda-se o estímulo digitorretal para facilitar a peristalse durante a evacuação. Em pacientes com esfíncter hipotônico, a remoção manual de fezes pode ser necessária. Em relação à dieta, há recomendação de uma dieta balanceada, com ingesta hídrica de cerca de 2 L/dia e 15 a 20 g/dia de fibras. Medicamentos laxativos não irritativos (lactulose, óleo mineral, polietilenoglicol, supositório de glicerina), os enemas de baixo volume e os probióticos podem ser utilizados para facilitar a eliminação das fezes e equilibrar a flora intestinal, minimizando também os episódios de incontinência. Medicações irritativas ou procinéticas (bisacodil, docusato e sene) devem ser evitadas. Em pacientes com alterações intestinais refratárias ao tratamento conservador, pode-se considerar a colostomia.

Alterações da função urinária

As alterações da função miccional estão presentes na maioria dos pacientes com LM, levando a perda ou diminuição da plenitude e da capacidade vesical e do desejo miccional, contrações involuntárias (hiperatividade), hipo ou acontratilidade do músculo detrusor, assincronia da dilatação esfinctérica com a contração do detrusor e hiper ou hipotonia esfinctérica, levando a quadros clínicos de incontinência, infecções do trato urinário (ITU), cálculos urinários, refluxo vesicoureteral e, em casos não tratados adequadamente, perda da função renal[19,20].

Estas alterações devem ser documentadas com estudo urodinâmico, que deve ser realizado após a fase de choque medular, e com estudos da anatomia do sistema urinário também por meio de ultrassonografia das vias urinárias. Este último e o rastreamento da função renal (dosagem sérica de ureia e creatinina) devem ser realizados rotineiramente.

Durante a reabilitação, os objetivos devem ser: manter a continência urinária, proporcionar esvaziamento vesical completo à baixa pressão, evitar ITU e cálculos, preservar a função renal e evitar disreflexia autonômica. A avaliação e o controle da frequência e dos volumes miccionais são de extrema importância, assim como a adequação da técnica de esvaziamento vesical. Paciente sem controle esfinctérico ou com resíduos pós-miccionais maiores que 100 mL são considerados de alto risco para as complicações relacionadas à estase urinária, possuindo indicação de técnica adaptada para esvaziamento vesical.

O método mais adequado para se garantir um esvaziamento completo a baixa pressão é o cateterismo intermitente, que deve ser realizado a cada 4 a 6 horas esperando um volume de 200 a 300 mL por micção. Também deve-se ajustar a ingesta hídrica para volumes de 1,5 a 2 L de líquidos ao dia, com restrições nos períodos noturnos, para evitar perdas ao dormir. O paciente ou o seu cuidador devem ser treinados a realizar esse procedimento com uso de técnica limpa (não estéril).

A sondagem vesical de demora (SVD) deve ser evitada, já que seu uso crônico é associado a maior taxa de ITU, cálculos vesicais, lesões de uretra e neoplasia de bexiga, podendo ser considerada nos casos de impossibilidade de realização de cateterismo intermitente. Não se deve realizar oclusão intermitente da SVD com o objetivo de fazer "treinamento vesical", por estar associada a maior risco de infecção urinária, refluxo vesicoureteral e disreflexia autonômica e não estar associada a melhor controle vesical. Em pacientes com complicações uretrais, dificuldade de realizar sondagem ou contraindicações a SVD, a cistostomia pode ser indicada.

O tratamento farmacológico pode ser associado; a primeira escolha são os anticolinérgicos, como oxibutinina, solifenacina, tolterodina e imipramina. Na falha ou intolerância, pode ser utilizada a mirabegrona ou pode-se indicar a aplicação de toxina botulínica na musculatura detrusora. Nos casos de dissinergia vesicoesfinctérica, utilizam-se alfabloqueadores (doxazosina, tansulosina ou prazosina) e, em casos de hipocontratilidade detrusora, pode-se tentar medicamentos colinérgicos, como o betanecol.

A presença de bacteriúria assintomática é comum em pacientes com LM, principalmente nos que fazem uso de sondagem vesical, e não deve ser tratada. O diagnóstico de ITU deve ser feito na presença de bacteriúria ($>10^2$ UFC/mL se a coleta for feita por sondagem vesical de alívio, $> 10^4$ UFC/mL se a coleta for feita por coletor externo, e qualquer valor em pacientes com SVD), leucocitúria (> 10/HPF) e sinais e sintomas clínicos, como mal-estar, febre, apatia, queda do estado geral, piúria, náusea, mudança do padrão urinário ou intestinal, aumento da espasticidade e piora de dor neuropática. Alterações de cor e odor da urina podem ocorrer, mas não são bons marcadores de infecção. O tratamento deve ser guiado por urocultura sempre que possível, já que esses pacientes frequentemente apresentam colonização e infecção por bactérias multirresistentes.

Disfunção sexual e reprodutiva

O desejo sexual não é necessariamente afetado pela LM, entretanto, outros sintomas associados, como depressão, medo de inadequação e baixa autoestima, e os efeitos colaterais de alguns medicamentos podem afetar a libido. Este é um tema que deve fazer parte da abordagem inicial, mas que tende a se apresentar como queixa ativa em fases mais tardias da reabilitação.

A ereção está prejudicada na maior parte dos homens, mas a resposta à medicação por via oral e a orientação adequada sobre o uso de ereção reflexa para conseguir penetração pode alcançar sucesso em grande parte desta população. A maioria dos homens tem a ejaculação comprometida (acontece de modo retrógrado) e, consequentemente a sua função reprodutiva. Nas mulheres, aconselha-se o uso de lubrificantes – na apresentação em gel ou no próprio preservativo – para a penetração, pois há diminuição na lubrificação vaginal e risco de lesões durante o coito.

Após a LM, as mulheres em idade fértil passam por um período de anovulação, com duração de 3 a 6 meses, recuperando plenamente sua fertilidade após esse período. Portanto, as pacientes devem ser orientadas sobre a possibilidade de gravidez e a necessidade de uso de métodos contraceptivos se não houver desejo desta, sendo os métodos de barreira (preservativo masculino/feminino) os mais facilmente orientados, utilizados e seguros. O uso de métodos contraceptivos hormonais orais deve ser analisado caso a caso, por elevar o risco de tromboembolismo. O uso do dispositivo intrauterino também exige maior atenção, pela chance de distopia após tempo de utilização, com perda da eficácia contraceptiva e risco de processos inflamatórios/infecciosos intrauterinos.

Lesões por pressão

A lesão por pressão (LPP) é uma complicação extremamente prevalente com enorme repercussão na morbimortalidade após a LM. Ocorre em região de saliência óssea, em pacientes com sensibilidade alterada e que permanecem por muito tempo na mesma posição, sendo locais mais comuns: sacral, isquiática, trocantérica e calcâneos. A prevenção é fundamental, incluindo a mudança de decúbito a cada 2 horas, a realização de *push up* durante a sedestação, o uso de roupas, calçados e órteses adequados, a prescrição de almofadas e o posicionamento adequado durante o uso de cadeira de rodas, além de realizar inspeção diária da pele para detectar pontos de hiperemia.

Em pacientes acamados, o uso de recursos simples como coxins de espuma, colchões tipo caixa de ovo, pneumáticos e viscoelásticos e almofadas de água, podem ser bem eficazes, mas seu uso não dispensa as mudanças de decúbitos de horário. Deve-se ter atenção redobrada nas transferências e mudanças de posição no leito para evitar lesões por cisalhamentos e também manter os cuidados cutâneos, com inspeção diária, hidratação e redução de umidade.

Na presença de lesões abertas, há aumento catabólico e risco de hipoalbuminemia e anemia. Assim, o suporte nutricional é de extrema importância e recomenda-se dieta hipercalórica e hiperproteica. Para as úlceras grandes e profundas, também se institui a reposição de ferro, ácido fólico, vitamina B, vitamina C e zinco. O controle de automatismos, espasticidade e deformidades é importante para evitar posturas ou movimentos de atrito predisponentes à formação de feridas.

Quanto ao grau e à abordagem terapêutica, as úlceras são classificadas em[21,22]:

- grau 1: hiperemia por mais de 24 horas (acometimento de epiderme). A conduta é mudança de decúbito e cuidados cutâneos;
- grau 2: acomete a epiderme e a porção superficial da derme. A conduta é conservadora: curativo com pomada cicatrizante, mudança de decúbito, cuidados cutâneos;
- grau 3: atinge tecido subcutâneo. A conduta é individualizada: pode ser tratada de modo conservador, com curativo e pomada cicatrizante (eventualmente antibiótico tópico), e, em algumas situações, podem haver indicação cirúrgica;
- grau 4: atinge planos musculares e ósseos. A conduta é cirurgia;
- úlcera "fechada": fístula que atinge até planos ósseos. A conduta é cirurgia.

Nas lesões com acometimento ósseo, deve-se atentar para a ocorrência de osteomielite.

Recomenda-se realizar limpeza e coleta de material para cultura de tecido ósseo antes de realizar o fechamento definitivo. A ressonância magnética da área afetada pode auxiliar na detecção precoce de osteomielite crônica.

Alterações osteomusculares
Ossificação heterotópica (OH)

Formação patológica de osso em tecidos moles, ocorre principalmente nos primeiros 6 a 12 meses após a lesão, sempre abaixo do nível lesional e junto a grandes articulações, em ordem de prevalência: quadris, joelhos, cotovelos e ombros.

O principal fator de risco é a lesão medular completa. Os sintomas costumam se iniciar de 3 a 12 semanas após LM e se caracterizam por edema, hiperemia, febre baixa, dor (quando sensibilidade preservada), piora da espasticidade, piora da dor neuropática e diminuição de amplitude de movimento (principal sinal de alerta). A perda de movimentação articular pode levar a perda funcional e alterações posturais e de posicionamento (como a impossibilidade de adquirir a postura sentada)[23-26].

O método mais sensível para o diagnóstico é a cintilografia óssea. A radiografia simples só evidencia a lesão após o início das calcificações, cerca de 6 semanas após o início do processo. Pode haver elevação de fosfatase alcalina, fósforo e CPK, mas são alterações inespecíficas. A ultrassonografia tem boa sensibilidade diagnóstica, mas sua acurácia pode ser reduzida, por ser um método examinador-dependente. Recomenda-se a realização de tomografia ou ressonância magnética apenas para o planejamento das ressecções cirúrgicas.

A profilaxia com uso de anti-inflamatórios não hormonais (AINH) por 2 a 3 semanas, 1 mês após a LM, parece ser efetiva para evitar OH, e a radioterapia em dose única de 8 grays também apresenta bons resultados[25,26].

Após a instalação da calcificação na matriz proteica, esta não é mais reabsorvida, e sua retirada só pode ser feita cirurgicamente. Assim, o tratamento deve ser instituído o mais breve possível, antes da maturação óssea, e pode ser feito com etidronato ou radioterapia. Lesões maduras com grande impacto funcional devem ser tratadas cirurgicamente, com planejamento delicado pela complexidade técnica e complicações pós-operatórias associadas. Deve-se associar o uso de AINH e radioterapia pericirúrgica para evitar novos focos de OH no pós-operatório.

Deformidades osteomusculares

São uma das complicações mais incapacitantes por determinar disfunções graves, mesmo havendo recuperação neurológica, diminuindo o potencial funcional dos pacientes e tornando-se um grande obstáculo para a reabilitação. Têm como principal fator desencadeante a imobilidade e as alterações metabólicas do tecido conectivo, sendo mais prevalentes em padrão adutor de ombros e quadris, flexor de cotovelos, punhos e joelhos e com pé equino-varo. São fatores de risco para o desenvolvimento de deformidades: presença de espasticidade, pacientes mais velhos, presença de dor, fraturas associadas, tetraplegia e admissão tardia em centro de reabilitação[27].

Os principais objetivos do tratamento são: evitar deformidades incapacitantes pela intervenção precoce com cinesioterapia, mobilização articular, posicionamento adequado e uso de órteses; tratamento adequado da espasticidade e da dor; detecção precoce de fraturas associadas e de OH. Deformidades estruturadas e com impacto funcional têm indicação de tratamento cirúrgico, que também deve ser indicado e planejado com cautela, em razão das dificuldades técnicas, para possibilitar ganhos funcionais.

Osteoporose

Nos indivíduos com LM, há uma perda acelerada de massa óssea nos primeiros 4 a 6 meses após a lesão, mantendo-se elevada nos primeiros 14 a 18 meses, com menor velocidade de perda após esse período, mas que pode se manter por toda a vida. As causas desta perda são multifatoriais[28] sendo também conhecido

como osteoporose neurogênica. Recomenda-se a prescrição de vitamina D e adequação ou suplementação de cálcio desde as fases mais precoces. O uso de outras drogas para prevenção da perda de massa óssea na fase subaguda não está bem estabelecido, mas bifosfonatos orais, como o alendronato, e endovenosos, como o ácido zolendrônico, podem ser uma opção[29,30], sobretudo nos anos que se seguem à lesão.

Alterações psicoemocionais e psiquiátricas

É inegável o impacto emocional que a lesão medular causa nos pacientes e em seus familiares. A atenção adequada ao luto, seu enfrentamento e aceitação e o suporte para os planejamentos futuros são fundamentais na reabilitação deste grupo. Quase todos os pacientes experimentam períodos de tristeza e ansiedade, que fazem parte do enfrentamento natural desta situação. Atenção especial deve ser dada a comportamentos dissociados de mecanismos de defesa, como negação e fuga da realidade, e que podem estar, também, associados a expectativas irreais, limitando e até modificando os objetivos de recuperação e habilitação destes pacientes. Estima-se que cerca de 30% dos pacientes experimentem um episódio de depressão maior após a LM, que pode ser recorrente e prolongado nestes indivíduos[31].

Pacientes com sintomas de ansiedade e tristeza patológicos devem ser tratados com medicação e psicoterapia. São pacientes com maior risco de depressão aqueles que desenvolvem luto muito precoce, com percepção de baixa qualidade de vida, com doença mental prévia, dependentes químicos e com dor crônica.

CONSIDERAÇÕES FINAIS

Pacientes com LM apresentam ampla gama de acometimentos que necessitam de intervenção precoce e atuação interdisciplinar. O adequado cuidado na fase aguda, de transição de cuidado e da continuidade da reabilitação, seja em ambiente ambulatorial ou de internação, é imperativo para a obtenção e a realização do potencial funcional. As diversas intervenções de reabilitação estão descritas no capítulo sobre os cuidados de reabilitação das fases aguda e subaguda inicial de pacientes com lesão medular.

Mais além, a variabilidade de acometimento e de intervenções terapêuticas necessárias a serem monitoradas clama por instrumentos de avaliação e seguimento que captem esta realidade. Uma boa opção é o uso da Classificação Internacional de Funcionalidade, Incapacidade e Saúde, que apresenta *Core Sets* específicos para a LM (versão breve e versão abrangente), aplicando-se os itens pertinentes para cada caso[32]. Desta forma, será possível que toda equipe adote uma mesma linguagem e racional similar, adequados tanto para prática clínica como para pesquisa. Uma maior discussão sobre indicadores clínicos e instrumentos para a avaliação da funcionalidade estão disponíveis nos respectivos capítulos deste Manual.

REFERÊNCIAS BIBLIOGRÁFICAS

1. Ares MJJ, Cristante ARL. Reabilitação da medula espinal – tratamento. In: Greve JMDA. Tratado de medicina de reabilitação. São Paulo: Roca; 2007. p.405-11.
2. Bickenbach J (ed.). International perspectives on spinal cord injury. World Health Organization Press; 2013.
3. Greve JMD, Casalis MEP, Barros Filho TEP (eds.). Diagnóstico e tratamento da lesão da medula. São Paulo: Roca; 2001.
4. Kirshblum S, BrooksIn M. Rehabilitation of spinal cord injury. In: DeLisa J. DeLisa's Physical-medicine-rehabilitation: principles and practice. Philadelphia: Lippincott Williams & Wilkins; 2010. p.665-716.
5. Kirshblum SC, Biering-Sorensen F, Betz R, Burns S, Donovan W, Graves DE, et al. International standards of neurological classification of spinal cord injury (revised 2001). The Journal of Spinal Cord Medicine. 2011;34(6):535-46.
6. Lianza S, Casalis MEP, Greve JMA. A lesão medular. In: Medicina de reabilitação. Rio de Janeiro: Guanabara Koogan; 2007. p.322-45.
7. Souza DR, Yuan CC, Rached, RVA. Characteristics of spinal cord injuries in a referral center in São

Paulo-Brazil. Revista Colombiana de Medicina Física y Rehabilitacion. 2012;22(1):44-8.
8. Brasil. Ministério da Saúde. Secretaria de Atenção à Saúde. Departamento de Ações Programáticas Estratégicas. Diretrizes de atenção à pessoa com lesão medular. Brasília: Ministério da Saúde; 2013.
9. Kay ED, Deutsch A, Wuermsen LA. Predicting walking at discharge from inpatient rehabilitation of a traumatic spinal cord injury. Archives of Physical Medicine Rehabilitation. 2007;88(6):745-50.
10. Van Middendorp JJ, Hosman AJ, Donders AR, Pouw MH, Ditunno JF Jr, Curt A, et al. A clinical prediction rule for ambulation outcomes after traumatic spinal cord injury: a longitudinal cohort study. Lancet. 2011;377(9770):1004-10.
11. Siddal PJ, Loeser JD. Pain following spinal cord injury. Spinal Cord. 2001;39:63-73.
12. Miguel M, Kraychete DC. Pain in patients with spinal cord injury: a review. Revista Brasileira de Anestesiologia. 2009;59(3):350-7.
13. Gutierrez DD, Thompson L, Kemp B, Mulroy SJ; Physical Therapy Clinical Research Network; Rehabilitation Research and Training Center on Aging-Related Changes in Impairment for Persons Living with Physical Disabilities. The relations of shoulder pain intensity to quality of life, physical activity and community participation in persons with paraplegia. J Spinal Cord Med. 2007;30(3):251-5.
14. Elovic EP, Eisenberg ME, Jasey Jr. NN. Spasticity and muscle overactivity as components of the upper motor neuron syndrome. In: DeLisa's Physical-medicine-rehabilitation: principles and practice. Philadelphia: Lippincott Williams & Wilkins; 2010. p.1319-44.
15. Gianni MAC, Casalis MEP, Quagliato EMAB, Leme RJA, Shu EBS. Espasticidade. In: Greve JMDA. Tratado de medicina de reabilitação. São Paulo: Roca; 2007. p.340-65.
16. Schilero GJ, Radulovic M, Wecht JM, Spungen AM, Bauman WA, Lesser M. A center's experience: pulmonary function in spinal cord injury. Lung. 2014;192(3):339-46.
17. Gater Jr. DR, Farkas GJ, Berg A, Castillo C. Prevalence of metabolic syndrome in veterans with spinal cord injury. The Journal of Spinal Cord Medicine. 2018;11:1-8.
18. Pelletier CA, Miyatani M, Giangregorio L, Craven CB. Sarcopenic obesity in adults with spinal cord injury: a cross-sectional study. Archives of Physical Medicine and Rehabilitation. 2016;97(11):1931-7.

19. Consortium for Spinal Cord Medicine. Bladder management for adults with spinal cord injury: a clinical practice guideline for health-care providers. J Spinal Cord Med. 2006;29(5):527-73.

20. Brommer B, Engel O, Kopp MA, Watzlawick R, Müller S, Prüss H, et al. Spinal cord injury-induced immune deficiency syndrome enhances infection susceptibility dependent on lesion level. Brain. 2016;139(3):692-707.

21. Costa MP, Sakae EK, Duarte GG, Ferreira MC. Prevenção das principais complicações/úlceras por pressão. In: Greve JMD, Casalis MEP, Barros Filho TEP. Diagnóstico e tratamento da lesão da medula espinal. São Paulo: Roca; 2001. p.329-65.

22. Rufatto AR. Úlceras por pressão. In: Fernandes AC, Ramos ACR, Casalis MEP, Hebert SK. AACD medicina e reabilitação: princípios e prática. São Paulo: Artes Médicas; 2007. p.429-38.

23. Brady RD, Schultz SR, McDonald SJ, O'Brien TJ. Neurological heterotopic ossification: current understading and future direction. Bone. 2018;109:35-42.

24. Teasell R, McIntyre A, Thompson S, Mehte S, Loh E. Heterotopic ossification following spinal cord injury. Spinal Cord. 2002;40:313-26.

25. Popovic M, Agarwal A, Zhang L, Yip C, Kreder HJ, Nousiainen MT, et al. Radiotherapy for profilaxis of heterotopic ossification: a systematic review and meta-analysis of published data. Radiother Oncol. 2014;113(1):10-7.

26. Castro AW. Efeito da radioterapia na profilaxia de ossificação heterotópica em pacientes com lesão medular traumática. Tese. São Paulo: Faculdade de Medicina da Universidade de São Paulo; 2008.

27. Diong J, Harvey LA, Kwah LK, Eyles J, Ling MJ, Ben M, et al. Incidence and predictors of contracture after spinal cord injury – prospective cohort study. Spinal Cord. 2012;50(8):579-84.

28. Brito CMM, Battistella LR. Perspectivas diagnósticas e terapêuticas da osteoporose após lesão medular. Acta Fisiátr. 2004;11(1):28-33.

29. Moran de Brito CM, Battistella LR, Saito ET, Sakamoto H. Effect of alendronate on bone mineral density in spinal cord injury patients: a pilot study. Spinal Cord. 2005;43(6):341-8.

30. Zleik N, Weaver F, Harmon RL, Le B, Radhakrishnan R, Jirau-Rosaly WD, et al. Prevention and management of osteoporosis and osteoporotic fratures in persons with spinal cord injury or disorder: a systematic scoping review. J Spinal Cord Med. 2019;42(6):735-59.

31. Kapalkjian CZ, Tulsky DS, Kisala PA, Bombardier CH. Measuring grief and loss after spinal cord injury: development, validation and psycometric characteristics of spinal cord injury – quality of life, grief and loss item bank and short form. The Journal of Spinal Cord Medicine. 2015;38(3):347-55.

32. International Classification of Functioning, Disability and Health (ICF) Research Branch. Development of ICF cores sets for spinal cord injury. Disponível em: https://www.icf-research-branch.org/icf-core-sets-projects2/neurological-conditions/development-of-icf-core-sets-for-spinal-cord-injury-sci Acesso em: 19/1/2020.

CAPÍTULO 41

Tratamento de reabilitação pós-amputação em regime de internação hospitalar

Karen Fraga Moreira Guerrini
Mariane Tateishi
Leandro Heidy Yoshioka
Christina May Moran de Brito

INTRODUÇÃO

Amputação é o termo utilizado para definir a retirada total ou parcial de um membro, como um método de tratamento para diversas doenças[1]. É importante salientar que a amputação deve ser sempre vista em um contexto global de tratamento e não como algo pontual no indivíduo, pois seu intuito é prover a uma melhora da qualidade de vida, envolvendo os aspectos físicos, psíquicos e sociais, para garantia da reinclusão social.

O aumento da expectativa de vida, levando ao envelhecimento populacional, faz com que as indicações para amputação de um membro sejam com maior frequência decorrentes de complicações das doenças crônico-degenerativas, com maior incidência na população idosa[1].

Estima-se que as amputações do membro inferior correspondam à maioria das amputações de membros[1,2], apesar de não haver informações muito precisas sobre o assunto no Brasil. Em 2018, cerca de 97% das amputações realizadas pelo Sistema Único de Saúde (SUS) foram no membro inferior[3].

Na literatura, aproximadamente 80% das amputações de membros inferiores são realizadas em pacientes com doença vascular periférica e/ou diabetes[4]. As amputações por causas traumáticas prevalecem em acidentes de trânsito e em ferimentos por arma de fogo, sendo essa a segunda maior causa. Dentre as amputações não eletivas, o trauma é responsável por cerca de 20% das amputações de membros inferiores, sendo 75% dessas no sexo masculino[1].

Em 2011, no SUS, a frequência de causas de amputação foi devida, principalmente, às doenças crônico-degenerativas (Tabela 1).

O programa de reabilitação para o paciente amputado pode ser realizado tanto em caráter ambulatorial como em caráter de internação hospitalar. Cada instituição estabelece seu processo para acesso ao programa, de acordo com o tipo de tratamento que oferece e as necessidades específicas dos paciente. Após um processo de avaliação interdisciplinar, coordenada pelo médico fisiatra, o paciente pode ser encaminhado para ambulatório ou internação, levando em consideração suas condições clínicas e psicológicas, aspectos sociais e retaguarda familiar e de transporte.

Poucos são os programas de reabilitação oferecidos em regime de internação para atender a pessoas com amputação no Brasil, assim como poucas são as informações sobre dados estatísticos e perfil de pacientes para essa modalidade de tratamento.

O Instituto de Medicina Física e Reabilitação (IMREA) do Hospital das Clínicas da Faculdade de Medicina da Universidade de São Paulo

TABELA 1 Frequência de procedimentos de amputação no SUS, por causa

Causas	Frequência	%
Causas externas	16.294	33,1%
Algumas doenças infecciosas e parasitárias	8.808	17,9%
Doenças do aparelho circulatório	7.905	16,1%
Diabetes	6.672	13,6%
Gangrena (não classificada em outra parte)	5.136	10,4%
Doenças do sistema osteomuscular e do tecido conjuntivo	2.961	6,0%
Neoplasias	957	1,9%
Doenças da pele e do tecido subcutâneo	230	0,5%
Malformações congênitas, deformidades e anomalias cromossômicas	202	0,5%
Total	49.165	100%

Fonte: Sistema de Informações Hospitalares do Sistema Único de Saúde, 2011[1].

(HCFMUSP), integrante da Rede de Reabilitação Lucy Montoro, referência nacional, com acreditação internacional em seu programa de reabilitação de amputados em regime de internação, prestou assistência a 116 pacientes amputados no período de novembro de 2014 a dezembro de 2017, cujas causas da amputação foram: traumáticas (59%), vasculares (22%), infecciosas (14%) e neoplásicas (5%); prevalecendo as amputação de membros inferiores (92%) em adultos, com média de idade de 43,2 anos.

As grandes instituições internacionais de referência e excelência no tratamento de pessoas com amputação em regime de internação, como Veterans Affairs, Brigham and Women's Hospital (Boston – EUA), Spaulding Rehabilitation Hospital (Boston – EUA), University of Maryland – Rehabilitation and Orthopaedic Institute (EUA), Burke Rehabilitation Hospital (Nova York – EUA) e British Society of Rehabilitation Medicine (Reino Unido), possuem protocolos e recomendações que são de grande importância na condução do tratamento, garantindo a eficiência na assistência aos pacientes. Dessa forma, permite-se a estruturação de modelos de excelência de tratamento a serem seguidos e constantemente aprimorados.

Neste capítulo serão descritos os cuidados de reabilitação na modalidade de internação para a reabilitação de pacientes amputados, com a atuação de uma equipe multiprofissional que, em conjunto com o paciente e seus acompanhantes, define o plano terapêutico, assegurando o comum acordo para um objetivo de atenção integral com a adoção de condutas respaldadas.

BASES PARA A PRÁTICA CLÍNICA

O tratamento em regime de internação

O objetivo primordial da internação é alcançar o maior grau de independência funcional no menor tempo possível pelo cuidado integral, visando à plena saúde física e mental, a desenvolvimento da autonomia e à inclusão social da pessoa com amputação.

Pacientes amputados de diversas etiologias (traumáticas, infecciosas, vasculares, neoplásicas e congênitas), tanto de membros superiores como de membros inferiores, em seus diversos níveis, podem ser eleitos para o programa de internação.

Para alcançar esse objetivo, a equipe que assiste os pacientes é multidisciplinar, contando com fisioterapeutas, terapeutas ocupacionais, psicólogos, assistentes sociais, enfermagem, nutrição, profissionais da educação física, técnicos em órtese, prótese e meios auxiliares, médico fisiatra e médico clínico geral. Conforme a necessidade, pode-se solicitar avaliações de fonoaudiólogo, médico psiquiatra, urologista, entre outras especialidades. Sabe-se que a comunicação entre os profissionais da equipe, junto ao paciente e a sua família, é essencial para garantir o sucesso no tratamento.

O tratamento de reabilitação é dividido em fases de acordo com as necessidades apontadas na avaliação inicial de cada paciente, cada fase com seu rol particular de metas e demandas para as intervenções necessárias. Essas fases podem ser divididas em fase pré-protética, protética e acompanhamento pós-alta, para orientar a conduta durante todo o processo de reabilitação.

Cada uma das fases implica traçar objetivos específicos a serem atingidos, sem esquecer do objetivo final do tratamento: o bem-estar e o potencial do paciente, conforme o nível de amputação, considerando fatores pessoais e ambientais mais relevantes[2].

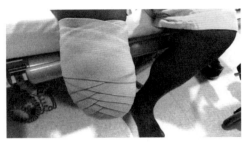

FIGURA 1 Enfaixamento elástico em membro residual transtibial.
Fonte: arquivo do Instituto de Medicina Física e Reabilitação do Hospital das Clínicas da Faculdade de Medicina da Universidade de São Paulo (IMREA – HCFMUSP).

Fases da reabilitação

Fase pré-protética

O período pré-protético constitui a fase inicial da reabilitação, que pode ocorrer desde o pós-operatório imediato ou até mesmo em momento um pouco mais tardia. Essa fase inicial pode ainda ser separada em duas frentes de ação: orientações e intervenções.

De maneira geral, as orientações englobam o cuidado com o membro residual e o(s) membro(s) preservado(s), orientações de cuidados de saúde, hábitos de vida saudáveis, prevenção e controle de comorbidades e ainda aderência ao tratamento. As orientações e a educação, tanto do paciente como dos familiares e/ou cuidadores, são pontos importantes nesse processo.

Entre as intervenções temos as terapias para ganho de força, manutenção de amplitude de movimento, treino de equilíbrio, meios auxiliares, enfaixamento (Figura 1) do membro amputado (preparo do coto) e controle da dor.

As particularidades do pós-operatório imediato consistem nos principais cuidados pós-cirúrgicos, como os cuidados adequados com a ferida operatória, prevenção de infecções agudas, deiscência de sutura, prevenção de tromboembolismo venoso, prevenção de lesões por pressão e tratamento da dor inflamatória pela ressecção cirúrgica volumosa de tecidos. É importante evitar o imobilismo prolongado, devendo ser orientado o posicionamento adequado do membro residual, com a finalidade de evitar edema e contraturas[5].

Após esse primeiro momento de cuidados pós-operatórios imediatos, na fase subaguda, toda a equipe realiza sua avaliação inicial, com objetivo de conhecer as funcionalidades remanescentes, as principais dificuldades do paciente e as necessidades dentro de cada área. Realiza-se uma reunião multidisciplinar com os terapeutas, mediada pela equipe médica, para, em conjunto, serem traçados as metas e os objetivos de maneira individualizada e centrados nas demandas do paciente, observando também as demandas da família e de seu entorno. Nesse momento, além da programação da reabilitação durante o período da internação, é discutido o planejamento da alta hospitalar. Finalizando o planejamento inicial, são aplicadas escalas de funcionalidade para o acompanhamento da evolução funcional do paciente. Assim, grande parte do processo de reabilitação se torna individualizada e integrativa.

Cada profissional acessará e trabalhará o paciente dentro de sua competência[2,5]:

- assistente social: orienta o paciente quanto a seus direitos e deveres como pessoa com deficiência, avalia as demandas sociais prévias, o entorno da moradia, orienta sobre a possibilidade de habilitação especial, verifica a retaguarda familiar e/ou a existência de cuidador, a retaguarda de transporte e de recursos na comunidade a fim de que o paciente possa dar continuidade pós-alta e organizar a reintegração na sociedade quanto ao trabalho, educação e atividades de lazer;
- psicólogo: é responsável pela avaliação e diagnóstico de alterações de humor e cognição, pelo acompanhamento e suporte psicológico do paciente e cuidador, acolhe o sentimento do luto referente à perda do membro e suas dificuldades de aceitação de imagem corporal, orienta sobre a instalação da deficiência e seus potenciais remanescentes, auxilia na adequação das expectativas quanto ao prognóstico do paciente no planejamento futuro;
- nutricionista: acompanha o peso e a constituição corpórea do paciente, proporciona educação alimentar e orientações de hábitos de alimentação saudável, acompanha a aceitação alimentar e proporciona dieta balanceada, além de adaptar essa dieta às comorbidades prévias (hipertensão arterial, DM, insuficiência renal ou intolerâncias alimentares);
- terapeuta ocupacional: trabalha com o treino das atividades de vida diária básicas e instrumentais, segurança nas atividades, conservação de energia, adequação de acessibilidade intradomiciliar e adaptações;
- fisioterapeuta: realiza treino para ganho de amplitude de movimento, treino de transferências, treino de equilíbrio e de marcha, realiza a avaliação de meios auxiliares e faz terapias para analgesia, se necessário;
- fonoaudiólogo: realiza, sob demanda, avaliação de fala, mastigação e deglutição. Também avalia e treina linguagem e a cognição, principalmente nos pacientes amputados de etiologia traumática, devido à associação frequente com trauma cranioencefálico;
- profissional da educação física: treina ganho de força, resistência muscular e condicionamento cardiovascular, marcha e equilíbrio, coordenação motora;
- técnico de órtese, prótese e meios auxiliares de marcha: discute e planeja com o médico e a equipe a protetização, realiza o molde do encaixe, faz a confecção do equipamento e ajustes sob demanda;
- enfermagem: faz o controle de sinais vitais, orienta nos cuidados com a pele, o posicionamento (para evitar edemas e contraturas) e técnicas de enfaixamento com o controle de circunferência do membro residual, além de orientar na adesão medicamentosa para controle das comorbidades;
- equipe médica:
  - médico fisiatra: coordena a equipe, sendo responsável pelo programa que direciona os trabalhos para o cumprimento dos objetivos traçados; realiza a avaliação funcional de cada paciente, atua para a promoção da analgesia, quando necessário, com a introdução de medicamentos e a realização de procedimentos ambulatoriais (como inativação de pontos-gatilho miofasciais e acupuntura), indica e prescreve as tecnologias assistivas, indica e prescreve a prótese;
  - clínico geral: realiza o tratamento e o controle de comorbidades e possíveis intercorrências durante a internação.
- profissionais consultores sob demanda: urologista, psiquiatra, neurologista e odontólogo.

No ambiente de internação, a reabilitação é realizada de forma intensiva, sendo realizadas terapias de 45-60 minutos durante o período da manhã e da tarde, em pelo menos 5 dias da semana. A grade horária pode ser modificada de acordo com os objetivos traçados e a evolução do paciente. O tempo da internação também pode ser revisto, variando entre 4-8 semanas de acordo com a decisão em conjunto da equipe. Durante a internação, são realizadas reuniões multidisciplinares semanalmente para discussão dos casos e atualização de metas semanais, objetivos a longo prazo e demandas do paciente.

No paciente amputado são prevalentes as alterações de humor e ansiedade devido à dificuldade de aceitação da deficiência. As alterações de humor e diagnósticos psiquiátricos podem atingir 66% dos pacientes amputados; quadros como desordem de ajustamento, episódios depressivos e estresse pós-traumático são encontrados[6]. A prevalência da ansiedade e da depressão é maior nesses pacientes: a literatura mostra uma prevalência de 20,6-63% para depressão e 25,45-57% para ansiedade. Tanto ansiedade como depressão são maiores nos pacientes com dor crônica pós-amputação[7].

A depressão pode estar associada a um risco 2,6 vezes maior no paciente amputado do que na população geral[8], ocorrendo também uma evidente perda de função com a perda do membro. A morbidade psiquiátrica está associada a uma imagem corporal negativa, dor incapacitante e restrições de atividade de vida diária. O correto tratamento melhora o quadro sintomático em 65%[9], o que confirma a importância do acompanhamento individual e psicológico nessa fase da reabilitação. São necessárias intervenções com estratégias compensatórias e treino para readaptação das atividades de vida diária com a perda do membro.

Na fase pré-protética, é realizado o molde do membro residual, quando ele está conificado, e o controle das medidas, estável. Para amputação de membros inferiores, o planejamento do tipo de prótese é feito com base na escala AMP (*Amputee Mobility Predictor*), escala válida e confiável para medir o nível de mobilidade e funcionalidade do paciente[10].

Após a perda do membro, podem ocorrer complicações comuns, algumas delas decorrentes do atraso no processo de reabilitação, por exemplo, contraturas musculares e articulares, encurtamentos por posicionamento inadequado, resultando na diminuição de amplitude de movimento, imobilismo, fraquezas musculares e edema do membro residual.

As complicações que podem estar presentes em qualquer tempo da reabilitação são: dor ou desconforto no membro amputado, como quadro de dor fantasma, sensação fantasma, neuroma, disestesias, síndrome complexa de dor regional, espículas ósseas, ossificação heterotópica e lesões de pele[5]. Existem outras causas de dor que não estão diretamente relacionadas à amputação, como síndromes dolorosas miofasciais, tendinopatias, bursites, hipersolicitação mecânica e lesões ligamentares.

Parte considerável da população amputada desenvolve um quadro doloroso relacionado à dor do membro fantasma, que pode estar presente em 70% da população de amputados. Entre eles, 39% relatam que essa dor tem intensidade severa[8]. Tal complicação pode dificultar o processo de protetização e até impossibilitar a reabilitação, por isso a equipe está atenta em tratar precocemente esses quadros dolorosos, sendo preconizada a utilização de técnicas de dessensibilização, eletroterapia analgésica (como estimulação elétrica nervosa transcutânea – TENS e estimulação elétrica funcional – FES), tratamento medicamentoso e acompanhamento psicológico (Figura 2)[2,5].

Com o envelhecimento populacional, a incidência de doenças metabólicas, vasculares e neoplásicas está em crescimento, e tais comorbidades estão diretamente relacionadas ao au-

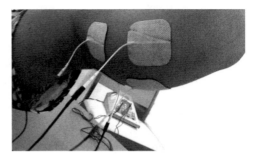

FIGURA 2 Uso da estimulação elétrica transcutânea (TENS) para controle de dor em membro residual transtibial.
Fonte: arquivo do Instituto de Medicina Física e Reabilitação do Hospital das Clínicas da Faculdade de Medicina da Universidade de São Paulo (IMREA – HCFMUSP).

mento na incidência de amputações na população. Sendo assim, durante a internação para reabilitação é necessário o controle de comorbidades e o tratamento correto das doenças de base.

Fase protética/intensiva

Com o recebimento da prótese, inicia-se outra fase da reabilitação: o processo protético. Nesse momento, todas as orientações da fase pré-protética são retomadas e reforçadas, porém o foco das terapias é o uso da prótese. O uso do equipamento protético deve ser feito com aumento de tempo gradativo e supervisionado, proporcionando ao paciente adaptação gradual e evitando, assim, as lesões de pele.

Nessa fase, existe a possibilidade de serem detectadas alterações no formato e tamanho do membro residual, por isso o encaixe da prótese pode ser feito em um material provisório transparente em copoliéster, que é termomoldável que permite ajustes (Figura 3). Além disso, a transparência permitirá a visualização de pontos de pressão excessivos. É importante a participação do técnico protético nesse momento, a fim de acompanhar a necessidade de ajustes e alinhamento da prótese.

O encaixe provisório precisa ser trocado a cada 3 meses, devido ao risco de ressecamento e quebra do material. Quando os ajustes deixam de ser necessários, realiza-se a troca do encaixe provisório pelo definitivo. Este é confeccionado no mesmo molde do último encaixe provisório e produzido com diferentes tipos de materiais (p. ex., fibra de vidro, laminação em resina, fibra de carbono, com estampagem em resina, entre outros).

É de grande importância o treino das atividades básicas e instrumentais com o uso do equipamento, a fim de verificar sua adequação e orientar a segurança durante as atividades e reforçar medidas para prevenção de quedas ou acidentes domésticos.

Durante a internação, os treinos são realizados dentro do ambiente hospitalar, ginásio e áreas comuns, que são locais seguros, em terreno plano e sem obstáculos reais. Quando o paciente se mostra seguro nos treinos internos, a equipe de reabilitação passa a realizá-los em ambientes externos. Essa conduta é importante para estimular a vivência de situações reais e cotidianas fora do ambiente hospitalar. Dessa forma, os pacientes realizam treino de atividades como compras em mercados, utilização de transporte público, transposição de barreiras arquitetônicas e mobilidade em comunidade. As atividades treinadas nesses ambientes são proveitosas inclusive para aspectos como planejamento, organização, segurança ao movimentar-se e inserção social. Esse treino também leva em consideração as necessidades de cada paciente, suas condições econômicas, sociais e psicológicas.

Quanto às opções de prótese, para o membro superior há as funcionais mecânicas (com acionamento por cabos) e as mioelétricas (com acionamento por estímulos elétricos), além das próteses estéticas. As próteses funcionais exigem maior treinamento específico, sobretudo as mioelétricas. O grande desafio quanto às próteses de membro superior é o alto índice de abandono. Sendo assim, deve haver um bom preparo quanto à adequação das expectativas em relação ao que a prótese pode oferecer, tanto do ponto de vista estético como do funcional. Exemplos de próteses mecânicas para membros superiores constam nas Figuras 4 a 6.

Toda prótese, seja de membro superior ou inferior, apresenta um sistema de encaixe e de suspensão. O encaixe prescrito deve ser aquele

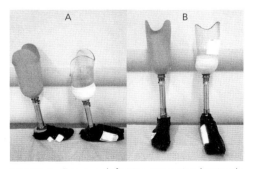

FIGURA 3 Encaixe definitivo em resina laminada (A) e encaixe provisório em copoliéster (B).
Fonte: arquivo do Instituto de Medicina Física e Reabilitação do Hospital das Clínicas da Faculdade de Medicina da Universidade de São Paulo (IMREA – HCFMUSP).

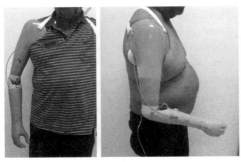

FIGURA 4 Prótese transumeral mecânica direita.
Fonte: arquivo do Instituto de Medicina Física e Reabilitação do Hospital das Clínicas da Faculdade de Medicina da Universidade de São Paulo (IMREA – HCFMSUP).

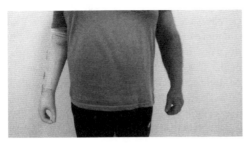

FIGURA 5 Prótese transradial mecânica direita.
Fonte: arquivo do Instituto de Medicina Física e Reabilitação do Hospital das Clínicas da Faculdade de Medicina da Universidade de São Paulo (IMREA – HCFMUSP).

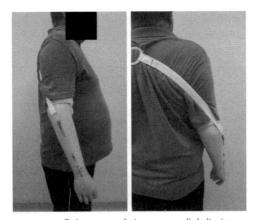

FIGURA 6 Prótese mecânica transradial direita
Fonte: arquivo do Instituto de Medicina Física e Reabilitação do Hospital das Clínicas da Faculdade de Medicina da Universidade de São Paulo (IMREA – HCFMUSP).

que permita a maior coaptação possível ao coto, e o sistema de suspensão deve reforçar e manter essa coaptação.

No caso das próteses de membro inferior, além do potencial funcional, das atividades usuais a serem realizadas e dos objetivos alinhados com o paciente, deve ser considerado o peso deste, uma vez que as diferentes opções de materiais a serem utilizados apresentam resistências diferentes (habitualmente, alumínio, aço, titânio e fibra de carbono). As próteses de membro inferior também oferecem diferentes mecanismos de controle tendo por base os diferentes tipos de componentes que podem ser indicados. Como exemplo, os tipos de joelho, hidráulicos ou mecânicos, e os distintos tipos de freio, bem como as diferentes opções de pé. E há ainda as próteses endoesqueléticas e as exoesqueléticas. As próteses endoesqueléticas podem ser revestidas ou não, e o revestimento deve se dar após adequada adaptação e treinamento da utilização (Figura 7). Outros exemplos de próteses de membros inferiores constam nas Figuras 8 a 10.

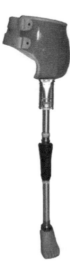

FIGURA 7 Prótese endoesquelética (sem revestimento) para desarticulação de quadril (cesto pélvico).
Fonte: arquivo do Instituto de Medicina Física e Reabilitação do Hospital das Clínicas da Faculdade de Medicina da Universidade de São Paulo (IMREA – HCFMUSP).

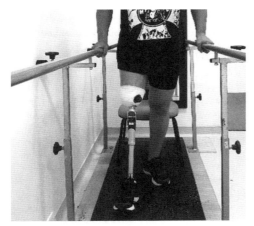

FIGURA 8 Prótese transfemoral.
Fonte: arquivo do Instituto de Medicina Física e Reabilitação do Hospital das Clínicas da Faculdade de Medicina da Universidade de São Paulo (IMREA – HCFMUSP).

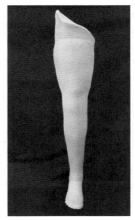

FIGURA 10 Prótese transfemoral com revestimento cosmético em espuma.
Fonte: arquivo do Instituto de Medicina Física e Reabilitação do Hospital das Clínicas da Faculdade de Medicina da Universidade de São Paulo (IMREA-HCFMUSP).

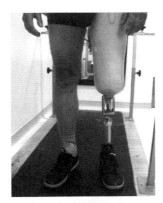
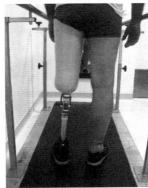

FIGURA 9 Prótese para desarticulação de joelho.
Fonte: arquivo do Instituto de Medicina Física e Reabilitação do Hospital das Clínicas da Faculdade de Medicina da Universidade de São Paulo (IMREA – HCFMUSP).

Acompanhamento pós-alta

O acompanhamento pós-alta consiste na realização de retornos ambulatoriais programados e seriados para verificar a efetividade do programa de reabilitação. A equipe multidisciplinar pode e deve participar desses atendimentos.

Nessa etapa, verifica-se o quanto o paciente conseguiu colocar em prática as orientações realizadas nas fases descritas anteriormente, fora do ambiente de internação hospitalar. É importante verificar a adesão às orientações, como controle de comorbidades, adesão aos hábitos saudáveis de vida (cessação do tabagismo, alimentação saudável e prática de atividade física regular), reinserção social, retomada de atividades de lazer, laborais ou educacionais. Pode-se verificar a adesão ao uso dos equipamentos prescritos como próteses, órteses, adaptações e meios auxiliares.

Novas demandas podem surgir nessa etapa, como mudança do tipo de prótese, do tipo de meio auxiliar ou até mesmo a necessidade de manutenção dos equipamentos.

Também nesse momento, conforme a necessidade de cada paciente, a equipe interdisciplinar pode refazer orientações ou propor novas intervenções.

O acompanhamento deve ser feito a longo prazo, visando cuidados gerais para um envelhecimento com boa qualidade de vida[5].

CONSIDERAÇÕES FINAIS

O programa de reabilitação de amputados em regime de internação tem o compromisso de garantir um tratamento individualizado e centrado no paciente (Quadro 1), atendendo às necessidades apontadas por meio de:

- cuidados interdisciplinares que permitam efetiva comunicação, colaboração e cooperação entre as partes interessadas;
- redução das limitações funcionais, com foco na otimização do potencial remanescente do paciente, orientando novas estratégias e ferramentas;
- promoção de assistência do melhor nível de qualidade;
- redução de restrições na participação de atividades do cotidiano, com a eliminação de possíveis barreiras;
- aconselhamento e orientação familiar integrados aos cuidados do paciente;
- preparo do paciente e familiares para a adaptação e transição para os próximos passos a serem seguidos após a reabilitação.

QUADRO 1   Elementos-chave para a reabilitação de pacientes com amputação

1. Definir as fases de reabilitação e os passos a serem seguidos em cada fase.
2. Enfatizar a importância dos cuidados com a amputação orientados por todas as áreas, incluindo paciente e família/cuidador.
3. Reconhecer a importância da avaliação da equipe interdisciplinar em cada início de fase.
4. Estimular o paciente a participar da definição dos objetivos de reabilitação, tornando seu atendimento individualizado.
5. Proporcionar um programa de reabilitação multidisciplinar centrado no paciente, baseado em seu *status* funcional, suas evoluções, demandas e desejos específicos.

(continua)

QUADRO 1   Elementos-chave para a reabilitação de pacientes com amputação *(continuação)*

6. Utilizar estratégias para controle de dor em cada fase do processo de reabilitação.
7. Otimizar os cuidados pós-operatórios do membro residual, visando a maximizar a recuperação e a função.
8. Identificar os elementos-chave do programa de reabilitação centrado no paciente amputado, ou seja, de caráter individualizado.
9. Reconhecer a importância de tentar o melhor nível de independência e funcionalidade sem a prótese.
10. Reconhecer a importância de oferecer informações e educação aos pacientes.
11. Reconhecer e orientar a importância da manutenção dos cuidados mesmo após a alta, a fim de proporcionar a manutenção de seu potencial motor ao longo do tempo.
12. Enfatizar a necessidade dos cuidados de saúde com o envelhecimento para ter uma boa qualidade de vida.

Fonte: Manual Veterans Affairs[5].

O cuidado integral com a saúde da pessoa amputada deve ter como resultado final a manutenção de sua saúde física e mental, bem como o desenvolvimento de autonomia e inclusão social, que em última análise se concretiza em uma vida plena[1].

O programa de reabilitação na modalidade de internação parece promover otimização no tempo de tratamento para chegar à melhor funcionalidade e à reinserção mais breve do indivíduo na comunidade. O fluxograma de cuidado consta na Figura 11. Ainda se requer muitos estudos estatísticos-financeiros para se pensar em maiores investimentos nesse tipo de assistência que implica políticas de saúde pública[11].

Uma forma de promover a avaliação integral e integrada se baseia na utilização de uma ferramenta comum de avaliação e acompanhamento dos pacientes, caso da Classificação Internacional de Funcionalidade, Incapacidade e Saúde[12]. Trata-se de uma classificação da Organização Mundial da Saúde (OMS) que aborda o estado de saúde como um todo e que pode ser aplicada por todos os profissionais da área. Seus itens são divididos em capítulos, englobando estruturas e

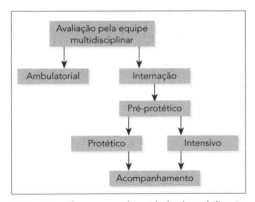

FIGURA 11 Fluxograma de cuidado da reabilitação do paciente com amputação.

TABELA 2 Categorias da CIF selecionadas no estudo de Kohler et al.[13]

Funções	
b130	Energia e disposição
b144	Funções da memória
b164	Funções cognitivas de nível superior (como organização e planejamento)
b28015	Dor no membro inferior
b810	Funções protetoras da pele
Atividades e participação	
d230	Executar a rotina diária
d410	Mudar a posição básica do corpo
d415	Mudar a posição do corpo
d420	Realizar autotransferências
d4500	Andar curtas distâncias
d4501	Andar longas distâncias
d4502	Andar sobre superfícies diferentes
d4551	Subir e descer escadas
d4601	Deslocar-se em ambientes internos não domiciliares
d4602	Deslocar-se em ambientes externos
d465	Deslocar-se utilizando algum tipo de equipamento
d470	Utilização de transporte
d510	Lavar-se
d520	Cuidar de partes do corpo
d530	Higiene pessoal íntima
d540	Vestir-se
d920	Recreação e lazer
Fatores ambientais (que podem atuar como barreiras ou facilitadores)	
e1151	Tecnologia assistiva para uso pessoal em atividades cotidianas
e1201	Tecnologia assistiva para mobilidade e transporte
e310	Família próxima

funções acometidas; atividades e participações prejudicadas; e possíveis barreiras e facilitadores. Cada um dos itens é quantificado quanto ao grau de acometimento com o uso de uma escala Likert de 5 pontos, sendo: 0 – nenhum acometimento; 1 – acometimento leve; 2 – acometimento moderado; 3 – acometimento acentuado e 4 – acometimento total. Quanto aos fatores ambientais, são quantificados com o uso do mesmo racional, mas os facilitadores ganham um sinal positivo (+) à frente do número e as barreiras, um sinal negativo (–). Trata-se de um instrumento de grande utilidade, por ser validado e traduzido para inúmeros idiomas, incluindo português, por possuir uma escala de simples aplicação e por permitir a seleção dos itens que se apliquem melhor a cada caso a partir de uma gama de categorias.

Kohler e colaboradores estudaram uma seleção de categorias para a avaliação e o acompanhamento de reabilitação de pacientes amputados e encontraram uma boa correlação com a apresentação clínica e as necessidades de reabilitação a serem seguidas. A relação de itens é apresentada na Tabela 2[13].

A escolha de desfechos clínicos adequados que traduzam as necessidades dos pacientes e os âmbitos de intervenção constitui um aspecto relevante do cuidado e do acompanhamento da reabilitação. Para a prática clínica deve ser utilizada uma relação mais objetiva e intuitiva, que promova o uso adequado e reprodutível, e para a pesquisa clínica deve-se aprofundar a avaliação, conforme os desfechos primários e secundários a serem analisados.

Por fim, uma questão a ser avaliada e acompanhada é a perda óssea que costuma ocorrer no segmento remanescente do membro amputado[14]. Deve ser solicitada a densitometria óssea desse segmento, bem como do contralateral, além da coluna lombar. Conforme o quadro clínico e os antecedentes, é necessário solicitar exames laboratoriais para avaliação de condições clínicas que interfiram no metabolismo ósseo, como a dosagem de 25-hidroxivitamina D e demais avaliações laboratoriais relevantes, além de orientar adequada ingesta de cálcio e exposição solar mínima ou suplementação, e da importância da descarga de peso precoce sobre o coto de amputação.

REFERÊNCIAS BIBLIOGRÁFICAS

1. Brasil. Ministério da Saúde. Diretrizes de Atenção à Pessoa Amputada. Secretaria de Atenção à Saúde. Departamento de Ações Programáticas Estratégicas. Diretrizes de atenção à pessoa amputada/Ministério da Saúde, Secretaria de Atenção à Saúde, Departamento de Ações Programáticas Estratégicas. Brasília: Ministério da Saúde; 2013.
2. The Brigham and Women's Hospital. Department of Rehabilitation Services. Standard of Care: Lower Extremity Amputation. Boston: BWH; 2011.
3. Brasil. Ministério da Saúde. Sistema de Informações Hospitalares do SUS (SIH/SUS). 2018.
4. Luccia N, Silva ES. Aspectos técnicos de amputações de membros inferiores. In: Pitta G. (ed.). Angiologia e cirurgia vascular: guia ilustrado. Rio de Janeiro: Guanabara Koogan; 2003.
5. VA/DoD Clinical Practice Guidelines: management of upper and lower extremity amputation rehabilitation. Va/DoD Evidence Based Practice. 2014.
6. Baby S, Chaudhury S, Walia TS. Evaluation of treatment of psychiatric morbidity among limb amputees. Ind Psychiatry J. 2018;27(2):240-8.
7. Mckechnie PS, John A. Anxiety and depression following traumatic limb amputation: a systematic review. Injury. 2014;45(12):1859-66.
8. Lindner H, Montgomery S, Hiyoshi A. Risk of depression following traumatic limb amputation: a general population-based cohort study. Scand J Public Health. 2019;13:1403494819868038.
9. Alviar MJ, Hale T, Dungca M. Pharmacologic interventions for treating phantom limb pain. Cochrane Database Syst Rev. 2016 Oct 14;10:CD006380.
10. Gailey RS, Roach KE, Applegate EB, Cho B, Cunniffe B, et al. The amputee mobility predictor: an instrument to assess determinants of the lower-limb amputee's ability to ambulate. Arch Phys Med Rehabil. 2002;83(5):613-27.
11. Dillingham TR, Pezzin LE. Rehabilitation setting and associated mortality and medical stability among persons with amputations. Arch Phys Med Rehabil. 2008;89(6):1038-45.
12. Battistella LR, Brito CMM. Classificação Internacional de Funcionalidade (CIF). Acta Fisiátrica. 2002;9(2):98-101.
13. Kohler F, Xu J, Silva-Withmory C, Arockiam J. Feasibility of using a checklist based on the international classification of functioning, disability and health as an outcome measure in individuals following lower limb amputation. Prosthetics and Orthotics International. 2011;35(3):294-301.
14. Bemben DA, Sherk VD, Ertl WJJ, Bemben MG. Acute bone changes after lower limb amputation resulting from traumatic injury. Osteoporos Int. 2017;28(7):2177-86.

Índice remissivo

ÍNDICE REMISSIVO

A

Acessibilidade domiciliar 113

Acidente vascular encefálico 106, 326, 459
  programa de reabilitação 462
  sequelas neurológicas 459

Ações educativas no serviço de reabilitação 27

Acreditação 12

Acupuntura 196

Adoecimento 433, 434, 452

Agregação plaquetária 161

Alcoolismo 336

Alteração de
  comunicação 113
  coordenação 113
  nível de consciência 96
  tônus muscular 113
  voz 126

Amputação 498

Angina instável 157

Angiogênese 197

Ansiedade 61, 434

Aprendizagem
  autodirigida (AAD) 31
  baseada em equipes (TBL) 30
  baseada em problemas (ABP) 29

Arritmias 153

Artrite reumatoide 119

Artropatias

do ombro 260
espinhais 119
total de quadril 210
total do joelho 222

Artrose 232

Aspiração traqueal 143

Atividades de vida diária 106, 223, 252, 440

Atividades instrumentais de vida diária 440

Atrofia muscular 156

Avaliação
  da acessibilidade domiciliar 148
  da marcha e equilíbrio orientada pelo desempenho 343
  da mobilidade orientada pela *performance* 338
  funcional da marcha 338
  psicológica 138
  Subjetiva Global 395

B

Balance Evaluation Systems Test 343, 424

Bandagens terapêuticas 113

Barreiras de comunicação 86

Bateria de *performance* física curta 339, 343, 424

Biofeedback 317

Biomecânica da deglutição 143

Bloqueio periférico 113

Bradicardia 120

Burnout 170, 173

C

Capacidade funcional 449

Captação máxima de oxigênio 161

Cefaleia 196

Cervicalgia 231, 233

Choque medular 120, 124

Cicloergômetro à beira do leito 64

Cinesioterapia 113, 320

    respiratória 7

Circulação extracorpórea 156

Cirurgias

    abdominais altas 286

    cardíacas 153

    da mão 268

    de Latarjet 259

    ortopédicas de ombro 249

Classificação Internacional de Funcionalidade, Incapacidade e Saúde (CIF) 14

Coaptação articular 113

Comunicação

    empática 172

    entre equipes 130

    com vulnerável 81

Convulsões 112

Correção de disfunções valvares 153

Crioterapia 201, 223, 271

Cuidado

    centrado no paciente 14

    de conforto 416

    de fim de vida 416

    do paciente cirúrgico 288

    nas unidades críticas e semicríticas 9

    paliativos 409

D

Deambulação funcional 65

Declínio

    cognitivo 154

    funcional 183, 411

Dedo em

    botoeira 281

    martelo 281

    pescoço de cisne 282

Deformidades articulares 110, 127

Degeneração lombar 231

Degradação de proteínas 62

Delirium 352

Demência 326, 335

Depressão 61, 138, 434

Descondicionamento físico 61

Desempenho físico 183

Desequilíbrio muscular 125

Desidratação 74

Desmame da ventilação mecânica invasiva 50

Desospitalização 440

Despersonalização 173

Destreza 312

Diabetes 498, 499

Dietary Reference Intakes (DRI) 396

Dinamometria isométrica 341, 342, 343

Disautonomia 70

Disfagia 113, 126, 142, 298, 326

Disfunções
respiratória 125
ventricular 160
vesicoureterais 342

Dispneia 61, 130

Dispositivos de assistência circulatória mecânica 132

Distúrbios
da motricidade orofacial 298
do sono 434, 482
linguístico-cognitivos 383

Doença
arterial coronariana 160
de Alzheimer 335
de Parkinson 326
degenerativas da coluna 231
ocupacionais 268
pulmonar obstrutiva crônica (DPOC) 63, 142, 144, 184, 444
renal crônica 402

vascular periférica 498

Dor 111, 124, 194, 416, 482, 487
aguda 195
crônica 194, 196

Drenagem linfática manual 113

E

Edema agudo de pulmão 166

Educação
em dor baseada na neurociência 205
para alta hospitalar 127

Eletroestimulação 332
nervosa transcutânea 223
neuromuscular 147, 223

Embolia pulmonar 74

Encurtamentos e deformidades 113

Envelhecimento 232, 334, 392

Equipe
de reabilitação 4
de Ashworth modificada 316, 488
de coma de Glasgow 102, 480
de equilíbrio de Berg 337, 343, 424
de mobilidade de idosos 338, 343
de Penn 489
de percepção de esforço de Borg 131, 139
de Tardieu 316

Rancho Los Amigos 480

Esclerose

lateral amiotrófica 326

múltipla 326

Escoliose 231

Espasticidade 312, 488

Espondilite anquilosante 119

Espondilolistese 231

Espondilose cervical 119, 121

Estado

de consciência mínima 97

vegetativo persistente ou coma

vigil 97

Estenose

cervical 231

lombar 231

Esternotomia 156

Estimulação

elétrica funcional 320

elétrica nervosa transcutânea

(TENS) 201, 271, 294, 320

elétrica neuromuscular (EENM)

64, 113, 405

multissensorial 96

Estimulação sensório-motora 114

Estresse

cumulativo relacionado ao

trabalho 170

na unidade de terapia intensiva

170

oxidativo 161

Estressores do ambiente de trabalho

170

Estupor 97

Exaustão emocional 173

Exercícios

aeróbicos 398

de flexibilidade 399

resistidos 397

F

Fadiga 130, 312, 444, 482

oncológica 296, 300

por compaixão 171

Fenômenos tromboembólicos 154

Fibrilação atrial 76

Fisioterapia respiratória 291

Força de preensão manual 403

Fotobiomodulação 332

Fragilidade 394

Fraqueza

e desequilíbrio muscular 113

muscular adquirida na UTI 62

muscular generalizada 61

muscular respiratória 132

Fratura 118

de boxeador 274

de metacarpos e falanges 272

distal do rádio 270

Função

    cognitiva 482

    fibrinolítica 161

Funcionalidade 189

Functional Oral Intake Scale 329

G

Gangrena 499

H

Hemiparesia seletiva 113

Hemotórax 120, 123

Hérnia

    de disco cervical 231

    de disco lombar 231

Higiene brônquica 114, 291

Hiperemia 197

Hipertensão 157

    pulmonar 74

Hipotensão postural 70, 127

I

ICU Mobility Scale 42

Idosos hospitalizados 183

Imobilismo 123, 162

    leito 61, 62

Inatividade 156

Indicadores de qualidade 12

Índice

de mobilidade de Morton 338, 343

dinâmico de marcha 338, 343, 424

Infarto agudo do miocárdio 160

Instabilidade

    atlantoaxial 119

    do ombro 253

Instrumentos de

    triagem de desnutrição 395

    avaliação específicos de cada especialidade 125

Insuficiência

    cardíaca descompensada 130

    respiratória aguda 145

Intolerância ao exercício 130

Isquemia residual 160

L

Laparotomias 286

Laringe eletrônica 89

Lesão

    axonal difusa 477

    do aparelho flexor 277

    do manguito rotador 249

    dos tendões extensores 280

    dos tendões flexores 275

    endotelial 123

    medular 485

    medular aguda 118

por pressão 125, 493

vascular por cirurgia ou trauma 74

Letargia 97

Limitações ao exercício físico 146

Lombalgia 233

Luxação 118

M

Manobra de

higiene brônquica 146

Masako 332

Mendelsohn 332

Medida de

independência funcional (MIF) 14, 108

parâmetros hemodinâmicos 70

Meditação 207

Mesa ortostática 70

Mielopatia 121

cervical 231

Mindfulness 207

Miniavaliação nutricional 395

Miocardite 157

Mobilidade 42, 312

em paciente pediátrico 358

Mobilização 41

ativa 42

precoce 24, 132, 288

Modificação dos estilos de vida 162

Morte encefálica 98

Movimentos de amplitude dos braços e pernas 155

O

Obesidade sarcopênica 394

Oficinas de trabalho 32

Órteses 7, 113, 124

Ortostatismo 71

Osteoartrite 222

Osteopenia 126

Osteoporose 119, 126, 495

Oxigenação por membrana extracorpórea (ECMO) 133

P

Paraplegia 125

Perda

de força muscular 422

de massa muscular 154

funcional 61

Performance-Oriented Mobility Assessment (POMA) 424

Perfusão miocárdica 161

Pericardite ativa 157

Permeabilidade das vias aéreas 52

Plano

de treinamento para pacientes restritos ao leito, sedados e

incapazes de colaborar com a terapia 67

terapêutico 109

Plataforma vibratória 113

Pós-infarto agudo do miocárdio programa de exercício físico 162

Prancha ortostática 70

Prescrição de treinamento físico 132

Prevenção de quedas 113

Programa de treinamento admissional da equipe 28, 29

Programas de acreditação 13

Q

Qualidade de vida 61

Queda 421

R

Radiculopatia 121

Rastreamento do estado nutricional 395

Reabilitação

cardíaca 130, 153, 160

cognitiva 115

em oncologia 296

em pediatria hospitalar 357

conforto respiratório 357

desenvolvimento psicossocial 357

enfrentamento adaptativo 357

funcionalidade na comunicação 357

mobilidade 357

segurança na deglutição 357

socialização 357

suporte psicoafetivo 357

funcional 61

precoce 40, 63, 162

pulmonar 150

vocal 88

Rebaixamento de nível de consciência 7

Recuperação funcional 61

Redução da mobilidade 421

Reeducação física 125

Reexpansão pulmonar 292

Relaxamento 207

Resiliência 175

Restrição de amplitude de movimento 125

Revascularização do miocárdio 153

Risco de queda 154

Risco psíquico 434, 435

S

Sarcopenia 62, 112, 144, 183, 214, 392, 402

Satisfação do cliente 12

Saúde ocupacional das equipes 171

Sedação e analgesia prolongadas 62

Sedentarismo 392

Senescência 334

Sensação de esgotamento físico e
emocional 174

Sensibilidade barorreflexa 161

Sensibilidade periférica à insulina 154

Simulação realística 31

Sinal de

Phalen 268

Tinel 268

Síndrome

da cauda equina 121, 299

da fragilidade do idoso 335

de Brown-Sequard 121

de Dejerine-Roussy 111

de exaustão biológica, psicológica
e social 172

do cone medular 121

do cordão central 121

do cordão dorsal 121

do desconforto respiratório
agudo (SDRA) 63

do estresse pós-traumático 63

do neurônio motor superior 312

do túnel do carpo 268

medular anterior 121

medular central 121

motora pura 122

nefrótica 76

ombro-mão 113

pós-trombótica 74

Siringomielia 127

Sistema de faróis sinalizadores para
reabilitação precoce 44

Sofrimento psíquico dos pacientes e
seus familiares 177

Stepper test de 6 minutos 183, 187

Subluxação de ombro 113

Suporte psicológico de pacientes em
hospital geral 433

T

Tabagismo 156, 231, 336

Tapping 113

Técnica para a saída do leito 291

Tecnologia assistiva 7, 440

Terapia

de reabilitação hospitalar 108

de ressincronização cardíaca 135

nutricional 395

Termoterapia por adição ou calor 197

Teste

cardiopulmonar do exercício 131

de argola de 6 minutos 1183, 88

de caminhada de 6 minutos 64,
147, 183, 184, 339, 343

de exercício progressivo submáximo 132

de Phale 269

de Tinel 269

de velocidade de marcha 183, 185, 404

de ventilação espontânea 50, 56

do degrau de 6 minutos 183, 186

ergométrico 136, 167

Tetraplegia 125

Timed up and go test 183, 339, 343, 424

Tireoidite aguda 157

Toxina botulínica 319

Transferências 312

Transtorno psicológico 157

Traqueostomia 372

Trauma 450

psicológico 450

Traumatismo cranioencefálico 326, 476

Treinamento

muscular e aeróbico 146

muscular respiratório 145

Treino de atividades de vida diária em pediatria 362

Treino de trocas posturais 114

Triagem psicológica 432

Tromboembolismo

pulmonar 110, 123, 153, 223

venoso 74, 127, 490

Tromboflebite aguda 157

Trombose

recorrente 74

venosa profunda 74, 123, 153, 223

U

Úlceras por pressão 110, 127, 315

UTI neonatal 361

V

Ventilação

mecânica invasiva (VMI) 40

não invasiva (VNI) 46, 132

Videofluoroscopia da deglutição 329

Vulnerabilidade comunicativa 82

Z

Zumbido 197